Hygiène pratique

Méthodes de Recherches

J.-B. BAILLIÈRE ET FILS

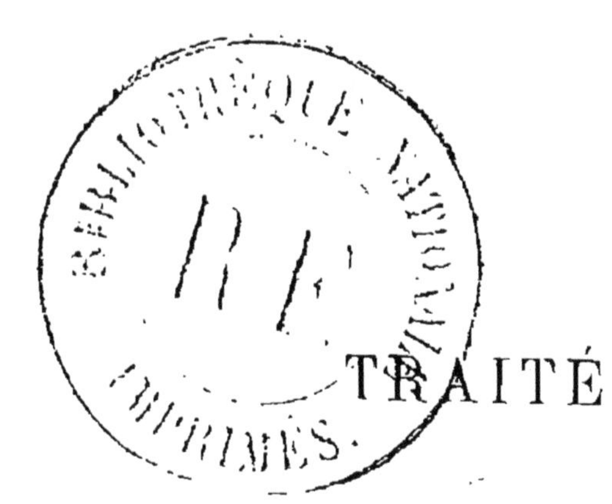

TRAITÉ D'HYGIÈNE PRATIQUE

DU MÊME AUTEUR

La législation et l'organisation sanitaires en Belgique; la médecine sociale et les institutions de prévoyance dans leurs rapports avec l'hygiène. Bruxelles, Lamertin, 1908, 95 pages.

Traité d'Hygiène publié en fascicules sous la direction de MM. P. BROUARDEL doyen honoraire de la Faculté de médecine de Paris, membre de l'Institut; A. CHANTEMESSE, professeur d'hygiène à la Faculté de médecine de Paris, membre de l'Académie de médecine; E. MOSNY, médecin de l'hôpital Saint-Antoine, auditeur au Comité consultatif d'hygiène.

1. — Atmosphère et climats, par les Drs J. COURMONT et CH. LESIEUR. 124 pages, avec 27 figures et 2 planches coloriées. 3 fr.
2. — Le sol et l'eau, par L. DE LAUNAY, E. MARTEL, OGIER et BONJEAN. 460 pages avec 80 figures et 2 planches coloriées. 10 fr.
3. — Anthropologie, hygiène individuelle, éducation physique, par R. ANTHONY, GEORGES BROUARDEL, ERNEST DUPRÉ, P. RIBIERRE, BOULAY, V. MORAX et P. LAFEUILLE. 300 pages, avec 38 figures .... 6 fr.
4. — Hygiène alimentaire, par les Drs J. ROUGET et CH. DOPTER. 320 pages avec figures .... 6 fr.
5. — Hygiène de l'habitation.
6. — Hygiène scolaire.
7. — Hygiène industrielle.
8. — Hygiène hospitalière, par le Dr LOUIS MARTIN. 255 pages, avec 44 figures .... 6 fr.
9. — Hygiène militaire, par les Drs J. ROUGET et CH. DOPTER. 350 pages, avec 69 figures .... 7 fr. 50
10. — Hygiène navale, par les Drs DUCHATEAU, JAN et PLANTÉ. 356 pages, avec 38 figures et 3 planches coloriées..... 7 fr. 50
11. — Hygiène coloniale, par ALLIOT, CLARAC, FONTOYNONT, KERMORGANT, MARCHOUX, NOC, ED. et ET. SERGENT, SIMON, R. WURTZ. 560 pages avec 69 figures et trois planches coloriées 12 fr.
12. — Hygiène et salubrité générales des collectivités rurale et urbaine.
13. — Hygiène rurale, par IMBEAUX et ROLANTS 249 pages, 125 figures.. .... 6 fr.
14. — Approvisionnement communal, par F. et E. PUTZEYS et PIETTRE. 464 pages, 134 figures........ 10 fr.
15. — Enlèvement et destruction des matières usées.
16. — Étiologie générale.
17. — Prophylaxie générale.
18. — Étiologie et prophylaxie spéciales.
19. — Administration sanitaire.
20. — Hygiène sociale.

Chaque fascicule se vend séparément et également cartonné, moyennant un supplément de 1 fr. 50.

1885-07. — CORBEIL. Imprimerie ED. CRÉTÉ.

TRAITÉ

D'HYGIÈNE PRATIQUE

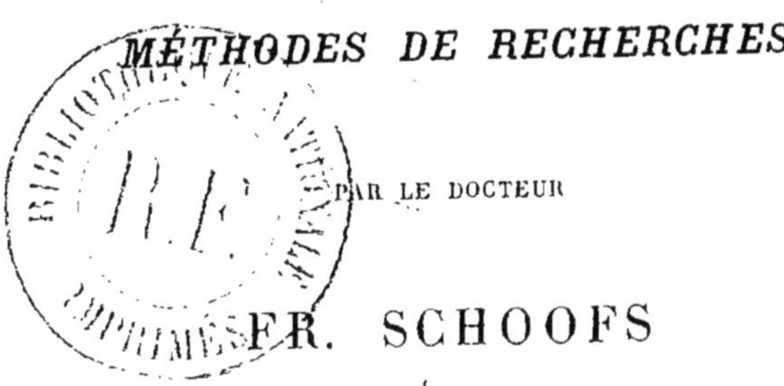

MÉTHODES DE RECHERCHES

PAR LE DOCTEUR

FR. SCHOOFS

Avec 216 figures intercalées dans le texte

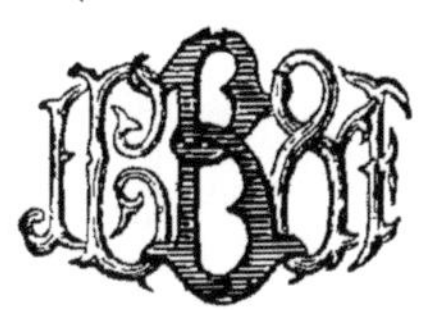

PARIS

LIBRAIRIE J.-B. BAILLIÈRE ET FILS

19, rue Hautefeuille, près du Boulevard Saint-Germain

1908

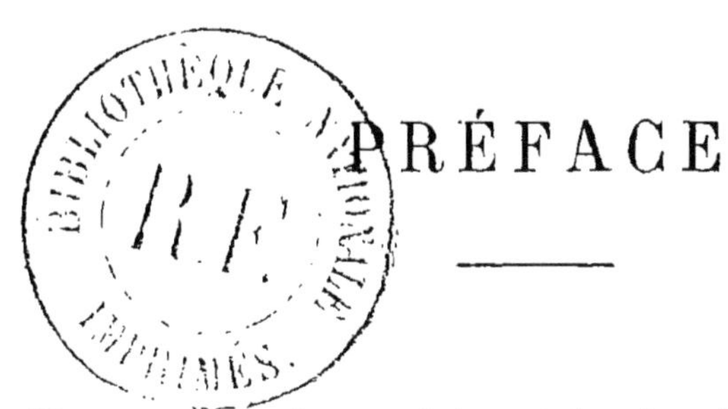

PRÉFACE

L'utilité des recherches expérimentales dans le domaine de l'hygiène ne peut plus être mise en doute ; l'élan qui leur a été donné en France par les disciples de *Pasteur*, les *Duclaux*, les *Roux*, les *Calmette*, les *Chantemesse*, a été soutenu avec une énergie inlassable par les *Brouardel*, les *Arnould* et les *Vallin*, dont l'autorité et la persévérance ont provoqué un mouvement irrésistible pour la défense de la santé publique, mouvement qui a eu notamment pour effet la création de laboratoires et de musées d'hygiène.

Dans la plupart des pays, le développement des services sanitaires a rendu nécessaire la création de laboratoires spéciaux.

En France, un laboratoire destiné à guider le Comité consultatif d'hygiène publique dans ses décisions a été créé par l'Administration centrale ; de leur côté, un certain nombre de municipalités n'ont pas tardé à reconnaître l'utilité d'annexer un laboratoire à leur bureau d'hygiène créé sous le régime facultatif.

Actuellement, l'organisation de services municipaux d'hygiène étant devenue obligatoire dans certaines villes en vertu de la loi sanitaire du 15 février 1902, le législateur a prévu la création de « laboratoirés de chimie et de bactériologie appliquées à l'hygiène ou tout au moins leur concours par le décret du 3 juillet 1905 (art. 1) : le Conseil municipal statue sur la création d'un *laboratoire d'hygiène* ou, à défaut, sur les conditions dans lesquelles le service pourra s'adresser soit aux laboratoires municipaux déjà existants, soit à d'autres laboratoires publics ou à des laboratoires privés ».

Développant cet article, M. le Ministre de l'Intérieur a insisté sur l'utilité de la création de ce laboratoire du bureau d'hygiène dans une circulaire aux préfets (23 mars 1906) sur l'organisation et le fonctionnement des bureaux d'hygiène; « il est désirable, dit M. le

Ministre, « que le bureau d'hygiène comprenne un laboratoire d'hygiène, au moins dans les villes de plus de 20 000 habitants. Ce laboratoire est notamment indispensable », ajoute-t-il, « pour permettre au service de faire, dans le moindre délai, toutes recherches bactériologiques, épreuves de contrôle pour la désinfection, analyse d'eau, examen de substances alimentaires, etc. etc., et, par suite, d'assurer son action d'une manière à la fois éclairée et autorisée ».

En Belgique, l'Administration du Service de santé et de l'hygiène dispose d'un laboratoire central pour les recherches chimiques et bactériologiques que réclame l'étude des questions qu'elle est appelée à traiter.

En outre, un laboratoire annexé à l'Office du Travail du département de l'Industrie et du Travail permet au personnel du service médical de l'Inspection du travail de se livrer aux recherches qui ont trait à l'hygiène professionnelle.

Il ressort de ces constatations que les pouvoirs publics apprécient à leur juste valeur les services que rendent les recherches expérimentales dont les résultats représentent les bases les plus fermes de leurs décisions en matière d'hygiène.

* * *

L'hygiène étant une science médicale qui repose essentiellement sur la physiologie et la pathologie, c'est aux médecins que doivent être dévolues les fonctions qui consistent à régler, au point de vue sanitaire, les rapports entre les administrateurs et les administrés.

« Les progrès réalisés par la science moderne », dit M. *Albert Bluzet*, inspecteur général des services administratifs au ministère de l'Intérieur, « dans le domaine de la pathogénie et de l'étiologie des maladies infectieuses, ainsi que dans l'utilisation des diverses sciences pour l'assainissement des milieux urbains et la salubrité des habitations, ont constitué en face de la médecine proprement dite, individuelle et curative, une médecine sociale, collective et préventive, qu'on pourrait appeler la science de la protection de la santé publique, et dont les principes, les enseignements et l'objet sont naturellement différents, et comportent des connaissances techniques spéciales et diverses. »

La préparation ou formation des médecins hygiénistes rentre tout naturellement dans les attributions des Facultés de médecine.

Indépendamment du cours théorique d'hygiène qui est donné dans toutes les Universités françaises, un certain nombre de celles-ci ont

CHAPITRE XI

Hygiène industrielle et professionnelle.

CHAPITRE XII

Statistique médicale et démographique.

3329-08. — Corbeil. Imprimerie Éd. Crété.

Librairie J.-B. BAILLIÈRE et FILS, 19, rue Hautefeuille, PARIS

Bibliothèque du Doctorat en Médecine

PUBLIÉE SOUS LA DIRECTION DE

A. GILBERT

Professeur de Thérapeutique à la Faculté de médecine de Paris,

et L. FOURNIER

Médecin des hôpitaux de Paris.

1907-1908. — 30 volumes petit in-8 d'environ 500 pages, avec nombreuses figures, noires et coloriées. — Chaque volume : **8 à 12** fr.

Premier examen.

ANATOMIE — DISSECTION — HISTOLOGIE

Anatomie, 2 vol.	Dujarier	Pros. à la Fac. de m., chir. des hôp. de Paris.	
Histologie	Branca	Prof. agrégé à la Fac. de méd. de Paris	12 fr.

Deuxième examen.

PHYSIOLOGIE — PHYSIQUE ET CHIMIE BIOLOGIQUES

Physique médicale	Broca (A.)	Prof. agrégé à la Fac. de méd. de Paris.	12 fr.
Chimie médicale	Desgrez	Prof. agrégé à la Fac. de méd. de Paris.	
Physiologie	....	....	

Troisième examen.

I. MÉDECINE OPÉRATOIRE ET ANATOMIE TOPOGRAPHIQUE PATHOLOGIE EXTERNE ET OBSTÉTRIQUE

Anatomie topographique	....	....	
Pathologie externe, 4 vol.	Faure (J.-L.)	Prof. agrégé à la Fac. de méd. de Paris.	
	Labbey	Prosect. à la Faculté de médecine de Paris.	
Médecine opératoire	Lecène	Prof. agrégé à la Faculté de Paris.	
Obstétrique	Brindeau	Prof. agrégé à la Faculté de méd. de Paris.	

II. PATHOLOGIE GÉNÉRALE — PARASITOLOGIE — MICROBIOLOGIE PATHOLOGIE INTERNE — ANATOMIE PATHOLOGIQUE

Pathologie générale	Claude (H.)	Prof. agrégé à la Fac. de méd. de Paris...	10 fr.
	Camus (J.)	Ancien interne des hôpitaux.	
Parasitologie	Guiart	Prof. à la Fac. de méd. de Lyon.	
Microbiologie	Macaigne	Prof. agrégé à la Fac. de Paris.	
Pathologie interne (4 vol.)	Gilbert	Professeur à la F. c. de méd. de Paris.	
	Castaigne, Claude, Widal	Prof. agrégés à la Fac. de méd. de Paris.	
	Fournier, Garnier, Josue Ribierre.	Médecins des hôpitaux de Paris.	
Anatomie pathologique	Achard	Prof. agrégé à la Fac. de méd. de Paris.	12 fr.
	Lœper	Prof. agrégé à la Fac. de méd. de Paris.	

Quatrième examen.

THÉRAPEUTIQUE — HYGIÈNE — MÉDECINE LÉGALE — MATIÈRE MÉDICALE PHARMACOLOGIE

Thérapeutique	Vaquez	Prof. agrégé à la Fac. de méd. de Paris.	10 fr.
Hygiène	Macaigne	Prof. agrégé à la Fac. de méd. de Paris.	
Médecine légale	Balthazard	Prof. agrégé à la Fac. de méd. de Paris.	8 fr.
Matière médicale et Pharmacologie	....	....	

Cinquième examen.

I. CLINIQUE EXTERNE ET OBSTÉTRICALE — II. CLINIQUE INTERNE

Dermatologie et Syphiligraphie	Jeanselme	Prof. agrégé à la Fac. de méd. de Paris.	
Ophtalmologie	Terrien	Ophtalmologiste des hôpitaux de Paris....	12 fr.
Laryngologie, Otologie, Rhinologie	Sébileau	Prof. agrégé à la Fac. de méd. de Paris.	
Psychiatrie	Dupré	Prof. agrégé à la Fac. de méd. de Paris.	
	Camus (R.)	Ancien interne des hôpitaux.	
Pédiatrie	....	....	

Les sept volumes parus en 1907 sont soulignés d'un trait noir.

institué un certificat spécial d'études hygiéniques. La Faculté de médecine de l'Université de Toulouse a été la première à dresser le programme de ces études après y avoir été autorisée par délibération du Conseil de l'Université en date du 9 décembre 1904 : tout candidat à ce certificat doit faire un stage dans le laboratoire d'hygiène de la Faculté de médecine et subir une épreuve pratique portant sur la technique chimique, microscopique et bactériologique dans ses applications à l'hygiène.

En Belgique, la Faculté de médecine de l'Université de Liége, dans sa séance du 31 mai 1906, sur la proposition de M. le professeur Putzeys, a sollicité l'organisation d'un enseignement spécial pour les docteurs en médecine désireux de se consacrer à la carrière d'hygiéniste.

L'énumération des attributions obligatoires et facultatives des bureaux d'hygiène qui ont été déterminées en France par M. le Ministre de l'Intérieur montre la multiplicité des connaissances que doivent posséder les médecins hygiénistes, l'insuffisance d'un enseignement théorique et la nécessité de le compléter par des travaux pratiques. C'est ce qui a été mis en évidence par MM. *A.-J. Martin* et *A. Bluzet* dans leur rapport au Comité consultatif d'hygiène publique de France, ainsi que dans les mémoires très documentés que M. l'inspecteur général *A. Bluzet* et M. *Ed. Bonjean*, chef du laboratoire du Conseil supérieur d'hygiène, ont publiés récemment dans la *Revue pratique d'hygiène municipale*. Voici comment s'exprime M. Bonjean : « Le chef du laboratoire d'hygiène doit posséder la compétence nécessaire pour déterminer par lui-même, aussi exactement que possible, les données chimiques et bactériologiques afférentes aux diverses questions d'hygiène qui peuvent lui être soumises, et pour discuter et juger avec exactitude et en toute connaissance de causes ces questions; l'ensemble de ces problèmes est assez vaste et assez compliqué pour former une spécialisation. »

A notre avis, l'éducation des futurs hygiénistes doit être faite de façon à leur montrer sous toutes ses faces le champ ouvert à leur activité. Il faut donc que, concurremment avec leurs travaux de laboratoire, ils s'initient à la technique sanitaire par la visite de toutes les installations intéressantes sous le rapport de l'hygiène et par l'étude des conditions favorables ou défavorables qu'elles présentent.

Il importe qu'ils comprennent l'étroite association qui doit unir le médecin, l'ingénieur, l'architecte, le chimiste, le bactériologiste, dans l'étude des questions d'hygiène; qu'ils apprécient les difficultés considérables que présentent souvent les problèmes en apparence les plus simples. C'est la pratique qui leur fera reconnaître les limites précises de leurs attributions et la nécessité de recourir à des spécialistes auxquels ils ne devront jamais chercher à se substituer.

*
* *

L'exposé des méthodes physiques, chimiques, microscopiques, bactériologiques et statistiques qui sont couramment employées dans les recherches d'hygiène forme la matière de ce traité destiné surtout à guider les débutants.

On y trouvera, groupés méthodiquement, les procédés d'investigation qui, pour la plupart, sont appliqués depuis sept ans à l'Institut d'hygiène de l'Université de Liége.

Lorsque le laboratoire fut ouvert aux élèves, on leur fit exécuter de prime abord des exercices ayant trait directement aux sujets exposés dans le cours théorique.

Mais l'expérience nous démontra bientôt les inconvénients de cette manière de procéder. En effet, d'une part, nos élèves sont des médecins ou des étudiants en médecine qui, bien que possédant les principes de la physique, de la chimie, de la microscopie et de la bactériologie, ne sont pas suffisamment familiarisés avec les manipulations pour être aptes à entreprendre sans préparation des recherches spéciales; d'autre part, les méthodes qu'ils doivent appliquer sont empruntées à plusieurs sciences et disséminées dans de nombreux ouvrages. C'est pourquoi il nous a paru utile de réunir dans la PREMIÈRE PARTIE du traité les méthodes générales de la physique, de la chimie, de la microscopie et de la bactériologie applicables en hygiène pratique. Nous avons trouvé à cette façon de procéder plusieurs avantages : d'abord, en se livrant aux exercices qui font l'objet de la première partie, les élèves acquerront des connaissances pratiques et une dextérité qui leur rendront plus aisées les manipulations exposées dans la deuxième partie; ensuite ils auront en mains un *vade-mecum* qui leur épargnera des pertes de temps, en les dispensant de recourir à des ouvrages spéciaux pour y trouver certaines données indispensables et qu'il n'est pas possible de confier à la mémoire : mesures, coefficients, formules de réactifs, poids atomiques, valeurs micrométriques, milieux de culture, etc.; enfin, cette subdivision de la matière nous a facilité la rédaction de la deuxième partie et nous a permis d'éviter des redites qui, sinon, se seraient produites fatalement.

Dans la DEUXIÈME PARTIE, nous avons suivi l'ordre adopté par le professeur dans son cours théorique ; elle se compose de douze chapitres.

Le *premier chapitre* est consacré à l'étude des propriétés physiques, chimiques, microscopiques et bactériologiques de l'atmosphère dans les conditions que nous pouvons qualifier de *normales*, et dans certains cas spéciaux où l'air renferme accidentellement des substances nocives.

Dans le *deuxième chapitre* sont exposées les méthodes applicables à l'examen du sol ; l'utilité n'en peut être méconnue, si l'on considère que l'hygiéniste est souvent appelé à émettre son avis sur la convenance de terrains destinés à la bâtisse, à l'érection de cimetières, à l'établissement de champs d'épandage, de voiries d'immondices, etc.

Dans le *troisième chapitre*, on trouvera les méthodes de recherche applicables aux eaux de boisson et empruntées à la géologie, à la physique, à la chimie, à la bactériologie, etc.

Lorsqu'il est appelé à se prononcer sur la valeur d'une eau destinée à l'alimentation, l'hygiéniste doit attacher l'importance prépondérante aux observations et aux expériences faites sur place. La même règle de conduite s'impose en ce qui concerne les eaux résiduaires dont l'étude fait l'objet du *quatrième chapitre*. Ce motif nous a amené à exposer les recherches expérimentales sur l'origine et la circulation des eaux souterraines ; à traiter du contrôle des filtres à eau potable, de l'inspection des distributions d'eau et des installations d'épuration d'eaux résiduaires.

Les études relatives à l'hygiène des habitations sont très variées ; elles portent sur les matériaux de construction, les plans des habitations ; l'éclairage, le chauffage, la ventilation et les installations sanitaires ; telle est la matière du *cinquième chapitre*.

Le *sixième chapitre* comprend l'expertise des fibres textiles et des tissus, ces derniers étant envisagés sous le rapport de leurs propriétés physiques, chimiques et bactériologiques.

Un autre sujet qui se rattache au précédent, les soins corporels, est exposé dans le *septième chapitre* ; on y donne la marche à suivre pour l'inspection des établissements de bains et pour l'analyse des cosmétiques : savons, poudres, teintures capillaires, etc.

L'analyse des substances alimentaires faisant l'objet d'un enseignement spécial donné aux chimistes et étant décrite dans des traités spéciaux, nous n'avons pas insisté, dans le *huitième chapitre*, sur l'essai des diverses denrées, mais nous avons préféré exposer les méthodes générales qui sont indispensables à l'hygiéniste pour l'appréciation des régimes ; ces méthodes lui permettent de déterminer les principaux constituants (eau, matières azotées, matières grasses, hydrates de carbone) des substances alimentaires et d'établir la valeur nutritive de ces dernières.

Comme les intoxications, les infections et les infestations d'origine alimentaire sont fréquentes, l'hygiéniste doit être au courant des méthodes qui pourront le conduire à en poser le diagnostic; nous avons donc, à la fin du huitième chapitre, étudié la conservation des substances alimentaires, décrit la recherche des antiseptiques et traité des maladies d'origine alimentaire; nous avons enfin tracé la marche à suivre pour l'appréciation de la valeur hygiénique des ustensiles de cuisine.

La prophylaxie des maladies transmissibles est le sujet du *neuvième chapitre*; elle repose essentiellement sur la connaissance des microbes pathogènes; nous avons rappelé leur localisation, leurs caractères morphologiques et biologiques, les caractères de leurs cultures et les procédés qui permettent de les rechercher.

L'épidémiologie constitue pour l'hygiéniste un vaste domaine, et à tout instant il doit appliquer non seulement ses connaissances en bactériologie, mais encore un grand nombre de méthodes qui ont été exposées sous les rubriques : plan d'enquête à ouvrir en cas d'épidémie, contrôle des étuves à désinfection, détermination de la valeur des désinfectants chimiques. Il ne suffit pas qu'il soit capable d'apprécier l'action des désinfectants sur tel ou tel microbe, il doit pouvoir identifier les substances qu'il manie, reconnaître leur pureté, déterminer leur concentration, rechercher leurs falsifications ou leurs altérations; enfin, il faut qu'il puisse faire le contrôle des opérations de désinfection chimique.

Le *dixième chapitre* traite de l'hygiène infantile. Comme nous l'avons déclaré au chapitre VIII, nous avons omis intentionnellement l'analyse des denrées alimentaires pour ne pas empiéter sur un terrain qui doit nous rester étranger : mais ici, nous avons dû faire une exception en faveur du lait, en raison de l'importance capitale qui lui est attribuée à juste titre en hygiène du premier âge. Viennent ensuite l'examen des jouets, l'inspection médicale et hygiénique des crèches, des écoles maternelles et des écoles primaires, l'établissement des fiches scolaires, la prophylaxie des maladies transmissibles dans le milieu scolaire.

L'importance qu'a prise ces dernières années l'hygiène industrielle et professionnelle, la gravité des problèmes qu'elle soulève et des intérêts qu'elle met en jeu, obligent le médecin à acquérir des notions précises dans cette branche. A la vérité, bon nombre de procédés d'investigation décrits dans les différents chapitres de ce traité lui seront déjà très utiles pour la solution des questions qui lui seront soumises, en ce qui concerne la salubrité des milieux. Mais il faut, en outre, qu'il soit capable de discerner les modifications ou altérations que certaines industries insalubres peuvent amener dans la santé des ouvriers. Il était donc nécessaire de décrire, dans le *onzième chapitre*, certaines méthodes spéciales pour les recherches hématologiques, la détermination de la capacité respiratoire, etc., qu'emploient les médecins inspecteurs du travail. Bien que de telles recherches soient plus spécialement du domaine de la clinique, il y a lieu d'observer qu'elles sont entrées dans la pratique courante de l'hygiène.

Le *douzième chapitre* a été consacré à l'exposé succinct des méthodes employées en statistique médicale et démographique ; comme celle-ci constitue par excellence le moyen d'investigation scientifique des phénomènes sociaux qui préoccupent l'hygiéniste, nous avons jugé bon de lui montrer comment les statistiques doivent être dressées, de faire ressortir les difficultés qu'il peut rencontrer et de le mettre en garde contre des erreurs trop fréquentes.

Quant au choix des méthodes, nous nous sommes arrêté à celles qui nous ont paru à la fois les plus exactes et les plus faciles à suivre. Pour certaines recherches spéciales, la marche que nous avons adoptée étant assez sommaire, nous avons cru devoir donner à la fin de chaque chapitre des indications bibliographiques qui permettront au lecteur désireux d'obtenir des détails de recourir aux sources les plus sûres.

Afin d'orienter les élèves dans les visites qui, nous l'avons dit précédemment, doivent être considérées comme un élément essentiel de l'enseignement pratique de l'hygiène, nous avons esquissé des plans d'enquêtes sur les sujets les plus importants.

L'interprétation des résultats fournis par les recherches ne pouvait entrer dans le cadre de notre ouvrage ; nous sommes donc tenu de renvoyer à cet effet aux traités théoriques d'hygiène et aux revues périodiques qui sont énumérés à la fin du volume.

Au moment où ce livre va paraître, nous sommes heureux de remercier MM. J.-B. Baillière et fils du témoignage de confiance qu'ils nous ont accordé lorsqu'ils ont accepté d'entreprendre la publication du manuscrit que nous leur présentions. Nous nous plaisons à espérer que le jugement du public ratifiera leur décision.

Liége, Institut d'hygiène de l'Université, 29 février 1908.

Dr Fr. Schoofs.

TRAITÉ
D'HYGIÈNE PRATIQUE

PREMIÈRE PARTIE
MÉTHODES GÉNÉRALES DE RECHERCHES

CHAPITRE I
MÉTHODES PHYSIQUES

I. — MESURES.

Dans les recherches scientifiques, toutes les grandeurs sont généralement rapportées au mètre. Comme d'autres mesures sont adoptées dans la plupart des travaux d'hygiène anglais, il sera utile de rappeler leurs valeurs correspondantes :

Mesures de longueur.

1 mille = $1609^{m},315$.
1 yard = (3 feet = 36 inches) = $0^{m},9144$.
1 foot (pied) (= 12 inches) = $0^{m},3048$.
1 inch (pouce) = $0^{m},0254$.

Mesures de surface.

1 square yard = $0^{mq},836097$.
1 acre (= 4840 square yards) = $0^{ha},404671$.

Mesures de capacité.

1 pint = $0^{lit},5676$.
1 gallon = $4^{lit},543$.

Poids.

Avoirdupois. { 1 livre = $453^{gr},59$.
1 ounce = $28^{gr},34951$.

Troy. { 1 livre = $373^{gr},242$.
1 grain = $0^{gr},0648$.

Calcul des surfaces et des volumes.

Dans un grand nombre de cas, l'hygiéniste est appelé à prendre des mesures : cubage de pièces habitées, d'ateliers, de réservoirs, mesure de surfaces vitrées, détermination de la section des conduites d'eau d'alimentation, des égouts, des canaux de ventilation, jaugeage des sources, etc.

Il est donc nécessaire qu'il ait présentes à la mémoire les formules qui lui permettent d'effectuer ces déterminations.

Fig. 1. — Surface du parallélogramme : $S = AB \times BE$.

Fig. 2. — Surface du rectangle : $S = AB \times DA$.

Fig. 3. — Surface du losange : $S = AB \times h$ ou $\frac{AC \times BD}{2}$.

Fig. 4. — Surface du carré : $S = AB \times AD$.

Fig. 5. — Surface du trapèze : $S = \frac{AB + DC}{2} \times EC$ ou $CE \times NR$.

Fig. 6. — Surface du triangle : $S = AB \times \frac{CD}{2}$.

Fig. 7. — Surface d'un polygone régulier : $S = P \times \frac{r}{2}$.
P = périmètre.
r = rayon du cercle inscrit.

Fig. 8. — Longueur de la circonférence : Circonf. = $2\pi R$.
$\pi = 3,1416$.
R = rayon.

Surface du cercle : Surf. = πR^2.

Fig. 9. — Surface du secteur : Sect. AOC = $\frac{\pi R^2 n}{360}$ ou arc $AC \times \frac{R}{2}$.

Fig. 10. — Surface du segment : Segm. ASBI = $\frac{\pi R^2 n}{360} - \frac{AB \times OI}{2}$.

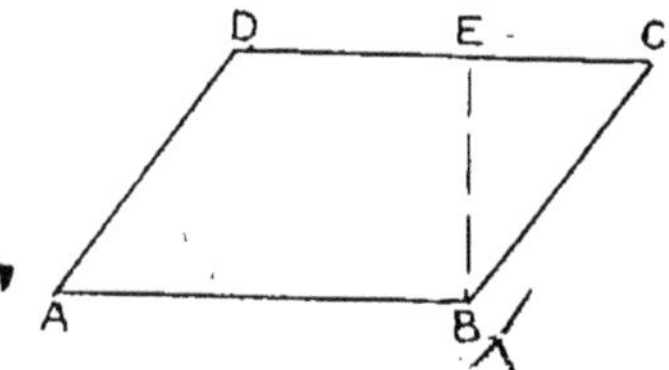

Fig. 1. — Parallélogramme.

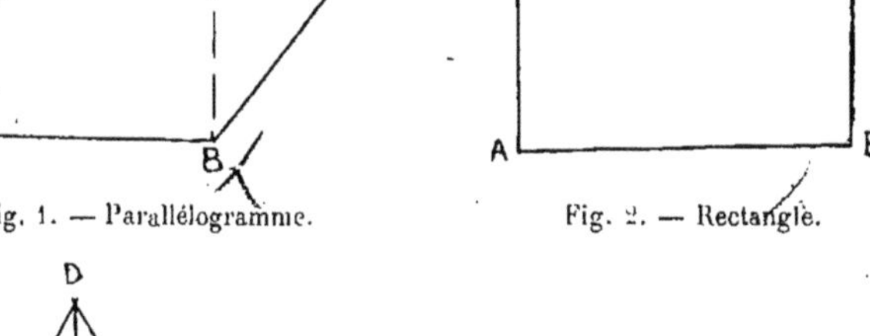

Fig. 2. — Rectangle.

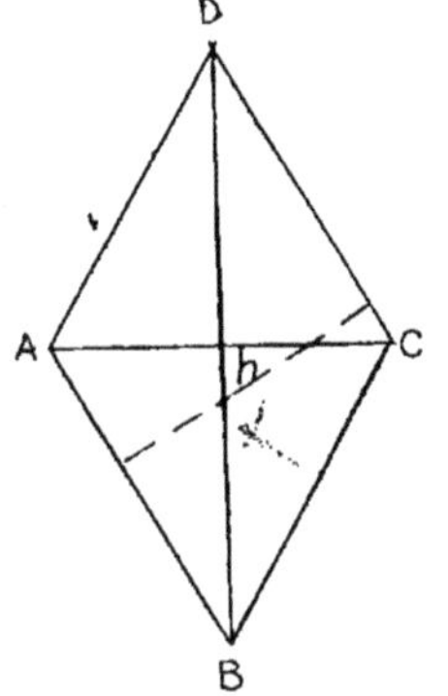

Fig. 3. — Losange.

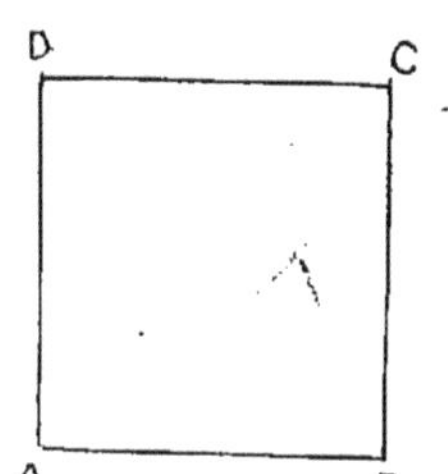

Fig. 4. — Carré.

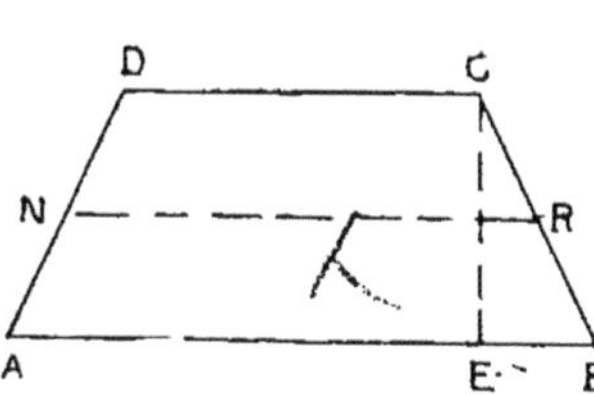

Fig. 5. — Trapèze.

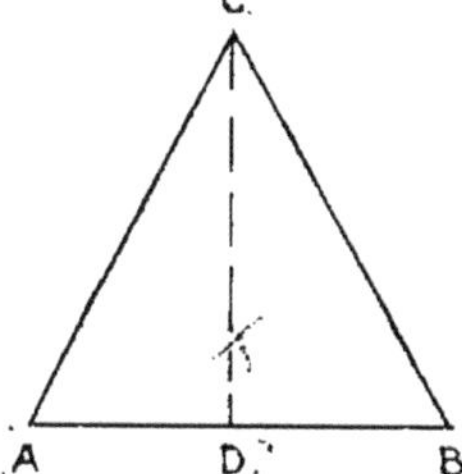

Fig. 6. — Triangle.

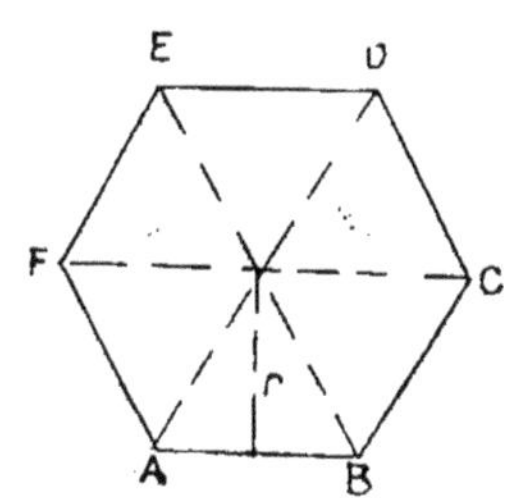

Fig. 7. — Polygone régulier.

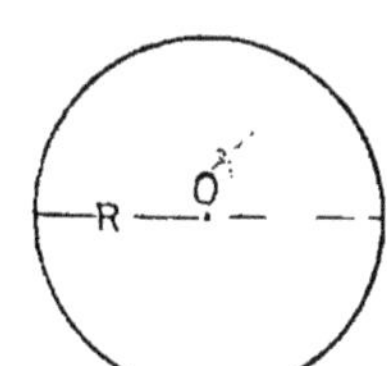

Fig. 8. — Cercle.

Fig. 11. — Surface latérale d'un prisme : $P \times H$.

P = périmètre de lab
H = hauteur.

Surface totale d'un prisme : $P \times H + 2B$.
B = surface d'une base.

Volume d'un prisme : $B \times H$.

Fig. 12. — Surface convexe d'un cylindre : $2\pi RH$.
Surface totale d'un cylindre : $2\pi R^2 + 2\pi RH$.
Volume d'un cylindre : $\pi R^2 H$.

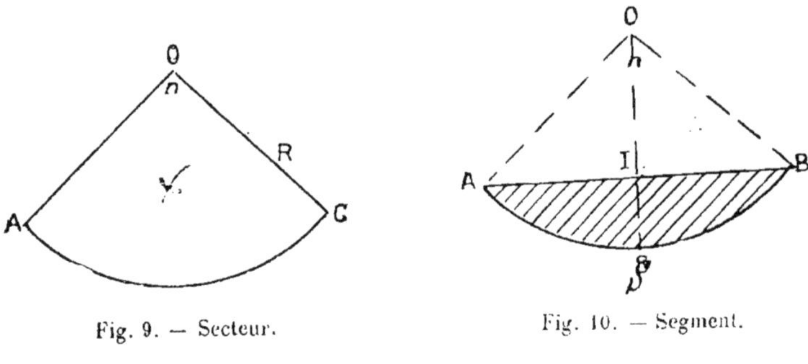

Fig. 9. — Secteur.

Fig. 10. — Segment.

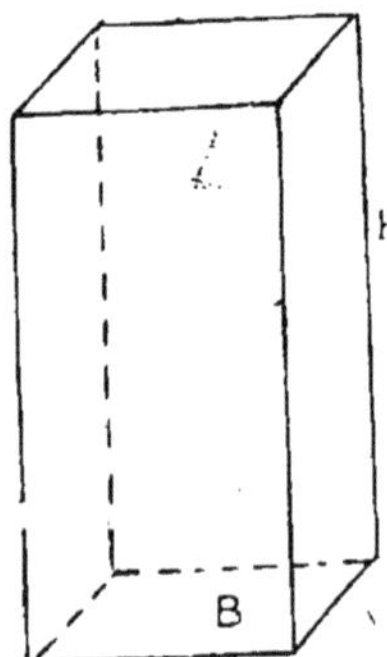

Fig. 11. — Prisme.

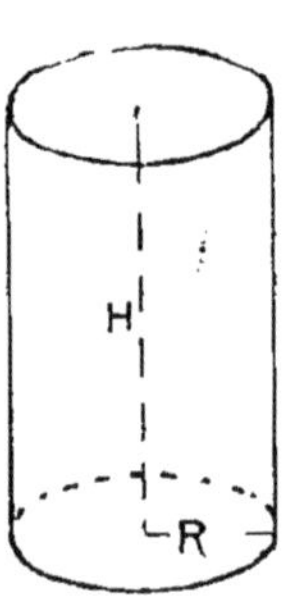

Fig. 12. — Cylindre.

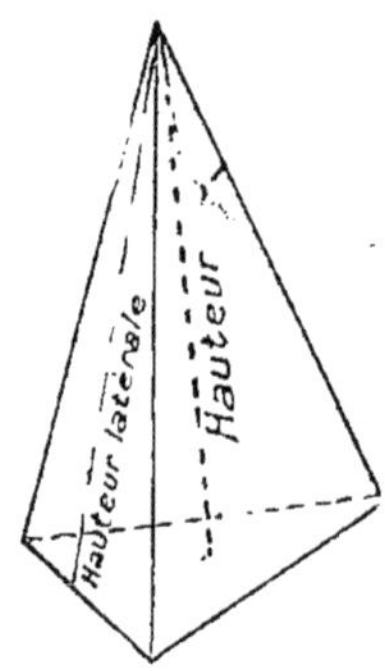

Fig. 13. — Pyramide.

Fig. 13. — Surface latérale d'une pyramide : $P \times \frac{H^{lat}}{2}$.

P = périmètre de la base.
H^{lat} = hauteur latérale.

Surface totale d'une pyramide : $P \times \frac{H^{lat}}{2} + B$.

B = surface de la base.

Volume d'une pyramide : $B \times \frac{H}{3}$.

H = hauteur de la pyramide.

Fig. 14. — Surface convexe d'un cône : $2\pi R \times \frac{C}{2} = \pi RC$.

$C =$ côté.

Surface totale d'un cône : $2\pi R \frac{C}{2} + \pi R^2$.

$= \pi RC + \pi R^2$.

Volume d'un cône : $\pi R^2 \times \frac{H}{3}$.

$H =$ hauteur du cône.

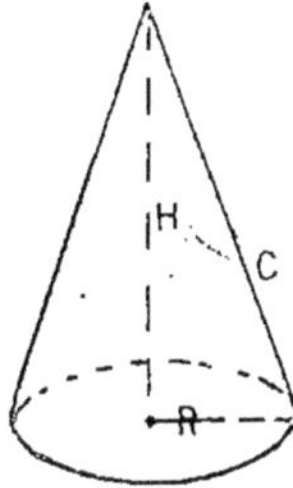

Fig. 14. — Cône.

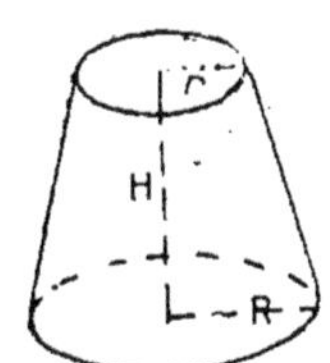

Fig. 15. — Cône tronqué.

Fig. 15. — Volume d'un cône tronqué : $\frac{1}{3}\pi H(R^2 + r^2 + Rr)$.

Surface d'une sphère : $4\pi R^2$ (Voy. fig. 8).

Volume d'une sphère : $\frac{4}{3}\pi R^3$.

II. — THERMOMÉTRIE.

Instruments ; graduation. — Le THERMOMÈTRE A MERCURE est l'instrument le plus employé pour mesurer la température. Il se compose d'un réservoir en verre renfermant du mercure et ayant généralement une forme cylindrique ou, mieux, légèrement conique ; celui-ci est surmonté d'une tige de verre creusée d'un canal très fin dans lequel le mercure du réservoir s'élève à une certaine hauteur. Elle est fermée par en haut, et un gaz très raréfié existe dans la partie du canal qui n'est pas occupée par le mercure.

La température la plus basse que puisse marquer cet instrument est — 39°,38 C., point de congélation du mercure ; la plus élevée + 357°,25, température d'ébullition de ce liquide ; en dehors des limites — 30° et + 300°, le thermomètre à mercure ne donne plus d'indications exactes. Pour les températures plus basses, on emploie les thermomètres à alcool (point de fusion de l'alcool — 130°) ;

pour les températures plus élevées, on a recours à des PYROMÈTRES.

Outre l'échelle centigrade ou de *Celsius*, on emploie encore l'échelle de *Réaumur* et l'échelle de *Fahrenheit*.

Dans l'*échelle centigrade*, l'espace compris entre les deux points fixes (0° et 100°) est divisé en 100 parties égales; *Réaumur* avait divisé cet espace en 80 parties égales. L'échelle de *Fahrenheit* porte au point fixe inférieur le chiffre 32 et au point fixe supérieur l'indication 212; l'intervalle compris entre ces deux points fixes est divisé en 180 parties égales, et les divisions sont continuées vers le bas jusqu'au zéro, qui correspond à la température d'un mélange réfrigérant formé de poids égaux de chlorure ammonique et de neige.

Transformation des degrés d'une échelle en degrés d'une autre échelle. — Les formules suivantes permettront d'opérer les réductions :

$$t_C = \frac{t_R . 5}{4},$$

$$t_R = \frac{t_C . 4}{5},$$

$$t_C = \frac{(t_F - 32) . 5}{9},$$

$$t_R = \frac{(t_F - 32) . 4}{9};$$

$$t_F = \frac{t_C . 9}{5} + 32,$$

$$t_F = \frac{t_R . 9}{4} + 32.$$

Dans l'énoncé des températures au cours de ce travail, nous ne nous rapportons qu'à l'échelle centigrade.

Contrôle de l'exactitude d'un thermomètre. — Il importe de contrôler l'exactitude d'un thermomètre en vérifiant si le zéro correspond à la température de fusion de la glace et si le mercure atteint 100° dans la vapeur d'eau (Voy. les Traités spéciaux).

Il est plus commode de faire effectuer ce contrôle par le Bureau central des poids et mesures (1). On aura toujours à sa disposition un thermomètre exact pour comparer éventuellement les données fournies par des instruments moins précis (Voy. Deuxième partie : *Chauffage*, chap. v).

(1) Le Bureau central des poids et mesures est une dépendance du ministère de l'Industrie et du Travail et est établi au parc du Cinquantenaire, à Bruxelles.

III. — BAROMÉTRIE.

Instruments. — L'air exerce à 0° et au niveau de la mer une pression moyenne de $1^{kg},033$ (1 *atmosphère*) par centimètre carré à la surface de la terre, ce qui peut se représenter par le poids d'une colonne de mercure de 760 millimètres de hauteur, ou par le poids d'une colonne d'eau de $10^{m},33$.

L'instrument dont on se sert le plus souvent dans les laboratoires pour déterminer cette pression est le *baromètre à siphon* de Gay-Lussac (fig. 16). Il consiste en un tube de verre recourbé en deux branches inégales du même diamètre réunies par un tube très mince.

Comme c'est la hauteur AB qu'il s'agit d'apprécier, on fait une première lecture sur la branche courte en allant du zéro vers le bas et une deuxième lecture sur la longue branche qui est graduée également à partir du zéro, mais qui ne porte des chiffres qu'à la partie supérieure ; on additionne les deux résultats.

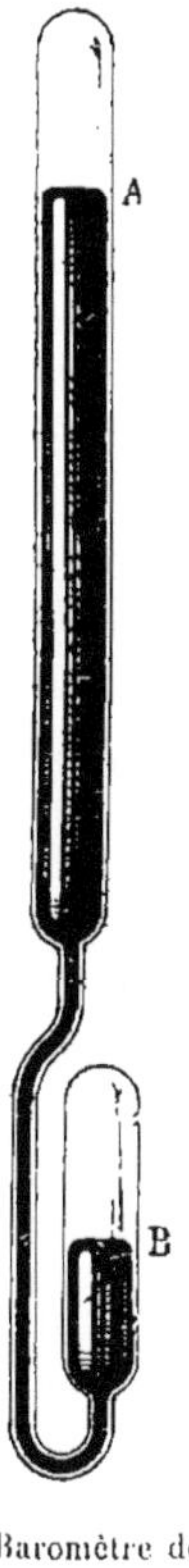

BAROMÈTRE ANÉROÏDE.

L'organe essentiel de l'instrument (fig. 17) est un tube en laiton mince, dont la section

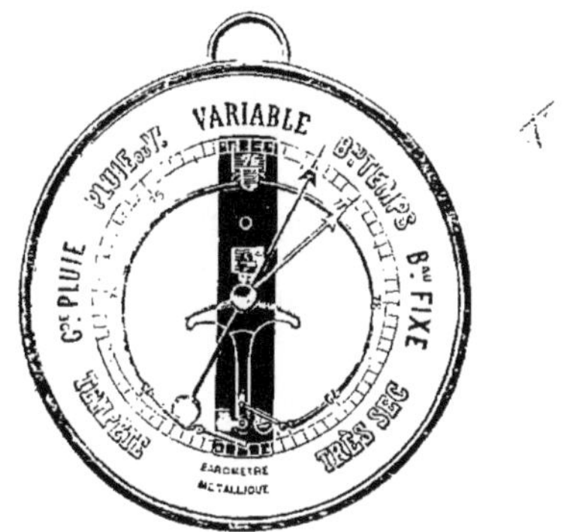

Fig. 16. — Baromètre de Gay-Lussac.

Fig. 17. — Baromètre métallique Bourdon. (Hüe, constructeur. à Paris.)

est elliptique et dont l'axe a une courbure circulaire. Ce tube est clos à ses deux extrémités, et l'air est très raréfié à son intérieur. Quand la pression atmosphérique augmente, le tube s'aplatit davantage, le grand axe de la section elliptique s'allonge, le petit axe se raccourcit, il en résulte que la courbure du tube augmente. Un effet inverse se produit quand la pression atmosphérique diminue. Les mouvements sont transmis à une portion de roue dentée qui engrène avec un pignon ; celui-ci porte une aiguille qui se meut sur un cadran. Cet instrument se gradue par comparaison avec un baromètre à mercure.

Réduction de la hauteur barométrique à 0°. — Dans les opérations de précision, il faut réduire à 0° le chiffre exprimant la pression barométrique.

Cela se fait en consultant des tables dressées à cet effet ou par la formule suivante :

$$H_0 = H_t \frac{5550}{5550 + t}.$$

H_0 = hauteur ramenée à 0°.
H_t = hauteur observée à la température t.
t = température au moment de l'observation.

IV. — PESÉES.

Instruments. — Pour les pesées ordinaires qui ne nécessitent pas une grande précision (animaux d'expériences, flacons, etc.), on se servira, selon les cas, d'une *balance de Roberval* ou d'un *trébuchet*.

Pour les opérations analytiques, il est nécessaire de disposer d'une *balance de précision*.

Cette balance est abritée par une cage vitrée ; un bouton, qu'on peut mouvoir de l'extérieur de la cage, commande un mécanisme qui soutient le fléau lorsqu'on arrête la balance : de plus, un système de leviers supporte les plateaux et en arrête les mouvements.

Le fléau porte une longue aiguille dont la pointe se meut devant un petit arc de cercle gradué placé à la partie inférieure du pied.

Poids. — La série de poids réunis dans les boîtes qui accompagnent les balances de précision est généralement constituée comme suit :

50 grammes.	20 grammes.	10 grammes.	10 grammes.
5 —	2 —	1 —	1 —
0gr,5	0gr,2	0gr,1	0gr,1
0gr,05	0gr,02	0gr,01	0gr,01

Pour évaluer les milligrammes et les fractions du milligramme, on se sert du *cavalier* (fig. 18), c'est-à-dire d'un poids en fil métallique présentant la forme indiquée par la figure ci-contre et qu'on place sur la moitié droite du fléau, qui porte à cet effet une graduation.

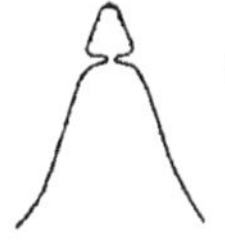
Fig. 18. — Cavalier.

La plupart des balances de précision ont cette moitié du fléau divisée en 10 parties égales, et le cavalier pèse 10 milligrammes; placé sur la division 10, il fera donc équilibre à un poids de 1 centigramme placé sur le plateau de gauche. Selon la position occupée par le cavalier sur le fléau, on estimera le nombre de milligrammes. Si le cavalier est placé sur la division 10, il produit le même effet que le poids de 1 centigramme sur le plateau du même côté; s'il est placé sur la division 4, par exemple, il équivaut à 4 milligrammes. Pour permettre d'évaluer les dixièmes du milligramme, les espaces compris entre les chiffres qui expriment les milligrammes sont eux-mêmes divisés en 10 parties égales.

S'il se fait que le cavalier se trouve sur le troisième trait compté à partir du chiffre exprimant 4 milligrammes, nous dirons que le poids du cavalier en cet endroit équivaut à $4^{mgr},3$.

Quelquefois les espaces entre les traits correspondants aux milligrammes sont subdivisés en 5 parties égales; alors chaque division $= \frac{2}{10}$ de milligramme.

Certaines balances anglaises et hollandaises portent sur le bras du fléau une division en 12 parties égales; dans ce cas, le cavalier doit peser 12 milligrammes.

Règles à observer dans les pesées de précision. — Nous n'insisterons pas sur les détails de construction ni sur les conditions de justesse et de précision auxquelles doit satisfaire une balance d'analyse (Voy. Traités spéciaux d'analyse).

Mais il est indispensable d'indiquer les principales règles qu'on doit observer pour effectuer une pesée de précision :

1. — Il ne faut jamais placer ou enlever le corps à peser ou des poids sans avoir arrêté la balance.

2. — Le même plateau (celui de gauche) sera toujours utilisé pour recevoir le corps à peser; les poids se placent toujours sur un seul plateau (celui de droite, c'est-à-dire du côté où le fléau est gradué).

3. — La substance à peser ne sera jamais déposée directement sur le plateau, mais dans un petit récipient en verre, en porcelaine, en platine, etc. (verre de montre, vase de Berlin, capsule, creuset, etc.). *Jamais on ne pèsera des objets sur du papier.* Les liquides ou les

substances qui absorbent facilement l'humidité ou qui dégagent des vapeurs pouvant attaquer les métaux seront pesés dans des flacons fermés à l'émeri (*tubes pèse-filtre*) (fig. 19).

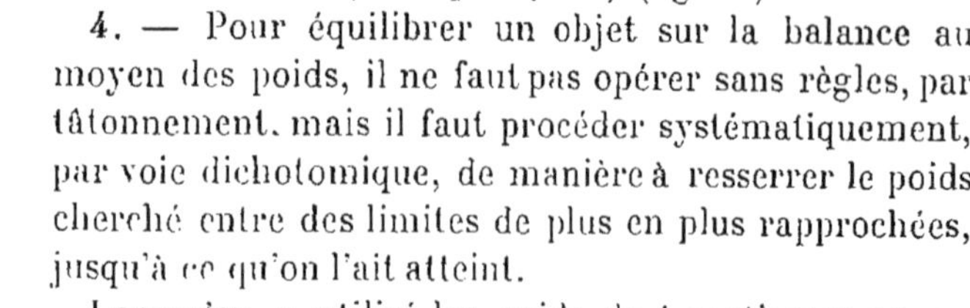

Fig. 19. — Tube pèse-filtre.

4. — Pour équilibrer un objet sur la balance au moyen des poids, il ne faut pas opérer sans règles, par tâtonnement, mais il faut procéder systématiquement, par voie dichotomique, de manière à resserrer le poids cherché entre des limites de plus en plus rapprochées, jusqu'à ce qu'on l'ait atteint.

Lorsqu'on a utilisé les poids de 1 centigramme, on se sert du cavalier et, à partir de ce moment, on ferme la cage de la balance.

On reconnaît qu'une balance est « en équilibre au zéro » non pas à ce qu'elle reste fixe en ce point de la graduation, mais par l'examen des écarts de part et d'autre de la verticale qui doivent être *presque* égaux.

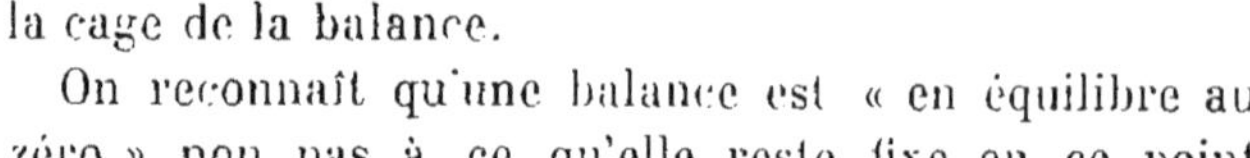

Il ne faut pas utiliser la première ni même la deuxième élongation de l'aiguille : elles sont sujettes à des irrégularités dues à des vibrations produites par le mouvement des arrêts.

5. — Après chaque pesée, tous les poids doivent être remis à leur place. On ne les prendra jamais avec les doigts, mais bien avec une pince ; les subdivisions du gramme doivent être remises en place de façon que le coin relevé se trouve en haut et à droite.

6. — Pour écrire les résultats des pesées, on compte les poids d'après les vides dans la boîte, puis, aussitôt après, on contrôle ce compte en en levant les poids du plateau de la balance.

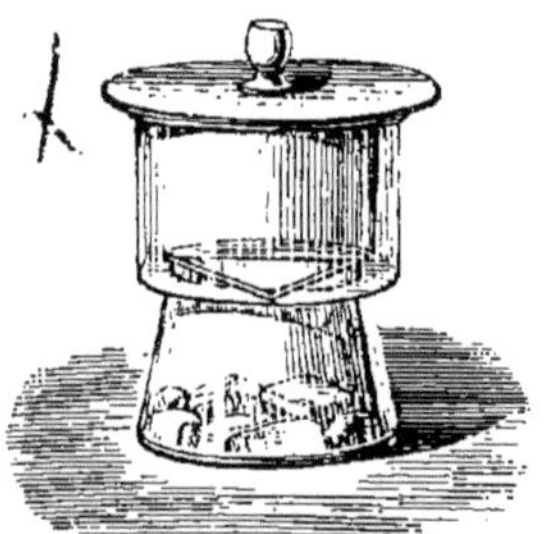

Fig. 20. — Exsiccateur.

7. — Il ne faut pas peser un objet chaud (courant d'air ascendant) ou un objet qui n'a pas la température de la salle (condensation plus ou moins forte de l'humidité selon la température) ; il convient de laisser prendre à l'objet la température de la salle en le plaçant pendant quelque temps à côté de la balance dans un *exsiccateur* (fig. 20) contenant de l'acide sulfurique concentré ou du chlorure calcique fondu ; de cette façon, l'objet refroidit à l'abri de l'humidité de l'air.

8. — La balance doit se trouver à l'abri de vapeurs acides, dans une salle distincte du laboratoire.

Elle doit être posée sur un support solide, inébranlable ; un niveau d'eau ou un fil à plomb permettra de la placer bien horizontalement. Elle sera protégée contre un échauffement irrégulier (rayons directs du soleil, chaleur d'un foyer ou d'un bec de gaz, influençant un plateau plus fortement que l'autre).

9. — L'introduction de matières hygroscopiques dans la cage n'est pas particulièrement recommandable.

10. — Il faut maintenir la balance dans le plus grand état de propreté, enlever immédiatement avec un pinceau les matières qui auraient pu tomber sur les plateaux ou sur le fond de la cage ; cette dernière ne doit pas rester ouverte inutilement après la pesée.

11. — Il est à peine nécessaire de dire que les poids qu'on utilise dans un laboratoire doivent présenter entre eux les rapports voulus. Comme cette vérification n'incombe pas aux élèves, nous renvoyons ceux que cette question pourrait intéresser aux Traités spéciaux d'analyse.

V. — DÉTERMINATION DU POIDS SPÉCIFIQUE DES LIQUIDES.

ARÉOMÈTRES, DENSIMÈTRES.

Les aréomètres sont de deux sortes : A) *à volume constant et à poids variable* ; B) *à poids constant et à volume variable*. On ne se sert dans la pratique que des derniers. Ils se composent généralement d'un tube de verre, surmontant un renflement cylindrique ou ovoïde terminé par une capsule convenablement lestée au moyen de mercure ou de grenaille de plomb. Le poids du liquide déplacé est égal au poids de l'aréomètre ; celui-ci s'enfoncera donc d'autant plus que le poids spécifique du liquide est plus faible, et d'autant moins qu'il est plus considérable. Pour déterminer le poids spécifique d'un liquide, on introduit ce dernier dans un cylindre, on y plonge l'aréomètre de façon qu'il ne touche pas les parois du vase ; dès que l'instrument est immobile, on lit sur l'échelle le point d'affleurement de la surface.

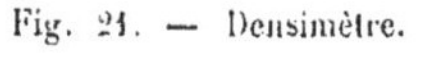

Fig. 21. — Densimètre.

On se sert généralement de *densimètres* (fig. 21), aréomètres à graduation rationnelle qui expriment directement le poids spécifique.

Comme les poids spécifiques des liquides varient entre des limites très étendues, il est bon d'avoir à sa disposition des instruments gradués pour les liquides denses, d'autres pour les liquides légers.

PYCNOMÈTRE.

On désigne sous le nom de *pycnomètre* (fig. 22) un petit vase en verre mince, dont le goulot peut être obturé au moyen d'un bouchon en verre percé d'un orifice capillaire.

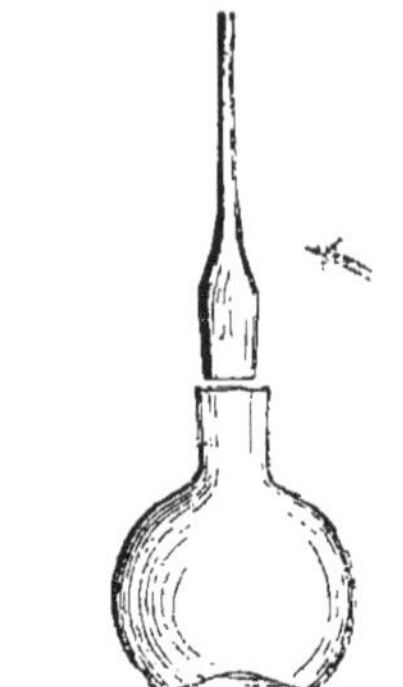

Fig. 22. — Pycnomètre.

On détermine une fois pour toutes le poids d'eau distillée à 15° que ce vase peut contenir.

On remplit le pycnomètre d'eau distillée à 15°, on ajuste le bouchon, on essuie l'eau qui s'écoule et on pèse ; soit P le poids.

On vide le récipient, on le dessèche, on le pèse ; supposons que son poids soit p ; on le remplit du liquide dont on veut déterminer le poids spécifique et qui doit avoir la même température (15°). Si cette température n'est pas réalisée, on plonge le pycnomètre pendant quelque temps dans de l'eau à 15°. On pèse de nouveau le pycnomètre avec son contenu, soit P' le nouveau poids. On a alors suffisamment de données pour calculer le poids spécifique :

$$\text{Poids spécifique} = \frac{P' - p}{P - p}.$$

BALANCE DE MOHR-WESTPHAL.

L'emploi de cet instrument repose sur le principe suivant : tout corps plongé dans un liquide perd de son poids le poids du volume du liquide qu'il déplace.

Si l'on plonge un même corps successivement dans plusieurs liquides, la perte que subit son poids sera proportionnelle aux poids spécifiques des liquides.

La balance de Mohr-Westphal (fig. 23) se compose d'un pied soutenant deux tiges verticales glissant l'une dans l'autre. La tige intérieure supporte une pièce horizontale sur laquelle repose un fléau. Une moitié de ce fléau se termine par un contrepoids portant une pointe qui, lorsque la balance est en équilibre, se trouve en face d'un repère fixe du support. L'autre moitié du fléau, divisée en 10 parties égales, porte des encoches pour recevoir les poids. Au niveau de la dixième division se trouve un crochet auquel on suspend, au moyen d'un fil de platine très fin, un plongeur en verre renfermant un thermomètre.

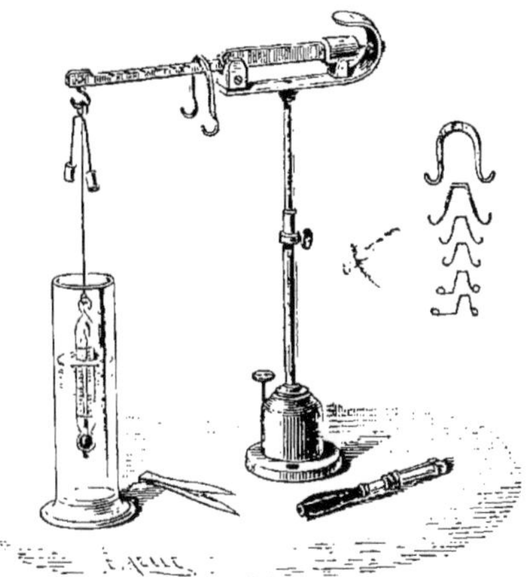

Fig. 23. — Balance de Mohr-Westphal.

La balance est réglée de telle façon que, placée sur un plan horizontal et portant à l'extrémité du fléau le plongeur, elle soit en équilibre dans l'air.

Lorsqu'on immerge le plongeur dans de l'eau distillée à 15°, l'équilibre est rompu et, pour le rétablir, on devra suspendre au niveau de la division 10 un cavalier équivalent au poids du volume d'eau distillée déplacé ; ce sera l'unité.

La série de poids comprend un autre cavalier de poids identique au premier; il sert à représenter les dixièmes de l'unité ; en outre, il y a encore d'autres cavaliers qui valent respectivement le $\frac{1}{10}$, le $\frac{1}{100}$, le $\frac{1}{1000}$, etc., de l'unité.

On commence par placer la balance horizontalement ; à cet effet, on remplace provisoirement le plongeur par un poids spécial dont la valeur a été choisie telle par le constructeur que la balance soit en équilibre dans l'air lorsqu'elle repose sur un plan horizontal ; en se servant de la vis calante du pied, on fait coïncider la pointe du fléau et le repère fixe du support.

On remet le plongeur en place et on le suspend dans de l'eau distillée à 15° ; le cavalier représentant l'unité est placé au niveau de la division 10 ; en se servant de la vis du support, on abaisse la tige portant le fléau de façon à faire plonger le cylindre en verre plus ou moins bas ; la balance, à ce moment, doit être exactement en équilibre.

Le trait d'affleurement de l'eau sera marqué une fois pour toutes sur l'éprouvette qui contient l'eau distillée.

On remplit ensuite l'éprouvette jusqu'au même trait d'affleurement au moyen du liquide dont on veut déterminer la densité.

L'équilibre sera rompu ; pour le rétablir, on dispose les cavaliers sur les divisions du fléau en commençant par la division 1 et en allant du cavalier le plus lourd au cavalier le plus léger.

Exemple. — Pour rétablir l'équilibre, on a disposé :

Le 1er cavalier	(unité)		sur la division	10,	il représente	1,000
Le 2e	—	(identique à l'unité)	—	2,	—	0,2
Le 3e	—	(1/10 de l'unité)	—	6,	—	0,06
Le 4e	—	(1/100 —	—	5,	—	0,005
Le 5e	—	(1/1000 —	—	7,	—	0,0007
Le poids spécifique sera exprimé par..................						1,2657

VI. — DÉTERMINATION DES POINTS DE FUSION.

On entend par *point de fusion* la température à laquelle une substance solide passe à l'état liquide.

On introduit une petite portion de la substance à examiner (desséchée à 100° si elle contient de l'eau de cristallisation) dans la partie rétrécie d'un petit tube en verre fermé inférieurement. Pour faire glisser la matière jusqu'au fond de ce tube, on donne à ce dernier quelques petits coups secs ou bien on se sert d'un fil métallique.

Au moyen d'une petite bague en caoutchouc, on ajuste le tube à la tige d'un thermomètre de telle façon que la substance à examiner se trouve au niveau de sa cuvette.

On fixe le thermomètre sur un support et on fait plonger sa cuvette, en même temps que la partie inférieure du petit tube, dans un vase de Berlin contenant de l'eau, de la paraffine liquide ou de l'acide sulfurique concentré (fig. 24).

Le choix du liquide dépend de la température qu'il est nécessaire d'atteindre.

On se servira d'eau pour les substances dont le point de fusion est inférieur à 100°.

L'acide sulfurique concentré bout à 338°, la paraffine liquide vers 360°.

Le vase de Berlin est placé sur une toile métallique, et on élève progressivement la température en chauffant très modérément. On aura soin d'agiter constamment le liquide. On notera si la substance fond brusquement à une température déterminée, ou bien si la fusion s'accomplit dans la limite de deux températures.

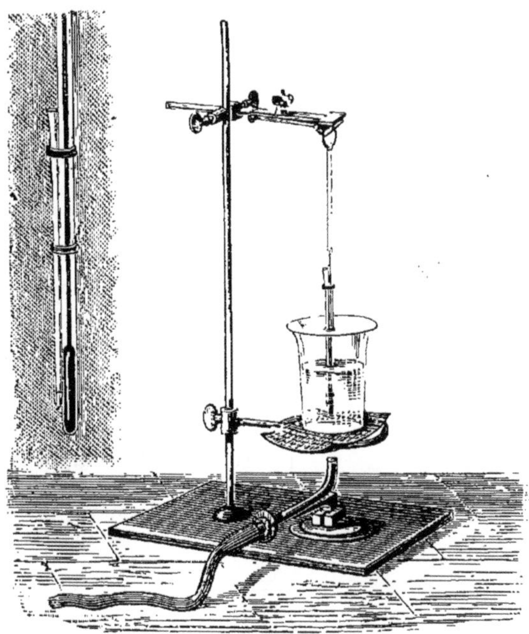

Fig. 24. — Dispositif pour la détermination des points de fusion.

On suivra en outre les modifications qui l'accompagnent (changement de couleur, production de gaz).

VII. — DÉTERMINATION DES POINTS D'ÉBULLITION.

On verse le liquide à examiner dans un ballon à distillation V relié par le tube t à un réfrigérant de Liebig R (fig. 25). A travers une ouverture du bouchon on fait passer un thermomètre T de telle façon que sa cuvette occupe la partie moyenne du col du ballon.

On porte à l'ébullition; le thermomètre indique la température de la vapeur (*point d'ébullition*).

La cuvette et la colonne de mercure doivent plonger dans la vapeur;

sinon il convient d'effectuer une correction dans les déterminations très précises.

Pour cette correction, ainsi que pour celle qui est relative à la pression barométrique, nous renvoyons aux Traités spéciaux.

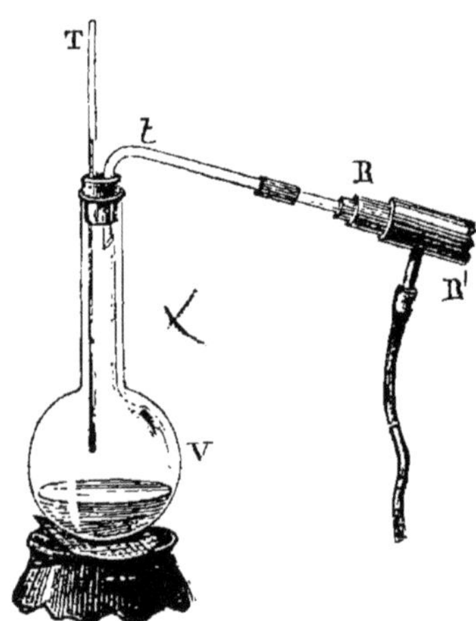

Fig. 25. — Dispositif pour la détermination des points d'ébullition.

VIII. — ANALYSE SPECTRALE.

Principe. — L'analyse spectrale consiste dans l'étude par le prisme de la lumière qu'émettent des corps portés à haute température ou bien de la lumière transmise à travers certaines substances.

L'analyse spectrale exige l'emploi d'un *spectroscope*.

Spectroscope de Bunsen. — Le spectroscope de Bunsen (fig. 26) est le plus habituellement employé dans les laboratoires. Il se compose d'un prisme *abc* en flint, reposant sur une tablette métallique fixée sur un statif. Le statif porte également un tube *Mll'*, à allongement télescopique,

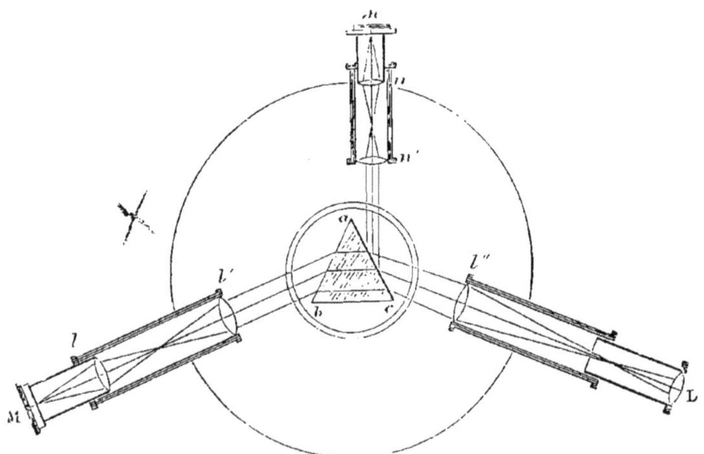

Fig. 26. — Spectroscope vu en coupe.

dont l'une des extrémités M (celle qui est tournée vers la source lumineuse) est fermée par une plaque munie d'une fente verticale (*fente du collimateur*) qu'une vis de rappel permet d'élargir ou de rétrécir. Les rayons lumineux qui pénètrent à travers cette fente dans le tube $Ml l'$ sont rendus parallèles par un système de lentilles et tombent sur la face ab du prisme; la lumière est décomposée en plusieurs faisceaux correspondant aux différents rayons simples. A leur sortie du prisme, ces rayons pénètrent dans le tube $l''L$; l'œil, placé devant l'oculaire L, perçoit des bandes colorées dont l'ensemble constitue le spectre.

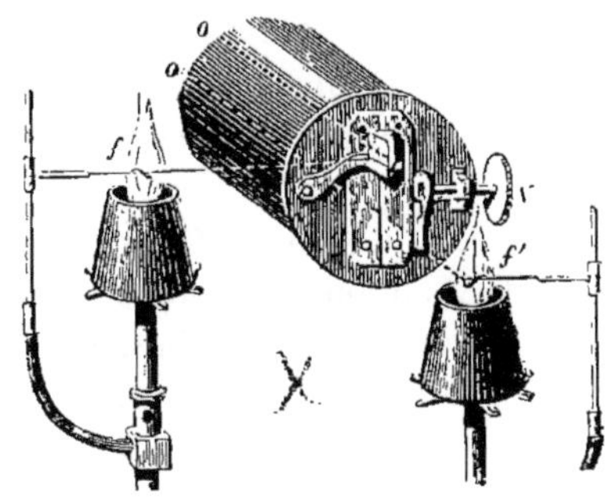

Fig. 27. — Fente du collimateur et prisme à réflexion totale pour observer deux spectres à la fois.

L'instrument comprend un troisième tube mnn', qui porte, du côté opposé au prisme, une échelle coïncidant avec le foyer d'une lentille fixée à l'autre extrémité; on place une source lumineuse devant le tube mnn', les rayons lumineux qui en partent subissent sur la face ac la réflexion totale et forment dans le tube $l''L$ l'image de l'échelle qui est aperçue à la même place que le spectre. De cette façon, on peut déterminer la position exacte des raies. Le spectroscope permet d'examiner les *spectres d'émission* et les *spectres d'absorption*.

La figure 27 montre les détails de construction du *collimateur*; V représente la vis de rappel qui permet d'élargir ou de rétrécir la fente; on voit de plus, devant cette dernière, un *prisme à réflexion totale* qui permet d'observer deux spectres à la fois, *o* et *o'*, produits par les sources lumineuses *f* et *f'*.

Spectres d'émission. — Ils sont dus à la lumière émise par des corps solides portés à l'incandescence. Lorsqu'on place devant la fente du collimateur une flamme éclairante, on observe un spectre continu, comme pour la lumière solaire; les spectres produits par des gaz ou des vapeurs portés à l'incandescence ne sont pas continus, mais se réduisent à quelques bandes brillantes caractéristiques pour chaque élément.

Pour examiner une matière au spectroscope, on l'introduit dans la flamme non éclairante de Bunsen; à cet effet, on se sert d'un mince fil de platine dont l'extrémité est contournée en œillet; dans cet œillet, on fixe la substance en question.

Pour régler un spectroscope, on détache d'abord du plateau la lunette astronomique $l''L$ et on la met au point sur l'infini, en observant un objet très éloigné; on la remet ensuite en place.

On installe, à une dizaine de centimètres de distance de la fente du collimateur M, une flamme de Bunsen colorée en jaune au moyen d'un sel sodique. Plaçant l'œil à l'oculaire, on fait varier la dimension de la fente jusqu'à ce que la raie jaune du sodium apparaisse avec son maximum de netteté. On place une lumière dans la direction du tube *mnn'* qui porte l'échelle; celle-ci se projette sur le spectre et on note le trait de la graduation avec lequel coïncide le côté fixe de la raie du sodium, c'est-à-dire celui qui correspond à la lame fixe de la fente du collimateur. Chaque fois qu'on aura à se servir du spectroscope, on devra, par cet essai, s'assurer si l'appareil n'a pas été dérangé.

Spectres d'absorption. — Lorsqu'une lumière blanche, susceptible de donner un spectre continu, traverse un milieu coloré, certains rayons sont absorbés, et l'on obtient un spectre interrompu par une série de bandes obscures. La solution à examiner est introduite dans un récipient en verre à faces parallèles, qu'on interpose entre une flamme *éclairante* et la fente du tube collimateur.

Spectroscope de Vogel. — Lorsqu'on doit faire des examens spectroscopiques qui ne nécessitent pas une détermination exacte de la situation des raies ou des bandes, on peut se servir du petit spectroscope de *Vogel* sans échelle.

Outre la fente du collimateur, il existe une ouverture latérale à travers laquelle un petit miroir projette un faisceau lumineux sur un deuxième prisme. On observe deux spectres superposés, dont l'un est produit par les rayons qui pénètrent par la fente du collimateur et l'autre par le faisceau qui est projeté sur le deuxième prisme par le miroir latéral. De cette façon, on peut comparer facilement deux spectres.

IX. — ANALYSE POLARIMÉTRIQUE.

Principe. — Rappelons qu'un rayon lumineux est susceptible, dans certaines conditions, de subir une modification particulière en vertu de laquelle, une fois réfléchi ou réfracté, il devient incapable de se réfléchir ou de se réfracter de nouveau dans certaines directions. Le rayon lumineux ainsi modifié est appelé *rayon polarisé*, et l'on nomme *polarisation* le phénomène lui-même.

Polarisation par double réfraction. — Lorsqu'un rayon de lumière traverse un rhomboèdre de spath d'Islande (carbonate de calcium cristallisé), il se modifie à l'intérieur du cristal en donnant lieu à deux rayons émergents qui, tous les deux, sont *polarisés*; l'un, nommé *rayon ordinaire*, suit les lois ordinaires de la réfraction; l'autre, *rayon extraordinaire*, obéit à d'autres lois.

Pour produire la lumière polarisée par double réfraction, on fait usage d'un *prisme de Nicol*. Ce dernier est constitué par un cristal de spath d'Islande taillé d'une façon spéciale, sur laquelle nous ne pouvons insister ici, puis scié en deux suivant un plan perpendiculaire à la section principale; les deux moitiés ainsi obtenues sont ensuite réunies et collées avec du baume de Canada dont l'indice de réfraction a une valeur comprise entre celles des indices ordinaire et extraordinaire du spath.

Lorsqu'un rayon de lumière tombe suivant LI sur un pareil prisme (fig. 28) dont la section principale est GDG'D', ce rayon se bifurque et donne, d'une part, un rayon extraordinaire IR*e*, d'autre part un rayon ordinaire IR*o* plus dévié que le précédent, car pour le spath l'indice ordinaire est plus grand que l'indice extraordinaire. Or, les modifications que l'on a fait subir au prisme de spath sont telles que, grâce à la présence du baume de Canada interposé en DD' et dont l'indice est inférieur à celui du rayon ordinaire,

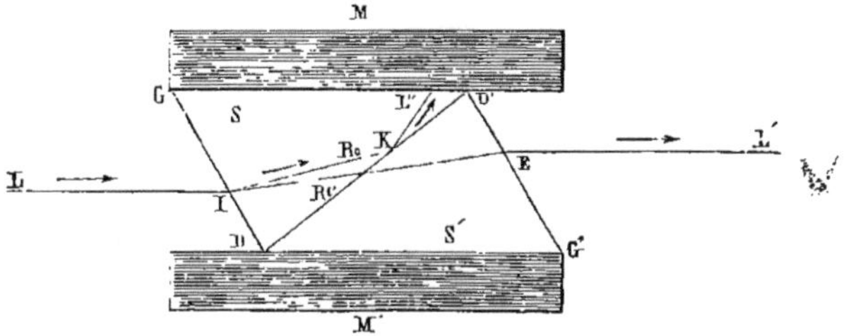

Fig. 28. — Marche des rayons dans un prisme de Nicol.

ce rayon subit en K la réflexion totale et est renvoyé vers la paroi noircie de la monture M qui l'absorbe en L''. Quant au rayon ordinaire, il continue sa route et émerge suivant EL', parallèlement à la direction du rayon incident. Un nicol ne laisse donc passer que le rayon extraordinaire. Par conséquent, le seul rayon transmis est polarisé de telle sorte que ses vibrations s'effectuent dans le plan de la section principale.

Polarisation rotatoire. — Lorsque deux nicols sont disposés de manière que la lumière polarisée par le premier (*polariseur*) soit éteinte par le second (*analyseur*), l'introduction entre ces deux nicols d'une lame de quartz, taillée perpendiculairement à l'axe principal, a la propriété de faire reparaître les rayons lumineux. Le plan de la polarisation a donc tourné, en traversant le cristal, d'un certain angle nommé *angle de polarisation* ou *rotation*.

L'angle de polarisation est proportionnel à l'épaisseur de la lame de quartz placée entre les deux nicols; il existe deux espèces de quartz, dont l'une dévie le plan de polarisation à droite (*quartz dextrogyre*) et l'autre le tourne dans le sens opposé (*quartz lévogyre*).

Un grand nombre de corps dévient le plan de polarisation. Par exemple, le dextrose, le saccharose dévient à droite le plan de polarisation et sont dits *dextrogyres* ; d'autres substances, dites *lévogyres*, dévient ce plan à gauche, comme le lévulose, le sucre interverti.

Pour comparer les rotations produites par différentes matières, Biot a proposé de les ramener à l'unité de densité et d'épaisseur. Cette dernière est de 1 millimètre pour les substances solides et de 1 décimètre pour les matières en dissolution. La rotation ainsi exprimée est appelée *pouvoir rotatoire spécifique*.

Instruments de polarisation. — Ces instruments servent à déterminer le pouvoir rotatoire spécifique et, en outre, à effectuer des analyses quantitatives de substances agissant sur le plan de polarisation.

Les instruments dont on se sert à cet effet sont de deux genres. Les uns — *polarimètres* — permettent de mesurer directement l'angle de polarisation en tournant l'*analyseur* autour de son axe ; ils portent une échelle divisée en degrés d'arc. Les autres — *saccharimètres* — sont destinés plus spécialement à l'étude des matières sucrées. Ils portent une échelle spéciale qui permet d'éviter les calculs. Le prisme analyseur est généralement fixe, et la rotation est mesurée au moyen d'un *compensateur de Soleil*.

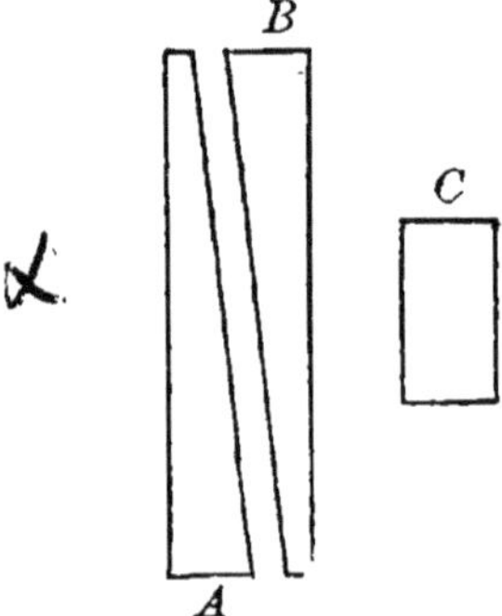

Fig. 29. — Compensateur de Soleil.

Les saccharimètres sont basés sur l'emploi d'une seconde substance active, agissant en sens inverse de celle qu'on veut analyser, et dont on modifie l'épaisseur jusqu'à ce que les actions contraires des deux substances se détruisent.

Le rayon lumineux, polarisé dans le nicol polariseur, traverse la colonne de liquide actif et tombe sur une petite plaque C de quartz à faces parallèles (fig. 29) ; il rencontre ensuite le compensateur, destiné à détruire la rotation due à la colonne liquide. Le compensateur est formé de deux prismes de quartz A et B, de même angle, disposés comme l'indique la figure ci-contre, de façon à constituer une seule plaque à faces parallèles. Ces deux prismes ont la même rotation, soit droite, soit gauche, mais contraire de celle de la petite plaque.

Les deux prismes peuvent glisser l'un sur l'autre ; leur déplacement a pour effet d'augmenter ou de diminuer l'épaisseur de la plaque tout en conservant aux faces homologues de celle-ci leur parallélisme.

Le compensateur de *Soleil* est employé dans le saccharimètre de *Soleil-Ventzke-Scheibler*, le saccharimètre de *Schmidt* et *Hänsch* et celui de *Laurent*.

Nous ne décrirons que l'instrument de *Schmidt* et *Hänsch* (1).

Saccharimètre à pénombre de Schmidt et Hänsch. — Ce saccharimètre comprend les pièces suivantes (fig. 30) :

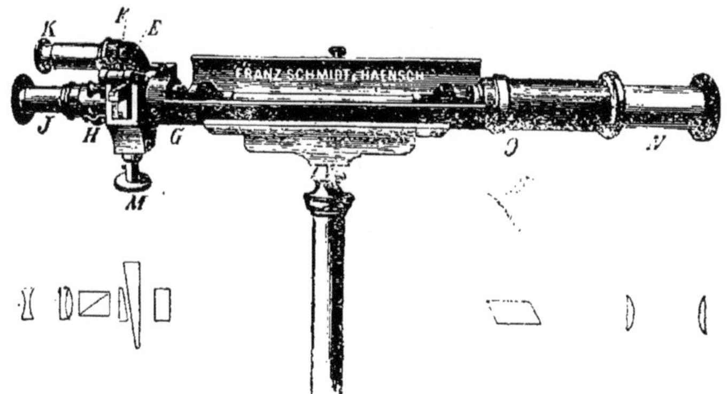

Fig. 30. — Disposition des pièces optiques dans le saccharimètre à pénombre de Schmidt et Hänsch.

1° Vers la source lumineuse, un polariseur O, destiné à polariser le faisceau lumineux qu'il reçoit du système de lentilles N.

Ce polariseur est un prisme du système *Jellet-Cornu*.

2° A ce polariseur fait suite une rigole dans laquelle on place un tube en verre fermé à ses deux extrémités au moyen de glaces parallèles maintenues par des viroles à vis ; le tube le plus employé a 20 centimètres de longueur.

3° Du côté de l'œil, l'instrument comprend :

a. La petite plaque de quartz G ;

b. Le compensateur de Soleil EF dont nous avons parlé plus haut. Le déplacement des prismes du compensateur s'obtient au moyen d'une crémaillère et d'un pignon qu'on tourne à l'aide d'un bouton M. Une échelle et un vernier suivent les plaques dans leur mouvement et mesurent les variations d'épaisseur du compensateur ;

c. L'analyseur H ;

d. L'oculaire J ; à la place d'un oculaire ordinaire, l'instrument peut recevoir un oculaire contenant un diaphragme avec un cristal de bichromate de potassium destiné à rendre le champ de vision d'une couleur jaune-orange bien homogène.

(1) Pour le saccharimètre de *Laurent*, voy. *Sidersky*, Polarisation et saccharimétrie, p. 78 (*Encyclopédie des aide-mémoire Léauté*).

On utilise surtout ce dernier objectif lorsqu'on travaille avec des solutions très concentrées, qui donnent une coloration différente aux deux moitiés du champ;

e. Au-dessus de l'oculaire se trouve une loupe facilitant les lectures sur l'échelle et sur le vernier. L'échelle, qui se déplace au-devant d'un vernier, porte vers la droite les divisions de 0 à 100 et vers la gauche de 0 à 30.

4° Comme source lumineuse, on se sert pour cet appareil de la lumière ordinaire du gaz.

La lampe à gaz fournie par la maison *Schmidt et Hänsch* comprend un ou plusieurs becs donnant des flammes plates parallèles ; on peut fixer les becs à différentes hauteurs à l'aide d'une tige en laiton, portée sur un pied.

La flamme est entourée d'un manchon en métal percé d'un trou circulaire en face duquel on place le saccharimètre.

Mode opératoire. — Il est absolument nécessaire que la solution qu'on veut examiner à la lumière polarisée soit limpide; les premières portions du filtrat ne sont pas utilisées (teneur en eau du filtre; absorption d'eau par le filtre). On veille à ce que le filtrat et le saccharimètre aient à peu près la même température; avant de remplir le tube du saccharimètre (fig. 31), on le rince avec la solution à examiner agitée soigneusement au préalable. On laisse échapper les bulles d'air, puis on applique la glace supérieure par un mouvement de glissement, et on ajuste la virole à vis.

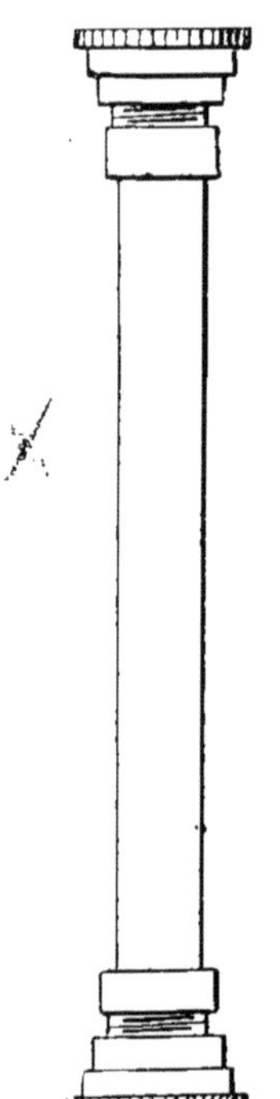
Fig. 31. — Tube du saccharimètre.

Les viroles ne doivent pas être serrées trop fortement, et les anneaux en caoutchouc qui maintiennent les glaces ne doivent pas être durcis; une pression trop forte peut rendre les glaces optiquement actives. Avant de placer le tube dans la gouttière du polarimètre, on fait coïncider le zéro de l'échelle avec le zéro du vernier qui se trouve au-dessus de cette dernière, et on regarde par l'oculaire. On aperçoit un champ de vision circulaire qui se compose, si l'instrument est bien réglé, de deux moitiés jaunes également éclairées.

On met l'oculaire au point de façon à rendre bien nette la ligne de séparation des deux champs. Si, après plusieurs observations, on remarque que les deux zéros ne correspondent pas, on les fait coïncider en agissant sur un bouton spécial. On introduit dans la rigole du polarimètre le tube contenant la solution à examiner ; si cette dernière est inactive, l'égalité d'éclairement persiste (fig. 32, I') ; si elle est dextrogyre, on obtient l'image II' ; si elle est lévogyre, l'image III'.

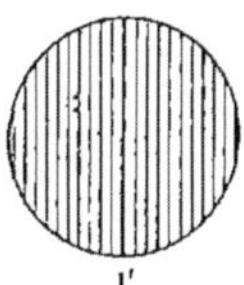

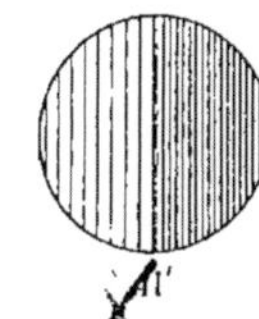

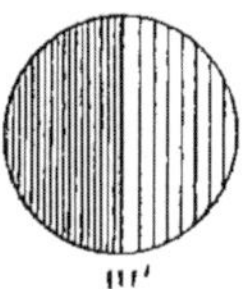

Fig. 32. — Aspects du champ de vision dans le saccharimètre à pénombre.

Supposons le cas d'un sucre dextrogyre : on agit sur le bouton qui se trouve en dessous du compensateur, on déplace ce dernier de façon que l'échelle glisse vers la gauche, jusqu'à ce qu'on ait rétabli l'égalité d'éclairement.

On compte *sur l'échelle* le nombre de degrés *entiers* entre le zéro de cette dernière et le zéro du vernier, on note ce chiffre, soit 19°.

On recherche ensuite sur le *vernier*, en partant de son zéro et en allant vers la droite, quelle est la première division qui coïncide avec une division de l'échelle. Si c'est la septième, on dit que l'échelle a été déplacée de 19°,7.

Dans le cas d'une substance lévogyre, pour rétablir l'égalité d'éclairement, on tourne le bouton de telle façon que l'échelle progresse vers la droite.

On effectue la lecture comme dans le cas précédent, avec la différence qu'on compte les divisions sur le vernier en partant du zéro et en allant vers la gauche.

Dans le saccharimètre de *Schmidt et Hänsch*, comme d'ailleurs dans celui de *Soleil-Ventzke-Scheibler*, un degré de l'échelle correspond à 0°,346 d'arc.

APPLICATIONS.

A. *Détermination du pouvoir rotatoire spécifique :*

a. D'un liquide actif :

$$[\alpha] = \frac{\alpha}{l.d} ;$$

b. D'une substance solide active dissoute dans un dissolvant inactif :

$$[\alpha] = \frac{100.\alpha}{l.p.d} = \frac{100.\alpha}{l.c}.$$

α = angle de polarisation observé.
l = longueur en décimètres de la colonne liquide.
d = densité de la solution.
p = nombre de grammes de substance active contenue dans 100 grammes de solution.
$c = pd$ = nombre de grammes de substance active contenue dans 100 centimètres cubes de solution.

B. *Détermination quantitative des sucres.* — Voy., à propos du saccharose, du dextrose et du lactose. Deuxième partie, chap. VIII.

Les échelles des saccharimètres sont construites de telle façon que, si l'on dissout dans l'eau le poids dit *normal* de la substance à essayer, qu'on complète le volume à 100 centimètres cubes et qu'on examine le liquide dans le tube de 200 millimètres, on obtient un déplacement de l'échelle de 100 degrés.

	POIDS NORMAUX.	
	ÉCHELLE FRANÇAISE (*Luynes et Girard*). — Jaugeage métrique.	ÉCHELLE ALLEMANDE (*Ventzke*). — Jaugeage de *Mohr*.
Saccharose	16,19	26,048
Dextrose	20,40	32,680
Lactose	20,51	33,025
Maltose	7,78	12,520

Ajoutons encore que, dans les instruments de polarisation avec graduation en degrés d'arc (*Mitscherlich, Laurent, Wild*), un degré correspond à 0gr,75 de saccharose et à 0gr,9434 de dextrose dans 100 centimètres cubes de solution, l'observation étant faite au moyen du tube de 200 millimètres.

A. Berget, Physique du globe et météorologie. Paris, C. Naud, 1904. — *Duguet et Fleury*, Traité de physique élémentaire. Bruxelles, Lebègue. — *R. Frühling und J. Schulz*, Anleitung zur Untersuchung der für die Zuckerindustrie in Betracht kommenden Rohmaterialien, Nebenproducte und Hülfssubstanzen. Vieweg, Braunschweig. — *A. Imbert*, Traité élémentaire de physique biologique. Paris, J.-B. Baillière, 1895. — *Landolt*, Das optische Drehungsvermögen Organischer Substanzen. Vieweg, Braunschweig. — *Th. Malosse*, Manipulations de physique. Paris, Savy, 1886. — *H. Pellat*, Cours de physique. Paris, Dupont, 1897. — *Sidersky*, Polarisation et saccharimétrie (*Encycl. des aide-mémoire Léauté*). — *K. Stammer*, Lehrbuch zur Zuckerfabrikation. Vieweg, Braunschweig.

CHAPITRE II

MÉTHODES CHIMIQUES

I. — REMARQUES GÉNÉRALES SUR LES PRINCIPALES OPÉRATIONS.

Dissolution. — L'analyse des substances minérales et des substances organiques est basée principalement sur la production de corps insolubles ou présentant une coloration caractéristique. Les matières solides doivent tout d'abord être mises en solution; on dissout les matières minérales, suivant les circonstances, dans de l'eau, de l'acide chlorhydrique, de l'acide nitrique, de l'eau régale; quelquefois, il faut avoir recours à une fusion préalable avec du carbonate sodico-potassique, afin de rendre la substance attaquable par un des réactifs ci-dessus.

Comme dissolvant des matières organiques, on utilise l'eau, l'alcool, l'éther, le chloroforme.

Évaporation. — Lorsqu'on a affaire à des solutions trop diluées, on les concentre par *évaporation* : on évapore les solutions de *substances inorganiques*, soit à feu nu, soit sur un bain de sable, soit sur une toile métallique; pour évaporer *à siccité*, on termine l'opération au bain-marie.

Les dissolutions de *matières organiques* sont évaporées au bain-marie et, lorsqu'on a affaire à des dissolvants facilement inflammables, il importe de prendre les plus grandes précautions pour éviter tout accident.

Précipitation. — La quantité de réactif qui est nécessaire pour obtenir la *précipitation* d'un corps dépend de la proportion de ce dernier; un excès trop considérable du réactif peut être tout aussi nuisible qu'une quantité insuffisante.

Filtration. — Pour séparer le liquide d'un précipité qui s'y trouve en suspension, on procède à une *filtration*.

On se sert d'un filtre en papier spécial dont le bord ne doit pas dépasser celui de l'entonnoir et dont les dimensions doivent être proportionnelles à la quantité de liquide à filtrer.

On emploie des *filtres à plis* lorsqu'on se propose uniquement d'obtenir un liquide limpide; les *filtres sans plis* sont utilisés quand on a surtout pour but de recueillir le précipité; les filtres sans plis doivent être placés dans l'entonnoir de façon à en toucher partout la surface interne; il est bon, dans la plupart des cas, d'humecter le filtre avec de l'eau distillée avant d'y déverser le liquide à filtrer; non seulement la filtration est plus rapide, mais on a moins à craindre que des particules solides soient entraînées à travers les pores du papier.

On verse le liquide le long d'une *baguette en verre* afin de guider le jet.

Lavage des précipités. — Tous les précipités recueillis qu'on veut soumettre à un traitement ultérieur doivent être lavés avec des liquides qui n'ont pas d'action sur eux (eau, alcool, éther, etc.), afin de les priver de toutes les matières étrangères.

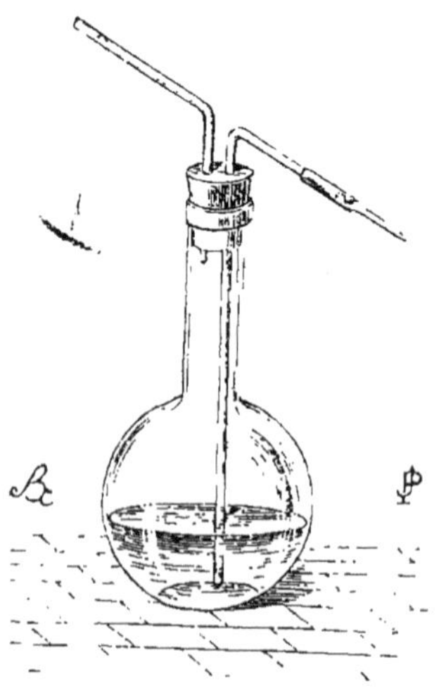

Fig. 33. — Pissette.

Le lavage se fait généralement au moyen d'une *pissette* (fig. 33); on souffle par l'un des tubes et on dirige le jet sortant du tube effilé sur l'entonnoir qui contient le précipité.

Il est généralement recommandable de procéder par *décantation*, c'est-à-dire de laisser le précipité se déposer, et de verser sur le filtre le liquide limpide surnageant. On ajoute une nouvelle quantité d'eau distillée au précipité resté dans le vase, on agite et, après repos, on décante de nouveau; on répète ces opérations deux ou trois fois, puis on fait passer le précipité sur le filtre où l'on achève de le laver.

Dessiccation des précipités. — Lorsqu'il est nécessaire de dessécher un précipité, on le place, avec l'entonnoir et le filtre qui le porte, dans une *étuve sèche*, munie éventuellement d'un régulateur de température, ou dans une *étuve à eau* à doubles parois.

Chauffage des récipients. — On chauffe les *vases de Berlin*, les *ballons*, les *matras*, contenant des liquides, au bain-marie, sur une *toile métallique*, sur une *plaque d'amiante* ou sur un *bain de sable*; les *tubes à réaction*, les *creusets* et les *tubes pour essayer les corps par la voie sèche* sont chauffés directement dans la flamme.

Lorsqu'on se sert de creusets ou de capsules *en platine*, il faut avoir grand soin de ne pas les chauffer sur une flamme éclairante; il faut, de plus, éviter de les mettre en contact avec des substances chimiques susceptibles d'attaquer le platine, par exemple des mélanges qui dégagent du chlore (eau régale, solution acide contenant des nitrates et des chlorures, composés manganiques ou chromiques additionnés d'acide chlorhydrique, etc.). On n'y chauffera pas non plus des métaux fusibles, des hydrates alcalins solides, des cyanures, des sulfures.

II. — RÉACTIFS.

Les réactifs suivants sont nécessaires pour les besoins de l'analyse courante :

Acide chlorhydrique pur,	p. sp.	1,2		
	HCl	39,1 0/0		
Acide chlorhydrique dilué,	p. sp.	1,037	Acide chlorhydr. pur.	200
	HCl	7,15 0/0	Eau distillée.........	800
				1000
Acide nitrique pur,	p. sp.	1,39		
	HNO^3	63,23 0/0		
Acide nitrique dilué,	p. sp.	1,072	Acide nitrique pur...	200
	HNO^3	12,3 0/0	Eau distillée.........	800
				1000
Acide sulfurique pur,	p. sp.	1,836-1,840		
	H^2SO^4	93,80 0/0		
Acide sulfurique dilué,	p. sp.	1,068	Acide sulfurique pur.	100
	H^2SO^4	9,47 0/0	Eau distillée....... .	900
				1000
Acide acétique dilué,			Acide acétique cristallisable.............	300
			Eau distillée.........	700
				1000

Les concentrations mentionnées ci-dessus sont celles qui sont prescrites par la pharmacopée belge (éd. III, 1906).

Pour les autres solutions, on peut adopter les concentrations suivantes :

Ammoniaque en solution	p. sp.	0,935
Hydrate sodique	1 + 9	
Hydrate potassique	1 + 9	
Chlorure ammonique	1 + 9	
Carbonate ammonique : eau 70, carbonate ammonique 20, ammoniaque 10.		
Oxalate ammonique	1 + 24	
Chlorure barytique	1 + 19	
Hydrate barytique	1 + 19	
Chlorure calcique	1 + 9	
Ferricyanure potassique	1 + 19	
Ferrocyanure potassique	1 + 9	
Chromate potassique	1 + 19	
Sulfocyanure de potassium	1 + 9	
Sulfate cuivrique	1 + 9	
Sulfate magnésique	1 + 9	
Acétate sodique	1 + 9	
Carbonate sodique	1 + 4	
Phosphate sodique	1 + 19	
Chlorure platinique	1 + 19	
Chlorure ferrique 10 0/0.		
Nitrate d'argent	1 + 19	
Chlorure mercurique	1 + 19	
Permanganate de potassium	1 + 999	
Nitrate cobalteux	1 + 49	
Pyroantimoniate dipotassique	1 + 200	
Acétate plombique	1 + 9	

Pour préparer ces réactifs, il suffit de peser les produits et de les dissoudre dans les quantités d'eau *distillée* indiquées. La préparation des réactifs énumérés ci-après demande quelques explications.

Eau de chaux.

On commence par déliter 10 parties de chaux vive au moyen de la moitié de son poids environ d'eau distillée. On délaye la chaux éteinte dans 300 ou 400 parties d'eau ; on agite de temps en temps. Après douze heures, on rejette le liquide surnageant et on le remplace par 1 000 parties d'eau. On agite à diverses reprises et on conserve dans un flacon bien bouché.

On décante le liquide clair au moment du besoin.

Eau de chlore.

On mélange 18 parties de chlorure sodique avec 15 parties de peroxyde de manganèse finement pulvérisé ; on introduit le tout dans un ballon et l'on y verse un mélange complètement refroidi de 45 parties d'acide sulfurique ordinaire avec 21 parties d'eau. Par l'agitation le chlore gazeux commence à se dégager lentement et régulièrement; si le dégagement s'arrête, on chauffe légèrement; on conduit le gaz d'abord à travers un flacon laveur contenant peu d'eau, puis, de là, dans un flacon plein d'eau distillée froide, jusqu'à complète saturation. A la température de 10°, une partie d'eau dissout $2^{vol},3$ de chlore.

L'eau de chlore doit être conservée à l'abri de la lumière.

Eau de brome.

Solution aqueuse saturée de brome ; à conserver sur du brome en excès à l'abri de la lumière.

Eau d'iode.

Solution aqueuse saturée d'iode.

Solution d'acétate basique de plomb.

On triture dans un mortier 3 parties d'acétate plombique avec 1 partie de litharge (PbO) en poudre ; on introduit ce mélange dans une capsule et on chauffe sans ajouter de l'eau au bain-marie en agitant jusqu'à ce que la masse ne présente plus qu'une faible coloration rose. On ajoute alors, par portions successives, 10 parties d'eau bouillante et l'on continue à chauffer au bain-marie, en agitant constamment pendant quelques minutes.

On laisse déposer en vase couvert et on filtre.

Papier à l'acétate de plomb.

On trempe des bandelettes de papier à filtrer blanc dans une solution d'acétate de plomb à 10 p. 100 ; on les dessèche à l'abri de vapeurs d'acide sulfhydrique. On peut les remplacer avantageusement par le papier aux sels de plomb, connu dans le commerce sous le nom de papier « polka ».

Solution de chlorure stanneux.

Mélangez 5 parties de chlorure stanneux avec 1 partie d'acide chlorhydrique pur, saturez par l'acide chlorhydrique gazeux et sec.

Abandonnez au repos et filtrez sur un tampon d'asbeste. A conserver dans des flacons de petites dimensions, bouchés à l'émeri et entièrement remplis.

Acide sulfhydrique.

L'acide sulfhydrique *gazeux* s'obtient dans des appareils spéciaux par l'action de l'acide chlorhydrique sur le sulfure de fer. La *solution* d'acide sulfhydrique se prépare en conduisant le gaz dans de l'eau distillée bouillie préalablement, aussi froide que possible, et cela jusqu'à saturation (plusieurs heures).

Sulfure ammonique.

On mélange 90 parties d'ammoniaque avec 60 parties d'eau ; on sature par un courant d'acide sulfhydrique. On ajoute ensuite un mélange de 60 parties d'ammoniaque avec 40 parties d'eau.

Réactif de Nessler.

Dissolvez 5 grammes d'iodure potassique dans 5 grammes d'eau distillée chaude ; ajoutez une solution chaude concentrée de chlorure mercurique jusqu'à ce que le précipité rouge qui se forme cesse de se dissoudre par agitation. Filtrez, ajoutez une solution de 15 grammes d'hydrate potassique dans 30 grammes d'eau, diluez à 100 centimètres cubes par addition d'eau, puis ajoutez encore un demi-centimètre cube de la solution de chlorure mercurique. Laissez en repos après agitation et décantez le liquide limpide.

Solution d'iodure cadmique amidonné.

Dans 100 parties d'eau, on met en suspension 4 parties d'amidon ; on chauffe le mélange à l'ébullition et on y ajoute une solution de 6 parties d'iodure cadmiquè dans 200 parties d'eau. On filtre.

Liqueur magnésique.

On dissout 10 parties de chlorure magnésique dans 150 parties d'eau ; on ajoute 14 parties de chlorure ammonique et 70 parties d'ammoniaque.

Liqueur molybdique.

Molybdate d'ammonium dissous dans de l'acide nitrique. — On dissout 150 grammes de molybdate ammonique dans un litre d'eau distillée.

On verse la solution dans un litre d'acide nitrique à 1,20 de densité. On abandonne pendant plusieurs jours la dissolution dans un endroit chaud, pour que l'acide phosphorique qui pourrait s'y trouver se dépose à l'état de phosphomolybdate d'ammonium. On décante la dissolution incolore que l'on conserve pour l'usage. Le réactif ne peut se troubler lorsqu'on le chauffe jusqu'à 40°.

Liqueur de Fehling (d'après *Soxhlet*).

On la prépare, au moment du besoin, en mélangeant des volumes égaux des deux solutions aqueuses suivantes :

Solution I. — Renferme, dans 500 centimètres cubes, 34gr,63 de sulfate cuivrique ($CuSO^4+5H^2O$).

Solution II. — Renferme, dans 500 centimètres cubes, 173 grammes de sel de Seignette (tartrate sodico-potassique $C^4H^4O^6NaK+4H^2O$) et 50 grammes d'hydroxyde de sodium.

Teinture de gaïac.

Dissoudre 2 parties de résine de gaïac dans 100 parties d'alcool.

Empois d'amidon.

On agite fortement, dans un tube à réaction, 1 gramme d'amidon avec 10 à 15 centimètres cubes d'eau et on verse ce mélange dans une capsule où 100 centimètres cubes d'eau ont été portés à l'ébullition. On maintient l'ébullition pendant quelque temps, en agitant.

On filtre à travers un filtre à plis. Le réactif doit être limpide. Cette liqueur se conserve mal. L'addition de quelques gouttes de chloroforme favorise la conservation.

Teinture de tournesol.

On écrase dans un mortier les fragments de tournesol du commerce et on les épuise à différentes reprises avec de l'alcool chaud à

85 p. 100; ce dernier enlève une matière colorante peu sensible, rouge violet. On fait macérer le reste pendant quelque temps avec de l'eau distillée; la liqueur bleue qu'on obtient renferme de l'alcali libre; on ajoute goutte à goutte une solution très diluée d'acide chlorhydrique jusqu'à ce que la coloration soit devenue violette.

La teinture de tournesol se conserve longtemps, si l'on a soin de l'introduire dans des flacons à moitié remplis, mollement bouchés au moyen d'un tampon d'ouate, de façon à favoriser l'accès de l'air. Comme pour l'empois d'amidon, quelques gouttes de chloroforme aident à la conservation.

Papier bleu de tournesol.

On passe dans un bain de teinture de tournesol légèrement bleue des bandes de papier non collé, que l'on fait sécher en les suspendant sur des fils. Le papier doit être régulièrement coloré, ni trop foncé, ni trop clair.

Papier rouge de tournesol.

On remue la teinture de tournesol bleue avec une baguette en verre trempée à plusieurs reprises dans de l'acide sulfurique très étendu, jusqu'à ce que la couleur soit nettement rouge, puis on y trempe des bandes de papier non collé; on les dessèche comme dans le cas précédent.

Papier de curcuma.

On lave complètement à l'eau froide de la racine de curcuma concassée, afin d'éliminer une matière colorante jaune peu sensible aux alcalis; on dessèche le résidu, on en fait digérer 1 partie avec 6 parties d'alcool et, dans la teinture filtrée, on trempe des bandelettes de papier non collé. Après dessiccation, le papier doit être d'un beau jaune et facilement mouillé par les liquides aqueux.

Teinture de cochenille.

On fait macérer 3 grammes de cochenilles avec 50 grammes d'alcool et 200 grammes d'eau; on filtre.

Solution de phénolphtaléine.

On dissout 1 gramme de phénolphtaléine dans 100 centimètres cubes d'alcool à 70°.

Solution d'acide rosolique.

On dissout 1 gramme d'acide rosolique dans 100 parties d'alcool.

Méthylorange.

Solution aqueuse contenant par litre :
1 gramme de méthylorange : sel de sodium de l'acide diméthylamidoazobenzolsulfonique $SO^3H - C^6H^4N = N - C^6H^4N(CH^3)^2$.

III. — CARACTÈRES DES SELS.

GROUPE DES MÉTAUX ALCALINS.

CARACTÈRES DU GROUPE.

Les sels des métaux de ce groupe sont incolores lorsque les acides qui leur ont donné naissance ne sont pas colorés.

Les alcalis purs ainsi que leurs sulfures, carbonates et phosphates sont solubles dans l'eau. Les sels neutres de ce groupe qui dérivent d'acides forts (nitrates, sulfates) sont sans action sur le tournesol; les solutions des alcalis purs ainsi que les solutions des combinaisons dérivant d'acides faibles (sulfures, carbonates) ramènent au bleu le tournesol rouge.

POTASSIUM.

Le potassium s'oxyde facilement à l'air; il décompose l'eau à froid en mettant de l'hydrogène en liberté.

Sels potassiques. — 1. Le *chlorure de platine* ajouté aux solutions potassiques neutres ou acides précipite du *chloroplatinate potassique* (K^2PtCl^6) jaune, cristallin (octaèdres réguliers) :

$$2KCl + PtCl^4 = K^2PtCl^6.$$

Ce précipité étant relativement soluble dans l'eau, on opérera comme suit lorsqu'on aura à rechercher le potassium dans une solution diluée : on concentre au bain-marie la solution contenue dans un verre de montre ou même on l'évapore à siccité, on reprend le résidu à chaud par quelques gouttes de solution de chlorure platinique; le précipité apparaît soit immédiatement, soit après refroidissement.

2. Le *nitrite cobaltico-sodique* forme, dans les solutions potassiques,

neutres ou acidulées par l'acide acétique, un précipité jaune de *nitrite cobaltico-potassique* : $6KNO^2,Co^2(NO^2)^6$ soit immédiatement, soit, si la solution potassique est très diluée, après un repos plus ou moins prolongé.

3. Les sels potassiques colorent la flamme non éclairante en *violet clair* (*lilas*). En examinant cette flamme à travers un verre coloré en bleu par le cobalt, elle prend une teinte rouge cramoisi.

L'emploi du verre bleu suffisamment foncé permet de rechercher, à l'aide de la flamme, le potassium en présence du sodium, la coloration due aux sels sodiques étant, dans ces conditions, complètement absorbée.

4. Au spectroscope, les composés potassiques donnent deux raies principales, l'une rouge, l'autre bleu-indigo.

SODIUM.

Le sodium réagit avec l'eau comme le potassium.

Sels sodiques. — 1. Le *pyroantimoniate bipotassique* produit dans les solutions sodiques neutres ou légèrement alcalines un précipité cristallin, blanc, de *pyroantimoniate bisodique* :

$$2NaCl + K^2H^2Sb^2O^7.6H^2O = Na^2H^2Sb^2O^7.6H^2O + 2KCl.$$

Il convient de concentrer préalablement la solution dans un verre de montre; si le précipité ne se forme pas immédiatement, on peut hâter son apparition en frottant les parois du verre de montre à l'aide d'un agitateur.

2. Les sels de sodium colorent les flammes en *jaune vif*; cette coloration est absorbée totalement par un verre bleu de cobalt.

3. Au spectroscope, les sels sodiques donnent une raie jaune très brillante.

AMMONIUM.

L'ammoniaque se combine directement avec tous les acides et forme des sels dans lesquels le groupement NH^4, appelé *ammonium*, joue le rôle d'un métal monovalent.

Sels ammoniques. — Soumis à l'action d'une chaleur plus ou moins élevée, les sels d'ammonium se volatilisent; les sels à acides non volatils, le phosphate, par exemple, laissent un résidu formé des acides d'où ils dérivent.

1. Les *hydrates alcalins* et les *hydrates alcalino-terreux* décomposent les sels ammoniques avec mise en liberté d'ammoniaque :

$$NH^4NO^3 + NaOH = NaNO^3 + NH^3 + H^2O.$$

L'ammoniaque se caractérise comme suit : 1° par son odeur; 2° par sa réaction alcaline (virage au bleu d'un papier rouge de tournesol humecté d'eau); 3° par le dégagement de fumées blanches au contact de l'acide chlorhydrique; 4° par le précipité brun ocreux (amidoxiodure mercurique) que produit le réactif de Nessler :

$$NH^3 + \underbrace{2K^2HgI^4}_{\text{R. de Nessler.}} + 3KOH = Hg^2(NH^2)OI + 7KI + 2H^2O.$$

Cette réaction se produit même avec des quantités extrêmement faibles d'ammoniaque, mais, dans ce cas, on obtient, au lieu d'un précipité, une coloration jaune.

La recherche de l'ammoniaque se fera le mieux en décomposant le sel ammonique par de l'hydrate potassique ou sodique dans un petit appareil distillatoire et recueillant l'ammoniaque dégagée dans un tube en U contenant de l'eau; le réactif de Nessler sera ensuite ajouté au contenu du tube.

2. Le *chlorure platinique* produit dans les solutions concentrées de sels ammoniques un précipité jaune de *chloroplatinate ammonique* :

$$2NH^4Cl + PtCl^4 = (NH^4)^2PtCl^6,$$

ce qui explique la nécessité d'éliminer au préalable les composés ammoniques, avant de procéder à la recherche du potassium par ce réactif.

MAGNÉSIUM.

Le magnésium ne décompose pas l'eau à froid; à l'ébullition, cette décomposition est peu intense; le magnésium se dissout avec un vif dégagement d'hydrogène dans les acides minéraux dilués.

Sels magnésiques. — 1. L'*ammoniaque* détermine dans les solutions neutres de sels magnésiques un précipité d'*hydrate de magnésium*. La précipitation est incomplète; en présence de sels ammoniques en proportion suffisante, elle n'a pas lieu (réaction importante au point de vue de la séparation du magnésium et des métaux du groupe du fer).

2. Les *phosphates alcalins* versés dans la solution d'un sel de magnésium additionnée d'ammoniaque et d'un sel ammonique (pour empêcher la précipitation de l'hydrate de magnésium) y produisent un précipité blanc, cristallin, de phosphate ammoniaco-magnésique peu soluble dans l'eau, insoluble dans l'eau ammoniacale :

$$MgCl^2 + Na^2HPO^4 = MgHPO^4 + 2NaCl.$$
$$Na^2HPO^4 + MgCl^2 + NH^3 = MgNH^4PO^4 + 2NaCl.$$

Par calcination, le phosphate ammoniaco-magnésique donne du pyrophosphate magnésique :

$$2NH^4MgPO^4 = Mg^2P^2O^7 + 2NH^3 + H^2O.$$

3. L'*oxalate d'ammonium*, dans les solutions magnésiques très diluées ou renfermant des sels ammoniques en proportion suffisante, ne donne pas de précipité.

Ce caractère négatif est très important pour la séparation du calcium et du magnésium, opération très fréquente dans les analyses d'eaux.

GROUPE DES MÉTAUX ALCALINO-TERREUX.

CARACTÈRES DU GROUPE.

Les terres alcalines à l'état pur (caustiques) sont plus ou moins solubles dans l'eau.

Leurs solutions offrent une réaction alcaline.

Les carbonates neutres alcalino-terreux sont insolubles dans l'eau ; par conséquent, les solutions des sels alcalino-terreux sont précipitées par les carbonates alcalins. Cette réaction distingue ce groupe du précédent.

Les sels alcalino-terreux sont incolores, à moins que l'acide ne leur communique une coloration.

Les sels neutres dérivés d'acides forts sont sans action sur le tournesol.

BARYUM.

Le baryum décompose l'eau et forme de l'*hydroxyde* de baryum.

Sels barytiques. — 1. L'*acide sulfurique* et les *sulfates solubles* produisent dans les solutions barytiques un précipité blanc de *sulfate de baryum* insoluble dans l'eau et les acides dilués :

$$Ba(NO^3)^2 + H^2SO^4 = BaSO^4 + 2HNO^3.$$

En fondant du sulfate de baryum avec un carbonate alcalin, on obtient une masse qui, traitée par l'eau, laisse un résidu de *carbonate de baryum*, tandis que la solution renferme du sulfate alcalin.

2. L'*oxalate ammonique* produit dans les solutions barytiques un précipité blanc d'*oxalate de baryum* soluble dans l'acide acétique :

$$BaCl^2 + (COONH^4)^2 = (COO)^2Ba + 2H^4NCl.$$

3. Le *chlorure barytique* et le *nitrate barytique* sont insolubles dans l'alcool absolu.

4. Les composés barytiques, surtout le chlorure, colorent la flamme en *vert*.

CALCIUM.

Le calcium décompose l'eau et donne naissance à de l'*hydroxyde calcique* peu soluble.

Sels calciques. — 1. L'*acide sulfurique* et le *sulfate ammonique* ne précipitent que les solutions concentrées de sels calciques. Le sulfate est insoluble dans l'alcool :

$$Ca(NO^3)^2 + H^2SO^4 = CaSO^4 + 2HNO^3.$$

2. L'*oxalate ammonique* précipite le calcium, même de ses solutions diluées neutres, ammoniacales ou acétiques, à l'état d'*oxalate calcique* ; ce précipité est insoluble dans l'eau, l'acide acétique et l'acide oxalique, il est soluble dans les acides chlorhydrique et nitrique dilués :

$$CaCl^2 + (H^4N)^2C^2O^4 = CaC^2O^4 + 2H^4NCl.$$

L'oxalate calcique, calciné au rouge sombre, se transforme en *carbonate calcique* ($CaCO^3$) ; calciné à très haute température, au chalumeau, il est entièrement décomposé, et le résidu est constitué par de l'*oxyde de calcium* (CaO).

3. Le *chlorure calcique* et le *nitrate calcique* sont solubles dans l'alcool.

4. Les sels de calcium colorent la flamme en *rouge orangé*.

STRONTIUM.

Le strontium se comporte en présence de l'eau comme le baryum et le calcium.

Sels strontiques. — 1. L'*acide sulfurique* et les *solutions de sulfates* précipitent le strontium sous forme de *sulfate strontique*, plus soluble dans l'eau que le sulfate barytique :

$$Sr(NO^3)^2 + H^2SO^4 = SrSO^4 + 2HNO^3.$$

2. L'*oxalate ammonique* donne un précipité blanc d'*oxalate strontique* $(COO)^2Sr + 2\,1/2\,H^2O$.

3. Le *chlorure strontique* est soluble dans l'alcool absolu ; le *nitrate strontique* y est insoluble.

4. Les sels de strontium colorent les flammes en *rouge intense*.

GROUPE DU FER.

CARACTÈRES DU GROUPE.

Ce groupe se distingue des deux précédents par le fait que les éléments qu'il renferme sont précipités par le sulfure d'ammonium, les uns à l'état d'hydrates (aluminium, chrome), les autres à l'état de sulfures (fer, manganèse, zinc, nickel, cobalt).

ALUMINIUM.

L'aluminium métallique à l'état de pureté est insoluble dans l'acide sulfurique, soluble dans les acides chlorhydrique et nitrique :

$$Al + 3HCl = AlCl^3 + H^3.$$

Les hydrates alcalins dissolvent énergiquement l'aluminium en dégageant de l'hydrogène :

$$2Al + 2KOH + 2H^2O = \underset{\text{Aluminate de potassium.}}{K^2O.Al^2O^3} + 6H.$$

Sels aluminiques. — 1. Le *sulfure ammonique* précipite l'aluminium sous forme d'*hydrate* blanc.

2. L'*ammoniaque* et le *carbonate ammonique* déterminent dans les solutions de sels aluminiques un précipité blanc gélatineux d'*hydrate aluminique*, très peu soluble dans l'ammoniaque, même en présence de sels ammoniques :

$$AlCl^3 + 3NH^4(OH) = Al(OH)^3 + 3NH^4Cl,$$
$$2AlCl^3 + 3(NH^4)^2CO^3 + 3H^2O = 2Al(OH)^3 + 6NH^4Cl + 3CO^2.$$

3. Les *hydrates alcalins* donnent le même précipité, soluble dans un excès de réactif avec formation d'*aluminate alcalin* :

$$Al^2(SO^4)^3 + 6NaOH = 2Al(OH)^3 + 3Na^2SO^4,$$
$$2Al(OH)^3 + 6NaOH = Al^2O^3.3Na^2O + 6H^2O.$$

Le chlorure ammonique précipite de cette solution l'aluminium sous forme d'*hydrate*.

CHROME.

Les composés du chrome auxquels on a habituellement affaire en pratique correspondent soit à l'*oxyde* Cr^2O^3 (*sels de chrome*), soit à l'anhydride CrO^3 (*chromates*).

Sels chromiques. — Les sels chromiques donnent avec l'eau des solutions tantôt vertes, tantôt violettes.

1. Le *sulfure ammonique*, l'*ammoniaque*, les *hydrates* et les *carbonates alcalins* précipitent le chrome à l'état d'*hydrate chromique*, gris verdâtre : $Cr^2(OH)^6$.

2. Les *chromates normaux* (par exemple le chromate de potassium $K^2O.CrO^3$) sont souvent jaunes ; les *dichromates* (par exemple le dichromate de potassium $K^2O.2CrO^3$) sont rougeâtres.

3. Tous les composés du chrome, même ceux qui sont insolubles, peuvent être transformés en chromates alcalins par le procédé suivant :

En fondant les *sels chromiques* avec un mélange de *carbonate sodique* et de *nitrate potassique*, on obtient une masse jaune ; cette couleur est caractéristique des chromates alcalins :

$$Cr^2O^3 + 2Na^2CO^3 + 3KNO^3 = 2Na^2CrO^4 + 3KNO^2 + 2CO^2.$$

On peut confirmer la présence du chromate en dissolvant cette masse dans l'eau ; la solution jaune est neutralisée par de l'acide acétique et additionnée d'acétate ou de nitrate de plomb ; il se précipite du *chromate de plomb* :

$$Na^2CrO^4 + Pb(CH^3COO)^2 = PbCrO^4 + 2CH^3.COONa.$$

FER.

1. Le *fer métallique* se dissout dans les *acides chlorhydrique* et *sulfurique* avec dégagement d'hydrogène :

$$Fe + 2HCl = FeCl^2 + H^2,$$
$$Fe + H^2SO^4 = FeSO^4 + H^2.$$

Il se forme de cette façon des *sels ferreux* correspondant à l'oxyde FeO ; ces derniers, par oxydation, donnent des *sels ferriques*, dérivant de l'oxyde Fe^2O^3.

2. L'*acide nitrique* dissout le fer en donnant du *nitrate ferrique* et de l'*oxyde d'azote* :

$$Fe + 4NO^2OH = Fe(NO^3)^3 + 2H^2O + NO.$$

3. Les *sels ferreux hydratés* sont généralement vert clair ; les *sels ferriques* sont souvent jaunes ou brunâtres.

A. ***Sels ferreux.*** — 1. L'*acide sulfhydrique* ne produit pas de précipité dans les solutions acides de sels ferreux dérivant d'acides forts. En solution acétique, il se précipite du *sulfure ferreux* noir (FeS).

2. Le *sulfure ammonique* donne un précipité de *sulfure ferreux* noir, facilement soluble dans les acides minéraux :

$$Fe^2(SO^4)^2 + 2(H^4N)^2S = Fe^2S^2 + 2(H^4N)^2SO^4.$$

3. Les *hydrates alcalins* précipitent entièrement le fer des solutions ferreuses sous forme d'*hydrate ferreux*, blanchâtre, qui s'oxyde au contact de l'air et finit par se transformer en *hydrate ferrique*, brun.

4. L'*ammoniaque* ne précipite que partiellement le fer des solutions ferreuses neutres sous forme d'*hydrate ferreux*, blanchâtre ; les *sels ammoniques* empêchent la précipitation, mais la liqueur se trouble rapidement à l'air par suite de la formation d'*hydrate ferrique*, brun.

5. Les *carbonates alcalins* forment un précipité de *carbonate ferreux* blanc qui s'oxyde à l'air, devient vert, puis brun.

6. Le *ferrocyanure de potassium* détermine, dans les solutions ferreuses exemptes de sels ferriques, un précipité blanc de *ferrocyanure ferroso-potassique*, qui bleuit à l'air en donnant du *bleu de Prusse* :

$$4KCN.Fe(CN)^2 + FeSO^4 = K^2SO^4 + K^2Fe.Fe(CN)^6.$$

7. Le *ferricyanure de potassium* détermine, dans les solutions ferreuses, un précipité bleu (*bleu de Turnbull*) :

$$2[3KCN.Fe(CN)^3] + 3FeSO^4 = 3K^2SO^4 + Fe^3[Fe(CN)^6]^2.$$

8. Le *sulfocyanure de potassium* ne produit pas de coloration dans les solutions ferreuses.

9. Les sels ferreux en solution sont aisément transformés en sels ferriques par le *chlore* et le *brome*, par les oxydants proprement dits, tels que l'*oxygène* de l'air, l'*acide nitrique*, les *chromates* et le *permanganate potassique* :

$$5Fe^2(SO^4)^2 + K^2Mn^2O^8 + 9H^2SO^4 = 5Fe^2(SO^4)^3 + 2KHSO^4 + Mn^2(SO^4)^2 + 8H^2O.$$

B. ***Sels ferriques***. — 1. L'*acide sulfhydrique* réduit les combinaisons ferriques à l'état de combinaisons ferreuses ; la coloration jaune caractéristique des sels ferriques disparaît et il se forme un précipité blanchâtre de soufre :

$$Fe^2Cl^6 + H^2S = Fe^2Cl^4 + 2HCl + S.$$

2. Les *sulfures alcalins* précipitent des solutions ferriques le fer à l'état de *sulfure ferreux* noir, mélangé de soufre :

$$Fe^2Cl^6 + 3(H^4N)^2S = 2FeS + S + 6(H^4N)Cl.$$

Le sulfure ferreux est facilement soluble dans les acides chlorhydrique et nitrique.

Au contact de l'air, il absorbe de l'oxygène et se transforme en *sulfate ferreux*.

3. L'*ammoniaque*, l'*hydrate potassique* et l'*hydrate sodique* précipitent entièrement le fer sous forme d'*hydrate ferrique*, brun ocreux :

$$Fe^2Cl^6 + 6NaOH = Fe^2(OH)^6 + 6NaCl.$$

4. Le *ferrocyanure de potassium* forme, dans les solutions ferriques neutres ou acides, un précipité bleu (*bleu de Prusse*) $Fe^4[Fe(CN)^6]^3$. Dans les solutions très diluées, on n'obtient qu'une coloration plus ou moins intense.

5. Le *sulfocyanure de potassium* produit, dans les solutions ferriques, une coloration rouge-sang, due au *sulfocyanure double de fer et de potassium* :

$$FeCl^3 + 3KCNS = 3KCl + Fe(CNS)^3.$$

Lorsque le réactif est en excès, le sulfocyanure ferrique peut être enlevé à la solution par agitation avec de l'éther, dans lequel passe, par conséquent, la coloration rouge.

La présence d'acide chlorhydrique est nécessaire, surtout si la solution contient des acides organiques. Les sulfocyanures produisent aussi une coloration rouge dans les solutions contenant à la fois de l'acide nitrique et de l'acide nitreux ; toutefois, en pareil cas, elle disparaît par addition d'alcool, ce qui ne se produit pas lorsqu'elle est due à la présence du fer.

6. L'*acétate sodique* provoque à chaud, dans les solutions de chlorure ferrique parfaitement basique, une précipitation complète du fer à l'état d'*acétate basique*, rouge brun. On doit pousser la neutralisation de la solution ferrique jusqu'aux dernières limites, en se servant d'une solution de *carbonate ammonique*, c'est-à-dire jusqu'à ce que la teinte du liquide se fonce notablement, la solution restant cependant limpide. A ce moment, on ajoute l'acétate sodique en excès ; le liquide devient rouge sans se troubler par suite de la formation d'*acétate ferrique soluble*.

Si l'on chauffe ensuite à l'ébullition, il se précipite de l'*acétate basique*. Il faut éviter une ébullition prolongée, qui rend le précipité gélatineux et difficile à filtrer :

$$Fe(CH^3COO)^3 + 2H^2O = Fe(CH^3COO)(OH)^2 + 2CH^3.COOH.$$

7. Les sels ferriques peuvent être transformés en sels ferreux par un

certain nombre de *réducteurs*, notamment par l'*acide sulfhydrique*, l'*anhydride sulfureux*, le *zinc*, le *chlorure stanneux*, etc.

EXEMPLES :

$$Fe^2Cl^6 + H^2S = Fe^2Cl^4 + 2HCl + S.$$
$$Fe^2Cl^6 + H^2SO^3 + H^2O = Fe^2Cl^4 + H^2SO^4 + 2HCl.$$
$$Fe^2Cl^6 + Zn + 2HCl = Fe^2Cl^4 + ZnCl^2 + 2HCl.$$
$$Fe^2Cl^6 + SnCl^2 = Fe^2Cl^4 + SnCl^4.$$

MANGANÈSE.

A. ***Oxydes manganiques.*** — On connaît toute une série d'*oxydes manganiques* : MnO, Mn^3O^4, Mn^2O^3, MnO^2, Mn^2O^7 ; en les traitant par des acides, on obtient en général des combinaisons manganeuses.

B. ***Sels manganeux.*** — 1. Le *sulfure ammonique* produit un précipité rose-chair de *sulfure manganeux*, facilement soluble dans les acides dilués. Abandonné à l'air, le sulfure manganeux humide brunit et s'oxyde à l'état d'*hydrate permanganique* (MnO^3H^2).

2. L'*ammoniaque* produit, dans les solutions manganeuses neutres et exemptes de sels ammoniques, de l'*hydrate manganeux* $Mn(OH)^2$, blanchâtre ; en présence de sels ammoniques, ce précipité se dissout en formant un sel double soluble ($MnCl^2.2NH^4Cl$). A l'air, l'hydrate manganeux s'oxyde en donnant de l'*hydrate manganique* $Mn(OH)^3$.

3. Les *hydrates potassique* et *sodique* produisent un précipité d'*hydrate manganeux* blanchâtre, très oxydable à l'air, insoluble dans un excès de réactif :

$$MnCl^2 + 2NaOH = Mn(OH)^2 + 2NaCl.$$

A mesure qu'il s'oxyde, le précipité devient de plus en plus brun. Cette réaction est utilisée pour la recherche du manganèse.

4. Les solutions manganeuses très diluées et exemptes de chlorure, traitées à chaud par le *bioxyde plombique* et l'*acide nitrique* de concentration moyenne, prennent une teinte violette intense par suite de la formation d'*acide permanganique* :

$$Mn^2(SO^4)^2 + 5PbO^2 + 6HNO^3 = H^2Mn^2O^8 + 2PbSO^4 + 3Pb(NO^3)^2 + 2H^2O.$$

Avec une grande quantité de sel manganeux, la réaction ne se produit pas, parce que l'acide permanganique formé se détruit par l'excès de sel manganeux.

5. Si l'on fond dans un creuset en platine un mélange d'un composé manganeux et de *carbonate sodico-potassique* additionné de *nitrate potassique*, l'oxyde manganeux est oxydé à l'état d'*anhydride manga-*

nique MnO^3, que les bases alcalines en présence fixent à l'état de *manganate* vert K^2MnO^4 :

$$2MnO + 2K^2O + 4O = 2K^2MnO^4.$$

Cette réaction, très sensible et caractéristique, décèle des traces de manganèse. Si l'on traite la masse verte par un *acide*, sa couleur vire au rouge violacé par suite de la formation de *permanganate* :

$$3K^2MnO^4 + 2H^2SO^4 = K^2Mn^2O^8 + MnO^2 + 2K^2SO^4 + 2H^2O.$$

C. ***Manganates et permanganates***. — Il importe de connaître les réactions suivantes sur lesquelles sont basées certaines méthodes de dosage, par exemple le dosage des matières organiques dans les eaux :

1. Les *manganates* et les *permanganates* ont un pouvoir colorant très intense. Les solutions des manganates sont vertes, celles des permanganates sont rouge violacé.

2. Les *réducteurs*, en présence d'acides, décolorent très rapidement les solutions de manganates et de permanganates alcalins avec formation de *sels manganeux* :

$$K^2Mn^2O^8 + 5Fe^2(SO^4)^2 + 9H^2SO^4 = 2KHSO^4 + Mn^2(SO^4)^2 + 5Fe^2(SO^4)^3 + 8H^2O.$$

$$K^2Mn^2O^8 + 5H^2C^2O^4 + 4H^2SO^4 = 2KHSO^4 + Mn^2(SO^4)^2 + 10CO^2 + 8H^2O.$$

Les *réducteurs*, en présence d'alcalis (matières organiques en solution alcaline), transforment d'abord les permanganates en *manganates*, puis ceux-ci en *peroxyde manganique* qui se précipite.

ZINC.

Le zinc se dissout facilement dans les acides chlorhydrique et sulfurique dilués, avec dégagement d'hydrogène. La *potasse* et la *soude caustiques* dissolvent également le zinc en dégageant de l'hydrogène.

Sels zinciques. — 1. L'*acide sulfhydrique* produit, dans les solutions de sels de zinc neutres, un précipité blanc de *sulfure de zinc*, facilement soluble dans les acides minéraux. La précipitation est complète lorsqu'on additionne les solutions neutres ou acides, d'*acétate de sodium*.

2. Le *sulfure ammonique* précipite le zinc à l'état de *sulfure*.

3. Les *hydrates alcalins* déterminent la formation d'un précipité blanc gélatineux d'*hydrate zincique*, soluble dans un excès de réactif.

4. L'*ammoniaque* agit de la même manière. Les *sels ammoniques* empêchent la précipitation.

5. Lorsqu'on chauffe sur une *lame de platine* de l'oxyde de zinc ou des sels susceptibles d'en donner, on constate que l'oxyde est *jaune à chaud* et redevient *blanc par refroidissement*. Lorsqu'on humecte l'oxyde de zinc avec une solution de *nitrate cobalteux* et qu'on chauffe dans une flamme d'oxydation, on obtient une masse verdâtre (*vert de Rinnmann*).

NICKEL.

Le nickel est difficilement soluble dans les *acides chlorhydrique* et *sulfurique*; dans l'*acide nitrique*, il se dissout facilement.

Sels nickeleux. — Les combinaisons qui répondent au type $Ni(NO^3)^2$ sont les *sels nickeleux*, les seuls stables.

Hydratés, ils sont vert-émeraude; anhydres, ils sont jaunes.

1. L'*hydrate potassique* et l'*hydrate sodique* précipitent le nickel sous forme d'*hydrate*, vert, insoluble dans un excès de réactif :

$$NiSO^4 + 2NaOH = Na^2SO^4 + Ni(OH)^2.$$

En présence de *chlore* ou de *brome libre*, il se forme un précipité noir d'*hydrate nickelique* $Ni(OH)^3$ très aisément soluble dans le *cyanure potassique*.

2. L'*ammoniaque* précipite le nickel sous forme d'*hydrate*, vert, qui se dissout dans un excès de réactif en donnant une coloration bleu violacé.

3. Le *cyanure de potassium* précipite le nickel sous forme de *cyanure nickeleux*, vert clair, soluble dans un excès de réactif à l'état de *cyanure nickeloso-potassique*, $Ni(CN)^2.2KCN$:

$$NiSO^4 + 2KCN = Ni(CN)^2 + K^2SO^4.$$

Lorsqu'on ajoute un peu de *solution de soude* et de l'*eau de brome* à une solution de cyanure nickeleux dans du cyanure de potassium, le nickel est précipité à l'état d'*hydrate nickelique* noir :

$$2[Ni(CN)^2.2KCN] + KBrO^3 + 3H^2O + 12Br = 2Ni(OH)^3 + 5KBr + 8BrCN.$$

4. La *perle de borax* avec les sels de nickel dans la *flamme d'oxydation* est rouge violacé à chaud, brun rouge à froid; au *feu de réduction* elle devient grise, opaque, à cause de la réduction du métal, qui reste en suspension.

5. La perle de *sel de phosphore*, tant au *feu d'oxydation* qu'au *feu de réduction*, est rouge.

COBALT.

Vis-à-vis des *acides*, le cobalt se comporte comme le nickel. Il donne naissance à des *sels cobalteux* du type $Co(NO^3)^2$.

Sels cobalteux. — Les sels cobalteux sont roses, rouge-groseille, violacés ou bleu foncé. L'acide chlorhydrique concentré ajouté en excès à leur solution aqueuse communique à celle-ci une couleur bleue.

1. L'*hydrate potassique* et l'*hydrate sodique* donnent un précipité bleu violacé d'*hydrate basique* qui, à l'ébullition, se colore en rose par suite de la formation d'*hydrate cobalteux* :

$$Co(NO^3)^2 + 2NaOH = 2NaNO^3 + Co(OH)^2.$$

En présence de *chlore* ou de *brome libre*, l'*hydrate potassique* et l'*hydrate sodique* donnent avec les sels de cobalt un précipité noir d'*hydrate cobaltique* $Co(OH)^3$ difficilement soluble dans le *cyanure potassique*.

2. L'*ammoniaque* produit, dans les solutions neutres, exemptes de sel ammonique, un précipité bleu verdâtre d'*hydrate cobalteux* :

$$Co(NO^3)^2 + 2NH^4OH = Co(OH)^2 + 2NH^4NO^3.$$

Ce précipité se dissout aisément dans un excès de réactif, en communiquant au liquide une coloration rouge, passant au brun par oxydation.

3. Le *cyanure de potassium* précipite le cobalt sous forme de *cyanure* brunâtre, soluble dans un excès de réactif à l'état de *cyanure cobaltoso-potassique* $Co(CN)^2.2KCN$:

$$CoNO^3 + 2KCN = Co(CN)^2 + 2KNO^3.$$

Si l'on traite par du *brome* la solution de cyanure double, il se produit du *cobalticyanure de potassium* qui, à l'inverse des sels nickeliques, n'est pas décomposé par les *hydrates alcalins*. Il n'y a donc pas formation d'hydrate de cobalt dans ces conditions.

4. Au *feu d'oxydation* tout aussi bien qu'au *feu de réduction*, les composés du cobalt communiquent à la *perle de borax* et à la *perle de sel de phosphore* une belle coloration bleue.

GROUPE DU CADMIUM.

CARACTÈRES DU GROUPE.

Le groupe du cadmium est formé par les métaux dont les sulfures prennent naissance en solution acide et ne se dissolvent pas — ou presque pas — dans les sulfures alcalins.

CADMIUM.

Le cadmium est soluble avec dégagement d'hydrogène dans les *acides sulfurique* et *chlorhydrique dilués*, mais beaucoup moins rapidement que le zinc avec lequel il présente des analogies. Il forme des sels cadmiques :

$$Cd + 2HCl = CdCl^2 + H^2$$
$$Cd + H^2SO^4 = CdSO^4 + H^2.$$

Sels cadmiques. — 1. L'*acide sulfhydrique* précipite le cadmium de ses solutions neutres ou légèrement acides sous forme de *sulfure* jaune vif, insoluble à froid dans les acides très dilués, soluble dans les acides chlorhydrique et nitrique concentrés, insoluble dans les sulfures alcalins, insoluble dans le cyanure potassique.

2. Les *sulfures alcalins* agissent comme l'acide sulfhydrique.

3. L'*ammoniaque* produit un précipité d'*hydrate cadmique* blanc, soluble dans un excès de réactif.

4. Les *hydrates alcalins fixes* donnent avec les sels cadmiques le même précipité blanc d'*hydrate*, insoluble dans un excès de réactif.

5. L'*hydrate cadmique* se transforme par calcination en *oxyde cadmique* brun.

6. Les *carbonates alcalins fixes* précipitent le cadmium à l'état de *carbonate blanc*, insoluble dans un excès de réactif.

7. Le *zinc* précipite le cadmium à l'état métallique des solutions de ses sels.

CUIVRE.

A l'abri de l'air, le cuivre n'est pas attaqué par les *acides chlorhydrique* et *sulfurique dilués*; l'*acide sulfurique concentré et chaud* le dissout à l'état de sulfate cuivrique, en mettant de l'anhydride sulfureux (SO^2) en liberté.

L'*acide nitrique* le dissout à l'état de *nitrate cuivrique* en dégageant de l'oxyde nitrique. Le cuivre forme deux séries de combinaisons : les *sels cuivreux*, correspondant à l'oxyde cuivreux Cu^2O, et les *sels cuivriques*, correspondant à l'oxyde cuivrique CuO; nous ne nous occuperons que de ces derniers, qui sont les plus importants.

Sels cuivriques. — Les sels cuivriques hydratés sont bleus ou verts; anhydres, ils sont blancs, jaunes, bruns ou rouges.

1. L'*acide sulfhydrique* donne dans les solutions cuivriques, neutres ou acides, un précipité noir de *sulfure cuivrique* :

$$CuCl^2 + H^2S = CuS + 2HCl.$$

Le sulfure cuivrique est très légèrement soluble dans le sulfure ammonique, mais non dans les sulfures alcalins fixes; il se dissout aisément dans l'acide nitrique; il est soluble également dans le cyanure potassique.

2. Les *sulfures alcalins* produisent le même précipité que l'acide sulfhydrique.

3. L'*ammoniaque*, ajoutée en très petite quantité à une solution de sel cuivrique, donne un précipité bleu verdâtre d'*hydrate cuivrique* $Cu(OH)^2$, facilement soluble dans un excès de réactif avec production d'une coloration bleu intense; l'addition de *cyanure potassique*, formant du *cyanure cuproso-potassique*, fait disparaître cette coloration.

4. Les *hydrates alcalins fixes* précipitent le cuivre sous forme d'*hydrate cuivrique*, bleu clair. Le précipité, chauffé en présence d'un excès de réactif, se déshydrate et devient noir (*oxyde*).

La présence de *tartrate alcalin* empêche la précipitation et la solution se colore en bleu vif (*liqueur de Fehling*). Si l'on y ajoute du glucose ou du sucre de lait et qu'on chauffe légèrement, il se précipite de l'*oxyde cuivreux*, rouge (Cu^2O).

5. Le *ferrocyanure de potassium* produit, dans les solutions neutres ou acides, un précipité brun rouge de *ferrocyanure de cuivre*.

6. Le *fer* précipite le cuivre de ses solutions salines sous forme d'un *enduit rouge*, très adhérent :

$$CuSO^4 + Fe = FeSO^4 + Cu.$$

7. Les composés cuivriques, humectés d'*acide chlorhydrique* et introduits dans une flamme non éclairante, la colorent en *vert*, par suite de la volatilisation du chlorure cuivrique.

ARGENT.

L'argent est insoluble dans l'*acide chlorhydrique*; il se dissout facilement, au contraire, dans l'*acide nitrique* avec dégagement d'oxyde nitrique.

L'*acide sulfurique concentré et chaud* le dissout avec mise en liberté d'anhydride sulfureux.

Sels argentiques. — 1. L'*acide sulfhydrique* et le *sulfure ammonique* produisent, dans les solutions argentiques, un précipité noir de *sulfure d'argent* (Ag^2S) insoluble dans les acides étendus, soluble dans l'acide nitrique dilué et chaud.

2. En ajoutant à une solution argentique très peu d'*ammoniaque* diluée, il se précipite de l'*oxyde argentique* brun (Ag^2O) extrêmement

soluble dans un excès de réactif; les alcalis fixes donnent le même précipité, mais ne le redissolvent pas.

3. L'*acide chlorhydrique* et les *chlorures* précipitent l'argent de ses solutions neutres ou acidulées d'acide nitrique, sous forme de *chlorure argentique*, précipité blanc caillebotté qui devient violacé à la lumière du jour :

$$AgNO^3 + HCl = AgCl + HNO^3.$$

Le chlorure d'argent est insoluble dans les acides dilués; il est aisément soluble dans l'ammoniaque.

4. Les *sulfocyanates alcalins* précipitent du *sulfocyanate d'argent*, blanc :

$$AgNO^3 + KCNS = AgCNS + KNO^3.$$

Ce précipité est insoluble dans les acides dilués.

5. Les *chromates alcalins* précipitent l'argent à l'état de *chromate*, rouge :

$$2AgNO^3 + K^2CrO^4 = Ag^2CrO^4 + 2KNO^3.$$

Le chromate d'argent est soluble dans l'acide nitrique étendu.

MERCURE.

Le mercure, liquide à la température ordinaire, ses olidifie à —39°,38 et bout à 357°,25.

L'acide chlorhydrique et l'acide sulfurique dilués ne l'attaquent pas. L'acide sulfurique concentré le dissout à chaud avec production d'anhydride sulfureux (SO^2). L'acide nitrique le dissout également.

Le mercure donne naissance à deux séries de sels : 1° les *sels mercureux*, correspondant à l'oxyde Hg^2O, et 2° les *sels mercuriques*, correspondant à l'oxyde HgO.

Tous les composés du mercure, mélangés avec du *carbonate sodique* et bien desséchés, donnent d'abord de l'*oxyde mercurique*, lorsqu'on les chauffe dans un tube :

$$HgCl^2 + Na^2CO^3 = HgO + 2NaCl + CO^2,$$

puis l'oxyde se décompose, le *mercure métallique* se volatilise et se condense en petites gouttelettes sur les parties froides du tube.

A. **Sels mercureux.** — 1. L'*acide sulfhydrique* produit un précipité noir formé de *mercure* et de *sulfure mercurique* :

$$Hg^2(NO^3)^2 + H^2S = HgS + Hg + 2HNO^3.$$

Si l'on traite le précipité par l'acide nitrique, le sulfure mercurique reste indissous; le mercure se dissout en se transformant en *nitrate mercurique* qui forme avec le sulfure un composé blanc : $Hg(NO^3)^2 . 2HgS$.

2. L'*acide chlorhydrique* et les *chlorures non réducteurs* produisent dans les solutions mercureuses un précipité blanc de *chlorure mercureux* ($HgCl$).

3. Le *chlorure stanneux* réduit les sels mercureux avec formation d'un précipité gris de *mercure* :

$$Hg^2(NO^3)^2 + SnCl^2 + 2HCl = Hg^2 + SnCl^4 + 2HNO^3.$$

4. L'*ammoniaque* et le *carbonate ammonique* donnent un précipité noir, formé par un *composé amidé* de composition variable avec les conditions de l'essai.

5. Les *alcalis fixes* produisent un précipité noir d'*oxyde mercureux* :

$$Hg^2(NO^3)^2 + 2NaOH = Hg^2O + 2NaNO^3 + H^2O.$$

B. **Sels mercuriques**. — 1. L'*acide sulfhydrique* produit d'abord un précipité blanc de *sel sulfobasique* ($HgCl^2.2HgS$); par l'action prolongée du réactif, le précipité se transforme en *sulfure mercurique noir* (HgS).

Le sulfure mercurique est insoluble dans l'acide nitrique et dans l'acide chlorhydrique; il est insoluble dans le sulfure ammonique, mais assez facilement soluble dans les sulfures sodique et potassique.

2. Le *chlorure stanneux*, ajouté en faible quantité à une solution de chlorure mercurique, produit un précipité blanc de *chlorure mercureux* :

$$2HgCl^2 + SnCl^2 = 2HgCl + SnCl^4.$$

Si l'on ajoute une quantité plus considérable de chlorure stanneux, le chlorure mercureux est à son tour réduit, avec formation d'un précipité gris de mercure extrêmement divisé qui reste en suspension dans le liquide :

$$2AgCl + SnCl^2 = 2Hg + SnCl^4.$$

3. L'*iodure potassique*, ajouté en petite quantité à une solution mercurique, détermine la formation d'un précipité rouge d'*iodure* (HgI^2), très aisément soluble dans un excès de réactif.

4. Les *hydrates alcalins* fixes précipitent de l'*oxyde mercurique* jaune :

$$HgCl^2 + 2KOH = HgO + 2KCl + H^2O.$$

5. Les *carbonates alcalins fixes* donnent des précipités brun rouge de *carbonates basiques* qui, à chaud, se transforment en oxydes, en dégageant de l'anhydride carbonique.

6. L'*ammoniaque* et le *carbonate ammonique* produisent dans les solutions de chlorure et de nitrate mercurique des précipités blancs d'*amido-sels*.

7. Une *lame de cuivre*, bien décapée, introduite dans une solution de sel mercurique, neutre ou acide, se recouvre d'un enduit gris de *mercure*, qui prend l'éclat métallique par un frottement modéré.

PLOMB.

Le plomb, métal mou et malléable, fond à 335° et se volatilise au blanc; chauffé à une température élevée, au contact de l'air, il se transforme en *oxyde plombique* (PbO, litharge). Les *acides chlorhydrique* et *sulfurique*, à l'abri de l'air, ne l'attaquent pas; l'*acide nitrique*, même dilué, le dissout facilement.

Sels plombiques. — 1. L'*acide sulfhydrique* précipite le plomb de ses solutions neutres ou légèrement acides à l'état de *sulfure* noir :

$$Pb(NO^3)^2 + H^2S = PbS + 2HNO^3.$$

Ce précipité est aisément soluble dans l'acide nitrique dilué. Si la solution sur laquelle agit l'acide sulfhydrique contient trop d'acide chlorhydrique, on peut obtenir d'abord un précipité rouge de *chlorosulfure de plomb* ($Pb^4S^3Cl^2$) qu'un excès d'acide sulfhydrique transforme en sulfure de plomb (PbS).

2. Les *hydrates alcalins fixes* et l'*ammoniaque* précipitent de l'*hydrate plombique* blanc. L'hydrate plombique est soluble dans un excès d'hydrate potassique ou sodique, avec formation de *plombite alcalin*; par contre, un excès d'ammoniaque ne le dissout pas.

3. Les *carbonates alcalins* précipitent du *carbonate plombique* blanc.

4. Le *chromate potassique* produit, dans les solutions plombiques neutres ou acétiques, un précipité jaune de *chromate de plomb* :

$$Pb(NO^3)^2 + K^2CrO^4 = PbCrO^4 + 2KNO^3.$$

5. Les solutions plombiques neutres ou acides, traitées par l'*acide sulfurique*, donnent un précipité blanc de *sulfate de plomb* :

$$Pb(NO^3)^2 + H^2SO^4 = PbSO^4 + 2HNO^3.$$

Le sulfate de plomb est insoluble dans l'acide sulfurique dilué et dans l'alcool ; il est soluble dans le *tartrate ammonique ammoniacal*, c'est-à-dire un réactif obtenu en sursaturant par l'ammoniaque une solution d'acide tartrique à 10 p. 100.

6. Introduits dans une flamme de Bunsen, les sels plombiques colorent celle-ci en *bleu violacé*.

BISMUTH.

Le bismuth est un métal blanc rosé, friable, cristallin, fondant à 267° et ne se volatilisant qu'au blanc.

L'*acide chlorhydrique* n'attaque pas le bismuth, mais l'*acide nitrique* le dissout à l'état de *nitrate bismuthique* $Bi(NO^3)^3$.

Sels bismuthiques. — Les sels bismuthiques solubles, traités par l'*eau*, se décomposent avec formation de *sels basiques*, insolubles, blancs :

$$Bi(NO^3)^3 + 2H^2O = Bi(OH)^2NO^3 + 2HNO^3.$$

Pour dissoudre un sel bismuthique, il faut donc employer de l'eau fortement acidulée.

L'eau ajoutée à une solution de sel bismuthique exempte d'une proportion trop considérable d'acide détermine la formation d'un *sel basique* qui se précipite, par exemple l'*oxychlorure* dans la réaction suivante :

$$BiCl^3 + H^2O = BiOCl + 2HCl.$$

1. L'*acide sulfhydrique* et les *sulfures alcalins* précipitent du *sulfure bismuthique* (Bi^2S^3), brun noir, soluble dans l'acide nitrique dilué :

$$2BiCl^3 + 3H^2S = Bi^2S^3 + 6HCl.$$

2. L'*ammoniaque* et les *hydrates alcalins* précipitent de l'*hydrate bismuthique*, blanc, $Bi(OH)^3$.

Cet hydrate devient noir (formation de Bi^2O^2, *oxyde bismutheux*) lorsqu'on le traite par une *solution stanneuse alcaline*, qu'on obtient en traitant une solution de chlorure stanneux par de l'hydrate sodique en excès :

$$2BiCl^3 + Na^2SnO^2 + 3Na^2O = Bi^2O^2 + Na^2SnO^3 + 6NaCl.$$

3. Les *carbonates alcalins* précipitent du *carbonate basique de bismuth*, insoluble dans un excès de réactif.

GROUPE DE L'ARSENIC.

CARACTÈRES DU GROUPE.

Ce groupe comprend les métaux dont les sulfures se forment en solution acide et se dissolvent dans les sulfures et polysulfures alcalins.

ÉTAIN.

L'étain est un métal blanc, malléable, fondant à 228°, fixe à la température du chalumeau.

L'*acide chlorhydrique concentré* le dissout facilement à chaud avec formation de *chlorure stanneux* :

$$2Sn + 4HCl = Sn^2Cl^4 + 4H.$$

L'*acide nitrique* de moyenne concentration (densité 1,2-1,3) attaque énergiquement l'étain ; il se forme de l'*hydrate métastannique* blanc, insoluble :

$$3Sn + 4HNO^3 + H^2O = \underbrace{3H^2SnO^3}_{3SnO.(OH)^2} + 4NO.$$

L'étain forme deux séries de combinaisons : les *sels stanneux*, correspondant à Sn^2O^2, et les *sels stanniques*, correspondant à SnO^2.

A. ***Sels stanneux***. — Le sel stanneux le plus important est le *chlorure* ($SnCl^2$) ; il est soluble sans décomposition dans peu d'eau ; par l'eau en grande quantité, il se décompose en formant de l'*oxychlorure* insoluble :

$$SnCl^2 + H^2O = Sn\begin{matrix}<OH \\ \diagdown Cl\end{matrix} + HCl.$$

1. Le chlorure stanneux est un *réducteur* énergique : versé en petites quantités dans une solution de *chlorure mercurique*, il produit un précipité blanc de *chlorure mercureux* ; si le chlorure stanneux est en excès, la réaction aboutit à la formation de *mercure réduit*.

2. L'*acide sulfhydrique* produit, dans les solutions stanneuses acides, un précipité de *sulfure stanneux* (Sn^2S^2), brun noir, insoluble dans les sulfures alcalins normaux, soluble dans les polysulfures, qui fournissent la quantité de soufre nécessaire pour former des *sulfostannates*, par exemple : Na^2SnS^3 ; ceux-ci, traités par un acide, sont décomposés avec précipitation de *sulfure stannique*, jaune sale :

$$Na^2SnS^3 + 4HCl = 2NaCl + SnS^2 + H^2S.$$

Le sulfure stanneux est soluble dans l'acide chlorhydrique concentré et chaud, avec formation de chlorure stanneux :

$$Sn^2S^2 + 4HCl = Sn^2Cl^4 + 2H^2S.$$

L'acide nitrique transforme le sulfure stanneux en hydrate métastannique.

3. Les *hydrates alcalins*, les carbonates alcalins, l'ammoniaque, précipitent de l'*hydrate stanneux*, blanc : $Sn^2(OH)^2$.

4. Le *zinc* et le *cadmium* précipitent l'étain de ses solutions stanneuses acidulées d'acide chlorhydrique, sous forme d'une masse grisâtre; si la réaction se fait au contact d'une *lame de platine*, celle-ci ne se recouvre pas d'un enduit noir.

5. Le *fer* est sans action sur les solutions stanneuses.

B. **Sels stanniques.** — Il existe deux séries de composés stanniques : les *composés α et β stanniques*. A notre point de vue, cette distinction offre peu d'importance ; nous nous contenterons de citer quelques caractères communs aux deux séries.

1. L'*acide sulfhydrique* produit dans les solutions stanniques un précipité jaune de *sulfure stannique* (SnS^2) mélangé d'*hydrate*.

Le sulfure stannique est soluble dans les sulfures alcalins et dans l'acide chlorhydrique concentré.

Lorsqu'on acidule une solution de sulfure stannique dans le sulfure ammonique, le sulfure stannique se reprécipite.

2. Les *hydrates* et les *carbonates alcalins* précipitent de l'hydrate stannique.

3. Le *fer* réduit, à l'état stanneux, les solutions stanniques acides.

ANTIMOINE.

L'antimoine obtenu par précipitation est noir ; en masse, il est blanc, cristallin, friable, fusible à 425°. Chauffé au rouge vif, il se volatilise ; si l'opération se fait au contact de l'air, la vapeur brûle et il se produit des fumées blanches d'*oxyde antimonieux*.

L'acide nitrique transforme l'antimoine métallique, suivant les conditions de l'essai, en *oxyde antimonieux* (Sb^2O^3), en *oxyde intermédiaire* (Sb^2O^4) ou en *acide antimonique* correspondant à l'*anhydride antimonique* Sb^2O^5.

Il existe deux séries de combinaisons : les *sels antimonieux*, correspondant à l'oxyde antimonieux (Sb^2O^3) et les *sels antimoniques*, correspondant à Sb^2O^5.

A. **Sels antimonieux.** — Le sel antimonieux le plus important est le *chlorure* ($SbCl^3$).

Traité par l'*eau*, il est décomposé avec formation d'*oxychlorure* blanc, insoluble, de composition variable suivant les conditions : l'*acide tartrique* empêche cette précipitation.

1. L'*acide sulfhydrique* précipite du *sulfure antimonieux*, rougeâtre, Sb^2S^3 :

$$2SbCl^3 + H^2S = Sb^2S^3 + 6HCl.$$

Le sulfure antimonieux est soluble dans les sulfures alcalins avec formation de *sulfoantimonite* (Na^3SbS^3); si l'on emploie un *polysulfure*, il se forme du *sulfoantimoniate* (Na^3SbS^4) ; à la différence du sulfure d'arsenic, le sulfure antimonieux est insoluble dans le carbonate ammonique et soluble dans l'acide chlorhydrique concentré.

2. Les *alcalis* et les *carbonates alcalins* produisent un précipité blanc d'*hydrate antimonieux* : $Sb(OH)^3$.

3. Le *fer* précipite lentement, à chaud, l'antimoine de sa solution chlorhydrique. Le *zinc* et, mieux, le *cadmium* précipitent l'antimoine de ses solutions acides, sous forme d'une poudre noire ; si la réduction se fait au contact d'un *objet en platine*, celui-ci se couvre d'un enduit noir.

Les composés antimonieux solubles, introduits dans un *appareil à hydrogène* chargé de zinc et d'acide sulfurique dilué, donnent de la *stibamine* (SbH^3) (Voy. plus loin).

B. ***Sels antimoniques.*** — Le *chlorure antimonique* traité par l'*eau* donne un *oxychlorure* ou de l'*acide antimonique* :

$$SbCl^5 + 2H^2O = SbO^2Cl + 4HCl.$$
$$SbCl^5 + 4H^2O = H^3SbO^4 + 5HCl.$$

1. L'*acide sulfhydrique* produit un précipité rouge orangé, dont l'aspect est analogue à celui du sulfure antimonieux :

$$2SbCl^5 + 5H^2S = Sb^2S^5 + 10HCl.$$

Ce précipité se dissout dans les sulfures alcalins avec formation de sulfoantimoniate.

2. Les *hydrates* et les *carbonates alcalins* précipitent de l'acide méta-antimonique, blanc, $HSbO^3$.

3. L'*hydrogène naissant*, le *zinc*, le *cadmium*, le *fer* agissent sur les sels antimoniques de la même façon que sur les sels antimonieux.

ARSENIC.

L'arsenic se présente sous forme de masses cristallines gris noir. Chauffé, il se volatilise sans fusion préalable à une température relativement basse (450°). Il répand alors une odeur alliacée intense.

Chauffé en tube ouvert, l'arsenic brûle ; il se transforme en *anhydride arsénieux*. As^2O^3, qui se condense dans la partie froide du tube sous forme de petits octaèdres.

L'*acide chlorhydrique concentré* et l'*acide sulfurique dilué* sont sans action sur l'arsenic; l'*acide nitrique* le dissout ; suivant la concentration et la température, il le transforme en *anhydride arsénieux* (As^2O^3) ou en acide *arsénique* (H^3AsO^4); l'*eau régale* et les autres *dissolvants oxydants* agissent de même.

L'arsenic forme deux séries de composés répondant aux anhydrides As^2O^3 et As^2O^5.

A. **Composés arsénieux**. — Les combinaisons les plus importantes sont l'*anhydride arsénieux* (As^2O^3) et les sels correspondants ou *arsénites* (K^3AsO^3).

L'anhydride arsénieux est peu soluble dans l'eau froide, plus soluble à chaud ; les arsénites alcalins sont également solubles.

1. L'*acide sulfhydrique* forme dans les solutions arsénieuses additionnées d'acide chlorhydrique un précipité jaune de *sulfure arsénieux* As^2S^3 :

$$2\,AsCl^3 + 3\,H^2S = As^2S^3 + 6HCl.$$

Le sulfure arsénieux est insoluble dans l'acide chlorhydrique, même concentré, ce qui le distingue des sulfures d'antimoine et des sulfures d'étain.

Le sulfure arsénieux se dissout aisément dans les sulfures alcalins avec formation de *sulfoarsénite*; l'addition d'un acide reprécipite le sulfure.

Le sulfure arsénieux se dissout également dans l'ammoniaque et dans le carbonate ammonique.

2. Le *nitrate argentique* produit dans les solutions arsénieuses exactement neutres un précipité jaune pâle d'*arsénite triargentique*, soluble dans l'ammoniaque et dans l'acide nitrique.

On peut obtenir une solution neutre en ajoutant un léger excès d'ammoniaque et en chassant cet excès par évaporation au bain-marie. On peut encore opérer comme suit : on ajoute d'abord le nitrate d'argent à la solution acide contenue dans un tube à réaction; on superpose au liquide de l'ammoniaque très diluée; à mesure que la diffusion se fait, on voit apparaître le précipité dans la zone de contact.

3. Les *hydrates alcalins* et les *carbonates alcalins* ne précipitent pas l'arsenic de ses solutions arsénieuses.

4. Si l'on chauffe dans un *tube fermé* à une extrémité un mélange bien sec d'un composé arsénieux avec du *carbonate sodique* et du *cyanure potassique* (poudre *cyanurée*), l'arsenic, réduit à l'état élémentaire, se volatilise et vient se condenser dans les parties froides sous forme d'un anneau brun noir, miroitant.

B. ***Composés arséniques***. — Les seules combinaisons importantes sont l'*acide arsénique* et les *arséniates*.

1. L'*acide sulfhydrique* ne précipite les solutions arséniques, froides, acides, qu'après un temps très long ; il y a une réduction partielle du composé arsénique à l'état arsénieux, et le précipité qu'on obtient est un mélange de *trisulfure* As^2S^3 et de *pentasulfure* As^2S^5.

A chaud et en présence d'acide chlorhydrique libre, la précipitation est plus rapide, et l'on obtient As^2S^5.

Le pentasulfure d'arsenic est identique en apparence au trisulfure ; il est insoluble dans l'acide chlorhydrique, soluble dans les sulfures alcalins et dans le carbonate ammonique.

2. Le *nitrate argentique* produit dans les solutions neutres ou très légèrement acides d'arséniates un précipité d'*arséniate triargentique* brun-chocolat :

$$K^3AsO^4 + 3\,AgNO^3 = Ag^3AsO^4 + 3KNO^3.$$

3. La *liqueur magnésique* produit dans les solutions arséniques ammoniacales un précipité blanc, cristallin, d'*arséniate ammoniaco-magnésique* ($H^4N.MgAsO^4$), insoluble dans l'eau ammoniacale. Ce précipité, humecté d'une solution de nitrate argentique, se transforme en arséniate triargentique brun.

4. Chauffés en *tube fermé* avec du *carbonate sodique* et du *cyanure potassique*, les composés arséniques se comportent comme les composés arsénieux.

5. L'*hydrogène naissant* réduit les composés arséniques comme les composés arsénieux, en dégageant de l'*arsénamine* (AsH^3).

Pour rechercher, avec un maximum de sensibilité, l'arsenic par cette réaction, on fait usage de l'*appareil de Marsh*, qui peut servir également pour rechercher l'antimoine; celui-ci, comme nous l'avons vu, présente une réaction analogue.

L'*appareil de Marsh* (fig. 34) consiste en un flacon de Woulf de 300 à 400 centimètres cubes muni d'un tube entonnoir et d'un tube de dégagement. Ce dernier est relié à un tube contenant du chlorure calcique destiné à dessécher les gaz sortant du flacon. Au tube à chlorure calcique fait suite un tube CD en verre peu fusible d'une trentaine de centimètres de longueur et de 8 millimètres environ de diamètre; de distance en distance, il présente des étranglements; à sa partie terminale, il est effilé et recourbé vers le haut, ou bien, comme l'indique la figure, il est recourbé vers le bas et plonge dans une solution de nitrate argentique.

Pour effectuer une recherche d'arsenic ou d'antimoine, on charge le flacon de zinc et d'acide sulfurique dilué *purs*; on fait en sorte que le dégagement d'hydrogène soit régulier, mais non tumultueux ; on laisse marcher l'appareil jusqu'à ce qu'il soit purgé d'air, c'est-à-dire que l'hydrogène recueilli dans un tube à réaction brûle sans explosion.

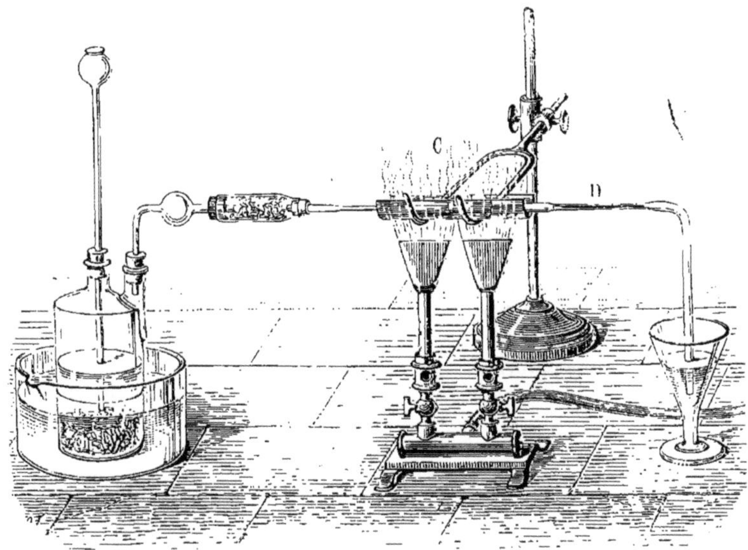

Fig. 34. — Appareil de Marsh.

On enflamme le gaz à la sortie du tube ; on introduit par l'entonnoir la matière à analyser.

Principaux caractères permettant de différencier :

L'arsénamine.	*La stibamine.*
— La flamme est d'un bleu livide.	— La flamme est verdâtre.

— Si l'on écrase ces flammes à l'aide d'un corps froid tel qu'une capsule de porcelaine, la combustion est entravée et l'arsenic et l'antimoine se déposent sous forme de taches.

— La tache d'arsenic est brun noir, à bords bruns et brillants.	— La tache d'antimoine est noire mate ou faiblement brillante.
— Traitée par un *hypochlorite alcalin*, elle disparaît ; l'arsenic est transformé en *acide arsénique* H^3AsO^4.	— Traitée par un *hypochlorite alcalin*, elle ne disparaît pas.
— Traitée par une goutte d'*acide*	— Traitée par une goutte d'*acide*

nitrique, elle se transforme en *acide arsénieux* ou en *acide arsénique* ; si l'on ajoute une goutte de *nitrate d'argent* et qu'on expose à l'action de l'*ammoniaque*, on obtient une teinte jaune (*arsénite d'argent*) ou rouge (*arséniate d'argent*).

nitrique, elle donne un composé oxygéné d'antimoine insoluble. En évaporant l'excès d'acide et traitant par une *solution ammoniacale de nitrate d'argent*, on obtient une tache noire due à la formation d'*argent réduit*.

— Si l'on chauffe, à l'aide de la lampe, le tube à proximité d'un étranglement, la stibamine et l'arsénamine sont dissociées ; l'arsenic et l'antimoine se déposent dans les parties étranglées sous forme d'anneaux brillants. Les anneaux chauffés dans le courant d'hydrogène se volatilisent.

— L'anneau d'arsenic disparaît aisément et sans fondre préalablement (sublimation).

— L'anneau d'arsenic chauffé dans un courant d'*acide sulfhydrique* donne du sulfure jaune volatil, qui, sous l'action de l'*acide chlorhydrique*, ne disparaît pas.

— L'anneau d'antimoine se volatilise plus difficilement que celui d'arsenic; il fond en petits globules avant de se volatiliser.

— L'anneau d'antimoine donne, sous l'action de l'*acide sulfhydrique*, du sulfure rouge passant au noir à chaud. L'*acide chlorhydrique* dissout ce sulfure (formation de chlorure antimonieux).

IV. — RECHERCHE SYSTÉMATIQUE DES MÉTAUX.

Dissolution des substances à analyser. — Avant de commencer l'analyse systématique d'une matière, on en soumettra une portion à quelques *essais préliminaires*, notamment afin d'être fixé sur le choix du *dissolvant* à employer : eau, acide chlorhydrique, eau régale, acide nitrique.

On fera d'abord agir le dissolvant à froid, puis en chauffant modérément.

On dissout ensuite la matière dans le dissolvant qui aura paru le meilleur ; si l'on a utilisé l'acide nitrique, il faut évaporer le liquide à sec et reprendre le résidu par l'acide chlorhydrique ; en effet, si on laissait dans le liquide des quantités considérables d'acide nitrique, ce dernier, en oxydant l'acide sulfhydrique, qu'on ajoute dans la suite, précipiterait du soufre dont la présence serait embarrassante.

Le résidu insoluble dans les acides (sulfates insolubles, silicates, etc.) sera lavé, desséché à l'étuve et soumis à la *désagrégation par fusion* avec les carbonates alcalins. A cet effet, on le mélange intimement avec du carbonate sodico-potassique et un peu de nitrate potassique, de préférence dans un creuset en platine, et l'on chauffe au chalumeau. Après refroidissement, s'il s'agit de sulfates insolubles, on reprend la masse par l'eau chaude : on fait passer en solution du sulfate alcalin et l'excès de fondant; le résidu contenant les carbonates de baryum, de strontium et de calcium, ainsi que le plomb, est repris par l'acide chlorhydrique dilué, et l'on recherche ces métaux.

Si le résidu est constitué par des silicates, on traite la masse fondue et refroidie par de l'acide chlorhydrique dilué ; on obtient d'une part la silice comme résidu insoluble, d'autre part une solution acide contenant les métaux.

Recherche générale des métaux dans une solution acide exempte de phosphates. — On recherche dans une petite prise d'essai spéciale les composés ammoniques (Voy. *Caractères des sels ammoniques*).

La solution est chauffée au bain-marie et additionnée de quelques gouttes d'acide chlorhydrique.

S'il se forme un précipité blanc, il peut renfermer : AgCl; Hg^2Cl^2.

On recueille ce précipité sur un filtre, on le lave au moyen d'eau distillée jusqu'à ce que les eaux de lavage ne soient plus acides, on le traite par l'ammoniaque, on lave de nouveau. Il reste sur le filtre un composé amidé noir.

Le chlorure argentique est dissous par l'ammoniaque; on le décèle en le reprécipitant par addition d'acide nitrique.

Remarque. — Un précipité produit par les premières portions d'acide chlorhydrique et disparaissant ensuite serait dû à de l'oxychlorure de bismuth (BiOCl). Parfois, le liquide donne, par refroidissement, un précipité cristallin ($PbCl^2$).

On traite la solution chlorhydrique chauffée au bain-marie par un courant d'acide sulfhydrique jusqu'à saturation. S'il y a beaucoup de fer à l'état ferrique, il convient, avant de traiter par l'acide sulfhydrique, de réduire par l'acide sulfureux afin de ne pas avoir trop de soufre mélangé aux sulfures.

L'acide sulfhydrique produit un précipité renfermant les sulfures du *groupe de l'arsenic* et ceux du *groupe du cadmium*; restent en solution les éléments des *groupes* du *fer*, du *baryum* et du *potassium*.

A. ***Traitement du précipité de sulfures des groupes de l'arsenic et du cadmium***. — Le précipité, dont on aura noté la couleur, est recueilli et lavé ; puis, au moyen d'un jet d'eau distillée, on le fait passer dans un gobelet en ayant soin d'utiliser à cet effet le moins d'eau possible, et on ajoute une vingtaine de centimètres cubes d'une solution de sulfure de sodium à 10 p. 100.

On donnera la préférence au sulfure de sodium, lorsque le liquide renferme du cuivre dont le sulfure est légèrement soluble dans le sulfure ammonique; c'est le sulfure ammonique qu'on préférera lorsque la solution contient du mercure dont le sulfure est légèrement soluble dans les sulfures alcalins.

On laisse digérer ce mélange au bain-marie, jusqu'à ce que le liquide surnageant soit bien limpide. Les sulfures du *groupe de l'arsenic* se dissolvent à l'état de sulfosels; ceux du groupe du cadmium restent indissous; on les sépare par filtration et on les lave.

B. ***Traitement de la solution de sulfosels du groupe de l'arsenic.*** — Cette solution alcaline est additionnée d'acide sulfurique dilué jusqu'à réaction nettement acide. Il se reprécipite des sulfures mélangés de soufre; on les recueille sur un filtre et on les lave; on les met en digestion dans de l'acide chlorhydrique concentré qui dissout les *sulfures d'antimoine et d'étain* et n'attaque pas le *sulfure d'arsenic*. Celui-ci est séparé par filtration après légère dilution (pas trop d'eau pour éviter la reprécipitation du sulfure d'antimoine) et est caractérisé par une réaction quelconque (Voy. *Sels d'arsenic*).

Dans la solution acide, partiellement neutralisée par du carbonate sodique, on ajoute des morceaux de fil de fer. On précipite ainsi l'*antimoine* sous forme de flocons noirs, tandis que l'étain est simplement ramené à l'état de chlorure stanneux.

On recueille le précipité d'antimoine, on le lave et on le redissout dans un peu d'acide chlorhydrique et de chlorate de potassium. Après élimination du chlore, on traite par l'acide sulfhydrique, qui précipite du sulfure d'antimoine, rouge, caractéristique.

La solution contenant l'étain à l'état stanneux donne, par l'acide sulfhydrique, un précipité brun de *sulfure stanneux*.

On peut également constater la présence de l'antimoine en plaçant un morceau de zinc ou de cadmium dans une goutte de la solution acide déposée sur une lame de platine; en présence de l'antimoine, il se forme une tache noire adhérente à la lame de platine.

C. ***Traitement du précipité de sulfures du groupe du cadmium.*** — Le précipité, bien lavé, est amené dans un gobelet à l'aide de la pissette en se servant du moins d'eau possible; on ajoute de l'acide nitrique (densité 1,2) et on fait digérer à chaud. Tous les sulfures se dissolvent, à l'exception du *sulfure de mercure*, qui est noir; on recueille ce dernier, on le lave, on le dissout dans un peu d'eau régale. On caractérise le mercure par le chlorure stanneux (Voy. *Sels de mercure*).

On additionne la solution nitrique de quelques centimètres cubes d'acide sulfurique dilué, et on l'évapore jusqu'à ce qu'on obtienne des vapeurs blanches d'acide sulfurique ; on reprend par l'eau après refroidissement; on obtient ainsi un précipité de *sulfate de plomb* ; on le recueille sur un filtre, on le lave et on le caractérise en le dissolvant dans le tartrate ammonique ammoniacal.

Le filtrat, séparé du sulfate de plomb, est traité par un excès d'ammoniaque; dans ces conditions, le *bismuth* seul se précipite; on le sépare par filtration, on le lave, on le caractérise au moyen d'une solution alcaline de chlorure stanneux qui le noircit en le réduisant.

En présence de *cuivre*, la solution ammoniacale est bleue; on y ajoute du cyanure de potassium jusqu'à décoloration, puis on y fait passer un courant d'acide sulfhydrique: le *cadmium* seul se précipite à l'état de sulfure jaune.

D. ***Traitement de la solution acide séparée des sulfures des groupes de l'arsenic et du cadmium et contenant les éléments des groupes du fer, du baryum et du potassium.*** — On la traite par de l'ammoniaque jusqu'à ce que cette dernière soit en léger excès ; généralement, la quantité d'acides libres est suffisante pour que le chlorure ammonique formé empêche la précipitation du magnésium.

On fait encore passer un courant d'acide sulfhydrique; il se forme du sulfure d'ammonium qui précipite les métaux du *groupe du fer*. On laisse déposer le précipité à une douce chaleur; après dépôt, le précipité est recueilli sur un filtre, puis lavé. On le fait ensuite passer dans un gobelet avec le moins d'eau possible, en s'aidant du jet de la pissette, et on le traite *à froid* par de l'acide chlorhydrique *très dilué*.

On dissout de cette façon les *sulfures de fer*, de *manganèse*, de *zinc*, l'*hydrate aluminique* et l'*hydrate chromique*. Les sulfures de *nickel* et de *cobalt* restent indissous dans l'acide chlorhydrique dilué et froid; on les sépare par filtration et on les caractérise ; on essaye une petite quantité du précipité à la perle de borax: une coloration bleue indique la présence du *cobalt*.

Pour rechercher le *nickel*, on dissout le précipité dans le moins possible d'eau régale; on évapore à siccité et on reprend le résidu d'évaporation par l'eau. La solution, qui contient les chlorures de nickel et de cobalt, est additionnée de cyanure potassique, jusqu'à redissolution des précipités de cyanures d'abord formés; on ajoute ensuite une solution de brome dans du bromure potassique, puis un excès d'hydrate potassique ; on obtient ainsi un précipité noir d'hydrate nickelique.

Le filtrat pouvant contenir les chlorures de *fer*, de *manganèse*, de *zinc*, d'*aluminium* et de *chrome* est soumis à l'ébullition pour éliminer l'acide sulfhydrique.

On réoxyde le fer par quelques gouttes d'acide nitrique concentré, puis on verse le liquide dans une solution d'hydrate potassique ou sodique chauffée à l'ébullition.

Il se forme un précipité permanent d'hydrate de fer et de manganèse; les hydrates de zinc et d'aluminium d'abord formés sont redissous par un excès de réactif (1).

a. **Recherche du fer, du manganèse et du chrome**. — On dissout une partie du précipité dans l'acide chlorhydrique, et on recherche le *fer*, soit par le ferrocyanure potassique (précipité bleu), soit par le sulfocyanure potassique (coloration rouge).

Une autre partie du précipité est fondue sur une lame de platine en mélange avec un peu de carbonate sodique sec et quelques grains de nitrate potassique.

En cas de présence de *manganèse*, même en quantité très faible, on obtient une coloration verte (manganate alcalin).

Si le précipité renferme du *chrome*, la couleur jaune du chromate qui s'est formé dans ces conditions est masquée par la couleur verte du manganèse. On dissout la masse fondue dans l'eau; on réduit le manganate par l'alcool, ce qui donne lieu à un précipité de peroxyde de manganèse; la coloration jaune du chromate peut alors apparaître. Pour précipiter le chrome, on filtre, on acidule par l'acide acétique et l'on traite par du nitrate de plomb qui précipite du chromate de plomb jaune.

b. **Recherche du zinc et de l'aluminium**. — On divise la solution en deux parties. Dans l'une, on ajoute du sulfure sodique qui précipite le *zinc* seul, à l'état de sulfure blanc; la présence d'hydrate alcalin empêche la précipitation de l'hydrate d'aluminium.

L'autre partie est neutralisée par l'acide chlorhydrique, afin de détruire l'hydrate alcalin; on traite ensuite par l'ammoniaque, qui précipite l'*aluminium* à l'état d'hydrate.

(1) Lorsque la matière à analyser renferme une forte proportion de chrome, le zinc peut être retenu entièrement par le précipité d'hydrates; dans ce cas, il y a lieu de rechercher le zinc dans ce précipité. Pour cela, on redissout le précipité au moyen d'acide chlorhydrique; on ajoute à la solution de l'acide tartrique, puis de l'ammoniaque en léger excès. Si la quantité d'acide tartrique est suffisante, l'ammoniaque ne produit pas de précipité; on ajoute alors du sulfure ammonique, qui précipite les sulfures de zinc, de fer et de manganèse; le chrome reste en solution. On recueille le précipité sur un filtre; on le lave, on le redissout dans de l'acide chlorhydrique, et on recherche le zinc dans ce liquide, comme nous l'avons indiqué plus haut.

c. **Recherche des métaux des groupes du baryum et du potassium.** — Le filtrat séparé des sulfures du groupe du fer, coloré en jaune par le sulfure ammonique (parfois en brun, par suite de la présence du sulfure de nickel resté en solution), est soumis à l'ébullition ; il se forme un précipité de soufre (auquel se mélange éventuellement le sulfure de nickel). Le liquide devenu neutre est additionné d'acide chlorhydrique dilué pour détruire l'hyposulfite ammonique qui s'est formé par décomposition du sulfure ammonique; il est soumis de nouveau à l'ébullition; on maintient celle-ci jusqu'à ce que le liquide soit réduit à un petit volume (150 centimètres cubes environ). Dans ces conditions, le soufre s'agrège et se laisse séparer facilement par filtration. On laisse tomber dans la solution acide une goutte d'acide sulfurique dilué; si l'on n'obtient pas de précipité (absence de strontium et de baryum) (1), on rend le filtrat alcalin au moyen d'ammoniaque, puis on précipite à l'ébullition le *calcium* à l'état d'oxalate au moyen d'une solution chaude d'oxalate ammonique.

On laisse déposer le précipité, on le lave par décantation, on recherche le *magnésium* dans une petite quantité du filtrat au moyen du phosphate ammonique.

S'il existe du magnésium, on le précipite en additionnant le filtrat franchement ammoniacal d'une solution de phosphate ammonique dont on évitera tout excès, puisqu'il faut l'éliminer ensuite.

On agite vivement la solution et on l'abandonne au repos un certain temps : le phosphate ammoniaco-magnésique se précipite.

On le sépare par filtration du liquide dans lequel sont encore contenus les métaux : le potassium et le sodium. Avant de les rechercher, il convient d'éliminer les phosphates.

On opère à cet effet comme suit :

On élimine du filtrat, par ébullition, la plus grande partie de l'ammoniaque, puis on le neutralise par de l'acide acétique dont on ajoute un très léger excès; dans le liquide, on verse une solution de chlorure ferrique basifiée par du carbonate ammonique, jusqu'à ce que le

(1) En présence du baryum, il est avantageux d'éliminer ce corps dès le début par la méthode indiquée par de Koninck : Après avoir séparé le précipité ($AgCl, Hg^2Cl^2$) formé éventuellement par l'acide chlorhydrique, on ajoute de l'acide sulfurique; on recueille et on lave le précipité des sulfates qui renferme le baryum et le strontium et qui peut entraîner du calcium et du plomb. Le précipité, séparé par filtration, est mis en digestion avec un mélange de sulfate et de carbonate potassiques qui transforme en carbonates les sulfates de plomb et de strontium et ne modifie pas le sulfate barytique. On recueille le précipité sur un filtre, on le traite par l'acide acétique qui dissout les carbonates de plomb et de strontium. Le sulfate barytique restant comme résidu peut être caractérisé à la flamme (coloration verte).

précipité qui se forme, surtout en chauffant, devienne brun, de blanchâtre qu'il était tout d'abord.

Dans ces conditions, l'excès de phosphate est précipité à l'état de phosphate ferrique et l'excès de chlorure ferrique est précipité en même temps à l'état d'acétate ferrique basique. L'acétate ferrique basique ou, en l'absence du magnésium, le liquide séparé du précipité d'oxalate calcique, est évaporé à siccité, et le résidu de l'évaporation est calciné pour éliminer les sels ammoniques. Le nouveau résidu est repris par un peu d'eau; dans une partie de la solution, on recherche le *potassium* par le chlorure platinique; dans une autre partie, on précipite le *sodium* par le pyroantimoniate bipotassique.

Recherche générale des métaux dans une solution acide pouvant contenir des phosphates. — Si l'on neutralise par l'ammoniaque une solution acide renfermant, en même temps que de l'acide phosphorique, des sels de *calcium*, de *baryum*, de *strontium* ou de *magnésium*, ces derniers éléments sont précipités à l'état de *phosphates neutres* en totalité ou en partie. Donc, en précipitant, sans précautions spéciales, les métaux du groupe du fer comme nous l'avons indiqué, on s'expose à précipiter en même temps le *calcium*, le *baryum*, le *strontium*, le *magnésium*.

Pour éviter cet inconvénient, après avoir précipité les métaux des groupes de l'arsenic et du cadmium, on soumettra une petite partie du filtrat à l'ébullition jusqu'à élimination complète de l'acide sulfhydrique; on la rend alcaline au moyen d'ammoniaque en excès; s'il se forme un précipité permanent, on le recueille sur un filtre, on le lave et on le dissout dans l'acide nitrique de moyenne concentration. La solution nitrique est traitée par une forte proportion de liqueur molybdique. Si l'on obtient un précipité jaune, indice de la présence d'acide phosphorique, il faut éliminer ce dernier de la manière suivante :

Le filtrat acide, séparé du précipité de sulfures et privé de l'acide sulfhydrique par ébullition, est additionné d'acide nitrique et évaporé à sec ; le résidu, repris par quelques gouttes d'acide nitrique concentré, est évaporé de nouveau à siccité afin de transformer en nitrates les chlorures et d'assurer l'insolubilité complète du phosphate métastannique; on remet le résidu de cette seconde évaporation en solution dans quelques centimètres cubes d'acide nitrique concentré, on ajoute ensuite de l'eau, puis on introduit dans le liquide, en plusieurs fois, de l'*étain pur* en quantité suffisante pour précipiter l'*acide phosphorique* à l'état de *phosphate métastannique*, qui se forme à côté de l'hydrate métastannique. On chauffe, on laisse déposer, on filtre.

Avant d'aller plus loin, il importe d'éliminer de petites quantités de métaux étrangers (Cu, Sb, As, Pb, Bi) que l'étain peut avoir introduits. Pour cela, on évapore la solution à siccité après avoir ajouté de l'acide chlorhydrique; on reprend le résidu par un peu d'acide chlorhydrique et de l'eau; dans la solution obtenue, on fait passer un courant d'acide sulfhydrique.

On continue ensuite, comme nous l'avons indiqué dans le cas précédent, l'analyse du liquide filtré qui contient les métaux des groupes du fer, du baryum et du potassium.

V. — PRINCIPAUX CARACTÈRES DES ACIDES ET DES GENRES DE SELS.

Acide chlorhydrique, HCl. — Chlorures.

1. L'*acétate plombique* détermine dans les solutions concentrées un précipité blanc cristallin de *chlorure de plomb*, soluble dans l'eau chaude :

$$2NaCl + (CH^3COO)^2Pb = PbCl^2 + 2CH^3COONa.$$

2. Le *nitrate d'argent* donne un précipité blanc, caséeux, de *chlorure d'argent*, qui se décompose à la lumière en se colorant :

$$NaCl + AgNO^3 = AgCl + NaNO^3.$$

Le chlorure d'argent est insoluble dans l'eau et dans l'acide nitrique; soluble, au contraire, dans l'ammoniaque, le carbonate ammonique, le cyanure de potassium et l'hyposulfite de sodium :

$$AgCl + NH^3 = AgCl.NH^3.$$
$$AgCl + 2KCN = [AgCN.KCN] + KCl.$$
$$AgCl + Na^2S^2O^3 = AgNaS^2O^3 + NaCl.$$

3. Le *nitrate mercureux* donne un précipité blanc de *chlorure mercureux* :

$$(NO^2O)^2Hg^2 + 2HCl = Hg^2Cl^2 + 2NO^2OH.$$

4. En chauffant un mélange de *bichromate de potassium* avec un *chlorure sec* et de l'*acide sulfurique concentré*, il se développe des vapeurs brunes de *chlorure de chromyle* :

$$K^2Cr^2O^7 + 4KCl + 6H^2SO^4 = 2CrO^2Cl^2 + 6KHSO^4 + 3H^2O.$$

Lorsqu'on conduit ces vapeurs dans une solution diluée de soude caustique ou dans de l'ammoniaque diluée, la liqueur se colore en jaune par suite de la formation de *chromate* :

$$CrO^2Cl^2 + 4NaOH = Na^2CrO^4 + 2NaCl + 2H^2O.$$

Acide sulfurique, H^2SO^4. — Sulfates.

1. Le *chlorure de baryum* donne un précipité blanc de *sulfate de baryum*, insoluble dans les acides dilués :

$$BaCl^2 + H^2SO^4 = BaSO^4 + 2HCl.$$

2. L'*acétate de plomb* détermine une précipitation de *sulfate de plomb*, blanc, insoluble dans l'acide nitrique dilué, faiblement soluble dans les acides concentrés chauds, ainsi que dans la solution ammoniacale de tartrate ammonique :

$$(CH^3COO)^2Pb + H^2SO^4 = PbSO^4 + 2CH^3COOH.$$

3. Lorsqu'on chauffe dans la *flamme de réduction* un mélange d'un sulfate même insoluble avec du *carbonate sodique*, il se forme du *sulfure de sodium* :

$$BaSO^4 + Na^2CO^3 + 4C = Na^2S + BaCO^3 + 4CO.$$

Lorsqu'on plonge la masse obtenue de cette façon dans une gouttelette d'eau déposée sur une *lame d'argent* (pièce de monnaie), il se forme une tache noire de *sulfure d'argent* :

$$Na^2S + Ag^2 + 2H^2O = Ag^2S + 2NaOH + H^2.$$

Acide sulfhydrique, H^2S. — Sulfures.

1. Si l'acide sulfhydrique, soit gazeux, soit dissous, est mis en contact avec de l'*acétate de plomb* ou du *nitrate d'argent*, il se produit des précipités noirs de *sulfure de plomb* ou de *sulfure d'argent* :

$$K^2S + (CH^3COO)^2Pb = PbS + 2CH^3COOK.$$

2. Les *sulfures alcalins* donnent avec le *nitroprussiate de sodium* une coloration violette intense, mais passagère; la solution d'acide sulfhydrique ne donne pas cette réaction.

Acide nitreux, HNO^2. — **Nitrites.**

1. Le nitrate d'argent précipite, dans les solutions de nitrites qui ne sont pas trop étendues, du nitrite d'argent :

$$KNO^2 + AgNO^3 = AgNO^2 + KNO^3.$$

2. L'*empois d'amidon ioduré*, en présence d'une solution de nitrite additionnée d'acide sulfurique dilué, se colore en bleu par suite de la mise en liberté d'*iode*.

3. En présence de *sels ferreux*, les nitrites se comportent comme les nitrates (Voy. plus loin).

4. Comme les nitrates, les nitrites colorent en bleu la solution de *diphénylamine* dans l'acide sulfurique concentré.

5. Une solution de *chlorhydrate de métadiamidobenzol* dans l'eau donne avec les solutions de nitrites additionnées d'acide sulfurique une coloration jaune brun (réaction de *Griess*). Cette réaction est très sensible.

Acide nitrique, HNO^3. — **Nitrates.**

1. Tous les sels dérivés de l'acide nitrique sont solubles dans l'eau. En chauffant les nitrates alcalins secs, de l'oxygène est mis en liberté et il se forme des nitrites; en chauffant des nitrates de métaux lourds, on obtient de l'anhydride nitroso-nitrique NO^2 :

$$(NO^2O)^2Pb = PbO + O + 2NO^2.$$

2. On mélange la solution d'un nitrate avec un volume égal d'*acide sulfurique concentré*, on laisse refroidir et on superpose au mélange une solution de *sulfate ferreux* : à la zone de séparation, il se forme une coloration brune. Le sel ferreux passe à l'état de sel ferrique et l'*oxyde d'azote* NO formé se dissout dans le sulfate ferreux en excès en donnant une coloration brune :

$$2NO^2OK + 4H^2SO^4 + 6FeSO^4 = 2NO + K^2SO^4 + 3[(SO^4)^3Fe^2] + 4H^2O.$$

3. L'*empois d'amidon* ioduré ne bleuit pas en présence de l'acide nitrique dilué. En ajoutant un fragment de zinc métallique, celui-ci réduit l'acide nitrique à l'état d'*acide nitreux* et la coloration bleue apparaît.

4. La *solution d'indigo* est décolorée à chaud en présence d'une solution de nitrate fortement acidulée au moyen d'acide sulfurique.

5. Lorsqu'on ajoute de l'acide nitrique ou un nitrate à une solution de

brucine dans l'acide sulfurique concentré, il se produit une coloration rouge-sang intense passant ensuite au jaune.

6. L'acide nitrique et les nitrates produisent une coloration bleue en présence d'une solution de *diphénylamine* dans l'acide sulfurique concentré.

7. L'azote des nitrates peut être transformé en ammoniaque de diverses manières, notamment par l'*hydrogène naissant* produit en solution alcaline par l'action de l'aluminium sur un hydrate alcalin :

$$6NaOH + 2Al^2 + 3H^2O = 3Na^2O.2Al^2O^3 + 6H^2O.$$
$$NaNO^3 + 4H^2 = NaOH + NH^3 + 2H^2O.$$

8. Tous les nitrates *chauffés sur du charbon* déflagrent.

Acide phosphorique, H^3PO^4. — Phosphates.

1. La *liqueur magnésique* forme dans les solutions ammoniacales de phosphates un précipité blanc cristallin de *phosphate ammoniaco-magnésique*, adhérant facilement au verre :

$$MgSO^4 + NH^3 + Na^2HPO^4 = PO^4Mg.NH^4 + Na^2SO^4.$$

Calciné au rouge, le phosphate ammoniaco-magnésique est décomposé avec formation de *pyrophosphate* :

$$2NH^4MgPO^4 = Mg^2P^2O^7 + 2NH^3 + H^2O.$$

2. La *liqueur molybdique* produit le mieux, dans les solutions nitriques de phosphates additionnées de nitrate ammonique, un précipité jaune de *phosphomolybdate ammonique*.

3. L'*acétate d'uranyle* produit dans les solutions acétiques un précipité jaune de *phosphate d'uranyle*, soluble dans les acides minéraux :

$$Na^2HPO^4 + UrO^2(C^2H^3O^2)^2 = UrO^2HPO^4 + 2NaC^2H^3O^2.$$

Si la solution contient un sel d'ammonium, on obtient un précipité jaune de phosphate ammoniaco-uranylique ($UrO^2.NH^4.PO^4$).

Anhydride silicique, SiO^2. — Silicates.

1. Tous les silicates, excepté les silicates de K et de Na, sont insolubles ou peu solubles dans l'eau.

2. Les *acides* précipitent des solutions concentrées de silicates alcalins de l'*acide silicique*, gélatineux :

$$Na^2SiO^3 + 2HCl = H^2SiO^3 + 2NaCl.$$

3. Lorsqu'on *évapore à sec* au bain-marie une solution d'acide silicique renfermant de l'acide chlorhydrique, il se sépare de la *silice amorphe*, complètement insoluble dans l'eau et dans les acides :

$$4H^2SiO^3 - 3H^2O = H^2Si^4O^9.$$

4. Lorsqu'on chauffe un silicate avec une *perle de sel de phosphore*, les oxydes métalliques se dissolvent à l'état de phosphates; la silice reste dans la perle comme masse opaque (*squelette de silice*) :

$$SiO^3Ca + PO^2ONa = SiO^2 + PO^4CaNa.$$

Anhydride carbonique, CO^2. — **Carbonates.**

1. L'acide carbonique H^2CO^3 n'est pas connu ; dès qu'il est mis en liberté, il se décompose en CO^2 et H^2O.

2. Tous les *carbonates acides* (bicarbonates) sont solubles dans l'eau ; parmi les *carbonates neutres*, les sels alcalins seuls se dissolvent dans l'eau.

3. L'acide carbonique au contact de l'*eau de chaux* ou d'une solution d'*hydrate barytique* en excès forme des précipités blancs de *carbonates* :

$$Ba(OH)^2 + CO^2 = BaCO^3 + H^2O.$$
$$Ca(OH)^2 + CO^2 = CaCO^3 + H^2O.$$

Cette réaction permet de déceler rapidement la présence de l'anhydride carbonique et de le distinguer de l'*oxyde de carbone* qui ne la produit pas.

4. Le *chlorure barytique* précipite du *carbonate de baryum blanc*, soluble dans les acides :

$$Na^2CO^3 + BaCl^2 = BaCO^3 + 2NaCl.$$

5. Le *chlorure calcique* réagit de même :

$$Na^2CO^3 + CaCl^2 = CaCO^3 + 2NaCl.$$

6. Le *nitrate d'argent* et l'*acétate de plomb* précipitent du *carbonate d'argent* et du *carbonate de plomb* :

$$Na^2CO^3 + 2AgNO^3 = Ag^2CO^3 + 2NaNO^3.$$
$$Na^2CO^3 + (CH^3COO)^2Pb = PbCO^3 + 2CH^3.COONa.$$

7. Les *acides dilués* décomposent les carbonates en mettant de l'anhydride carbonique en liberté (*effervescence*) :

$$CaCO^3 + 2HCl = CaCl^2 + H^2O + CO^2.$$

DOSAGE DES SUBSTANCES MINÉRALES.

On entend par *dosage* d'un élément ou d'un groupe d'éléments la détermination de la proportion pour laquelle cet élément ou ce groupe d'éléments entre dans la composition d'une substance.

Il existe un grand nombre de méthodes de dosage ; on peut les grouper comme suit :

1° La méthode pondérale ;
2° La méthode titrimétrique ;
3° La méthode gazométrique ;
4° La méthode colorimétrique ;
5° La méthode densimétrique.

Les limites de ce travail ne nous permettent pas de décrire ces méthodes d'une façon systématique. On trouvera dans ce recueil, à mesure des besoins, les quelques déterminations quantitatives que l'hygiéniste peut avoir à exécuter.

Comme la méthode titrimétrique trouve des applications fréquentes non seulement en chimie, mais également en bactériologie, nous croyons utile de la décrire ici.

MÉTHODE DE DOSAGE PAR SOLUTIONS TITRÉES OU TITRIMÉTRIE.

Principe. — Cette méthode consiste à faire agir sur la substance à doser un réactif contenu dans une solution d'une concentration exactement connue, en d'autres termes dans une *solution titrée* ; elle n'est applicable que dans les cas où le *terme* de la réaction (apparition d'un précipité ou d'une coloration, modification d'une coloration, etc.) peut être apprécié exactement.

Exemple : Supposons qu'on laisse couler goutte à goutte dans une solution de sulfate ferreux une solution de permanganate de potassium ; les premières portions de cette dernière se décolorent ; en continuant l'addition, il arrive un moment où la décoloration ne se produit plus et où tout le liquide prend une teinte rosée, c'est-à-dire un moment où les dernières traces de sel ferreux ont été oxydées :

$$5\,Fe^2(SO^4)^2 + K^2Mn^2O^8 + 9\,H^2SO^4 = 5\,Fe^2(SO^4)^3 + 2\,KHSO^4 + Mn^2(SO^4)^2 + 8\,H^2O.$$

La méthode titrimétrique est basée d'une part sur la loi des proportions définies, en vertu de laquelle le poids de réactif utilisé [$K^2Mn^2O^8$]

est proportionnel à celui de la substance avec laquelle il réagit [$Fe^2(SO^4)^2$]; d'autre part sur le fait qu'une solution est et reste parfaitement homogène lorsqu'elle a été intimement mélangée. Il en résulte que les quantités de la solution titrée employées sont entre elles dans le même rapport que les poids de la matière avec lesquels elles réagissent. Donc, d'après le volume d'une solution titrée utilisé, on peut calculer, comme nous le verrons dans la suite, la proportion du corps à doser.

Le terme de la réaction ne peut pas être reconnu directement dans tous les cas ; on est généralement obligé d'ajouter un réactif spécial, un *indicateur*, qui marque le terme.

On désigne sous le nom de *titre* d'une solution le poids d'une matière déterminée contenu dans ou correspondant à 1 centimètre cube de la solution.

On peut préparer des solutions titrées à *titre empirique*, c'est-à-dire d'une concentration telle que leur titre, en fonction de la matière à doser, soit exprimé par un chiffre très simple. Exemples :

1° 1 centimètre cube d'une solution titrée de nitrate d'argent contenant par litre 4gr,7947 de $AgNO^3$ précipite 1 milligramme de Cl (Tcl. = 0gr,001).

2° 1 centimètre cube d'une solution d'acide oxalique employée pour le titrage de la solution de baryte (Voy. *Dosage du CO^2 dans l'air*) et qui renferme 1gr,412 d'acide oxalique par litre correspond à 0gr,25 CO^2.

Par opposition à ces solutions de titre empirique, on appelle *solutions normales* celles qui renferment par litre un poids d'une matière donnée, en rapport numérique simple avec le poids moléculaire de cette matière rapporté à l'hydrogène pris pour unité.

Exemple.— Le poids moléculaire de l'ammoniaque étant 16,93, une solution titrée qui renfermerait par litre 16gr,93 de ce réactif serait normale ; il en serait encore ainsi si elle renfermait un multiple ou un sous-multiple très simple de ce poids.

De Koninck donne le nom de *solutions normales-types* à celles qui renferment par litre le poids normal (*Winkler*) de la matière dissoute, c'est-à-dire un poids de la substance dissoute correspondant à 1 gramme d'hydrogène par rapport à la réaction en vue de laquelle la solution est préparée.

Exemples.— 1° Une solution normale-type d'acide chlorhydrique renfermera par litre 36gr,18 de cet acide ; en effet, le poids moléculaire de cet acide est 36,18 et la molécule HCl renferme 1 atome d'H, qui, dans les réactions, est substitué par 1 atome d'un métal monovalent; les 36gr,18 correspondent évidemment à 1 gramme d'H.

2° La solution normale-type d'acide sulfurique tiendra en solution $\frac{97,34}{2} = 48^{gr},67$ H^2SO^4 par litre, parce que H^2SO^4 renferme 2 atomes d'H susceptibles d'être substitués par des atomes métalliques monovalents dans les réactions où l'on utilise ce réactif.

On désigne sous les noms de *normales-décimes* ou *décinormales* et *normales-centimes* ou *centinormales* des solutions dont le titre est égal au dixième et au centième de celui des solutions normales correspondantes.

Mesures jaugées et graduées. — L'application de la méthode titrimétrique nécessite l'emploi d'un certain nombre de mesures spéciales en verre, jaugées ou graduées pour la température de 15°.

1° *Matras jaugés* (fig. 35) qui ont habituellement une capacité de 1000, 500, 250 et 100 centimètres cubes. Ils portent sur le col un *trait de jauge*; fréquemment, on grave sur le col deux traits de jauge dans ce cas, le trait inférieur est la *jauge par emplissage* et le trait supérieur est la *jauge par écoulement*; la différence entre les deux traits correspond à la quantité de liquide qui reste adhérente aux parois, après la vidange de l'appareil.

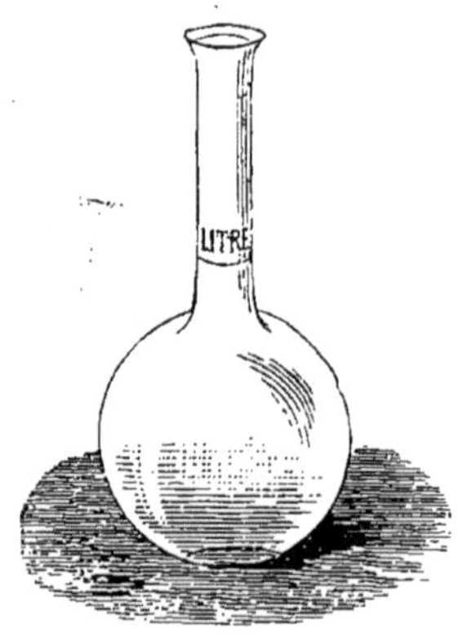

Fig. 35. — Matras jaugé.

2° Des *pipettes jaugées* (fig. 36) de 100, 50, 25, 10 et 5 centimètres cubes destinées à prélever des volumes déterminés d'une solution.

3° Des *pipettes graduées* (fig. 37) de 10, 5 et 1 centimètres cubes, divisées en dixièmes de centimètre cube, destinées au mesurage de faibles volumes.

4° Des *burettes graduées* (fig. 38) dont le type habituel est la burette de Mohr, tube cylindrique de 15 millimètres environ de diamètre, ouvert à la partie supérieure, rétréci à la partie inférieure. On adapte à cette dernière un bout de tuyau en caoutchouc, dans lequel est engagé un morceau de tube en verre effilé. Une pince venant serrer le tuyau en caoutchouc permet de régler l'écoulement du liquide. On peut aussi utiliser des burettes munies inférieurement d'un robinet en verre. La capacité ordinaire des burettes est de 60 centimètres cubes ; elles sont divisées en centimètres cubes et en dixièmes de centimètre cube. L'usage des burettes *à graduation* circulaire est à recommander.

Vérification des mesures jaugées et graduées. — En Belgique, les mesures en verre jaugées ou graduées *peuvent* être soumises à la vérification d'un service *libre* dépendant du Bureau central des poids et mesures (1).

Sont admis à la vérification : les ballons jaugés, les pipettes à un ou deux traits, les burettes et les pipettes graduées.

Les mesures appartenant à ces deux dernières catégories doivent toujours être jaugées par écoulement. Les ballons peuvent être

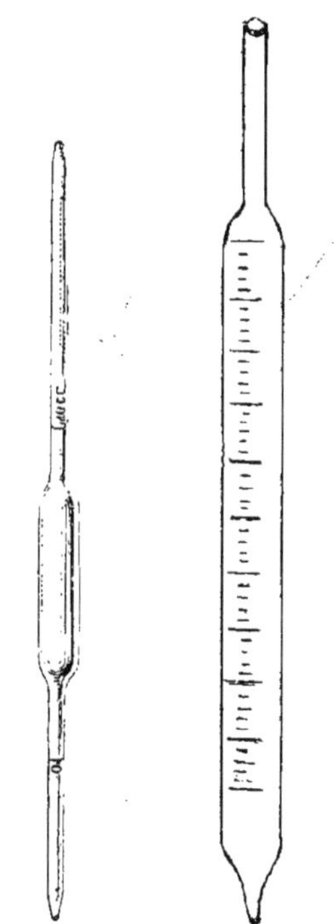

Fig. 36. — Pipette jaugée. Fig. 37. — Pipette graduée.

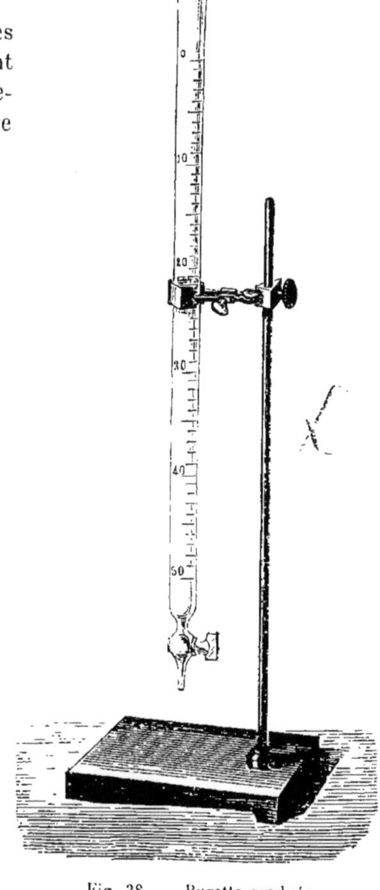

Fig. 38. — Burette graduée.

jaugés à la fois par écoulement et par emplissage ; toutefois, la distance entre les traits limitatifs correspondant à chacune des

(1) Ce bureau est établi au ministère de l'Industrie et du Travail de Belgique. Voy. *Bulletin du service de santé et de l'hygiène publique*, juillet 1904.

jauges doit être de 4 millimètres au moins. Si la mesure est jaugée par emplissage, elle portera la lettre E (emplir) et, si elle est jaugée par écoulement, la lettre V (vider) gravée à côté de l'indication du volume.

Les capacités admises couramment à la vérification sont les suivantes Ballons : 2 litres, 1 litre, $0^{lit},5$, $0^{lit},25$, $0^{lit},2$, $0^{lit},1$ et $0^{lit},05$;

Pipettes jaugées : 1 à 250 millilitres;

Pipettes et burettes graduées : 5 à 100 millilitres.

La vérification des mesures se fait au moyen d'eau distillée.

La lecture du niveau du liquide se fait toujours suivant le plan horizontal tangent à la surface du ménisque.

our tenir compte de la quantité de liquide restant adhérente aux parois après l'écoulement, on observe certaines précautions.

Dans les travaux exécutés au laboratoire, il conviendra d'observer ces précautions; voici les prescriptions du Bureau central des poids et mesures :

Ballons jaugés par écoulement :

Après que le liquide s'est écoulé, on laisse égoutter, durant une minute, le vase tenu obliquement et on enlève la dernière goutte.

Pipettes jaugées :

On les laisse se vider librement, le tube d'écoulement restant en contact avec la paroi du vase qui reçoit le liquide et, après que l'écoulement a cessé d'être d'un jet continu ou que la marque inférieure a été atteinte, on attend encore un quart de minute.

Burettes et pipettes graduées :

Lorsqu'on a laissé couler une quantité quelconque de liquide, on enlève la dernière goutte et l'on attend deux minutes avant de faire la lecture. En ce qui concerne les burettes, l'écoulement est réglé au moyen du robinet, de telle sorte que sa durée soit comprise entre les limites fixées par le règlement, c'est-à-dire que le diamètre de l'orifice d'écoulement doit être tel que l'écoulement libre dure au moins vingt à trente secondes pour un appareil d'une contenance de 50 à 100 millilitres.

APPLICATION DES PROCÉDÉS TITRIMÉTRIQUES.

A. **Alcalimétrie. — Acidimétrie.** — *a.* **Définitions.** — On entend par *alcalimétrie* ou *acidimétrie* la mesure, à l'aide de solutions titrées, de l'alcalinité ou de l'acidité d'une matière.

Pour doser la quantité d'hydrate ou de carbonate alcalin ou alcalino-terreux contenue dans une substance, on neutralise ces composés au moyen d'une solution titrée acide (*solution alcalimétrique*).

Réciproquement, on dose l'acidité d'une substance au moyen d'une solution titrée alcaline (*solution acidimétrique*).

Le terme de la réaction, c'est-à-dire le moment où l'on est arrivé à la neutralité, se reconnaît par le virage de la teinte d'un indicateur approprié.

Les acides que l'on rencontre le plus couramment dans l'analyse sont l'acide chlorhydrique, l'acide sulfurique, l'acide nitrique, l'acide oxalique, l'acide acétique.

Les acides réagissent avec les alcalis pour former des sels neutres comme l'indiquent les formules suivantes :

$$NaOH + HCl = NaCl + H^2O.$$

Poids moléculaire.	39,76	36,18
Poids normal.....	39,76	36,18

$$\underbrace{2\,KOH} + H^2SO^4 = K^2SO^4 + 2\,H^2O.$$

Poids moléculaire.	55,73	97,34
Poids normal.....	55,73	48,67

$$\underbrace{H^3N}.HOH + HNO^3 = H^4N.NO^3 + H^2O.$$

Poids moléculaire.	16,93	62,57
Poids normal.....	16,93	62,57

$$Na^2.CO^3 + H^2SO^4 = Na^2SO^4 + H^2O + CO^2.$$

Poids moléculaire.	105,31	97,34
Poids normal.....	52,65	48,67

$$Na^2CO^3 + \underbrace{2\,HCl} = 2\,NaCl + H^2O + CO^2.$$

Poids moléculaire.	105,31	36,18
Poids normal.....	52,65	36,18

$$\underbrace{2\,KOH} + \underbrace{C^2H^2O^4.2\,H^2O} = K^2C^2O^4 + 4\,H^2O.$$

Poids moléculaire.	55,73	125,1
Poids normal.....	55,73	62,55

Rapportons tous les poids à 1 gramme d'hydrogène, nous obtiendrons ainsi les poids normaux que nous avons inscrits en dessous des poids moléculaires.

En dissolvant dans de l'eau distillée un poids de matière correspondant au poids normal et en amenant la solution au volume de 1 litre, on obtient une *solution normale* (*solution normale-type*).

Par l'examen du tableau qui précède, nous voyons que ces solutions normales se correspondent volume à volume. En d'autres termes, 1 centimètre cube d'une solution normale alcaline neutralise exactement la quantité d'acide contenue dans 1 centimètre cube d'une solution normale acide, soit :

0gr,03618	HCl.
0gr,04867	H^2SO^4.
0gr,06257	HNO^3.
0gr,06255	$H^2C^2O^4.2\,H^2O$.

Réciproquement, 1 centimètre cube d'une solution normale acide neutralise exactement la quantité d'alcali contenue dans 1 centimètre cube d'une solution normale alcaline, soit :

0gr,03976 NaOH.
0gr,05573 KOH.
0gr,05265 Na^2CO^3.
0gr,01693 H^3N.

b. **Préparation des solutions alcalimétriques ou acidimétriques normales**. — Pour préparer une solution titrée normale, il suffit de peser exactement un poids de substance correspondant au poids normal, de le dissoudre dans de l'eau distillée et d'amener la solution au volume de 1 litre. Mais, en pratique, de toutes les substances citées plus haut il n'y a guère que l'acide oxalique et le carbonate de sodium qui permettent de préparer directement les solutions titrées par ce moyen.

Pour les autres substances, telles que l'hydrate potassique, l'hydrate sodique, l'acide chlorhydrique, l'acide sulfurique, qui ne présentent pas toujours une composition uniforme dans le commerce, la préparation est plus compliquée. On pèse une quantité de substance telle qu'on obtienne une solution d'une concentration voisine et un peu supérieure à celle que l'on veut préparer ; on détermine, au moyen d'un poids connu d'une substance pure réagissant avec la première, le titre de cette solution, et l'on calcule de combien elle doit être diluée pour avoir la concentration voulue.

c. **Dilution des solutions à une concentration déterminée**. — Les solutions premières qui serviront, après qu'on aura établi leur titre exact, à préparer des solutions d'un titre déterminé, s'obtiennent, comme nous venons de le dire, en pesant, *au trébuchet*, un poids convenable de matière (hydrate potassique, hydrate sodique, acide sulfurique pur) et en le dissolvant dans un volume déterminé d'eau distillée.

Si l'on doit partir d'un *liquide* trop concentré, par exemple de l'acide chlorhydrique concentré des laboratoires, on en détermine la densité (Voy. chap. I, *Densimètre*). On cherche dans une table la teneur pour 100 qui y correspond et l'on opère la dilution d'après le calcul suivant :

Premier cas. — Admettons, par exemple, que nous voulions transformer 1 200 grammes d'acide chlorhydrique à 33 p. 100 en acide à 25 p. 100 ; quel sera le volume x occupé par la solution diluée ?

Nous pouvons poser :

$$25 : 33 = 1200 : x.$$
$$25x = 33 \times 1200.$$
$$x = \frac{33 \times 1200}{25} = 1584.$$

Le résultat 1584 indique la quantité d'acide à 25 p. 100 que nous donneront les 1 200 grammes d'acide à 33 p. 100. Il est donc nécessaire que nous ajoutions 1 584 — 1 200 = 384 grammes d'eau distillée à nos 1 200 grammes d'acide pour le ramener au titre de 25 p. 100.

Deuxième cas. — Nous disposons d'une solution d'acide chlorhydrique à 33 p. 100 ; on demande de préparer 1 000 grammes d'acide chlorhydrique à 25 p. 100, en d'autres termes de calculer la quantité x de notre acide primitif qui doit être diluée à 1 000 grammes.

Posons la relation :

$$25 : 33 = x : 1\,000.$$
$$33x = 25 \times 1\,000.$$
$$x = \frac{25 \times 1\,000}{33} = 757{,}5.$$

Nous pèserons 757gr,5 de notre solution primitive et nous y ajouterons 1000 — 757,5 = 242gr,5 d'eau distillée.

d. **Solutions alcalimétriques.** — *Solution normale d'acide oxalique.* — ($C^2H^2O^4.2H^2O$; poids moléculaire : 125,1 ; poids normal : 62,55).

La solution normale d'acide oxalique renferme 62gr,55 d'acide oxalique pur ($C^2H^2O^4.\ 2H^2O$) par litre.

On prépare l'acide oxalique pur en faisant digérer, en agitant, dans un ballon, avec de l'eau distillée tiède, de l'acide oxalique du commerce réduit en poudre et en proportion telle qu'il reste une notable quantité d'acide non dissous ; on filtre sur un filtre à plis et on laisse cristalliser par un refroidissement rapide. Les cristaux égouttés sur un entonnoir sont étalés sur du papier à filtrer, on les laisse sécher à la température ordinaire, en les garantissant de la poussière.

On pèse exactement, à la balance de précision, 62gr,55 de l'acide oxalique pur que l'on fait tomber, en se servant d'un entonnoir, dans un ballon jaugé de 1 litre ; on ajoute de l'eau distillée, on fait dissoudre en agitant de temps en temps, on remplit jusqu'au trait de jauge (jauge par emplissage) ; on mélange et l'on conserve la solution en la préservant de l'action directe des rayons du soleil.

La solution normale d'acide oxalique se conserve sans se décomposer ; les solutions plus étendues, par exemple l'acide oxalique normal au dixième, éprouvent une altération. Il s'y développe une végétation cryptogamique que l'on peut, du reste, arrêter complètement en maintenant la solution étendue, dans un flacon bien fermé, pendant une demi-heure, au bain-marie chauffé à 60° ou 70°.

Solution normale d'acide sulfurique. — La solution normale d'acide sulfurique contient par litre 48gr,67 H^2SO^4.

On pèse au trébuchet 77gr,5 d'acide sulfurique concentré, on le dilue avec de l'eau distillée de façon à obtenir un volume de 1 250 centimètres cubes environ; le mélange ainsi obtenu, après refroidissement, aura une densité voisine de 1 040. On détermine le titre exact de cette solution en se servant du carbonate sodique sec obtenu comme suit :

On pulvérise du bicarbonate sodique pur et on le chauffe dans une capsule en platine pour le transformer en carbonate neutre. Avant le refroidissement complet, on en introduit 1 gramme à 1gr,5 dans un tube pèse-filtre taré, on laisse refroidir dans l'exsiccateur ; une nouvelle pesée fait connaître le poids exact de la prise d'essai. On prépare de la même façon une ou deux autres prises de carbonate sodique ; on dissout ces prises chaque fois dans 100 centimètres cubes d'eau distillée environ et l'on y ajoute quelques gouttes d'une solution de méthylorange, de façon que les liquides prennent une teinte jaune très pâle. On laisse couler ensuite, dans chacune de ces solutions, de l'acide sulfurique préparé comme il a été dit plus haut, jusqu'à neutralisation parfaite, c'est-à-dire jusqu'à ce que la teinte jaune vire au rouge pâle.

Lorsqu'on opère à froid, il convient d'employer comme indicateur le méthylorange, parce qu'il n'est pas influencé par l'acide carbonique qui se forme au cours de l'opération.

On peut employer la teinture de tournesol, mais alors il faut, après chaque addition d'acide, expulser l'anhydride carbonique par ébullition ; l'opération est plus longue.

On note les volumes de la solution acide nécessaires pour obtenir la neutralisation, on les rapporte à 1 gramme de carbonate et on examine si les résultats concordent. Dans ce cas, on peut établir le calcul suivant :

Supposons qu'on ait opéré sur une prise de 1gr,5 de Na^2CO^3 et qu'on ait employé pour le titrage 22 centimètres cubes d'acide sulfurique.

La réaction se passe suivant l'équation :

$$\underset{105,31}{Na^2CO^3} + \underset{97,34}{H^2SO^4} = Na^2SO^4 + H^2O + CO^2.$$

$$105,31 : 97,34 = 1,5 : x.$$

$$x = \frac{97,34 \times 1,5}{105,31} = 1,3864.$$

Le poids 1gr,3864 d'H^2SO^4 est contenu dans 22 centimètres cubes de la solution d'acide sulfurique, c'est-à-dire dans le volume de cette solution employé pour décomposer 1 gramme de Na^2CO^3.

Le titre acide sulfurique de cette solution acide est égal à :

$$\frac{1,3864}{22} = 0,06301.$$

Elle contient donc par litre 63gr,01 H^2SO^4.

Pour la rendre normale, on établit la proportion suivante :

$$63,01 : 1\,000 = 48,67 : x.$$
$$x = 772,4.$$

On prélève exactement 772cc,4 de la solution acide, on les introduit dans un matras jaugé de 1 litre et on complète le volume jusqu'au trait de jauge (emplissage).

Lorsqu'on dispose d'une solution normale alcaline, on peut opérer plus simplement par comparaison de la façon suivante :

On introduit la solution acide trop concentrée dans une burette.

On mesure exactement dans un vase de Berlin 20 centimètres cubes d'une solution normale alcaline qu'on additionne de quelques gouttes de teinture de tournesol.

On laisse couler la solution acide jusqu'à neutralisation, on note le volume employé. On prend la moyenne de plusieurs essais.

Supposons qu'il ait fallu 17cc,3 de la solution acide, on établit la proportion suivante :

$$17,3 : 20 = x : 1\,000.$$
$$x = 865.$$

865 représente le volume de la solution acide trop concentrée qui doit être dilué à 1 litre.

Solution normale d'acide chlorhydrique. — La solution normale d'acide chlorhydrique contient par litre 36gr,18 HCl.

On commence par ajouter à de l'acide chlorhydrique fumant, de l'eau distillée dans des proportions telles que le mélange ait une densité de 1,020 environ; la concentration de cette solution (4,13 p. 100 HCl) est un peu supérieure à celle de l'acide normal (1).

Pour déterminer le titre exact de cette solution et pour la diluer de façon à la rendre normale, on opère exactement suivant l'une ou l'autre méthode indiquée à propos de l'acide sulfurique.

(1) Voy. table, par exemple *Chemiker Kalender*.

On se rappellera que la réaction se passe de la façon suivante :

$$\underset{105,31}{Na^2CO^3} + \underset{72,36}{2HCl} = 2NaCl + H^2O + CO^2.$$

e. **Solutions acidimétriques.** — *Solution normale d'hydrate sodique.* — La solution normale de soude caustique contient 39gr,76 de NaOH par litre.

On l'obtient par comparaison avec une solution normale acide quelconque.

On prépare une solution de densité de 1,06 environ ; à cet effet, on pèse au trébuchet 62gr,5 d'hydrate sodique, on les dissout dans de l'eau distillée et l'on porte le volume à 1 250 centimètres cubes. On remplit une burette au moyen de cette solution. D'autre part, on introduit dans un vase de Berlin 20 centimètres cubes d'une solution normale acide, on les dilue avec un peu d'eau distillée et l'on ajoute quelques gouttes de teinture de tournesol ou d'une solution de phénolphtaléine.

On y laisse couler la solution d'hydrate sodique jusqu'à ce que l'acide soit neutralisé ; si la solution alcaline était normale, il en faudrait exactement 20 centimètres cubes.

Supposons qu'il en ait fallu seulement 17cc,1 ; nous dirons :

$$17,1 : 20 = x : 1\,000.$$

On introduit le volume x de solution alcaline primitive dans un ballon jaugé de 1 litre ; on complète ce volume jusqu'au trait de jauge par emplissage, au moyen d'eau distillée ; on agite parfaitement le mélange, qui représentera une solution normale exacte.

Solution normale d'hydrate potassique. — Cette solution doit contenir par litre 55gr,73 de KOH. On commence par préparer une solution plus forte, soit une lessive de potasse d'une densité de 1,05 environ, qu'on obtient en pesant au trébuchet 81gr,25 de potasse caustique à l'alcool, on dissout dans l'eau et l'on porte le liquide au volume de 1 250 centimètres cubes.

On continue les opérations exactement comme dans le cas précédent.

f. **Principaux indicateurs employés en alcalimétrie et en acidimétrie.** — Leurs caractères sont résumés dans la table I.

TABLE I. — Principaux indicateurs employés en alcalimétrie et en acidimétrie.

	NOMS.	SOLUTION employée.	COLORATION.		REMARQUES.
			Milieu alcalin.	Milieu acide.	
Indicateurs peu influencés ou pratiquement non influencés par l'acide carbonique.	*Méthylorange* (hélianthine), orange III. Diméthylorange. Diméthylamidoazobenzolsulfonate de Na.	Solution aqueuse 1 : 1000.	Jaune.	Rouge.	N'est pas utilisable en présence des acides organiques.
	Cochenille.	Solution alcoolique (Voy. *Réactifs*).	Rouge violet.	Rouge jaune.	Peut être employée à la lumière artificielle.
Indicateurs influencés par l'acide carbonique.	*Phénolphtaléine.*	Solution alcoolique 1 : 100.	Rouge.	Incolore.	Ne peut pas être employée en présence d'ammoniaque. Est surtout recommandable pour le dosage des hydrates alcalins fixes et pour celui des acides organiques.
	Tournesol.	Solution aqueuse (Voy. *Réactifs*).	Bleu. Violet en milieu neutre.	Acides faibles : Rouge vineux. Acides forts : Rouge-pelure d'oignon.	Peu recommandable à la lumière artificielle.
	Acide rosolique.	Solution alcoolique 1 : 100.	Rouge.	Jaune.	

B. **Procédés basés sur une oxydation.** — *a.* **Oxydation directe**. — Ces méthodes sont basées sur l'abandon d'une quantité connue d'oxygène par la substance contenue dans la liqueur titrée. Nous verrons des applications de cette méthode dans l'analyse des eaux, pour le dosage des sels ferreux, des nitrites et des matières organiques. Le permanganate de potassium est une matière qui rend de grands services dans ces cas ; en effet, grâce à son pouvoir colorant, le moindre excès de réactif indique le terme de la réaction sans l'emploi d'indicateur.

En présence de réducteurs en solution sulfurique, le permanganate de potassium se décompose suivant l'équation :

$$\underset{313,94}{K^2Mn^2O^8} + 4H^2SO^4 = 2KHSO^4 + 2MnSO^4 + 3H^2O + \underset{\underbrace{5\times15,88}_{79,40}}{5O}.$$

Il résulte de cette équation que le poids normal du $K^2Mn^2O^8$ est égal au dixième de son poids moléculaire.

La solution normale de permanganate de potassium renfermera donc 31gr,394 de $K^2Mn^2O^8$ par litre.

On se sert généralement de solutions $\frac{N}{10}$ et $\frac{N}{100}$ contenant respectivement 3gr,1394 et 0gr,31394 de $K^2Mn^2O^8$ par litre.

A. *Préparation d'une solution de permanganate de potassium normale-décime.* — On dissout dans un litre d'eau distillée 3gr,2 à 3gr,5 de permanganate de potassium ; on a ainsi une solution $\frac{N}{10}$ approximative.

Pour déterminer le titre exact de cette solution, on introduit, dans un matras de 500 centimètres cubes de capacité environ, 25 centimètres cubes d'une solution $\frac{N}{10}$ d'acide oxalique, on ajoute 200 centimètres cubes d'eau distillée et 10 centimètres cubes d'acide sulfurique concentré. On chauffe le mélange à 60°-70° et, d'une burette, on laisse couler la solution de permanganate jusqu'à obtention d'une coloration rose faible ; soit V le volume lu sur la burette ; un calcul simple permet de diluer la solution de permanganate de façon à la rendre exactement normale-décime :

$$V : 25 = x : 1\,000.$$

On prélève x centimètres cubes de la solution approximative, on les introduit dans un matras jaugé, on complète le volume à 1 000 centimètres cubes.

Généralement, on se contente d'exprimer la valeur d'une solution de permanganate $\frac{N}{10}$ approximative par rapport à une solution $\frac{N}{10}$ d'acide oxalique.

B. *Préparation d'une solution de permanganate de potassium* $\frac{N}{100}$. — On introduit, dans un matras jaugé de 1 litre, 100 centimètres cubes de la solution de $K^2Mn^2O^8$ $\frac{N}{10}$ approximative et on les dilue jusqu'au trait de jauge (emplissage). On détermine le titre exact de cette solution comme suit :

Dans un ballon de 300 centimètres cubes de capacité environ, on introduit 100 centimètres cubes d'eau distillée purissime et 5 centimètres cubes d'acide sulfurique dilué (1 + 3 aq.) ; on porte à l'ébullition.

D'une burette, on laisse couler dans le liquide 5 centimètres cubes de la solution de permanganate, on fait bouillir pendant dix minutes, on cesse de chauffer et on ajoute 10 centimètres cubes d'une solution d'acide oxalique $\frac{N}{10}$ contenue dans une burette ; le liquide se décolore ; on ajoute goutte à goutte au liquide encore chaud de la solution de permanganate jusqu'à obtention d'une couleur rose pâle ; supposons qu'on en ait utilisé N centimètres cubes. Le nombre total 5 + N centimètres cubes de permanganate employés correspond à 0gr,006255 d'acide oxalique contenus dans 10 centimètres cubes de la solution $\frac{N}{10}$ d'acide oxalique ; 5 + N centimètres cubes renferment exactement 0gr,003139 de permanganate de potassium ou 0gr,00079 d'oxygène disponible pour l'oxydation.

En divisant 0,003139 ou 0,00079 par 5 + N, on obtient la quantité de permanganate ou d'oxygène disponible contenue dans 1 centimètre cube de la solution de permanganate, c'est-à-dire le *titre permanganate* ou le *titre oxygène* de la solution.

Détermination du titre exact d'une solution de permanganate au moyen du sel de Mohr. — On prépare une solution $\frac{N}{100}$ de sulfate ferroso-ammonique (sel de Mohr) $FeSO^4(NH^4)^2SO^4 + 6H^2O$ (poids moléculaire = 389,42) en dissolvant 3gr,8942 de ce sel pur, cristallisé, sec, dans de l'eau distillée qu'on a soumise à une ébullition préalable et qu'on a abandonnée au refroidissement. On complète le volume à 1 litre.

On mesure 25 centimètres cubes de cette solution, on les dilue avec de l'eau distillée jusqu'au volume de 100 centimètres cubes environ, on ajoute 5 centimètres cubes d'acide sulfurique dilué (1 + 3 aq.) et on y laisse couler goutte à goutte la solution de permanganate $\frac{N}{100}$ approximative, dont il a été question dans l'essai précédent, jusqu'à obtention d'une coloration rose faible.

On note le volume de permanganate employé, soit N centimètres cubes.

Pour rendre la solution de permanganate exactement normale-centime, ce qui n'est pas indispensable, on pose l'équation suivante :

$$N : 25 = x : 1000.$$

Cette solution de permanganate sert pour le dosage des nitrites dans les eaux par le procédé *Feldhaus-Kubel* (Voy. *Analyse de l'eau* : chap. III, *Recherches spéciales*).

Préparation d'une solution titrée de nitrite de potassium en se servant d'une solution de permanganate. — Nous voulons parler de la solution de nitrite potassique employée dans la méthode de *Trommsdorff* comme terme de comparaison pour le dosage colorimétrique de l'acide nitreux dans les eaux. Cette solution doit contenir 0gr,00001 N^2O^3 par litre.

On dissout environ 2gr,3 de nitrite potassique dans 1 litre d'eau distillée. On mesure dans un matras 10 centimètres cubes de solution titrée $\frac{N}{10}$ approximative de permanganate de potassium, dont on a établi la valeur par rapport à une solution titrée $\frac{N}{10}$ d'acide oxalique, on ajoute un peu d'eau distillée, on acidule au moyen d'acide sulfurique, on chauffe à 40° et on laisse couler de la solution de nitrite contenue dans une burette, jusqu'à décoloration. Le résultat permet de calculer de combien il faut diluer la solution de nitrite pour que 1 centimètre cube contienne 0gr,00001 N^2O^3.

En effet, comme il résulte de l'équation :

$$\underbrace{5N^2O^3}_{5 \times 75,50} + \underbrace{2K^2Mn^2O^8}_{2 \times 313,94} + 6H^2SO^4 = 5N^2O^5 + 2K^2SO^4 + 4MnSO^4 + 6H^2O.$$

1 centimètre cube d'une solution $\frac{N}{10}$ de $K^2Mn^2O^8$ oxyde 0gr 0018 N^2O^3 à l'état de N^2O^5.

b. **Oxydation indirecte. — Iodométrie.** — L'iodométrie comporte les méthodes d'oxydation indirectes et peut être appliquée dans tous les cas où il s'agit de doser l'iode *libre* ou *mis en liberté* aux dépens de l'iodure de potassium, par exemple :

$$KI + Cl = KCl + I.$$

Pour doser l'iode libre, on se sert d'une solution titrée d'hyposulfite de sodium qui réagit comme suit :

$$2Na^2S^2O^3.5H^2O + 2I = 2NaI + \underbrace{Na^2S^4O^6}_{\text{Tétrathionate de sodium.}}$$

On a besoin des solutions suivantes :

1° *Une solution d'hyposulfite de sodium.* — On pèse 30 grammes environ de ce sel et on les dissout dans 1 litre d'eau distillée. On obtient de cette façon une solution $\frac{N}{10}$ approximative dont on détermine le titre exact au moyen d'une solution titrée d'iode.

2° *Une solution titrée* $\frac{N}{10}$ *d'iode* qu'on prépare en dissolvant 12gr,601 d'iode fraîchement sublimé dans 100 centimètres cubes d'une solution d'iodure potassique à 20 p. 100 ; on complète ensuite le volume à 1 000 centimètres cubes.

Il est plus commode de préparer un mélange dans lequel on met en liberté une quantité connue d'iode au moyen du bichromate de potassium :

$$K^2Cr^2O^7 + 7H^2SO^4 + 6KI = Cr^2(SO^4)^3 + 4K^2SO^4 + 6I + 7H^2O.$$

A cet effet, on prépare :

3° *Une solution titrée* $\frac{N}{10}$ *de bichromate de potassium* renfermant par litre 4gr,871 de $K^2Cr^2O^7$ pesés exactement à la balance de précision.

Le poids moléculaire du bichromate de potassium est 292,26. Comme 1 molécule de bichromate met en liberté 6 atomes d'iode, son poids normal sera :

$$\frac{292,26}{6} = 48,71.$$

4° On aura encore besoin d'une *solution d'empois d'amidon* (Voy. *Réactifs*).

On opère comme suit :

On introduit 10 centimètres cubes exactement mesurés de la solution de bichromate dans un vase de Berlin avec une quantité d'iodure de potassium suffisante (0gr,5) pour maintenir en dissolution l'iode qu'on mettra en liberté au moyen d'acide sulfurique. On ajoute de l'eau distillée de façon à obtenir un volume de 50 centimètres cubes environ.

On laisse couler dans ce mélange la solution d'hyposulfite qui se trouve dans une burette jusqu'à ce que la coloration due à l'iode ne soit plus que d'un jaune faible. A ce moment, on ajoute quelques gouttes de la solution d'empois d'amidon et l'on continue à ajouter goutte à goutte de la solution d'hyposulfite jusqu'à ce que la coloration bleue ait fait place à une coloration vert pâle.

Nous savons que dans notre mélange nous avons mis en liberté 0gr,12601 d'iode.

Supposons que pour combiner cette quantité d'iode il nous ait fallu 9cc,5 de la solution d'hyposulfite.

Nous dirons que 1 centimètre cube de la solution d'hyposulfite correspond à :

$$\frac{0,126}{9,5} = 0^{gr},01326 \text{ d'iode.}$$

Nous pouvons encore diluer la solution d'hyposulfite de façon qu'elle soit exactement décinormale.

Nous poserons à cet effet l'équation suivante :

$$9,5 : 10 = x : 1\,000.$$

C. **Procédés basés sur une précipitation.** — Ces méthodes sont basées sur la formation d'une substance insoluble résultant d'une double décomposition entre le corps à doser et le réactif.

Comme application de ce principe, nous ne rencontrerons guère que le dosage du chlore par une solution titrée de nitrate d'argent.

Solution titrée $\frac{N}{10}$ de nitrate d'argent. — Le poids moléculaire du nitrate d'argent est représenté par 168,68 ; son poids normal-décime sera donc 16,868.

Pour préparer une solution $\frac{N}{10}$ de $AgNO^3$, on pèse, à la balance de précision, 16gr,868 de cette substance ; on les dissout dans un peu d'eau distillée, dans un ballon jaugé, et l'on porte le volume à 1 litre.

1 centimètre cube de la solution de $AgNO^3 \frac{N}{10}$ équivaut à :

$$0^{gr},003518 \text{ Cl}$$

et à :

$$0^{gr},005806 \text{ NaCl}.$$

Préparation des solutions normales-décimes et normales-centimes. — Nous avons exposé plus haut (p. 72) la définition des solutions normales-décimes et normales-centimes et nous avons donné des exemples de leur mode de préparation (p. 83, 85, 86) ; rappelons qu'on pèse exactement une quantité de matière correspondant au dixième ou au centième du poids normal, on la dissout dans l'eau distillée et on complète le volume de la solution jusqu'à 1 litre dans un ballon jaugé.

Il nous reste à indiquer un autre procédé de préparation, utilisable dans les cas où l'on dispose d'une solution normale : on peut en prélever 100 ou 10 centimètres cubes, les introduire dans un ballon jaugé et compléter le volume à 1 litre.

Conservation des solutions titrées. — La conservation des réactifs employés en solutions titrées, pour autant qu'ils soient inaltérables (chlorure de sodium, nitrate d'argent pur, dichromate de potassium), n'exige aucune précaution spéciale ; il suffit d'éviter l'évaporation par un bouchage convenable des flacons et d'agiter ceux-ci au moment de l'emploi.

Certaines substances peuvent se modifier sous l'influence de la lumière (permanganate potassique, acide oxalique) ; on conserve leurs solutions dans l'obscurité.

D'autres solutions, par exemple celle d'hydrate barytique, doivent être soustraites à l'action de l'anhydride carbonique de l'air (Voy. *Recherches spéciales*, chap. I, *Atmosphère*).

Lorsqu'on opère par la méthode titrimétrique, il faut avoir soin de conserver les solutions dans des conditions telles que leur température ne varie pas notablement d'un essai à l'autre, afin d'éviter des causes d'erreurs dues à la dilatation.

Dans l'exposé des méthodes titrimétriques, nous avons utilisé comme poids des atomes les chiffres adoptés par la Commission internationale des poids atomiques ; à la page 88 on trouvera la table qu'elle a dressée en prenant l'hydrogène comme unité (table II).

TABLE II. — **Poids atomiques** (H = 1).

Aluminium..	26,9	Glucinium...	9,03	Radium......	223,3
Antimoine...	119,3	Hélium......	4,0	Rhodium....	102,2
Argent......	107,11	Hydrogène...	1,0	Rubidium....	84,9
Argon.......	39,6	Indium......	114,1	Ruthénium..	100,9
Arsenic......	74,4	Iode........	126,01	Samarium...	149,2
Azote......	13,93	Iridium......	191,5	Scandium....	43,8
Baryum.....	136,4	Krypton.....	81,2	Sélénium....	78,6
Bismuth.....	206,9	Lanthane....	137,9	Silicium.....	28,2
Bore.........	10,9	Lithium.....	6,98	Sodium.....	22,88
Brome.......	79,36	Magnésium..	24,18	Soufre.......	31,82
Cadmium....	111,6	Manganèse...	54,6	Strontium....	86,94
Cæsium......	131,9	Mercure.....	198,5	Tantale......	181,6
Calcium.....	39,7	Molybdène...	95,3	Tellure......	126,6
Carbone.....	11,91	Néodyme....	142,5	Terbium.....	158,8
Cérium......	139,2	Néon........	19,9	Thallium....	202,6
Chlore.......	35,18	Nickel.......	58,3	Thorium....	230,8
Chrome......	51,7	Niobium.....	93,3	Thulium.....	169,7
Cobalt.......	58,55	Or.........	195,7	Titane.......	47,7
Cuivre.......	63,1	Osmium.....	189,6	Tungstène...	182,6
Erbium......	164,7	Oxygène....	15,88	Uranium.....	236,7
Etain........	118,1	Palladium....	105,7	Vanadium...	50,8
Fer..........	55,5	Phosphore...	30,77	Xénon.......	127,7
Fluor........	18,9	Platine......	193,3	Ytterbium...	171,7
Gadolinium..	154,8	Plomb.......	205,35	Yttrium.....	88,3
Gallium......	69,5	Potassium...	38,85	Zinc.........	64,9
Germanium..	72,0	Praséodyme.	139,4	Zirconium...	89,9

CARACTÈRES DES PRINCIPALES COMBINAISONS ORGANIQUES.

Acide acétique, CH^3COOH. — Acétates.

1. L'acide acétique anhydre est un liquide incolore, d'une odeur fortement acide, caustique, qui, à une température inférieure à 16°, se prend en une masse cristalline (*acide acétique glacial*). L'acide acétique anhydre bout à 118° et donne à cette température des vapeurs qui brûlent avec une flamme bleu pâle. Il est très soluble dans l'eau, l'alcool, l'éther, le chloroforme.

2. La plupart des acétates sont facilement solubles dans l'*eau*, plus difficilement dans l'*alcool*.

3. Le *nitrate d'argent* donne dans les solutions concentrées d'acétates alcalins un précipité cristallin d'*acétate d'argent*, difficilement soluble dans l'eau froide et dans l'ammoniaque :

$$CH^3.COOK + AgNO^3 = CH^3.COOAg + KNO^3.$$

4. Le *chlorure ferrique* communique aux solutions aqueuses neutres des acétates une coloration rouge foncé (*acétate ferrique*) qui disparaît par une addition d'acide chlorhydrique. Lorsqu'on fait bouillir la solution d'un acétate additionnée de chlorure ferrique, il se précipite de l'*acétate ferrique basique* et le liquide se décolore :

$$3CH^3.COOK + FeCl^3 = (CH^3.COO)^3Fe + 3KCl.$$
$$(CH^3.COO)^3Fe + 2H^2O = (CH^3.COO)(OH)^2Fe + 2CH^3.COOK.$$

5. Lorsqu'on dessèche un mélange d'*acétate alcalin* et d'*anhydride arsénieux*, puis qu'on le chauffe fortement dans un tube à réaction, il se dégage une odeur infecte due à la formation d'un corps toxique : la *diméthylarsine* (*oxyde de kakodyle*) : $O<\begin{matrix}As\ (CH^3)^2\\As\ (CH^3)^2\end{matrix}$.

6. Lorsqu'on chauffe les acétates avec de l'*acide sulfurique dilué*, l'acide acétique mis en liberté se volatilise et peut être reconnu facilement à son odeur. Lorsqu'on chauffe les acétates avec de l'alcool et de l'acide sulfurique, il se développe une odeur agréable d'*éther acétique* :

$$CH^3COOK + C^2H^5.OH + H^2SO^4 = CH^3.COOC^2H^5 + H^2O + KHSO^4.$$

Acide oxalique $\begin{matrix}COOH\\|\\COOH\end{matrix} + 2H^2O$. — Oxalates.

1. L'acide oxalique cristallise de ses solutions aqueuses avec deux molécules d'eau sous forme de prismes monocliniques ; conservés à la température ordinaire au-dessus de l'acide sulfurique concentré et à l'air à une température plus élevée, ils perdent déjà leur eau de cristallisation. Lorsqu'on chauffe lentement l'acide oxalique anhydre, il sublime sous forme de fines aiguilles blanches ; lorsqu'on chauffe rapidement, il se décompose de la façon suivante :

$$\begin{matrix}COOH\\|\\COOH\end{matrix} = CO + CO^2 + H^2O.$$

Cette même décomposition se produit lorsqu'on chauffe l'acide oxalique avec de l'acide sulfurique concentré.

2. L'acide oxalique est très soluble dans l'*eau* et dans l'*alcool* à chaud. A la température ordinaire, 1 partie d'acide oxalique se dissout dans 10 parties d'eau et dans 2,5 parties d'alcool.

3. La réaction la plus caractéristique de l'acide oxalique et des oxalates se produit avec les *sels calciques* :

Lorsqu'on additionne une solution d'un sel calcique (neutre, ammoniacale ou acétique) d'*acide oxalique* ou d'*un oxalate*, il se forme un précipité blanc d'*oxalate de calcium* :

$$(COO)^2Na^2 + CaCl^2 = (COO)^2Ca + 2NaCl.$$

Acide tartrique $\begin{matrix} CH(OH).COOH \\ | \\ CH(OH).COOH \end{matrix}$. — **Tartrates.**

1. L'acide tartrique cristallise sans eau de cristallisation en prismes incolores, d'une saveur acide, qui ne s'altèrent pas à l'air. La dissolution aqueuse est dextrogyre. L'acide tartrique fond à 170°.

2. L'acide tartrique se dissout facilement dans l'*eau* et dans l'*alcool*, difficilement dans l'*éther*. 100 parties d'eau dissolvent, à 20°, 139,4 parties d'acide tartrique. Dans l'alcool à 90-91 p. 100, l'acide tartrique se dissout dans la proportion de 1 : 2,5.

3. L'*acétate de potassium* produit dans les solutions suffisamment concentrées d'acide tartrique ou de tartrates, immédiatement ou après quelque temps, un précipité cristallin de *tartrate acide de potassium* $[CH(OH)COO]^2HK$.

Ce dernier se dissout dans les acides minéraux. Lorsque la précipitation ne se produit pas immédiatement, on peut la hâter en frottant les parois du vase avec une baguette en verre ou bien en ajoutant de l'alcool.

4. Le *chlorure calcique* et le *sulfate calcique* ne produisent pas de précipité dans les solutions d'acide tartrique; la précipitation a lieu lorsqu'on sature l'acide au moyen d'une base, par exemple l'ammoniaque. Le tartrate de calcium est soluble dans la solution de potasse caustique (comparer citrate calcique).

5. Lorsqu'on chauffe à 125°130° une petite quantité d'acide tartrique ou d'un tartrate avec 1 centimètre cube d'une solution de 1 partie de *résorcine* dans 100 parties d'acide sulfurique concentré, on obtient, en l'absence de nitrates ou de nitrites, une coloration violette. L'acide citrique ne donne pas cette réaction.

6. Lorsqu'on ajoute à la solution aqueuse d'acide tartrique ou d'un tartrate I ou II gouttes d'une solution de *sulfate ferreux* et III ou IV gouttes d'*eau oxygénée*, puis qu'on ajoute un excès d'une solution de *potasse caustique*, il se produit une coloration violette intense.

7. La présence de l'acide tartrique empêche la précipitation des sels cuivriques par les hydrates alcalins (liqueur de Fehling).

Acide citrique $C^3H^4(OH)(COOH)^3 + H^2O$. — **Citrates.**

1. L'acide citrique se présente sous forme de prismes rhombiques, d'une saveur acide, qui fondent à 100° dans leur eau de cristallisation; il est facilement soluble dans l'eau et dans l'alcool, difficilement dans l'éther.

Les solutions d'acide citrique et de citrates présentent des réactions analogues à celles des tartrates.

2. La réaction suivante permet de différencier un tartrate d'un citrate : le *chlorure calcique* donne, dans une solution d'acide citrique, neutralisée au moyen de soude caustique, un précipité blanc floconneux de *citrate de calcium*, insoluble dans une solution de potasse caustique.

Dissolvants carbonés.

Dans les laboratoires, on se sert souvent de liquides organiques connus sous le nom de *dissolvants carbonés*, pour dissoudre des matières organiques, telles que les graisses, les alcaloïdes, etc.

Nous résumerons les principaux caractères de ces substances dans la table III.

Table III. — **Dissolvants carbonés.**

NOMS.	FORMULES.	SOLUBILITÉ DANS			DENSITÉ.	POINT d'ébullition.
		l'eau	l'alcool à 90-91 0/0.	l'éther.		
Éther de pétrole		Insoluble.	Soluble.	Soluble.	0,64-0,67	50°-75°
Benzol	C^6H^6	Insoluble.	Soluble.	Soluble.	0,879	80°,3
Chloroforme.	$CHCl^3$	Insoluble.	Soluble.	Soluble.	1,526	61°,0
Tétrachlorure de carbone..	CCl^4	Insoluble.	Soluble.	Soluble.	1,63	78°,1
Alcool éthylique.......	$C^2H^5.OH$	Soluble.		Soluble.	0,800	78°,4
Éther sulfurique	$C^2H^5.O.C^2H^5$	1 : 12	Soluble.		0,736	35°,0
Sulfure de carbone	CS^2	2 : 1000	Soluble.		1,292	46°,0

E. Barral, Précis d'analyse chimique qualitative. Paris, Baillière, 1904; Précis d'analyse chimique quantitative. Paris, Baillière, 1905; Précis d'analyse chimique biologique générale. Paris, Baillière, 1908. — *H. Beckurts*, Analytische Chemie für Apotheker. Stuttgart, F. Enke, 1896. — *R Biedermann*, Chemiker Kalender. Berlin, Springer. — *E. Bouant*, Dictionnaire de chimie. Paris, Baillière. — *L.-L. de Koninck*, Traité de chimie analytique minérale qualitative et quantitative. Liége. Nierstrasz, 1894. — *L.-L. de Koninck* et *Meinecke*, Lehrbuch der qualitativen und quantitativen chemischen Analyse. Berlin, 1904. — *R. Fresenius*, Traité d'analyse chimique qualitative (trad. L. Gautier). Paris, Masson, 1897; Traité d'analyse chimique quantitative (trad. L. Gautier). Paris, Masson, 1900. — *A. Gilkinet*, Traité de chimie pharmaceutique. Liége, Vaillant-Carmanne, 1899. — *E. Jungfleisch*, Manipulations de chimie. Paris, Baillière, 1893. — *G. Lunge*, Chemisch-technische Untersuchungsmethoden, t. I. Berlin, Springer, 1899. — *E. Prost* Analyse chimique minérale qualitative et quantitative. Paris, Béranger, 1905. — *E. Schmidt*, Ausführliches Lehrbuch der pharmaceutischen Chemie. Braunschweig, Vieweg, 1898. — *Würtz* et *Friedel*, Dictionnaire de chimie pure et appliquée. Paris, Hachette. — Pharmacopée belge, 3e édition. Bruxelles, Weissenbruch, 1906.

CHAPITRE III

MÉTHODES MICROSCOPIQUES

Dans l'exposé qui va suivre, nous ne donnerons que quelques notions nécessaires pour le maniement d'un microscope et pour son entretien.

OBJECTIFS.

Les objectifs se composent d'un jeu de lentilles formées chacune de deux verres de composition différente, accolés l'un à l'autre ; l'un de ces verres, plan-concave, est en flint-glass; l'autre, biconvexe, est en crown-glass; cette association a pour but de corriger l'aberration de réfrangibilité et de rendre les objectifs *achromatiques*. Par ce moyen, l'aberration de réfrangibilité n'est pas détruite entièrement, mais elle est très affaiblie. On a construit des objectifs *apochromatiques*, dont l'achromatisme est beaucoup plus parfait ; en général, les objectifs achromatiques suffisent.

On distingue les *objectifs à sec* et les *objectifs à immersion*. Les rayons lumineux qui traversent une préparation, avant d'arriver dans le microscope, rencontrent une couche d'air dont l'indice de réfraction est très éloigné de celui du verre, de sorte qu'ils s'écartent de la normale et sont perdus pour l'observateur. On atténue cet effet si l'on remplace par un liquide l'espace situé entre la préparation et l'objectif.

Les objectifs à *immersion à l'eau* sont peu employés aujourd'hui ; on leur préfère les objectifs à *immersion homogène* : on relie la *lentille frontale* de l'objectif à la lamelle couvre-objet au moyen d'une goutte d'un liquide dont l'indice de réfraction est très voisin de celui du verre ; on emploie généralement à cet effet de l'*huile de cèdre* (indice de réfraction $=$ 1,515) que le fabricant fournit avec les objectifs.

Pour se servir des objectifs à immersion homogène, on dépose d'abord une gouttelette de liquide à immersion sur la préparation ; au moyen de la crémaillère, on descend le tube du microscope jusqu'au contact de la goutte et l'on complète la mise au point par la vis micrométrique. L'examen terminé, il faut, après avoir enlevé l'excès d'huile de cèdre au moyen d'un linge très doux, essuyer la lentille avec le même linge très légèrement humecté d'alcool ou de xylol ; on l'essuie une dernière fois avec un linge sec.

Nous ne pouvons que signaler ici, sans entrer dans des détails, les qualités que doivent posséder les objectifs. Le *pouvoir définissant* est la propriété qu'ont les objectifs de donner des images à bords bien nets.

Le *pouvoir résolvant* consiste à séparer des éléments très serrés, par exemple les stries des diatomées.

En pratique, on évalue les pouvoirs définissant et résolvant d'un objectif à l'aide des *test-objets*, constitués par des préparations de diatomées, par exemple le *Pleurosigma angulatum.*

OCULAIRES.

Les oculaires comprennent deux lentilles : la lentille supérieure est le *verre de l'œil*; l'autre est le *verre de champ* ou *lentille collective.*

ÉCLAIRAGE.

L'objet soumis à l'étude, posé sur la platine du microscope, est examiné en général par transparence ; il est éclairé par les rayons que réfléchit un *miroir* placé sous la platine. Le miroir est plan d'un côté, concave de l'autre ; on emploie le miroir plan pour les grossissements faibles, par exemple inférieurs à 100 diamètres ; au delà, on utilise le miroir concave.

Un ciel couvert et clair en même temps donne le meilleur éclairage pour les observations ; un ciel sans nuages est moins favorable ; la lumière solaire directe doit être évitée ; pour atténuer un éclairage trop intense, on peut disposer un disque en verre bleu sur le diaphragme du microscope.

La lumière réfléchie par le miroir doit pouvoir être atténuée plus ou moins suivant la transparence des objets qu'on examine. Cette atténuation s'obtient par l'emploi de *diaphragmes* appliqués sur l'orifice central de la platine (*diaphragmes cylindriques, diaphragmes discoïdes*). Le choix du diaphragme dépend du grossissement que l'on utilise ;

plus l'objectif est puissant, plus l'ouverture du diaphragme doit être petite.

Pour un grand nombre d'observations délicates, il est nécessaire de recourir à un éclairage beaucoup plus intense que celui qui est réalisé par le miroir; à cet effet, on utilise le *condensateur d'Abbe*. Cet appareil, placé sous la platine du microscope, consiste en un système de lentilles qui transforme en un faisceau convergent les rayons parallèles que lui envoie un miroir. Afin de faire coïncider le sommet du cône lumineux formé de cette façon (*foyer du condensateur*) avec l'objet, la monture qui porte le condensateur peut être déplacée dans le sens vertical.

L'appareil d'éclairage, outre le condensateur d'Abbe et le miroir, comprend deux *diaphragmes-iris* dans les grands modèles de microscopes. Le *diaphragme-iris inférieur* ne s'emploie qu'avec le condensateur; on l'ouvre et on le ferme en agissant sur un bouton fixé de côté. Un engrenage à pignon et à crémaillère permet de placer excentriquement le porte-diaphragme et de réaliser ainsi *l'éclairage oblique*. De plus, le porte-diaphragme pouvant être tourné autour de son axe, il est possible d'éclairer la préparation successivement de tous côtés.

Le *diaphragme-iris supérieur* ou *diaphragme-cylindre à iris* est largement ouvert lorsque le condensateur d'Abbe est en place; on l'emploie seulement lorsqu'on veut travailler sans condensateur. Pour cela, il faut d'abord faire tourner autour de sa charnière le porte-diaphragme avec son diaphragme-iris, de façon à le faire sortir de l'appareil d'éclairage. En pressant sur le bouton du condensateur, qui pivote également autour d'une charnière, on l'écarte de l'appareil d'éclairage; on règle alors à volonté l'ouverture du diaphragme-cylindre à iris au moyen d'un levier latéral. Avant de remettre le condensateur en place, il faut avoir soin d'ouvrir entièrement le diaphragme-cylindre à iris.

Avec le condensateur d'Abbe, il faut toujours se servir du miroir plan ; lorsqu'on fait usage d'objectifs à sec, on n'ouvre le diaphragme-iris qu'à moitié ou même moins; on l'ouvre, par contre, entièrement pour travailler avec les objectifs à immersion.

MISE AU POINT DES OBJECTIFS.

On commence par mettre les objectifs approximativement au point en abaissant le tube qui glisse dans son enveloppe métallique fixe;

dans les grands microscopes, cet abaissement se fait au moyen d'un pignon à crémaillère. On doit s'habituer à retenir pour chaque objectif sa *distance frontale*, c'est-à-dire la distance qui, lorsqu'il est au point, sépare sa lentille frontale du couvre-objet.

La mise au point exacte se fait au moyen de la *vis micrométrique*.

Pour éviter la perte de temps occasionnée par les changements d'objectifs, les microscopes sont munis d'un petit appareil qui porte le nom de *revolver*. Le changement de l'objectif se fait ainsi instantanément par un simple mouvement de rotation ; l'image apparaît immédiatement : on n'a besoin que de tourner quelque peu la vis micrométrique pour mettre l'objectif exactement au point.

Dans quelques microscopes, la véritable place des objectifs sur le revolver est indiquée par un chiffre gravé sur la paroi de l'instrument; dans ce cas, il convient, de se conformer à cette prescription nécessaire pour obtenir un bon centrage.

Le tube du microscope comprend en réalité deux parties qui glissent l'une dans l'autre ; le tube intérieur, dit *à tirage*, est divisé en millimètres.

Dans les microscopes *Leitz*, la longueur du tube, comptée à partir du pas de vis des objectifs, doit être de 170 millimètres; on fera coïncider le chiffre 170 avec le bord supérieur du tube externe chaque fois que l'on se servira de forts grossissements; si le microscope est muni d'un revolver porte-objectif, on tirera le tube jusqu'à la division 155 seulement, le revolver ayant 15 millimètres de hauteur. Les objectifs étant corrigés pour cette longueur du tube, on en tiendra exactement compte, surtout lorsqu'il s'agit d'objectifs à immersion.

Dans les microscopes de Reichert et de Nachet, on adopte comme longueur moyenne du tube 160 millimètres.

Le tube à tirage permet de compenser, à peu de chose près, l'influence des lamelles couvre-objets d'épaisseurs différentes ; il sert moins à augmenter ou à atteindre un grossissement donné qu'à annuler l'influence des lamelles d'épaisseurs différentes et à corriger les défauts des images.

MESURE DU GROSSISSEMENT.

Pour les recherches courantes, il suffit de posséder deux oculaires (I ou II et III) et quatre objectifs (2, 6, 8 ou 9) à sec et $\frac{1}{12}$ à immersion homogène. Ces numéros s'appliquent aux microscopes français et à ceux de Reichert et de Leitz.

Les objectifs de Zeiss correspondants sont AA, DD, E à sec et $\frac{1}{12}$ à immersion homogène.

Le choix des oculaires et des objectifs dépend de l'usage auquel le microscope est destiné; les recherches bactériologiques exigent un grossissement de 600 à 1 200 diamètres.

Les fabricants de microscopes livrent avec leurs appareils une table donnant les grossissements réalisés par les diverses combinaisons d'objectifs et d'oculaires.

On peut vérifier approximativement ces indications par la *méthode de la chambre claire* :

On place sur la platine du microscope une lame de verre sur laquelle ont été tracées avec la machine à diviser des lignes parallèles distantes de $\frac{1}{100}$ de millimètre (*micromètre objectif*). On met au point ces divisions et l'on en dessine quelques-unes à la *chambre claire* sur une feuille de papier disposée sur une planche au niveau et sur le côté droit de la platine. On mesure directement, à l'aide d'une règle divisée en millimètres, la distance qui sépare deux divisions. Soit n le nombre de millimètres obtenu ; on sait que chaque division du micromètre mesure en réalité $\frac{1}{100}$ de millimètre; si nous représentons par G le grossissement du système, nous pouvons écrire :

$$n = \frac{1}{100} G,$$

$$G = 100\, n.$$

MESURE DES OBJETS MICROSCOPIQUES.

L'unité adoptée est le *micron* ou *micromillimètre* (μ); il représente le millième du millimètre.

A. On peut appliquer la *méthode de la chambre claire.* Après avoir déterminé, comme nous venons de le voir, le grossissement du système que l'on doit utiliser, on remplace le micromètre objectif par la préparation où se trouve l'objet à mesurer; on dessine cet objet comme dans le cas précédent; on mesure sur le dessin la longueur n de l'objet en millimètres. Le grossissement G et la valeur n

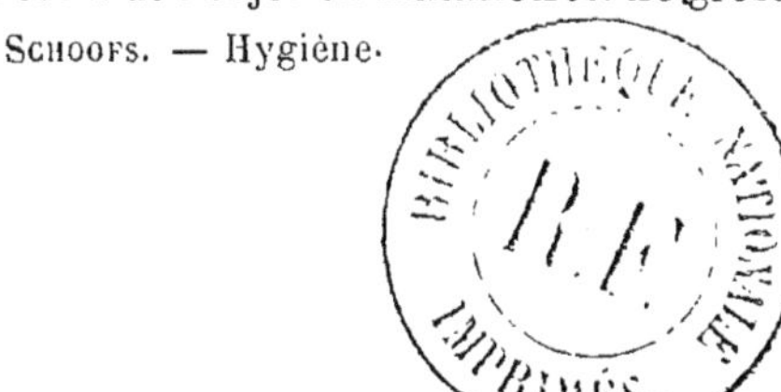

étant connus, on en déduit facilement la longueur réelle D de l'objet par la formule :

$$n = DG,$$

$$D = \frac{n}{G}.$$

B. On peut se servir également d'un *oculaire micrométrique* ; ce dernier comprend une lame de verre sur laquelle sont tracées des lignes parallèles espacées de $\frac{1}{10}$ de millimètre et qui est placée dans un oculaire entre la lentille de champ et le verre de l'œil.

On place le micromètre objectif sur la platine, on l'examine avec l'objectif 8, par exemple ; supposons qu'une division du micromètre objectif couvre cinq divisions de l'oculaire, cela revient à dire qu'une division de l'oculaire correspond à $\frac{1}{500}$ de millimètre, soit à 2 μ.

On remplace alors le micromètre objectif par l'objet à mesurer ; on constate, par exemple, que celui-ci couvre n divisions de l'oculaire.

Comme nous savons qu'une division de l'oculaire correspond à 2 μ, nous pouvons dire que le diamètre D de l'objet est exprimé par :

$$D = 2\,n \text{ microns.}$$

Les grossissements variant avec la distance qui sépare l'objectif de l'oculaire, il convient donc, dans toutes les opérations de mesure dont il vient d'être question, d'opérer toujours avec une même longueur de tube (Leitz 170 millimètres, Nachet 160 millimètres, Reichert 160 millimètres, Zeiss 160 millimètres).

On peut à l'avance dresser un tableau (Voy. table IV) donnant les valeurs en millimètres d'une division de l'oculaire micrométrique pour chacun des objectifs que l'on possède. Cette table est d'ailleurs donnée par les fabricants de microscopes.

TABLE IV. — **Valeurs micrométriques.**

Une division du micromètre oculaire, égale à $\frac{1}{10}$ de millimètre, mesure :

Microscope Reichert.		Microscope Leitz.		Microscope Zeiss. Objectif.	Microscope Zeiss. Oculaire micromètre 2.	Microscope Zeiss. Oculaire micromètre 3.	Microscope Nachet. Objectif.	Microscope Nachet. Oculaire micromètre.
	Millim. de l'objet.		Millim.		Millim.	Millim.		Millim.
Système 1*a*...	0,039	Object. achrom. 1...	0,054	a_0	0,114	0,100	1	
2 ...	0,027	2...	0,028	a_1	0,080	0,072		
3 ...	0,017	3...	0,016	a_2	0,055	0,050	2	0,036
4 ...	0,011	4...	0,009	a_3	0,033	0,030	3	0,018
5 ...	0,0045	5...	0,0045	*aa*	0,028	0,025	4	0,0112
6 ...	0,0037	6...	0,0035	A	0,0163	0,0148	5	0,0060
7*a*...	0,0027	7...	0,0027	AA	0,0177	0,0160	6	0,0035
8*a*...	0,0022	8...	0,0024	B	0,0109	0,0100	7	0,0025
9 ...	0,0019	9...	0,0019	C	0,0067	0,0061	8	0,0022
Immersion $\frac{1}{12}$...	0,0018	Immersion à eau.	0,0018	D	0,0039	0,0036	Immersion à eau 9	0,0020
		Immersion à huile.	0,0024	DD	0,0041	0,0037	Immersion homogène. $9 = \frac{1}{2}$	0,0020
$\frac{1}{18}$...	0,0014		0,0017	E	0,0026	0,00235	$\frac{1}{16}$	0,0015
			0,0014	F	0,00172	0,00156	$1 = \frac{1}{18}$	0,0012
Objectif apochromatique 16...	0,016			Immersion à eau. Chercheur Plankton.	0,027	0,024		
4...	0,004			D*	0,0041	0,0037		
2 ..	0,002			H	0,00233	0,00208		
				J	0,00164	0,00150		
				Immersion homogène $\frac{1}{12}$	1,67	1,55		

Appareil a polarisation.

Cet appareil sert surtout dans l'analyse des denrées alimentaires. L'appareil à polarisation se compose de deux parties : l'une, le *polariseur*, se place sous la platine du microscope, à la place du diaphragme ; l'autre, l'*analyseur*, se superpose à l'oculaire. Chacune de ces parties est formée d'un prisme de Nicol. Le polariseur étant en place, on met au point la préparation que l'on veut examiner en se servant de l'objectif nécessaire et d'un oculaire faible. On imprime à l'analyseur un mouvement de rotation jusqu'à ce que le champ soit complètement obscur; l'image se modifie à mesure qu'on tourne l'analyseur. Lorsque le champ est noir, l'objet peut être noir aussi ; il n'agit pas sur la lumière polarisée, en d'autres termes il est *inactif*, *monoréfringent* : tels sont les cristaux de chlorure de sodium, la substance intercellulaire de beaucoup de tissus végétaux, les gouttelettes de graisse. Ou bien l'objet peut être très brillant, il apparaît sur le champ noir, éclairé en totalité ou en partie ; il est dit *actif* ou *biréfringent* : tels sont les cristaux des matières grasses, un grand nombre de substances organiques, par exemple l'amidon.

Remarques relatives a l'entretien du microscope.

On conserve le microscope dans sa boîte ou, si l'on s'en sert fréquemment, sous une cloche en verre, à l'abri des vapeurs du laboratoire, de préférence, donc, dans une salle réservée exclusivement aux recherches microscopiques.

On laissera toujours un oculaire en place afin d'éviter la chute des poussières dans le tube. Il faut éviter de placer le microscope dans le voisinage immédiat d'une source de chaleur (poêle) ou de l'exposer à la lumière solaire directe ; une chaleur élevée peut fondre la matière qui a servi à coller les lentilles. Si l'on aperçoit des poussières dans le champ, il faut, tout en examinant ce dernier, faire tourner l'oculaire ; les poussières se déplacent si elles sont localisées sur cet organe ; sinon, il faut les chercher à la surface de l'objectif ou de l'appareil d'éclairage. On enlève les poussières au moyen d'un pinceau très fin. On ne doit jamais essayer de dévisser les lentilles d'un objectif qui paraît troublé, ni introduire un liquide dans la partie opposée à la lentille frontale ; le constructeur seul peut procéder au nettoyage intérieur.

On veillera à ce que les objectifs, pas plus que les autres parties du microscope, ne viennent en contact avec des matières chimiques, notamment des acides; si cet accident se produisait, on procéderait immédiatement à un lavage à l'eau distillée, suivi d'un essuyage à sec. Nous ne saurions trop insister sur la nécessité d'entretenir les objectifs avec le plus grand soin; nous avons dit plus haut que les objectifs à immersion à l'huile *doivent être nettoyés aussitôt qu'on aura fini de s'en servir.*

On maintiendra également la monture en bon état; les taches s'enlèvent avec un linge fin ou avec une peau de daim ou de chevreuil humectés avec un peu de benzine; il faut avoir soin de frotter dans le sens du vernis et non pas en travers. Pour nettoyer la platine, on se servira d'un peu d'huile.

Porte-objets, couvre-objets.

On se sert généralement de porte-objets qui ont comme dimensions 76 × 27 millimètres.

On emploie comme couvre-objets des lames de verre de forme carrée, de 16 à 18 millimètres de côté et $0^{mm},15$ à $0^{mm},20$ d'épaisseur. Pour les préparations qu'on désire conserver, les couvre-objets circulaires conviennent mieux.

Après chaque manipulation, les porte-objets et couvre-objets sont recueillis dans un récipient contenant de l'alcool. On les fait bouillir ensuite pendant une dizaine de minutes avec une solution de carbonate sodique, à 4 p. 100 par exemple. On rejette la solution alcaline, on lave à grande eau, et on les plonge pendant quelques heures dans de l'acide sulfurique concentré additionné de quelques cristaux de bichromate de potassium.

Il est utile de les faire bouillir encore pendant une demi-heure avec la solution suivante :

Eau..	1 000 grammes.
Bichromate potassique........................	50 —
Acide sulfurique............................	100 —

On les lave ensuite à grande eau, puis à l'eau distillée, et on les essuie.

Pour les manipulations, il convient de saisir les couvre-objets au moyen d'une pince (par exemple la pince de Cornet).

Behrends, Das Mikroskop und die mikroskopischen Apparate. Braunschweig, 1889. — *Besson*, Technique microbiologique, 4e édition. Paris, J.-B. Baillière et fils, 1908. — *E. Couvreur*, Précis de microscopie. Paris, J.-B. Baillière et fils, 1890. — *Latteux*, Manuel de technique microscopique ou guide pratique pour l'étude et le maniement du microscope. Paris, Rousset, 1887. — *Zimmermann*, Das Mikroskop. Leipzig, 1895.

CHAPITRE IV

MÉTHODES BACTÉRIOLOGIQUES

I. — MÉTHODES DE STÉRILISATION.

L'étude des espèces microbiennes implique l'obtention de cultures pures; de cette nécessité découle l'obligation de *stériliser*, de priver de germes, les vases, les milieux nutritifs, les instruments.

En technique bactériologique, on s'adresse de préférence aux procédés physiques de stérilisation : *chaleur*, *filtration*. L'emploi des *antiseptiques* est exceptionnel.

1° **Stérilisation par la chaleur**. — On distingue la *stérilisation par la chaleur sèche* et la *stérilisation par la chaleur humide*.

Pour détruire les spores par la chaleur humide, on peut se contenter d'une température moins élevée que si l'on avait affaire à des spores sèches.

A. — *Stérilisation par la chaleur sèche.*

a. **Stérilisation au rouge**. — La méthode la plus simple consiste à chauffer au rouge l'objet à stériliser dans la flamme d'une lampe à alcool ou d'un bec de Bunsen; ce procédé convient pour les fils de platine, les palettes de fer ou de nickel, etc. Il faut avoir soin de laisser refroidir l'instrument porté au rouge avant de le mettre en contact avec le produit à ensemencer.

b. **Stérilisation par l'air chaud**. — Il existe différents appareils pour stériliser les objets par la chaleur sèche; par exemple : le *four à flamber de Pasteur* (Wiesnegg, Paris), le *stérilisateur à air chaud* (Lautenschläger, Berlin). Ce sont des étuves en tôle à doubles parois, chauffées au moyen d'un brûleur à gaz. Un thermomètre indique la température qui règne à l'intérieur de l'appareil.

Les *verreries* qu'on veut stériliser (*tubes à réaction*, *flacons*, *matras*, *ballons*, *verres à pied*, etc.) sont préalablement lavées avec soin ; elles sont ensuite séchées complètement, sans quoi elles casseraient pendant le chauffage ; elles sont enfin bouchées à l'*ouate* ou quelquefois au *papier*.

Il faut avoir soin que l'ouate et le papier ne touchent pas les parois de l'étuve, ce qui les carboniserait.

Les *pipettes*, les *baguettes*, les *tubes en verre*, les *boîtes de Petri* sont enveloppés séparément dans du papier fin dans lequel on les conserve après la stérilisation.

On peut également disposer les pipettes, les baguettes et les tubes en verre, ainsi que d'autres instruments (*couteaux*, *ciseaux*, *pinces*, etc.), dans des boîtes métalliques. Tous les objets que l'on veut stériliser par la chaleur sèche doivent rester dans l'étuve à air pendant une demi-heure à partir du moment où le thermomètre marque 160°.

B. — *Stérilisation par la chaleur humide.*

Nous considérerons les procédés suivants :

a. Chauffage dans l'*eau* ou dans la *vapeur d'eau* à 100° ;

b. Chauffage dans une solution de *carbonate sodique* ;

c. Chauffage dans la *vapeur d'eau sous pression* ;

d. *Chauffage discontinu* à basse température.

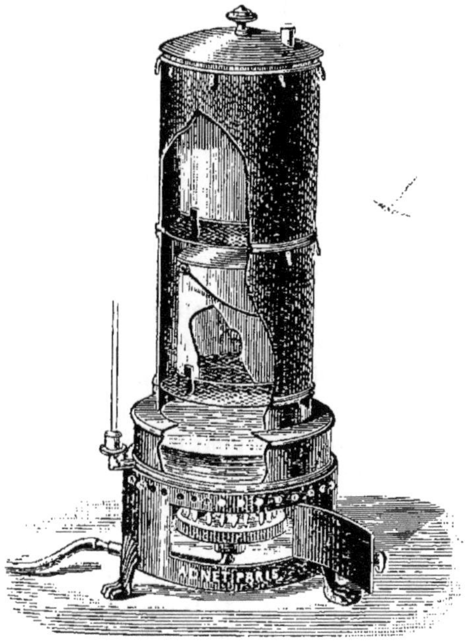

Fig. 39. — Poêle à vapeur de Koch.

a. **Chauffage dans l'eau ou dans la vapeur d'eau à 100°.** — *L'ébullition* ou l'exposition à la *vapeur à 100°* ne suffisent pas, même quand leur action est prolongée, pour tuer tous les microbes. On peut cependant arriver au but en soumettant les milieux de culture à stériliser plusieurs fois de suite, à vingt-quatre heures d'intervalle, à la température de 100° dans un courant de *vapeur d'eau fluente*, sans pression.

A cet effet, on se sert du *poêle à vapeur de Koch* (fig. 39).

C'est un cylindre en tôle entouré de feutre à l'extérieur. La partie inférieure sert de chaudière et contient de l'eau dont la hauteur est indiquée par un tube à niveau. Au-dessus de la chaudière se trouve une grille sur laquelle on dispose les objets à stériliser. Dans le couvercle de l'appareil est ajusté un thermomètre.

On remplit la chaudière d'eau à moitié et l'on chauffe au moyen d'une flamme à gaz. A partir du moment où le thermomètre marque 100°, les liquides à stériliser restent une demi-heure à trois quarts d'heure dans l'appareil.

Une petite quantité de liquide (10-100 centimètres cubes) est stérilisée en trente minutes; une quantité plus considérable (un litre par exemple) exige quarante-cinq minutes.

On peut aussi stériliser des liquides en les maintenant trois jours consécutifs, chaque fois pendant dix minutes, dans un courant de vapeur.

Les récipients, ballons, tubes à réaction, etc., destinés à recevoir les liquides doivent être préalablement munis de tampons d'ouate, puis maintenus pendant une demi-heure dans le stérilisateur à air chaud à 160°.

Alors seulement on y introduit les liquides nutritifs et on stérilise dans le courant de vapeur à 100°.

b. **Chauffage dans une solution de carbonate sodique.** — Les *instruments métalliques* (*couteaux*, *ciseaux*, *pinces*, etc.) peuvent être stérilisés en les faisant bouillir pendant une demi-heure dans une solution de carbonate de sodium à 1 p. 100.

c. **Chauffage dans la vapeur d'eau sous pression.** — La stérilisation par la *vapeur sous pression* est le procédé ordinairement utilisé pour stériliser l'*eau* et les *milieux de culture*.

Un séjour de vingt minutes dans la vapeur à 115° suffit dans la majorité des cas pour obtenir une stérilisation complète; cependant, pour quelques substances, telles que les *pommes de terre*, il est nécessaire d'atteindre la température de 120°; on pratique cette stérilisation dans des *autoclaves*.

Autoclave de Herman.

Cet appareil se compose essentiellement de trois pièces (fig. 40).

1° Une cuve cylindrique formant *chaudière* et fermée par un couvercle à boulons mobiles;

2° Un réservoir en tôle s'y insérant concentriquement et formant la *chambre à stérilisation* proprement dite;

3° Une tubulure assujettissant les deux organes précédents et communiquant avec l'air libre par un orifice, sur lequel se rabat une *soupape à contrepoids*.

Ce stérilisateur est un appareil à *vapeur fluente*, pouvant supporter des pressions oscillant entre 0 et 0,7 atmosphère.

La température qu'il permet d'atteindre, au sein des objets à stériliser, varie, en conséquence, de 100° à 115°.

La tubulure qui réunit entre elles la chaudière et la chambre à stérilisation oblige la vapeur à traverser de haut en bas la masse des objets à stériliser, avant qu'elle puisse se dégager dans l'atmosphère.

Cet organe se termine à l'intérieur de la chambre à stérilisation par un tube criblé de trous.

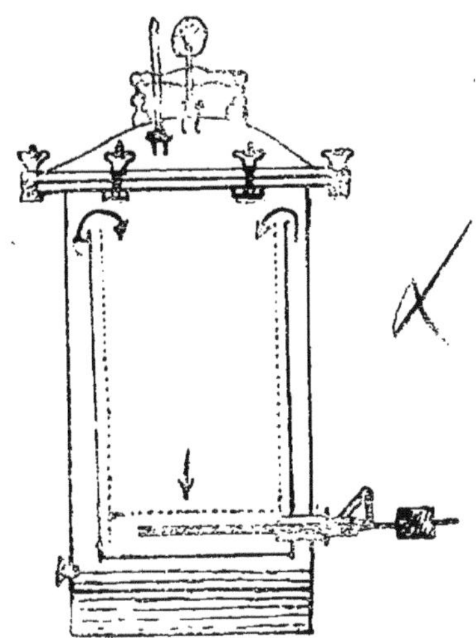

Fig. 40. — Autoclave de Herman (Lempereur et Bernard, Liége).

Vers le milieu de son trajet, la tubulure présente un pas de vis qui peut s'engager dans une douille correspondante du cylindre intérieur et, en outre, un bourrelet cylindro-conique répondant à une cavité de même forme, ménagée à la base du cylindre extérieur.

Ce joint, entièrement métallique, ferme hermétiquement tout le système. Une douille de renfort en assure le maintien.

Enfin, la tubulure se termine en dehors par une *soupape* pouvant se relever ou se rabattre sur l'orifice d'évacuation.

Cette soupape est lestée au moyen d'un contrepoids mobile sur un levier horizontal. Deux broches en limitent la course en dedans et en dehors. Lorsque le contrepoids est vissé contre la broche intérieure, le stérilisateur marche à une température de 110°, à la tension de 0,5 atmosphère ; si le contrepoids répond à la broche extérieure, la température réalisée est de 115°, pour une tension de 0,7 atmosphère ; en ajoutant un poids à l'extrémité du levier on peut encore augmenter la pression et atteindre la température de 120°

Le couvercle est muni d'un *thermomètre* et d'un *manomètre*.

Par surcroît de précaution, le couvercle porte un *bouchon d'un alliage fusible* à 125°.

La chaudière présente, à 5 centimètres environ de son fond, un *trou de jauge* fermé par un bouchon à vis.

Enfin, un *faux fond*, installé dans la chambre *à désinfection*, protège le tuyau d'évacuation.

Maniement. — 1° Le couvercle étant enlevé, on verse l'eau dans l'encoche ménagée entre les deux cylindres jusqu'à ce que le liquide s'écoule par le trou de jauge, dont on a préalablement dévissé le bouchon.

2° Le chargement du stérilisateur se fait en plaçant dans le cylindre intérieur les objets à stériliser. On ferme le couvercle en faisant coïncider les deux numéros de repère tracés sur les deux bords du joint et en vissant les boulons d'une façon uniforme et régulière (ne jamais serrer à fond un seul boulon à la fois).

3° Ainsi lesté, le stérilisateur est placé sur une source de calorique quelconque (houille, gaz ou pétrole).

Au début, la soupape doit être relevée; lorsque la vapeur se dégage par l'orifice de sortie en un *jet bien opaque* (ce qui indique que tout l'air contenu dans l'appareil est expulsé), on rabat la soupape, et la pression monte jusqu'à ce qu'elle atteigne 110° ou 115°, suivant la position qu'occupe le contrepoids de la soupape.

A partir du moment où la vapeur fuse à travers la soupape baissée, on compte *au minimum vingt minutes* pour que l'opération soit effectuée. Pendant ce temps, le stérilisateur sera chauffé d'une façon modérée et uniforme.

On aura toujours soin de chasser complètement l'*air* des autoclaves; en effet, l'air, étant très mauvais conducteur de la chaleur, empêche l'échauffement rapide des objets.

A une température déterminée, la vapeur d'eau peut être *saturée* ou bien *sèche*, c'est-à-dire *surchauffée*; la vapeur surchauffée a une action désinfectante beaucoup plus faible que la vapeur saturée; il faut par conséquent éviter que les flammes montent le long des parois de l'autoclave.

Lorsqu'on porte les milieux de culture à la température de 120°, il n'est pas nécessaire, comme on le recommande dans le chauffage discontinu, de soumettre les récipients en verre à une stérilisation préalable par l'air chaud.

d. **Chauffage discontinu à basse température**. — Cette méthode repose sur l'observation suivante : la plupart des *bactéries* (*formes végétatives*) qui sont en voie de développement et de multiplication sont tuées par un chauffage à 60° maintenu pendant une demi-heure à une heure; les *spores*, au contraire, résistent à ce traitement, mais les *formes végétatives* auxquelles elles donnent naissance sont détruites à cette température.

Cette méthode, appelée aussi *tyndallisation*, consiste à chauffer les liquides à la température de 60° pendant une heure, à les abandonner ensuite pendant vingt-quatre heures à la température ordinaire et enfin à les soumettre de nouveau à la température de 60° pendant une heure à l'effet de tuer les formes végétatives résultant de la germination des spores. L'expérience démontre que lorsqu'on chauffe les milieux de culture six à huit jours consécutifs et journellement pendant une heure à 60° et que, dans les intervalles, on les abandonne à la température ordinaire, la plupart des germes périssent, du moins dans le plus grand nombre des cas.

La méthode de la stérilisation fractionnée ne conduit pas toujours au but. Elle échoue lorsqu'on est en présence de *spores qui n'ont pas germé* au bout de huit jours ou lorsque les liquides à stériliser renferment des *bactéries thermophiles* qui se multiplient encore abondamment à 60°.

Pour chauffer les milieux de culture contenus, par exemple, dans des tubes à réaction bouchés au moyen d'ouate, on peut se servir d'un *bain-marie* muni d'un *régulateur de température* (Voy. plus loin). Afin de s'assurer de leur stérilité, on les abandonne un jour ou deux dans une étuve à température constante (37°). S'il ne se produit aucune modification (trouble, dépôt, voile à la surface), on peut être sûr que le milieu est stérile.

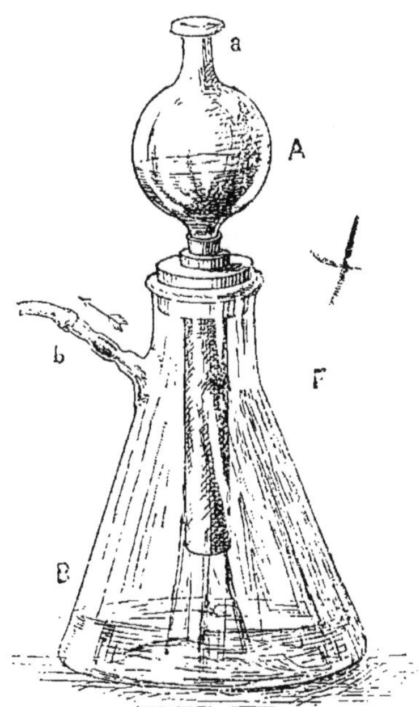

Fig. 41. — Dispositif de Kitasato pour la filtration sous pression.

2° Stérilisation par filtration. — Certains liquides ne peuvent supporter sans s'altérer profondément une élévation, même légère, de température ; il faut alors recourir à la *filtration* pour les débarrasser des germes qu'ils contiennent.

On se sert à cet effet des *bougies de Chamberland*, en biscuit (bougies à parois minces, longues de 12 à 15 centimètres, sans embase, dites *bougies de laboratoire*).

On opère *sous pression*, c'est-à-dire qu'on aspire le filtrat au sortir de la bougie en adoptant, par exemple, le dispositif de *Kitasato* (fig. 41).

On se sert d'un *flacon conique*, en verre épais, muni d'une *tubulure latérale b*, garnie d'un tampon d'ouate et qu'on relie à la *trompe à eau*; le large goulot du flacon reçoit un bouchon en caoutchouc dans lequel pénètre à frottement la *bougie* F. L'embouchure de la bougie est reliée par un anneau en caoutchouc à une *ampoule en verre* A.

L'appareil est préalablement stérilisé à l'autoclave; puis on verse le liquide à filtrer dans l'ampoule A et on fait le vide; le liquide traverse le filtre et s'écoule dans le flacon B.

II. — PRÉPARATION DES MILIEUX DE CULTURE.

Milieux de culture liquides.

A. — *Milieux liquides d'origine animale.*

Eau de viande.

On fait macérer dans un litre d'eau, en lieu frais, 500 grammes de *viande* de bœuf maigre, crue, finement hachée.

Après douze à vingt-quatre heures, on passe sur une étamine, on exprime fortement le résidu, on complète le liquide jusqu'au volume de 1 litre et on l'introduit dans un matras bouché à l'ouate qui est mis pendant quelques minutes à l'autoclave à 115°.

Le liquide se trouble; on le *clarifie* en le faisant passer à travers un filtre à plis, on le *stérilise* à 115° à l'autoclave et on le conserve dans l'obscurité.

L'eau de viande présente une réaction acide. Elle sert à la préparation du *bouillon*, du *bouillon glycériné*, de la *gélatine*, de la *gélose* à l'eau de viande, etc.

Bouillon.

On ajoute à l'*eau de viande* 0,5 p. 100 de *chlorure de sodium* et 1 p. 100 de *peptone*. On *neutralise* exactement au moyen d'une solution titrée (par exemple normale) de soude caustique; à cet effet on prélève 10 centimètres cubes du bouillon et l'on titre au moyen de $NaOH \frac{N}{10}$ en employant le tournesol comme indicateur. Il est facile de calculer la quantité de soude caustique qu'il convient d'ajouter à toute la masse du milieu nutritif.

Le bouillon neutralisé comme il vient d'être dit est versé dans un matras et porté pendant quelques minutes à la température de 115° dans l'autoclave; on *filtre* le liquide qui s'est troublé par suite de la précipitation de phosphates terreux ; on le répartit dans des matras ou dans des tubes bouchés avec de l'ouate, et on le *stérilise* à l'autoclave à 115°.

Lorsqu'on introduit un milieu de culture dans un récipient, il faut avoir soin de ne pas mouiller l'orifice ; le milieu de culture, desséché au contact du bouchon d'ouate, ferait adhérer ce dernier au verre, surtout lorsqu'il s'agit de gélatine ou de gélose. Pour verser les milieux de culture dans des matras ou dans des tubes, on se servira toujours d'un entonnoir.

On introduira dans chaque tube 10-15 centimètres cubes de bouillon.

On prépare souvent le bouillon au moyen d'un *extrait de viande* commercial, par exemple l'extrait de viande *Liebig*.

A cet effet, on dissout dans 1000 centimètres cubes d'eau 5 grammes d'*extrait de viande* ; on ajoute 5 grammes de *chlorure de sodium* et 10 grammes de *peptone*. On *neutralise*, on *chauffe* à 115°, on *filtre* et on *stérilise* à 115°.

Bouillon glycériné.

C'est du *bouillon* auquel on ajoute 5 p. 100 de *glycérine* avant la répartition en tubes.

Bouillon glycériné et glucosé.

Bouillon contenant 5 p. 100 de glycérine et 2 à 4 p. 100 de glucose.

Lait.

On introduit 10-20 centimètres cubes de *lait* dans des tubes à réaction, on bouche à l'ouate. On *stérilise* à la température de 115° dans l'autoclave.

Il faut prendre le lait aussi débarrassé que possible de sa matière grasse, et, pour cela, se servir de lait centrifugé, ou, si l'on en est réduit au lait ordinaire, lui accorder vingt-quatre heures de repos dans un endroit frais. On siphonne le liquide en dessous de la couche de crème.

Sérum de lait.

On *acidule* du lait frais au moyen d'un peu d'acide chlorhydrique très dilué, on chauffe. La caséine qui se précipite est séparée par *filtration*. On *neutralise* exactement le filtrat, on fait bouillir, on *filtre* de nouveau. On *stérilise* à l'autoclave à 115°.

B. — *Milieux liquides d'origine végétale.*

Eau de malt.

100 grammes de *malt* (orge germée débarrassée des touraillons) sont broyés, puis délayés dans un litre d'eau. On fait digérer le mélange pendant une heure à la température de 55°-58°; la *diastase* transforme l'amidon en maltose.

On évitera de dépasser la température de 58°, sans quoi la diastase serait détruite.

On porte le mélange à l'ébullition en agitant, on obtient ainsi un véritable *moût de bière*. On *filtre*, on *stérilise* à 115°.

Eau de touraillons.

Les *touraillons* sont constitués par les plantules de l'orge germée.

Dans un litre d'eau, on fait digérer à une douce chaleur (55°-58°), pendant une à deux heures, 100 grammes de touraillons. On porte ensuite à l'ébullition, on *filtre*, on *stérilise* à 115°.

C. — *Milieux liquides artificiels.*

Nous ne décrirons que le *liquide de Raulin* qui convient spécialement pour la moisissure *Aspergillus niger*.

Il a une réaction acide; voici sa composition :

	Pour 1000 grammes de liquide.
Eau	1 000 grammes.
Sucre candi	46gr,6
Acide tartrique	2gr,66
Nitrate d'ammonium	2gr,66
Phosphate d'ammonium	0gr,40
Carbonate de potassium	0gr,40
— de magnésium	0gr,26
Sulfate d'ammonium	0gr,16
— de zinc	0gr,046
— de fer	0gr,046
Silicate de potassium	0gr,046

Milieux de culture solides.

A. — *Milieux à base de gélatine.*

Gélatine au bouillon.

Au *bouillon* préparé comme nous l'avons indiqué plus haut, on incorpore 8-10 p. 100 de *gélatine* en hiver, 10-15 p. 100 en été.

A cet effet, on découpe la gélatine en petits morceaux; on la fait macérer dans du bouillon, puis on chauffe le mélange jusqu'à ce que la masse soit devenue homogène.

On prélève 10 centimètres cubes de ce mélange qu'on introduit dans un vase de Berlin, on dilue avec de l'eau distillée, on détermine l'*acidité* au moyen d'une solution titrée $\frac{N}{10}$ de soude caustique.

Cet essai permet de calculer la quantité de soude caustique qu'il convient d'ajouter à la masse totale pour la *neutraliser* exactement.

On porte le liquide pendant quelques minutes à la température de 115°; au sortir de l'autoclave, on jette le liquide chaud sur un *filtre* en papier, mouillé, placé sur un matras. Le tout est mis dans le *poêle de Koch* ou dans l'autoclave dont on porte l'eau à l'ébullition.

On peut effectuer également la filtration en se servant de l'*entonnoir de Plantamour*. C'est un entonnoir en verre ajusté à un bain-marie comme le montre la figure 42.

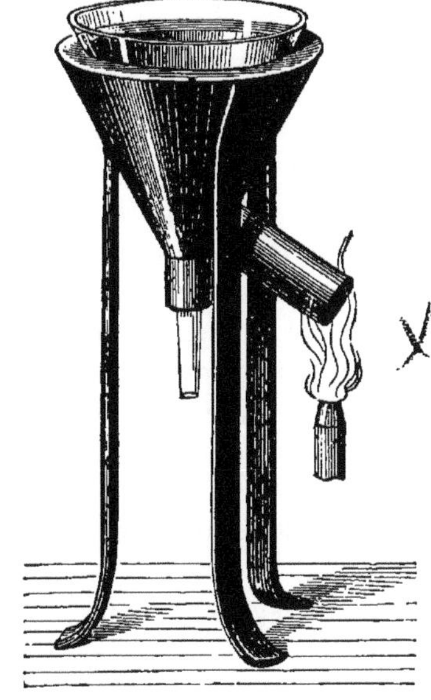

Fig. 42. — Entonnoir de Plantamour.

La filtration doit avoir lieu à chaud, sans quoi la gélatine se prendrait en masse et ne traverserait pas le filtre.

Au sortir du filtre, le liquide limpide recueilli dans le matras est réparti, encore chaud, dans des tubes à réaction (10-15 centimètres cubes par tube), on bouche à l'ouate, on *stérilise* à 115°.

C'est ici surtout que la précaution que nous avons indiquée plus haut a de l'importance ; il faut verser la gélatine dans les tubes en se servant d'un entonnoir afin de ne pas souiller l'orifice, ce qui aurait l'inconvénient de faire coller l'ouate à la paroi.

GÉLATINE A L'EAU DE MALT.

A l'*eau de malt* préparée comme il a été indiqué précédemment, on ajoute 8-10 p. 100 de *gélatine*; après dissolution de cette dernière, on chauffe, sans neutraliser, à 115° ; on filtre, on répartit dans des tubes et l'on *stérilise* à 115°.

B. — *Milieux à base de gélose.*

Gélose au bouillon.

La *gélose* ou *agar-agar* provient d'une algue de l'océan Indien ; elle a la propriété de former avec l'eau, par la cuisson, des *gelées* résistantes, pouvant supporter, sans se liquéfier, des températures inférieures à 60°.

On substituera la gélose à la gélatine toutes les fois qu'on désirera obtenir un milieu solide devant supporter des températures supérieures à 25°.

L'agar doit avoir préalablement trempé dans l'eau froide pendant une heure ou deux, puis avoir été exprimé dans un linge.

A du *bouillon*, on ajoute 2 p. 100 d'agar-agar coupé en menus fragments.

On porte le mélange à 100° dans une capsule en porcelaine et on le maintient à cette température en agitant constamment jusqu'à ce que la dissolution soit complète. On vérifie la *réaction* du liquide : cette réaction doit être neutre.

On laisse refroidir à 55° ou 60°, on ajoute un *blanc d'œuf* délayé et battu dans 100 centimètres cubes d'eau. Le mélange est porté à l'autoclave à 115° pendant au moins une heure ; l'albumine se coagule en formant un magma qui entraîne les impuretés.

Au sortir de l'autoclave, on jette le liquide sur un *filtre* mouillé ; on opère la filtration à chaud (Voy. précédemment) ; on répartit le liquide filtré dans des tubes, sans mouiller l'orifice. On bouche à l'ouate, on *stérilise* à 115°, on *solidifie* la gélose en *surface oblique* en laissant refroidir les tubes sur un plan incliné pendant trente-six heures.

Gélose glycérinée et glucosée.

On prépare du bouillon contenant 2 à 4 p. 100 de glucose ; on y ajoute 5 p. 100 de glycérine et 2 p. 100 d'agar.

C. — *Milieux albumineux.*

Sérum du sang.

Le *sérum* est un liquide qui se sépare par la coagulation du sang ; on utilise surtout le sérum de bœuf et le sérum de cheval.

Pour recueillir le sang, on porte à l'abattoir des vases cylindriques (par exemple des vases de 20 centimètres de haut sur 10 centimètres de diamètre environ) stérilisés à 160° et munis d'un couvercle.

On y recueille, en soulevant légèrement le couvercle, le sang d'une saignée, les premiers jets étant perdus.

Quand le vase est à moitié plein, on laisse retomber le couvercle, et on porte le tout, à l'abattoir même, dans un endroit frais. Après vingt-quatre heures, on trouve un *caillot* rétracté, nageant au milieu d'un *liquide citrin*, qu'on recueille par aspiration.

On répartit le sérum dans des tubes à essai stérilisés (10 centimètres cubes de sérum par tube) qu'on bouche à l'ouate ; on *stérilise* ces tubes au moyen de *chauffages répétés* à 58°-60° que l'on opère dans un bain-marie à température réglée. Le chauffage dure chaque fois une demi-heure à une heure ; on le répète de quatre à six fois *à un jour d'intervalle*.

Lorsqu'on veut recueillir le sang *asceptiquement*, on pratique la saignée de la veine jugulaire au moyen du trocart de *Nocard* ou d'un autre instrument analogue ; on met le sang à l'abri de toute contamination, on aspire le sérum dans un matras de *Chamberland* (fig. 43) et on le répartit immédiatement dans des tubes stérilisés.

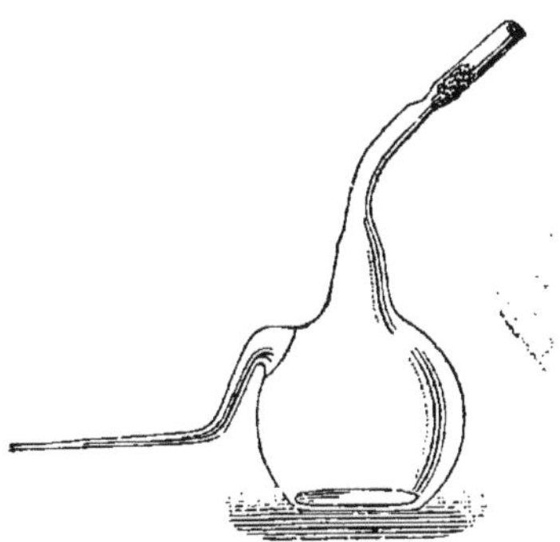

Fig. 43. — Matras répartiteur de Chamberland.

Le sérum est employé rarement à l'état liquide ; il est utilisé plus souvent après coagulation par la chaleur (*gélatinisation*).

Gélatinisation du sérum. — On introduit les tubes contenant du sérum stérile dans une *étuve* spéciale destinée à lui donner un aspect gélatineux sans enlever sa transparence ; cette étuve consiste en une boîte métallique rectangulaire à *doubles parois*, fermée au moyen d'une glace. L'espace compris entre les deux parois est rempli d'eau ; on chauffe à la température de 65°, et un *thermo-régulateur* permet de maintenir cette température constante. Le fond sur lequel reposent les tubes est incliné de façon que la couche de sérum s'étale dans les tubes jusque dans le voisinage des tampons d'ouate, sans toutefois les toucher.

On maintient la température de 65° *pendant deux heures*; il faut éviter de chauffer à une température supérieure, ce qui nuirait à la transparence ; en effet, le sérum se coagule à 75° en une masse opaque.

Au fond du tube s'amasse une petite quantité d'un liquide nutritif ; il permet d'observer des particularités de croissance des microbes en milieu liquide. Pour éviter la dessiccation, on ferme les tubes au moyen de *capuchons en caoutchouc* tendus au-dessus des tampons d'ouate. Le sérum coagulé a la consistance du blanc d'œuf cuit. On maintient les tubes pendant vingt-quatre heures à la température de 37° et l'on écarte ceux où des microbes se sont développés.

Quand on ne veut gélatiniser qu'un petit nombre de tubes de sérum, on peut se passer d'une étuve spéciale.

On dispose alors les tubes dans un petit *plateau* (fig. 44) en cuivre, d'environ 12 centimètres de largeur et dont une des parois porte des

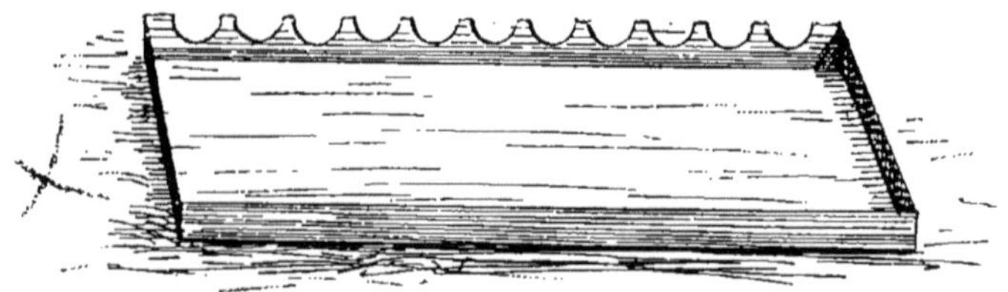

Fig. 44. — Plateau pour coaguler le sérum.

encoches destinées à recevoir l'extrémité supérieure des tubes; ceux-ci, dont le fond repose sur la paroi inférieure du plateau, sont ainsi maintenus en *position inclinée*; on couvre avec une lame de verre et on dispose le tout au-dessus d'une capsule pleine d'eau que l'on porte à l'ébullition; il faut une heure ou deux pour obtenir la gélatinisation.

Sérum de Löffler.

On prépare suivant le mode ordinaire un bouillon avec :

Eau de viande................	1 000 centimètres cubes.
Peptone......................	20 grammes.
Sel marin....................	5 —
Glucose......................	10 —
Solution de soude............	Q. S. pour neutraliser exactement.

On mélange dans un *matras répartiteur de Chamberland* une partie de ce bouillon glucosé stérile avec trois parties de sérum de sang liquide et stérile. On répartit dans des tubes et l'on opère la gélatinisation. A cet effet, on doit élever la température à 78° qui donne un sérum trouble.

Ce milieu de culture n'a pas besoin d'ailleurs d'être transparent.

Sérum glycériné.

En mélangeant 6 à 8 p. 100 de *glycérine* pure au *sérum*, on obtient un milieu excellent pour la culture du *bacille de la tuberculose*. On aspire dans un matras répartiteur de *Chamberland* 6 à 8 grammes de glycérine préalablement stérilisée à l'autoclave. On aspire ensuite dans le matras 100 centimètres cubes de sérum liquide stérile ; pour faciliter cette opération, on peut jauger préalablement le matras. On répartit le mélange en tubes ; on gélatinise comme dans le cas précédent, à 78°.

D. — *Milieux hydrocarbonés.*

Pommes de terre.

On nettoie la surface des *pommes de terre* sous un courant d'eau en les frottant à la brosse. Au moyen d'un *emporte-pièce*, on prépare des cylindres longs de 4 à 5 centimètres et d'un diamètre de 1 centimètre environ (fig. 46). On coupe ces cylindres en deux portions suivant une ligne oblique. On lave et on introduit les morceaux dans des tubes présentant à leur partie inférieure un *étranglement* ; on bouche ces tubes au moyen d'ouate et on les *stérilise* à 115° (fig. 45).

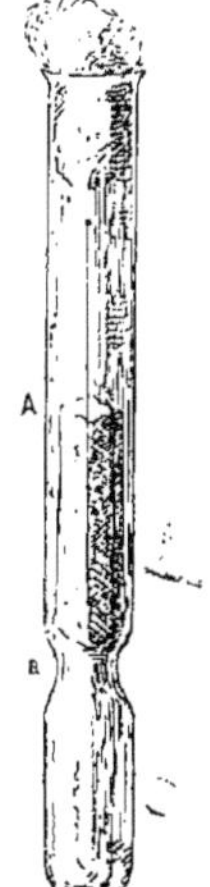

Fig. 45. — Tube pour culture sur pomme de terre.

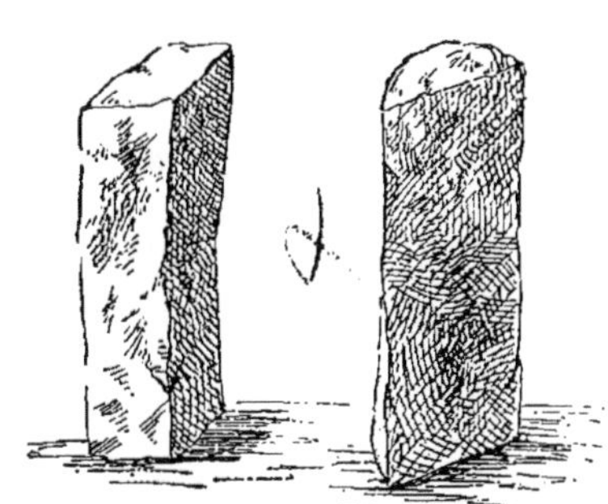

Fig. 46. — Morceaux de pomme de terre pour culture en tube.

Gelée d'amidon.

On délaie 10 grammes de *fécule de pomme de terre* dans 180 centimètres cubes d'*eau*, on ajoute 5 grammes de *carbonate de chaux précipité*; on répartit dans des flacons d'*Erlenmeyer* ou dans des boîtes de *Petri*; on stérilise à 115°; lorsque l'*empois* est refroidi, il forme sur le fond des vases une couche blanchâtre homogène.

III. — ISOLEMENT ET CULTURE DES MICROBES.

Isolement. — On introduit une très faible quantité de la matière à examiner (*poussières, sol, matières fécales*, etc.) dans de l'eau stérile; on agite parfaitement, on plonge dans le mélange un *fil de platine* flambé et refroidi (fig. 47). On lave ensuite ce fil dans un tube contenant de la gélatine stérile, liquéfiée à une température inférieure à 40°.

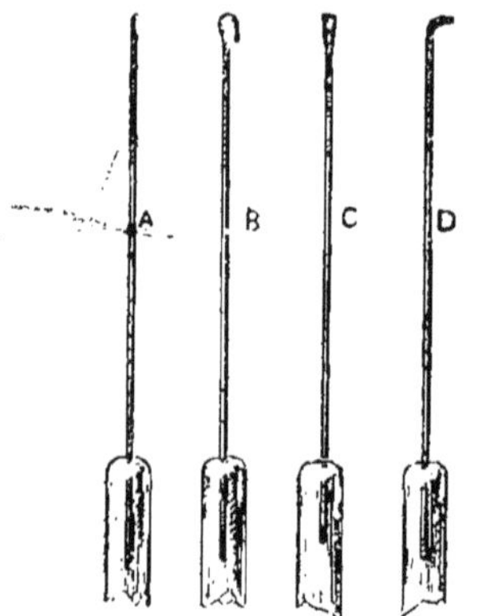

Fig. 47. — Fils de platine montés sur manches en verre.

On aura soin d'incliner le plus fortement possible ce tube de façon à le rapprocher de l'horizontale, afin d'éviter les poussières de l'air. Le bouchon d'ouate sera tenu entre les doigts de telle façon que la partie qui doit être introduite dans le tube à réaction ne se contamine pas.

On flambe de nouveau le fil de platine ; on le replonge dans le liquide aqueux contenant la matière à examiner, mais à une profondeur moindre ; on le lave dans un autre échantillon de gélatine liquéfiée.

Le nombre de microbes introduits dans la gélatine sera d'autant plus considérable que le fil aura été plongé dans le mélange aqueux à une profondeur plus grande.

Après avoir préparé un certain nombre de *dilutions* en gélatine, on les coule sur des plaques de verre ; on aura soin, après avoir enlevé le bouchon d'ouate de chaque tube, de flamber l'extrémité ouverte et de répartir la gélatine uniformément sur une *plaque de verre* stérile (épaisseur 2 millimètres; longueur 15 centimètres; largeur 9 centimètres environ) stérilisée préalablement dans une boîte métallique à 160°. On place la plaque sur une surface refroidissante parfaitement horizontale et on la recouvre d'une cloche lavée intérieurement au sublimé.

Lorsque la gélatine est solidifiée, on introduit la plaque dans une *chambre humide* (deux vases plats renversés l'un sur l'autre). La paroi de ces vases sera bien lavée au sublimé et le fond ainsi que la paroi supérieure seront revêtus d'une feuille de papier buvard imprégnée d'une solution de sublimé.

On peut disposer dans cette chambre humide plusieurs plaques de gélatine; on les superpose en se servant de petits *bancs en verre* lavés également au sublimé et essuyés avec du papier à filtrer stérilisé.

On abandonne les cultures à une température voisine de 20°; aux dépens de chaque germe se développe *une colonie*. On peut toucher chacune des colonies au moyen d'un fil de platine flambé et l'ensemencer dans un nouveau milieu de culture.

Pour isoler les colonies, il est utile de se servir du microscope (grossissement de 60-100 diamètres).

On choisira de préférence les colonies développées à la *surface* de la gélatine et on s'assurera qu'aucune autre ne se trouve dans le voisinage immédiat. On amène sous l'objectif du microscope l'extrémité d'un fil de platine recourbée en forme de crochet et flambée, on touche la colonie, on retire le fil en évitant qu'il se contamine au contact d'un objet, et on l'ensemence dans un milieu approprié.

Si les colonies sont suffisamment espacées, on peut les prélever *macroscopiquement* au moyen d'un fil de platine droit.

Ce procédé, dû à *Koch*, a l'inconvénient d'exiger des manipulations assez compliquées pendant lesquelles les préparations sont exposées à se contaminer.

Le procédé suivant, dû aussi à *Koch*, permet d'opérer plus rapidement.

On effectue les dilutions en tubes de gélatine, comme dans le cas précédent.

On débarrasse la boîte de *Petri* stérilisée de son enveloppe de papier, on débouche le tube, on flambe son orifice, on soulève le couvercle de la boîte de Petri, on coule la gélatine dans la boîte, on replace rapidement le couvercle.

On communique quelques oscillations à la boîte pour étaler la gélatine en couche uniforme, puis on la dispose sur une surface froide et on laisse la solidification se produire.

Cela fait, on abandonne la préparation à la température de 20°; les colonies se développent, on les observe, on en prélève des échantillons pour l'examen microscopique et pour les réensemencements.

Culture. — A. ***Ensemencement.*** — Les colonies séparées développées sur plaques de gélatine peuvent être reportées dans les différents milieux de culture que nous avons décrits ; on peut les ensemencer en milieux liquides et en milieux solides, à la surface (*strie*) ou dans la profondeur (*piqûre*).

L'ensemencement en milieu liquide se fait en plongeant dans le milieu de culture le fil de platine chargé de la semence.

L'ensemencement *en strie* consiste à frotter à la surface d'un milieu solide le fil de platine portant les microbes ; pour obtenir une culture *en piqûre*, on opère comme suit : on tient le tube A contenant le milieu de culture solide à peu près verticalement de la main gauche, son fond étant tourné directement en haut ; on enlève la bourre d'ouate en la fixant entre les quatrième et cinquième doigts de la main droite ; l'aiguille est enfoncée au centre de la masse gélatineuse, à une profondeur de 4 à 5 centimètres (fig. 48).

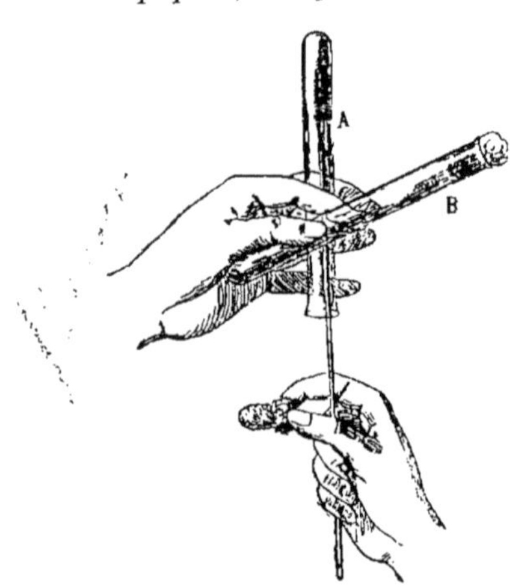

Fig. 48. — Ensemencement par piqûre.

B. ***Incubation.*** — Les tubes ensemencés doivent être maintenus à une température constante.

Dans un laboratoire, deux *étuves* au moins sont nécessaires : l'une réglée à 20°-22° pour les cultures en gélatine, l'autre réglée à 37°-38°.

Pour maintenir la température constante dans les étuves, on se sert de *régulateurs*.

a. **Étuve et régulateur de Roux.** — L'étuve qui répond le mieux à tous les besoins de la technique bactériologique est l'étuve de *Roux* munie du régulateur du même nom.

Elle se compose d'une *armoire rectangulaire* en bois, de dimensions variables, fermée à sa partie antérieure par une ou deux *portes vitrées* et disposée sur des pieds au-dessus d'un brûleur à gaz.

Elle contient une série de *tubes en cuivre* placés verticalement contre la face interne des parois de bois. Les gaz de combustion du brûleur s'engagent dans les tubes et ceux-ci déterminent par rayonnement un échauffement uniforme de l'air contenu dans l'appareil ; la *ventilation* est assurée par des orifices ménagés à la partie inférieure et dans le plafond de l'étuve.

Le *régulateur* (fig. 49) est entièrement métallique ; il est constitué par une lame de *zinc* et une lame d'*acier* soudées ensemble et recourbées en

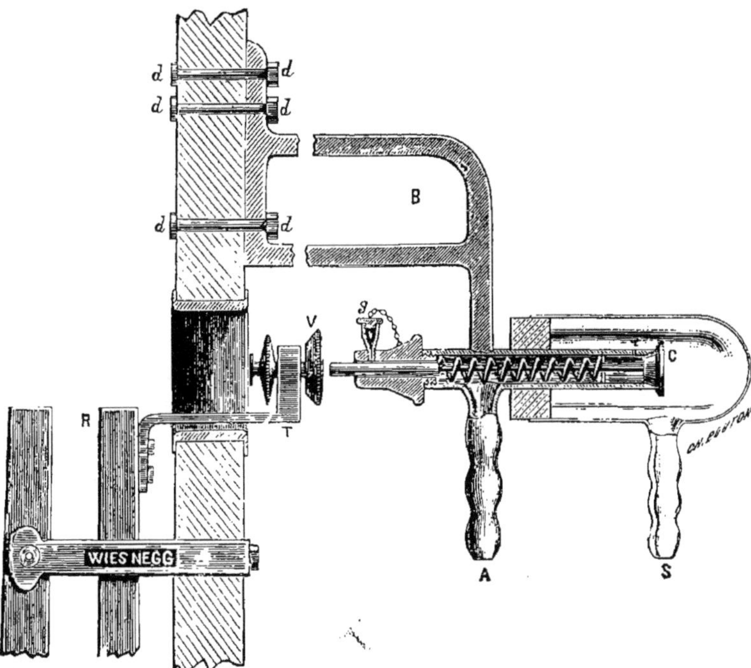

Fig. 49. — Régulateur de Roux.

forme d'U. Le métal le plus dilatable, le zinc, étant en dehors, toute élévation de température tend à rapprocher les deux branches et tout abaissement les écarte l'une de l'autre.

La branche gauche de l'U étant fixée, la branche R restée libre totalise les déformations provoquées par l'élévation ou l'abaissement de la température de l'étuve et, par l'intermédiaire d'une *tige rigide* T horizontale, les transmet au *piston* C, qui commande l'arrivée du gaz et qui est placé extérieurement.

Le gaz, en effet, arrive par le tube A relié au robinet de la conduite, et, pour pénétrer dans l'*ampoule* d'où part le tube S qui le conduit au brûleur, il doit passer au-dessous du piston C.

Lorsque la température s'élève dans l'étuve, la branche R se rapproche de l'autre, entraînant avec elle la tige rigide ; le piston, sollicité par un *ressort à boudin*, se ferme (position indiquée dans la figure), ne laissant pour tout passage au gaz qu'un *trou de sûreté ou rallumeur t* ; de suite la température s'abaisse. Quand la température de l'étuve est trop basse, le phénomène inverse se produit : la tige rigide est refoulée par la branche R, elle repousse le piston C qui donne passage au gaz, et la flamme du brûleur augmente d'intensité; après quelques oscillations au-dessus et au-dessous de la température de régime, l'étuve est définitivement réglée. On peut facilement faire varier en plus ou en moins la température ; il suffit pour cela d'augmenter ou de diminuer la longueur de la tige rigide T, ce qu'on obtient en tournant ou en détournant la vis V.

Mise en fonctionnement. — 1° Avant d'utiliser l'étuve, il est bon de garnir de *papier noir*, la face intérieure des portes vitrées pour protéger les cultures contre l'action nocive de la lumière.

2° Placer un *thermomètre* à chaque étage de l'étuve pour y suivre la marche de la température. L'étuve réglée, chaque étage a une température absolument fixe, mais il existe des différences minimes de température entre les différents étages.

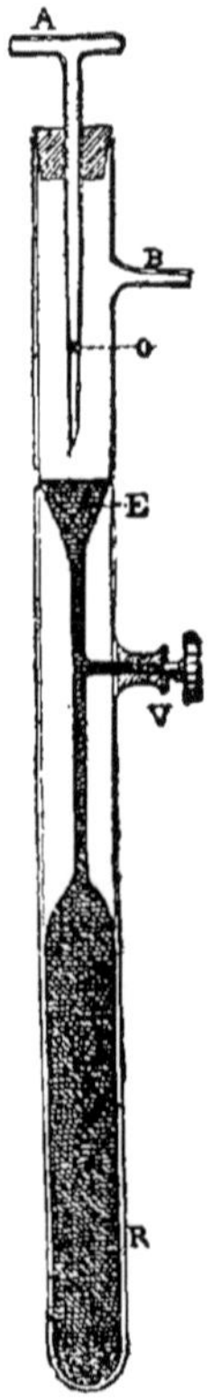

3° L'ajutage A étant relié au robinet de la conduite et le tube S au brûleur, amener la vis V au contact de la tige qui commande la soupape C et la faire tourner jusqu'à ce que cette soupape soit largement ouverte.

4° Allumer le brûleur.

5° Quand le thermomètre de l'étage moyen marque, à un demi-degré près, la température que l'on désire obtenir (36°,5 pour régler à 37°, par exemple), on détourne la vis V jusqu'à ce qu'elle affleure simplement la tige de la soupape sans la repousser.

Il peut être utile de maintenir une petite étuve ou un bain-marie à une température constante ; à cet effet, le commerce fournit un très grand nombre de régulateurs; nous nous bornerons aux types suivants :

Fig. 50. — Régulateur de Chancel.

b. **Régulateur à mercure de** *Chancel*. — Le gaz arrive par le tube en verre A (fig. 50). sort par le *bec de flûte* qui termine ce tube à l'intérieur du régulateur et passe par l'ajutage B pour se rendre au brûleur. L'appareil étant disposé dans l'étuve, le mercure de la partie inférieure R se dilate sous l'influence de toute élévation de température et vient obstruer plus ou moins complètement le bec de flûte, diminuant ainsi la quantité de gaz qui arrive au brûleur ; un *trou de sûreté* O évite l'extinction du gaz en cas d'occlusion complète du bec de flûte.

Dès que l'étuve se refroidit, le niveau du mercure baisse et le gaz passe librement.

Une vis V permet de régler l'appareil en augmentant ou en diminuant la capacité du tube plein de mercure. Cet appareil est peu coûteux, mais ne permet le réglage qu'à 3 degrés près.

c. **Régulateur de** *Soxhlet* **à alcool ou à éther.** — Ce régulateur (fig. 51) est rempli d'*éther* (pour des températures de moins de 32°) ou d'*alcool absolu* (pour des températures de 32° à 60°) jusqu'au voisinage de l'ajutage latéral R.

On le plonge dans le bain-marie dont l'eau a été portée à la température que l'on veut maintenir; on verse du mercure dans le tube B jusqu'à ce que les deux branches soient remplies comme l'indique la figure 51.

On abaisse le tube C qui amène le gaz jusqu'à ce que son ouverture inférieure soit presque fermée par le mercure. La flamme devient très petite, elle est encore alimentée à ce moment par une faible quantité de gaz qui passe par un petit orifice de sûreté O percé dans la paroi du tube et qui évite l'extinction de la flamme, en cas d'obstruction de l'orifice inférieur.

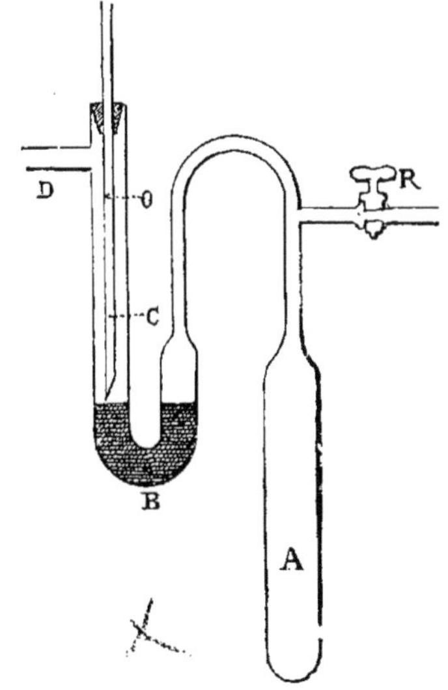

Fig. 51. — Régulateur de Soxhlet.

Lorsque la température du bain-marie baisse, le mercure descend dans la branche extérieure et l'extrémité inférieure du tube devient libre, ce qui permet l'arrivée d'une quantité de gaz plus considérable ; la température s'élève et détermine une nouvelle ascension du mercure qui obture l'orifice du tube ; ce jeu se répète constamment.

d. **Régulateur de Bohr.** — Un *régulateur* analogue a été préconisé par *Bohr* : l'alcool ou l'éther est remplacé par de l'*air*. On ferme le robinet R (fig. 51) lorsque l'étuve a atteint la température voulue. Cet appareil est sensible.

C. ***Culture des microbes anaérobies.*** — Les procédés de culture des microbes anaérobies sont très nombreux ; une grande variété de dispositifs ont été imaginés pour éliminer l'*oxygène* : vide, passage d'un gaz inerte, absorption de l'oxygène par des produits chimiques, absorption de l'oxygène par une culture aérobie.

a. **Procédé de Buchner.** — Ce procédé repose sur l'absorption de l'oxygène par une *solution alcaline de pyrogallol*. Au fond d'un tube, on introduit un mélange de pyrogallol et d'hydrate potassique ; un peu au-dessus du fond, le tube présente un étranglement sur lequel repose le tube contenant la culture ; ce dernier est fermé légèrement au moyen d'ouate, tandis que le tube extérieur est bouché hermétiquement par un bouchon en liège neuf, très élastique.

b. **Procédé de Herman**. — *Herman* a modifié le procédé précédent de la façon suivante :

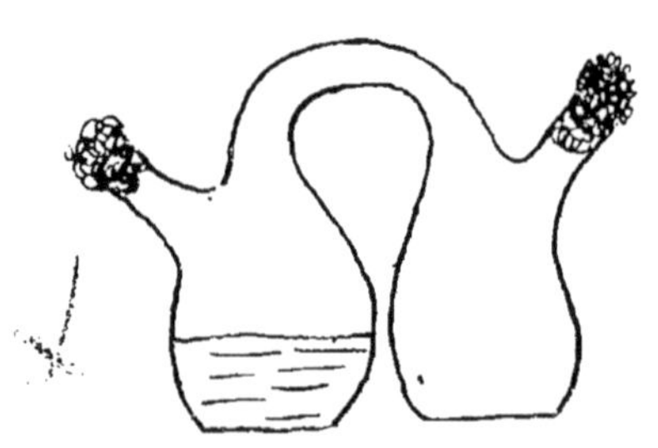

Fig. 52. — Ampoules de Herman pour la culture des microbes anaérobies.

Il se sert de deux ampoules jumelles, de 35 centimètres cubes de capacité, soudées par le collet et pourvues chacune d'une tubulure latérale (fig. 52).

Dans l'une des ampoules, on introduit 15 à 20 centimètres cubes de bouillon de culture et, les deux tubulures étant bouchées au moyen d'ouate, l'appareil est stérilisé dans l'autoclave. Au sortir de l'autoclave et après refroidissement, l'ampoule libre reçoit 10 centimètres cubes de solution de pyrogallate et les bouchons d'ouate sont immédiatement remplacés par des bouchons de caoutchouc fermant bien et stérilisés par un séjour préalable dans une solution phéniquée. Le tout est mis dans l'étuve à 37° ; le lendemain, le milieu ne contient plus trace d'oxygène et les ampoules peuvent être ensemencées.

La solution de pyrogallate est obtenue en introduisant successivement dans l'ampoule 5 centimètres cubes d'une solution aqueuse concentrée de *pyrogallol* et 5 centimètres cubes d'une solution d'*hydrate de potassium* à 10 p. 100.

Pour faire des cultures sur gélatine, *Herman* conseille l'emploi de grandes ampoules qui permettent d'obtenir une surface de milieu assez étendue. L'ampoule qui contient la gélatine est munie de deux tubulures latérales, placées d'équerre et soudées à 15 millimètres environ au-dessus du fond de l'appareil. C'est par ces tubulures que l'on pêche les colonies.

c. **Procédé de Stüler**. — Un autre dispositif très commode pour la culture des microbes anaérobies est dû à Stüler. On se sert à cet effet de vases aplatis spéciaux (fig. 53). On ensemence les microbes dans de la gélatine additionnée de 2 p. 100 de sucre de raisin, on coule le mélange dans le vase supérieur ; lorsque la gélatine est solidifiée, on retourne ce vase sur l'autre, dans lequel on a introduit 2 grammes de pyrogallol. Au moyen d'une pipette effilée, on laisse couler dans le plateau inférieur, par l'espace compris entre les deux vases emboîtés, 15 centimètres cubes d'une solution d'hydrate de potassium à 3,3 p. 100. Grâce à la fermeture hydraulique, l'air n'a pas accès à l'intérieur de cet appareil dans lequel l'oxygène est absorbé par la solution de pyrogallate potassique.

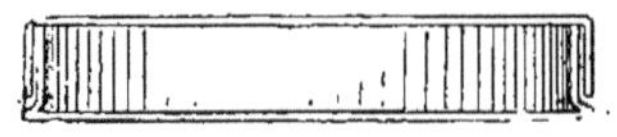

Fig. 53. — Vases emboîtés de Stüler.

IV. — MÉTHODES PERMETTANT L'IDENTIFICATION DES MICROBES.

Pour identifier les microbes, il convient de considérer simultanément les points suivants :

1° Mouvement ou immobilité ;
2° Aspect microscopique ; action des matières colorantes;
3° Particularités de croissance des cultures en différents milieux ;
4° Résultats de l'inoculation à des animaux.

1° Mouvement ou immobilité.

L'examen des microbes *non colorés* est très utile pour reconnaître leur *mouvement* propre ainsi que pour rechercher la présence de *spores*.

Au moyen d'un fil de platine recourbé en œillet, on dispose une goutte du liquide à examiner au milieu d'un couvre-objet, on retourne ce dernier, la goutte en bas, sur un porte-objet présentant une *dépression circulaire* en cupule dont le pourtour a été enduit d'un peu de vaseline ; la goutte est *suspendue* dans cette chambre sous forme d'une demi-sphère.

On examine en se servant d'un petit diaphragme et de l'immersion à l'huile de cèdre.

On constate les *mouvements purement physiques* des *microcoques* (de fines particules inertes présentent également ces mouvements), l'*immobilité* absolue des bacilles du charbon, le déplacement des *bacilles typhiques* par des *mouvements serpentins* qui rappellent ceux des poissons dans l'eau, la rapide *progression rectiligne* des *vibrions du choléra*.

On utilise souvent la *cellule chauffante* pour observer le développement d'un microbe : il faut alors que la culture se fasse dans la cellule même; pour cela, on dépose sur la lamelle une goutte de bouillon stérile et on l'ensemence avec le microbe à examiner.

Pour beaucoup d'espèces microbiennes, il faut recourir à une *platine chauffante*.

Le mieux est de chauffer dans une *étuve* spéciale tout le microscope disposé pour l'observation.

2° Aspect microscopique des microbes; action des matières colorantes.

A. ***Fixation des microbes***. — Au moyen d'un fil de platine flambé dont l'extrémité est recourbée sous forme d'œillet, on prélève une goutte du liquide tenant les microbes en suspension. On la dépose sur un couvre-objet sur lequel on l'*étend en couche très mince* en y appliquant un second couvre-objet; on sépare ensuite les deux lamelles. On peut encore disposer obliquement le second couvre-objet que l'on promène sur le premier. Ou bien on étale tout simplement au moyen du fil de platine.

S'agit-il d'une végétation solide développée à la surface d'un milieu consistant, on en enlève une petite quantité au moyen d'un fil de platine

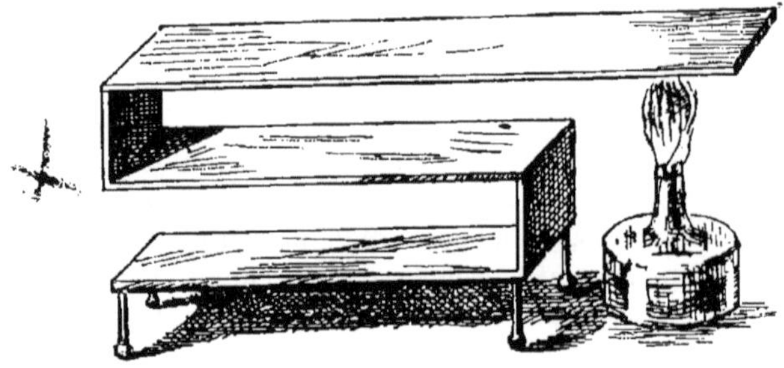

Fig. 54. — Platine de Koch.

et on la délaie dans une gouttelette d'eau placée sur un couvre-objet. On étale comme précédemment.

On *dessèche* à une température très modérée [au-dessus d'une très petite flamme ou bien sur la *platine de Koch* (fig. 54)]. On passe rapidement le couvre-objet trois fois à travers une *flamme de Bunsen* (la face chargée tournée vers le dessus), afin que les microbes ne se détachent pas pendant le lavage (*fixation*).

Ce procédé a l'inconvénient de déformer, de ratatiner les bactéries; pour ce motif, il est préférable de verser sur la lamelle enduite deux ou trois gouttes d'un mélange à parties égales d'*alcool* et d'*éther* qu'on laisse évaporer.

B. ***Coloration des microbes***. — On fait tomber sur la préparation deux ou trois gouttes de *solution colorante* qu'on laisse réagir *à froid* généralement, ou quelquefois *à chaud*. On *lave* à l'eau en se servant d'une *pissette* (fig. 55) permettant d'obtenir l'écoulement du liquide par simple inclinaison du flacon. On laisse *sécher* la préparation à l'air, on dépose une goutte d'*huile de cèdre* [ou, si l'on veut conserver la préparation, de *baume de Canada* (1)] sur une lamelle porte-objet, on renverse sur cette goutte le couvre-objet, la face colorée vers le bas.

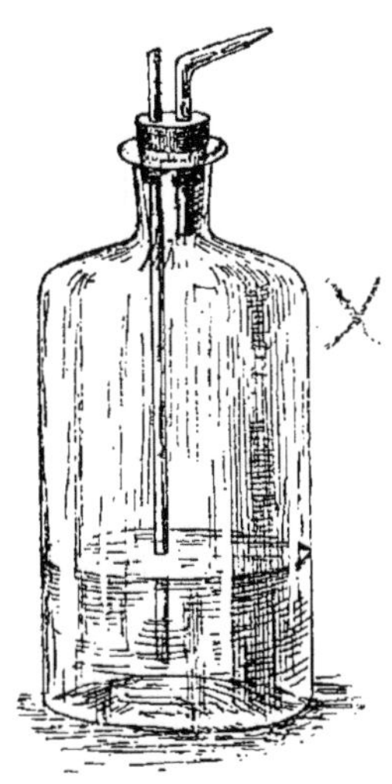

Fig. 55. — Pissette.

On examine avec l'objectif à immersion.

Très souvent, lorsqu'on doit faire un grand nombre d'analyses (*crachats*, *pus de blennorragie*), pour éviter l'emploi de couvre-objets qui sont fragiles et difficiles à nettoyer, on dessèche la matière et on la colore sur la lamelle porte-objet ; après lavage et dessiccation, on dépose une gouttelette d'huile de cèdre sur le porte-objet et on examine *sans couvrir*. Après avoir enlevé l'huile de cèdre par un lavage au xylol, on peut fixer sur la préparation un couvre-objet au moyen de baume de Canada et la conserver.

a. **Réactifs colorants**. — Les flacons les plus pratiques pour conserver les matières colorantes sont de simples bouteilles fermées *mollement* au moyen d'un bouchon de liège traversé par un tube de verre étiré à sa partie inférieure (fig. 56).

FUCHSINE PHÉNIQUÉE (*Ziehl*).

Eau distillée	100 centimètres cubes.
Phénol cristallisé	5 grammes.
Alcool absolu	10 centimètres cubes.
Fuchsine	1 gramme.

(1) On emploie le *baume de Canada* dissous dans le *xylol*. On aura soin de ne pas se servir du baume au chloroforme, qui fait pâlir et décolore les microbes colorés par des couleurs basiques d'aniline. La solution devra avoir une consistance sirupeuse telle qu'elle ne file pas quand on en prélève une goutte avec un agitateur ; on la conserve dans un flacon fermé par une cloche en verre.

On triture ensemble, dans un mortier, la fuchsine et le phénol ; on ajoute l'alcool, puis l'eau par petites portions. On laisse en contact quelques heures ; on filtre sur un papier mouillé. Si, à la longue, il se forme un dépôt, on filtre.

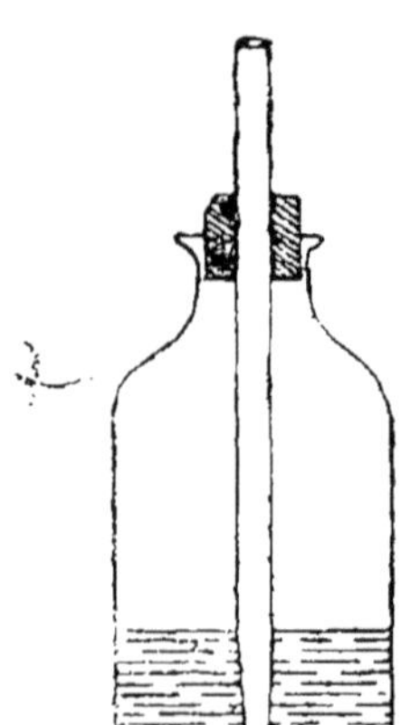

Fig. 56. — Flacon à matière colorante.

Cette solution est employée particulièrement pour colorer les *bacilles de la tuberculose*. Pour les autres microbes, elle est trop concentrée, elle ratatine le protoplasme; il faut la diluer dans le rapport de 1 : 2, 1 : 5 ou 1 : 10 avec de l'eau et la faire agir sur la préparation à colorer, selon la dilution, pendant trente secondes, cinq minutes ou dix minutes.

On prépare cette dilution au moment du besoin.

BLEU DE MÉTHYLÈNE PHÉNIQUÉ (*Kühne*).

Bleu de méthylène	1gr,5
Phénol cristallisé	2 grammes.
Alcool absolu	10 centimètres cubes.
Eau distillée	100 —

On prépare cette solution comme ci-dessus; elle convient pour la coloration de *tous les microbes*.

KRYSTALL VIOLET PHÉNIQUÉ (*Roux*).

Krystall violet	1 gramme.
Phénol	2 grammes.
Alcool absolu	10 centimètres cubes.
Eau distillée	100 —

On prépare cette solution comme la fuchsine de *Ziehl*; elle sert principalement à pratiquer la méthode de coloration de *Gram*.

THIONINE PHÉNIQUÉE (*Nicolle*).

Thionine	1 gramme.
Phénol	1 —
Alcool à 90°	10 centimètres cubes.
Eau distillée	100 —

On prépare cette solution comme la solution de *Ziehl*; elle est recommandée pour la coloration des *coupes* et des *frottis*.

Solution alcaline de bleu de méthylène (*Löffler*).

Solution alcoolique de bleu de méthylène à 10 p. 100.............	30 centimètres cubes.
Solution de potasse caustique (1 : 10 000)......................	100 —

On mélange dans un flacon ; on filtre au moment du besoin.

Nous nous bornerons à ces solutions colorantes, qui sont le plus généralement employées.

b. **Méthode de coloration de** *Gram*. — Quand on colore certaines bactéries par une *couleur basique de pararosaniline en solution phéniquée* et que l'on fait agir ensuite sur la préparation un *mordant* spécial à base d'*iode*, ces bactéries ne se décolorent plus par l'action de dissolvants tels que l'alcool absolu.

La préparation sur couvre-objet est traitée pendant une à trois minutes par la solution de *krystall violet phéniquée* ; on rejette l'excès de matière colorante et, sans laver, on dépose sur la préparation 2 ou 3 grosses gouttes du *liquide de Gram* (1), qu'on laisse agir pendant une minute. La préparation prend une teinte brune.

On lave à l'eau et l'on verse goutte à goutte de l'*alcool absolu* sur la préparation jusqu'à ce qu'elle paraisse décolorée.

On lave rapidement à l'*eau*, on examine dans l'eau ou bien, après dessiccation, dans l'huile de cèdre ou le baume de Canada.

Si les microbes prennent le *Gram*, ils sont colorés en violet intense ; dans le cas contraire, ils sont décolorés.

La méthode de *Gram* peut être employée pour différencier les microbes : certains microbes sont décolorés par ce traitement ; d'autres se colorent en violet intense.

Exemples de microbes qui prennent le *Gram* :

Micrococcus tetragenus.
Staphylococcus pyogenes aureus.
Streptococcus pyogenes.
Streptococcus erysipelatus.
Diplococcus lanceolatus pneumoniæ (Fränkel).
Bacillus subtilis.
Bacilles de la tuberculose et de la lèpre.
Bacille du charbon (*Bacillus anthracis*).
Bacille du tétanos.

(1) Liquide de *Gram* :

Iode pur..	1 gramme.
Iodure de potassium............................	2 grammes.
Eau distillée......................................	300 centimètres cubes.

On dissout d'abord l'iodure de potassium dans très peu d'eau, on triture cette solution avec l'iode, on complète à 300 centimètres cubes.

Exemples de microbes qui ne prennent pas le *Gram*:

Bacterium coli commune.
Bacille typhique,
Bacille de la diphtérie.
Bacille de la morve.
Bacille de l'œdème malin.
Vibrion du choléra.
Micrococcus gonorrhœæ.

c. **Coloration des cils des bactéries.** — α. Prendre une petite quantité de culture récente sur gélose et la délayer dans un verre de montre rempli d'eau *ordinaire* (préférable à l'eau distillée) de manière à obtenir un liquide à peine trouble et absolument homogène.

β. Déposer avec une pipette une goutte de cette émulsion sur une lamelle scrupuleusement propre, flambée et tenue avec une pince de *Cornet.* Si la lamelle n'est pas parfaitement nettoyée, le liquide ne s'y répand pas également.

γ. En inclinant la lamelle dans tous les sens, répartir le liquide à sa surface, puis aspirer avec la pipette l'excès de liquide qui se rassemble à l'angle inférieur de la lamelle.

δ. Laisser sécher à la température ordinaire, à l'abri des poussières. Ne pas fixer.

La lamelle est alors prête à subir l'action des liquides colorants.

Procédé de Van Ermengem.

Ce procédé, qui donne de très belles préparations, est basé sur la réduction du nitrate d'argent au niveau des cils des bactéries.

α. Placer la lamelle pendant une minute à 50°, ou trente minutes à froid, dans le bain suivant, préparé au moment du besoin :

Solution aqueuse d'acide osmique à 2 : 100............................	8 centimètres cubes.
Solution aqueuse de tannin à 1 : 100.	16 —
Acide acétique cristallisable......	1 goutte.

β. Laver à l'eau, puis à l'alcool absolu.

γ. Placer la lamelle pendant une ou deux minutes dans le bain d'argent :

Nitrate d'argent cristallisé........	1 gramme.
Eau distillée....................	200 centimètres cubes.

δ. Porter la lamelle pendant une minute, sans la laver, dans le bain réducteur :

Acide gallique	5 grammes.
Tannin	3 —
Acétate sodique fondu	10 —
Eau distillée	350 centimètres cubes,

ε. Sans laver, reporter la lamelle dans le bain d'argent et l'y agiter jusqu'à ce que celui-ci prenne une teinte noire.

ζ. Laver, sécher, monter dans le baume.

3° Particularités de croissance des microbes en divers milieux.

Les cultures seront examinées chaque jour une ou plusieurs fois : on notera leurs caractères. Les observations porteront sur le moment de l'*apparition d'un trouble*, d'un *précipité*, d'un *voile superficiel*, s'il s'agit d'un milieu liquide ; sur la *forme des colonies* : colonies en *strie*, colonies en *piqûre rectiligne*, *ramifiée*, *arborisée*, etc., etc., s'il s'agit d'une culture en milieu solide.

Elles porteront encore sur la *coloration*, l'*odeur* et l'apparition de substances caractéristiques : *indol*, *acides*, etc. (Voy. les Traités de bactériologie descriptive).

4° Expériences sur des animaux.

A. ***Inoculations et injections.*** — On s'adresse généralement aux petits rongeurs (*lapin*, *cobaye*, *souris blanche*).

Avant de pratiquer une inoculation, il faut couper les poils de la région sur laquelle on opère, la désinfecter et faire exclusivement usage d'instruments stérilisés.

On peut recourir aux méthodes suivantes :

a. **Inoculation endermique.** — On incise superficiellement la peau et l'on inocule dans l'incision la matière à examiner.

b. **Inoculation sous-cutanée.** — On incise la peau, on enfonce une sonde cannelée dans la plaie et on y introduit la matière ; on ferme par une couche de collodion.

c. **Injection sous-cutanée.** — On suspend la matière à examiner dans l'eau et on l'injecte sous la peau au moyen d'une seringue.

d. **Injection dans le sang.** — On met à nu une veine importante, par exemple, chez le lapin, une *veine de l'oreille*, chez de plus petits animaux la *veine jugulaire*.

On injecte le liquide au moyen d'une seringue. On peut activer la circulation dans l'oreille du lapin en frappant avec la main droite sur cet organe qui repose sur la main gauche. On applique une pince à vis, on introduit l'aiguille de la seringue dans une veine bien remplie, on enlève la pince, on pratique l'injection.

e. **Injection dans la chambre antérieure de l'œil.** — On cocaïnise l'œil, on écarte les paupières, on fixe le globe oculaire au moyen d'une pince à crochets, on enfonce l'aiguille de la seringue à la limite de la cornée et de la sclérotique. On laisse écouler par la canule l'humeur aqueuse, on injecte le liquide à expérimenter.

f. **Injection dans la cavité péritonéale**. — Il faut éviter de léser l'intestin. On pince la paroi abdominale entre le pouce et l'index de la main gauche, de façon à obtenir un pli comprenant la peau et les muscles. On enfonce l'aiguille de la seringue à la base du pli, et on pousse l'injection.

B. ***Autopsie des animaux infectés***. — Nous ne décrirons que l'autopsie des mammifères.

L'autopsie d'un cadavre doit être pratiquée *aussitôt après* la mort de l'animal, afin d'éviter l'envahissement des organes par les *microbes de la putréfaction*.

On commence par fixer solidement le cadavre ; il sera couché sur le dos dans le plateau à autopsie et maintenu par quatre liens noués autour des pattes et passés dans les trous que présente le bord du plateau.

Avant l'ouverture du cadavre, on mouille les poils du thorax et de l'abdomen, puis on les coupe avec des ciseaux courbes et l'on procède à l'examen extérieur.

On soulève la peau avec une pince au niveau de la fourchette sternale, on l'incise et l'on prolonge l'incision, qui ne doit intéresser que le tégument, jusqu'à la partie inférieure de l'abdomen ; on libère la peau par une petite incision sur la racine de chaque membre, on la dissèque et on rejette de chaque côté les lambeaux obtenus. A ce moment, si l'on soupçonne un *épanchement pleural*, on cautérise la paroi musculaire dans un espace intercostal, on enfonce la pointe d'une pipette au centre de l'escarre, on aspire un peu du liquide, on l'ensemence et l'on prépare des lamelles pour l'examen microscopique.

Pour ouvrir le thorax, on saisit avec une pince l'appendice xiphoïde, on l'attire en haut, on engage un peu en dehors, sous les cartilages costaux, la pointe de ciseaux, on sectionne ces cartilages, en se portant progressivement en dehors jusqu'à la clavicule ; on coupe cette dernière.

En procédant de même de l'autre côté du sternum, on délimite un plastron qu'on détache complètement. Le *cœur* et les *poumons* étant mis à nu, s'il existe un épanchement dans le *péricarde* on saisit la séreuse avec une pince flambée et, tout près de la pince, on y enfonce la pointe, fortement chauffée, d'une pipette. On incise le péricarde, on cautérise la surface du cœur au niveau d'un ventricule au moyen d'une tige de fer portée au rouge. On enfonce au centre de l'escarre la pointe d'une pipette, on aspire le sang.

Pour recueillir du suc pulmonaire au niveau d'un point splénisé ou hépatisé, on cautérise la surface du poumon et l'on y enfonce la pointe d'une pipette.

On passe ensuite à l'ouverture de l'*abdomen* ; si l'on soupçonne un *épanchement péritonéal*, on soulève avec une pince la paroi musculaire, on y pratique une très petite boutonnière avec la lame fortement chauffée d'un scalpel ; par l'incision on introduit, parallèlement à la paroi et en évitant de léser l'intestin, la pointe flambée d'une pipette ; on aspire le liquide.

On achève la section de la paroi musculaire sur la ligne médiane, sur toute la hauteur de l'abdomen ; on récline cette paroi à droite et à gauche.

On examine les organes : *foie*, *rate*, *reins*, *ganglions*. On cautérise la surface de ces viscères et l'on y fait pénétrer par la surface cautérisée un fort fil de platine à extrémité recourbée en crochet, on l'enfonce dans la profondeur, on le ramène à soi par quelques mouvements de latéralité ; on ensemence la pulpe obtenue.

Lorsqu'on veut examiner le contenu de la *vessie* ou le contenu de l'*intestin*, on cautérise la surface de ces organes avant d'y faire pénétrer une pipette.

On examine les produits récoltés (*humeurs*, *pulpes*) d'abord à l'*état frais*, sans coloration préalable. Puis on les *dessèche* en couche mince sur une lamelle, on les *fixe* et on les *colore*. On utilise au besoin les produits récoltés pour faire de nouvelles expériences sur des animaux neufs ou des cultures en différents milieux.

Dans tout ce qui précède, nous n'avons donné que la marche générale des recherches bactériologiques (1).

Dans la partie spéciale, nous aurons l'occasion d'appliquer ces règles générales de la technique bactériologique à la recherche et à l'identification des microorganismes qui intéressent surtout l'hygiéniste.

(1) Pour les ouvrages à consulter, nous renvoyons au chapitre IX : *Prophylaxie des maladies transmissibles*.

DEUXIEME PARTIE

RECHERCHES SPÉCIALES

CHAPITRE PREMIER

ATMOSPHÈRE

I. — PROPRIÉTÉS PHYSIQUES. MÉTÉOROLOGIE.

1. — Thermalité.

A. ***Détermination de la température.*** — Pour déterminer la température de l'air, on se sert généralement du *thermomètre à mercure* (Voy. *Première partie*, chap. I).

La *température moyenne du jour* s'évalue en faisant un grand nombre de lectures à des intervalles très rapprochés. L'expérience a démontré qu'on peut obtenir une moyenne assez rapprochée de la moyenne vraie en ne faisant que deux ou trois observations par jour à des heures convenablement choisies.

Les combinaisons d'heures varient suivant les pays.

La température la plus élevée ou la plus basse qui ait été atteinte pendant une période donnée est indiquée par des thermomètres *à maxima* et *à minima*. Exemple : *thermomètre de Six-Cappeller* (1).

Pour suivre la variation que subit la température de l'air, il y a utilité à employer un *thermomètre enregistreur* (fig. 57).

(1) Emmerich u. Trillich, *Anleit. zu hygien. Untersuchungen*, 3e Aufl., p. 13.

Deux lames métalliques présentant un coefficient de dilatation différent sont soudées l'une à l'autre; les variations de température impriment à ce

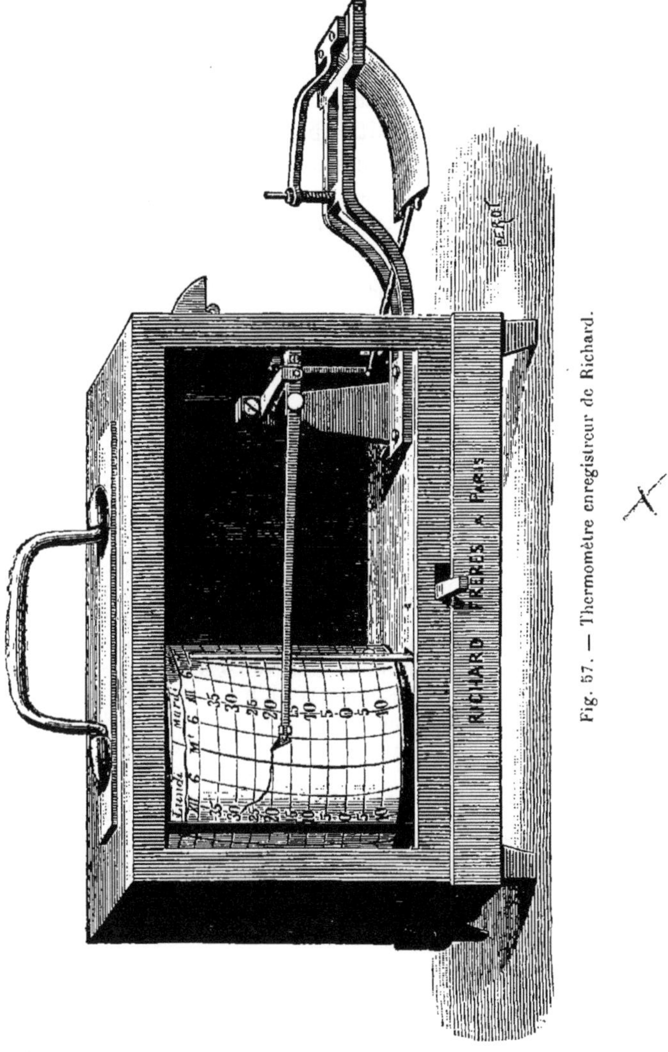

Fig. 57. — Thermomètre enregistreur de Richard.

système des incurvations transmises, par l'intermédiaire de leviers, à une plume qui inscrit une courbe sur une bande de papier tendue autour d'u cylindre.

Il faut prendre chaque jour, à une heure déterminée, la température au moyen d'un thermomètre à mercure pour reconnaître la position exacte d'un des points de la courbe.

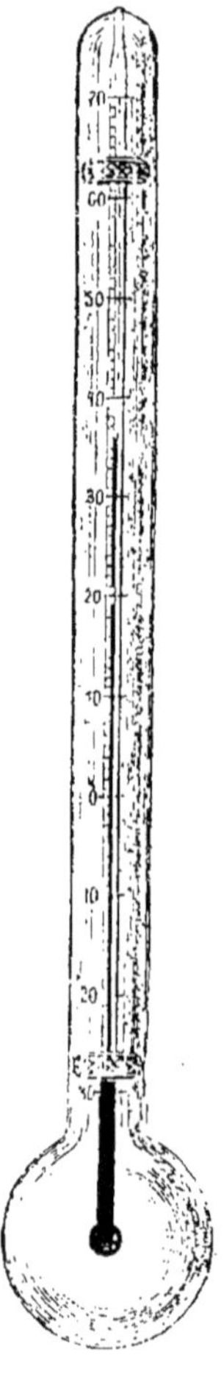

Fig. 58. — Thermomètre à réservoir couvert de noir de fumée et entouré d'une ampoule où règne le vide.

Que le thermomètre soit simple ou enregistreur, on le préserve de l'insolation directe, du vent, du rayonnement de corps voisins ; on le place, à cet effet, sous de petits abris spéciaux, à doubles parois et à circulation d'air, qui reçoivent également le psychromètre.

B. ***Détermination de la chaleur rayonnée.*** — L'atmosphère absorbe une portion notable de la chaleur pendant que les rayons solaires la traversent. Pour mesurer la quantité de chaleur envoyée par le soleil sur une surface donnée, on se servait jadis du *pyrhéliomètre de Pouillet* ; actuellement on utilise dans les observatoires météorologiques l'*actinomètre de Violle*.

Pour les besoins de l'hygiène, l'appareil suivant, connu sous le nom d'*actinomètre d'Arago* (fig. 58), est le plus souvent employé. C'est un thermomètre à mercure *à maxima*, dont le réservoir est couvert de noir de fumée et entouré d'une ampoule en verre dans laquelle on a pratiqué le vide.

Le revêtement de noir de fumée permet une absorption plus énergique des rayons calorifiques ; le vide a pour effet d'exclure le plus possible une déperdition de chaleur ou un échauffement par conductibilité. Le thermomètre monte jusqu'à ce que son réservoir cède par rayonnement, dans l'unité de temps, la même quantité de chaleur qu'il reçoit. Plus le rayonnement est intense, plus l'ascension du thermomètre insolé est considérable par rapport à un thermomètre qui est à l'abri du soleil ; la différence entre ces deux instruments donne la mesure de l'intensité du rayonnement.

2. — Pression.

L'atmosphère exerce à la surface du globe une pression qui fait équilibre à une colonne de mercure de 760 millimètres en moyenne au niveau de la mer. Elle est déterminée par la pesanteur des molécules d'oxygène et d'azote; on sait que dans 100 parties d'air il y a environ 20 volumes d'oxygène; il en résulte que 20 p. 100 de la pression barométrique doivent être attribués à l'action de l'oxygène.

La pression diminue (1 millimètre environ par 11 mètres de hauteur) à mesure qu'on s'élève dans l'atmosphère, et il en est de même de la quantité et de la tension de l'oxygène.

La pression atmosphérique se détermine au moyen de *baromètres* à mercure (Voy. *Première partie*, chap. I).

On peut également se servir de *baromètres métalliques* (Voy. *Première partie*, chap. I) qui suffisent en général pour les besoins de l'hygiène; ils sont faciles à transporter et peuvent rendre des services, notamment pour vérifier la pression dans les *cloches à plongeurs*, les *caissons*, etc.

3. — Circulation.

A. ***Direction du vent.*** — Elle est indiquée par des *girouettes* placées à une hauteur suffisante pour que les courants d'air y aient librement accès de toutes parts.

B. ***Force du vent.*** — Il existe entre la force et la vitesse du vent une relation exprimée par la formule suivante :

$$P = \frac{v^2}{8,186}.$$

P = pression du vent en kilogrammes par mètre carré.
v = vitesse du vent en mètres à la seconde.

C. ***Vitesse du vent.* — Anémomètre de *Robinson*.**

Sur un axe vertical (fig. 59) pivotent deux tiges croisées dans un plan horizontal; aux quatre extrémités de la croix sont fixées des capsules hémisphériques en métal. Les faces concaves sont toutes dirigées dans le même sens comme le vent a plus d'action sur elles que sur les surfaces bombées, la roue tourne toujours dans la même direction; l'axe de cette roue est en rapport avec un appareil enregistreur.

En introduisant le nombre de tours observé dans une formule qui comporte des constantes propres à chaque appareil, on peut déterminer la vitesse des courants atmosphériques par unité de temps.

Les autres anémomètres, beaucoup plus importants pour l'hygiéniste,

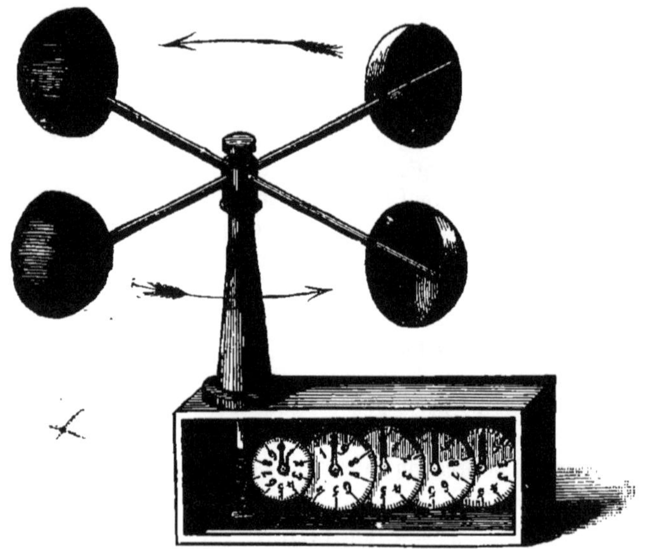

Fig. 59. — Anémomètre de Robinson.

seront décrits à propos de la ventilation (Voy. *Deuxième partie : Habitation*, chap. v).

4. — Humidité.

A. ***Définitions***. — L'air renferme toujours une certaine quantité de *vapeur d'eau*. Quand il contient à une température déterminée toute la vapeur qu'il peut emmagasiner, il est dit *saturé* (*maximum de saturation*).

Si la température s'abaisse un tant soit peu, une condensation se produit et de la vapeur d'eau est précipitée à l'état liquide.

La quantité de vapeur d'eau qui est contenue effectivement dans 1 mètre cube d'air est appelée *humidité absolue*.

La différence entre le chiffre qui exprime le maximum de saturation à une température déterminée et celui qui indique l'humidité absolue à la même température s'appelle *déficit de saturation*.

On peut également déterminer le rapport qui existe entre l'humidité absolue à une température déterminée et le maximum de saturation à la même température ; on obtient ainsi l'*état hygrométrique* ou *humidité relative*.

On exprime cette valeur en pour cent du maximum de saturation.

B. ***Poids de l'air humide et de l'air sec.*** — Un mètre cube d'air sec à 0° et 760 millimètres de pression pèse $1^{kg},293$.

Un mètre cube d'air sec à $t°$ et à la pression barométrique B pèse :

$$\frac{1,293}{1+\alpha t}\cdot\frac{B}{760} \text{ kilogrammes.}$$

L'air humide est plus léger qu'un volume égal d'air sec.

Un mètre cube d'air saturé de vapeur d'eau à $t°$ et à la pression barométrique B pèse :

$$1,293\,\frac{B-\frac{3}{8}S}{(1+\alpha t)760} \text{ kilogrammes.}$$

S = tension de la vapeur d'eau de l'air saturé (voy. table VII).

Lorsque l'air n'est pas saturé, on adopte pour S une tension de vapeur proportionnelle au degré de saturation ; par exemple, l'humidité relative étant de 45 p. 100 et la température de l'air de 18°, on trouve dans la table VII qu'à cette température correspond la tension 15,36 ; la tension de la vapeur d'eau sera $S = 0,45.15,36 = 6^{mm},91$ de mercure.

C. ***Détermination de l'humidité de l'air.*** — Pour déterminer l'humidité de l'air, on peut recourir aux méthodes suivantes :

a. *Pesée.* — On fait circuler un volume d'air mesuré à travers des appareils en verre tarés contenant des matières capables d'absorber la vapeur d'eau (chlorure de calcium, acide sulfurique concentré).

b. *Hygromètres à condensation.* — Ils permettent de déterminer la température à laquelle il faut abaisser l'air pour qu'il se trouve saturé par la quantité de vapeur d'eau qu'il renferme.

c. *Hygromètres à absorption.* — Ils sont basés sur la propriété que possèdent certaines substances organiques (cheveux dégraissés, fibres végétales) de subir des variations de longueur ou de forme sous l'influence de l'humidité. Les cheveux ont été utilisés par *Richard* dans son *hygromètre enregistreur* (1).

d. *Psychromètres.* — Ils sont basés sur l'observation simultanée de deux thermomètres, dont l'un, à réservoir mouillé, indique une température plus basse.

e. *Atmomètres.* — Les déterminations atmométriques ont pour

(1) Wolpert, *Theorie und Praxis der Ventilation und Heizung.* Berlin, Lœwenthal, Band II, p. 316, 4e éd.

objet d'établir l'état hygrométrique de l'air d'après la quantité d'eau qui s'évapore dans des conditions déterminées (exemple : *atmomètre de Piche*) (1).

Nous ne décrirons que la méthode la plus pratique, c'est-à-dire celle des psychromètres.

a. **Psychromètre d'*August*** (fig. 60). — Il se compose de deux thermomètres exactement concordants. L'un indique la température de l'air, l'autre, ayant son réservoir enveloppé de mousseline humide, mesure le refroidissement déterminé par l'évaporation.

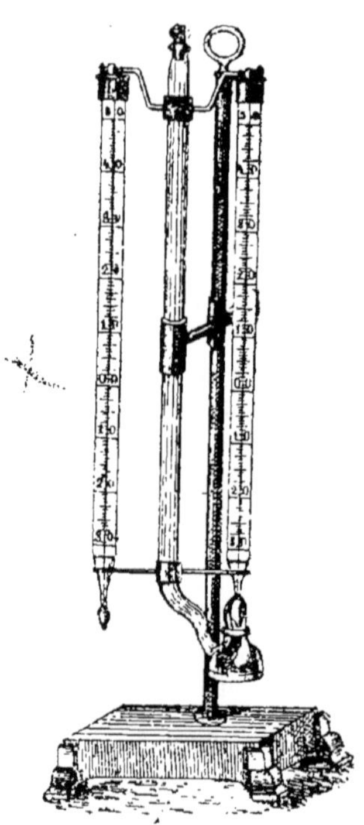

Fig. 60. — Psychromètre d'August.

Supposons que l'air soit saturé de vapeur d'eau ; aucune évaporation n'ayant lieu, il n'y aura pas d'absorption de chaleur et les deux thermomètres marqueront la même température. Au contraire, si l'air n'est pas saturé, de l'eau s'évapore, il y a absorption de chaleur et le thermomètre humide descend d'autant plus bas que l'évaporation est plus active, par conséquent que l'air est plus sec.

Calcul du poids de la vapeur d'eau contenue dans l'air. — Quand le niveau du mercure du thermomètre mouillé est devenu stationnaire, la quantité de chaleur qu'il perd par unité de temps, à cause de l'évaporation de l'eau, est égale à la quantité de chaleur qu'il reçoit dans le même temps par le rayonnement des corps voisins ou par l'air qui l'entoure.

Dans cet état stationnaire, l'air qui, avec une teneur en vapeur d'eau inconnue x, se trouve dans le voisinage immédiat du réservoir humide, atteindra son maximum de saturation M. Ce dernier chiffre peut être obtenu par la table V.

La quantité de vapeur d'eau contenue dans l'air saturé, M, se compose d'abord de l'humidité primitive de l'air, m, ensuite de la quantité de vapeur d'eau que l'air a prise pour atteindre le chiffre de satura-

(1) Wolpert, *Theorie und Praxis der Ventilation und Heizung*, Band II, p. 357, 1e éd.

TABLE V. — **Teneur de l'air en vapeur d'eau à diverses températures (grammes par mètre cube).**

TEMPÉRATURE de l'air.	0	0.1	0.2	0,3	0,4	0,5	0,6	0.7	0.8	0.9
—14	1,70	1,69	1,68	1,67	1,66	1,64	1,62	1,61	1,60	1,58
—13	1,84	1,82	1,81	1,80	1,78	1,77	1,76	1,74	1,73	1.71
—12	1,97	1,96	1,95	1,94	1,93	1,91	1,90	1,89	1,87	1,85
—11	2,13	2,10	2,08	2,07	2,05	2,04	2.03	2,01	2,00	1,98
—10	2,30	2,28	2,27	2,25	2,23	2,21	2,20	2.18	2,16	2,15
— 9	2.49	2,47	2,45	2,43	2,41	2,39	2,38	236	2,34	2,32
— 8	2,67	2,65	2,63	2,62	2,60	2,58	2,56	2,54	2,53	2,51
— 7	2,88	2,86	2,84	2,82	2,80	2,77	2,75	2,73	2,71	2,69
— 6	3,11	3,09	3,06	3,04	3,02	2,99	2,97	2.95	2,93	2,90
— 5	3,36	3,33	3,31	3,28	3,26	3,23	3,21	3,18	3.16	3,13
— 4	3,61	3,58	3,56	3,53	3,51	3,48	3,46	3,43	3,41	3,38
— 3	3,90	3,87	3,84	3,81	3,78	3,75	3,73	3,70	3,67	3,64
— 2	4,19	4,16	4,13	4,10	4,07	4,05	4,02	3,99	3,96	3,93
— 1	4,52	4,49	4,45	4,42	4,39	4,35	4,32	4,29	4,26	4,22
0 —	4,87	4,83	4,80	4,76	4,73	4,69	4,66	4,62	4,59	4.55
+ 1	5,21	5,25	5,28	5,32	5,35	5,39	5,43	5,46	5,50	5,53
2	5.57	5,61	5,65	5,69	5,73	5,76	5,80	5,84	5,88	5.92
3	5,96	6,00	6,04	6,08	6,12	6,16	6,21	6,25	6.29	6,33
4	6,37	6,41	6,45	6,50	6,54	6,58	6,62	6,66	6,71	6,75
5	6,79	6.84	6,88	6,93	6,98	7,02	7,07	7,11	7,16	7,21
6	7,26	7.31	7,35	7.40	7,45	7,49	7,54	7,59	7,64	7,68
7	7,73	7,78	7,83	7,89	7,94	7,99	8,04	8,09	8,15	8,20
8	8,25	8,30	8,36	8,41	8,47	8,52	8,57	8,63	8,68	8,73
9	8,79	8,85	8.91	8,96	9.02	9,07	9,13	9,19	9,24	9,30
+10	9,37	9,43	9.49	9,55	9,61	9,67	9,74	9,80	9,86	9,92
11	9,98	10,04	10.11	10.17	10,24	10,30	10,36	10,43	10,49	10,56
12	10,62	10,69	10.75	10,82	10,88	10,95	11.02	11,08	11,15	11,21
13	11,28	11,35	11.43	11,50	11,58	11,65	11,72	11,80	11,87	11,93
14	12.02	12,09	12,17	12,24	12,32	12,39	12,46	12,54	12,61	12,69
15	12,76	12,84	12,92	13,00	13,08	13,15	13,23	13,31	13,39	13,47
16	13,55	13,63	13,72	13,80	13,89	13,97	14,05	14,14	14,22	14,31
17	14,39	14,48	14,58	14.67	14,77	14,86	14,95	15,05	15,14	15,24
18	15,33	15,42	15,50	15,59	15,68	15.76	15,85	15,94	16,03	16,11
19	16,20	16,39	16,39	16,49	16,58	16,68	16,78	16,87	16,97	17,06
+20	17,16	17,26	17,37	17,47	17,58	17,68	17,78	17,89	17,99	18,10
21	18,20	18,31	18,41	18.52	18,63	18,73	18.84	18,95	19,06	19,17
22	19,29	19,41	19.52	19.64	19,75	19,87	19,99	20.10	20,22	20,33
23	20,45	20,56	20,68	20,79	20,91	21,02	21,14	21,25	21,37	21,48
24	21,60	21.73	21,85	21,98	22,11	22,23	22,36	22,49	22,62	22,74
25	22,87	23,00	23,13	23,27	23,40	23,53	23,66	23,79	23,93	24,06
26	24,19	24,33	24,47	24,61	24,75	24,88	25,02	25,16	25,30	25,44
27	25,58	25,72	25,86	26.01	26,15	26,29	26,43	26.57	26,72	26,86
28	27,00	27,15	27,31	27,46	27,61	27,76	27,92	28,07	28,22	28,38
29	28,53	28,69	28,85	29,01	29,17	29,33	29,50	29,66	29,82	29,98
30	30,14	30,31	30,47	30,64	30,81	30.97	31,14	31,31	31,48	31.64

tion, c'est-à-dire la quantité représentée par le produit cd, dans lequel d représente en degrés la différence entre les deux thermomètres, et c une constante qui est égale, pour le psychromètre d'*August*, à 0,65 (températures au-dessus de 0°) et à 0,56 (températures au-dessous de 0°, lorsque le réservoir est recouvert de glace) :

$$M = m + cd,$$

d'où

$$m = M - cd.$$

La table VI permet de trouver le facteur cd.

Table VI. — **Valeurs de** $c \times d$.

$d =$	1	2	3	4	5		7	8	9	10
$c = 0,65$	0,65	1,30	1,95	2,60	3,25	3,90	4,55	5,20	5,85	6,50
$c = 0,56$	0,56	1,12	1,68	2,24	2,80	3,36	3,92	4,48	5,04	5,60

On tiendra compte des fractions comme suit :

$$\begin{array}{ll} d = 4,7 & c = 0,65 \\ d = 4,0 & cd = 2,60 \\ d = 0,7 & cd = 0,45 \\ \hline d = 4,7 & cd = 3,05 \end{array}$$

Exemple : température lue sur le thermomètre sec $= 30°,0$

— — — mouillé $= 20°,2$

$d = 9°,8$

$$cd = 0,65 \times 9,8 = 6,37,$$

c'est-à-dire qu'un mètre cube d'air a pris 6gr,37 de vapeur d'eau pour atteindre le maximum de saturation (17gr,37 par mètre cube à 20°,2). L'air contenait donc :

17,37 — 6,37 = 11 grammes d'eau par mètre cube.

L'humidité absolue était donc de 11 grammes à 30°. Comme 30,14 est le maximum de saturation à 30°, le déficit de saturation sera :

$$30,14 - 11,0 = 19^{gr},14.$$

Pour calculer l'humidité relative, on pose la proportion :

$$m : M = x : 100$$

$$Mx = 100\,m$$

$$x = \frac{100\,m}{M}$$

$$x = \frac{100 \times 11}{30,14} = 36,5 \text{ p. } 100.$$

Calcul de la tension de la vapeur d'eau contenue dans l'atmosphère. — Le poids de la vapeur d'eau contenue dans l'air est proportionnel à la *tension* de cette vapeur.

En effet, si t est la température de l'air, f la force élastique de la vapeur d'eau qu'il contient, le poids p de cette vapeur contenue dans le volume v d'air est :

$$p = \frac{1,293\,vf}{(1+\alpha t)\,760}\,0,622.$$

0,622 est le poids spécifique de la vapeur d'eau (air = 1).

Si l'air était saturé à la même température, le poids de vapeur qu'il contiendrait serait :

$$P = \frac{1,293\,vF}{(1+\alpha t)\,760}\,0,622.$$

F est la tension maximum de la vapeur à la température t^o.

Le rapport de ces deux équations donne :

$$\frac{p}{P} = \frac{f}{F} \qquad (1)$$

α = coefficient de dilatation de l'air = 0,00366, le même pour tous les gaz.

On peut donc exprimer également l'état hygrométrique par la tension de la vapeur d'eau.

On se sert à cet effet de la formule suivante :

$$f = f_1 - k(t - t_1)B. \qquad (2)$$

f = tension de la vapeur d'eau réellement contenue dans l'air.

f_1 = tension maximum de la vapeur d'eau dans l'air saturé à la température t_1.

t = la température indiquée par le thermomètre sec.

t_1 = la température indiquée par le thermomètre humide.

B = la pression barométrique.

k = une constante; plusieurs valeurs ont été indiquées, ce qui s'explique par les causes d'erreurs attribuables aux mouvements de l'air qui font varier la différence $(t - t_1)$. Pour l'air qui est modérément agité, on adopte comme valeur de cette constante le chiffre 0,0008.

La table VII donne la tension de la vapeur d'eau à saturation à différentes températures et permet de calculer la valeur de f dans la formule qui précède.

Conversion en poids des données exprimées en tension et réciproquement. — Lorsqu'on aura obtenu la valeur f, qui représente la tension de la vapeur d'eau contenue dans un mètre cube d'air à la température t, on pourra calculer le poids p de l'eau contenue dans

TABLE VII. — **Tension de la vapeur d'eau à saturation à différentes températures.**

	0,0	0,1	0,2	0,3	0,4	0,5	0,6	0,7	0,8	0,9
— 2	3,95	4,23	4,20	4,17	4,14	4,10	4,07	4,04	4,01	3,98
— 1	4,26	4,56	4,53	4,49	4,46	4,43	4,39	4,36	4.33	4,29
0	4,60	4,63	4,67	4,70	4,74	4,77	4,80	4,84	4,87	4,90
+ 1	4,94	4,98	5,01	5,05	5,08	5,12	5,16	5,19	5,23	5,26
2	5,30	5,34	5,38	5,42	5,46	5,50	5,53	5,57	5,61	5,65
3	5,69	5,73	5,77	5,81	5,85	5,90	5,94	5,98	6,02	6,06
4	6,10	6,14	6,19	6,23	6,27	6,32	6,36	6,40	6,44	6,49
5	6,53	6,58	6,62	6,67	6,72	6,77	6.81	6,86	6,91	6,95
6	7,00	7,05	7,10	7,15	7,20	7,25	7,29	7,34	7,39	7,44
7	7.49	7,54	7,60	7,65	7,70	7,76	7,81	7,86	7,91	7,97
8	8,02	8,08	8.13	8,19	8,24	8,30	8,35	8,40	8,46	8,52
9	8,57	8,63	8,69	8,75	8.81	8,87	8,92	8,98	9,04	9,10
10	9,16	9,22	9,29	9,35	9,41	9,48	9,54	9,60	9,66	9,73
11	9,79	9,86	9.92	9,99	10.06	10,13	10,19	10,26	10,33	10,39
12	10,46	10,53	10,60	10,67	10,74	10,81	10,88	10,95	11,02	11,09
13	11,16	11,24	11,31	11,39	11,46	11,54	11,61	11,69	11,76	11,84
14	11,91	11,99	12,07	12,15	12,23	12,31	12,38	12,46	12,54	12,62
15	12.70	12,78	12,87	12,95	13,04	13,12	13,20	13,29	13,37	13,46
16	13,54	13,63	13,72	13,80	13,89	13,98	14,07	14,16	14.24	14,33
17	14,42	14,51	14,61	14,70	14,80	14,89	14,98	15,08	15,17	15,27
18	15,36	15,46	15,56	15,66	15,76	15,86	15,95	16,05	16,15	16,25
19	16,35	16,45	16,56	16,66	16,77	16,87	16.97	17,08	17,18	17,29
20	17,39	17,50	17,61	17,72	17,83	17,95	18,06	18,17	18,28	18,39
21	18,50	18,62	18,73	18,85	18,96	19.08	19,20	19,31	19,43	19,54
22	19,66	19.78	19,91	20,03	20,15	20,28	20,40	20,52	20.64	20,77
23	20,89	21,02	21,15	21,28	21,41	21,54	21,66	21,79	21,92	22,05
24	22,18	22,32	22,45	22,59	22,73	22,87	23,00	23,14	23,28	23,41
25	23,55	23,69	23,84	23,98	24,13	24,27	24,41	24,56	24,70	24,85
26	24,99	25,14	25,29	25,45	25,60	25,75	25,90	26,05	26,21	26,36
27	26,51	26,67	26,83	26,99	27.15	27,31	27,46	27,62	27,78	27,94
28	28,10	28,27	28,44	28,60	28,77	28,94	29,11	29,28	29,44	29,61
29	29,78	29,96	30,13	30,31	30,49	30,67	30,84	31,02	31,20	31,37
30	31,55	31,74	31,92	32,11	32,29	32.48	32,67	32,85	33,04	33,22

1 mètre cube d'air à la même température, par une formule qui a été donnée plus haut :

$$p = \frac{1,293\,vf}{(1+\alpha t)760}\,0.622$$

et que nous simplifierons comme suit :

$$p = \frac{f}{1+\alpha t}\,1.06.$$

$\alpha = 0,00366.$

C'est cette formule qui permet de convertir en *poids* les données relatives à l'humidité exprimées en *tension*.

Réciproquement, on peut convertir en tension les valeurs exprimées en poids, par la formule :

$$f = \frac{p(1+\alpha t)}{1,06}$$

ou

$$f = p(1+\alpha t)\,0,943.$$

Les déterminations thermométriques et hygrométriques sont sujettes à plusieurs causes d'erreurs (rayons solaires, mouvements irréguliers de l'atmosphère).

Pour éviter ces erreurs, on a proposé de faire tourner rapidement les deux thermomètres à l'extrémité d'une ficelle avant de faire les lectures (*psychrometre à fronde*).

On arrive au même résultat en se servant de l'*hygromètre à aspiration*.

b. **Hygromètre à aspiration d'***Assmann*. — Cet appareil (fig. 61) se compose de deux thermomètres; l'un a son réservoir enveloppé de mousseline que l'on humecte, l'autre est sec.

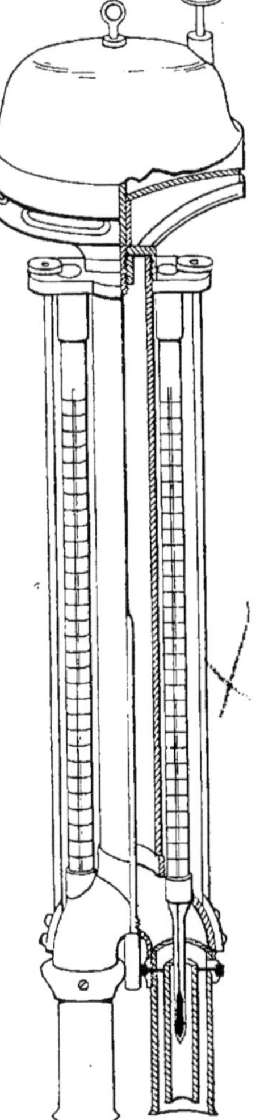

Fig. 16. — Hygromètre à aspiration d'Assmann.

Ces réservoirs sont entourés de cylindres métalliques qui se réunissent en un canal commun passant entre les deux instruments. Ce canal est surmonté d'un aspirateur qu'on met en marche par un mécanisme d'horlogerie et qui provoque le passage d'un courant d'air constant à la surface des réservoirs.

La vitesse du courant est de $2^{m},5$ environ par seconde.

Les lectures des températures peuvent être effectuées après cinq minutes. On calcule l'état hygrométrique par la formule suivante (*Sprung*) :

$$f = f_1 - 0,5(t - t_1)\frac{B}{755}.$$

C'est la formule vue précédemment, avec la différence qu'au lieu de :

$$k = 0,0008,$$

nous avons ici :

$$k = \frac{0,5}{755} = 0,000662.$$

B = pression barométrique.
t = température indiquée par le thermomètre sec.
t_1 = température indiquée par le thermomètre humide.
f = tension de la vapeur d'eau réellement contenue dans l'air.
f_1 = tension de la vapeur d'eau à saturation à la température t_1.

D. ***Précipitations atmosphériques.*** — La quantité d'eau tombée sur une surface donnée s'évalue en millimètres de hauteur au moyen d'instruments appelés *pluviomètres*.

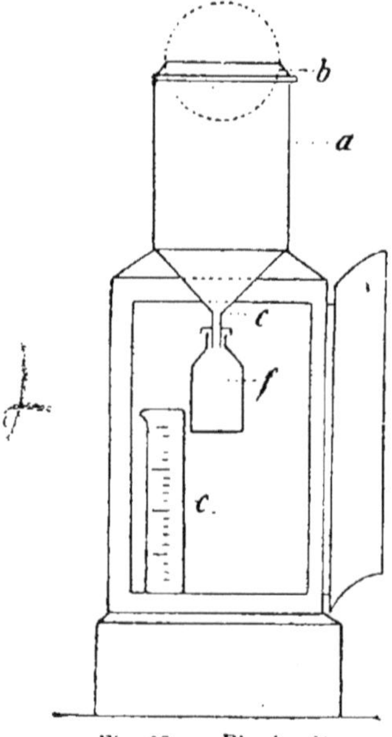

Fig. 62. — Pluviomètre.

a. **Pluviomètre.** — Le pluviomètre (fig. 62) comprend un récipient cylindrique *a*, dont le bord supérieur, tranchant délimite un cercle horizontal *b*. A sa partie inférieure, ce cylindre se termine par un entonnoir qui conduit l'eau dans un vase collecteur *f*; on mesure l'eau recueillie au moyen d'un cylindre *c* qui est gradué de telle façon qu'il exprime directement la hauteur d'eau en millimètres.

A défaut d'un cylindre gradué spécial, on note le volume d'eau recueilli en centimètres cubes; on divise par la surface du cercle horizontal du pluviomètre (ouverture par laquelle la pluie est entrée); le quotient exprime la hauteur.

Exemple :

Quantité d'eau reçue en 24 heures... 223 centimètres cubes.
Surface de réception............... 500 centimètres carrés.

$$223 : 500 = 0^{cm},446 \text{ ou } 4^{mm},46.$$

Pour mesurer la quantité de *neige*, on transporte à l'intérieur l'entonnoir et le vase collecteur, afin d'amener la fonte, et on remplace ce dernier à l'extérieur par un appareil de rechange.

Le pluviomètre sera installé de façon que la surface de réception se trouve à $1^m,4$ environ au-dessus de la surface du sol; on le placera de telle sorte que des bâtiments élevés ou des arbres n'exercent aucune influence sur le vent ni par conséquent sur la pluie. Certains pluviomètres sont *enregistreurs*, par exemple ceux de *Hellmann* et de *Richard*.

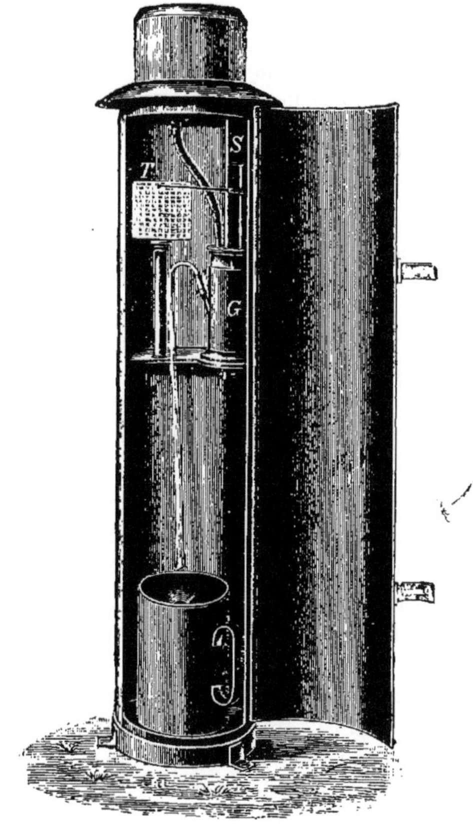

Fig. 63. — Pluviomètre enregistreur de Hellmann (Fuess, constructeur à Berlin).

b. **Pluviomètre enregistreur de** ***Hellmann***. — Cet appareil (fig. 63) comprend un réservoir récepteur dont la section libre mesure 200 centimètres carrés. L'eau qui tombe dans ce réservoir est conduite par un tube métallique dans un cylindre G où se trouve un flotteur; ce dernier porte une tige S sur laquelle est fixée une plume qui inscrit une courbe sur une feuille de papier tendue à la surface d'un tambour cylindrique T. Un mouvement d'horlogerie contenu dans le tambour fait tourner ce dernier sur lui-même une fois en vingt-quatre heures. La bande de papier porte sur l'axe des abscisses l'indication des heures, sur l'axe des ordonnées l'indication des millimètres.

Lorsque le flotteur est arrivé à la partie supérieure de sa course et que l'aiguille indique 10 millimètres, les 200 centimètres cubes d'eau tombée contenus dans le cylindre passent automatiquement, grâce à un siphon, dans un récipient qui permet d'effectuer une mesure directe. A ce moment il reste encore dans le cylindre une petite quantité de liquide (environ 6 centimètres de hauteur). Le flotteur qui repose à la surface de cette colonne fait coïncider l'aiguille avec le zéro.

Pendant les gelées, on enlève le mécanisme de l'appareil.

5. — Luminosité.

a. **Héliographe de** *Niesten.* — Cet appareil se compose d'une chambre noire cylindrique, dans laquelle se trouve un cylindre qui fait un tour en vingt-quatre heures et sur lequel s'enroule une feuille de papier sensibilisé. Celle-ci reçoit la lumière par une fente étroite pratiquée dans le couvercle de la chambre noire dans le sens longitudinal. La largeur de la fente est calculée de façon que le papier sensibilisé reste exposé à la lumière pendant cinq minutes.

Dans le sens longitudinal de la fente se trouvent différentes glissières obturatrices qui permettent de ne laisser qu'une partie de 15 millimètres de longueur de fente à découvert, qui servira à donner l'impression de la lumière du ciel pendant vingt-quatre heures.

Par le jeu successif de ces glissières on obtient — sans devoir renouveler l'application du papier sensibilisé sur le cylindre — différentes bandes-diagrammes donnant l'éclairement du ciel pendant un nombre de jours qui dépendra de la longueur du cylindre et de la hauteur donnée à la partie de la fente laissée libre. L'appareil est placé dans un endroit à découvert de façon qu'il puisse recevoir la lumière totale du ciel, et les rayons du soleil depuis son lever jusqu'à son coucher. Le papier sensibilisé, restant exposé pendant le même temps, s'impressionne plus ou moins fort suivant le degré de clarté du ciel et suivant le degré d'intensité des rayons solaires.

Le papier sensibilisé recommandé par l'auteur est le papier au citrate d'argent; les bandes impressionnées sont fixées par l'hyposulfite sodique. On obtiendra des bandes-diagrammes sur lesquelles on relèvera l'éclairement relatif du ciel de cinq minutes en cinq minutes, les heures pendant lesquelles le soleil aura brillé et l'intensité de son éclat, les instants où le soleil aura été voilé par des nuages ainsi que l'opacité relative de ces derniers.

b. **Sunshine recorder de Campbell-Stokes.** — On appelle *fraction d'insolation* pendant un mois le rapport du temps total pendant lequel le soleil a brillé au temps total pendant lequel il aurait brillé si le ciel eût été sans nuages.

L'appareil connu sous le nom de *sunshine recorder de Campbell-Stokes* enregistre le nombre d'heures pendant lesquelles le soleil a brillé. Il comprend une sphère réfringente, autour de laquelle, à une distance égale à son foyer, se trouve une bande cylindrique de carton. Quand le soleil brille, son *image focale* carbonise le carton, et ces images successives forment une ligne, continue pendant le temps de l'apparition du soleil, interrompue pendant qu'il est caché.

L'appareil a une inclinaison fixe, correspondant à une latitude déterminée : on construit des appareils à latitude variable qui peuvent servir pour tous les points du globe.

c. **Action de la lumière solaire sur une solution d'acide oxalique**. — *Duclaux* exposait au soleil, dans des vases cylindriques plats, une solution d'*acide oxalique* d'une concentration de 3 p. 100 environ.

Il évaluait, par un dosage acidimétrique, la diminution de la teneur en acide de cette solution résultant de la décomposition de l'acide oxalique sous l'influence des rayons lumineux.

On a conseillé également d'exposer au soleil dans un vase taré la solution suivante :

Acide oxalique	5 grammes.
Nitrate d'urane....................	0gr,5
Eau	100 centimètres cubes.

Le poids diminue par suite de la mise en liberté d'anhydride carbonique et d'oxyde de carbone ; on aura soin de retenir la vapeur d'eau en faisant passer les gaz à travers un appareil contenant de l'acide sulfurique concentré.

II. — ANALYSE CHIMIQUE.

1. — Constituants normaux.

L'air atmosphérique est un *mélange* constitué essentiellement par de l'*oxygène* et de l'*azote* ; à côté de ces gaz on rencontre de petites quantités de *vapeur d'eau*, d'*anhydride carbonique*, d'*argon* (*krypton*, *neon*, *xenon*, *hélium*), de *carbonate d'ammonium*, de *nitrite* et de *nitrate d'ammonium*, de *chlorure de sodium*, d'*ozone*, d'*eau oxygénée*, etc.

100 volumes d'air contiennent en moyenne :

Azote....................................	78,35
Oxygène	20,77
Vapeur d'eau	0,84
Anhydride carbonique......................	0,03

100 parties en poids d'air contiennent :

Azote....................................	76,8
Oxygène...................................	23,2

Oxygène O. — Densité : 1,05 (air = 1). L'oxygène est peu soluble dans l'eau ; à 20°, un litre d'eau dissout 32 centimètres cubes de ce gaz. La teneur en oxygène se détermine par la méthode gazométrique : on débarrasse l'air de son anhydride carbonique et de son eau en le faisant passer à travers une lessive de potasse, puis à travers de l'acide sulfurique concentré. On mesure le volume dans une burette à gaz, on absorbe l'oxygène au moyen d'une solution de pyrogallate de potassium et on mesure le volume qui reste. La différence représente le volume d'oxygène.

Azote N. — Nous venons de dire que le volume qui reste après l'absorption de l'anhydride carbonique et de l'oxygène est constitué par l'azote. Ce gaz est peu soluble dans l'eau (0,014 vol. : 1 vol. d'eau à 17°,7) ; sa densité = 0, 971 (air = 1).

Argon A. — Pour isoler l'argon, on introduit, par compression, de l'air dans l'eau ; on extrait de cette dernière un gaz qui est plus riche en oxygène et en argon que l'air ordinaire ; on le dessèche, on le conduit sur de l'oxyde cuivrique chauffé au rouge pour le priver de l'oxygène, ensuite on le fait passer au-dessus du magnésium incandescent qui s'empare de l'azote ; l'argon reste comme résidu.

Nous n'insistons pas sur les détails opératoires parce que l'hygiéniste a rarement l'occasion d'effectuer des dosages d'oxygène et d'azote dans l'air.

Ozone O^3. — Densité : 1,658 (air = 1).

a. **État naturel**. — L'ozone existe en petite quantité dans l'air atmosphérique (en moyenne 2 milligrammes par 100 mètres cubes d'air, au maximum 2 milligrammes par mètre cube) surtout après les orages ; lorsque l'eau de solutions salines s'évapore, il se forme de l'ozone ; aussi rencontre-t-on ce corps dans l'air marin.

b. **Préparation**. — Dans le laboratoire, on peut préparer l'ozone par un des procédés suivants :

1° On introduit par portions dans l'*acide sulfurique pur* un huitième de son poids de *bioxyde de baryum* ; l'attaque doit parfois être modérée en plongeant l'appareil dans l'eau froide ; on recueille le gaz sur l'eau. Il est bon de ne faire que de petites opérations et d'employer chaque fois 6 grammes de bioxyde environ. On recueille ainsi un gaz fortement odorant. Il faut éviter les bouchons et les tubes en caoutchouc et se servir de bouchons en liège :

$$3\,H^2SO^4 + 3\,BaO^2 = 3\,BaSO^4 + 3\,H^2O + O^3.$$

2° On peut laisser séjourner de l'air pendant quelque temps (un quart d'heure à une heure) sur des bâtons de *phosphore* humides ; il offre alors les réactions et l'odeur de l'ozone. Il ne faut pas maintenir le gaz trop longtemps au contact du phosphore : l'ozone, dans ces conditions, se détruit rapidement. On doit laver le gaz à l'eau légèrement alcaline pour retenir l'anhydride phosphoreux.

$$P^2 + 3O^2 = P^2O^3 + O^3.$$

3° On peut encore préparer l'ozone en faisant agir l'*effluve électrique* sur l'oxygène de l'air.

4° En agitant l'*essence de térébenthine* avec de l'oxygène ou de l'air, on obtient de l'ozone.

c. **Propriétés physiques**. — L'ozone est un gaz qui, vu en couche épaisse, paraît bleu. Il possède une odeur particulière et exerce une action irritante sur les voies respiratoires ; il est légèrement soluble dans l'eau.

d. **Propriétés chimiques**. — L'ozone est de l'oxygène condensé :

```
  O
 / \
O — O
```

il se distingue de l'oxygène par son action *oxydante* énergique ; il est très instable et se décompose selon la relation :

$$2O^3 = 3O^2.$$

L'ozone décompose l'*iodure de potassium* en mettant de l'*iode* en liberté :

$$O^3 + 2KI + H^2O = 2KOH + O^2 + I^2.$$

e. **Recherche de l'ozone**. — Elle est basée sur la relation qui vient d'être énoncée ; le deuxième membre de l'équation nous renseigne sur deux substances (I, KOH) très faciles à déceler.

1° Une solution d'*iodure de potassium amidonnée* ou du *papier à l'iodure de potassium amidonné* (papier *ozonoscopique*) bleuit sous l'influence de l'ozone.

On prépare cette solution en faisant bouillir 1 gramme d'iodure de potassium, 10 grammes d'amidon et 200 grammes d'eau distillée.

On dilue jusqu'au volume de 1 litre.

Tous les oxydants en général (*acide nitreux*, *chlore*, *eau oxygénée*, etc.) donnent cette réaction ; le papier ozonoscopique bleuit également sous l'influence de la lumière.

2° Un meilleur réactif est le *papier de tournesol rouge* dont une moitié a été imprégnée d'*iodure de potassium*. C'est cette moitié seule qui bleuit en présence d'ozone par suite de la formation d'*hydrate de potassium*.

3° On peut également employer du papier imprégné d'*oxyde thalleux* ou de *sulfate manganeux*. Il brunit sous l'influence de l'ozone. Comme l'*eau oxygénée* exerce la même action, il faut absorber ce corps préalablement au moyen d'une solution d'*acide chromique*.

Le chlore et l'acide nitreux n'agissent pas sur l'oxyde thalleux.

4° Un réactif très sensible qui permet de déceler l'ozone ou des corps fournissant facilement de l'oxygène actif (H^2O^2, etc.) a été indiqué par *Wurster*. La *tétraméthylparaphénylènediamine* $C^6H^4 \left\{ \begin{array}{l} N(CH^3)^2 \\ N(CH^3)^2 \end{array} \right.$ en solution neutre ou acétique se transforme sous l'influence des oxydants en une matière colorante bleu intense qui, par oxydation ultérieure, devient rouge violet, rouge et enfin incolore. L'oxygène ordinaire ne l'influence pas.

f. **Dosage de l'ozone**. — Méthode du laboratoire de Montsouris (Albert Lévy).

L'air, aspiré par le jeu d'une trompe, traverse un liquide formé de 20 centimètres cubes d'une solution d'arsénite de potassium mélangé d'iodure de potassium pur, exempt d'iodate. L'oxygène ozonisé transforme partiellement l'arsénite en arséniate; l'iodure de potassium joue seulement le rôle d'intermédiaire destiné à activer la réaction. On évalue, à l'aide d'une dissolution d'iode, le poids d'arsénite restant, par conséquent le poids d'arsénite transformé, et, par suite, le poids d'oxygène qui a servi à cette transformation. Ce poids d'oxygène, multiplié par 3, est celui qu'on appelle *poids de l'ozone*.

Solution d'arsénite. — L'arsénite de potassium est préparé de la manière suivante : on prend exactement 4gr,95 d'acide arsénieux pur, en poudre, et on les introduit dans un petit ballon avec 10 grammes de bicarbonate de potassium et 200 centimètres cubes d'eau. On laisse digérer, puis on verse dans un ballon de 1 litre le liquide limpide qui surnage, et l'on ajoute au résidu du bicarbonate de potassium jusqu'à ce que tout l'acide arsénieux soit dissous. On verse le liquide dans le ballon de 1 litre, et l'on ajoute encore 25 grammes de bicarbonate. On complète le litre avec de l'eau distillée.

Solution d'iode. — La solution d'iode est $\frac{N}{1000}$, en appelant solution N celle qui correspond par litre à 8 grammes d'oxygène.

Voici les détails de l'opération. Tous les jours, à 5 heures, on arrête la trompe et l'on note sur le compteur le volume d'air qui a passé depuis la veille.

On retire du verre du barboteur le bouchon qui porte le tube de platine ou de verre, on égoutte ce dernier et on le place sur un support d'attente. On verse alors dans le verre 2 centimètres cubes d'empois d'amidon à 1 p. 100. Le verre est porté sous une burette graduée contenant une dissolution au millième d'iode. L'iode est versé goutte à goutte en agitant le liquide, jusqu'à ce que la coloration bleue produite par chaque goutte cesse de disparaître rapidement. On espace alors de plus en plus les gouttes, jusqu'à ce que le liquide prenne une légère teinte uniforme d'un bleu violacé. On remet en place le tube de platine et on le lave avec le liquide, qui se décolore généralement. Une ou deux gouttes suffisent pour faire reparaître la teinte bleue sensible. La lecture faite, on compare le volume d'iode versé à celui qui est nécessaire pour transformer entièrement les 20 centimètres cubes d'arsénite en arséniate.

Pour obtenir ce nombre repère, on verse, dans un verre semblable, au premier, les mêmes volumes d'eau, d'arsénite et d'amidon, et l'iode est ajouté en opérant avec les précautions indiquées plus haut. La différence de deux lectures faites, avant et après le passage de l'air, permet de conclure au poids d'arsénite transformé en arséniate, et par suite de trouver le poids d'oxygène fourni par l'ozone.

Mais il existe dans l'air atmosphérique des gaz réducteurs qui peuvent, soit en restant à l'état de dissolution dans la liqueur d'arsénite, soit en réduisant l'arséniate formé, affaiblir le taux calculé de l'ozone.

Ces gaz réducteurs interviennent dans le dosage de l'ozone.

On fait alors chaque jour une triple détermination :

1° Lecture du volume de la solution d'iode qui oxyde l'arsénite des barboteurs : c'est la lecture repère ;

2° Lecture du volume de la solution d'iode qui complète l'oxydation partielle obtenue en faisant passer un volume connu d'air dans la solution d'arsénite ;

3° Lecture du volume de la solution d'iode qui oxyde tout à la fois la solution d'arsénite et les réducteurs de l'atmosphère.

Dans ce dernier cas, on fait abstraction de l'ozone en faisant passer l'air à travers un tube en caoutchouc de 4 mètres de longueur.

On a reconnu en effet que l'ozone, gaz très instable, est détruit dans ces conditions par le frottement.

Des lectures 1° et 2° on déduit le poids d'ozone appelé *ozone normal*.

De la troisième lecture on déduit le poids d'ozone dissimulé par l'action des réducteurs. Ce poids, ajouté au premier, donne l'*ozone total* (1).

g. **Signification hygiénique de la présence de l'ozone.** — On ne reconnaît plus à l'ozone atmosphérique l'influence sur la santé qu'on lui attribuait jadis.

Certains auteurs croient avoir observé des relations entre les variations de l'ozone et le développement d'*épidémies* : cela n'est pas prouvé.

L'ozone est un oxydant énergique ; cependant, à la dilution à laquelle il se trouve dans l'atmosphère, il n'est pas en état de détruire les *microbes*, notamment les microbes pathogènes. La présence de l'ozone dans l'air ne prouve qu'une chose, c'est que celui-ci ne renferme pas de substances facilement *oxydables*.

Eau oxygénée H^2O^2 = bioxyde d'hydrogène. — *a*. Pour rechercher l'eau oxygénée, on conduit l'air à travers une solution diluée de *chromate de potassium* très faiblement acidulée au moyen d'acide sulfurique ; on agite cette solution avec de l'*éther*, qui, en présence d'eau oxygénée, se colore en bleu par suite de la formation d'*acide perchromique*.

b. En traitant la solution de bioxyde d'hydrogène par une petite quantité de solution de *sulfate ferreux* (0,5 p. 100), puis en ajoutant quelques gouttes d'une solution d'*iodure potassique* renfermant de l'*empois d'amidon*, l'iode est mis en liberté et colore immédiatement l'empois d'amidon en bleu.

D'après *Schöne*, l'eau oxygénée ne manque jamais dans l'air et il aurait très souvent été confondu avec l'ozone dans les anciennes déterminations ozonoscopiques ; en effet, l'eau oxygénée bleuit également l'iodure de potassium amidonné, très lentement cependant, lorsqu'on n'ajoute pas de sulfate ferreux.

Lorsqu'il pleut, l'air est privé de son eau oxygénée qu'on peut retrouver dans l'eau de pluie par les réactions décrites plus haut.

Anhydride carbonique CO^2. — *a*. **Propriétés**. — L'anhydride carbonique est un gaz incolore, inodore, d'une saveur acidule ; il a un poids spécifique = 1,524 (air = 1) ; un litre d'anhydride carbonique à 0° et 760 millimètres de pression pèse 1gr,9712. A la température de 15°, l'eau dissout à peu près son volume de ce gaz. La solution aqueuse d'anhydride carbonique rougit le tournesol (rouge vineux).

L'*eau de chaux* et l'*eau de baryte* se troublent au contact de l'anhy-

(1) Nous devons l'exposé de cette méthode à l'obligeance de M. Albert Lévy.

dride carbonique à cause de la formation de carbonates de calcium et de baryum ; ceux-ci se dissolvent sous l'influence d'un excès d'anhydride carbonique.

b. **Importance au point de vue de l'hygiène**. — L'air atmosphérique contient en moyenne 0,03 p. 100 en volume d'anhydride carbonique ; cette proportion peut s'accroître dans les espaces clos à cause de l'air expiré, de gaz résultant de fermentations, ou de produits provenant d'appareils d'éclairage ou de chauffage, ou d'émanations industrielles.

Pour que l'anhydride carbonique de l'air trouble la santé de l'homme (dyspnée, troubles vaso-moteurs, etc.), il faut que sa proportion atteigne 7 p. 100 (*Emmerich*).

En général on utilise la proportion d'anhydride carbonique comme *mesure* de la viciation de l'air dans les lieux occupés par l'homme ou les animaux ; on admet comme limite 0,7-1 p. 1000 (*von Pettenkofer*).

c. **Dosage de l'anhydride carbonique.** — Méthode pondérale. — A l'aide d'un aspirateur on fait passer un volume connu d'air à travers des tubes contenant de l'*anhydride phosphorique* (1).

On doit rejeter le chlorure de calcium parce qu'il ne dessèche pas complètement l'air ; l'acide sulfurique concentré n'est pas recommandable parce qu'il retient de petites quantités d'anhydride carbonique (*Fresenius, Spring, Roland*). L'air ainsi desséché passe dans des tubes en U contenant de la *chaux sodée* ; l'augmentation de poids indique la teneur en anhydride carbonique.

Méthodes volumétriques. — 1° *Méthode du flacon* (*von Pettenkofer*). — *Principe*. — Lorsqu'on agite une solution d'*hydroxyde de baryum* avec de l'air contenant de l'anhydride carbonique, il se forme du *carbonate de baryum* insoluble. On peut déterminer la proportion d'hydroxyde de baryum qui reste dans la liqueur au moyen d'une *solution titrée d'acide oxalique*. Il est donc possible d'établir la quantité d'anhydride carbonique qui a réagi, en effectuant un titrage avec une solution d'acide oxalique avant et après l'agitation de l'eau de baryte avec l'air.

Solutions nécessaires. — 1. *Eau de baryte*. — On introduit dans un litre d'eau distillée environ 5 grammes d'hydroxyde de baryum pur auxquels on ajoute $0^{gr},2$ de chlorure de baryum dans le but d'annihiler éventuellement l'influence nuisible des hydroxydes alcalins (2). On

(1) Pour les détails opératoires, voy. Fresenius, *Traité d'analyse chimique quantitative*, 1900, II, p. 1220.

(2) L'hydrate de baryum employé pour préparer cette liqueur titrée ne doit pas renfermer de

agite de temps en temps pour favoriser la dissolution, puis on laisse déposer les matières insolubles ($BaCO^3$) et l'on décante le liquide limpide.

Pour conserver cette solution limpide et pour empêcher l'altération de son titre, on l'introduit dans un flacon *f* fermé (fig. 64) au moyen d'un bouchon doublement perforé. A travers un des orifices passe un tube *b* qui, d'une part, plonge au fond et, d'autre part, est recourbé en siphon et se termine par un tuyau de caoutchouc *a* muni d'une pince ; l'autre orifice livre passage à un tube *c* mis en rapport avec un flacon *d* contenant des morceaux de pierre ponce imbibés d'une solution de potasse caustique.

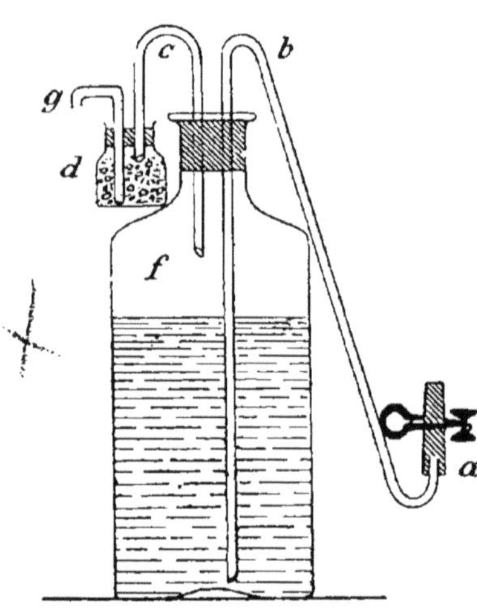

Fig. 64. — Flacon pour conserver la solution de baryte.

Ce dispositif a pour but de priver de son acide carbonique l'air qui pénètre dans l'appareil pendant qu'on prélève le réactif. Pour prélever ce dernier, on introduit l'extrémité d'une pipette dans le tube en caoutchouc du siphon; tout en ouvrant la pince, on aspire quelques centimètres cubes pour rincer la pipette ; puis on la remplit. On aura soin de ne jamais souffler dans la pipette, l'air expiré étant riche en anhydride carbonique.

2. *Solution d'acide oxalique.* — Les réactions sur lesquelles est basée la méthode se passent de la façon suivante :

$$Ba(OH)^2 + \underset{43,67}{CO^2} = BaCO^3 + H^2O.$$

$$Ba(OH)^2 + \underbrace{C^2H^2O^4 + 2\,H^2O}_{125,10} = BaC^2O^4 + 4\,H^2O.$$

44 milligrammes $CO^2 = 22^{cc},14\ CO^2$ à 760 millimètres et 0°.

Il est avantageux, pour un motif qui sera donné dans la suite, de

trace de soude ou de potasse caustiques ; la plus petite quantité de ces substances rend impossible le titrage en présence de carbonate de baryte, parce que les oxalates neutres des alcalis sont décomposés par les carbonates alcalino-terreux.

préparer la solution d'acide oxalique de façon que 1 centimètre cube corresponde à $0^{cc},25$ CO^2.

$$22,3696 : 125,10 = 0,25 : x,$$
$$x = \frac{125,1 \times 0,25}{22,14} = 1^{mgr},412.$$

On dissout par conséquent $1^{gr},412$ d'acide oxalique dans de l'eau distillée, et on porte le volume à 1 litre. On conserve cette solution à l'abri de la lumière.

1 centimètre cube de cette solution correspond à $0^{cc},25$ d'anhydride carbonique à 0° et à 760 millimètres de pression.

Exécution de l'analyse de l'air. — Pour mesurer le volume d'air sur lequel on opère, on utilise un flacon de 5 litres, parfaitement propre, fermant hermétiquement à l'émeri ou au moyen d'une capsule en caoutchouc. On pèse le flacon rempli d'eau distillée, puis on le pèse vide et sec; la différence entre les deux pesées renseigne sur son volume.

Au moyen d'un soufflet dont le bout est garni d'un tube en caoutchouc plongeant jusqu'au fond du flacon, on remplit celui-ci d'air à analyser, en se gardant d'y introduire de l'air expiré. On ferme au moyen du bouchon rodé, enduit d'un corps gras, ou au moyen de la capsule en caoutchouc. On note en même temps la température de l'endroit où l'on opère, ainsi que la pression barométrique.

Au moyen d'une pipette, on prélève 100 centimètres cubes de la solution de baryte qu'on introduit dans le flacon; on referme celui-ci et on le fait tournoyer sans secousses pendant quinze minutes; tout l'anhydride carbonique est absorbé.

En se servant d'un entonnoir, on transvase le liquide devenu trouble dans un flacon sec bouché à l'émeri ou au moyen d'une capsule en caoutchouc (100-150 centimètres cubes de capacité).

On laisse déposer le liquide pendant quelques heures, puis on prélève au moyen d'une pipette, sans remuer le fond, 25 centimètres cubes du liquide limpide qui surnage, et on les introduit dans un petit vase avec quelques gouttes de solution alcoolique de phénolphtaléine.

On remplit une burette avec la solution d'acide oxalique qu'on laisse couler goutte à goutte dans le vase contenant le liquide limpide jusqu'à ce que la coloration rouge ait disparu. On fait un deuxième essai de la même façon, mais en ajoutant en une fois la quantité d'acide oxalique nécessaire moins 1 centimètre cube; on continue en laissant couler goutte à goutte jusqu'au terme de la réaction. On note le nombre de centimètres cubes employés dans ce dernier essai.

On titre de la même façon la solution de baryte qui n'a pas été agitée avec l'air, en opérant également sur 25 centimètres cubes.

La différence N entre les deux lectures représente le nombre de centimètres cubes de solution d'acide oxalique qui ont réagi avec 25 centimètres cubes de solution de baryte.

Or, on avait introduit dans le flacon 100 centimètres cubes d'eau de baryte qui réclament $4 \times N$ centimètres cubes de solution d'acide oxalique. 1 centimètre cube de solution d'acide oxalique $=$ 0^{cc},25 d'anhydride carbonique. $4 \times N$ centimètres cubes de solution d'acide oxalique $= 0{,}25 \times 4 \times N$ centimètres cubes d'anhydride carbonique. Comme $0{,}25 \times 4 = 1$, on peut supprimer ces deux facteurs et dire que le nombre N de centimètres cubes lu, en opérant comme il a été dit plus haut, exprime le nombre de centimètres cubes d'anhydride carbonique contenus dans le volume d'air mis en expérience. Ce dernier est représenté par le volume réel du flacon diminué de 100 centimètres cubes, volume occupé par la solution de baryte.

La quantité d'anhydride carbonique que l'on obtient correspond à 0° et à 760 millimètres de pression; on doit la rapporter au volume d'air exprimé de la même façon. On réduit ce volume à 0° et à 760 millimètres de pression en se servant de la formule suivante :

$$V_0 = \frac{V(H_0 - F)}{(1 + 0{,}00366\,t)760}.$$

V_0 = volume à 0° et à 760 millimètres.
V = volume à t°.
t = température de l'endroit.
H_0 = pression barométrique réduite à 0°.
F = tension de la vapeur d'eau à la température t (fournie par des tables).
0,00366 = coefficient de dilatation des gaz.

Il existe des tables qui permettent de simplifier ces calculs (1).

Exemple des calculs.

Température de l'air = 14°.
Pression atmosphérique = 770,4.

(1) Voy. par exemple, *Chemiker Kalender*, suppl., article *Eudiométrie*, pour les valeurs de $1 + 0{,}00366\,t$ et celles de $\frac{H}{760}$.

Voy. également les tables pour la gazométrie publiées par le Dr A. Baumann (Rieger, Münich, 1885), qui permettent d'obtenir le volume à 0° et à 760 millimètres par une simple multiplication.

Poids du flacon rempli d'eau distillée = 7 508 grammes.
Poids du flacon vide et sec = 2 374 —

5 134 —

Volume du flacon = 5 134 centimètres cubes.

Volume d'air mis en expérience à la température de 14° et à la pression de 770mm,4 = 5 134 — 100 = 5 034 centimètres cubes.

Volume d'air mis en expérience à la température de 0° et à la pression de 760 millimètres :

$$V_0 = \frac{5034\,(770,4 - 11,91)}{[1 + (0,00366 \times 14)]\,760} = 4\,779 \text{ centimètres cubes.}$$

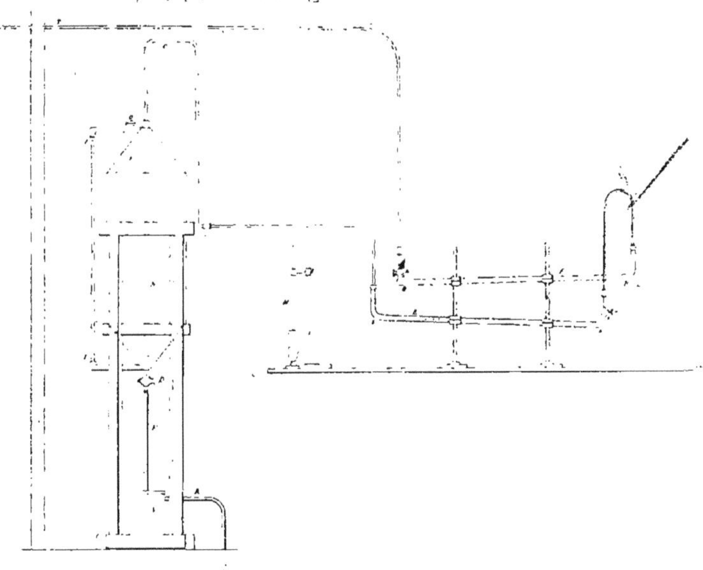

Fig. 65. — Appareil de von Pettenkofer modifié par Spring et Roland pour le dosage de l'acide carbonique dans l'air.

Titrage.

Avant l'agitation avec l'air, à 25 centimètres cubes de solution barytique correspondent... 21cc,4 de solution oxalique.

Après l'agitation avec l'air, à 25 centimètres cubes de solution barytique correspondent... 17cc,0 —

Avec 25 centimètres cubes de solution barytique ont réagi.............................. 4cc,4 —

Correspondant à 4cc,4 CO^2 contenus dans 4 779 centimètres cubes d'air.

1 centimètre cube d'air (à 0° et à 760 millimètres) contient donc :

$$\frac{4,4}{4\,779} = 0^{cc},00092\ CO^2.$$

2° *Méthode des tubes à absorption de von Pettenkofer modifiée par Spring et Roland.* — *Spring* et *Roland* ont donné à ces tubes la disposition représentée par la figure 65.

Les tubes BB' et *bb'* ont 110 centimètres de longueur et 14 millimètres de diamètre intérieur; ils peuvent être fermés en R et en *r* à l'aide de robinets de verre. Ils sont légèrement inclinés, de sorte qu'une bulle d'air qui pénètre par B ou *b'* met douze à quinze secondes à traverser un des tubes remplis d'eau de baryte. En E et E se trouvent des échelles qui indiquent la capacité des tubes. Les échelles servent à reconnaître le degré d'évaporation qu'éprouve l'eau de baryte lors du passage de l'air. Le tube inférieur ne sert que pour s'assurer si tout l'acide carbonique a été absorbé dans le tube supérieur. D'après les expériences de *Spring* et *Roland*, si l'on opère suivant leurs indications et si on ne fait passer que 1000 litres d'air environ, on ne remarque jamais de trouble dans le second tube. Mais, si on a fait passer 30000 litres d'air, on peut aussi reconnaître nettement dans le second tube un précipité de carbonate de baryte. Le tube T est conduit dans le milieu dont l'air doit être analysé, tandis que le tube C communique avec un aspirateur A. Le niveau de l'eau dans le tube F permet, à la fin d'une opération, de reconnaître l'état de raréfaction de l'air dans l'appareil. Le manomètre à eau M sert pour le contrôle. Un thermomètre placé dans l'aspirateur indique la température de l'air qui s'y trouve contenu.

Les tubes sont remplis d'*eau de baryte* saturée à une température relativement basse, de sorte que pendant l'expérience cette température s'élève plutôt qu'elle ne baisse. De cette façon on évite sûrement la séparation de cristaux d'hydrate de baryte.

L'eau de baryte doit être saturée de carbonate avant son emploi : ce résultat s'obtient inévitablement si l'on a soin de dissoudre à chaud les cristaux d'hydrate du commerce, qui sont toujours carbonatés, et de laisser refroidir la solution au contact de ce carbonate, sans la filtrer.

On lave à l'acide chlorhydrique dilué les tubes barboteurs, on les rince à fond à l'eau pure d'abord, puis finalement plusieurs fois avec de l'eau de baryte au même titre que celle qui servira à fixer l'acide carbonique; ayant fermé les robinets, on laisse les tubes s'égoutter complètement; dans ce but on les place verticalement, les robinets en haut. A l'aide d'une pipette, on introduit dans chacun des deux tubes 125 centimètres cubes de l'eau de baryte; on fixe les tubes verticalement, les robinets en bas, on lit sur les échelles E et E' le niveau du liquide, on les met dans la position représentée par la figure, on ouvre les robinets R et *r* et ensuite le robinet d'écoulement de l'aspirateur, de façon que chaque bulle mette douze à quinze secondes à traverser un tube. Dans ces conditions, il faut de dix à douze heures pour que l'aspirateur se vide complètement. On mesure alors la hauteur de l'eau dans le tube d'écoulement de l'aspirateur, ainsi que dans le manomètre M ; on divise le nombre de millimètres par 13,5, afin de convertir la pression de l'eau en la pression mercurielle. On note la pression barométrique et la température indiquée par le thermomètre placé à l'intérieur de l'aspirateur.

On possède alors tous les éléments nécessaires pour ramener, par le calcul, le volume de l'air humide contenu dans l'aspirateur à 0° et à la pression barométrique normale. On fait usage pour cela de la formule vue précédemment :

$$V_0 = \frac{V(H_0 - F - p)}{(1 + 0,00366t)760}.$$

$p =$ dépression du manomètre en millimètres de mercure.

Avant de procéder au dosage de la baryte caustique restée dans le tube BB' (ou dans les deux tubes), on le pose verticalement, les robinets en bas ; on ouvre, si c'est nécessaire, les robinets, avec précaution afin d'éliminer les petites quantités d'air restées en t, et on lit le niveau du liquide. On apprend ainsi le changement de volume qu'ont éprouvé par évaporation les 125 centimètres cubes d'eau de baryte, ce dont on tient compte lors du calcul.

On filtre le contenu des tubes ; comme le papier à filtrer retient de l'hydrate de baryum, *Spring* et *Roland* conseillent de filtrer toujours sur des filtres égaux, de déterminer la quantité de baryte qui est retenue lors de la filtration de 125 centimètres cubes d'eau de baryte de la concentration de celle qui est employée dans l'expérience, et d'effectuer la correction nécessaire.

Pour le titrage de l'eau de baryte, *Spring* et *Roland* donnent la préférence à l'acide chlorhydrique (1 centimètre cube $= 0^{gr},010$ CO^2), avec la teinture de tournesol comme indicateur.

Exemple montrant la marche suivie pour le calcul d'une analyse :

A. 50 centimètres cubes d'eau de baryte limpide ont titré $25^{cc},23$ avant le passage de l'air ; donc 125 centimètres cubes de la même eau titreront :

$$\frac{25.23 \times 125}{50} = 63^{cc},07.$$

B. L'évaporation due au passage de l'air par le tube BB' a réduit les 125 centimètres cubes d'eau de baryte à $124^{cc},10$.

50 centimètres cubes prélevés dans ces 124cc,10 filtrés ont titré 22cc,24 par conséquent, les 124cc,10 titreront ·

$$\frac{22,24 \times 124,10}{50} = 55,20.$$

La différence 63,07 — 55,20 = 7,87 représente la chute du titre due à l'action de l'acide carbonique de l'air et à l'influence du filtre. Cette dernière a la valeur 1,00; donc 7,87 — 1,00 = 6,87 représente l'abaissement du titre de la baryte par l'action de l'acide carbonique qui a passé par le tube BB'.

Comme le titre de l'acide chlorhydrique employé a été choisi de manière que 1 centimètre cube de la liqueur représente 0gr,01 d'acide carbonique, le poids d'acide carbonique sera :

$$0^{gr},0687.$$

D'autre part, 114lit,620 d'air ont circulé par BB' sous la pression barométrique 763,5, à la température de 7° et sous la dépression de 10mm,9 de mercure ; donc

$$V_0 = \frac{114,620 [763,5 - (10,9 + 7,5)]}{760 \times 1,0257},$$

puis

$$109\,542 \times 1,2934 = 141^{gr},657,$$

enfin

$$\frac{0,0687}{141\,657} \times 10\,000 = 4,849.$$

2. — Éléments gazeux que l'air peut contenir dans certaines conditions.

A. — *Oxyde de carbone* (CO).

a. **Formation**. — L'oxyde de carbone se produit lorsqu'on brûle du charbon à une haute température et que l'oxygène n'est pas présent en quantité suffisante pour le transformer en anhydride carbonique.

Il résulte de la combustion incomplète du carbone, surtout au delà de certaines limites de température ; lorsqu'on conduit de l'air sec sur du charbon entre 400° et 700°, il se forme presque exclusivement de l'anhydride carbonique ; au contraire, à partir de 1000°, il ne se forme pour ainsi dire plus que de l'oxyde de carbone. Ce corps entre dans la composition du gaz à l'eau ; dans les opérations métallurgiques, la réduction des oxydes à une haute température donne naissance à de l'oxyde de carbone.

b. **Préparation**. — Afin de pouvoir rechercher avec certitude l'oxyde de carbone, qui présente une si grande importance hygiénique, il sera utile de le préparer à l'état pur et d'étudier de près ses propriétés.

Dans un petit matras placé sur un bain de sable, on introduit une partie d'*acide oxalique* et six parties d'*acide sulfurique concentré*; le bouchon du matras porte un tube à dégagement qui se rend à un flacon laveur contenant une solution d'hydrate alcalin; on chauffe légèrement.

L'acide oxalique se décompose suivant la réaction :

$$C^2H^2O^4 = CO^2 + CO + H^2O.$$

L'anhydride carbonique est retenu par l'hydrate alcalin.

Il est plus commode de préparer l'oxyde de carbone en chauffant une partie de *ferrocyanure de potassium* pulvérisé avec dix parties d'*acide sulfurique concentré* :

$$K^4Fe(CN)^6 + 8\,H^2SO^4 + 6\,H^2O = 6\,CO + 4\,KHSO^4 + 3(NH^4)^2SO^4 + FeSO^4.$$

On recueille l'oxyde de carbone sous une cloche remplie d'eau et on l'utilise pour étudier les réactions qui vont être décrites.

Comme l'oxyde de carbone est *toxique*, on aura soin d'allumer, à l'extrémité de l'appareil, le gaz qu'on ne recueille pas.

c. **Propriétés physiques**. — L'oxyde de carbone est un gaz incolore, insipide, inodore, d'un poids spécifique de 0,967 (air = 1) ou de 14 (hydrogène = 1). Il se liquéfie à — 141° sous une pression de 36 atmosphères et il a été obtenu solide à — 211°. Il est peu soluble dans l'eau (1 : 30 vol.)

d. **Propriétés chimiques**. — L'oxyde de carbone n'entretient pas la combustion; il brûle à l'air avec une flamme bleu pâle en donnant de l'anhydride carbonique. Il se dissout abondamment dans des solutions *acides* ou *ammoniacales* de *sels cuivreux* en formant des combinaisons. On prépare ces dissolvants comme suit :

a. *Solution ammoniacale de chlorure cuivreux*. — On introduit dans un flacon des volumes égaux de solution saturée de chlorure d'ammonium et d'ammoniaque en solution; on ajoute des tournures de cuivre et on abandonne au repos.

b. *Solution acide de chlorure cuivreux*. — On dissout, à l'abri de l'air, de l'oxyde cuivreux dans de l'acide chlorhydrique dilué. En saturant à froid par l'oxyde de carbone une solution concentrée de chlorure cuivreux dans l'acide chlorhydrique, on voit se déposer des paillettes brillantes (combinaison cristalline d'oxyde de carbone et de chlorure cuivreux $2CuCl.CO.2H^2O$).

L'oxyde de carbone réduit une solution de *chlorure palladeux* en précipitant du *palladium métallique* noir :

$$PdCl^2 + CO + H^2O = Pd + 2\,HCl + CO^2.$$

L'acide sulfhydrique et l'ammoniaque donnent la même réaction.

L'oxyde de carbone réduit également le *nitrate d'argent ammoniacal*; la réduction, déjà notable à froid, est facilitée par l'action de la chaleur. Cette propriété n'est pas exclusive à l'oxyde de carbone, mais appartient encore à d'autres gaz réducteurs.

Lorsqu'on fait passer l'oxyde de carbone sur de l'*acide iodique* chauffé, de l'*iode* est mis en liberté; la réaction se passe comme suit :

$$5CO + 2HIO^3 = 5CO^2 + H^2O + I^2.$$

L'oxyde de carbone forme avec l'*hémoglobine* une combinaison (*hémoglobine oxycarbonée*) qui a été obtenue à l'état cristallin. Cette combinaison a une grande stabilité qui explique la toxicité de l'oxyde de carbone : d'après *Gruber*, une teneur de l'air en oxyde de carbone de 0,06 à 0,07 p. 100 est déjà nuisible ; une teneur de 0,4 à 0,5 p. 100 tue les animaux.

Le sang d'un animal empoisonné par l'oxyde de carbone ou du sang qui a été agité dans un flacon avec ce corps présente des caractères particuliers :

1° En vase clos, l'hémoglobine oxycarbonée résiste aux *bactéries de la putréfaction* ;

2° Le *sang* contenant de l'oxyde de carbone a une couleur rouge-cerise.

3° Le *sang oxycarboné* peut être distingué par un très grand nombre de réactions empiriques basées sur la plus grande stabilité de l'hémoglobine oxycarbonée ; en voici quelques-unes :

a. Lorsqu'on agite du sang avec le double de son volume de solution de *soude caustique* (poids spécifique 1,3, c'est-à-dire 30 p. 100 environ NaOH), on obtient un coagulum rouge en présence d'oxyde de carbone, tandis que le sang normal donne un coagulum noir. C'est la réaction indiquée par *Hoppe-Seyler* en 1858.

b. *Salkowski* a modifié cette réaction de la façon suivante :

On dilue une partie de sang avec 20 parties d'eau, on ajoute un volume égal de solution d'hydrate sodique à 30 p. 100. En présence d'oxyde de carbone apparaît bientôt un trouble blanchâtre, puis une coloration rouge clair ; après quelque temps il se sépare des flocons rouge clair, tandis que le liquide reste faiblement rosé. Au bout de vingt-quatre heures, le précipité se redissout et le liquide redevient rouge vif. Traité dans les mêmes conditions, le sang normal donne une coloration brun sale.

c. *Réaction de Welzel*. — A 5 centimètres cubes d'une solution de sang

(10 centimètres cubes de sang + 40 centimètres cubes d'eau), on ajoute 15 centimètres cubes de solution de *tannin* à 1 p. 100; on agite; après vingt-quatre heures de repos, le sang normal a donné un précipité vert brunâtre, le sang oxycarboné un précipité rouge brunâtre. L'*oxyhémoglobine* du sang normal se transforme en *oxyhématine*, précipité vert brunâtre, insoluble dans une solution concentrée de soude caustique; dans le sang renfermant de l'oxyde de carbone, la solution concentrée de soude caustique précipite de l'*hématine oxycarbonée* rouge. La différence de coloration devient très manifeste après une à deux heures; après un jour ou deux, elle est encore plus apparente. Cette réaction peut se conserver pendant longtemps (plusieurs mois).

d. Réaction de Lehmann. — A 10 centimètres cubes de la même solution de sang (10 + 40), on ajoute 5 centimètres cubes de solution de *ferrocyanure de potassium* (20 p. 100) et 1 centimètre cube d'*acide acétique* (1 + 2 aq.). On agite et on laisse déposer. Dans le sang normal, le précipité est gris brun; dans le sang oxycarboné, il est rouge brunâtre. Après une demi-heure, cette coloration devient déjà moins intense et disparaît complètement après quelques jours.

Ces deux dernières réactions ont permis à Welzel de déceler 0,0023 p. 100 d'oxyde de carbone dans l'air.

4° L'*hémoglobine oxycarbonée* présente à l'*analyse spectrale* des réactions particulières. Lorsqu'on place devant la fente d'un spectroscope, dans un flacon à faces parallèles, du sang normal dilué de façon qu'il présente une couleur fleur de pêcher, on remarque un spectre présentant *deux bandes d'absorption* situées entre les raies de *Fraunhofer* D et E. Les largeurs de ces bandes sont inégales : celle qui avoisine la raie D est plus étroite, plus sombre et mieux limitée que l'autre qui se trouve à côté de la raie E.

L'*hémoglobine oxycarbonée* donne un spectre semblable : *deux bandes d'absorption* sont situées entre D et *b* ; elles sont moins rapprochées de la ligne D; l'espace clair qui sépare les deux bandes est moins brillant, plus voilé pour l'hémoglobine oxycarbonée que pour l'oxyhémoglobine; enfin les contours des bandes de l'hémoglobine oxycarbonée sont plus ternes, plus estompés.

Lorsqu'on additionne le sang d'un *réducteur*, les deux bandes de l'oxyhémoglobine font place à la bande unique de *Stokes*, tandis que l'hémoglobine oxycarbonée conserve ses deux bandes. Ce n'est qu'avec 30 p. 100 de sang oxycarboné que l'espace clair central devient très manifeste. Cette réaction n'est donc pas très sensible, mais elle offre beaucoup de sécurité ; elle exige cependant certaines précautions. On emploie généralement comme réducteur quelques gouttes de *sulfure d'ammonium incolore* ou d'une solution aqueuse de *sulfate ferreux* additionnée d'*acide tartrique* et rendue fortement alcaline au moyen d'*ammoniaque*. *Lelorrain* attire l'attention sur une confusion possible : dans le sang normal, après l'addition de sulfure ammonique, une bande due à l'hématine peut se montrer dans le rouge ; on évitera l'erreur en ajoutant un excès d'acide sulfhydrique.

L.-G. de Saint-Martin conseille comme réducteur l'*hydrosulfite de sodium* qui mettrait l'opérateur absolument à l'abri de causes d'erreur. Voici comment il prépare ce réactif : dans un flacon de 250 grammes on mélange 50 grammes de bisulfite de sodium à 25 p. 100 (densité = 1,252), 200 grammes d'eau et 5 à 6 grammes de gris de zinc. On agite en refroidissant et on filtre au bout d'une demi-heure. On ajoute 35 grammes de lait de chaux (chaux vive 100 grammes, eau 500 grammes). On agite deux minutes et on filtre. Le liquide filtré est additionné de 15 centimètres cubes d'une solution de carbonate de soude au dixième, mis au frais et filtré une dernière fois. On le partage en plusieurs petits flacons que l'on remplit entièrement et que l'on conserve bien bouchés, dans une glacière. Ce réactif s'altère malheureusement au bout de quelques jours, mais sa préparation est très rapide.

c. **Recherche de l'oxyde de carbone dans l'air.** — L'oxyde de carbone présent dans l'air provient généralement des appareils de chauffage et d'éclairage. Sa recherche et son dosage peuvent se faire en se basant sur les réactions qui viennent d'être décrites.

1° Méthode de *J. von Fodor*. — *J. von Fodor* a proposé l'emploi d'un papier réactif préparé de la façon suivante : on plonge du papier à filtrer fin dans une solution neutre de *chlorure palladeux* (0mgr,2 de $PdCl^2$ par 100 centimètres cubes d'eau). Ce papier, qui, après dessiccation, présente une coloration jaunâtre, est découpé en bandelettes. On fait passer, au moyen d'un soufflet, l'air à analyser dans un flacon de 10 litres au fond duquel se trouvent quelques centimètres cubes d'eau. On introduit dans le flacon une bandelette de papier réactif suspendue à un fil de platine et on bouche. L'air qui contient 0,5 p. 1 000 d'oxyde de carbone détermine déjà après quelques minutes la formation d'une pellicule noire à la surface du papier ; lorsqu'il n'en contient que 0,05 p. 1 000, la pellicule noire se forme seulement après douze ou vingt-quatre heures.

Cette méthode n'est pas exempte d'erreurs : l'ammoniaque, l'acide sulfhydrique, l'acétylène et d'autres hydrocarbures agissent de la même façon. Il est plus sûr de confirmer la constatation, comme *J. von Fodor* l'a propcsé d'ailleurs, par une analyse spectrale.

2° Méthode de *Vogel*. — On laisse écouler, dans la salle où l'on veut analyser l'air, l'eau contenue dans un flacon de 100 centimètres cubes environ, et l'on introduit dans ce flacon 2 ou 3 centimètres cubes de sang fortement dilué avec de l'eau, de façon que le liquide ne présente plus qu'une légère coloration rouge tout en permettant de distinguer encore nettement, au moyen du spectroscope, les bandes d'absorption caractéristiques. Lorsqu'on agite cette solution pendant une minute seulement avec l'air, la coloration prend une teinte plus rosée en présence d'oxyde de carbone; les bandes d'absorption sont un peu plus pâles et un peu plus éloignées de la ligne D que dans le sang normal. Un expérimentateur exercé reconnaîtra la présence de l'oxyde de carbone de cette façon. En cas de doute, on ajoutera 3 à 4 gouttes de *sulfure ammonique*. *Vogel* a fait remarquer que la recherche de l'oxyde de carbone au moyen de l'hémoglobine par la lumière spectrale perd de sa sensibilité en présence de l'oxygène. Pour ce motif, il a conseillé d'absorber celui-ci au moyen d'une solution de *sulfate ferreux* additionnée de *potasse caustique*. *Vogel* croit cependant que cette précaution n'est pas absolument nécessaire et que le procédé qui vient d'être décrit est suffisant pour les besoins de l'hygiène.

f. **Dosage de l'oxyde de carbone dans l'air.** — 1° *J. von Fodor* a proposé de conduire l'air, débarrassé préalablement de l'*ammoniaque* et de l'*acide sulfhydrique* (au moyen d'*acide sulfurique* et d'*acétate de plomb*), à travers une solution de *chlorure de palladium* :

$$PdCl^2 + CO + H^2O = Pd + 2HCl + CO^2.$$

Il recueille le *palladium* précipité sur un filtre, le redissout au moyen d'*eau régale*, évapore à sec, reprend le résidu par de l'acide chlorhydrique dilué et précipite le palladium à l'état d'*iodure* noir au moyen d'une solution titrée d'*iodure de potassium* ($1^{gr},486$ KI par litre; 1 centimètre cube $= 0^{cc},1$ CO).

Potain et *Drouin* ont préconisé une méthode *colorimétrique* basée sur l'emploi du *chlorure de palladium*. Ils font remarquer que tout l'oxyde de carbone n'étant pas absorbé, le dosage au moyen de ce réactif ne peut être qu'approximatif. On peut en dire autant du procédé de *von Fodor*.

2° L'*acide iodique* a été proposé pour le dosage de l'oxyde de carbone par *A. Gautier* et *Hélier*.

Nicloux a eu recours au même réactif et a adopté le mode opératoire suivant :

On prend trois petits tubes en U à tubulures latérales, semblables à ceux qui servent à l'analyse organique.

Dans le premier on introduit de la *potasse en pastilles*, dans le deuxième de la *ponce sulfurique*, dans le troisième 25 à 40 grammes d'*acide iodique* anhydre. On ferme à la lampe les deux branches de ce dernier pour éviter l'introduction de matières organiques. A la suite du tube à acide iodique on place un *tube de Will* contenant 5 centimètres cubes de solution d'hydrate sodique d'une densité de 1,3 que l'on additionne de 5 centimètres cubes d'eau distillée. Enfin, une aspiration, réglée à raison de 10 centimètres cubes par minute au maximum et produite par un *vase de Mariotte*, pourra faire circuler les gaz dans le sens du premier tube vers le tube de Will. Le tube en U contenant de l'acide iodique est introduit dans un vase de Bohême cylindrique rempli d'huile. Le gaz à analyser (1 litre suffira pour le dosage, si la quantité de CO est égale ou supérieure à 1/20000), contenu dans un petit sac de caoutchouc ou un aspirateur gradué, circule dans les deux premiers tubes contenant la potasse et la ponce. Dans le premier, il se débarrasse de CO^2, de H^2S, de SO^2 ; ces gaz donneraient la même réaction que l'oxyde de carbone si, étant présents dans l'air à analyser, ils n'étaient pas retenus. Dans le second, il se débarrasse de la petite quantité d'eau qu'il pourrait retenir.

Le gaz arrive ensuite au contact de l'acide iodique anhydre, maintenu à 150° au moyen du bain d'huile.

L'oxyde de carbone décompose l'acide iodique; la vapeur d'iode entraînée par le courant gazeux est retenue par la solution alcaline du tube de Will. Lorsque tout le gaz aura passé, on en chassera de l'appareil les dernières traces en faisant une aspiration d'air atmosphérique.

Le dosage s'effectue comme l'a indiqué *Rabourdin* : la solution alcaline contenant l'iode est rendue acide par l'acide sulfurique ; on ajoute quelques centigrammes de *nitrite de sodium*, 5 centimètres cubes de *chloroforme* ou, mieux, de *sulfure de carbone* ; on agite fortement : l'*iode* mis en liberté se dissout dans ces dissolvants en leur communiquant une teinte rose que l'on compare à celle qui est obtenue dans les mêmes conditions avec une solution titrée d'iodure de potassium à $0^{mgr},1$ par centimètre cube.

Le calcul de la réaction

$$5CO + 2HIO^3 = 5CO^2 + H^2O + I^2$$

montre que, si KI est exprimé en milligrammes, le volume de CO en centimètres cubes, à 0° et 760 millimètres, est donné par la formule

$$CO = \frac{KI}{2,97}.$$

Il est nécessaire de faire marcher l'appareil à blanc plusieurs heures, à cause des traces de matières organiques qui peuvent avoir été entraînées dans l'acide iodique au moment du montage de l'appareil et qui, par leur oxydation, donnent de l'iode libre.

Albert Lévy et *Pécoul* considèrent la température de 150° à laquelle *Nicloux* porte l'acide iodique comme fâcheuse; elle permettrait aux autres réducteurs qui se trouvent dans l'air d'agir sur le réactif. Pour ce motif, ils proposent d'opérer à la température de 80°, à laquelle les vapeurs diluées d'*alcool éthylique*, d'*alcool méthylique*, d'*aldéhyde formique*, d'*acétone*, n'agissent pas sur l'acide iodique.

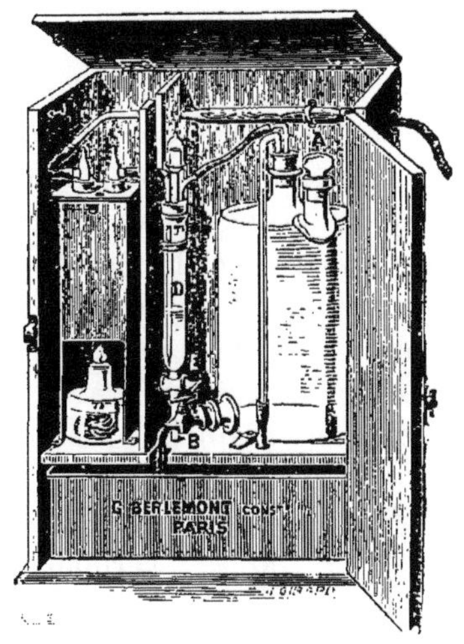

Fig. 66. — Appareil de Lévy et Pécoul pour la recherche de l'oxyde de carbone dans l'air.

L'appareil d'*Albert Lévy* et *Pécoul* (fig. 66) se compose d'un aspirateur à eau d'une contenance de 4 litres, amenant l'air, préalablement filtré, dans un tube en U renfermant de l'acide iodique chauffé à 80° dans un bain d'air. L'iode mis en liberté se dissout dans quelques centimètres cubes de chloroforme contenu dans le barboteur D et le colore en rouge. On règle la vitesse d'écoulement par le robinet B, de façon qu'il passe environ un litre d'air par heure.

Pour estimer la quantité d'oxyde de carbone lorsque toute l'eau de l'aspirateur est écoulée, les auteurs comparent la teinte du chloroforme à une gamme de nuances fournie par le constructeur.

A. Gautier a observé que la plupart des *hydrocarbures* n'agissent pas sur l'acide iodique à la température de 45° à 60°, à l'exception toutefois de l'*acétylène*, qui commence à s'oxyder très sensiblement à 60° en mettant l'iode en liberté. D'autre part, certains gaz, comme l'*éthylène*, qui ne s'oxyde cependant que très difficilement vers 50°

à 60°, empêcheraient l'oxydation de l'oxyde de carbone lorsqu'ils sont mélangés à lui, même en faible proportion.

Il résulte de ce qui précède que le dosage de petites quantités d'oxyde de carbone dans l'air présente des difficultés sérieuses ; les procédés manquent de précision.

Lorsqu'on doit doser des quantités considérables d'oxyde de carbone (gaz d'éclairage), on a recours à la *méthode gazométrique*, par exemple : absorption par le chlorure cuivreux ammoniacal (Voy. *Deuxième partie*, chap. IV).

B. — *Substances volatiles organiques.*

La méthode d'*Acharow* (1) consiste à faire passer un volume déterminé d'air au moyen d'un aspirateur à travers une solution très diluée et acidulée de *permanganate de potassium*. L'oxydation plus ou moins complète des matières organiques dépend du contact plus ou moins intime de l'air avec la solution, de la durée de l'action et de la température. La solution de permanganate est introduite dans des éprouvettes spéciales permettant à l'air de traverser le réactif sous forme de bulles très fines. Les éprouvettes sont placées dans un bain-marie chauffé à 40°-45°. Afin d'éviter l'introduction de poussières, l'air, avant de pénétrer dans les éprouvettes, traverse un tube en verre dans lequel est entassée de la laine de verre purifiée par ébullition avec du permanganate de potassium en solution très diluée. On évalue la quantité de permanganate ou d'oxygène qui s'est combiné, par un procédé analogue à celui que nous décrirons pour le dosage des matières organiques dans l'eau.

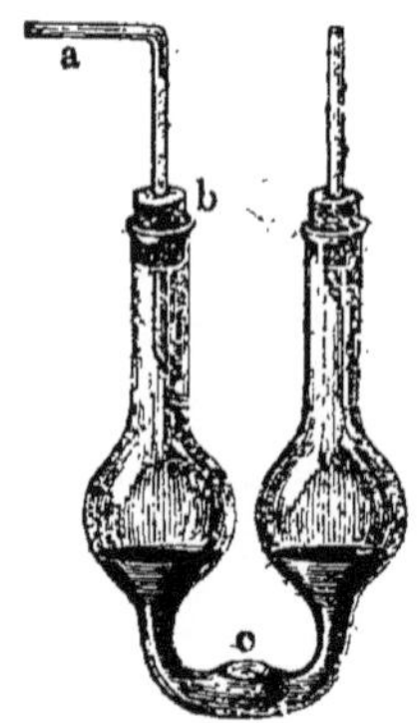

Fig. 67. — Tube de Péligot.

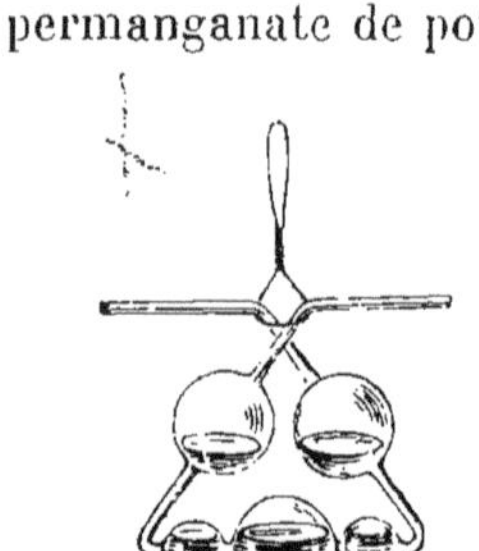

Fig. 68. — Tube à boules de Liebig.

Pour absorber les gaz contenus accidentellement dans l'air, par exemple dans l'air des usines, on le fait passer à travers des appareils en verre contenant

(1) *Archiv für Hygiene*, XXIII, 1891, p. 229.

des réactifs appropriés. On peut se servir, par exemple, d'un tube de Péligot (fig. 67) ou d'un tube à boules de Liebig (fig. 68).

Il est utile de placer toujours deux de ces appareils l'un à la suite de l'autre. L'air est aspiré par un flacon à écoulement.

Lorsqu'on a fait passer un volume d'air jugé suffisant, on verse le réactif dans un vase de Berlin et on procède à l'analyse. Afin de ne rien perdre, on lave deux ou trois fois à l'eau distillée les appareils qui ont contenu le réactif.

C. — *Les halogènes*.

a. **Chlore, brome, iode**. — On absorbe le *chlore* et le *brome* au moyen de 15 centimètres cubes d'une solution d'*iodure de potassium* à 10 p. 100 fraîchement préparée, incolore (exempte d'iode libre) :

$$Cl^2 + 2KI = 2KCl + I^2.$$

L'*iode* est absorbé directement par la même solution d'iodure.

La solution d'iodure de potassium brunit peu à peu ; afin d'éviter que de l'iode en soit entraîné, il est avantageux de faire suivre le récipient contenant la solution d'iodure, d'un tube de *Péligot* contenant une quantité exactement mesurée, par exemple 5 centimètres cubes, de solution $\frac{N}{10}$ d'*hyposulfite de sodium*. Lorsque l'air à examiner s'est écoulé, on verse dans un gobelet la solution d'iodure et l'hyposulfite de sodium, en ayant soin de bien laver avec de l'eau. On ajoute de l'empois d'amidon et on titre avec une solution $\frac{N}{10}$ d'hyposulfite de sodium. On retranche du nombre de centimètres cubes de solution $\frac{N}{10}$ d'hyposulfite ajoutés ceux qu'on avait introduits dans le tube de Péligot :

1 centimètre cube = $12^{mgr},601$ iode = $7^{mgr},936$ brome = $3^{mgr},518$ chlore.

Lorsqu'on est en présence de faibles quantités de chlore, de brome ou d'iode, on utilise de préférence une solution $\frac{N}{50}$ ou $\frac{N}{100}$ d'hyposulfite.

b. **Acide chlorhydrique**. — Recherche qualitative. — On reconnaît la présence d'*acide chlorhydrique* au précipité blanc, devenant violet à la lumière, qu'on obtient en faisant passer l'air à travers une solution de *nitrate d'argent* acidulée par l'*acide nitrique*.

Dosage. — On absorbe l'*acide chlorhydrique* au moyen d'une solution de *soude caustique* (5-10 p. 100) exempte de chlorures. On peut se servir du procédé de *Mohr*, décrit plus loin à propos de l'analyse de l'eau; dans ce cas, avant d'effectuer le titrage, on aura soin de neutraliser exactement le liquide en se servant comme indicateur d'une bandelette de papier de tournesol.

On peut également recourir au procédé de *Volhard*, qui repose sur le principe suivant :

On précipite le *chlore* au moyen d'un excès d'une solution titrée de *nitrate d'argent*; on titre en retour l'excès de nitrate employé en se servant d'une solution titrée de *sulfocyanate alcalin* qui précipite l'argent à l'état de *sulfocyanate d'argent* :

$$NaCl + AgNO^3 \text{(en excès)} = AgCl + NaNO^3 + AgNO^3 \text{(en excès)},$$
$$AgNO^3 + H^4NSCN = AgSCN + H^4NNO^3.$$

On emploie comme indicateur l'*alun de fer* qui forme un précipité rouge de *sulfocyanate de fer*, mais seulement à partir du moment où tout l'argent est précipité :

$$Fe^2(SO^4)^3 + 6CN.SNH^4 = 2[Fe(CN.S)^3] + 3(NH^4)^2SO^4.$$

Les solutions suivantes sont nécessaires :

I. *Solution normale-décime de nitrate d'argent* (Voy. *Première partie*. p. 86).

II. *Solution de sulfocyanate d'ammonium* contenant 8 grammes environ de ce sel par litre.

III. *Solution à 10 p. 100 d'alun de fer* : $[Fe^2(SO^4)^3.(NH^4)^2SO^4 + 24 \text{ aq.}]$.

On commence par déterminer le titre de la solution de sulfocyanate.

A cet effet, on prélève un volume déterminé de la solution argentique (25-50 centimètres cubes), on dilue au volume de 200 centimètres cubes approximativement, on ajoute 5 centimètres cubes de la solution de l'indicateur et on acidule fortement avec de l'acide nitrique de façon à faire disparaître la coloration du sel ferrique, puis on laisse couler d'une burette graduée, en agitant après chaque addition, la solution de sulfocyanate. Lorsqu'on approche du terme, le précipité caséeux de sulfocyanate d'argent se dépose assez rapidement, et le liquide s'éclaircit suffisamment pour permettre d'apprécier avec netteté le moment où une dernière goutte du réactif fait apparaître dans le liquide une faible teinte rose sale persistante. On détermine ce titre avec précision en effectuant plusieurs essais.

Pour pratiquer l'analyse proprement dite, on introduit la solution à titrer dans un matras jaugé, on ajoute un volume mesuré de solution titrée de nitrate argentique plus que suffisant pour précipiter tout le chlore, puis on complète jusqu'au trait de jauge. Après avoir agité vigoureusement pour agréger le chlorure argentique, on passe au filtre sec, on mesure un volume déterminé du liquide clair et on y dose le nitrate d'argent au moyen du sulfocyanure ammonique, comme précédemment; on effectue plusieurs essais.

Exemple de calcul. — On a constaté que 25 centimètres cubes de la solution argentique = 23 centimètres cubes de solution de sulfocyanate, c'est-à-dire que 1 centimètre cube de solution de sulfocyanate = 1cc,08 de solution de nitrate argentique.

A 100 centimètres cubes de l'eau soumise à l'essai on a ajouté 5 centimètres cubes de solution argentique, puis 1cc,7 de solution de sulfocyanate. Donc :

$$5 - 1{,}836\ (1{,}08 \times 1{,}7) = 3{,}164$$
$$3{,}164 \times 0.003518 = 0^{gr}{,}01113 \text{ Cl.}$$

D. — *Gaz contenant de l'azote.*

a. **Ammoniaque** NH^3. — Recherche qualitative. — On fait passer l'air à examiner à travers de l'eau légèrement acidulée par l'acide sulfurique. On recherche l'ammoniaque par le réactif de *Nessler* qui, suivant les quantités, donne une coloration ou un précipité jaune brunâtre.

Dosage. — On absorbe l'ammoniaque en faisant passer l'air à travers 20 centimètres cubes d'une solution $\frac{N}{10}$ ou $\frac{N}{50}$ d'*acide sulfurique*. On titre au moyen d'une solution de *soude caustique* $\frac{N}{10}$ ou $\frac{N}{50}$ en se servant du tournesol ou de l'acide rosolique comme indicateur. On établit le nombre de centimètres cubes de solution alcaline titrée qui ont réagi :

$$1 \text{ centimètre cube de solution } \frac{N}{10} \text{ NaOH} = 0^{gr}{,}001693\ NH^3.$$

Lorsqu'on est en présence de traces d'ammoniaque, on utilise le *procédé colorimétrique* (Voy. *Analyse de l'eau*).

b. **Anhydride nitreux** N^2O^3. — **Anhydride hyponitrique** (N^2O^4). —

RECHERCHE QUALITATIVE. — On absorbe ces corps au moyen d'une solution diluée d'*hydroxyde de sodium* (exemple de N^2O^3).

L'anhydride nitreux forme $NaNO^2$; l'anhydride hyponitrique donne $NaNO^3 + NaNO^2$.

On recherche le *nitrate* et le *nitrite* par les réactions indiquées dans la *Première partie* (Voy. également *Analyse de l'eau*).

DOSAGE. — Pour le *dosage*, on peut employer les méthodes analytiques qui seront décrites à propos de l'analyse de l'eau.

E. — *Gaz contenant du soufre.*

a. **Anhydride sulfureux** SO^2. — RECHERCHE QUALITATIVE. — De petites quantités sont reconnues très facilement à l'odeur piquante de ce gaz.

DOSAGE. — On absorbe l'anhydride sulfureux en faisant passer l'air dans un volume mesuré d'une solution titrée $\frac{N}{10}$ ou $\frac{N}{100}$ d'*iode* :

$$\underset{63,58}{SO^2} + \underset{2\times 126,01}{I^2} + 2H^2O = H^2SO^4 + 2HI.$$

On dose l'excès d'iode au moyen d'une solution titrée d'*hyposulfite sodique* :

1 centimètre cube de solution $\frac{N}{10}$ d'iode oxyde 0gr,003179 SO^2.

Lorsque l'analyse directe effectuée sur 100 litres d'air ne permet pas de déceler SO^2 dans le voisinage d'une fabrique qui élimine ce gaz, il peut être recommandable d'opérer sur de la neige ; on y trouvera SO^2 à côté de H^2SO^4.

On fond la neige, on filtre, on acidule par l'acide chlorhydrique, on ajoute de l'iodure potassique iodé jusqu'à ce que la liqueur reste jaune ; tout l'anhydride sulfureux passe à l'état d'*acide sulfurique* :

$$SO^2 + I^2 + 2H^2O = 2HI + H^2SO^4.$$

On chauffe pour chasser l'excès d'iode et on dose l'acide sulfurique par pesée (précipitation au moyen du $BaCl^2$; Voy. *Analyse de l'eau*).

b. **Acide sulfhydrique** H^2S. — RECHERCHE QUALITATIVE. — On expose à l'air des bandelettes de papier à filtrer humides, imbibées d'une solution d'*acétate de plomb* ; ou bien on conduit l'air à travers une solution d'*acétate de plomb*. Une coloration jaune brunâtre ou un précipité noir indique la présence de H^2S.

Dosage. — On fait passer l'air à travers un appareil laveur contenant, comme dans le cas précédent, un volume mesuré d'une solution d'*iode* $\frac{N}{10}$ ou $\frac{N}{100}$:

$$H^2S + I^2 = 2HI + S.$$

On dose l'iode en excès au moyen d'une solution titrée d'hyposulfite sodique :

1 centimètre cube de solution $\frac{N}{10}$ d'iode oxyde 0gr,001 691 H^2S.

A côté de l'acide sulfhydrique, on rencontre dans l'air du *mercaptan* (CH^3SH), produit de décomposition des matières albuminoïdes.

c. **Sulfure de carbone** CS^2. — Recherche et dosage. — Le *sulfure de carbone* réagit comme suit, avec une solution alcoolique de *potasse* :

$$CS^2 + KOH + C^2H^5OH = S{=}C\begin{cases}O.C^2H^5\\SK\end{cases} + H^2O.$$

Xanthogénate de K.

Le xanthogénate de potassium est un sel dérivé de l'acide éthyloxythionique $S{=}C\begin{cases}O.C^2H^5.\\SH.\end{cases}$

Lehmann recommande, pour le dosage de ce corps, le procédé de *Gastine*, qui est basé sur cette réaction ; on acidule faiblement au moyen d'un peu d'acide acétique la *solution alcoolique de potasse* qui a absorbé CS^2. A cette solution faiblement acide on ajoute de l'empois d'amidon ; on la dilue avec son volume d'eau et on titre au moyen d'une solution iodo-iodurée contenant, par litre, 1gr,662 d'iode, jusqu'à apparition de la coloration bleue.

1 centimètre cube de cette solution = 1 milligramme CS^2.

$$2SC\begin{cases}O.C^2H^5\\SH\end{cases} + I^2 = \begin{matrix}S - CS - O - C^2H^5\\|\\S - CS - O - C^2H^5\end{matrix} + 2HI.$$

F. — *Mercure.*

Recherche et dosage. — *Méthode de Kunkel.* — On fait passer lentement, à raison de 1 litre au maximum par dix minutes, l'air desséché au moyen du chlorure de calcium, à travers un tube en verre de 2 à 3 millimètres de diamètre et de 2cm,5 de longueur, dans lequel on a introduit quelques paillettes d'iode ; au delà de l'endroit où se trouve l'iode, il se forme un dépôt rouge jaunâtre d'iodure mercurique.

Pour évaluer la quantité de mercure, on dissout l'*iodure mercurique* dans l'*iodure de potassium*, on filtre rapidement pour séparer les paillettes d'iode qui restent, on combine l'iode libre en ajoutant de l'hydroxyde de sodium jusqu'à décoloration; selon la quantité présente, le mercure y sera dosé *par pesée* (Voy. *Deuxième partie*, chap. IX : *Désinfectants*) ou *par colorimétrie*, en comparant avec une solution alcaline de sublimé corrosif.

1 mètre cube d'air peut contenir, à 0°, environ 2 milligrammes; à 10°, 6 milligrammes; à 20°, 14 milligrammes; à 30°, 31 milligrammes de vapeurs de mercure.

G. — *Interprétation des résultats.*

Le tableau suivant donne la concentration à laquelle quelques gaz que l'on rencontre parfois dans l'atmosphère (surtout dans l'atmosphère des usines) sont nuisibles à la santé (d'après *Lehmann*).

TABLE VIII.

GAZ.	CONCENTRATIONS rapidement mortelles.	CONCENTRATIONS qui dans l'espace d'une 1/2 heure à 1 heure déterminent des troubles mettant la vie en danger.	CONCENTRATIONS qui peuvent être tolérées 1/2 heure à 1 heure sans qu'il se produise des troubles graves.	CONCENTRATIONS qui, agissant pendant plusieurs heures, ne déterminent que des symptômes légers.
Acide chlorhydrique..		1,5-2 0/00	0,05-0,1 0/00 au maximum.	0,01 0/0
Anhydride sulfureux..		0,4-0,5 0/00	0,05 0/00	0,02-0,03 0/00
Anhydride carbonique.	30 0/0	env. 60-80 0/00	40-60 0/00	20-30 0/00
Ammoniaque.........		2,5-4,5 0/00	0,3 0/00	0,1 0/00
Chlore, brome...	env. 1 0/00	0,04-0,06 0/00	0,004 0/00	0,001 0/00
Iode................			0,003 0/00	0,0005-0,001 0/00
Acide sulfhydrique....	1-2 0/00	0,5-0,7 0/00	0,2-0,3 0/00	0,1-0,15 0/00
Sulfure de carbone....		10-12 mgr. par litre.	2-3 mgr. par litre.	1-1,2 mgr. par litre.
Oxyde de carbone .. .		2-3 0/00	0,5-1,0 0/00	0,2 0/00

Pour les sources d'où sont tirés ces chiffres, voy. LEHMANN, *Die Methoden der praktischen Hygiene*, Wiesbaden, 1901.

III. — ANALYSE DES ÉLÉMENTS QUE L'AIR PEUT TENIR EN SUSPENSION.

Nous examinerons : A) les poussières inertes, B) les corpuscules vivants.

1. — Poussières inertes.

A. — *Essai qualitatif d'après Aitken.*

Lorsqu'on fait pénétrer dans une pièce obscure un *faisceau lumineux*, les poussières deviennent apparentes. Pour rendre visibles les particules plus fines, on remplit d'eau un grand ballon ; on le vide partiellement dans la pièce dont l'air doit être examiné, de sorte qu'il y reste encore une vingtaine de centimètres cubes d'eau. On ferme le ballon au moyen d'un bouchon en caoutchouc qui livre passage à un tube de verre par lequel on aspire. L'air saturé de vapeur d'eau dans le ballon se raréfie ; la vapeur se condense sur les particules de poussières qui deviennent visibles : il se forme un *brouillard*. L'essai est encore plus démonstratif lorsqu'on fait passer un faisceau lumineux à travers le ballon.

Lorsqu'on vide un ballon complètement rempli d'eau en ayant soin de filtrer l'air qui y pénètre au moyen d'un tampon d'ouate, il ne se produit pas de brouillard.

B. — *Examen microscopique.*

Méthode de Pouchet. — On recueille les poussières sur des couvre-objets enduits d'un *liquide visqueux* (glycérine) et exposés à l'air.

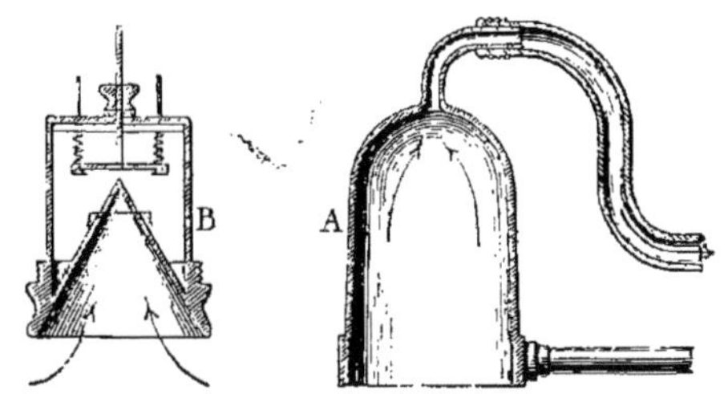

Fig. 69. — Aéroscope à aspiration.

On peut utiliser avantageusement l'*aéroscope* qui se compose (fig. 69) d'une *cloche* en cuivre nickelé A, munie à sa partie supérieure d'un tube coudé à angle droit, relié à un *appareil aspirateur* par un tube de caoutchouc. La cloche porte à sa partie inféro-interne un pas de vis femelle destiné à assujettir la pièce B ; une tige rigide horizontale soutient la cloche et permet de la fixer à un poteau au-dessus de la surface du sol. La seconde partie de l'aéroscope, B, qui se visse exactement sur la première, est formée d'un *cône métallique* percé à son sommet d'une fine ouverture destinée à projeter l'air sur une *lamelle de verre* (couvre-objet) enduite du liquide visqueux ; cette lamelle est retenue dans deux rainures profondes et est assujettie au moyen d'un étrier à vis micrométrique qui la maintient à quelques millimètres de l'ouverture.

L'examen microscopique permet de reconnaître des *particules minérales* et *organiques* amorphes, des *fibres textiles* diversement colorées, des *débris de tissus* animaux et végétaux, etc. (1).

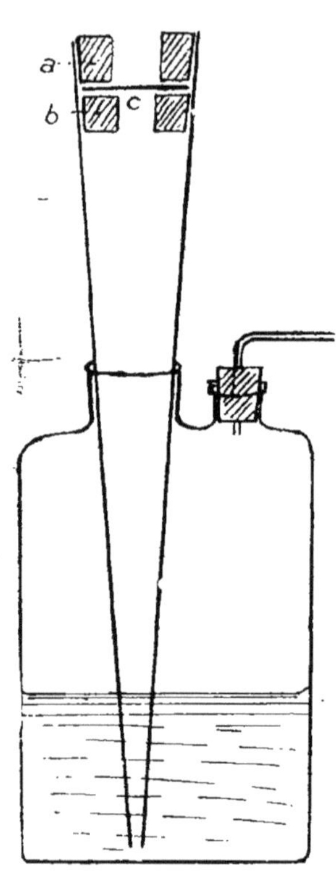

Fig. 70. — Appareil de Glibert pour l'analyse des poussières.

Méthode du laboratoire de l'Office du Travail (Belgique). — L'appareil de Glibert (fig. 70) en usage dans ce laboratoire se compose d'un entonnoir en verre dont l'intérieur est rodé à l'émeri pour recevoir deux bouchons superposés *a* et *b* qui reposent l'un sur l'autre par des faces polies entre lesquelles on intercale une mince feuille de celluloïde *c* de 1/10 de millimètre d'épaisseur.

Les bouchons sont percés à leur centre d'une ouverture circulaire d'un diamètre de 20 millimètres pour le bouchon supérieur et d'un diamètre de 16 millimètres pour le bouchon inférieur. La plaque de celluloïde est perforée au centre de vingt-cinq trous uniformément répartis sur 1 centimètre carré.

A la partie extérieure du tube de l'entonnoir est rodée une surface formant bouchon pour un flacon à deux tubulures.

La seconde tubulure de ce flacon sert à relier l'appareil à un système aspirateur agissant par déplacement d'eau.

L'appareil ayant été lavé à l'eau distillée et, au besoin, stérilisé, on enduit d'une mince couche de gélose, stérile et filtrée, la surface perforée du disque de celluloïde que l'on fixe ensuite entre les deux bouchons. On introduit dans le flacon à deux tubulures une certaine quantité de liquide approprié aux recherches que l'on se propose de

(1) Voy. images microscopiques, WEGMANN, *Archiv für Hygiene*, 1906, Band XXI.

poursuivre : eau distillée, acide nitrique, bouillon de culture, etc. On fixe l'entonnoir en place et on le réunit à l'appareil aspirateur dont on règle à volonté l'énergie en augmentant plus ou moins la longueur verticale du tube d'écoulement. Les poussières se déposent dans la région perforée de la lame de celluloïde.

En examinant cette dernière au microscope, on peut déterminer le nombre et la forme des particules. On peut aussi porter à l'étuve le disque de celluloïde et compter les colonies développées. Enfin on peut, au moyen du liquide où s'est fait le barbotage, reconnaître la nature chimique des poussières, ou bien faire des inoculations à des animaux.

C. — *Détermination du poids des poussières.*

On prépare un *filtre très serré*, consistant par exemple en une *bourre d'ouate* disposée dans un tube en verre (5 centimètres de long, 1 centimètre à $1^{cm}.5$ de diamètre). Ce filtre est desséché avant l'usage jusqu'à constance de poids, dans un exsiccateur contenant de l'acide sulfurique concentré. On le relie à un aspirateur ou à une trompe de laboratoire, et l'on fait passer à travers le tube filtrant un volume considérable d'air que l'on mesure. On dessèche le filtre jusqu'à poids constant dans l'exsiccateur et on le pèse à nouveau.

D. — *Détermination de la proportion de matières organiques et de matières minérales contenues dans les poussières.*

Dans l'opération qui précède, après la deuxième pesée on incinère la bourre d'ouate dans un creuset taré, on calcine et on pèse. On soustrait de ce résidu les cendres d'un filtre identique qui n'a pas reçu de poussières.

Dans nombre de cas, il peut être nécessaire de rechercher dans les cendres certains métaux (*fer*, *plomb*, *cuivre*, etc.) ou certains genres de *sels*. A cet effet, on dissout les cendres dans un acide et on applique l'analyse systématique minérale (Voy. *Première partie*, chap. II).

La détermination de la *suie* dans l'air offre beaucoup de difficultés; nous renvoyons au travail de *Heim* qui a traité cette question (1).

(1) *Archiv für Hygiene*, XXVI.

2. — Éléments vivants.

L'examen microscopique direct permet de déceler certaines cellules vivantes : citons les *grains de pollen*, les *spores cryptogamiques*, les *algues*, les *levures*.

L'observation directe ne suffit plus lorsqu'il s'agit de rechercher les *microbes* dans l'air.

A. — *Numération des germes de l'air.*

a. **Filtration de l'air sur bourre insoluble**. — Méthode de *Petri*. — Elle consiste à filtrer l'air sur du sable fin contenu dans un tube à travers lequel on aspire l'air à analyser (1).

b. **Filtration de l'air sur bourre soluble**. — Nous donnons la préférence à la *filtration de l'air sur bourre soluble*. La substitution des bourres solubles aux bourres insolubles a pour effet de permettre l'exacte répartition des germes dans la gélatine et de rendre par conséquent très rigoureux les résultats de la numération. On utilise d'ordinaire comme bourre le *sulfate de sodium* qu'on dessèche vers 300° dans un creuset ; on le pulvérise, on le tamise, on introduit 1 à 2 grammes de la poudre dans un tube en verre T représenté par la figure 71.

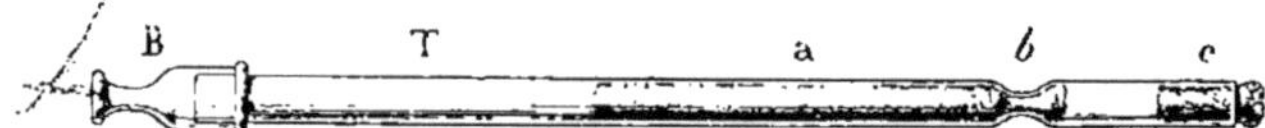

Fig. 71. — Tube filtrateur pour l'analyse bactériologique de l'air.

c est la bourre préservatrice en coton de verre ; *b* est une seconde bourre en coton de verre destinée à retenir la substance filtrante *a*. Le tube est étranglé, long de 20 centimètres environ et large de 5 à 6 millimètres ; il possède un capuchon rodé B ; le diamètre du tube est choisi tel que la hauteur de la masse filtrante atteigne 8-10 centimètres.

On stérilise par la chaleur sèche (170°-180°) le tube ainsi préparé ; au moment de l'expérience, on le maintient dans la position verticale et, par de petites secousses, on détermine le tassement de la poudre ; le tube est fixé dans cette position ou suivant une inclinaison voisine de la verticale. On met l'extrémité bouchée au coton de verre en communication avec un aspirateur ; après le passage de l'air, la substance soluble est projetée dans une quantité déterminée d'eau stérilisée ; on agite soigneusement la dissolution afin de répartir les microbes dans toute la masse, et l'on ensemence avec un volume connu de cette eau

(1) *Zeitschrift für Hygiene*, Band III, p. 1. — Voy. également : *Ibid.*, Band XXV (Flügge), p. 179, et Band XXII (Ficker), p. 33.

soit des tubes de bouillon, soit des flacons à fond plat ou des boîtes de *Petri* contenant de la gélatine ou de la gélose.

Un calcul proportionnel donnera la quantité de microbes par mètre cube d'air.

A des époques où règne un brouillard intense, les filtres solubles et insolubles sont impropres à retenir les poussières parce que des gouttelettes d'eau se déposent sur les bourres ; on doit, dans ce cas, recourir au procédé par barbotement. Celui-ci à son tour est impraticable en temps de gelée.

Procédé par barbotement. — Nous donnons la préférence au procédé de *Laveran*.

Deux tubes en verre (fig. 72), fermés à leur extrémité inférieure, sont réunis au niveau de leur tiers supérieur par une tubulure horizontale ; chacun des tubes verticaux est obturé à sa partie supérieure par un bouchon en caoutchouc traversé par une pipette qui plonge jusqu'à la partie inférieure de l'appareil. Un des tubes porte un trait gravé sur le verre et délimitant une capacité de 10 centimètres cubes à partir du fond ; une des pipettes est graduée en dixièmes de centimètre cube ; l'orifice supérieur de chacune d'elles est obturé par un tampon d'ouate.

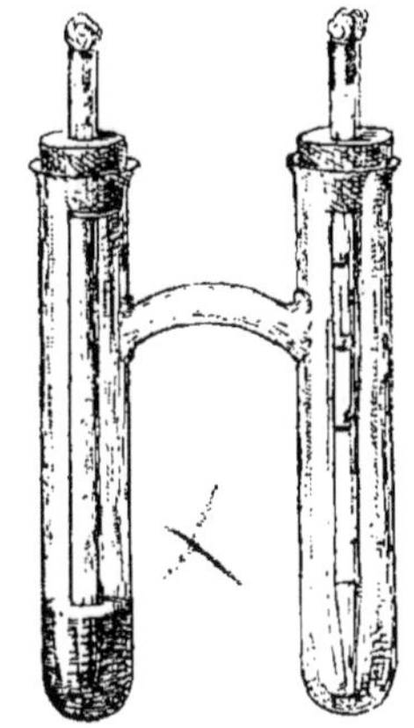

Fig. 72. — Appareil de Laveran.

Dans le tube jaugé on place 10 centimètres cubes d'*eau sucrée* à 1 p. 100, puis l'appareil est stérilisé dans l'autoclave. Pour l'usage, on enlève le tampon de coton garnissant la pipette qui plonge dans l'eau sucrée et on met l'autre pipette en communication avec l'aspirateur. L'air aspiré barbote dans l'eau sucrée, passe dans la première branche, s'engage dans le tube horizontal, descend dans la deuxième branche et s'échappe par la pipette en communication avec l'aspirateur. On peut faire ainsi passer une très grande quantité d'air dans l'appareil. Le barbotement terminé, on aspire doucement l'eau sucrée dans la pipette d'entrée, de manière à la laver ; puis on fait passer, à plusieurs reprises, le liquide dans la deuxième branche et dans la deuxième pipette, afin de recueillir les germes qui ont pu s'y déposer ; il ne reste plus alors qu'à prélever l'eau sucrée à l'aide de la pipette graduée pour la répartir dans les différents milieux de culture (plaques de gélatine, plaques de gélose).

Lorsque les colonies se seront développées, on fera la numération et on rapportera le résultat à 1 mètre cube d'air adopté comme unité.

B. — *Détermination des espèces.*

La méthode décrite en dernier lieu présente l'avantage de fournir un matériel d'ensemencement abondant, répondant à une grande quantité d'air et permettant la préparation de nombreuses plaques d'isolement et aussi la recherche des microbes pathogènes.

L'identification du *bacille de la tuberculose* devra toujours être faite par la méthode des inoculations au cobaye.

Les travaux exécutés à l'observatoire de Montsouris ont permis de trouver dans l'air 800 à 900 espèces de microbes (*micrococques, bacilles, bactéries, vibrions*).

Les *bactéries chromogènes* et les *espèces saprophytes* sont très fréquentes. Il est rare de trouver dans l'atmosphère libre des *espèces pathogènes* capables de déterminer l'une des maladies propres à l'espèce humaine; par contre, il est parfois possible d'en déceler la présence dans l'air des espaces clos.

R. Assmann, Das Klima (*Weyl*, Handbuch der Hygiene. Iena, Fischer, 1894, Bd I). — *v. Bebber*, Hygienische Meteorologie. Stuttgart, 1895. — *A. Berget*, Physique du globe et météorologie. Paris, 1904. — *Courmont* et *Lesieur*, Atmosphère et climats (*Brouardel* et *Mosny*, Traité d'hygiène, fascicule I. Paris, Baillière, 1906). — *A. Besson*, Analyse bactériologique de l'air (Technique microbiologique. Paris, Baillière, 1904). — *F. Erismann*, Die Luft (*G. Lunge*, Chemisch-technische Untersuchungsmethoden, Bd I. Berlin, Springer, 1899). — *J. von Fodor*, Das Kohlenoxyd in seinen Beziehungen zur Gesundheit (Deutsche Vierteljahrsschrift Öff. Gesundheitspflege, Bd XII, 1880, S. 377. Braunschweig. — *R. Fresenius*, L'air atmosphérique (Traité d'analyse chimique quantitative, t. II, ch. VI, traduction L. Gautier. Paris, Masson, 1900). — *A. Gautier*, Sur le dosage de l'oxyde de carbone dilué dans de grandes quantités d'air (Comptes rendus de l'Acad. des sciences, t. CXXVI, p. 793). — *J.-C. Houzeau* et *A. Lancaster*, Traité élémentaire de météorologie. Mons, Manceaux, 1880. — *König* und *Rupp*, Luft, in : Vereinbarungen zur einheitlichen Untersuchung und Beurth. von Nahrungs- u. Genussmitteln sowie Gebrauchsgegenständen für das deutsche Reich., Heft III, Berlin, 1902. — *Lévy* et *Pécoul*. Bull. de l'Acad. de médecine, 3ᵉ série, t. LIII, 1905, p. 47. — *Miquel*, Air atmosphérique (*Würtz*, Dictionnaire de chimie pure et appliquée. 2ᵉ suppl., t. I). — *Nicloux*. Dosage chimique de l'oxyde de carbone contenu dans l'air, même à l'état de traces (Comptes rendus de l'Acad. des sciences, t. CXXVI, p. 748). — *Potain* et *Drouin*, Sur l'emploi du chlorure de palladium pour la recherche dans l'air de très petites quantités d'oxyde de carbone, etc. (Comptes rendus de l'Acad. des sciences, t. CXXVI, p. 938). — *J. Rambousek*, Luftverunreinigung und Ventilation. Wien, Hartleben, 1904. — *H. Recknagel*, Kalender für Gesundheits-Tecknicker. München, Oldenbourg, 1907. — *F. Renk*, Die Luft (*v. Pettenkofer* u. *v. Ziemssen*, Handb. der Hygiene und Gewerbekrankheiten. Leipzig, 1886). — *W. Spring* et *L. Roland*, Recherches sur les proportions d'acide carbonique contenues dans l'air (Mémoires couronnés et autres mémoires de l'Académie royale de Belgique, t. XXXVII. Bruxelles, 1885). — *Vogel*, Ber. deutsch. Chem. Gesellsch., Band X, 1877, p. 792, und Band XI, 1878, p. 235. — *A. Wolpert*, Theorie und Praxis der Ventilation und Heizung, Band II, Die Luft. Berlin, 1898.

CHAPITRE II

SOL

I. — CONFIGURATION DE LA SURFACE DU SOL ; NATURE ET SUPERPOSITION DES COUCHES.

Plans, cartes topographiques et géologiques. — La configuration de la surface du sol, la nature et la superposition des couches sont reconnues par des spécialistes, et les résultats acquis sont enregistrés sur des *plans*, des *cartes topographiques* ou des *cartes géologiques*.

L'hygiéniste aura souvent recours à ces documents, il devra donc se familiariser avec leur emploi.

Les points qui présentent la même altitude sont réunis sur les cartes par des courbes dites *isohypses* (ou courbes de niveau). Ces lignes permettent de représenter par un profil l'allure de la surface.

Supposons (fig. 73) qu'une coupe traverse le terrain suivant la ligne XY ; on tire une horizontale X'Y' sur laquelle on porte les distances entre les courbes isohypses ; aux points *m, n, o, p, q, r, s, t, u, v, x, y* obtenus de cette façon, on élève des perpendiculaires sur lesquelles on mesure des longueurs proportionnelles aux altitudes exprimées par chacune des courbes isohypses.

II. — DÉTERMINATION DE LA TEMPÉRATURE DU SOL.

Thermomètres. — Au moyen d'une *sonde*, on pratique dans le sol une série de trous profonds de $0^{m},30$, $0^{m},60$, 1 mètre, $1^{m},50$ et 2 mètres, dans lesquels on introduit des tubes en ébonite (fig. 74) (*Wollny*) qui se terminent à leur extrémité inférieure par une armature métallique en forme de cône. Des *thermomètres spéciaux* à cuvette volumineuse et par conséquent peu sensibles, fixés dans des gaines métalliques, sont logés dans ces tubes ; les gaines sont fen-

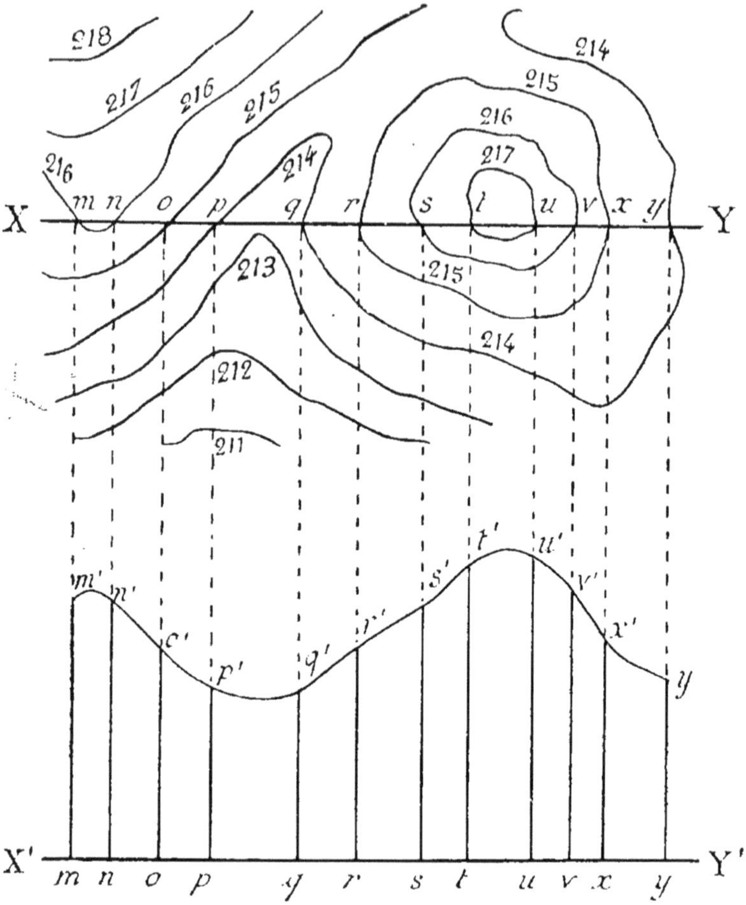

Fig. 73. — Courbes de niveau.

dues longitudinalement pour permettre de lire les températures et sont fixées elles-mêmes à des tiges en bois qui servent à

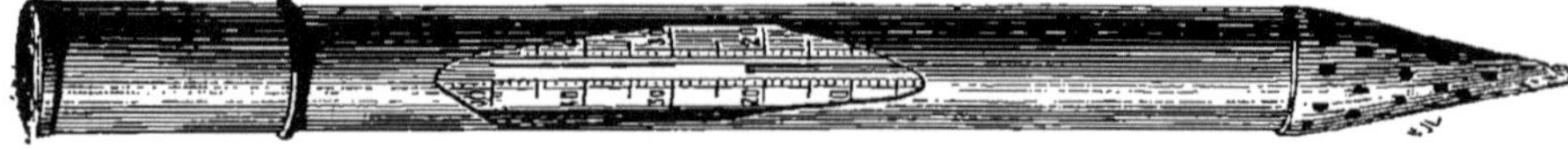

Fig. 74. — Dispositif pour déterminer la température du sol, avec étui-piquet en métal (Adnet, constructeur à Paris).

descendre les cuvettes thermométriques aux profondeurs indiquées plus haut. Chacune de ces tiges porte à son extrémité supérieure un disque garni d'une rondelle en caoutchouc destinée à obturer le tube en ébonite, et un anneau qui permet de retirer l'instrument.

A défaut de thermomètres spéciaux, on peut se servir de *thermomètres ordinaires* qu'on fixe, au moyen de bouchons en caoutchouc, sur des flacons remplis de mercure dans lequel plongent les réservoirs des instruments.

III. — DÉTERMINATION DU NIVEAU ET DES FLUCTUATIONS DE LA NAPPE SOUTERRAINE.

L'appareil (fig. 75) dont on se sert à cet effet se compose d'un bâti en bois auquel est fixé un treuil E muni d'une manivelle ; sur ce treuil s'enroule un cable *c* en acier (diamètre : $0^m,0025$), qui porte à son extrémité libre un flotteur A ou un plomb B.

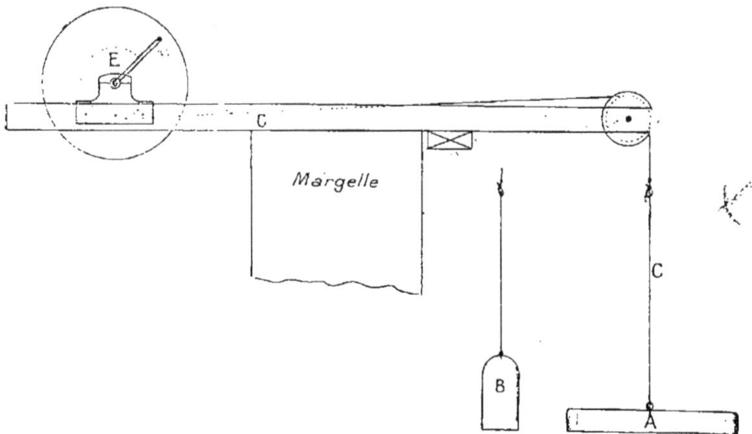

Fig. 75. — Appareil utilisé pour déterminer le niveau et les fluctuations de la nappe souterraine.

On se sert du plomb lorsqu'on veut mesurer la distance de la *margelle* au *fond* du puits ; on utilise le flotteur lorsqu'il s'agit de mesurer la distance entre le *niveau* de l'eau et celui de la *margelle* du puits.

Pour faciliter le mesurage, le câble porte des gouttes de soudure avec une graduation indiquant, en mètres et en décamètres, la cumulée depuis le flotteur ou le plomb ; les fractions de mètre se mesurent au moyen d'un mètre de poche.

IV. — DÉTERMINATION DE L'ANHYDRIDE CARBONIQUE DANS L'AIR TELLURIQUE.

La teneur de l'air tellurique en anhydride carbonique n'exprime ni le degré de souillure du sol, ni l'intensité des processus de décomposition qui s'y accomplissent.

Si, dans certains cas spéciaux, on jugeait utile de doser l'anhydride carbonique de l'air souterrain, on enfoncerait dans le sol un tube métallique qui serait relié à l'appareil à absorption contenant de l'eau de baryte, qui sera décrit à propos de l'analyse de l'air (Voy. *Deuxième partie*, chap. I).

V. — PRÉLÈVEMENT DES ÉCHANTILLONS DESTINÉS AUX ANALYSES.

La façon de prélever les échantillons dépend du but que l'on se propose.

a. Pour déterminer les *propriétés physiques* du sol dans son état naturel (volume des pores, perméabilité à l'air), on prélève l'échantillon en y enfonçant un cylindre métallique (*emporte-sol de Flügge*, fig. 76).

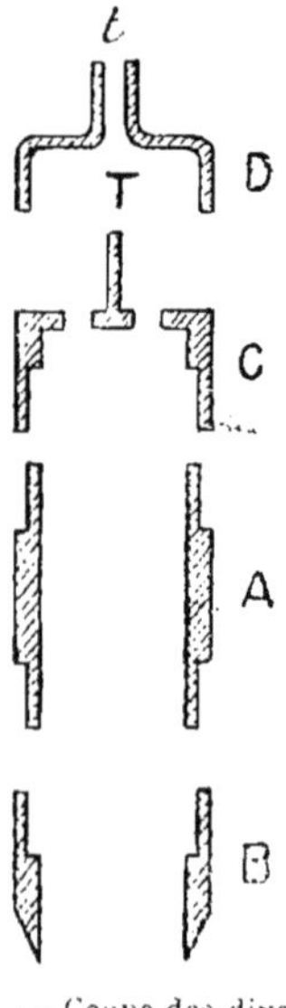

Ce cylindre A, d'une capacité de 500 centimètres cubes, peut être fermé à ses deux extrémités au moyen de couvercles, tels que D, munis d'une tubulure. Ces couvercles peuvent être remplacés par deux autres pièces : l'une est un anneau B à bord tranchant, qui permet d'enfoncer aisément le cylindre dans le sol ; l'autre est un couvercle C à fond percé de trous et muni quelquefois d'une tige T.

Fig. 76. — Coupe des diverses pièces de l'emporte-sol de Flügge.

A l'endroit où l'on veut prélever un échantillon, on enfonce le cylindre dans le sol en donnant, au moyen d'un maillet, des coups secs sur le couvercle perforé ou sur la tige T qui fait corps avec ce couvercle ; lorsque la terre apparaît dans les orifices, on retire l'appareil, on égalise les deux bases du cylindre de terre obtenu de cette façon, on adapte les pièces tubulées.

b. Lorsqu'il s'agit d'une analyse chimique, il convient de se procurer un échantillon de composition moyenne

c. Enfin, pour une analyse bactériologique, lorsque les couches sont directement accessibles, on fait usage de cuillers flambées préalablement, et l'on dépose dans des flacons stériles les échantillons recueillis.

Pour faire des prises d'essai dans la profondeur, on se servira de la sonde de *Fränkel* (fig. 77) : c'est un perforateur en acier, dont l'extrémité inférieure est creusée latéralement d'une cavité de 0m10 de longueur, sur 0m,01 de diamètre, fermée au moyen d'un volet tournant, qui, en s'ouvrant, démasque l'intérieur de la cavité ; le bord du volet se recourbe angulairement.

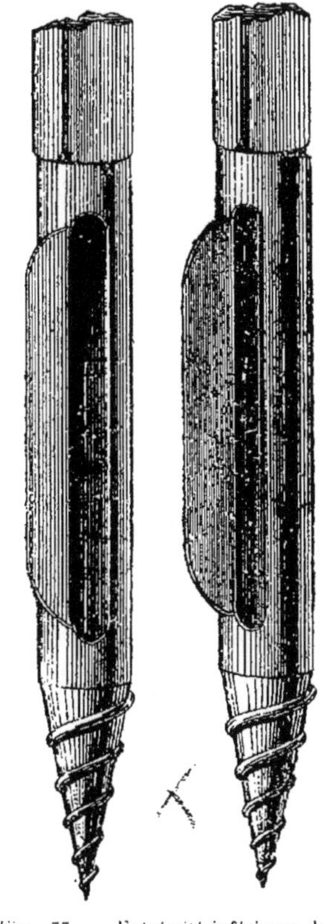

Fig. 77. — Extrémité inférieure de la sonde de Fränkel.

On enfonce l'instrument dans le sol en lui imprimant un mouvement de rotation dans un sens tel que la cavité reste fermée. Lorsqu'on a atteint la profondeur désirée, on tourne le perforateur en sens inverse : la lame recourbée du volet, rencontrant une résistance, met à découvert la cavité qui se remplit de terre. On imprime ensuite à l'instrument une rotation dans le sens primitif : la cavité se referme et l'on retire la sonde. Un échantillon de la terre ainsi emprisonnée est recueilli au moyen d'une cuiller stérilisée.

VI. — DÉTERMINATION DU VOLUME DES ÉLÉMENTS.

Tamisage. — On dessèche une certaine quantité de terre (1 kilogramme environ) dans l'étuve à 150° ; on écrase entre les doigts les fragments friables, et on jette le tout dans le compartiment supérieur du tamis de Knop. Ce dernier comprend une série de boîtes métalliques cylindriques, superposées, à fond criblé de trous dont le calibre va en décroissant de haut en bas ; la dernière boîte est à fond plein. On agite d'une façon soutenue ; chaque tamis retient des éléments qui, d'après Knop, se classent comme suit :

Grains d'un diamètre supérieur à 7 millimètres.		Gravier grossier.
— compris entre 7 et 4 millimètres........		— moyen.
— — 4 et 2 —		— fin.
— — 2 et 1 —		Sable grossier.
— — 1 et 0mm,3................		— moyen.
— d'un diamètre inférieur à 0mm,3........		— fin.

Lévigation. — Pour s'assurer si le tamisage est complet, on secoue chaque compartiment au-dessus d'une feuille de papier et l'on pèse les matières qu'il a retenues.

Les éléments d'un diamètre inférieur à 0mm,3 peuvent encore être triés par *lévigation*.

L'analyse par lévigation ordinaire est entachée d'erreurs : l'argile n'est pas obtenue à l'état pur, mais mélangée avec du sable fin et avec du carbonate de chaux. Nous lui préférons la méthode physico-chimique de Schlœsing.

Méthode de Schlœsing. — Elle a pour but de déterminer dans la terre fine la proportion des éléments suivants : 1° le sable, insoluble dans les acides ; 2° l'argile ; 3° les substances humiques.

Dans une capsule en porcelaine, on délaye en une pâte épaisse, avec un peu d'eau, 10 grammes de terre fine séchée à l'air ; on ajoute une plus grande quantité d'eau et, à l'aide du doigt, on y dissémine la terre uniformément et complètement.

On verse le liquide trouble, en ajoutant de l'eau distillée, dans un gobelet de verre de 250 à 300 centimètres cubes de capacité, jusqu'à ce que toute la terre soit divisée et débourbée ; il faut mesurer la quantité d'eau de façon à ne pas obtenir plus de 200 à 250 centimètres cubes de liquide. On ajoute ensuite goutte à goutte de l'acide chlorhydrique, jusqu'à ce que le carbonate de calcium soit complètement dissous et, lorsqu'on a affaire à une terre riche en chaux, on favorise la réaction par une douce chaleur ; dans ce traitement, l'humate de chaux est également décomposé ; lorsque le liquide s'est éclairci, on sépare la solution et le précipité par décantation et filtration, et finalement on lave complètement le résidu versé sur le filtre.

A l'aide de la pissette, on fait tomber le contenu du filtre dans le gobelet employé en premier lieu, en ne se servant que d'une petite quantité d'eau ; on ajoute 0gr,5 d'hydrate de potassium ou 2 à 3 centimètres cubes d'ammoniaque en solution, on laisse réagir pendant quatre à cinq heures en agitant fréquemment et, de cette façon, on fait entrer en dissolution les substances humiques adhérentes à l'argile. On remplit presque complètement le gobelet avec de l'eau distillée, on agite, on laisse reposer pendant vingt-quatre heures; à l'aide d'un siphon, on décante dans un flacon de 1 litre et demi à peu près de capacité le liquide surnageant le dépôt sablonneux, on remplace le liquide décanté par de l'eau distillée, on agite, on laisse de nouveau reposer pendant vingt-quatre heures, et on répète ces opérations environ six fois, jusqu'à ce que le liquide surnageant paraisse complètement limpide. Le flacon de 1 litre et demi contient maintenant toute l'argile et la substance humique, cette dernière en solution alcaline, et dans le gobelet se trouve le sable, que l'on peut décomposer en sortes de finesse différente.

Au liquide contenant l'argile on ajoute 5 à 10 grammes de chlorure de potassium afin de faciliter le dépôt de cette substance, on laisse le liquide se clarifier complètement, on le décante aussi complètement que possible en le versant sur un filtre, on fait tomber finalement la totalité de l'argile sur le filtre, on lave celle-ci avec de l'eau distillée jusqu'à ce que le liquide versé en dernier lieu ne s'écoule plus, ce qui arrive lorsqu'il ne renferme plus de chlorure de potassium. On décante alors l'eau limpide retenue par l'argile fortement adhérente au filtre, on étend celui-ci sur du papier buvard jusqu'à ce que l'argile puisse être détachée, on fait tomber cette dernière dans une capsule en platine tarée, on la dessèche à 140° et on la pèse. S'il reste un peu d'argile adhérente au filtre, on incinère celui-ci et on ajoute le résidu à la masse principale.

Au liquide coloré séparé de l'argile on ajoute de l'acide acétique jusqu'à réaction nettement acide, on fait bouillir jusqu'à élimination de l'acide carbonique, on précipite par l'acétate de plomb jusqu'à ce que le liquide surnageant paraisse incolore, on laisse déposer, on décante, on filtre, on lave, on dessèche un peu, on enlève le précipité du filtre, on le dessèche à 100° et on le pèse. On le chauffe ensuite avec précaution au contact de l'air, on oxyde par le nitrate d'ammonium le plomb qui a pu être réduit, on pèse le résidu, on le retranche du poids des humates de plomb, et l'on inscrit la différence sous le nom de *substances humiques*.

VII. — DÉTERMINATION DU VOLUME DES PORES.

L'anhydride carbonique déplace l'air de la terre mise en expérience et cet air vient s'accumuler dans l'éprouvette, tandis que l'anhydride carbonique est absorbé par la potasse; on calcule la capacité du cylindre et on rapporte le volume d'air lu sur l'éprouvette à 100 centimètres cubes de terre.

Méthode de Flügge. — On remplit (fig. 78), comme nous l'avons indiqué plus haut, l'appareil de Flügge F au moyen de la terre à analyser. On adapte les deux couvercles à ajutage de façon à obtenir une fermeture hermétique; l'un des ajutages est mis en rapport avec un appareil à anhydride carbonique C, tandis qu'à l'autre fait suite un tube en verre dont le bec recourbé est disposé en dessous d'une éprouvette graduée E remplie d'une solution de potasse caustique.

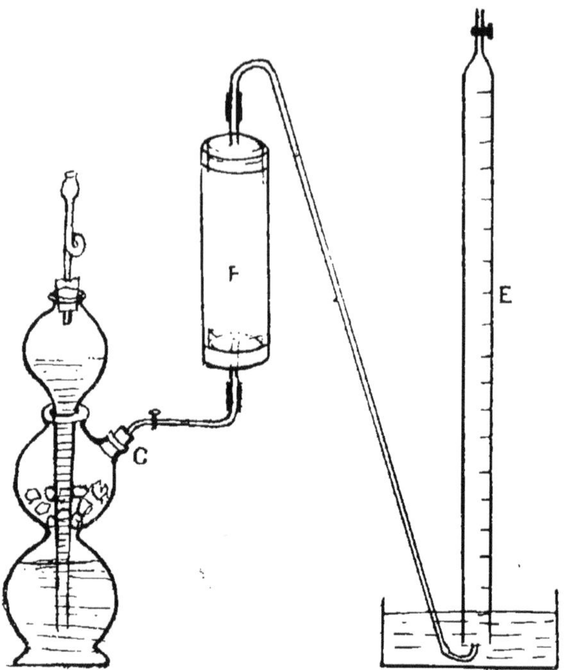

Fig. 78. — Appareil pour la détermination du volume des pores.

VIII. — MESURE DE LA PERMÉABILITÉ DU SOL A L'AIR.

Méthode de Renk. — La terre à examiner est introduite dans l'appareil de Flügge muni de ses deux couvercles à tubulure. On aura eu soin de placer au fond des couvercles une toile métallique, pour éviter le contact trop intime de leur partie pleine avec la surface de l'échantillon, contact qui s'opposerait au passage de l'air par toute cette surface ; il faut en outre mastiquer le couvercle inférieur pour éviter les fuites au niveau de son joint avec le cylindre : la tubulure de ce couvercle est mise en rapport, par un tube en caoutchouc, avec un compteur à gaz, lequel est lui-même relié à un gazomètre d'une capacité de 25 litres environ ; les divers joints doivent être hermétiques. Le tube de communication entre le gazomètre et le compteur est muni d'un robinet qui permet de régler l'écoulement de l'air de façon que la pression soit constante au niveau de la surface inférieure de l'échantillon; la valeur de cette pression est du reste indiquée, à chaque instant, par un manomètre. Si l'on donne toujours la même valeur à cette pression, si l'on opère toujours sur des colonnes de sol de même longueur et de même section, on peut, d'après la quantité de gaz qui traverse le sol dans un temps donné, comparer la perméabilité de divers sols à l'air pour des degrés de tassement identiques.

IX. — RAPPORTS DU SOL AVEC L'EAU.

1. — Humidité du sol.

Il suffit, pour déterminer le *degré d'humidité* d'un sol, de prélever un échantillon, de le peser exactement, de le sécher à l'étuve à 100° jusqu'à constance de poids et de le peser à nouveau; le rapport de la perte de poids au poids de l'échantillon sec donnera le degré d'humidité.

On peut avoir recours à une méthode moins précise, mais permettant à l'hygiéniste de multiplier des mensurations qui ne prennent pas beaucoup de temps. On se sert de *lysimètres*, qui ne sont autre chose que de grands vases en fer-blanc, par exemple, dont le fond est percé de nombreux trous. On dispose sur ce fond une toile fine, bien perméable à l'eau, mais qui retient les particules du sol ; puis on remplit l'appareil de terre prélevée à l'endroit même dont on veut déterminer le degré d'humidité, et préalablement desséchée ; la partie supérieure du vase est ensuite fermée par une toile fine, bien perméable à l'eau. L'appareil ainsi disposé est pesé, soit P son poids ; si l'on a préalablement déterminé le poids p du vase vide et des deux toiles qu'il contient, la différence $P-p$ fera connaître le poids π de terre sèche qu'il renferme ; l'appareil est ensuite enfoncé dans le sol à l'endroit même où a été enlevée la terre qui le remplit; il suffit alors de l'extraire et de déterminer de nouveau son poids P' pour connaître, chaque fois qu'on le désire, la quantité $P'-P$ d'eau qu'il renferme et par suite le degré d'humidité $\frac{P'-P}{\pi}$ du sol qu'il contient.

On dispose des lysimètres en divers points du terrain à étudier, et en un même point on en enterre à des profondeurs variables pour être renseigné sur l'humidité des diverses couches.

2. — Pouvoir capillaire du sol.

On remplit avec les échantillons du sol à examiner, préalablement desséchés et tamisés pour éliminer les cailloux et les graviers, des tubes C de verre (fig. 79) de 1cm,5 à 2 centimètres de diamètre et de 1 mètre de long

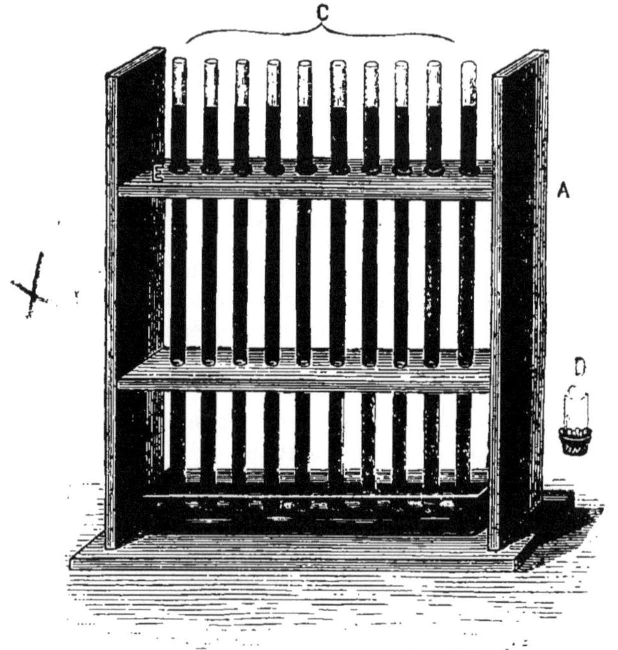

Fig. 79. — Appareil pour la détermination du pouvoir capillaire du sol.

environ, fermés par une toile fine à leur extrémité inférieure D ; par des secousses répétées on tasse le sol au maximum dans chaque tube ; puis on dispose les tubes ainsi préparés, bien verticalement, les uns à côté des autres, au-dessus d'une cuve à eau, de façon que leur extrémité inférieure plonge de 1 à 2 centimètres dans l'eau.

L'eau, en s'élevant par capillarité dans le sol sec, modifie la couleur des parties qu'elle mouille, si bien qu'il serait assez facile de déterminer à chaque instant la position de son niveau supérieur, si l'ascension se faisait régulièrement dans toute la colonne de sol en expérience. Malheureusement, le défaut d'une limite bien tranchée entre la partie mouillée et la partie sèche rend souvent les déterminations incertaines.

On établit la hauteur maximum à laquelle l'eau s'élève dans les sols en expérience en un même temps, ou bien on note le temps que met l'eau pour s'élever dans ces sols à une même hauteur.

3. — Détermination de la capacité pour l'eau.

A. — *Capacité minimale.*

On tasse la terre, desséchée à 150°, dans le cylindre de Flügge muni inférieurement de son couvercle troué sur lequel on place une rondelle de toile. On le pèse, on l'immerge dans un vase contenant de l'eau où on l'enfonce graduellement de façon à ne pas emprisonner des bulles d'air ; lorsque la terre est bien imprégnée d'eau, on retire le cylindre, on laisse écouler l'excès, et lorsque aucune goutte d'eau n'apparaît plus on essuie le cylindre extérieurement et on le pèse. L'augmentation de poids représente le volume d'eau absorbée ; on exprime cette quantité en pour cent du volume des pores.

B. — *Capacité maximale.*

On opère comme il vient d'être dit, avec cette différence que le cylindre, ayant été fermé hermétiquement sous l'eau à sa partie inférieure, est pesé non égoutté.

X. — ANALYSE CHIMIQUE.

Si l'on veut traiter le sol tout simplement comme une matière chimique, on arrivera au but en appliquant la recherche systématique décrite dans la *Première partie*. On peut se proposer de doser dans le sol : la chaux, la potasse, la silice, l'acide phosphorique, l'alumine. Toutes ces données n'apprennent pas grand'chose à l'hygiéniste ; celui-ci étudiera, dans certains cas spéciaux, comment le sol se comporte en présence de liquides souillés riches en anhydride carbonique, en ammoniaque, en matières organiques, en résidus industriels, etc. A ce point de vue, il aura souvent à effectuer des dosages d'azote.

A. — *Dosage de l'azote ammoniacal.*

On distille lentement 100 grammes de terre avec 5 grammes de magnésie calcinée en présence de 500 centimètres cubes d'eau distillée.

on recueille environ 250 centimètres cubes de distillat dans de l'acide sulfurique titré, on contrôle la fin de l'opération par le réactif de Nessler. On titre l'excès de l'acide.

B. — *Dosage de l'azote nitrique.*

On épuise un poids déterminé de terre au moyen d'eau distillée; on dose dans la solution les nitrates et les nitrites comme il sera indiqué dans l'analyse des eaux (Voy. *Deuxième partie*, chap. III).

C. — *Dosage de l'azote organique.*

On traite une dizaine de grammes de terre d'après le procédé de Kjeldahl (Voy. *Deuxième partie*, chap. III). L'azote total, diminué de l'azote ammoniacal et de l'azote nitrique, représente l'azote organique.

Les autres substances solubles seront recherchées et dosées dans la solution aqueuse qui a été en contact avec le sol, par les méthodes indiquées à propos de l'analyse des eaux.

On exprime généralement les résultats en kilogrammes par mètre cube.

XI. — ANALYSE BACTÉRIOLOGIQUE.

1. — Numération des germes.

On introduit, en comprimant au moyen d'une spatule stérilisée, une portion de la terre obtenue, comme il a été indiqué antérieurement, dans un petit récipient en verre stérilisé de 1 centimètre cube de capacité. On jette le volume de terre mesuré de cette façon dans 100-1000 centimètres cubes d'eau distillée stérile, et on agite énergiquement; au moyen d'une pipette stérilisée, on prélève des volumes déterminés du liquide et on les mélange avec de la gélatine ou avec de l'agar liquéfié qu'on répartit dans des boîtes de Petri. On laisse solidifier; après quelques jours on compte le nombre de colonies et on rapporte le résultat à 1 centimètre cube de terre.

2. — Recherche des espèces pathogènes.

Pour rechercher le **bacille de la fièvre typhoïde** et le **vibrion du choléra**, on délaye un échantillon du sol à analyser dans de l'eau stérile; on décante l'eau et on y recherche les microbes en question par les procédés qui seront indiqués à propos de l'analyse de l'eau.

Bacille du tétanos ; — bacille de l'œdème malin ou vibrion septique. — On inocule de petites quantités de terre sous la peau de souris ou de cobayes: le sang ou la substance d'un organe de l'animal qui succombe sert à en infecter d'autres. Après l'autopsie, on ensemence des plaques de gélatine ou d'agar au moyen du sang ou des organes des animaux, en vue d'obtenir des cultures pures d'espèces pathogènes déterminées (1).

Bactéridie du charbon. — On prélève une petite quantité de terre, on la broie dans un mortier et on la met en suspension dans de l'eau stérilisée; il se produit immédiatement un précipité grossier; on décante le liquide surnageant, qui ne contient que des particules très ténues, légères, et on le laisse déposer dans un verre à pied stérilisé; le liquide trouble s'éclaircit et il se forme un dépôt au fond du verre. On décante alors le liquide, on aspire le dépôt dans des pipettes que l'on porte, après les avoir scellées à la lampe, pendant quinze à vingt minutes dans un bain-marie chauffé à 85°. On ensemence des fractions de cette matière dans des tubes contenant de la gélatine au bouillon liquéfiée, on coule celle-ci dans des boîtes de Petri, on laisse les plaques se solidifier. On examine les colonies suspectes, on les ensemence sur différents milieux et l'on pratique des inoculations à des cobayes et à des souris (Voy. *Caractères de la bactéridie du charbon*, *Deuxième partie*, chap. IX.)

Ce procédé est basé sur la résistance des spores du charbon à la chaleur; les espèces anaérobies, telles que le vibrion septique, sont éliminées grâce aux cultures sur plaques au contact de l'air.

E. Haselhoff, Der Boden (*Lunge*, Chemisch-technische Untersuchungsmethoden. Berlin, 1899, t. I. p. 791). — *L. de Launay*, Le sol, étude géologique (Traité d'hygiène publié sous la direction de *P. Brouardel* et *E. Mosny*, 2e fascicule. Paris, J.-B. Baillière, 1906). — *J. König*, Die Untersuchung landwirthschaftlich und gewerblich wichtiger Stoffe Berlin, 1891. — *A. Petermann*, Recherches de chimie et de physiologie appliquées à l'agriculture, t. III. Liége, Desoer, 1898. — *J. Soyka*. Der Boden (v. Ziemssen und v. Pettenkofer's Handbuch der Hygiene. Leipzig, 1887). — *F. Wahnschaffe*, Anleitung zur Wissenschaftlichen Bodenuntersuchung, Berlin, 1903. — *J. v. Fodor*, Hygiene des Bodens (*Weyl*, Handb. der Hygiene, Band I. Iéna, 1893).

L'hygiéniste est souvent appelé à résoudre des questions dans lesquelles l'influence du sol intervient pour une grande part; c'est notamment le cas lorsqu'il s'agit de terrains à bâtir, de cimetières, de champs d'épandage, de voiries d'immondices, etc.

(1) Pour les caractères de ces microbes, voy. le *Traité de bactériologie* de Macé.

Application des méthodes à des cas spéciaux.

A. — *Terrains à bâtir.*

1. Assiette : orientation, exposition, altitude.

Situation par rapport à un cours d'eau voisin.

Configuration de la surface : plateau, terrasse, versant d'une colline, pied d'un coteau, vallée, plaine.

2. Nature du terrain : terrain sec, inondable, marécageux; roches dures, gravier, sable, argile, etc.

3. Drainage.

4. Niveau et fluctuations de la nappe souterraine.

5. Souillures visibles : terrain de remblai, présence de matières organiques visibles à l'œil nu, débris animaux ou végétaux, fragments de papier, chiffons. Odeurs dues à la décomposition de matières organiques. Chances d'auto-épuration.

6. L'analyse chimique, microscopique et bactériologique n'a d'importance que dans certains cas spéciaux : souillure par de grandes quantités de matières organiques, par des résidus industriels, etc.

7. Il convient d'examiner tous ces points, soit qu'il s'agisse de choisir un terrain à bâtir, soit que, le choix étant fait, on soit amené à prendre les mesures que pourraient réclamer certaines conditions locales défavorables.

Dans le cas d'un bâtiment existant, on peut être appelé à constater des défauts inhérents au sol et à indiquer les moyens propres à y remédier.

Bertin-Sans, L'habitation, procédés de recherche et de contrôle. Paris, J.-B. Baillière, 1902. — *F.* et *E. Putzeys*, L'hygiène dans la construction des habitations privées. Paris, Michelet, 1885. — *J. Soyka*, Der Boden (v. Ziemssen und v. Pettenkofer's Handbuch der Hygiene. Leipzig, 1887).

B. — *Cimetières.*

Installation, agrandissement, désaffectation. — 1. Plan du terrain proposé; chemins qui y conduisent; bâtiments et puits du voisinage. L'étendue de la région représentée sur le plan sera en rapport avec la nature du sol.

2. Configuration de la surface : plateau, terrasse, vallée, versant de colline.

3. Structure géologique.

4. Nature et épaisseur de la couche superficielle (à $2^{m},50$ de profon-

deur au moins) : gravier, sable, argile, calcaire; homogénéité du terrain; existence de crevasses; existence et situation d'une couche imperméable.

5. Propriétés physiques du sol déterminées expérimentalement : volume des éléments, volume des pores, capacité pour l'eau, perméabilité.

6. Rapports du sol avec l'eau déterminés par des observations faites sur place : écoulement des eaux de la surface, niveau et fluctuations de la nappe souterraine (hauteur de l'eau dans les puits ou dans des tubes foncés dans le sol). Drainage (débouché des tuyaux).

7. *Rotation.* — Aux propriétés physiques du sol est subordonné le renouvellement périodique des inhumations (rotation). La rotation est calculée par des observations portant sur le temps que réclame la décomposition complète des cadavres; à cet effet, on prend comme terme de comparaison ce qui se passe dans un cimetière dont le sol réunit des conditions analogues sinon identiques à celles du terrain proposé.

8. *Détermination de la superficie nécessaire pour un cimetière.* — Ce calcul est basé sur le nombre annuel des décès et sur la surface de terrain nécessaire pour une fosse.

Exemple : Lorsqu'on dresse le plan de distribution d'un cimetière, il convient d'attribuer $2{,}20 \times 1{,}10$ à chaque fosse d'adulte et $1{,}50 \times 0{,}75$ à chaque fosse d'enfant : on dispose les fosses deux par deux comme le montre la figure 80, en réservant $2^{m},50$ pour les chemins et 1 mètre pour les sentiers.

Les chiffres qui ont été indiqués par les hygiénistes et qui sont inscrits dans les règlements administratifs varient considérablement. *Schuster* fixe les dimensions suivantes pour une fosse d'adulte : longueur : 2 mètres; largeur : 1 mètre; distance entre deux fosses : $0^{m},60$, ce qui représente une superficie de $4^{mq},16$ par fosse.

L'étendue d'un cimetière doit être proportionnée au chiffre moyen des décès annuels; par exemple, pour une localité où la mortalité annuelle est de 500, en admettant une rotation de quinze ans, et en comptant par fosse $4^{mq},16$, le cimetière devra avoir une superficie de

$$4^{mq},16 \times 500 \times 15 = 31\,200 \text{ mètres carrés.}$$

On n'oubliera pas de tenir compte de la surface nécessaire pour les chemins, les concessions, l'établissement d'un dépôt mortuaire, etc., et on fera intervenir également dans le calcul l'accroissement de la population.

9. La profondeur des fosses sera établie par les résultats des recherches sur : *a*) la nature et les propriétés du sol (épaisseur de terre suffisante pour fixer les gaz de la putréfaction); *b*) le niveau de la nappe souterraine.

10. L'espace à ménager entre les fosses varie avec la nature du sol.

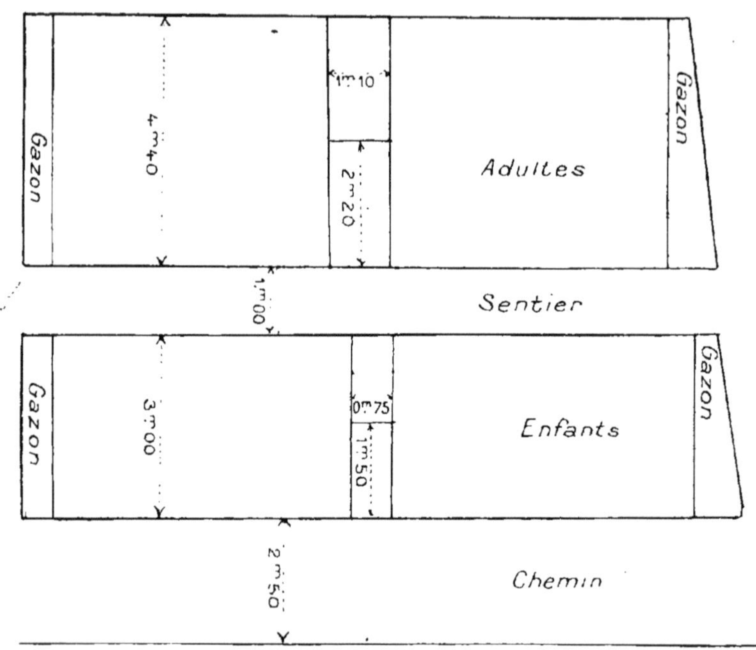

Fig. 80. — Disposition des fosses pour la détermination de la superficie à donner à un cimetière.

11. Lorsqu'il est question de désaffecter un cimetière, il convient, avant tout, d'examiner quel est le degré de décomposition qu'ont subi les derniers cadavres inhumés.

Les mesures à prendre différeront suivant la destination qu'on se propose de donner au terrain du cimetière désaffecté : création de ar dins, construction d'habitations ou d'édifices publics, etc.

A. Wernich, Leichenwesen (*Weyl*, Handbuch der Hygiene, II, 1893). — *B. Proskauer*, Die hygienische und bautechnische Untersuchung des Bodens auf dem Grundstücke der Charité und des sogen. alten Charité-Kirchhofes (Zeitschrift für Hygiene, Bd XI, 1892).

C. — *Champs d'épandage.*

1. Altitude. Différence entre le niveau du terrain et celui des plus fortes crues de la rivière qui doit recevoir les eaux épurées. Configuration de la surface.

2. Structure géologique.

3. Nature et épaisseur de la couche superficielle : sable, gravier, calcaire, argile. Homogénéité du terrain. Existence de crevasses. Existence et situation d'une couche imperméable. Stagnation de l'eau à la surface.

4. Propriétés physiques du sol : volume des éléments, volume des pores, capacité pour l'eau (perméabilité).

5. Niveau et fluctuations de la nappe souterraine. Utilisation de cette nappe pour l'alimentation en eau d'agglomérations ou de particuliers.

6. Distance de la ville. Distance des habitations.

7. Détermination de la superficie à donner à un champ d'épandage : nombre d'habitants; accroissement de la population; quantité d'eau à épurer en temps sec et en temps de pluie; composition de l'eau à traiter; eaux résiduaires industrielles; rapport entre le volume du sewage domestique et celui des eaux industrielles.

Avant d'établir un champ d'épandage, on fera des essais préliminaires sur une échelle suffisante. On déterminera le pouvoir fixateur et destructeur du sol vis-à-vis des matières organiques.

8. Mode d'amenée et de répartition du sewage.

9. Drainage et écoulement des eaux de drainage.

10. Analyse de l'eau brute et de l'eau de drainage.

11. Utilisation agricole.

12. Mode d'exploitation; frais de premier établissement; frais annuels.

König, Verunreinigung der Gewässer. Berlin. 1899. — *Werson* u. *Weyl*, Handbuch de Hygiene, Bd II, Die Rieselfelder.

D. — *Voiries d'immondices.*

1. Etude des conditions locales qui justifient leur établissement.

2. Orientation (vents dominants) : danger de dissémination des poussières par les vents. Émanations incommodes.

3. Distance de la ville et des habitations les plus rapprochées.

4. Situation par rapport aux cours d'eau : danger d'entraînement de matières contaminées dans les cours d'eau par les eaux pluviales qui ont lavé les immondices.

5. Moyens d'accès : routes, chemins de fer, bateaux.

6. Nature du sol : chances de contamination de la nappe souterraine.

7. Rapport entre la quantité d'immondices et la surface du terrain ; hauteur des tas d'immondices (limite à imposer).

8. Nature des immondices : boues, résidus solides, proportion de matières organiques putrescibles, matières contaminées provenant d'hôpitaux.

9. Mesures prises pour éviter la dissémination des poussières : recouvrement immédiat des immondices au moyen d'une couche de terre.

10. Interdiction de toute manipulation inutile (chiffonniers, etc.) et de la circulation des personnes étrangères à l'exploitation (clôture).

Th. Weyl, Rapport présenté au Congrès d'hygiène de Paris, 1900. — Hygienische Anforderungen an Abladeplätze für Müll. (Vierteljahrschr. f. gerichtl. Med., Bd XIII, 3e Folge, 1897. Berlin, S. 425).

CHAPITRE III

EAUX DE BOISSON

Objet des recherches. — Les chimistes parviennent à doser avec une grande exactitude les éléments qui entrent dans la composition d'une eau.

Les bactériologistes ont imaginé des méthodes qui permettent d'estimer le nombre global de microbes contenus dans une eau et à isoler, non sans difficultés, les germes de maladies transmissibles, et notamment ceux de la fièvre typhoïde et du choléra.

Les laboratoires spéciaux de chimie et de bactériologie analysent les eaux à ce double point de vue d'une façon détaillée.

Toute différente est la mission des laboratoires d'hygiène; ils ont à répondre à la question suivante : l'eau utilisée ou proposée pour la consommation présente-t-elle toutes les qualités qu'elle doit réunir au point de vue sanitaire?

A cet effet, l'hygiéniste a recours à un grand nombre de méthodes empruntées à diverses sciences : avant de les exposer, nous tenons à nous élever contre l'habitude de juger une eau sur les résultats d'une seule analyse chimique et bactériologique; d'un autre côté, quelque répétées qu'elles soient, les analyses ne peuvent fournir que des indications tardives au sujet d'une contamination lorsque la distribution est déjà établie. C'est en combinant les données fournies par l'appréciation des propriétés physiques, par l'analyse chimique, bactériologique et microscopique, c'est en se basant sur l'étude géologique des terrains que l'eau a traversés, sur leur pouvoir filtrant, sur la topographie de la région, sur la recherche des chances de pollution, etc., que l'on arrive à établir, mais non sans peine dans bien des cas, si une eau peut être livrée à la consommation. Une enquête approfondie doit précéder le choix des eaux à distribuer et les travaux de captage. Un service de contrôle doit être institué dès la mise en exploitation.

I. — RECHERCHES EXPÉRIMENTALES SUR L'ORIGINE ET LA CIRCULATION DES EAUX SOUTERRAINES.

Le géologue et l'hydrologue nous font connaître les ressources disponibles d'une région ; ils peuvent déjà nous fournir des notions précieuses sur la qualité probable des eaux qu'on se propose de capter ou de dériver.

Ce sont les *graviers* et les *sables* non argileux qui peuvent être pris comme types de terrains perméables ; ils se laissent pénétrer par l'eau, l'accumulent sous forme de nappes ou niveaux d'eau qui, sans présenter une régularité absolue, sont néanmoins assez continus. Le *grès*, formé de sable agglutiné, est également parfois accessible à l'eau. Dans les sables, grès ou graviers, la pénétration se faisant par d'innombrables *pores*, il peut y avoir non seulement *filtrage mécanique*, mais *purification* parfaite.

Il en est tout autrement dans la plupart des *calcaires*, qui sont perméables aux eaux, non plus par leurs pores, mais par leurs *fissures* ou *diaclases*, c'est-à-dire par des chenaux suffisamment larges pour que la purification ne s'y fasse en aucune manière. En d'autres termes, les terrains calcaires fonctionnent uniquement comme *conducteurs* et *collecteurs*, mais nullement comme *épurateurs*. Les conditions seront naturellement plus favorables, si la masse calcaire est recouverte d'un manteau de *sédiment filtrant* d'épaisseur suffisante ou si l'eau sortant du calcaire rencontre une couche filtrante convenable.

On conçoit donc qu'il y ait lieu d'établir une distinction fondamentale entre les sources alimentées par des eaux qui ont circulé dans des *terrains meubles* où elles ont pu s'épurer et celles qui représentent la réapparition d'eaux de surface qui ont traversé des *terrains fissurés* où elles n'ont pas rencontré les conditions que réclamait leur nature ; telles sont les *résurgences* et les *sources vauclusiennes*. Dès 1892 *E. Putzeys* a, le premier en Belgique, attiré l'attention sur les dangers que présentent souvent les eaux issues des calcaires.

1. — Terrains meubles.

Étude de la circulation des eaux souterraines.

a. **Méthode de Thiem.** — Pour déterminer la vitesse de propagation de l'eau dans les terrains meubles, on creuse deux puits situés sur le trajet suivi probablement par l'eau; on mesure la distance qui les sépare. Dans celui d'amont, on introduit du chlorure de sodium et on prélève, à des intervalles réguliers, des échantillons de l'eau du puits situé en aval : la teneur en chlore, déterminée par le procédé qui sera

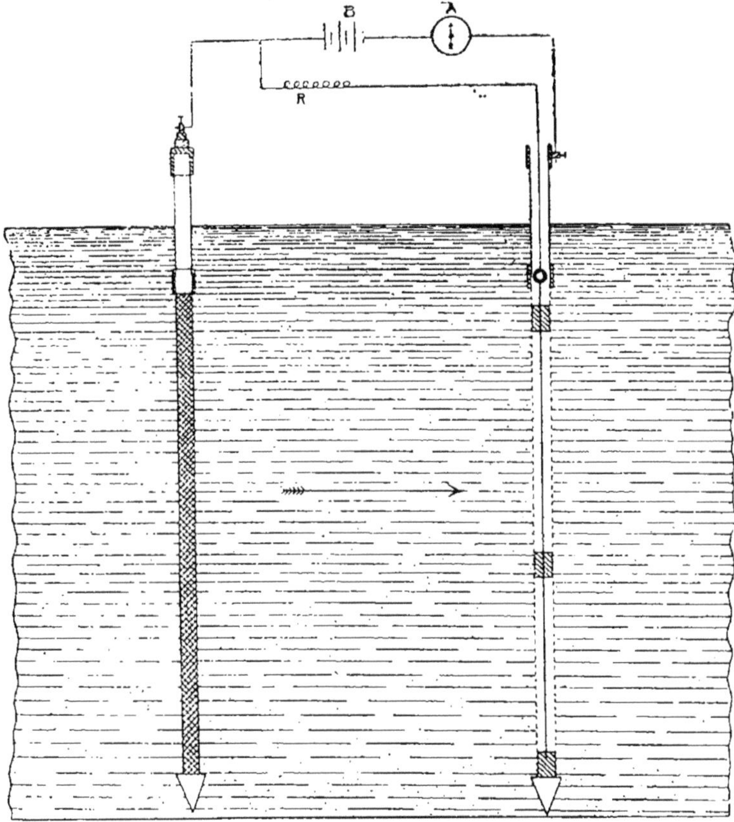

Fig. 81. — Schéma représentant le dispositif de Slichter pour étudier le mouvement des eaux souterraines.

exposé plus loin, permet d'estimer la vitesse de translation. On exprime les résultats par une courbe : sur la ligne des abscisses, on indique les temps; sur la ligne des ordonnées, les teneurs en chlore.

b. **Méthode de Slichter.** — Une méthode électrique a été employée par *Slichter* pour étudier le mouvement des eaux souterraines dans les terrains meubles.

On fonce dans le sol (fig. 81), et jusqu'au sein de la nappe, deux puits tubés dont les parois sont perforées pour permettre le passage de l'eau; la flèche indique la direction du courant. Ces deux puits sont introduits dans un circuit électrique où sont intercalés, en dehors d'une batterie B, une résistance R et un ampèremètre A. Le fil qui part de la paroi du puits situé en aval est relié à un pôle de la batterie; l'autre pôle est mis en rapport à la fois avec une électrode isolée, suspendue dans le puits d'aval, et avec la paroi du puits situé en amont.

On introduit dans le puits d'amont un électrolyte, par exemple du chlorure d'ammonium, qui se dissout et est entraîné vers l'aval par le mouvement de l'eau. La progression de l'électrolyte vers le puits situé en aval est indiquée par le déplacement graduel de l'aiguille de l'ampèremètre, et son arrivée au puits se marque par une déviation brusque.

2. — Terrains fissurés.

Lorsqu'il s'agit de sources émergeant d'un terrain dans lequel l'étude géologique fait soupçonner l'existence de fissures (terrains calcaires par exemple), on doit s'assurer s'il n'existe pas de causes de pollution lointaines : l'attention doit être attirée sur les *points d'absorption* ou *bétoires*, appelés encore en Belgique *aiguigeois, chantoirs, agolinas*, et sur les *points de réapparition* ou *résurgences*, appelés encore *sources vauclusiennes*.

Pour rechercher les relations qui existent entre les points d'absorption et les résurgences, les méthodes suivantes sont utilisées :

A. — *Détermination de la température de l'eau et de ses variations.*

Lorsque les conditions le permettent, on plonge dans l'eau de la source un thermomètre et, sans l'en retirer, on lit la température. On se sert avantageusement d'un thermomètre dont la boule est immergée dans un vase ouvert qui se remplit de l'eau soumise à l'examen (fig. 82); dans ces conditions, la colonne mercurielle se maintient à un niveau constant pendant un temps suffisant pour permettre la lecture.

A défaut de thermomètre spécial, on peut se servir d'un thermomètre ordinaire dont on enveloppe la boule d'une épaisse couche d'ouate fixée par un fil.

Il convient d'observer en même temps la température de l'air.

L'observation thermométrique ne doit pas avoir simplement pour but de constater si une eau est suffisamment fraîche pour la consommation. D'après *Martel*, il conviendrait, théoriquement, de ne conclure à l'autorisation d'aucun captage avant d'avoir observé scientifiquement pendant une année entière les variations thermométriques de l'eau proposée. Inapplicable dans la pratique, cette précaution peut être réduite à quatre séries d'observations précises :

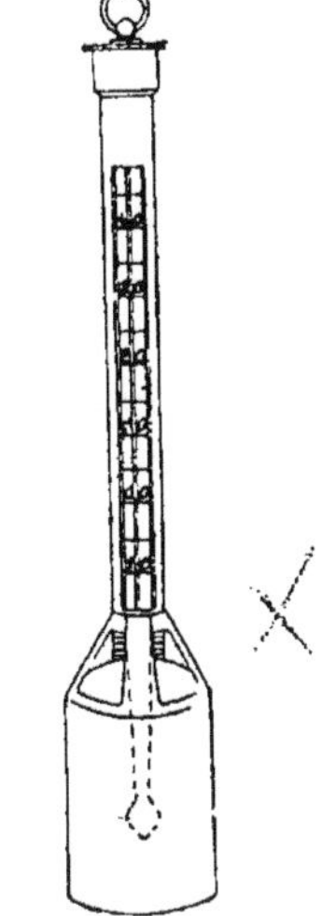

Fig. 82. — Thermomètre pour déterminer la température des eaux.

1° En sécheresse (étiage) d'hiver;

2° Après les pluies (en crue) d'hiver:

3° En étiage d'été;

4° En crue d'été.

Au strict minimum, deux séries d'études thermométriques sont nécessaires : une après la fonte des neiges ou les pluies froides de fin d'hiver, l'autre après les sécheresses ou, selon les conditions climatériques locales, après les pluies chaudes de l'été. En ce qui concerne les écarts de température, Martel admet une tolérance de 0°,5 pour les erreurs d'observation et les imperfections des instruments ; dès que les variations atteignent environ 1 degré, l'émergence ne doit plus être considérée comme une vraie source.

B. — *Détermination du débit d'une source.*

L'étude du débit d'une source est de la plus haute importance.

Les variations du débit peuvent donner des indications précieuses sur les chances de contamination.

On établira si une augmentation se produit brusquement après une forte pluie et combien de temps après la pluie se présente le maximum. On consultera avantageusement, pour ces observations, les tableaux des stations météorologiques, qui permettent souvent de reconnaître une coïncidence entre les chutes de pluie et les modifications de la composition de l'eau (apparition du *Bacterium coli*, apparition d'éléments chimiques anormaux, etc.).

Lorsqu'on soupçonnera une communication entre une source et un cours d'eau qui se perd, on supprimera ou on modifiera momentanément, si cela est réalisable, le débit du cours d'eau supposé générateur, et on étudiera les variations parallèles de la source.

Le débit d'une source se mesure par des *jaugeages*. Lorsqu'il est faible, on peut parfois procéder *par empotement* : on recueille l'eau dans un vase de capacité connue et on constate, en se servant d'un chronomètre, le nombre de secondes nécessaires pour le remplissage. On exprime le résultat en litres par seconde.

Lorsque le volume d'eau fourni par la source est plus important, on mesure les eaux courantes en formant, à l'aide de planches, un *déversoir* (fig. 83 et 84), c'est-à-dire un barrage avec échancrure rectangulaire

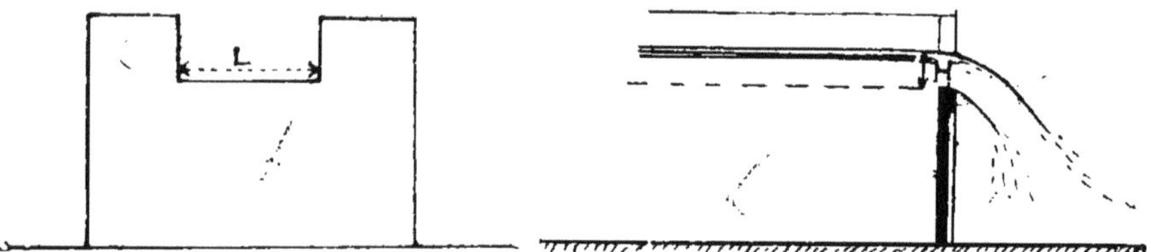

Fig. 83. — Déversoir vu de face. Fig. 84. — Déversoir vu de côté.

dite *pertuis*, par laquelle les eaux s'écoulent sous une charge constante. On s'assurera si la crête du déversoir est bien horizontale ; au bout de quelques instants, l'eau prendra son niveau et son cours normaux. On mesurera alors la hauteur d'eau H au-dessus du seuil du déversoir et la largeur L du déversoir, et l'on calculera le volume Q, c'est-à-dire le débit par seconde, au moyen de la formule :

$$Q = mLH\sqrt{2gH}.$$

dans laquelle g est égal à 9,8088 et m un coefficient numérique égal à 0,408 environ.

Lorsque les courants d'eau sont trop puissants pour qu'on puisse appliquer une de ces deux méthodes, on calcule le débit en tenant compte de la section et de la vitesse qu'on mesure au moyen d'instruments spéciaux, par exemple du *moulinet de Woltmann*. Ces déterminations exigent le concours de techniciens.

C. — *Étude de la circulation des eaux souterraines.*

a. **Transport de matières en suspension.** — Les corps grossiers (balle d'avoine, etc.) introduits dans un bétoire ne peuvent réapparaître avec les eaux d'une source qu'à la condition que les passages souterrains soient très larges. Il est préférable de recourir à la méthode de *Miquel* : on délaie dans le gouffre absorbant une quantité relativement grande de *levure* (*Saccharomyces cerevisiæ*) et on recherche ultérieurement, par l'examen microscopique ou par la culture, sa présence dans l'eau de la source. Le liquide de culture employé se compose de :

Sucre blanc...........................	400 grammes.
Peptone..................................	20 —
Acide tartrique.........................	2 —
Bitartrate potassique................	3 —
Eau...........................	Q. S. pour 1 litre.

Dans un matras renfermant 100 centimètres cubes de ce bouillon, on verse 100 centimètres cubes de l'eau que l'on soupçonne contenir de la levure ; le mélange est maintenu à 25° ; si l'eau renferme des levures, celles-ci forment au bout de peu de temps, au fond du vase, des colonies caractéristiques et déterminent dès le lendemain la fermentation énergique du milieu sucré. Miquel mesure l'intensité des fermentations par des dosages d'alcool.

b. **Transport des matières dissoutes.** — On peut introduire dans le bétoire du chlorure de sodium, facile à déceler à l'émergence par sa réaction avec le nitrate d'argent ; lorsque l'eau qu'on veut étudier contient déjà des chlorures, il faut nécessairement effectuer des dosages (Voy. plus loin).

c. **Transport de matières odorantes ou colorantes.** — On a préconisé le saprol, qu'on reconnaît facilement à son odeur, mais plus souvent on a recours à des matières colorantes.

La matière colorante employée le plus communément est la *fluorescéine.* C'est un produit qu'on obtient en chauffant à 195°-200° un mélange d'anhydride phtalique et de résorcine :

$$C^6H^4\left\langle\begin{array}{l}CO\\CO\end{array}\right\rangle O + 2C^6H^4\left\langle\begin{array}{l}OH\\OH\end{array}\right. = 2H^2O + C\left\langle\begin{array}{l}C^6H^3\left\langle\begin{array}{l}OH\\ \end{array}\right.\\ \quad\quad\;\; \rangle O\\ C^6H^3\left\langle\begin{array}{l}\\OH\end{array}\right.\end{array}\right. \quad \begin{array}{l}O\left\langle\begin{array}{l} \\ \end{array}\right\rangle C^6H^4\\ \quad CO\end{array}$$

La fluorescéine est une poudre jaune orangé, insoluble dans l'eau. Dans les expériences d'hydrologie, on utilise un sel sodique, matière pulvérulente également, d'un brun rougeâtre :

$$C\begin{cases} C^6H^3 \begin{cases} ONa \\ O \end{cases} \\ C^6H^3 - ONa \\ C^6H^4 - CO - O \end{cases}$$

Ce sel est soluble dans l'eau ; ses solutions aqueuses sont rouges par transparence, et par réflexion elles présentent une belle fluorescence verte. L'intensité de cette fluorescence est telle qu'elle est encore appréciable à l'œil nu à la dilution de deux cent-millionièmes et qu'elle peut encore être décelée au moyen du fluoroscope jusqu'au dix-milliardième.

Manière d'effectuer le jet de la fluorescéine. — Avant d'être déversée soit dans un point d'absorption, soit dans un ruisseau, soit dans une rivière, la fluorescéine doit tout d'abord être mise en solution. Il faut bien se garder de la jeter en poudre dans le cours d'eau, car, la dissolution ne se faisant pas immédiatement, l'excès de substance tombe au fond où il ne se dissout que lentement ; progressivement il est emporté par les parties lentes du courant, ce qui a pour résultat de fausser les indications. Un kilogramme de fluorescéine doit être dissous dans 50 litres d'eau. La matière colorante doit être déversée sur toute la largeur du courant, ou parfois à l'endroit où il présente le maximum de vitesse ; on se gardera de la projeter seulement sur les bords, là où la vitesse des eaux est considérablement ralentie. Si le souterrain est très étendu on s'expose à ne pas retrouver la fluorescéine à l'émergence, même au fluorescope ; la masse à colorer doit être d'autant plus volumineuse et prendre une teinte d'autant plus intense que le trajet est plus long et que les réserves d'eau que l'on suppose exister en sous-sol sont plus considérables.

Prélèvement des échantillons. — Les échantillons d'eau doivent être pris à l'émergence toutes les heures, et parfois pendant dix à quinze jours si c'est nécessaire.

Examen des échantillons. — L'observation à l'œil nu étant souvent insuffisante, on a recours à des appareils spéciaux appelés *fluorescopes*.

On peut se servir du fluorescope de *Trillat*, qui se compose de deux tubes en verre de $1^m,20$ de long sur $0^m,02$ de diamètre, placés verticalement côte à côte et fermés en bas par des bouchons dont la face interne a été passée au vernis noir. Dans l'un de ces tubes on verse l'eau à étudier jusqu'à 1 centimètre du bord, et dans l'autre l'eau naturelle qui doit servir de terme de comparaison; puis on regarde de haut en bas suivant l'axe des tubes: l'eau naturelle a une couleur bleu sombre, tandis que celle qui est influencée par la fluorescéine prend une teinte vert clair.

Cet appareil a été perfectionné par *Marboutin*.

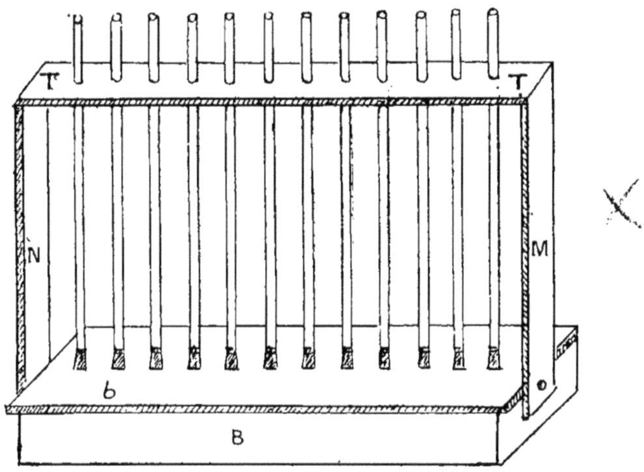

Fig. 85. — Fluorescope de Marboutin. (Constructeur : J. Thurneyssen, 58, rue Monsieur-le-Prince, Paris).

Le *fluorescope de Marboutin* (fig. 85) se compose de douze tubes en cristal spécial, provenant d'une même coulée. Ils ont environ 95 centimètres de hauteur et sont fermés à une de leurs extrémités par un bouchon en caoutchouc *b*, noirci au moyen de plombagine en poudre. La boîte B, qui sert au transport des tubes, contient deux montants M et N qui se fixent sur ses côtés au moyen d'écrous à oreilles; les extrémités libres de ces montants reçoivent une traverse T percée de douze trous, et le tout constitue un support pour les tubes.

L'examen se fait en comparant entre eux les échantillons provenant d'une même source. A cet effet, on remplit les tubes au moyen de l'eau des douze flacons prélevés pendant les douze premières heures, en ayant soin de les ranger dans l'ordre des prélèvements. On examine les tubes dans la direction de l'axe; l'apparition d'une teinte verte indique la présence de la fluorescéine; un petit cône lumineux fluorescent, que l'on percevra dans le voisinage du bouchon en caoutchouc sera l'indice certain que l'on n'a pas affaire à la coloration propre de l'eau. Il est souvent commode, pour un débutant, d'avoir une gamme de tubes contenant des solutions de fluorescéine de plus en plus diluées mais on s'habitue très rapidement à discerner des traces de cette substance.

Si l'échantillon présente le moindre trouble, il faut filtrer, parce que le dichroïsme propre à la fluorescéine est masqué par les matières en suspension.

On recommande d'ajouter quelques gouttes d'ammoniaque, afin de neutraliser l'anhydride carbonique qui décolore la fluorescéine; si l'ammoniaque produit un précipité, il faut filtrer l'eau.

Il convient de ne pas abandonner les échantillons à la lumière solaire, parce que celle-ci décolore rapidement les solutions faibles de fluorescéine.

Lorsque les prélèvements se font dans une source, il n'y a aucune précaution spéciale à prendre, mais il n'en est pas de même lorsqu'il s'agit de faire des prélèvements dans un puits ou un bassin n'ayant pas d'écoulement. Il est alors nécessaire de détruire l'état d'équilibre qui s'est formé au voisinage, pour attirer dans le puits ou dans le bassin les eaux de la nappe. On y parvient en renouvelant l'eau au moyen de puisages répétés.

En ce qui concerne la quantité de fluorescéine à jeter, il faut tenir compte de l'importance du cours d'eau, de la composition des terrains (les sols tourbeux, l'anhydride carbonique décolorent les solutions de fluorescéine); il faut prendre également en considération la distance à franchir. La dose de 100 grammes peut déjà donner des résultats dans beaucoup de cas; la dose de 1 kilogramme est énorme (*Trillat*).

Courbes isochronochromatiques. — Dans la région du bétoire où l'on introduit la fluorescéine, on soumet à l'observation un grand nombre de puits et de sources s'alimentant à la nappe qu'on étudie; on note, d'une manière précise, l'apparition de la coloration dans les divers puits considérés. Le lieu géométrique des différents points où la matière colorante arrive dans le même laps de temps est une *courbe* pour laquelle *Janet* a proposé (cas spécial de Paris) le nom de courbe *isochronochromatique*. En inscrivant sur une carte ces courbes pour une durée de dix heures, vingt heures, trente heures, etc., on arrive à donner immédiatement une idée de la manière dont l'eau absorbée par un bétoire se répartit dans une nappe souterraine.

La vitesse de l'eau étant une notion très complexe, il ne faut demander à la fluorescéine que de donner une idée approximative des temps que l'eau réclame pour effectuer le trajet. D'ailleurs, en ce qui concerne les courbes isochronochromatiques, *Martel* fait toutes ses réserves, parce que l'étude de la vitesse est sujette à trop d'accidents variés.

d. **Détermination du périmètre d'alimentation des sources.** — On appelle *périmètre d'alimentation* d'une source ou d'un groupe de sources la zone dans laquelle une molécule d'eau tombant à la surface du sol peut se retrouver aux émergences des sources. La détermination du périmètre d'alimentation est de la compétence de l'hydrologue.

e. **Détermination du périmètre de protection des sources.** — On appelle *périmètre de protection* une zone où doivent être interdites toutes les industries, cultures, habitations et pratiques quelconques susceptibles de faire parvenir, de près ou de loin, des pollutions aux émergences.

Pour la détermination de l'étendue et de la configuration du périmètre de protection, l'hygiéniste utilisera avant tout les données de la géologie et les complétera par celles que fournira une enquête médicale.

Le programme de l'enquête médicale comporte l'étude des causes possibles de contamination des eaux qui sont en relation avec :

α. La présence de l'homme ;

β. Les habitations ;

γ. Le mode de culture et la nature des engrais ;

δ. L'emploi ou la projection des matières usées pouvant contenir des germes pathogènes sur des surfaces insuffisamment filtrantes.

Le programme de l'enquête médicale comporte en outre la statistique des maladies contagieuses dont la transmission par l'eau est possible, en particulier de la fièvre typhoïde, avec l'histoire de leur évolution épidémiologique et de leur expansion habituelle, en un mot l'étude de la constitution médicale du pays. Celle-ci ne se bornera pas à la région voisine des sources, mais s'étendra au bassin naturel dans lequel s'écoulent souterrainement et superficiellement les eaux.

Les divers cas de fièvre typhoïde seront notés avec leur origine, l'époque précise de leur apparition, leur terminaison, et chacun d'eux entraînera la recherche et la connaissance des conditions d'hygiène ou d'insalubrité dans lesquelles il aura évolué. Il faudra donc savoir si un enchaînement quelconque les reliait les uns aux autres, si les déjections des malades, véhicules de germes nocifs, étaient l'objet de soins spéciaux au point de vue prophylactique, ou si, au contraire, elles étaient projetées sans précaution sur le sol, sur les fumiers, ou, avec autant de risques, dans des fosses d'aisances non étanches, enfin dans les cours d'eau. De même, il sera indispensable de savoir où le lavage des linges souillés a été effectué, avec ou sans désinfection préalable. Il faut aussi rechercher si des linges provenant des typhiques venus en convalescence ou ayant séjourné dans une autre région n'ont pas été lavés dans la contrée où se poursuivent ces investigations. Il convient enfin de déterminer, suivant le degré et les conditions de perméabilité ou d'imperméabilité du sous-sol, l'absence d'étanchéité des fosses d'aisances et des dépôts de fumier, l'emplacement des lavoirs, des cimetières, etc., la possibilité pour l'avenir de transmissions épidémiques (1).

II. — INSPECTION DES CONDITIONS LOCALES DANS LE VOISINAGE IMMÉDIAT D'UN COURS D'EAU, D'UN PUITS, D'UN BASSIN, D'UNE GALERIE.

Après avoir étudié les chances de contamination, par les méthodes exposées dans le paragraphe précédent, l'hygiéniste pourra prélever des échantillons pour l'analyse. Le prélèvement sera précédé d'une inspection minutieuse des conditions locales. *Cette inspection fait souvent découvrir des contaminations grossières, ce qui dispense de toute analyse.*

Lorsqu'il s'agit d'eaux superficielles, par exemple d'eaux de rivières, on déterminera la distance des habitations, des fermes, des fabriques, etc; on s'assurera si des ordures ménagères, des matières excrémentitielles, des résidus industriels, des eaux résiduaires de lavoirs ou d'établissements de bains, etc., y sont déversés ; on examinera si la rivière reçoit des eaux pluviales qui ont lavé des champs fumés ; on s'informera si on y lave du linge. Lorsqu'il s'agit de cours d'eau navigables, l'attention sera attirée sur les dangers de propagation non seulement vers l'aval, mais également vers l'amont, de maladies contagieuses, notamment du choléra, par les déjections des bateliers et des flotteurs.

Lorsqu'il s'agit d'un puits, on déterminera ses dimensions et on

(1) Programme des travaux de la Commission technique pour l'étude des eaux potables captées pour l'alimentation de la ville de Paris [(*Extrait des travaux des années 1899 et 1900 sur les eaux de l'Avre et de la Vanne*. Paris, Librairies-Imprimeries réunies, 1901, p. 83).

examinera son mode de construction ; on s'assurera s'il est élevé au-dessus du sol au moyen d'une margelle capable d'empêcher d'une façon certaine l'introduction d'eau de la surface. Dans le cas d'un puits ouvert, le puisage s'effectue le plus souvent au moyen de seaux ; ces derniers sont-ils fixés ? Viennent-ils en contact avec le sol ? Les consommateurs puisent-ils avec les seaux qu'ils apportent et qui ont pu se contaminer dans leur ménage ? Dans le cas d'un puits fermé, on examinera s'il ne peut y pénétrer des eaux sales soit le long du tuyau d'aspiration, soit par une solution de continuité de la couverture. On recherchera quelle est, par rapport au puits, la situation des étables, des fosses à purin ou à fumier, des fosses d'aisances, des égouts, des dépôts d'immondices. Si possible, on examinera la paroi interne du puits, le long de laquelle on recherchera l'existence de traînées humides et de souillures marquant la pénétration d'eaux de surface. Pour les puits tubés, l'attention sera attirée sur la possibilité de l'infiltration de l'eau à travers les joints mal fermés lorsque ces derniers se trouvent au niveau de couches de terrain contaminées. En projetant de la fluorescéine ou du saprol (Voy. précédemment) dans une fosse, on peut souvent mettre en évidence la communication entre cette dernière et un puits voisin.

III. — PRÉLÈVEMENT DES ÉCHANTILLONS POUR L'ANALYSE CHIMIQUE.

A. — *Prélèvement dans les conditions habituelles.*

On prélèvera les échantillons dans des flacons en verre non coloré, bouchés à l'émeri ; les récipients en terre cuite et les bouteilles en verre coloré doivent être rejetés, parce qu'il est difficile de vérifier par transparence l'état de propreté de leur paroi interne. Il est à peine nécessaire de dire que les flacons dans lesquels on recueille l'eau doivent être d'une propreté rigoureuse ; on peut employer des acides pour les nettoyer, à la condition d'en faire disparaître les dernières traces par de grands lavages à l'eau, répétés fréquemment en remplissant *complètement* les flacons. L'alcool et l'éther ne doivent pas être employés. Avant de remplir les flacons, on les rince deux ou trois fois avec l'eau dont on va prélever un échantillon. Si les circonstances le permettent, on laisse couler l'eau directement dans le flacon ; souvent on doit la puiser. Dans ce cas, on plonge le récipient dans l'eau, le goulot en bas, et on ne le retourne que lorsque ce dernier est à 25 centimètres environ en dessous de la surface. S'agit-il d'une pompe, il faut, avant de recueillir un échantillon, la faire fonctionner pendant un temps suffisant pour expulser l'eau qui stagnait dans le corps de pompe et dans le tuyau d'aspiration.

B. — *Puisage de l'eau à différentes profondeurs dans les fleuves, les lacs, ou les sources jaillissant dans un bassin.*

a. **Appareil de Heyroth.** — On se sert de l'appareil de Heyroth, qui consiste en un panier en métal dont le fond est muni d'une plaque de plomb grâce à laquelle le récipient s'enfonce facilement dans le liquide. A l'intérieur de ce panier, on dispose un flacon sans bouchon, qui peut être fermé par une soupape à ressort adaptée au couvercle du panier. On laisse descendre le panier dans l'eau au moyen d'une corde solide, portant des divisions qui indiquent la profondeur. Une deuxième corde est attachée à la soupape ; lorsque l'appareil a atteint la profondeur voulue, il suffit de tirer cette deuxième corde pour que

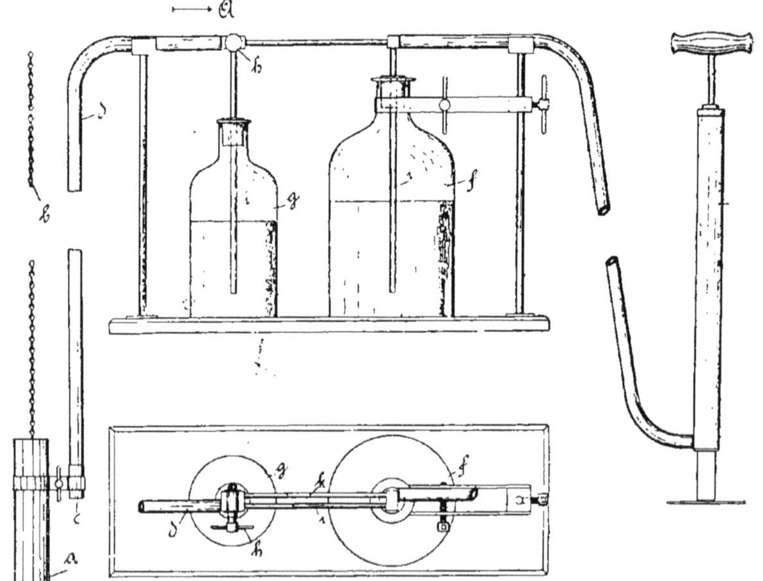

Fig. 86. — Appareil de Dunbar pour prélever des échantillons d'eau destinés à l'analyse physique et chimique.

la soupape s'ouvre et que le flacon se remplisse ; elle se referme dès qu'on lâche la corde.

b. **Appareil de Dunbar**. — Il est préférable, surtout lorsqu'on doit prélever des échantillons à diverses profondeurs dans des eaux courantes, de se servir du dispositif de *Dunbar*, qui est basé sur le principe suivant : on descend dans l'eau, à la profondeur voulue, l'extrémité inférieure d'un tube, et on aspire l'eau au moyen d'une pompe.

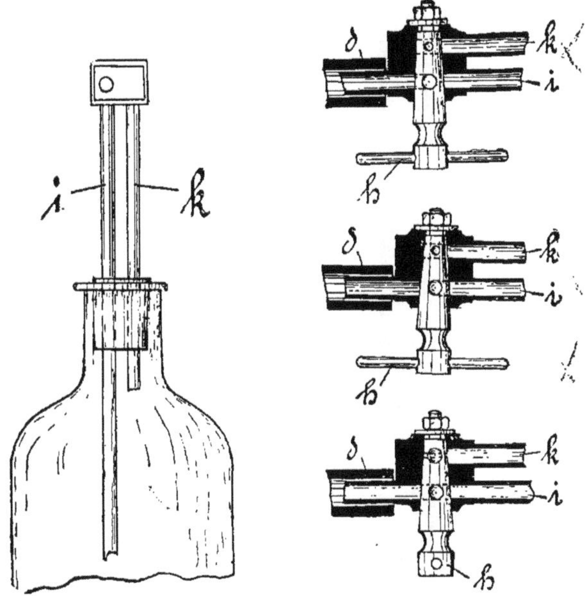

Fig. 87. — Détails de la figure ci-dessus ; à gauche le flacon *g* vu de côté ; à droite les trois positions du robinet *h*.

L'appareil (fig. 86 et 87) est ainsi constitué : une chaîne *b*, graduée, permettant par conséquent de mesurer la profondeur, est descendue dans l'eau ; elle porte un poids *a*, auquel est fixée l'extrémité inférieure *c* d'un tube en caoutchouc *d*. L'extrémité supérieure de ce tube est raccordée à un système de flacons en verre. L'eau qui pénètre dans le tube pendant l'immersion est aspirée dans le rinçoir *f*, à l'aide d'une pompe pneumatique. Après dégorgement du tube, on pompe l'eau à analyser dans le récipient *g*. Cette opération peut se faire très facilement à l'aide d'un robinet à trois voies *h*, qui, selon sa position : 1° ferme le tube aspirateur *d* et met les deux flacons en communication avec la pompe ; 2° met le tube aspirateur en communication avec le rinçoir ; 3° met le tube aspirateur en communication à la fois avec la pompe et avec le récipient destiné à recueillir l'échantillon. Ce récipient peut donc être rempli de l'eau à analyser après qu'on a expulsé celle qui avait pénétré dans le tube aspirateur.

C. — *Quantité d'eau à prélever.*

Il est impossible de donner une règle à ce sujet ; on peut dire d'une façon générale que 2 litres peuvent suffire. La quantité nécessaire dépend du nombre d'éléments que l'on veut doser et de la quantité de sels que l'eau contient.

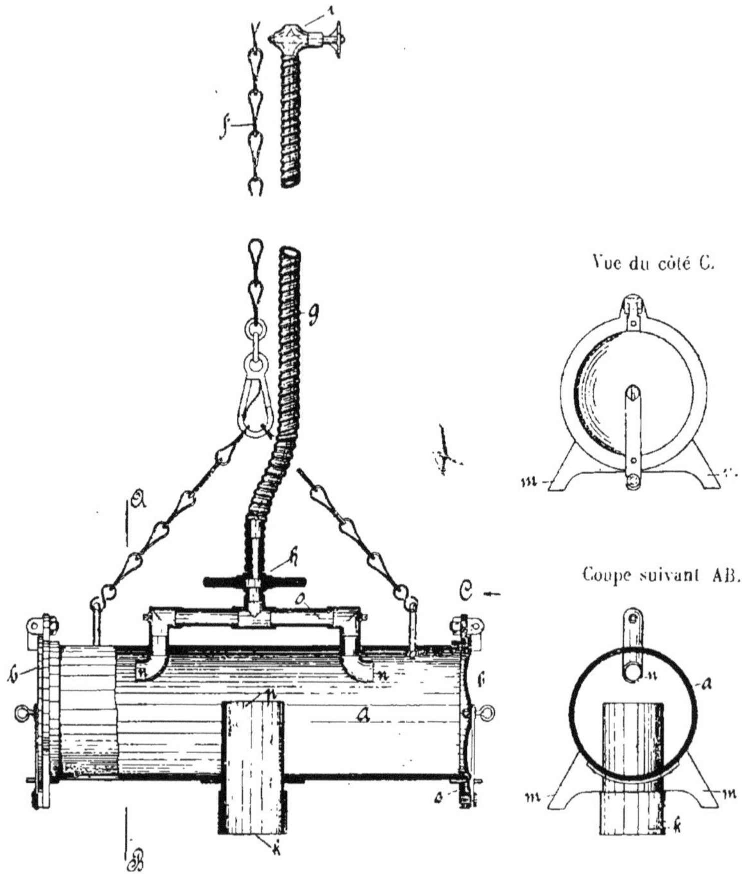

Fig. 88. — Appareil de Dunbar pour le prélèvement des sédiments dans les fleuves ; forme cylindrique.

D. — *Prélèvement des échantillons de sédiments.*

Lorsqu'une eau donne naissance à des dépôts, on ne négligera pas d'en récolter un échantillon dans un flacon spécial.

Quelquefois il y a lieu de prélever des sédiments dans des fleuves ou autres eaux profondes. *Dunbar* se sert à cet effet de l'appareil représenté par la figure 88.

Le cylindre *a*, fermé par les portes *b*, *b*, et muni du tube ouvert *pk*, est suspendu par la chaîne *f* et relié à l'atmosphère par le tube *g*, qu'on visse préalablement en *h* sur l'orifice de la double tubulure *onn*. Le tube est muni d'un robinet *i* à sa partie supérieure. L'appareil repose sur un pied *m* qui l'empêche de se renverser.

On ferme le robinet *i* et on descend l'appareil jusqu'au fond de l'eau où l'on doit recueillir un sédiment. On ouvre le robinet *i* ; l'air qui a été emprisonné s'échappe. On ferme de nouveau le robinet *i*, on retire l'appareil, on ouvre une des portes et on trouve dans le tube *a* un échantillon des sédiments du fond avec plusieurs litres de l'eau surnageante.

Cet appareil peut aussi affecter une forme conique (fig. 89).

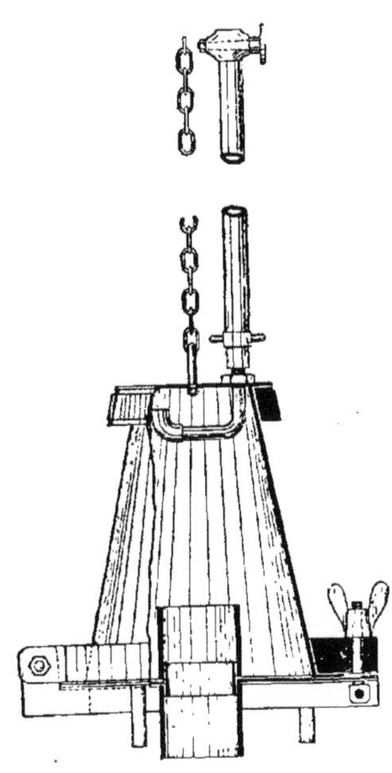

Fig. 89. — Appareil de Dunbar pour le prélèvement des sédiments dans les fleuves ; forme conique.

IV. — PRÉLÈVEMENT DES ÉCHANTILLONS POUR L'ANALYSE BACTÉRIOLOGIQUE.

a. **Prélèvement dans les conditions habituelles.** — L'échantillon d'eau doit être récolté dans un flacon (100-500 centimètres cubes) en verre blanc, bouché à l'émeri, stérilisé préalablement par la chaleur à 160°. Au moment de le recueillir, on flambe l'orifice, on enlève le bouchon, on emplit rapidement le flacon avec l'eau à analyser et on bouche. Il est utile de recouvrir le bouchon et le goulot d'une capsule en caoutchouc stérilisée. Le mode d'emplissage varie suivant que l'eau provient d'une conduite, d'un puits, d'une rivière, etc. Quand on prélève l'échantillon au robinet d'une conduite, il faut avoir soin de laisser d'abord l'eau s'écouler pendant plusieurs minutes, pour éliminer le liquide qui a séjourné dans les tuyaux. De même, quand il s'agit d'une pompe, on doit rejeter l'eau qui a séjourné dans le corps de pompe. Dans une rivière, on immergera le flacon en ayant soin d'en diriger le col en sens contraire du courant ; on ne devra pas recueillir l'eau trop près du bord, et l'on évitera que des éboulis ne viennent la souiller au voisinage de l'endroit où l'on opère le prélèvement. Quand un puits n'est pas pourvu d'une pompe, on peut y descendre le flacon à l'aide d'une ficelle, ou prélever l'échantillon dans un seau que l'on aura préalablement bien nettoyé et rincé avec l'eau du puits. Il est préférable cependant de recourir à l'un des nombreux dispositifs spéciaux qui ont été imaginés :

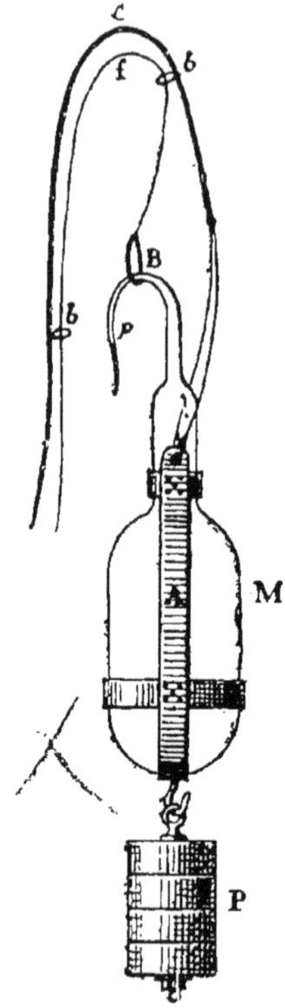

Fig. 90. — Appareil de Miquel pour prélever les eaux à diverses profondeurs.

b. **Appareil de Miquel.** — On étire le col d'un matras d'essayeur M (fig. 90), de façon à obtenir une effilure coudée *p* longue de 5 à 6 centimètres. L'effilure restant ouverte, on porte le matras dans une flamme et on le stérilise en chauffant fortement ; du même coup, l'air contenu dans l'appareil est expulsé ; on scelle l'extrémité effilée avant que le matras ait commencé à se refroidir. Après refroidissement, on entoure la partie inférieure du récipient d'un cercle de plomb A maintenu par des fils de fer et muni du poids P destiné à produire l'immersion ; une longue corde, fixée à l'appareil, permet de le descendre dans le puits. Un fil métallique mince B*f* est enroulé et fixé autour de l'extrême pointe de l'effilure du matras : ce fil doit être assez long pour que l'opérateur en tienne constamment une extrémité en main, l'appareil étant immergé.

Pour faire la prise, l'opérateur, tenant la corde et le fil métallique, descend le matras dans le puits ; quand l'appareil est arrivé à la profondeur voulue, il tire brusquement sur le fil métallique, et brise ainsi l'effilure : l'eau se précipite dans le matras, il ne reste plus qu'à remonter celui-ci et à sceller dans une flamme l'effilure brisée.

c. **Appareil de Dunbar.** — *Dunbar* se sert d'un dispositif analogue. On laisse descendre dans l'eau l'appareil représenté ci-contre (fig. 91), au moyen d'une chaîne *b* qui offre une résistance suffisante pour porter un poids *c* de 1 000 à 2 000 grammes.

Le récipient *i*, qui se termine en une pointe effilée recourbée en demi-cercle, est attaché à la chaîne comme le montre le dessin. Lorsqu'il a atteint la profondeur voulue, on laisse tomber le poids *p*, qui, conduit par la chaîne, vient frapper la pièce *o* et par conséquent brise la pointe *n* qui repose sur elle. On retire l'appareil et on scelle l'extrémité effilée.

Cet appareil convient particulièrement pour les eaux très profondes et de cours rapide ; s'il s'agit d'eaux stagnantes, on se sert de préférence d'un appareil plus léger, représenté par la figure 92.

Lorsqu'on retire les appareils de ce genre, une certaine quantité d'air s'en échappe par suite de la diminution de la pression, et il en résulte que l'eau des couches supérieures ne peut pénétrer pendant

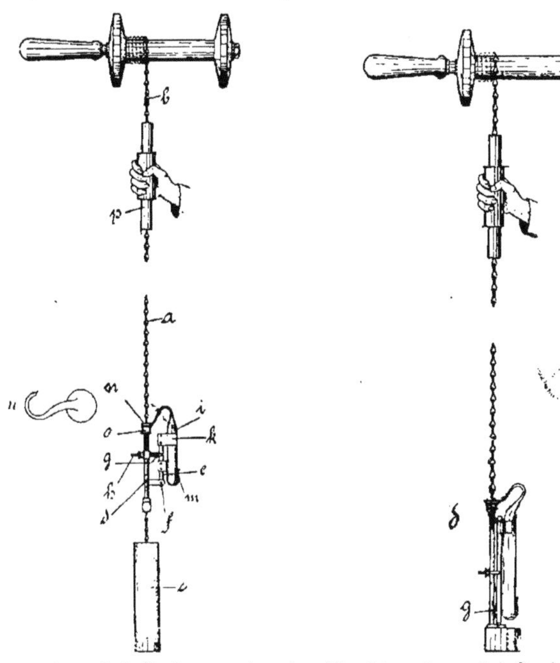

Fig. 91. — Appareil de Dunbar pour le prélèvement d'échantillons d'eau destinés aux recherches bactériologiques lorsqu'il s'agit d'eaux courantes.

A gauche : pièce terminale *n* du réservoir en verre vue de face.

Fig. 92. — Appareil de Dunbar pour le prélèvement d'échantillons d'eau destinés aux recherches bactériologiques lorsqu'il s'agit d'eaux stagnantes.

la remontée. En aucun cas ces appareils ne doivent être descendus plus bas après le bris de la pointe ; sinon, par augmentation de la pression, l'eau des couches plus profondes y entrerait.

d. **Appareil de l'observatoire de Montsouris**. — Si l'on désire prélever, à des profondeurs variables et déterminées, des échantillons d'eau dans des flacons ordinaires, on peut recourir avantageusement au dispositif très simple adopté par l'Observatoire de Montsouris, dispositif représenté par la figure 93.

Avant de prélever un échantillon, il faut avoir soin de stériliser le flacon ainsi que son armature.

Il consiste en un flacon F, au col duquel est fixée une pince C, dont les extrémités recourbées portent chacune un fil métallique, l'un, F, servant à suspendre l'appareil, et l'autre, P, soutenant un contre poids. Le fil suspenseur F est muni d'anneaux espacés de 50 centimètres, et sur la pince C est fixé un obturateur V à ressort *r*, qu'on soulève au moyen d'un fil L lorsque l'appareil est descendu à la profondeur voulue.

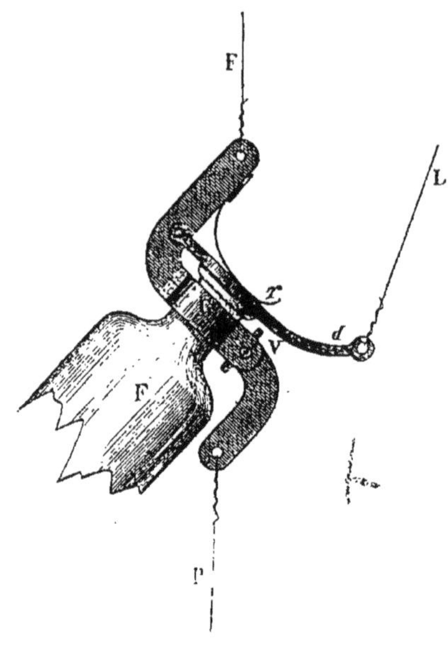

Fig. 93. — Dispositif de l'Observatoire de Montsouris pour prélever des échantillons d'eau à des profondeurs déterminées.

V. — DÉTERMINATIONS A EFFECTUER AU MOMENT DU PRÉLÈVEMENT DES ÉCHANTILLONS.

a. **Température de l'eau**. — Nous avons indiqué précédemment les précautions à prendre pour déterminer la température de l'eau des sources.

Eau d'une distribution. — Si l'eau sort d'un tuyau, on la reçoit dans un grand entonnoir en verre dont on diminue l'orifice de façon qu'il sorte autant d'eau qu'il en arrive, et on plonge le thermomètre dans celle qui remplit l'entonnoir. On note la température lorsque le niveau du mercure est devenu invariable.

Pour l'*eau des pompes*, on peut procéder de même, ou, plus simplement encore, plonger le thermomètre dans une grande masse d'eau immédiatement après son prélèvement.

Eau des puits ouverts, des cours d'eau, des grands bassins, etc. — On se sert d'un thermomètre à boule plongée dans la cuvette d'eau dont il a été question plus haut.

Il est utile de noter, au moment de la prise de l'échantillon, l'aspect et l'odeur de l'eau ; certaines eaux dégagent en sortant de terre une odeur d'acide sulfhydrique qui ne se remarque plus lorsqu'elles sont arrivées au laboratoire ; on constatera maintes fois que des eaux limpides au moment du prélèvement deviennent troubles par le repos.

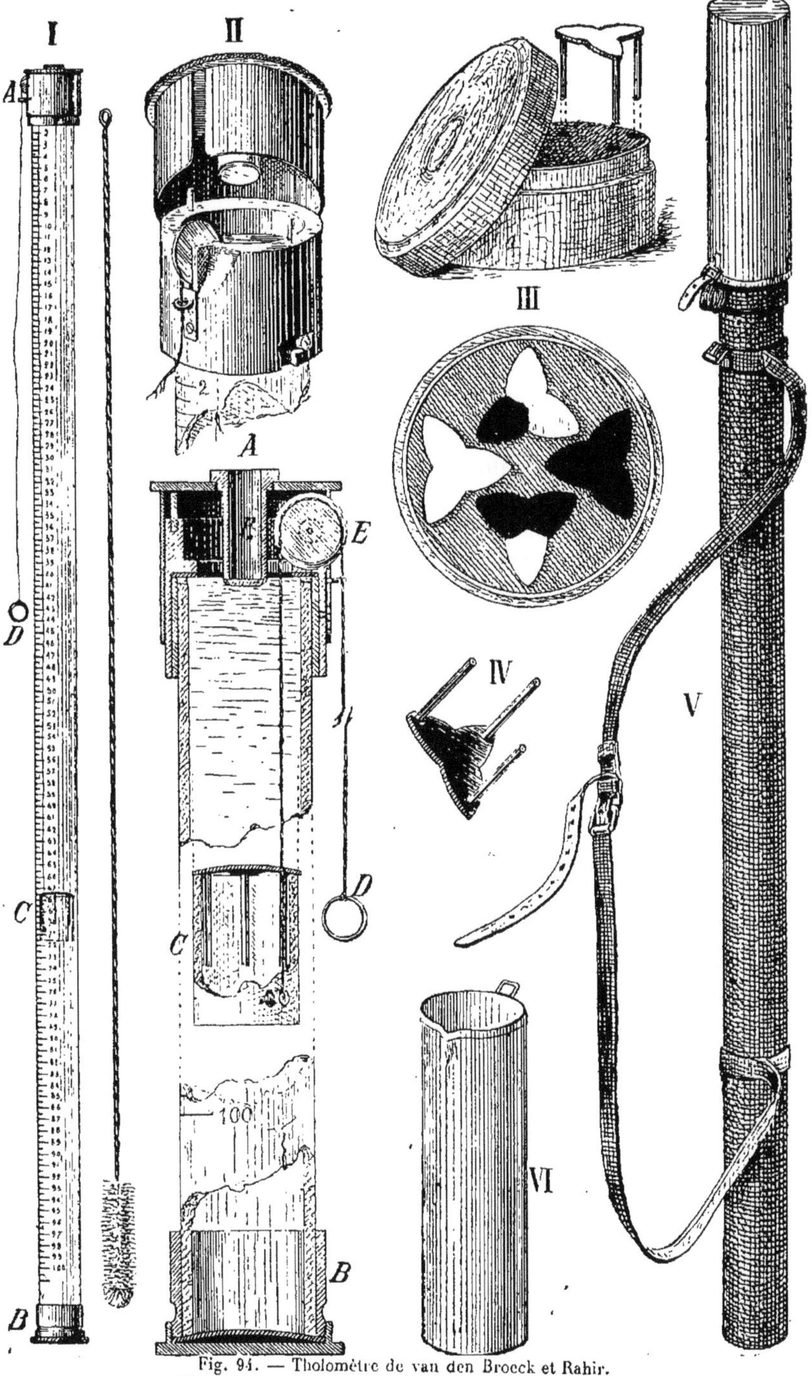

Fig. 94. — Tholomètre de van den Broeck et Rahir.
(Constructeur R. Drosten, rue du Marais, 49, Bruxelles.)

Lorsqu'une détermination quantitative d'anhydride carbonique ou d'oxygène est nécessaire, l'essai doit être commencé à la source même (Voy. plus loin).

Les propriétés organoleptiques notées au moment du prélèvement des échantillons feront l'objet d'un examen plus approfondi au laboratoire; dans quelques cas, cet examen devra être fait sur place.

b. **Limpidité**. — Pour juger de la limpidité d'une eau, on introduit celle-ci dans un tube en verre incolore, analogue à celui que nous employons pour la détermination de la transparence des eaux résiduaires (Voy. chap. IV).

THOLOMÈTRE. — *Van den Broeck* et *Rahir* ont imaginé l'appareil suivant pour mesurer le trouble (θολος) des eaux; ils l'ont appelé *tholomètre* (fig. 94).

Cet appareil consiste en un tube en verre (I et II) aussi homogène et limpide que possible, rigoureusement calibré, d'une longueur un peu supérieure à 1 mètre et de 3cm,7 de diamètre extérieur. Ce tube est gradué en demi-centimètres sur une longueur d'un mètre. Un manchon en verre C portant des *mires* (III, IV) glisse à l'intérieur; il est suspendu par un fil CAD qui passe sur une poulie A et qui est terminé par un anneau D faisant l'office de contrepoids.

Les mires sont des plaques métalliques, émaillées, ayant la forme de feuilles de trèfle (III); elles sont munies de trois tiges (IV) qui permettent de les fixer; elles sont au nombre de quatre : la première est blanche, la deuxième noire, la troisième a ses folioles teintées en noir, gris et blanc, la quatrième a deux folioles noires et une blanche. En F se trouve un cylindre viseur terminé inférieurement par une plaque en verre.

L'appareil peut être enfermé dans un étui (V) : un vase sert à puiser l'eau et à l'introduire dans le tube (VI).

Pour se servir du tholomètre, on le dispose verticalement en un endroit bien éclairé. On le remplit de l'eau à examiner et on fixe sur le curseur C l'une ou l'autre mire suivant le degré d'opacité de l'eau. Le curseur occupant la région supérieure du tube, on examine la mire en regardant par le viseur F. On fait descendre progressivement le curseur, et on note les hauteurs auxquelles chacune des folioles devient invisible; le degré de transparence d'une eau est exprimé par les chiffres représentant les distances auxquelles s'éteignent successivement les folioles; il est à remarquer que l'eau trouble fait disparaître successivement le gris, qui devient rapidement invisible à faible distance, puis le noir et enfin le blanc, qui reste visible à une grande profondeur, même dans les eaux fortement troubles.

Il convient d'opérer aussi rapidement que possible, car il ne faut pas que les eaux aient laissé déposer une partie des matières qu'elles tenaient en suspension. On répète plusieurs fois l'essai et on prend la moyenne des lectures.

c. **Couleur**. — L'eau distillée d'une pureté chimique absolue, vue sous une épaisseur de quelques mètres, est d'un bleu intense (*Spring*). Certaines eaux de la nature peuvent avoir une couleur propre déterminée par des substances dissoutes, généralement organiques.

Pour se rendre compte de la couleur, on verse l'eau à essayer, préalablement filtrée, dans une éprouvette en verre fermée par une glace à son extrémité inférieure ; on remplit d'eau distillée une deuxième éprouvette semblable jusqu'à la même hauteur. On pose les deux vases sur une feuille de papier blanc, on regarde de haut en bas et on observe la différence de coloration des deux colonnes liquides. On entoure les éprouvettes de papier noir pour empêcher les rayons lumineux tombant latéralement de nuire à l'observation. Le service hydrographique du Geological Survey des États-Unis d'Amérique emploie la méthode d'*Allen-Hazen*, qui consiste à comparer les nuances des eaux à des solutions titrées de chlorure platinico-potassique dans des tubes en verre ; au lieu de ces solutions, on se sert parfois de disques en verre colorés qu'on place au bout des tubes.

d. **Odeur**. — Comme on l'a dit plus haut, l'odeur d'une eau doit d'abord être constatée sur place. Ensuite une quantité d'eau assez considérable (soit 200 centimètres cubes), introduite dans un flacon à large goulot muni d'un bouchon peu serré, est chauffée à 50° : la moindre odeur se manifeste de cette façon. Lorsqu'une eau répand une odeur d'acide sulfhydrique, et lorsqu'on veut savoir s'il existe en même temps une odeur de putréfaction, on ajoute une solution de sulfate cuivrique qui fait disparaître seulement l'odeur de l'acide sulfhydrique. Plusieurs substances sont décelées par l'odorat, alors qu'elles ne le sont pas par les réactifs chimiques (acide sulfhydrique, gaz d'éclairage, matières goudronneuses, etc.). Certains organismes, notamment des algues, communiquent des odeurs particulières aux eaux dans lesquelles ils se développent.

e. **Saveur**. — La détermination de la saveur n'a pas une grande importance ; de faibles quantités de fer ou de matières putrides sont reconnues au goût ; pour les autres substances, il faut en général qu'elles soient déjà en proportions considérables pour que le goût puisse les accuser.

VI. — ANALYSE CHIMIQUE QUALITATIVE.

1. — Réaction.

On introduit dans un vase de Berlin placé sur une feuille de papier blanc, environ 50 centimètres cubes d'eau ; on y laisse tomber une ou deux gouttes de teinture de tournesol et on observe la coloration.

2. — Recherche des genres de sels.

A. ***Chlorures***. — 10 à 20 centimètres cubes de l'eau à analyser sont mélangés dans un tube à réaction avec quelques gouttes d'une solution de nitrate d'argent et un peu d'acide nitrique dilué : un trouble ou un précipité blanc est l'indice de la présence de chlorures.

B. ***Sulfates***. — 10 à 20 centimètres cubes de l'eau soumise à l'essai sont additionnés, dans un tube à réaction, de quelques gouttes de solution de chlorure de baryum et d'un peu d'acide chlorhydrique dilué : un trouble ou un précipité blanc dénote la présence de sulfates.

Dans ces deux essais, l'addition des acides cités est indispensable : ils ont pour but de dissoudre à nouveau les combinaisons insolubles autres que le chlorure d'argent ou le sulfate de baryum.

C. ***Carbonates***. — L'anhydride carbonique se rencontre dans les eaux soit à l'état de liberté, soit à l'état de combinaison avec les alcalis (potasse, soude), sous forme de monocarbonates solubles (K^2CO^3, Na^2CO^3), ou avec les hydrates alcalino-terreux, sous forme de bicarbonates, solubles également :

$$Ca\begin{cases} CO^2OH \\ CO^2OH \end{cases}$$

Lorsqu'on soumet à l'ébullition une eau qui contient en solution du bicarbonate de calcium, elle se trouble par suite de la précipitation du monocarbonate de calcium, insoluble :

$$Ca\begin{cases} CO^2OH \\ CO^2OH \end{cases} = CaCO^3 + CO^2 + H^2O.$$

Pour rechercher l'anhydride carbonique, quelle que soit la combinaison sous laquelle il se trouve, on verse de l'eau de chaux dans une portion de l'eau fraîchement prélevée. L'apparition d'un précipité blanc est due à du carbonate de calcium, soluble avec effervescence dans l'acide chlorhydrique dilué.

En effectuant le mélange de l'eau à analyser et de l'eau de chaux, on évitera qu'il reste dans le flacon de l'air, dont l'anhydride carbonique pourrait fausser les résultats.

D. ***Acide carbonique libre***. — Pour rechercher l'acide carbonique libre, on ajoute à l'eau quelques gouttes d'une solution alcoolique d'acide rosolique : une coloration jaune indique la présence d'anhydride carbonique libre. De petites quantités peuvent ne pas être découvertes par cette réaction lorsqu'il y a en même temps beaucoup de bicarbonates, parce que l'alcalescence de ces derniers donne à l'acide rosolique une coloration rose.

E. ***Silicates.*** — ***Phosphates.*** — On évapore à sec, dans une capsule en porcelaine ou, mieux, en platine, un volume suffisant (100-250 centimètres cubes) de l'eau à examiner, préalablement additionnée d'acide chlorhydrique. On reprend le résidu par quelques gouttes d'acide chlorhydrique concentré et on évapore encore à sec. On chauffe à 120°-130°, afin d'insolubiliser complètement la silice. On humecte encore une fois le résidu au moyen d'acide chlorhydrique concentré, on le laisse agir une dizaine de minutes, on ajoute de l'eau bouillante : l'acide silicique ne se dissout pas ; on le sépare par filtration. On évapore le filtrat presque à sec, avec de l'acide nitrique, et l'on y ajoute de la liqueur molybdique, limpide, légèrement chauffée : l'apparition d'une coloration ou d'un précipité jaune indique la présence de phosphates.

F. ***Nitrites.*** — On acidule environ 50 centimètres cubes d'eau avec de l'acide sulfurique dilué, et on ajoute soit quelques gouttes d'une solution d'iodure de potassium additionnée d'empois d'amidon, soit quelques gouttes de solution d'iodure de cadmium amidonnée. En présence de nitrites, l'iode est mis en liberté et le mélange se colore en bleu au bout de quelques instants.

Il faut opérer à l'abri des rayons directs du soleil, parce que ceux-ci mettent également de l'iode en liberté. On n'oubliera pas, d'un autre côté, que cette réaction n'est caractéristique qu'autant que l'eau ne renferme pas d'autres substances pouvant décomposer l'iodure de potassium (sels ferriques, acide iodique...). La liqueur, abandonnée au repos, bleuit peu à peu, même en l'absence de nitrites; on ne tiendra compte par conséquent que d'une coloration bleue se manifestant au bout de quelques minutes.

On a encore indiqué un très grand nombre d'autres réactions; nous ne signalerons que les suivantes :

A 50-100 centimètres cubes d'eau acidulée par quelques gouttes d'acide sulfurique dilué on ajoute un peu de solution de chlorhydrate de métadiamidobenzol $[C^6H^4(NH^2)^2]$ ou métaphénylènediamine à 0,5 p. 100. Il se produit une coloration jaune si la quantité d'acide nitreux est très faible, brun rouge si elle est plus importante. Cette coloration est due à la formation de triamidoazobenzol (brun de Bismarck, réaction de Griess).

On peut encore utiliser le réactif suivant :

1° $0^{gr},5$ d'acide sulfanilique ($H^2N.C^6H^4SO^3H + 2H^2O$) est dissous dans 150 centimètres cubes d'acide acétique à 30 p. 100 (poids spécifique = 1,0141).

2° $0^{gr},1$ d'α-naphtylamine est traité à l'ébullition par de l'eau; on décante la solution aqueuse qu'on ajoute à la solution d'acide sulfanilique. On conserve le mélange dans de petits flacons à l'abri de l'air.

On ajoute 2 ou 3 centimètres cubes de ce réactif à 20 centimètres cubes de l'eau à analyser contenus dans une éprouvette cylindrique; s'il ne se produit pas immédiatement une coloration, on chauffe à 70°-80°.

On bouche le cylindre et on abandonne au repos. Une coloration rouge, due encore à un azodérivé, indique la présence d'acide nitreux. Cette réaction est très sensible.

G. ***Nitrates***. — On dissout, sur un couvercle de creuset, quelques cristaux de diphénylamine dans de l'acide sulfurique concentré, on ajoute une goutte de l'eau à examiner : à la zone de contact se produit une coloration bleue si des nitrates existent dans l'eau.

Il ne faut pas oublier que cette réaction appartient également aux nitrites; pour ce motif, on conseille de détruire préalablement les nitrites en faisant digérer l'eau acidulée par de l'acide sulfurique avec un peu d'urée. Après une heure de repos, on recherche les nitrates comme précédemment.

Au lieu de la diphénylamine, on peut dissoudre dans de l'acide sulfurique concentré un peu de brucine : si l'on ajoute une goutte d'eau renfermant des nitrates, on observe au point de contact une coloration rouge.

H. ***Acide sulfhydrique***. — L'odorat est le réactif le plus sensible pour reconnaître la présence d'acide sulfhydrique libre.

Si l'on veut, par une réaction chimique, démontrer la présence d'acide sulfhydrique ou de sulfures, il convient de débarrasser d'abord l'eau de ses terres alcalines. A cet effet, on mélange 100 centimètres cubes environ d'eau, dans un flacon fermé, avec 1 à 2 centimètres cubes d'une solution alcaline exempte d'ammoniaque (Na^2CO^3, 100 grammes; NaOH, 50 grammes; eau distillée, 300 centimètres cubes). On laisse déposer le précipité qui a pris naissance. A l'aide d'une pipette, on enlève une partie du liquide clair surnageant et on la verse dans un tube à réaction. L'addition d'une solution alcaline de plomb produit, selon la quantité d'acide sulfhydrique, une coloration brunâtre ou un précipité noir.

Recherche des métaux.

A. ***Ammonium***. — On prélève une autre partie du liquide séparé du précipité des terres alcalines dans l'opération précédente. On y ajoute quelques gouttes du réactif de Nessler. Selon la proportion d'ammoniaque, il se forme une coloration jaune, jaune rougeâtre ou un précipité rouge brunâtre.

B. ***Calcium***. — On acidule 50 centimètres cubes d'eau environ au moyen d'acide chlorhydrique ; on ajoute de l'ammoniaque en excès, puis une solution d'oxalate d'ammonium. Un précipité blanc indique la présence de calcium. On porte le liquide à l'ébullition pour hâter la séparation de l'oxalate calcique, on filtre et on utilise, pour la recherche du magnésium, le filtrat dans lequel on s'est assuré de la précipitation complète du calcium par une nouvelle addition d'oxalate ammonique.

C. ***Magnésium***. — Au filtrat séparé de l'oxalate calcique obtenu dans l'opération précédente et contenant de l'ammoniaque en excès, on ajoute une solution de phosphate sodique. Un précipité blanc, cristallin, de phosphate ammoniaco-magnésique, qui se produit plus rapidement lorsqu'on agite vivement la solution avec une baguette en verre, indique la présence de magnésium.

D. ***Fer***. — On évapore à un tiers de son volume une quantité convenable d'eau préalablement additionnée d'acide chlorhydrique et de quelques cristaux de chlorate potassique, afin de transformer en sels ferriques les sels ferreux qui peuvent être présents. On ajoute quelques gouttes d'une solution de ferrocyanure de potassium, qui produit une coloration bleue ou un précipité bleu suivant la quantité de fer ; on peut aussi reconnaître la présence de ce métal au moyen d'une solution de sulfocyanure de potassium, qui donne lieu à une coloration rouge.

Pour rechercher spécialement les *combinaisons ferreuses* dans les eaux, on peut se servir du ferricyanure de potassium, qui donne en solution chlorhydrique la réaction bien connue du bleu de Berlin ; dans les eaux qui contiennent moins de 1 milligramme de fer par litre, la coloration bleue est souvent peu visible.

Klut recherche les combinaisons ferreuses par le procédé suivant, qui lui a permis de déceler $0^{mgr},15$ Fe dans 1 litre d'eau.

A l'eau contenue dans un cylindre en verre incolore et à fond plat de 2 centimètres à 2 centimètres et demi de diamètre et de 30 centimètres de hauteur, entouré d'un manchon pour écarter les rayons lumineux latéraux, il ajoute 1 centimètre cube d'une solution de sulfure sodique à 10 p. 100 ; il examine la colonne liquide par transparence, le cylindre étant placé à 4 centimètres au-dessus d'une surface blanche.

En présence de combinaisons ferreuses, le liquide prend une coloration jaune verdâtre ou brun noir.

E. ***Plomb, cuivre et zinc.*** — On mélange un litre de l'eau avec de l'acide chlorhydrique jusqu'à réaction nettement acide, et, par évaporation dans une capsule en porcelaine, on le réduit à 200 centimètres cubes. En faisant passer dans le liquide un courant d'acide sulfhydrique, il se forme un précipité qui renferme le plomb et le cuivre sous forme de sulfures. On sépare le précipité par filtration, on le lave convenablement et, du filtre, on le fait tomber, avec un peu d'eau distillée, dans une capsule en porcelaine. Là, on le mélange avec une petite quantité d'acide nitrique concentré dans lequel il se dissout avec séparation de soufre ; on ajoute un peu d'eau et on sépare le soufre par filtration ; on évapore le liquide afin d'expulser l'acide nitrique en excès, et l'on reprend le résidu par un peu d'eau distillée. Cette solution sert pour la recherche du plomb et du cuivre.

Plomb. — De cette solution, le plomb est séparé par une addition d'acide sulfurique et d'un peu d'alcool. Le plomb forme alors un précipité blanc, que l'on peut, comme contrôle, transformer à l'aide du sulfure d'ammonium en sulfure de plomb noir.

Cuivre. — Au liquide séparé par filtration du sulfate de plomb, on ajoute un excès d'ammoniaque ou une solution de ferrocyanure de potassium. En présence de cuivre, il se forme dans le premier cas une coloration bleue, dans le second un précipité rouge brunâtre.

Zinc. — Le liquide séparé par filtration des sulfures de plomb et de cuivre — ou, en l'absence de plomb et de cuivre, le liquide saturé d'acide sulfhydrique — est utilisé pour la recherche du zinc ; on l'additionne d'acétate de sodium de façon à combiner l'acide chlorhydrique et à mettre l'acide acétique en liberté. On fait passer de nouveau à travers le liquide un courant d'acide sulfhydrique qui précipite le zinc, s'il est présent, à l'état de sulfure blanc. On recueille ce dernier, on le dissout à nouveau dans de l'acide chlorhydrique concentré et on le reprécipite, au moyen d'une solution d'hydrate sodique, à l'état d'hydrate zincique qu'on caractérise comme nous l'avons indiqué à propos de l'étude des sels.

VII. — ANALYSE CHIMIQUE QUANTITATIVE.

A. ***Matières en suspension.*** — *a.* **Poids total des matières en suspension.** — Lorsque l'eau à analyser est trouble, on en remplit un ballon jaugé (1000 ou 2000 centimètres cubes selon l'abondance des matières en suspension) et on l'abandonne au repos dans un endroit frais. On siphonne la partie limpide qui surnage et on la fait passer à travers un filtre taré, desséché à 100°. On verse ensuite sur le filtre les dernières portions du liquide ainsi que le dépôt. On réserve le filtrat pour l'analyse des matières en solution.

Le dépôt recueilli sur le filtre est lavé au moyen d'eau distillée. On dessèche le filtre avec son contenu dans l'étuve à 100° ; on laisse refroidir dans l'exsiccateur, on pèse, on continue la dessiccation jusqu'à constance de poids. L'augmentation de poids représente la quantité de matières en suspension.

b. **Proportion des substances minérales dans les matières en suspension.** — On fait tomber dans un creuset taré le contenu desséché du filtre, on incinère ce dernier dans une spirale de platine et on introduit les cendres dans le creuset; on calcine jusqu'à destruction complète des matières organiques. On humecte la masse au moyen de quelques gouttes d'une solution de carbonate d'ammonium, pour transformer en carbonates les oxydes de calcium et de magnésium qui auraient pu se former ; on chasse l'eau avec précaution, on calcine encore très légèrement, on laisse refroidir dans l'exsiccateur et on pèse.

En appliquant aux cendres la recherche systématique des métaux (Voy. *Première partie*, Chap. II, p. 58), on déterminera la nature des constituants minéraux (calcium, fer, etc.).

B. ***Résidu d'évaporation.*** — On mesure 250 centimètres cubes d'eau, filtrée préalablement si elle est trouble, dans un ballon jaugé. On dispose sur un bain-marie une capsule en porcelaine ou, mieux, en platine qu'on a chauffée, laissé refroidir dans l'exsiccateur et tarée. On y verse par portions successives le volume d'eau mesuré, en ayant soin de laisser couler l'eau le long d'une baguette en verre. Il convient d'opérer l'évaporation à l'abri des poussières ; à cet effet, on dispose souvent un grand entonnoir renversé au-dessus de la capsule. Lorsqu'on commence à chauffer, les gaz dissous dans l'eau (oxygène, azote, anhydride carbonique) s'échappent souvent sous forme de grosses bulles ; celles-ci, venant crever à la surface, peuvent entraîner des pertes ;

pour éviter cet inconvénient, on ne remplit la capsule la première fois qu'à moitié. Ces bulles volumineuses ne se produisent plus lorsqu'on ajoute petit à petit l'eau froide, et on peut remplir la capsule complètement. Lorsque tout le volume mesuré a été évaporé, la capsule qui renferme le résidu d'évaporation est desséchée à l'étuve à 100°, jusqu'à constance de poids. L'augmentation de poids subie par la capsule représente le résidu d'évaporation. Comme ce résidu varie selon le degré de chaleur auquel on le soumet (100°, 120°, 180°), on mentionnera toujours la température à laquelle on opère.

Résidu après calcination. — La capsule contenant le résidu d'évaporation obtenu dans l'opération précédente est chauffée progressivement jusqu'au rouge sombre sur une flamme de Bunsen ; on la maintient à cette température jusqu'à ce qu'on ait obtenu une cendre blanche. On laisse ensuite refroidir la capsule, on humecte le résidu avec un peu de solution de carbonate d'ammonium pour reconstituer les carbonates alcalino-terreux, on sèche au bain-marie, puis on chauffe à feu nu, d'abord avec ménagement pour éviter des projections ; dans cette seconde calcination, le résidu doit atteindre à peine le rouge sombre. On laisse refroidir, et une nouvelle pesée donne le poids du résidu après calcination. En soustrayant cette valeur du poids du résidu d'évaporation, on obtient la perte au rouge, qui est due non seulement à la combustion des matières organiques, mais également à la volatilisation de certains éléments minéraux : par exemple, les sels ammoniacaux, l'eau de constitution. La détermination de la perte après calcination ne donnera de résultats valables, au point de vue du dosage des matières organiques, que si ces dernières sont en quantité relativement grande.

C. ***Conductibilité électrique.*** — Afin de déterminer la teneur totale d'une eau en sels minéraux, on a fait récemment des tentatives pour mesurer sa conductibilité électrique (Lehnert, Kœppe, Pleissner, Müller, Dienert).

L'eau à analyser est placée dans un récipient dans lequel plongent deux plaques métalliques fonctionnant comme électrodes, séparées par une distance invariable. On fait passer un courant électrique entre les deux plaques, et on mesure la résistance opposée par le liquide.

La conductibilité variant avec la température, il est indispensable de maintenir constante cette dernière, en plaçant le vase dans un thermostat. Pleissner, pour éviter l'usage de ce dernier, opère sur un volume considérable (16 litres) ; nous décrirons le dispositif qu'il a adopté (fig. 95).

Méthode de Kohlrausch-Ostwald. — Les appareils suivants son nécessaires :

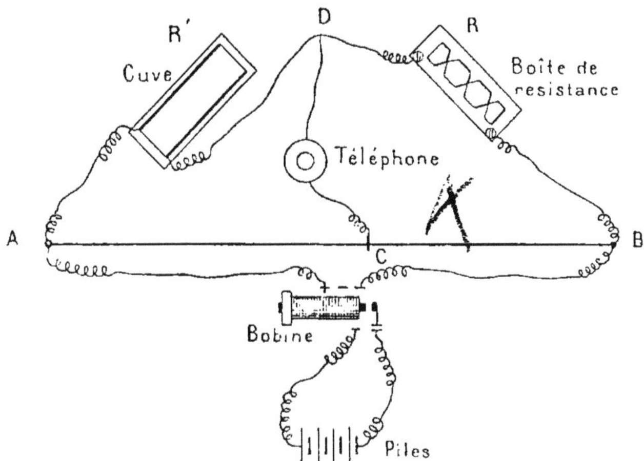

Fig. 95. — Schéma du dispositif employé par Pleissner pour déterminer la conductibilité électrique des eaux.

1° Une pile à acide chromique ;

2° Un petit appareil à induction ;

3° Une règle graduée AB sur laquelle glisse un char C qui se met en contact, au moyen d'une pièce métallique, avec un fil D de 0mm,2 d'épaisseur, tendu le long de la règle ;

4° Une résistance R de valeur connue (on se procure trois bobines de 10, 100, 1000 ohms) ;

5° Un récipient en terre cuite R' de 20 × 40 centimètres de base et de 30 centimètres environ de hauteur. Cette boîte est vernie et recouverte ensuite de laque asphaltique. On enchâsse, dans des rainures ménagées dans les parois, deux plaques en cuivre de 30 × 40 centimètres. L'une des faces de ces plaques est argentée, l'autre est revêtue de laque. On fixe ces plaques dans leurs rainures au moyen de laque asphaltique chaude. Avant l'usage, il convient de laver soigneusement à l'éther les surfaces argentées ;

6° Un petit téléphone qui sert à reconnaître l'existence de courants induits. Ceux-ci, en effet, traversent le téléphone quand il y a une différence de potentiel, et y donnent naissance à un bruit spécial.

On dispose les appareils d'après la figure ci-jointe ; on calcule la résistance cherchée R' d'après la formule :

$$\frac{R}{R'} = \frac{AC}{CB},$$

$$R' = R\frac{CB}{AC}.$$

R représente la résistance connue, AC et CB sont des portions du fil.

Il faut déterminer la résistance constante de la cuve, c'est-à-dire la résistance qu'elle offre lorsqu'elle est remplie d'un liquide de résistance $= 1$; quand il s'agit d'un parallélipipède, on détermine la distance l des pôles et leur surface q, et on applique la formule :

$$\frac{l}{q}$$

En supposant que la distance entre les pôles soit de 20 centimètres et leur surface de 20×40 centimètres, la résistance constante de la cuve sera $\frac{20}{800} = 0,025$.

D. ***Calcium***. — *a*. **Méthode pondérale**. — On mesure exactement 500, 1000 ou 2000 centimètres cubes d'eau, on acidule légèrement au moyen d'acide chlorhydrique, et on évapore dans une capsule ou dans un grand vase de Berlin jusqu'au volume de 100 à 150 centimètres cubes. On additionne le liquide de chlorure d'ammonium et d'ammoniaque jusqu'à réaction alcaline franche ; on soumet à l'ébullition ; il se forme un précipité qui peut renfermer de l'acide silicique, de l'hydrate ferrique et de l'hydrate aluminique. On filtre, on lave le précipité à l'eau chaude, on reçoit le filtrat et les eaux de lavage dans un vase de Berlin. On chauffe le liquide, on l'additionne d'une solution chaude d'oxalate d'ammonium. Il se forme un précipité blanc d'oxalate de calcium ; on continue à faire bouillir quelques minutes, on abandonne au repos jusqu'à ce que le précipité se soit déposé ; on verse la partie limpide surnageante sur un filtre, on lave plusieurs fois par décantation au moyen d'eau chaude ; enfin on fait tomber le précipité sur le filtre en le chassant avec de l'eau chaude. On enlève les particules qui restent adhérentes aux parois du vase au moyen d'une baguette de verre garnie d'un bout de tube en caoutchouc. On lave le précipité au moyen d'eau chaude jusqu'à ce que le filtrat ne précipite plus par le nitrate d'argent en présence d'acide nitrique. Le filtrat et les eaux de lavage sont mis en réserve pour servir ultérieurement au dosage du magnésium. On dessèche le filtre et son contenu dans l'étuve à 100°. On détache l'oxalate calcique autant que possible du filtre, on l'introduit dans un creuset en platine taré, on incinère le filtre dans la spirale du fil de platine, on ajoute les cendres à l'oxalate contenu dans le creuset, on chauffe ce dernier au chalumeau, on laisse refroidir dans l'exsiccateur, on pèse. Comme l'oxyde de calcium absorbe facilement l'humidité et l'acide carbonique de l'air, les pesées doivent être faites rapidement. On répète les calcinations jusqu'à constance de poids. En soustrayant la tare du creuset du poids total, on obtient, par cette opération, le calcium sous forme d'oxyde (CaO).

b. **Méthode titrimétrique de Mohr**. — Ce procédé repose sur le principe suivant : pour précipiter les sels calciques d'une eau, on utilise un volume mesuré, en excès, d'une solution d'acide oxalique d'une valeur connue, et on titre l'excès d'acide oxalique au moyen d'une solution de permanganate potassique.

On introduit 100 centimètres cubes de l'eau à analyser dans un matras jaugé de 300 centimètres cubes ; on ajoute 25 centimètres cubes d'une solution $\frac{N}{10}$ d'acide oxalique (pour les eaux très dures, 50 centimètres cubes), puis, goutte à goutte, de l'ammoniaque jusqu'à réaction alcaline, et on chauffe le mélange à l'ébullition pour agréger le précipité d'oxalate calcique. Afin de hâter le refroidissement, on plonge le matras dans l'eau froide; après refroidissement, on complète le volume au moyen d'eau distillée jusqu'au trait de jauge, on agite et on verse le mélange sur un filtre sec à plis ; on recueille le filtrat dans un vase sec ; quelquefois les premières portions passent troubles, on les reverse sur le filtre jusqu'à ce qu'elles s'écoulent limpides.

On prélève 200 centimètres cubes du filtrat, on les introduit dans un matras de 500 à 600 centimètres cubes de capacité, on ajoute 10 à 15 centimètres cubes d'acide sulfurique concentré, et on porte le mélange à la température de 60° à 70°. On laisse couler d'une burette une solution normale-décime approximative de permanganate de potassium, dont on connaît la valeur par rapport à la solution $\frac{N}{10}$ d'acide oxalique, jusqu'à obtention d'une coloration rose persistante.

Si on a employé trop peu d'acide sulfurique ou si on a chauffé à une température trop basse, il se précipite des flocons bruns d'oxyde de manganèse, ce qu'il faut éviter soigneusement.

Calcul. — Puisque, des 300 centimètres cubes de liquide, on n'en a utilisé que 200, on doit multiplier par 1,5 le nombre de centimètres cubes de permanganate employés.

Nous avons vu dans le chapitre de la titrimétrie (page 82) comment on détermine le titre exact de la solution de permanganate.

1 centimètre cube de la solution $\frac{N}{10}$ d'acide oxalique contient

$0^{gr},006255$ d'acide oxalique et correspond à $0^{gr},002779$ de CaO; en effet :

$$\underset{\substack{55,58\\27,79}}{CaO} + \underset{\substack{125,1\\62,55}}{H^2C^2O^4.2H^2O} = CaC^2O^4 + 3H^2O.$$

Les 25 centimètres cubes d'acide oxalique employés représentent donc exactement la quantité d'acide oxalique nécessaire pour précipiter $0^{gr},069$ CaO (et, si l'on a employé 50 centimètres cubes, ils représentent la quantité nécessaire pour précipiter $0^{gr},138$ CaO).

EXEMPLE. — Supposons que, dans la détermination du titre, nous ayons employé 27 centimètres cubes de solution de $K^2Mn^2O^8$ pour réagir avec les 25 centimètres cubes d'acide oxalique $\frac{N}{10}$; nous pouvons dire qu'ils correspondent à $0^{gr},069$ CaO.

Supposons, d'un autre côté, que nous ayons utilisé $7^{cc},15$ de solution de $K^2Mn^2O^8$ dans l'analyse de l'eau qui a nécessité l'emploi de 25 centimètres cubes d'acide oxalique $\frac{N}{10}$; nous devrons multiplier ce nombre par 1,5 :

$$7,15 \times 1,5 = 10^{cc},7.$$

La différence $27 - 10,7 = 16^{cc},3$ représente le nombre de centimètres cubes de $K^2Mn^2O^8$ qui réagiraient avec l'acide oxalique contenu dans le précipité d'oxalate calcique.

La teneur de l'eau en oxyde calcique sera donc donnée par la relation :

$$27 : 16,3 = 0,069 : x.$$

$$x = \frac{16,3 \times 0,069}{27}.$$

E. ***Magnésium***. — **Méthode pondérale**. — On utilise le liquide séparé du précipité d'oxalate calcique dans le procédé de dosage du calcium par la méthode pondérale. On y ajoute de l'ammoniaque en léger excès, on le mélange avec un volume suffisant d'une dissolution de phosphate de sodium, on agite en ayant soin de ne pas toucher les parois du verre avec l'agitateur (autrement, partout où la paroi serait frottée par la baguette en verre, le sel s'attacherait avec tant de force qu'il serait difficile de l'enlever) ; on abandonne le vase couvert dans un endroit pas trop chaud pendant douze heures. On verse le précipité sur un filtre et on enlève les parcelles adhérentes aux parois du vase au moyen d'une baguette en verre munie d'un bout de tube en caoutchouc. Quand le précipité est égoutté, on le lave avec un mélange de trois parties d'eau et d'une partie d'ammoniaque de densité 0,96, et cela jusqu'à ce que quelques gouttes du liquide qui passe ne se troublent plus quand on les additionne d'acide nitrique et de nitrate d'argent. Après dessiccation complète, on met le précipité dans un creuset en porcelaine que l'on couvre et que l'on chauffe assez longtemps, d'abord à une chaleur modérée, puis au rouge. Le filtre, débarrassé autant que possible du précipité, est brûlé dans la spirale de platine ; on jette les cendres dans le creuset, on chauffe encore une fois au rouge, on laisse refroidir dans l'exsiccateur et on pèse. Si le pyrophosphate magnésique n'était pas tout à fait blanc, on l'humecterait avec quelques gouttes d'acide nitrique, on ferait évaporer et l'on chaufferait de nouveau le résidu, avec précaution au commencement.

Soit P le poids de pyrophosphate magnésique trouvé ; on pose l'équation :

$$\underset{221,06}{Mg^2P^2O^7} : \underset{2 \times 40,06}{2\,MgO} = P : x.$$

$$x = 0,362.$$

Donc, pour obtenir le nombre de milligrammes d'oxyde de magnésium (MgO), on multiplie par 0,362 le poids trouvé P de pyrophosphate de magnésium ($Mg^2P^2O^7$).

F. ***Dureté des eaux***. — On entend par *dureté d'une eau* la propriété que lui communique une plus ou moins grande quantité de sels de chaux ou de magnésie.

En Allemagne, un degré de dureté correspond à une partie de chaux (oxyde de calcium, CaO) dans 100000 parties d'eau, tandis qu'en France il correspond à une partie de carbonate de calcium ($CaCO^3$) dans la même quantité d'eau.

Un degré de dureté anglais indique une partie de carbonate de calcium dans 70000 parties d'eau (ou 1 grain $= 0^{gr},648$ dans 1 gallon $= 4^{lit},543$). Par conséquent :

1° de dureté	allemand = 1°,25	de dureté	anglais = 1°,79	de dureté	français.
1°	— français = 0°,56	—	allemand = 0°,7	—	anglais.
1°	— anglais = 1°,43	—	français = 0°,8	—	allemand.

La dureté dont il vient d'être question est appelée *dureté totale*.

Si l'on fait bouillir l'eau pendant un certain temps, l'acide carbonique à demi combiné se dégage ; les bicarbonates sont transformés en monocarbonates et en majeure partie précipités.

Une partie du carbonate de calcium ne se sépare pas ; cette portion, avec les nitrates, les sulfates et les chlorures des métaux alcalino-terreux, communique à l'eau une dureté autre que la précédente ; on la désigne sous le nom de *dureté permanente*.

La différence entre la dureté totale et la dureté permanente est la *dureté temporaire*.

On peut exprimer la dureté d'une eau en effectuant des dosages de calcium et de magnésium ; dans ce cas, les parties en poids de magnésie (MgO) que l'on a trouvées doivent être transformées par le calcul en une quantité équivalente de chaux (CaO) et ajoutées au poids de la chaux. Cette conversion a lieu d'après l'équation :

$$\underset{40,06}{MgO} : \underset{55,58}{CaO} = 1 : x.$$
$$x = 1,38.$$

Les milligrammes d'oxyde de magnésium, multipliés par 1,38, donnent par conséquent un produit correspondant à l'oxyde de calcium.

Hydrotimétrie. — On emploie souvent une méthode dite *hydrotimétrique*, pour être renseigné rapidement sur la dureté d'une eau.

Méthode de Boutron et Boudet. — Elle est basée sur le fait suivant : l'addition de savon à l'eau distillée lui communique la propriété de mousser par l'agitation ; une eau ordinaire, c'est-à-dire contenant des sels minéraux, ne mousse, dans les mêmes conditions, que lorsque tous les sels calciques ou magnésiques ont été précipités par la solution savonneuse. Il ne faut pas oublier qu'en dehors des sels calciques ou magnésiques d'autres éléments de l'eau peuvent agir sur la solution savonneuse : chlorure de sodium, acide carbonique, silice, alumine, fer.

On commence par préparer une solution titrée de savon, dite *liqueur hydrotimétrique* ; à cet effet, on dissout à l'ébullition 100 grammes de savon amygdalin sec dans 1 600 grammes d'alcool à 90° ; on filtre pour séparer les matières insolubles, et l'on ajoute au liquide filtré 1000 centimètres cubes d'eau distillée.

On détermine le titre de la solution ainsi obtenue, à l'aide d'une solution titrée de chlorure de calcium contenant $0^{gr},25$ de ce sel par litre. On verse 40 centimètres cubes de la solution de chlorure de calcium dans le *flacon hydrotimétrique* (fig. 96) : c'est une fiole d'environ 60 centimètres cubes de capacité, portant à partir du bas quatre traits de jauge correspondant à 10, 20, 30, 40 centimètres cubes. Puis, à l'aide de la *burette* dite *hydrotimétrique*, on fait tomber goutte à goutte la liqueur de savon en agitant fortement de temps à autre. Cette agitation détermine la formation d'une mousse dont les bulles crèvent d'abord immédiatement ; à un certain moment, les bulles, plus fines et plus abondantes qu'au début, formant au-dessus du liquide une couche d'environ 1 centimètre, persistent pendant plusieurs minutes sans crever. Quand cette limite est atteinte, on cesse de verser la solution savonneuse.

La burette hydrotimétrique (fig. 97) est graduée comme suit : au-dessus du zéro se trouve un trait supplémentaire placé de telle sorte que l'espace compris entre ce trait et le zéro correspond au très petit volume de solution de savon nécessaire pour donner une mousse

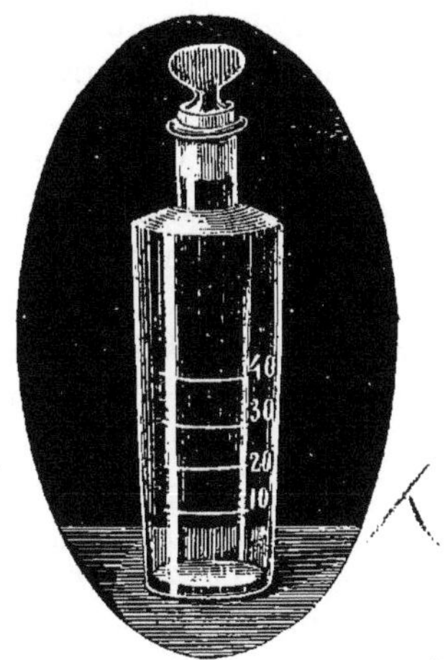

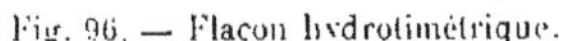

Fig. 96. — Flacon hydrotimétrique.

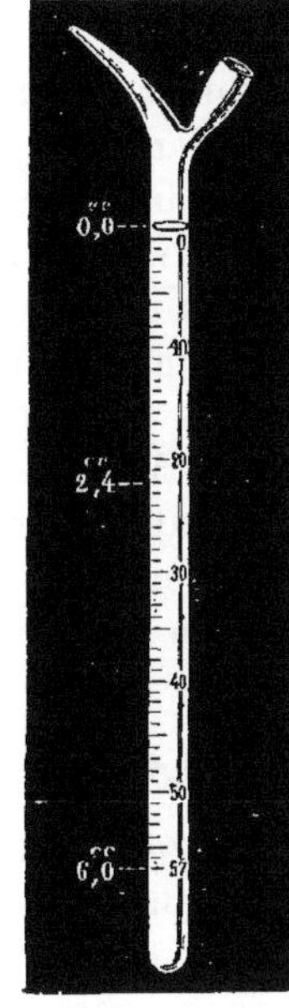

Fig. 97. — Burette hydrotimétrique.

persistante avec 40 centimètres cubes d'eau distillée. A partir du zéro, un espace de $2^{cc},4$ est divisé en 23 parties égales, et les divisions se poursuivent jusqu'au bas.

Si la solution de savon était exacte, la mousse persistante, avec les 40 centimètres cubes de solution de chlorure de calcium contenant $0^{gr},01$ de $CaCl^2$, se produirait avec 22 divisions de la burette, plus la division supplémentaire au-dessus du zéro. Mais la liqueur de savon, préparée comme il a été dit, est un peu trop concentrée ; on y ajoute donc une proportion d'eau calculée pour obtenir le résultat cherché. Les divisions de la burette marquent alors les degrés hydrotimétriques (degrés français).

On mesure le degré hydrotimétrique de l'eau à examiner, en opérant sur 40 centimètres cubes auxquels on ajoute peu à peu la liqueur de savon jusqu'à production de la mousse persistante. Les divisions lues sur la burette correspondent aux degrés hydrotimétriques. Si la proportion de sels magnésiques ou calciques est grande, la mousse se fait mal, par suite de la production de grumeaux abondants qui se forment à la surface. Il convient, dans ce cas, d'opérer sur l'eau additionnée de 1, de 2 ou même de 3 volumes d'eau distillée ; on tiendra compte de la dilution.

Pour déterminer la dureté permanente de l'eau, on en verse 100 centimètres cubes dans un ballon, et on les fait bouillir pendant une demi-heure. Quand le liquide est refroidi, on complète son volume à 100 centimètres cubes avec de l'eau distillée ; on agite bien, on filtre et, du liquide filtré, on mesure 40 centimètres cubes que l'on traite comme précédemment par la liqueur de savon.

A défaut de la burette hydrotimétrique spéciale, on peut se servir d'une burette de Mohr divisée en centimètres cubes. On dira alors que le nombre de centimètres cubes lu sur la burette, par exemple 18^{cc}.8, nécessaire pour produire une mousse persistante avec 40 centimètres cubes de solution de chlorure calcique, correspond à 22 degrés hydrotimétriques. Dès lors 1 centimètre cube de liqueur de savon correspond à $\frac{22}{18,8} = 1,17$ degré hydrotimétrique.

La méthode hydrotimétrique n'est pas à l'abri de reproches au point de vue de son principe ; en ce qui concerne l'exécution, il y a lieu d'observer que le terme de la réaction n'est pas d'une grande netteté. Cette méthode ne pourra donc être employée que pour effectuer rapidement des déterminations qui ne réclament pas une grande exactitude. Il est préférable de doser séparément les métaux alcalino-terreux et d'exprimer l'oxyde calcique et l'oxyde magnésique en milligrammes par litre.

G. ***Essai alcalimétrique.*** — **Méthode de Bonjean.** — E. Bonjean détermine l'alcalinité des eaux en se servant d'une solution titrée d'acide sulfurique en présence d'orange de méthyle comme indicateur.

On vérifie d'abord la sensibilité du réactif colorant ; s'il y a lieu, on le neutralise par l'addition de quelques gouttes d'une solution alcaline très étendue ; il faut qu'il vire au rouge sous l'influence des moindres traces d'acide.

Par un essai avec 250 à 500 centimètres cubes d'eau distillée additionnée de réactif en quantité connue, on doit déterminer quel est le volume d'acide nécessaire pour obtenir le changement de teinte, volume qui varie un peu selon les opérateurs, et qui sera retranché du chiffre trouvé dans l'essai réel.

On opère de même sur 250 à 500 centimètres cubes de l'eau à étudier, additionnés de 2 ou 3 gouttes de solution colorante ; on verse l'acide titré jusqu'à coloration rose. Bonjean exprime les résultats soit en acide sulfurique, soit en carbonate de calcium. On peut se servir, pour cet essai, de la solution normale-décime d'acide sulfurique, dont 1 centimètre cube contient 0gr,004867 H^2SO^4 et correspond à 0gr,0049625 $CaCO^3$.

II. ***Ammoniaque***. — **Méthode de Frankland et Armstrong**. — On mélange, dans une éprouvette cylindrique fermée au moyen d'un bouchon rodé à l'émeri, 300 centimètres cubes de l'eau à analyser avec 2 centimètres cubes d'une solution de carbonate sodique (54 p. 100) et 1 centimètre cube d'une solution d'hydrate sodique (50 p. 100). On agite et on abandonne au repos. Lorsque le précipité des carbonates alcalino-terreux s'est déposé, on mesure 100 centimètres cubes du liquide limpide surnageant, dans une éprouvette cylindrique en verre incolore qui porte un point de repère indiquant le volume de 100 centimètres cubes; on ajoute 1 centimètre cube du réactif de Nessler et on observe la réaction produite. Si le liquide se colore en rouge foncé, il convient de prélever un nouveau volume (5, 10, 20, 25, 50 centimètres cubes) du liquide limpide surnageant le dépôt des carbonates alcalino-terreux, et de le diluer avec de l'eau distillée à 100 centimètres cubes, de telle façon que 1 centimètre cube du réactif de Nessler ne détermine plus qu'une coloration jaune. On compare la teinte réalisée dans l'eau mise en expérience avec les teintes d'une échelle colorimétrique préparée de la façon suivante :

Dans quatre éprouvettes cylindriques en verre incolore, identiques à la précédente, on introduit 100 centimètres cubes d'eau distillée exempte d'ammoniaque et des volumes croissants (0cc,2 à 2 centimètres cubes) d'une solution de chlorure d'ammonium contenant par centimètre cube 0mgr,05 d'ammoniaque (1). On mélange avec une baguette en verre, on ajoute dans chacune des éprouvettes 1 centimètre cube du réactif de Nessler, on agite encore ; on place les éprouvettes sur une feuille de papier blanc et on compare les teintes en observant les colonnes liquides de haut en bas.

Comme on connaît la quantité d'ammoniaque qui se trouve dans chacune des solutions constituant l'échelle, on peut calculer facile-

(1) On pèse exactement 3gr,137 de chlorure d'ammonium pur qu'on dissout dans de l'eau, et on complète le volume à 1 litre. Pour les besoins de l'analyse, on prélève 50 centimètres cubes de cette solution et on les dilue à 1 litre. Un centimètre cube de cette solution renferme 0mgr,05 de NH^3.

ment la teneur en ammoniaque de l'échantillon soumis à l'analyse.

Pour que la méthode donne des résultats exacts, il faut que la teneur de l'eau en ammoniaque soit comprise entre 0gr,005 et 0mgr,1 par 100 centimètres cubes.

1. *Fer.* — *a.* **Méthode titrimétrique**. — Elle repose sur le principe suivant : si, dans une solution d'un sel ferreux contenant un excès d'acide, on introduit du permanganate de potassium, celui-ci est réduit et le sel ferreux est oxydé à l'état de sel ferrique :

$$5\,Fe^2(SO^4)^2 + K^2Mn^2O^8 + 9\,H^2SO^4 = 5\,Fe^2(SO^4)^3 + 2\,KHSO^4 + Mn^2(SO^4)^2 + 8\,H^2O.$$

Il faut opérer en solution sulfurique ; si la solution renferme de l'acide chlorhydrique, celui-ci agit sur le permanganate :

$$K^2Mn^2O^8 + 16\,HCl = 2\,KCl + Mn^2Cl^4 + 8\,H^2O + 10\,Cl,$$

et le chlore formé peut se dégager en partie sans agir sur le sel ferreux.

On introduit la solution sulfurique du sel de fer dans un ballon fermé au moyen d'un bouchon muni d'une soupape de Bunsen (1). On ajoute quelques fragments de zinc pur en larmes, exempt de fer. On abandonne la préparation jusqu'à ce que la solution soit devenue incolore ; on peut s'assurer que tout le fer est à l'état ferreux en ajoutant à une goutte du liquide placée sur une plaque de porcelaine blanche un peu de solution de sulfocyanure d'ammonium ; il ne doit pas se produire de coloration rouge.

Lorsque la réduction est terminée, on décante la liqueur dans un vase de Berlin ou, mieux, dans un matras, en ayant soin de laver convenablement le ballon à l'eau distillée, privée d'air. Le zinc laisse parfois un résidu floconneux qui peut agir sur le permanganate ; on l'élimine en filtrant rapidement la liqueur sur un petit tampon de laine de verre. On ajoute encore une vingtaine de centimètres cubes d'acide sulfurique dilué, et on laisse couler goutte à goutte une solution titrée $\frac{N}{10}$ de permanganate de potassium jusqu'à teinte rose persistante.

(1) *Soupape de Bunsen :* Dans l'ouverture du bouchon qui surmonte le ballon passe un tube à dégagement sur lequel est chaussé un morceau de tube en caoutchouc à parois épaisses, fermé à l'extrémité supérieure par un fragment de baguette en verre. Le tube en caoutchouc porte, au milieu, une petite fente longitudinale, à parois nettes ; on obtient cette dernière en introduisant une lame de canif bien affilée dans le tube mouillé et, en appuyant sur une planchette, on fend le caoutchouc de l'intérieur vers l'extérieur.

Un centimètre cube de solution $\frac{N}{10}$ de $K^2Mn^2O^8$ correspond à $0^{gr},00555$ Fe. On peut se servir aussi d'une solution de permanganate de potassium dont on détermine le titre fer comme nous l'avons indiqué à propos de la titrimétrie (Voy. *Première partie*).

b. **Méthode colorimétrique**. — On mesure dans une capsule 200 à 500 centimètres cubes de l'eau à examiner et on y ajoute quelques cristaux de chlorate de potassium et 1 centimètre cube d'acide chlorhydrique concentré ; on réduit le volume jusqu'à 50 centimètres cubes environ ; on peut être certain alors que les combinaisons ferreuses sont transformées complètement en combinaisons ferriques et que la liqueur ne contient plus de chlore en excès; on complète son volume avec de l'eau distillée jusqu'à 100 centimètres cubes ; selon la proportion de fer, on utilise ce volume tout entier ou mieux une partie seulement — ce qui permet de faire plusieurs essais — pour l'analyse colorimétrique ; on peut exécuter cette dernière de deux manières différentes :

Volumes égaux. — On introduit les 100 centimètres cubes dont il vient d'être question (ou une partie seulement, qu'on complète alors jusqu'à 100 centimètres cubes) dans une éprouvette cylindrique en verre incolore qui porte un point de repère indiquant le volume de 100 centimètres cubes. Dans trois autres éprouvettes identiques, on introduit 2, 3 et 4 centimètres cubes d'une solution titrée d'un sel ferrique qui contient par centimètre cube $0^{mgr},1$ de fer (1); dans chacun de ces trois cylindres, on introduit encore $0^{cc},5$ d'acide chlorhydrique concentré et on verse de l'eau distillée jusqu'à la marque 100. A chacune des quatre préparations on ajoute 1 centimètre cube d'une solution de sulfocyanure d'ammonium ; on agite le contenu de chacune des éprouvettes au moyen d'une baguette en verre, on place les vases sur une feuille de papier blanc et, en regardant la colonne liquide par le haut, on compare la teinte de l'eau à analyser avec un des types de l'échelle. Si la comparaison n'est pas possible, on prépare une nouvelle échelle avec de nouvelles quantités, convenablement choisies, de la solution titrée de fer, jusqu'à ce que, par tâtonnement, on trouve un type qui présente la même nuance que l'eau à examiner. Ces deux liquides contiennent alors la même proportion de fer qu'il est facile d'évaluer, puisque la solution

(1) On pèse exactement $0^{gr},9001$ d'alun de fer pur [sulfate ferrico-potassique, $Fe^2(SO^4)^3 + K^2SO^4 + 24H^2O$]. On dissout cette quantité dans de l'eau distillée, on ajoute un peu d'acide chlorhydrique et on complète le volume à 1 litre.

titrée du sel ferrique est telle que 1 centimètre cube contient $0^{mgr},1$ de fer.

Volumes inégaux. — On se sert de deux *éprouvettes de Hehner* représentées par la figure 98. Ce sont des éprouvettes graduées de 105 centimètres cubes de capacité munies inférieurement d'un robinet et fixées dans un support métallique.

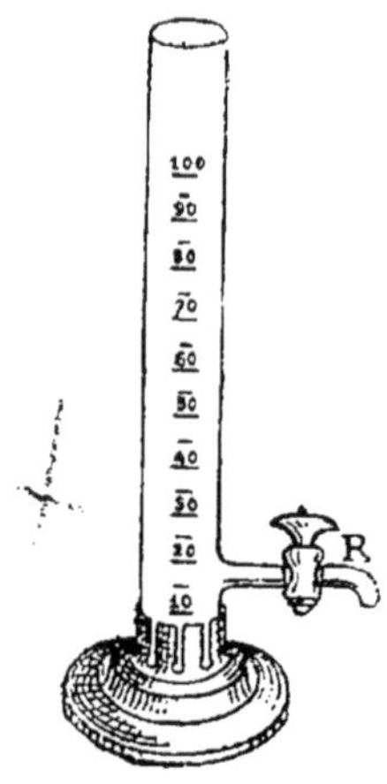

Fig. 98. — Éprouvette de Hehner.

Dans l'une des éprouvettes on introduit, suivant que l'eau à analyser est pauvre ou riche en fer, 1 à 5 centimètres cubes de la solution titrée d'alun de fer dont la préparation a été indiquée plus haut; on ajoute $0^{cc},5$ d'acide chlorhydrique concentré et on complète le volume jusqu'à 100 centimètres cubes au moyen d'eau distillée.

On introduit l'échantillon d'eau à analyser avec $0^{cc},5$ d'acide chlorhydrique concentré dans la deuxième éprouvette, en faisant en sorte que son volume occupe 100 centimètres cubes.

A chacun des deux cylindres, on ajoute 1 centimètre cube de solution de sulfocyanure d'ammonium, on agite avec une baguette en verre, on enlève les éprouvettes de leurs supports, on les place sur une surface blanche, on observe les colonnes liquides de haut en bas, suivant leur axe. On laisse écouler par le robinet la solution la plus colorée jusqu'à ce que l'on obtienne deux nuances identiques. On note le volume restant ; comme on connaît la quantité de fer qui existe dans le volume du mélange-type auquel on compare l'autre liqueur, un calcul très simple permet d'évaluer la quantité de fer qui existe dans le volume d'eau mis en expérience.

En multipliant le poids trouvé de fer par 1,28 ou $\frac{9}{7}$, on obtient la quantité correspondante d'oxyde ferreux (FeO), et l'on a le fer sous forme d'oxyde ferrique (Fe^2O^3) en multipliant ce même poids par 1,43 ou $\frac{10}{7}$.

J. ***Chlorures***. — *a*. **Méthode pondérale**. — On concentre 500 à 1000 centimètres cubes de l'eau à analyser jusqu'au volume de 100 à 150 centimètres cubes. On acidule le liquide au moyen d'acide nitrique et on filtre. Au filtrat on ajoute une solution de nitrate d'argent, on chauffe au bain-marie en agitant vivement pour agglutiner le précipité de chlorure d'argent formé; on laisse ce précipité se déposer, puis on filtre à l'abri des rayons solaires. On lave le précipité, d'abord avec de l'eau chaude additionnée d'un peu d'acide nitrique, puis avec de l'eau chaude pure. On sèche le filtre à l'étuve, on fait tomber son contenu sur un verre de montre, on brûle le filtre dans la spirale de platine, on reçoit les cendres dans un creuset en porcelaine taré ; comme, sous l'influence de la cellulose, il s'est formé de l'argent réduit, il convient d'humecter les cendres avec une ou deux gouttes d'acide nitrique pour dissoudre à nouveau le métal; après avoir ajouté quelques gouttes d'acide chlorhydrique, on évapore à sec. Le chlorure d'argent, qui avait été mis à part sur un verre de montre, est introduit dans le creuset et on chauffe avec précaution jusqu'à commencement de fusion ; on laisse refroidir dans l'exsiccateur et on pèse. On obtient de cette façon le poids de chlorure d'argent :

$$Cl : AgCl = 35,18 : 142,29.$$

Pour obtenir la quantité de Cl, on multiplie le poids de AgCl trouvé par le facteur 0,247.

Le dosage du chlore sera effectué par cette méthode lorsqu'une grande précision est nécessaire. La méthode suivante, suffisamment exacte pour les besoins courants, permet d'opérer plus rapidement.

b. **Méthode titrimétrique de Mohr.** — On mesure, dans un vase de Berlin, 50 ou 100 centimètres cubes de l'eau à analyser, on l'additionne de quelques gouttes d'une solution neutre de chromate de potassium jusqu'à ce qu'elle ait pris une teinte jaune-citron. D'une burette, on laisse arriver goutte à goutte, et en agitant le mélange, une solution titrée normale-décime de nitrate d'argent :

$$NaCl + AgNO^3 = AgCl + NaNO^3.$$
$$K^2CrO^4 + 2AgNO^3 = Ag^2CrO^4 + 2KNO^3.$$

Le chlorure d'argent ainsi que le chromate d'argent sont insolubles; le chlorure est blanc, le chromate est rouge ; mais, aussi longtemps qu'il y a un chlorure en solution, le chromate d'argent, au fur et à mesure de sa formation, est transformé en chlorure argentique selon la formule suivante :

$$Ag^2CrO^4 + 2NaCl = Na^2CrO^4 + 2AgCl.$$

A partir du moment où tous les chlorures solubles ont été combinés à l'argent, le chromate d'argent se précipite et communique au liquide une légère teinte rosée. On s'arrête au moment où cette teinte rose persiste.

Un centimètre cube de la solution $\frac{N}{10}$ de nitrate d'argent correspond à 0gr,003518 Cl ou à 0gr,005806 NaCl ; en effet :

$$\underbrace{AgNO^3}_{168,68} + \underbrace{Na\overset{35,18}{Cl}}_{58,06} = AgCl + NaNO^3.$$

Il convient de ne pas perdre de vue que le dosage d'après ce procédé doit être effectué en solution neutre. La méthode de Mohr ne fournit plus de résultats certains lorsqu'on a affaire à des eaux qui renferment moins de 0gr,025 de Cl par litre. Dans ce cas, on opère sur un volume plus considérable que l'on concentre.

K. ***Sulfates***. — Un volume convenable d'eau légèrement acidulée avec de l'acide chlorhydrique est chauffé jusqu'à ébullition ; 200 à 300 centimètres cubes suffisent en général ; s'il n'y a que peu de sulfates, on concentre à petit volume une quantité plus considérable d'eau. On ajoute un léger excès de solution chaude de chlorure de baryum. On laisse le précipité se déposer ; après une ou deux heures, on fait passer le liquide limpide à travers un filtre, on lave par décantation, trois ou quatre fois, le précipité au moyen d'eau distillée bouillante ; on fait finalement tomber le sulfate de baryum sur le filtre et on continue à le laver à l'eau bouillante jusqu'à ce que les eaux de lavage ne renferment plus aucune trace de chlorures.

On dessèche le filtre et son contenu à l'étuve à 100°, on détache le précipité du filtre et on le met en réserve ; on incinère le filtre dans une spirale de platine ; aux cendres, introduites dans un creuset taré, on ajoute le précipité de sulfate de baryum mis en réserve, on calcine le creuset pendant dix minutes sur une flamme de Bunsen, on laisse refroidir dans l'exsiccateur, on pèse :

$$BaSO^4 : SO^3 = 231,74 : 79,46.$$

On exprime le résultat de l'analyse en anhydride sulfurique (SO^3) ; à cet effet, on multiplie le poids de sulfate de baryum trouvé par le facteur 0,342.

L. ***Nitrites***. — *a*. **Méthode titrimétrique de Feldhaus-Kubel**. — Cette méthode repose sur la réaction suivante : si on traite par le permanganate de potassium une solution diluée d'un nitrite, acidulée par l'acide sulfurique, l'acide nitreux est transformé en acide nitrique, et le permanganate est réduit à l'état de sel manganeux et par conséquent décoloré :

$$5N^2O^3 + 2K^2Mn^2O^8 + 8H^2SO^4 = 5N^2O^5 + 4KHSO^4 + 4MnSO^4 + 8H^2O.$$
$$5 \times 75,5 \qquad 2 \times 313,9$$

Il convient d'opérer par titrage en retour, parce que l'acide nitreux se réduit aisément à l'état d'oxyde nitrique ; pour ce motif, on ajoute à la solution neutre du nitrite un excès de solution titrée de permanganate, puis on rend acide et on titre l'excès de permanganate au moyen du sulfate ferroso-ammonique [sel de Mohr : $FeSO^4(NH^4)^2 + 6H^2O$].

La relation énoncée ci-dessus permet d'admettre que, si nous nous servons d'une solution $\frac{N}{100}$ exacte de $K^2Mn^2O^8$, chaque centimètre cube de cette solution correspond à 0gr,00018 de N^2O^3.

Il n'est pas nécessaire d'employer une solution exactement $\frac{N}{100}$ de $K^2Mn^2O^8$; il suffit de connaître sa valeur par rapport à la solution $\frac{N}{100}$ de sel de Mohr ; supposons que N centimètres cubes de la solution de permanganate correspondent à 10 centimètres cubes de solution $\frac{N}{100}$ de sel de Mohr, ou à 0gr,0018 N^2O^3, nous pouvons dire que 1 centimètre cube de solution de permanganate correspond à $\frac{0,0018}{N}$ gramme N^2O^3.

On mesure dans un matras 100 centimètres cubes de l'eau à analyser et on y ajoute un excès de la solution de permanganate (5, 10, 20 centimètres cubes, suivant le cas), puis 5 centimètres cubes d'acide sulfurique (1 + 3); on agite et, à ce liquide rouge, on ajoute aussitôt un volume exactement mesuré de la solution de sel de Mohr.

On veillera à ce que la température ne soit pas inférieure à 15° et ne dépasse pas 25°.

On retranche du volume total de la solution de permanganate employé le volume de solution de fer ajouté ; la différence représente le volume de la solution de permanganate qui a oxydé l'acide nitreux; puisque 1 centimètre cube de la solution de permanganate correspond à 0gr,00018 N^2O^3, on n'a qu'à multiplier cette différence par le facteur 0,00018 pour obtenir la quantité de N^2O^3 contenue dans les 100 centimètres cubes d'eau soumis à l'essai.

On emploie de préférence cette méthode lorsque la proportion des matières organiques contenues dans une eau n'est pas très élevée. Des proportions inférieures à 0mgr.1-0mgr.2 N^2O^3 pour 100 centimètres cubes d'eau ne peuvent plus être déterminées par ce moyen; il faut alors avoir recours à un des nombreux procédés colorimétriques qui ont été préconisés, quoique ces procédés ne soient pas aussi exacts.

b. **Méthode colorimétrique de Trommsdorff.** — Elle est basée sur la coloration qui se manifeste dans l'eau renfermant de l'acide nitreux, lorsqu'on y ajoute une solution d'iodure de zinc ou de cadmium amidonnée.

Les réactifs suivants sont nécessaires :

1° Une solution d'iodure de cadmium amidonnée.

2° Une solution titrée de nitrite de potassium, dont 1 centimètre cube = 0mgr,01 N^2O^3 (Voy. *Préparation des solutions titrées*, page 84).

Volumes égaux. — On verse 100 centimètres cubes de l'eau à analyser dans une éprouvette cylindrique en verre incolore dont les dimensions sont telles que la colonne liquide occupe une hauteur de 20 centimètres environ; on ajoute 1 centimètre cube d'acide sulfurique dilué (1 + 3), puis 2 centimètres cubes de la solution d'iodure de cadmium amidonnée; on mélange en se servant d'une baguette en verre; si une coloration bleu intense se produisait immédiatement, il faudrait diluer l'eau et tenir compte de la dilution. On dispose aussitôt, l'une à côté de l'autre, quatre éprouvettes identiques à la première, on verse dans chacune d'elles 100 centimètres cubes d'eau distillée et on ajoute 1, 2, 3, 4 centimètres cubes de la solution titrée de nitrite de potassium. Après avoir ajouté les deux réactifs dans les mêmes proportions que précédemment, on compare entre elles, au bout de cinq minutes, les cinq éprouvettes, en observant les colonnes de haut en bas, les vases étant placés sur une surface blanche. Si la teinte déterminée dans l'eau à analyser est plus faible que le type contenant 0mgr,01 de N^2O^3, on prépare une nouvelle échelle contenant 0cc,2, 0cc,4, 0cc,6, 0cc,8 de solution titrée de nitrite. Si la teinte est comprise entre celles des types contenant 0mgr,01 et 0mgr,02, on prépare une échelle contenant 1cc,2, 1cc,4, 1cc,6 et 1cc,8 de solution titrée de nitrite, et ainsi de suite. Lorsque la teinte de l'eau à analyser est plus foncée que celle du type renfermant 0mgr,04 de N^2O^3, il convient d'opérer sur des dilutions préparées avec l'eau distillée. On procédera rapidement, de façon à produire la coloration bleue autant que possible au même moment dans les solutions types et dans l'eau à analyser.

Le calcul ne présente aucune difficulté : en effet, celle des éprouvettes servant de terme de comparaison qui offre la même intensité de coloration que celle dans laquelle se trouve l'eau soumise à l'essai indique la teneur en N^2O^3 pour 100 centimètres cubes d'eau; 1, 2, 3 ou 4 centimètres cubes de solution de nitrite de sodium correspondent à 1, 2, 3 ou 4 centièmes de milligramme de N^2O^3.

Volumes inégaux. — En se servant des mêmes réactifs, on peut également opérer sur des volumes inégaux dans des éprouvettes de Helmer. On conduit les opérations exactement comme nous l'avons indiqué à propos du dosage colorimétrique du fer.

Il faut toujours éviter, lorsqu'on se sert de cette méthode, la lumière solaire directe qui met de l'iode en liberté; d'un autre côté, les sels ferriques et, dit-on, les matières organiques exercent une action sur l'iodure de cadmium; pour ce motif, on a conseillé de précipiter préalablement le fer en ajoutant un alcali.

M. ***Nitrates***. — **Méthode de Marx-Trommsdorff**. — Elle nécessite l'emploi des réactifs suivants :

1° Solution de nitrate potassique contenant 1gr,871 de ce sel par litre; 1 centimètre cube de cette solution contient 0gr,001 d'anhydride nitrique (N^2O^5).

2° Solution d'indigo. On introduit progressivement, et en ayant soin de remuer, une partie de bleu d'indigo du commerce dans 20 parties d'acide sulfurique concentré; pour éviter que le mélange ne s'échauffe, il est bon de plonger dans l'eau froide le vase dans lequel on fait le mélange; sans cette précaution, une partie de la matière colorante est détruite. Après vingt-quatre heures de repos, on verse la liqueur bleue dans 40 fois son volume d'eau distillée, on mélange et on filtre. Pour l'usage, on étend 200 centimètres cubes de cette solution concentrée à 6 litres d'eau environ. Il convient de donner à cette solution une concentration telle qu'il faille une dizaine de centimètres cubes pour décolorer 1 milligramme de N^2O^5.

Fixation du titre. — Un centimètre cube de la solution de nitrate de potassium est mélangé, dans un matras de 100 centimètres cubes de capacité environ, avec 24 centimètres cubes d'eau distillée. On y ajoute rapidement 50 centimètres cubes d'acide sulfurique concentré et on y laisse couler d'une burette, presque en même temps, la solution d'indigo jusqu'à production d'une teinte bleu verdâtre. Pendant cette opération, la température doit rester voisine de 100°. Dans un second essai effectué de la même façon, on ajoute en une fois la quantité de solution d'indigo nécessaire, moins 1 ou 2 centimètres cubes; on termine en laissant couler le réactif goutte à goutte jusqu'à coloration bleu verdâtre.

C'est le résultat fourni par cette seconde détermination qu'on utilise. On répète l'essai sur une quantité double de solution de nitrate potassique, portée à 25 centimètres cubes par addition d'eau distillée. On note le nombre de centimètres cubes de solution d'indigo nécessaires pour colorer le liquide renfermant 1 centimètre cube de solution de nitrate ou 1 milligramme de N^2O^5, et on établit le titre N^2O^5 de la solution d'indigo.

Cette solution d'indigo doit être vérifiée de temps à autre.

Analyse de l'eau. — On opère dans un ballon d'une capacité de 100 centimètres cubes, absolument comme il vient d'être exposé pour la fixation du titre, en remplaçant le mélange de solution de nitrate potassique et d'eau distillée par l'eau à essayer.

On prend d'abord 25 centimètres cubes de cette eau; mais, si elle renferme plus de 3 milligrammes d'anhydride nitrique, on recommence l'essai en opérant sur 10, sur 5, ou même quelquefois sur 2 ou sur 1 centimètre cube de l'eau à examiner, additionnés d'eau distillée jusqu'à occuper un volume de 25 centimètres cubes.

N. ***Carbonates***. — *a*. **Acide carbonique total**. — Une addition d'hydrate de calcium précipite complètement l'acide carbonique libre et l'acide carbonique demi-combiné, en formant une combinaison insoluble dans l'eau, le carbonate de calcium. Pour transformer en la même combinaison l'acide carbonique uni à des alcalis, on ajoute du chlorure de calcium, qui donne naissance à des chlorures alcalins (chlorure de sodium, de potassium), tandis que, d'un autre côté, l'acide carbonique entre en combinaison avec la chaux. Du carbonate de calcium obtenu, l'acide carbonique peut être expulsé par l'acide chlorhydrique et ensuite dosé par la méthode pondérale. Comme le carbonate de calcium n'est pas tout à fait insoluble dans les solutions étendues d'hydrate de calcium, le résultat est un peu trop faible (de 10 à 15 milligrammes de CO^2 par litre).

Mode opératoire. — Suivant que l'eau est riche ou pauvre en acide carbonique, on introduit, dans un matras de 300 centimètres cubes de capacité environ, 3 grammes, 1 gramme ou $0^{gr},5$ d'hydrate de calcium et l'on détermine le poids du ballon avec son contenu. Ce vase est maintenant rempli presque complètement avec l'eau à essayer, de préférence à la source même; à cet effet on fait usage du dispositif suivant (fig. 99).

Le matras est muni d'un bouchon en caoutchouc percé de deux trous qui sont traversés par deux tubes en verre disposés comme le montre la figure. On bouche avec le doigt l'orifice extérieur du tube *cd*, on plonge le matras dans l'eau et, soulevant le doigt, on laisse pénétrer celle-ci par le tube *ab*. Le matras est ensuite fermé hermétiquement au moyen d'un autre bouchon non percé. Une deuxième pesée fait connaître la quantité d'eau qui a été prise pour l'essai. Il va sans dire que, pour effectuer cette pesée, on enlèvera le bouchon si le matras n'en avait pas été pourvu lors de la première pesée. Pour transformer les carbonates alcalins en chlorures, on ajoute 1 centimètre cube de chlorure de calcium. Le matras bien bouché est ensuite agité fréquemment et chauffé au bain-marie pendant trente à quarante minutes, afin de faire passer le carbonate de calcium, précipité à l'état amorphe, à l'état cristallin, forme sous laquelle il se dépose plus facilement. En outre, on soulève un peu le bouchon, afin de laisser dégager l'air comprimé par la dilatation du contenu du ballon. Lorsque le carbonate de calcium s'est complètement déposé, on verse le liquide surnageant sur un filtre, jusqu'à ce qu'il n'en reste plus qu'une faible

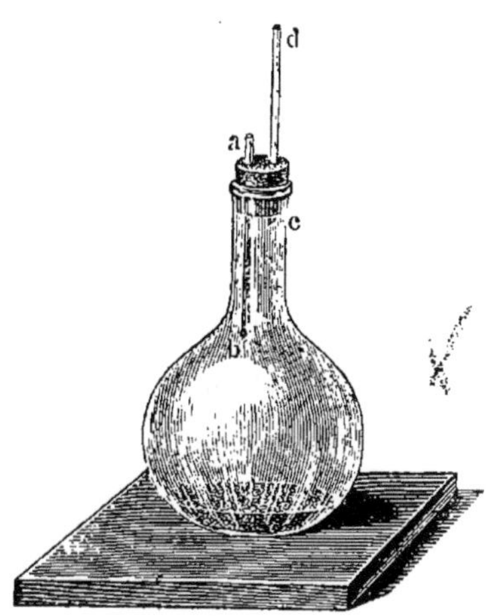

Fig. 99. — Dispositif pour le prélèvement d'un échantillon d'eau destiné au dosage de l'acide carbonique total.

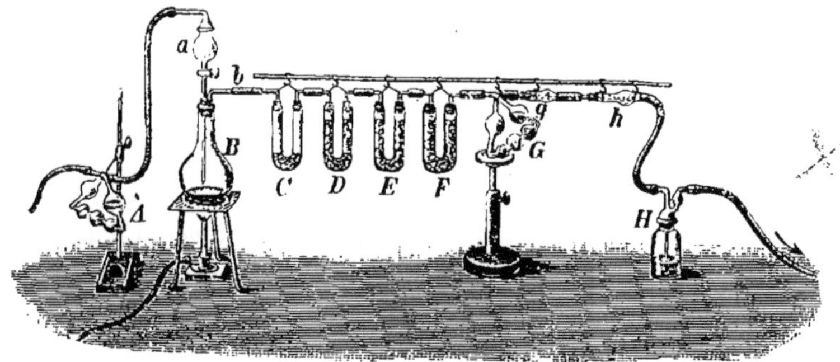

Fig. 100. — Appareil de Tiemann-Gaertner pour le dosage de l'acide carbonique dans les eaux.

quantité, et, sans laver, on jette le filtre dans le matras. A ce dernier on adapte un appareil à l'aide duquel on peut expulser l'acide carbonique de sa combinaison solide et ensuite le recueillir. La disposition de cet appareil.

dû à Tiemann-Gaertner, est représentée par la figure 100. Le ballon B contenant le précipité calcaire est muni d'un bouchon en caoutchouc percé de deux trous ; dans l'un de ces trous est fixé un entonnoir à boule *a*, auquel est suspendu l'appareil à potasse A ; dans l'autre, le tube *b* qui établit la communication avec l'autre partie de l'appareil. Les différents éléments dont cette partie est formée sont chargés de la manière suivante. Le tube en U, C, contient une petite quantité de chlorure de calcium déshydraté, afin de retenir la vapeur d'eau qui se dégage et se condense promptement ; celle qui n'a pas été fixée est absorbée dans les tubes D et F, complètement remplis de chlorure de calcium. Le tube E contient de la pierre ponce imprégnée de sulfate de cuivre ; G est un appareil à potasse, qui forme un tout avec *g* auquel il est uni ; le tube *h* constitue un dispositif de sûreté dont il sera question plus loin. L'appareil se termine par un flacon laveur H rempli d'acide sulfurique concentré.

Afin d'éviter une absorption d'acide carbonique dans les tubes C, D et F, le chlorure que renferme ce dernier doit avoir été préalablement saturé de ce gaz. A cet effet, on met ces tubes en communication avec un appareil à anhydride carbonique, on fait passer le gaz pendant dix minutes, et, au moyen d'un courant d'air maintenu également pendant dix minutes, on élimine l'acide en excès.

La pierre ponce contenue dans le tube E est préparée de la manière suivante : dans une solution concentrée de sulfate de cuivre, on chauffe des morceaux de pierre ponce jusqu'à expulsion complète de l'air, et, ensuite, on les dessèche à une température un peu supérieure à 200° après avoir éliminé le liquide en excès. On remplit A et G avec une lessive de potasse, et *g* avec des fragments d'hydrate de potasse sec ; *h* contient en avant de petits morceaux de potasse et en arrière du chlorure de calcium.

Afin d'éliminer de B l'air contenant de l'acide carbonique, on adapte au flacon H un aspirateur, et à travers l'appareil on fait passer, dans la direction de la flèche, de l'air qui est dépouillé, par la lessive de potasse contenue dans A, de l'acide carbonique qu'il renferme. L'appareil à potasse est ensuite exactement pesé avec *g*. Après avoir enlevé l'aspirateur, on remplit l'entonnoir à boule *a* avec de l'acide chlorhydrique étendu (1 volume d'acide chlorhydrique à 1,10 de densité et 1 volume d'eau distillée), on ferme A au moyen d'un robinet à pince, et, en évitant de vider complètement l'entonnoir, on fait écouler l'acide qu'il renferme de façon qu'il se produise un dégagement lent et uniforme d'acide carbonique et que les bulles ne traversent pas trop rapidement l'appareil à potasse G (environ deux bulles par seconde). Le gaz chlorhydrique qui peut être entraîné est retenu par la pierre ponce imprégnée de sulfate de cuivre, l'acide carbonique anhydre est absorbé par la lessive de potasse en G et l'hydrate de potasse en *g*. Le reflux d'acide carbonique humide est empêché par le contenu de H et de *h*. Dès que le dégagement gazeux s'est arrêté en B, on chauffe avec une flamme, mais non jusqu'à ébullition. On adapte ensuite l'aspirateur, et, après avoir ouvert le robinet de l'entonnoir et enlevé en A le robinet à pince, on fait passer lentement un courant d'air à travers l'appareil, jusqu'à ce que G et *g* ne varient plus de poids. L'expérience est alors terminée ; l'augmentation de poids de G et de *g* fait connaître la quantité d'acide carbonique qui se trouvait en B. Cependant cette quantité ne provient pas seulement de l'eau soumise à l'essai, parce que l'hydrate de calcium qui a été employé pour la précipitation contient toujours, entre ses particules, de l'acide carbonique ; il est par suite nécessaire de retrancher ce dernier.

On essaie, de la même manière, un échantillon moyen de l'hydrate de calcium et on porte le résultat en déduction.

b. **Acide carbonique libre.** — *Méthode de Trillich.* — A 100 centimètres cubes d'eau contenus dans un matras placé sur une feuille de papier blanc, on ajoute dix gouttes d'une solution de phénolphtaléine et on titre au moyen d'une solution $\frac{N}{10}$ d'hydrate sodique, jusqu'à ce que la solution conserve une teinte rose. On répète l'essai en ajoutant en une fois la presque totalité de la quantité de solution alcaline nécessaire, puis on achève le titrage en laissant couler le liquide goutte à goutte.

Comme :

$$NaOH + CO^2 = NaHCO^3,$$

$$1 \text{ centimètre cube de solution } \frac{N}{10} NaOH = 4^{mgr},367\ CO^2.$$

0. ***Oxygène.*** — **Méthode de Mohr, modifiée par A. Lévy.** — Elle repose sur la propriété qu'a le sulfate ferroso-ammonique (sel de Mohr) d'être oxydé par l'oxygène dissous dans l'eau, oxydation qui se fait très vite en solution alcaline, et très lentement ou pas du tout en solution acide ; on dose l'excès de sulfate ferreux par le permanganate de potassium.

A. Lévy se sert d'une pipette à deux robinets (fig. 101) dont la capacité est exactement mesurée.

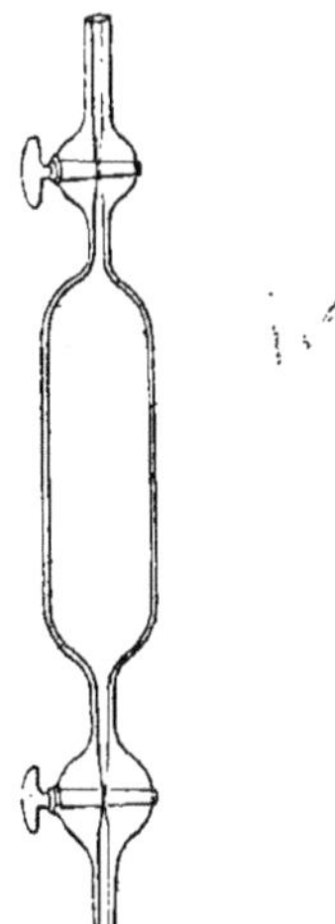

Fig. 101. — Pipette de A. Lévy.

Une fois la pipette remplie d'eau, on la tient verticalement en faisant plonger sa partie inférieure dans une capsule contenant 2 centimètres cubes d'acide sulfurique. Par un entonnoir qui surmonte l'appareil, on introduit 2 centimètres cubes d'hydrate potassique à 25 p. 100, en ouvrant avec précaution les deux robinets et évitant toute rentrée d'air ; puis on introduit de même 3 centimètres cubes de solution titrée normale-décime de sulfate ferroso-ammonique [$38^{gr},942$ de $FeSO^4(NH^4)^2SO^4 + 6H^2O$ par litre].

Au bout d'un quart d'heure on introduit, mais sans ouvrir le robinet inférieur, 2 centimètres cubes d'acide sulfurique pur qui tombe au fond et dissout les oxydes de fer formés ; puis on verse le tout dans un ballon en y ajoutant le contenu de la capsule, avec lequel on rince la pipette, et on y verse, d'une burette graduée, la solution normale-décime de permanganate de potassium jusqu'à coloration rose faible. Par une seconde opération, faite cette fois en solution rendue acide par addition de 2 centimètres cubes d'acide sulfurique pur, on cherche la quantité de permanganate nécessaire pour oxyder les 3 centimètres cubes de solution de sulfate double. La différence entre ce dernier chiffre et le premier donne le permanganate correspondant à l'oxygène dissous. Comme 1 centimètre cube de solution de permanganate de potassium $\frac{N}{10}$ dégage $0^{gr},00079$ d'oxygène, on n'a qu'à multiplier par ce facteur le nombre de centimètres cubes de permanganate utilisés, pour obtenir le poids d'oxygène.

On peut se servir également de la méthode de Winkler (Voy. *Eaux résiduaires*, chap. IV).

P. ***Oxydabilité (matières organiques).*** — **Méthode de Kubel-Tiemann.** — Cette méthode a pour but de déterminer la quantité de permanganate de potassium qui est réduite par les matières organiques contenues dans un volume mesuré d'eau maintenu en ébullition pendant dix minutes en présence d'acide sulfurique :

$$K^2Mn^2O^8 + 5C^2H^2O^4 + 4H^2SO^4 = 10CO^2 + 2MnSO^4 + 2KHSO^4 + 8H^2O.$$

Pour faire l'analyse, il faut préparer :

1° De l'eau distillée purissime, sans action réductrice sur le permanganate. On l'obtient en ajoutant à l'eau distillée du laboratoire aussi pure que possible, que l'on va distiller dans une cornue, un peu de permanganate de potassium et d'hydrate de sodium pur. On rejette le premier quart qui passe à la distillation.

Il ne faut employer aucune matière organique (caoutchouc, etc.) pour fermer les joints de l'appareil distillatoire.

2° Une solution titrée d'acide oxalique normale-centime exacte (Voy. *Titrimétrie*) ;

3° Une solution de permanganate de potassium normale-centime approximative contenant par litre $0^{gr},32$ à $0^{gr},35$ de ce sel ;

4° De l'acide sulfurique dilué (1 vol. acide + 3 vol. eau).

On introduit, dans un matras de 300 centimètres cubes de capacité, 100 centimètres cubes de l'eau à analyser, on y ajoute 5 centimètres cubes d'acide sulfurique dilué et 10 centimètres cubes de la solution de permanganate ; on fait bouillir, la liqueur doit rester rouge ; si l'eau est très riche en matières organiques, il faut plus de 10 centimètres cubes de solution de permanganate, car il faut toujours opérer en présence d'un excès (1).

(1) Si le liquide était décoloré après le traitement par 10 centimètres cubes de la solution de permanganate, on y ajouterait encore 5 centimètres cubes de cette solution, et l'on ferait

Après dix minutes d'ébullition, on ajoute 10 centimètres cubes de la solution oxalique (ou davantage si on avait introduit plus de 10 centimètres cubes de solution de permanganate). Le liquide se décolore ; on fait arriver de la solution de permanganate contenue dans une burette, jusqu'à l'obtention d'une légère teinte rose. On note le nombre total de centimètres cubes de solution de permanganate ; on en soustrait le nombre de centimètres cubes de permanganate nécessaires pour oxyder les 10 centimètres cubes d'acide oxalique, et on multiplie la différence par le titre de la solution de permanganate, c'est-à-dire par la quantité de permanganate ou d'oxygène disponible contenue dans 1 centimètre cube de la solution. Nous avons vu, dans la *Première partie*, la façon dont on détermine ce titre. Par la méthode de Kubel-Tiemann, on obtient la quantité de permanganate ou d'oxygène utilisée par les matières oxydables.

Exemple du calcul :

1° Détermination du titre de la solution de permanganate : on a constaté, par exemple, qu'il a fallu $5 + 7,6 = 12^{cc},6$ de cette solution pour oxyder les 10 centimètres cubes d'acide oxalique $\frac{N}{100}$.

Donc le titre de notre solution de permanganate est :

$$T_{K^2Mn^2O^8} = \frac{0,003139}{12,6} = 0,000249$$

$$T_0 = \frac{0,00079}{12,6} = 0,0000624.$$

2° *Analyse de l'eau.*

On a opéré sur 100 centimètres cubes d'eau.

Volume total de solution de permanganate utilisé : $10 + 5,5 = 15^{cc},5$.

Volume de solution de permanganate utilisé par les 10 centimètres cubes d'acide oxalique $\frac{N}{100} = 12^{cc},6$.

Volume de solution de permanganate utilisé par les matières réductrices de l'eau : $15,5 - 12,6 = 2^{cc},9$.

Permanganate absorbé par 100 centimètres cubes d'eau :

$$0,000249 + 2,9 = 0^{gr},0007221\ K^2Mn^2O^8.$$

soit $0^{gr},007221\ K^2Mn^2O^8$ par litre.

Oxygène absorbé par 100 centimètres cubes d'eau :

$$0,0000624 \times 2,9 = 0^{gr},00018096\ O,$$

soit $0^{gr},0018096$ O par litre.

En opérant comme nous venons de l'indiquer, on n'est pas certain d'oxyder la totalité des matières organiques. De plus, avec une même

bouillir de nouveau pendant dix minutes, et ainsi de suite. Dans le cas où on a dû employer primitivement plus de 10 centimètres cubes de solution de permanganate, il faudrait évidemment ajouter le nombre correspondant de centimètres cubes d'acide oxalique.

matière organique, on pourrait obtenir des résultats différents si l'on introduisait des variations dans la manière d'opérer, si, par exemple, on employait des quantités différentes de permanganate ou d'acide sulfurique, ou encore si l'on faisait varier la durée de l'ébullition. Il faut donc avoir soin d'opérer toujours exactement de la même façon.

Q. ***Expression des résultats de l'analyse d'une eau.*** — On exprime généralement les résultats de l'analyse d'une eau en milligrammes par litre. Il faut se contenter d'indiquer les corps minéraux tels qu'on les a dosés, c'est-à-dire à l'état d'éléments simples (chlore, anhydride sulfurique, chaux, magnésie, etc.), et en aucune façon ne chercher à reconstituer hypothétiquement des sels.

Lorsqu'on est appelé à émettre un avis sur la valeur hygiénique d'une eau, on ne doit pas se baser sur des chiffres-limites.

Les nombres absolus fournis par une analyse ne valent que par comparaison les uns avec les autres, dans une même région géologique ce qui exige que les analyses soient extrêmement multipliées ; il est vrai que, par contre, elles n'ont pas besoin d'être complètes et peuvent porter uniquement sur les éléments les plus sujets à varier.

VIII. — ANALYSE MICROSCOPIQUE.

On remplit avec l'eau à analyser un grand flacon bien bouché qu'on place en un endroit frais ; lorsque le dépôt des matières en suspension s'est effectué, on soutire l'eau au moyen d'un siphon sans remuer le dépôt ; on secoue ensuite le sédiment avec les quelques centimètres cubes d'eau qui restent, on verse le tout dans un petit vase de haute forme, de préférence conique. On laisse de nouveau déposer. Lorsque les matières en suspension sont peu abondantes, on filtre une grande quantité d'eau, soit une dizaine de litres, à travers un petit filtre en papier, on perfore ce dernier et on dirige un fort jet de la pissette sur ses parois. Le faible volume d'eau employé à cet effet est soumis à l'action de la force centrifuge.

Au moyen d'un tube effilé, on prélève un peu du dépôt, on le place sur un porte-objet avec une goutte d'eau, on couvre au moyen d'une lamelle couvre-objet et on examine au microscope.

Parmi les substances qui peuvent se rencontrer dans l'eau à l'état de suspension, on peut citer :

1. *Des matières qui ne sont pas un indice de contamination de l'eau par l'homme ou les animaux domestiques* : *a*) des grains de sable, des particules d'argile, des matières minérales diverses ; *b*) des débris

végétaux : bois, paille, grains d'amidon, grains de pollen, etc.; *c*) des cadavres ou parties de cadavres d'animaux : insectes, crustacés, poils, plumes, gouttelettes de graisse, etc.; *d*) des formes animales et végétales inférieures extrêmement nombreuses et variées nageant librement dans l'eau ou vivant sur les parois des puits, des réservoirs et des conduites; nous mentionnerons les principaux groupes et quelques-uns de leurs représentants : rhizopodes; infusoires; rotifères; vers (*Anguillula aquatica*); arthropodes (*Cyclops quadricornis*); algues (*Chroococcus viridis*); mucédinées (*Mucor*, *Aspergillus*, *Penicillium*); bactéries filamenteuses (beggiatoées, *Crenothrix*, *Cladothrix*, etc.).

2. *Des matières qui sont un indice de la contamination de l'eau par l'homme ou les animaux domestiques*: *a*) fibres textiles : coton, lin, laine, soie (Voy. *Deuxième partie*, chap. VI); débris de papier; grains d'outremer; *b*) éléments provenant des matières fécales : grains d'amidon, débris de tissus végétaux et animaux colorés en jaune par la bile, notamment fibres musculaires plus ou moins altérées et qui peuvent être éventuellement caractérisées par la striation transversale; œufs de parasites intestinaux. Il convient d'insister sur la présence possible de certains parasites à différents stades d'évolution, œufs, larves ou vers adultes.

Les œufs peuvent provenir des espèces suivantes :

a. *Trématodes:*

L'œuf de la *Fasciola hepatica* (douve hépatique) est ovoïde (130 à 145 $\mu \times 70$ à 90 μ); sa coque est mince, lisse, anhiste et transparente, d'un brun jaunâtre; elle porte à sa petite extrémité un opercule rond qui, en tombant, laisse un orifice de 28 μ de diamètre par où peut sortir l'embryon.

L'œuf de la douve lancéolée (38 à 45 μ sur 20 à 30 μ) est ovoïde; son enveloppe mince, lisse, porte un opercule à un des pôles et un épaississement en forme de bouton à l'autre; elle a une coloration noirâtre.

b. *Cestodes :*

Dans ce groupe on range les téniadés : *Tænia solium*, *T. saginata*, *T. echinococcus*, *T. cucumerina*, *T. nana*, etc., et les bothriocéphalidés.

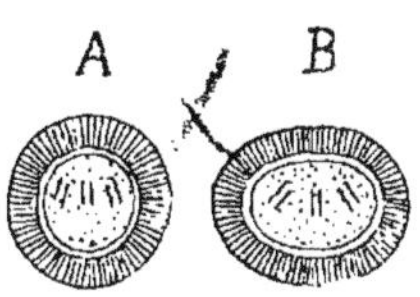

Fig. 102. — A, œuf du *Tænia solium*; B, œuf du *Tænia saginata*.

L'œuf du *Tænia solium* (ténia armé) (fig. 102, A) est assez régulièrement sphérique (31 à 36 μ de diamètre). Il est entouré d'une coque jaunâtre, épaisse, striée radiairement. En traitant les œufs par la potasse caustique, on distingue facilement six crochets presque droits (*embryon hexacanthe*, de 20 μ de diamètre).

L'œuf du *Tænia saginata* ou *T. mediocanellata* (ténia inerme) (fig. 102, B) se distingue du précédent en ce qu'il est généralement ovalaire (30 à 40 μ × 20 à 33 μ). Sa coque est épaisse, striée radiairement; à l'intérieur on remarque également *six crochets*. L'hôte intermédiaire par lequel doit passer cet œuf pour atteindre le stade de cysticerque est le bœuf.

L'œuf du *Tænia echinococcus* (fig. 103) est légèrement ovalaire (32 à 36 μ × 25 à 30 μ); sa coque jaunâtre est moins épaisse que celle du *Tænia solium*. Il contient un embryon muni de crochets.

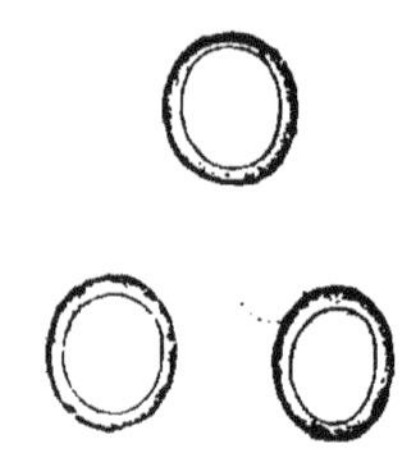

Fig. 103. — Œufs du *Tænia echinococcus*.

Ces œufs sont produits dans le dernier anneau, le seul qui soit sexué, du *Tænia echinococcus* adulte : ce petit ver rubané, long de 4 millimètres environ, qui ne compte pas plus de 3 à 4 anneaux, vit dans l'intestin du chien; l'homme s'infeste en introduisant ces œufs dans son estomac; les embryons qui en résultent sont entraînés par le courant de la veine porte vers le foie où ils déterminent la lésion connue sous le nom de *kyste hydatique*.

L'œuf du *Tænia cucumerina* (hôtes définitifs : chien. chat; hôtes intermédiaires : puces du chien et de l'homme) a une forme ovalaire et mesure 43 à 50 μ.

L'œuf du *Tænia nana*, dont la forme est également ovalaire, mesure 30 à 55 μ. Le *Tænia nana* a comme hôtes intermédiaires les mêmes animaux qui l'hébergent normalement à l'état adulte : rats, souris; il peut se développer chez l'homme et, dans ce cas, l'infestation se fait probablement par l'intermédiaire d'aliments souillés par les œufs que les rats et les souris disséminent avec leurs excréments.

L'œuf du *Bothriocephalus latus* (fig. 104) a une forme ovalaire ou elliptique; il est long de 68 à 71 μ, large de 44 à 55 μ. La coque est peu épaisse, à double contour brunâtre, et porte à l'un des pôles un opercule que l'on met en évidence par l'action de la potasse caustique. Les œufs disséminés à la surface du sol sont entraînés par les eaux de pluie dans les rivières, fleuves, etc. Les embryons qui s'échappent des œufs de ce ver sont de petites masses sphériques de 35 à 50 μ de diamètre, ciliées, animées de mouvements lents. Ni l'œuf ni l'embryon ne se développent chez l'homme; pour être transmis à ce dernier, le parasite doit passer par un hôte intermédiaire (poisson) chez lequel se développe la larve.

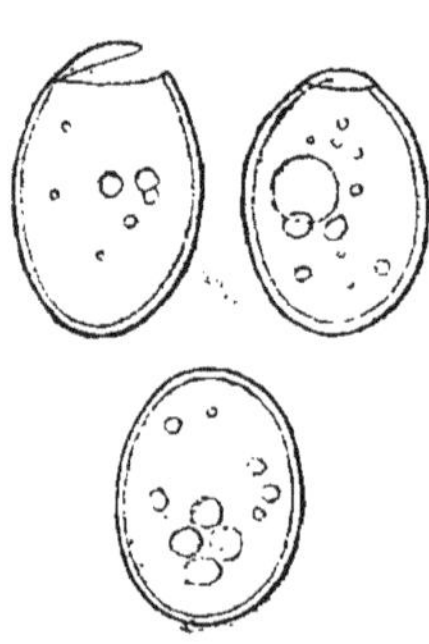

Fig. 104. — Œufs du *Bothriocephalus latus*.

c. *Nématodes :*

Les œufs du *trichocéphale de l'homme* (fig. 105) sont elliptiques, un peu brunâtres (51 à 53 μ × 21 à 23 μ). Ils présentent deux enveloppes concentriques, l'interne mince et homogène, l'externe plus épaisse, granuleuse, percée à chaque pôle d'un pore que bouche un amas de matière muqueuse transparente.

Les œufs du trichocéphale n'évoluent pas dans l'intestin, et leur contenu n'est pas divisé au moment de leur expulsion. Leur segmentation ne s'effectue que dans l'eau et est très lente. Le développement du trichocéphale est direct, comme celui de l'ascaris et de l'oxyure, c'est à-dire qu'il n'exige pas l'intervention d'un hôte intermédiaire.

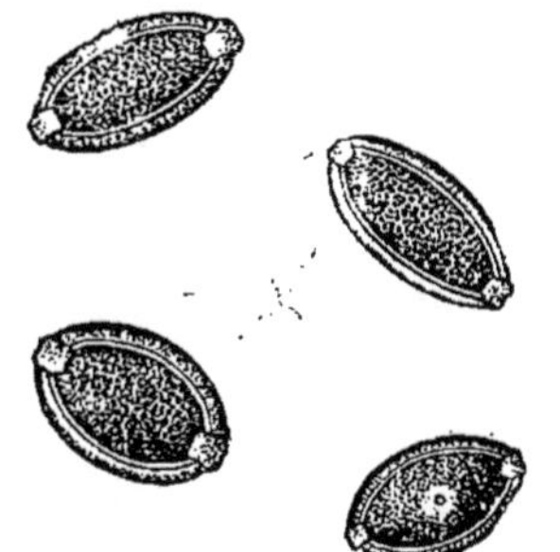

Fig. 105. — Œufs du trichocéphale de l'homme.

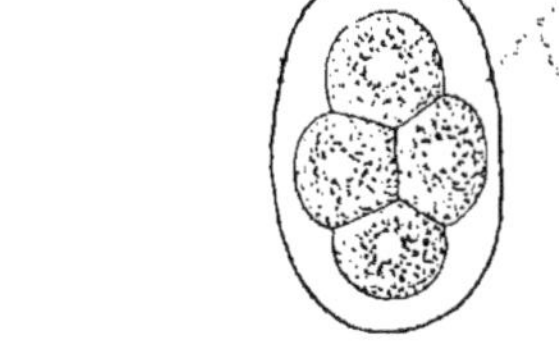

Fig. 106. — Œufs de l'ankylostome duodénal.

Les œufs du trichocéphale présentent une grande résistance au froid et à la dessiccation.

Les œufs de l'*ankylostome duodénal* (fig. 106) sont elliptiques, à coque mince, transparente, non colorée (51 à 55 $\mu \times 32$ à 43 μ). Au moment de la ponte, le vitellus, d'une couleur gris pâle, d'un aspect granuleux, est divisé en deux, quatre ou huit blastomères. La segmentation de l'œuf ne se produit pas complètement dans le milieu intestinal, parce que les conditions y sont défavorables ; mais elle reprend activement quand il est placé dans un milieu humide, très aéré, et dont la température est comprise entre 25° et 28° ; ces conditions sont réalisées dans les mines. Les œufs de l'ankylostome se développent rapidement dans l'eau et dans la terre humide ; il en sort, au bout d'un à deux jours, deux petits embryons, longs de 210 μ, larges de 44 μ.

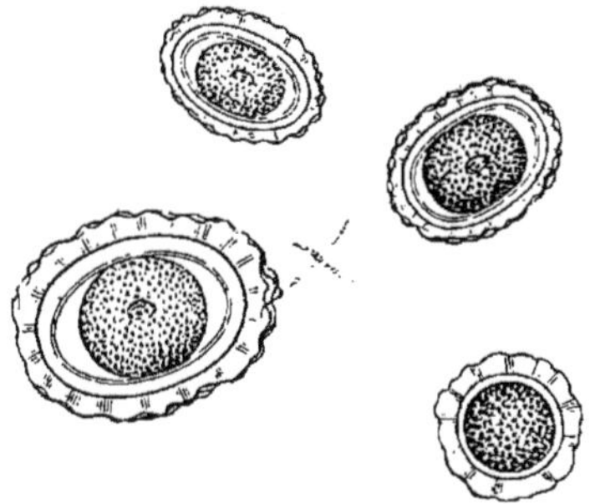

Fig. 107. — Œufs d'ascaride lombricoïde.

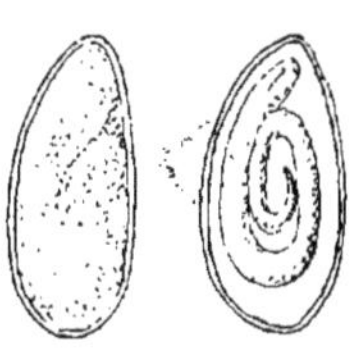

Fig. 108. — Œufs d'oxyure vermiculaire.

Les œufs d'*Ascaris lumbricoides* (50 à 85 $\mu \times 40$ à 58 μ) sont ovoïdes ou sphériques (fig. 107), pourvus d'une coque lisse et résistante, recouverte d'une couche albumineuse transparente, mamelonnée, qui devient brunâtre au contact des fèces.

L'embryon se développe à l'intérieur des œufs tombés dans l'eau, rapidement lorsque la température est élevée, très lentement au contraire dans la saison froide, mais il ne sort que lorsque l'œuf parvient dans le tube digestif de l'homme.

Les œufs de l'*oxyure vermiculaire* (fig. 108) sont irrégulièrement ovalaires : ils ont une face aplatie, l'autre convexe (50 à 54 $\mu \times 16$ à 27 μ). La coque est mince, lisse et à double contour. Les matières fécales desséchées et réduites en poussière sont transportées par le vent et, de cette façon les œufs d'oxyure peuvent être déposés à la surface des fruits, des légumes, etc., et être entraînés dans les eaux de boisson. Il est à noter cependant que, ces œufs ne supportant pas le contact prolongé avec l'eau, leur transport par cette dernière doit être regardé comme secondaire.

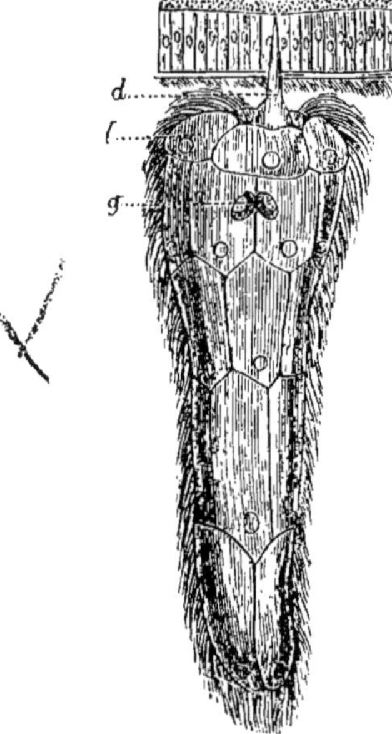

Fig. 109. — Embrion cilié de la fasciola hepatica en train de perforer les tissus d'un mollusque.

Les larves dont la description va suivre peuvent se trouver dans l'eau :

a. Les embryons ciliés de la *Fasciola hepatica* et de la *Fasciola lanceolata*.

L'embryon de la *Fasciola hepatica* (fig. 109) a une forme allongée et est recouvert de longs cils vibratiles sur toute la surface du corps. Il pénètre dans les tissus de petits mollusques d'eau douce (*Lymnæa truncatula*, *Lymnæa peregra*) et donne l'état intermédiaire, la *rédie*, qui va produire les vraies larves ou *cercaires* à sa partie interne. Ces cercaires sortent et peuvent nager librement dans l'eau. En pénétrant dans l'intestin de l'homme ou de tout autre animal qui peut leur servir d'hôte, elles se transforment en distomes.

L'embryon de la *Fasciola lanceolata* se distingue du précédent par son aspect sphérique ou piriforme; il n'a de cils vibratils que sur la partie antérieure du corps.

b. L'embryon du *Bothiocephalus latus* est sphérique (45 à 50 μ de diamètre), recouvert de longs et nombreux cils vibratiles; l'intérieur est occupé par une masse cellulaire arrondie à la surface de laquelle on distingue trois paires de crochets.

c. L'*Anguillula intestinalis* est un petit ver filiforme, long de 2^{mm},3 sur 34 μ de large. Cette forme ne comprend que des femelles qui vivent en parasites dans l'intestin de l'homme. L'éclosion des œufs a lieu dans l'intestin et les larves ont 210 à 240 μ de long sur 25 μ de large.

L'*Anguillula stercoralis* provient de la transformation des larves de la forme intestinale; on distingue des mâles et des femelles et on les rencontre dans les excréments quelques heures après la défécation.

d. La larve de l'ankylostome duodénal (fig. 110) se développe très rapidement dans l'eau lorsque les conditions de température et d'aération sont favorables. Après quelques jours, elle s'enkyste : la larve subit une rétraction, se détache de la cuticule qui s'imprègne de sels calcaires et devient plus résistante. Elle peut rester ainsi longtemps à l'état de vie latente, dans les boues et les eaux des mines.

Les *vers adultes* qui peuvent se trouver dans l'eau n'intéressent pas directement l'homme.

Microorganismes qui contribuent à la formation des boues ferrugineuses. — A cause de leur importance particulière, nous insisterons sur certains microorganismes rencontrés dans des eaux ferrugineuses. Le plus important est le *Crenothrix polyspora* Cohn (fig. 111); il forme des filaments d'une largeur de 1,5 μ à 5 μ au sommet et de 4 μ à 9 μ à la base. La gaine géla-

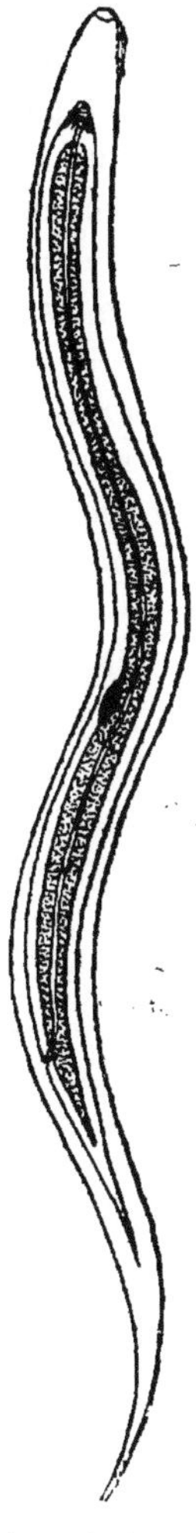

Fig. 110. — Larve d'ankylostome duodénal.

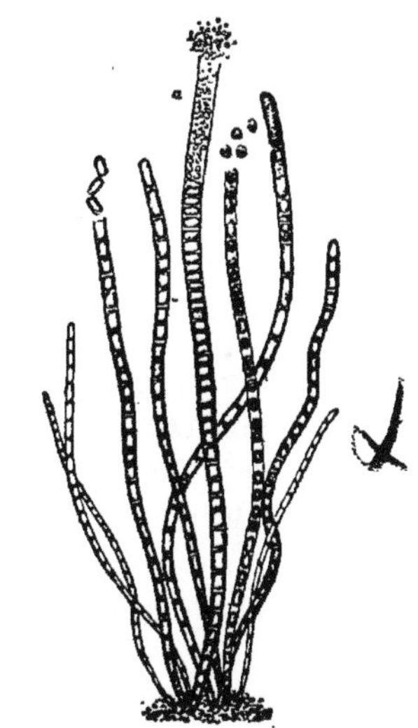

Fig. 111. — *Crenothrix polyspora.*

tineuse de cet organisme qui entoure les cellules placées bout à bout se charge d'hydrate de fer (ou de manganèse à défaut de fer); il se forme ainsi des boues qui ont une coloration grise, passant secondairement à la couleur rouille (fer) ou à la couleur noire (manganèse); ces boues encombrent souvent les tours et les filtres de déferrisation (Hanovre) et obstruent les canalisations conduisant des eaux non déferrisées et non démanganisées (Dresde); le *Crenothrix* se rencontre dans les puits et réservoirs d'eaux souterraines ferrugineuses ou manganésifères, d'où il peut passer dans le réseau de distribution si la filtration de l'eau est mal conduite. Les conditions d'infection des puits ne sont pas bien connues. Il est souvent accompagné d'une espèce voisine, le *Cladothrix dichotoma*.

Schorler a signalé un autre organisme vivant dans les mêmes conditions, le *Clonothrix fusca*.

A côté du *Crenothrix*, du *Cladothrix* et du *Clonothrix*, dont l'évolution se rapproche de celle des algues, d'autres bactéries filamenteuses analogues, mais moins bien connues, peuvent se trouver dans les eaux ferrugineuses; ce sont : *Leptothrix ochracea* Kützing (fig. 112) et *Gallionella ferruginea* Ehrenberg (fig. 113); ces organismes sont plus petits et moins gênants que le *Crenothrix*; ils pullulent dans les boues des sources ferrugineuses (ocres) ; ils arrivent accidentellement, lors du captage, par exemple dans les eaux souterraines, et peuvent se retrouver dans les installations de déferrisation et dans les différents points de la distribution (Schwers).

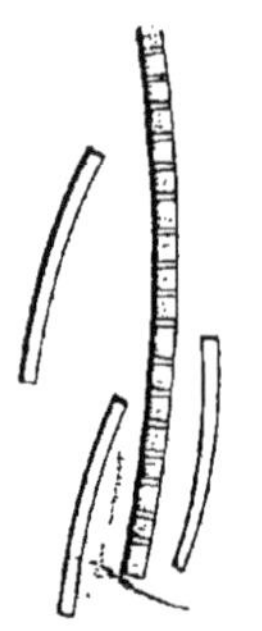

Fig. 112. — *Leptothrix ochracea.*

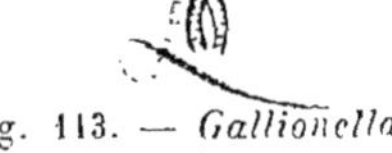

Fig. 113. — *Gallionella ferruginea.*

A côté du *Crenothrix*, du *Clonothrix*, du *Leptothrix*, du *Gallionella*, qui sont spécialement considérés comme bactéries ferrugineuses, il faut signaler d'autres organismes pouvant contribuer à la formation de boues riches en fer.

Molisch et Adler renseignent notamment qu'un mastigophore, l'*Anthophysa vegetans* O. Müller, des moisissures et de vraies bactéries peuvent se charger d'hydrate de fer, et, d'après Nadson, dont l'opinion est confirmée par Adler, il en serait de même pour l'*Actinomyces Peterson*.

— La détermination exacte des espèces végétales et animales inférieures qu'on peut rencontrer dans les eaux présente souvent de grandes difficultés, même pour les spécialistes. Pour la description détaillée de ces espèces, nous devons renvoyer à des traités spéciaux.

IX. — ANALYSE BACTÉRIOLOGIQUE.

Les travaux de Miquel et d'autres bactériologistes ont montré les variations rapides que subissent les eaux au point de vue de leur teneur en bactéries.

Il est peu pratique de faire l'ensemencement sur place ; dans un grand nombre de cas, on l'effectue dans de meilleures conditions dans le laboratoire, mais il est de toute nécessité que l'opération soit pratiquée le plus tôt possible après le prélèvement.

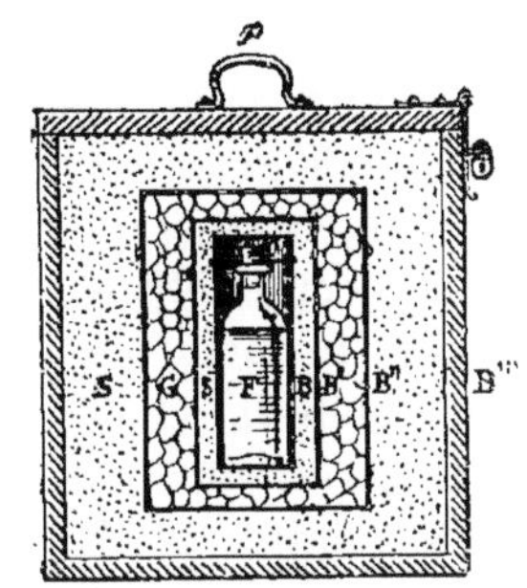

Fig. 114. — Dispositif de Miquel et Roux pour le transport des échantillons d'eau destinés à l'analyse bactériologique.

Lorsque le transport exige quelque temps, surtout pendant les chaleurs de l'été, il est indispensable de prendre des précautions afin d'éviter la multiplication des bactéries. On fera voyager les échantillons par la voie la plus directe et la plus rapide, dans des boîtes à parois isolantes ; on peut, par exemple, adopter le dispositif de *Miquel et Roux* (fig. 114).

C'est une boîte formée d'une enveloppe extérieure en bois B‴ ; à quelques centimètres de distance de celle-ci se trouve une seconde enveloppe B″, qui est séparée de la troisième B par un espace vide B′. L'appareil comprend donc en réalité trois boîtes concentriques ; B‴ est isolée de B″ par une couche de sciure de bois, B de B″ par de la glace pilée. Enfin B reçoit le flacon plein d'eau.

L'examen microscopique ne suffit pas; il faut avoir recours à des méthodes indirectes permettant de compter les microbes d'une eau et de déterminer les principales espèces. De très nombreux procédés ont été préconisés dans ce but; nous nous bornerons à décrire les méthodes classiques, qui d'ailleurs suffisent dans le plus grand nombre des cas.

A. — *Numération des germes.*

a. **Méthode de Miquel**. — On commence par déterminer approximativement le nombre de germes en ensemençant des tubes de bouillon avec l'eau elle-même ou avec des dilutions de cette eau au centième, au millième, au dix-millième. On place les tubes à l'étuve à 30°. Après vingt-quatre heures, on compte le nombre de tubes qui ont cultivé. Avec cette première donnée, on fait de nouvelles cultures sur un grand nombre de tubes, opérant cette fois sur des dilutions telles qu'il n'y ait à peu près qu'un seul germe dans chaque tube; le résultat sera atteint si la moitié environ des tubes reste stérile.

Nous préférons à cette méthode celle de Koch.

b. **Méthode de Koch.** — Comme nous l'avons vu précédemment dans la *Première partie*, cette méthode repose sur l'emploi d'un milieu nutritif à base de gélatine qui, à certaines températures, se présente à l'état liquide et qui, à d'autres, se solidifie en une masse immobile. On agite vigoureusement l'eau à analyser; au moyen d'une pipette stérile de 1 centimètre cube, on en prélève des portions de $0^{cc},05$-$0^{cc},1$-$0^{cc},5$ qu'on introduit dans des tubes de gélatine liquéfiée préalablement au bain-marie à une température ne dépassant pas 35° ; on mélange parfaitement en inclinant les tubes dans tous les sens et en les roulant entre les doigts; il faut avoir soin de ne pas provoquer la formation de bulles d'air ; on flambe l'orifice des tubes ; on coule leur contenu dans des boîtes de Petri. On peut également déposer l'eau directement dans les boîtes de Petri à l'aide de pipettes, verser par-dessus la gélatine et opérer le mélange dans les boîtes en les inclinant dans tous les sens.

Lorsqu'on a affaire à une eau très riche en microbes, on utilise pour l'ensemencement des dilutions avec de l'eau stérile : on obtient, par exemple, une dilution au dixième de la façon suivante :

Au moyen d'une pipette stérilisée, graduée, de 10 centimètres cubes, on introduit dans un verre à pied, couvert de papier et stérilisé également, 9 centimètres cubes d'eau distillée stérile. Au moyen d'une autre pipette, on mesure 1 centimètre cube de l'eau à examiner qu'on ajoute au contenu du verre à pied, on agite avec l'extrémité de la pipette, on ensemence comme plus haut.

Pour éviter des dilutions qui prennent toujours beaucoup de temps, on peut recourir à un procédé, moins précis cependant, qui nécessite l'emploi de pipettes capillaires spéciales permettant de mesurer $0^{cc},001$-$0^{cc},01$-$0^{c},1$ (1).

La gélatine ensemencée et coulée dans la boîte de Petri est refroidie rapidement. Pour la faire prendre plus vite, on peut se servir,

(1) Alvergniat, Paris.

surtout en été, d'une table refroidissante comme celle de Herman (fig. 115).

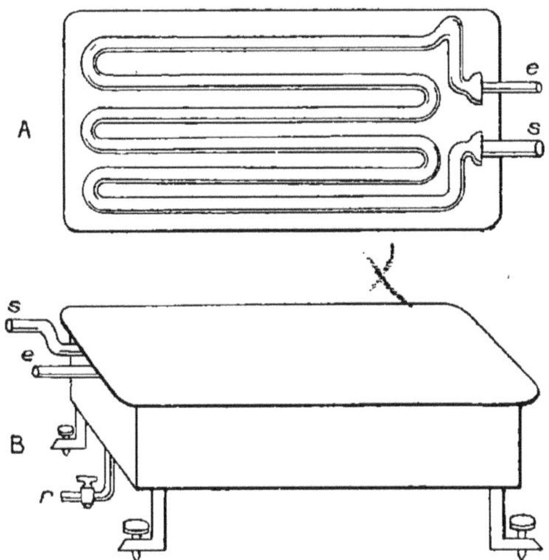

Fig. 115. — Table refroidissante de Herman.

Une plaque en cuivre rouge est munie d'un serpentin en même métal soudé à sa face inférieure. Afin d'obtenir le maximum de refroidissement, le serpentin présente une section demi-circulaire. Pour prévenir les accidents par excès de pression, et bien que ces appareils résistent à 4 atmosphères, la tubulure d'entrée *e* est plus étroite que la tubulure de sorties. La plaque ainsi montée est portée sur un caisson quadrangulaire en zinc, muni de quatre pieds à vis calantes B. Ce bac peut, au besoin, être rempli de glace. Enfin la table est recouverte d'une cage vitrée, s'ouvrant comme un pupitre, pour permettre un facile accès aux cultures. La face supérieure de cette cage est noircie ou tendue de toile noire, afin de protéger les cultures contre un excès de lumière.

On abandonne les préparations à une température voisine de 20°-22°; les colonies se développent; en supposant que chacune provienne d'*un* germe, pour connaître le nombre de germes on n'a qu'à compter le nombre de colonies.

On procède à la numération des colonies lorsque l'on juge le moment propice, c'est-à-dire le plus tard possible, mais avant que la gélatine ait subi une liquéfaction excessive ; c'est généralement après cinq à huit jours qu'on compte les colonies en se servant d'une loupe.

Pour faciliter la numération, on fait usage du *compteur de Wolffhügel* (fig. 116).

Sur un support en bois approprié repose une plaque en verre sur laquelle sont tracés des carrés de 1 centimètre de côté, dont quelques-uns sont à leur tour partagés, au moyen de lignes parallèles, en divisions plus petites, afin de faciliter la numération de colonies très rapprochées les unes des autres. En noircissant le support au-dessous de cette plaque de verre, les colonies se détachent très nettement sur ce fond et sont facilement reconnaissables à l'aide de la loupe.

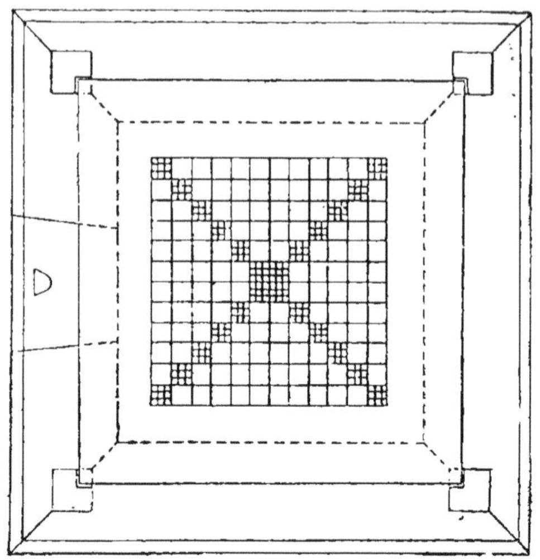

Fig. 116. — Compteur de Wolffhügel.

Pour se servir de l'appareil, on place la boîte de Petri sous la plaque de verre dont il vient d'être question et, à l'aide de la loupe, on compte plusieurs carrés (pas moins de dix). Dans cette opération, on remarquera la différence présentée par les différents points relativement à la densité des colonies et, se basant sur cette observation, on choisira, en nombre à peu près égal : 1° des carrés avec de nombreuses colonies; 2° d'autres carrés avec des colonies plus rares. Chaque carré compté est couvert d'une marque, afin d'éviter les répétitions. Au moyen des nombres obtenus, on calcule combien il y a en moyenne de colonies par centimètre carré. On multiplie le résultat par le nombre de centimètres carrés de la surface de la gélatine et l'on obtient ainsi approximativement le nombre de bactéries qui se trouvaient primitivement dans la quantité d'eau ensemencée.

Lorsque les colonies ne sont pas trop abondantes, on peut se dispenser de tout appareil et on facilite la numération en traçant sur la face extérieure du fond de la boîte de Petri un quadrillage au moyen d'un crayon gras, ou bien on place la boîte au-dessus d'un fond noir sur lequel des carrés sont dessinés. Les résultats sont rapportés à 1 centimètre cube d'eau.

Le procédé d'*Esmarch* consiste à enrouler la gélatine liquéfiée dans des éprouvettes (gros tubes à essai) où elle était renfermée et où l'ensemencement a été fait; on fait tourner doucement l'éprouvette en la tenant sous un courant d'eau froide pendant que la gélatine se solidifie ; on évite ainsi tout apport étranger, mais en pratique le procédé ne présente pas d'avantage. Il est difficile d'atteindre les colonies, et la liquéfaction, lorsqu'elle se produit, est très gênante dans ce dispositif.

Miquel a construit une échelle qui permet de juger une eau d'après sa teneur en germes :

0 à 10	germes par	centimètre cube	=	eau excessivement pure.
10 à 100	—	—	=	eau très pure.
100 à 1 000	—	—	=	eau pure.
1 000 à 10 000	—	—	=	eau médiocre.
10 000 à 100 000	—	—	=	eau impure.
Plus de 100 000	—	—	=	eau très impure.

Les indications de cette échelle ne sont aucunement absolues, car on ne peut pas limiter avec précision le nombre de germes admissibles dans une eau de boisson. La numération des germes n'est qu'un élément, mais un élément d'appréciation très utile. Nous insistons encore ici sur les dangers qu'il y a à tirer des conclusions d'une seule numération ; lorsqu'on la répète fréquemment, on est renseigné sur la teneur habituelle de l'eau en germes; cette teneur habituelle étant connue, toute analyse qui révèle un accroissement du nombre de germes doit faire rechercher une contamination.

Les résultats d'une analyse dépendent du milieu choisi, de la température, de la durée, de la manière d'opérer, etc. ; il faut, par conséquent, effectuer les analyses autant que possible dans des conditions identiques. L'hygiéniste doit préciser, dans son rapport, les procédés qu'il a employés, les raisons qui ont dicté son choix et l'importance qu'il accorde aux résultats.

La numération des germes doit être complétée par la détermination des espèces.

B. — *Isolement des espèces saprophytes.*

Sur les boîtes de Petri préparées comme nous venons de le dire, on suit le développement des colonies et l'on pratique des prélèvements nécessaires pour les épreuves de détermination de germes.

La détermination des divers microbes des eaux exige, des débutants une grande somme de travail : examen microscopique avant et après coloration, réensemencement et cultures dans divers milieux, inoculation à des animaux de laboratoire. Dans les cas habituels, la détermination des espèces banales ne présente pas une grande importance pour l'hygiéniste, aussi une diagnose complète n'est généralement pas nécessaire ; on se contente de citer un certain nombre d'espèces fréquentes dans les eaux; c'est ainsi qu'on notera le nombre :

1° De colonies de moisissures, qui poussent sous la forme d'un gazon velouté aux couleurs variées et dans lequel on reconnaît facilement au microscope les filaments mycéliens;

2° De colonies liquéfiantes.

C. — *Recherche des microbes anaérobies.*

La culture des germes de l'eau s'opérant toujours en milieux aérés, on ne tient pas compte des anaérobies ; quand on énonce le nombre de germes que contient l'eau, on sous-entend toujours le mot *aérobies*.

La recherche des anaérobies dans les eaux n'est pas entrée dans la pratique courante des analyses d'eaux ; pour l'effectuer, on pourrait employer un des procédés décrits dans la *Première partie* (Voy. p. 121) ou recourir au dispositif de Bordas (1), qui fait l'ensemencement en milieu solide et laisse pousser les cultures dans une atmosphère d'hydrogène.

D. — *Recherche des espèces pathogènes.*

a. **Bacille de la fièvre typhoïde**. — Parmi les nombreuses méthodes qui ont été préconisées pour rechercher dans les eaux le bacille typhique et pour le différencier du *Bacterium coli*, nous ne décrirons que celles qui paraissent donner les chances de succès les plus sérieuses.

Les difficultés de la recherche des bacilles typhiques proviennent de ce que ces microbes ne se multiplient pas dans les eaux souterraines, les eaux de puits, etc., qu'au contraire ils y périssent en une dizaine de jours et généralement y sont rares, mêlés à d'innombrables colibacilles, etc., auxquels ils ressemblent beaucoup.

Dans les méthodes récentes de recherche, on s'efforce de soumettre à l'analyse des volumes considérables d'eau et d'y condenser les

(1) Brouardel et Mosny, *Traité d'hygiène*, fasc. II, *le Sol et l'Eau*. Paris, J.-B. Baillière et fils, 1906, p. 249.

microbes par un artifice approprié : agglutination par un sérum antityphique très actif (Windelbandt, Shepilewsky, Chantemesse, Altschüler, Mine, etc.) ou précipitation par des agents chimiques (Vallet, Schüder, Hagemann, Ficker, Hoffmann, etc.).

Méthode de Ficker. — *Ficker* alcalinise 2 litres de l'eau à analyser au moyen de 8 centimètres cubes d'une solution de carbonate sodique à 10 p. 100 et précipite ensuite, au moyen de 7 centimètres cubes d'une solution de sulfate de fer à 10 p. 100. Après avoir abandonné la préparation pendant deux à trois heures dans une glacière, il décante le liquide limpide et redissout le précipité, qui s'est accumulé au fond, dans une solution de tartrate neutre de potassium (25 p. 100) ; il dilue le liquide avec du bouillon dans le rapport de 1 : 2 et il l'ensemence sur des plaques d'agar additionné de tournesol, de lactose et de krystallviolet (Voy. plus loin).

Enrichissement préalable. — *Ficher* et *Hoffmann* ont cherché à enrichir l'eau en bacilles typhiques avant la sédimentation, en employant un milieu de culture additionné de caféine.

Les solutions suivantes sont nécessaires :

1. Une solution de 10 grammes de nutrose dans 80 centimètres cubes d'eau distillée stérile ; la dissolution s'obtient en quelques heures à la chaleur du bain-marie ; éventuellement, l'eau perdue par évaporation doit être remplacée après refroidissement.

2. Une solution de 5 grammes de caféine dans 20 centimètres cubes d'eau distillée stérile ; cette solution doit être préparée peu de temps avant l'emploi ; la dissolution de la caféine est obtenue facilement à la température de 80° environ.

3. Une solution de 0gr,1 de krystallviolet (Höchst), exactement pesé, dans 100 centimètres cubes d'eau distillée stérile. On prépare chaque fois une solution fraîche.

On mesure dans un matras 900 centimètres cubes de l'eau à examiner ; on y ajoute le mélange refroidi des solutions 1 et 2 ; on ajoute ensuite 10 centimètres cubes de la solution 3.

De cette façon on obtient un mélange qui renferme 1 p. 100 de nutrose, 0,5 p. 100 de caféine et 0,001 p. 100 de krystallviolet. On l'abandonne dans l'étuve à 37° pendant douze à treize heures.

Les recherches de *Ficker* et *Hoffmann* ont montré que, dans ces conditions, la pullulation des microbes ordinaires de l'eau et des colibacilles est suffisamment entravée sans qu'une action nocive se soit produite sur les bacilles typhiques.

Pour rechercher la présence de ces derniers, on ensemence le liquide enrichi, directement sur des plaques d'agar additionné de tournesol, d'acide lactique et de krystallviolet (Voy. plus loin), ou, mieux, après avoir effectué la précipitation décrite ci-dessus.

Culture proprement dite.

Méthode de v. Drigalski-Conradi. — Le milieu de culture de choix paraît être la préparation indiquée par v. Drigalski et Conradi, qui est employée dans les stations de recherches pour la prophylaxie de la fièvre typhoïde ; on emploie la gélose lactosée, nutrosée, tournesolée et additionnée d'un antiseptique, le *krystallviolet* : elle rappelle le milieu décrit par Würtz en France, en 1891.

Technique de préparation du milieu. — Pour 2 litres de milieu, prendre 20 grammes d'extrait de Liebig, 20 grammes de nutrose, 20 grammes de peptone sèche de Witte, 80 grammes d'agar en bâtons (*Stangen-agar*) (1). Ne pas ajouter de sel de cuisine.

Mettre le tout dans une casserole en tôle émaillée et y ajouter 2 litres d'eau.

Faire cuire pendant deux heures dans la marmite de Koch.

Filtrer sur du coton hydrophile plié en quatre doubles et préalablement mouillé, puis stérilisé dans la marmite de Koch pendant deux heures. La filtration se fait en quinze minutes, malgré la teneur très élevée du milieu en gélose.

Neutraliser avec une solution normale de soude caustique ; le milieu doit être légèrement alcalin.

Après neutralisation, ajouter 260 grammes de teinture de tournesol (marque Kahlbaum) et 30 grammes de lactose chimiquement pur. Pour dissoudre le lactose, on le met dans un flacon d'Erlenmeyer avec la solution de tournesol, et on porte à l'ébullition pendant vingt minutes.

Ajouter 20 centimètres cubes d'une solution fraîchement préparée de 0gr,10 de krystallviolet 0 de Höchst (marque Altmann, de Berlin) dans 100 centimètres cubes d'eau stérilisée chaude.

A ce moment, la préparation du milieu est terminée. Il ne subit pas de stérilisation définitive.

La gélose, ainsi préparée, est répartie, pour la conservation, dans de petites fioles de 250 centimètres cubes dont la forme rappelle les flacons d'Erlenmeyer.

(1) L'agar en bâtons, dit *Stangen-agar*, est de l'agar purifié et coulé en bâtonnets quadrangulaires de 0m,20 de long. Il est préférable à l'agar en filaments. Son résidu est faible ; il est bien soluble dans l'eau à chaud. On se le procure chez Lautenschläger, à Berlin.

Au moment de la fabrication des plaques, qui ne doivent jamais être préparées d'avance, la gélose est liquéfiée dans la marmite de Koch et répartie, sous 2 millimètres d'épaisseur, sur les plaques qui sont de grandes boîtes de Petri mesurant 20 centimètres de diamètre et 2 centimètres de hauteur.

Les plaques, recouvertes de gélose, sont toujours asséchées par un séjour d'une demi-heure à l'air libre. Les germes de l'air ne cultivent que tardivement (cinq à six jours) sur ce milieu très nutritif, mais légèrement antiseptique.

v. Drigalski et Conradi ensemencent les plaques à l'aide d'une baguette en verre de 5 millimètres d'épaisseur, recourbée à angle droit à une extrémité. Au moyen de cette baguette, ils étalent la matière à examiner (1 à 2 centimètres cubes d'eau ou précipité recueilli par centrifugation) à la surface des plaques. En frictionnant la gélose dans tous les sens, ils assurent la parfaite répartition de la matière ensemencée.

L'ensemencement fait, la plaque est laissée à l'air libre pendant au moins une demi-heure, puis portée à l'étuve à 37°, le couvercle en bas, afin d'éviter que l'eau de condensation du milieu ne tombe sur la gélose et n'étale les colonies.

Identification des colonies sur les plaques. — Après douze à dix-huit heures de séjour dans l'étuve à 37°, les plaques sont retirées et soumises à l'examen. Le nombre des colonies qui ont poussé est considérable, et c'est un véritable labeur de découvrir, au milieu de cette flore, la petite colonie bleue, transparente, en goutte de rosée, d'un reflet éclatant, qui caractérise la colonie de bacilles d'Eberth. Il faut une très grande habitude de ces recherches pour dépister les colonies suspectes. Les plaques, étudiées à découvert, sont inspectées sur un fond noir et par transparence. Ne sont soumises à l'étude que les colonies à aspect macroscopique des colonies de bacilles d'Eberth : couleur bleue, transparence, en goutte de rosée, du diamètre de 1 millimètre. On prélève, avec une fine aiguille de platine, une parcelle de la colonie suspecte, et on soumet les microbes à l'épreuve de l'agglutination (Voy. chap. IX).

Ce diagnostic doit cependant être appuyé par des réactions de culture.

Il suffit de retourner la lamelle, de prendre une anse de la goutte pendante et de faire l'ensemencement dans les milieux spéciaux : gélose glucosée à 0,50 p. 100, petit-lait tournesolé de Petruschki, gélose au rouge neutre.

Sur ces différents milieux, les réactions sont caractéristiques :

APRÈS 24 HEURES.	BACILLE D'EBERTH.	COLIBACILLE.	BACILLE PARATYPHIQUE.
Gélose glucosée. Petit-lait tournesolé de Petruschki.	Pas de gaz. Le liquide reste transparent, devient rosé.	Gaz. Le liquide se trouble, devient rouge vif.	Gaz. Comme le bacille d'Eberth au début : vers le 8e jour, le liquide devient bleu.
Gélose au rouge neutre.	Pas de modification de coloration du milieu.	Belle fluorescence verte et virage au jaune.	Pas de modification de coloration du milieu.

Ces différentes expertises, quand elles sont concordantes, permettent d'affirmer d'une manière absolue la nature exacte de la colonie.

Méthode de Löffler. — En 1903, Löffler utilisa la gélose additionnée de vert malachite. Ce milieu fournit des résultats encourageants.

A la fin de la même année, Lentz et Tietz ont publié une méthode d'enrichissement basée sur les recherches de Löffler et qui est actuellement en usage en Allemagne dans beaucoup de laboratoires.

Milieu d'Otto Lentz et Tietz. — On prend de la gélose ordinaire à 2 p. 100, et on y ajoute du vert malachite I, marque Höchst. Les proportions du vert malachite sont variables selon qu'on se propose de favoriser le développement du bacille d'Eberth ou du bacille paratyphique. A 1/8000 de vert malachite, le bacille d'Eberth pousse normalement au début ; dans la suite, les colonies colorent la gélose en jaune.

A 1/2000 le bacille paratyphique type A, à 1/4000 le bacille paratyphique type B, ont un développement normal. Le colibacille ne pousse pas sur ces milieux.

Technique de Lentz et Tietz. — On prend quelques gouttes d'eau qu'on étale, avec une baguette de verre, sur une plaque de gélose au vert malachite à 1/6000, dans une boîte ordinaire de Petri. On met dans l'étuve pendant douze à quinze heures.

La plaque est complètement couverte par un développement massif de colonies. On la lave avec 2 centimètres cubes de bouillon ou d'eau salée, et on sème une anse de cette eau de lavage sur plaques du milieu de Drigalski-Conradi.

Cette méthode constitue un progrès appréciable; elle est parfaite en vue de la recherche du bacille paratyphique.

Milieu d'Endo. — Cette méthode n'est qu'une légère modification de celle de Marpmann : gélose additionnée de vert malachite, décolorée au sulfite de soude. Le milieu d'Endo comporte la préparation d'une gélose, additionnée de lactose, de fuchsine décolorée au sulfite de soude. La formule de la gélose est la suivante :

1000 centimètres cubes de gélose à 3 p. 100;
10 grammes de lactose;
25 centimètres cubes d'une solution à 10 p. 100 de sulfite de soude;
10 — d'une solution à 10 p. 100 de soude caustique;
4 d'une solution alcoolique de fuchsine.

Le milieu d'Endo est un milieu simple, peu coûteux. Il rend possible la différenciation du bacille d'Eberth et du colibacille, les colonies d'Eberth restant transparentes, incolores, et les colonies du colibacille devenant opaques et prenant une teinte rouge vif. Il retarde le développement des germes saprophytes (1).

La méthode a été favorablement appréciée par plusieurs expérimentateurs (Clauditz, Marshall); mais elle n'est pas utilisée dans les stations de recherches pour la prophylaxie de la fièvre typhoïde.

b. **Bacterium coli.** — Lorsque les plaques de gélatine montrent de très nombreuses colonies de *Bacterium coli*, l'enquête concernant les conditions locales fait presque toujours constater l'existence d'un foyer de putréfaction (purin, fumier, mare, etc.), en communication avec la nappe aquifère. Pour être renseigné sur la pullulation du *Bacterium coli* dans l'eau, *Malvoz* ensemence une dizaine de tubes contenant chacun 10 centimètres cubes de bouillon ordinaire phénolisé (0,7 p. 100 de phénol) avec 1 centimètre cube d'eau pour chaque tube, et les cultures sont laissées pendant un jour à 40°. Un trouble uniforme avec une pellicule fragile à la surface du liquide, une odeur fécaloïde, permettent presque d'affirmer que l'eau renferme du *Bacterium coli* en abondance, et déjà ce résultat avertit que l'on se trouve en présence d'une eau fort suspecte, ce que les cultures sur plaques ne manquent jamais de confirmer.

En prélevant avec un fil de platine une petite quantité du voile, on

(1) Pour les autres méthodes de recherche du bacille typhique, — très nombreuses, — nous renvoyons à :

1° Besson, *Analyse des eaux* (*Technique microbiologique*. Paris, Baillière, 1904);

2° Löffler, *Handbuch der Hygiene* de Weyl, Bd I;

3° Kolle und Wassermann, *Handbuch der pathogenen Mikroorganismen*, Bd II, S. 284; Ergänzungsband, Heft 1.

peut faire des cultures sur plaques et isoler les microbes suspects et les caractériser par les critériums habituels : culture en milieux sucrés, dans du lait, recherche de l'indol, etc.

Il ne faut attribuer aucune importance sérieuse à la présence de quelques rares *Bacterium coli* trouvés dans une eau dont les conditions locales garantissent la pureté et la bonne protection. En effet, le *Bacterium coli* est très répandu dans la nature; *Miquel* l'a trouvé dans la plupart des eaux potables, à la condition de soumettre à l'analyse une quantité d'eau suffisante; souvent, en effet, lorsqu'on ensemence quelques gouttes d'eau dans un bouillon phéniqué tenu à 42°, le bouillon reste limpide; traite-t-on, au contraire, 100 centimètres cubes ou 1 litre de la même eau par ce procédé, on voit alors le bouillon se troubler et donner le colibacille.

c. **Vibrion du choléra.** — Les différents expérimentateurs qui ont eu l'occasion de rechercher les vibrions du choléra dans les eaux ont placé ces microbes dans des conditions favorables à leur multiplication.

Nous décrirons la méthode d'enrichissement recommandée par *Koch*, *Van Ermengem*, etc. (1).

On met 500 à 600 centimètres cubes d'eau à analyser dans un grand cristallisoir à fond plat, on ajoute une vingtaine de centimètres cubes d'une solution de peptone de Witte additionnée de sel marin, de manière à avoir un mélange à 2 ou 3 p. 100 de peptone et à 1 p. 100 de chlorure de sodium; on expose le milieu de culture à une température de 37°. Au bout de six à dix heures, on examine la pellicule irisée qui s'est formée à la surface. On en enlève une particule qu'on ensemence dans de la gélatine; on fait ainsi plusieurs plaques avec de la semence prise en des endroits différents.

Les plaques de gélatine sont abandonnées à la température de 22° à 23°, pendant douze heures au moins; après ce laps de temps, on peut voir apparaître les colonies caractéristiques (Voy. chap. IX, *Prophylaxie des maladies transmissibles*).

D'autre part, on coule de la gélose dans les boîtes de Petri, on laisse solidifier les plaques, et l'on pratique à leur surface des ensemencements en stries au moyen de l'œillet d'une aiguille de platine chargé d'une trace du voile de la culture. Les plaques d'agar sont portées à l'étuve à 37°; au bout de quelques heures apparaissent de petites colonies minces, transparentes, opalescentes, jamais opaques. Les

(1) *Bulletin de l'Académie royale de médecine de Belgique* 1893.

plaques d'agar ont l'avantage de faire pousser rapidement les colonies, mais leur aspect est moins caractéristique que celles qui ont poussé sur la gélatine.

Les colonies qu'on a recueillies soit sur les plaques de gélatine, soit sur les plaques de gélose, sont soumises à un examen microscopique direct et à un examen après coloration. De plus, on ensemence ces colonies dans d'autres milieux, et on soumet les cultures aux réactions permettant d'identifier les bacilles virgules de Koch (Voy. chap. IX, *Prophylaxie des maladies transmissibles*).

On se gardera de confondre les vibrions du choléra avec des vibrions non pathogènes qui existent souvent dans les eaux (1). Pour les différencier, on devra recourir à l'épreuve de l'agglutination à l'aide d'un sérum anticholérique très actif (1 p. 10000 par exemple).

X. — CONTRÔLE DES FILTRES A EAU POTABLE.

A. — *Filtres domestiques*.

Les points suivants doivent être pris en considération :

1° Les filtres sont-ils susceptibles de subir facilement un nettoyage et une stérilisation ?

2° Le filtrat est-il limpide ?

3° Des substances ayant un goût ou une odeur désagréable sont-elles cédées à l'eau par le filtre ?

4° Détermination du débit.

5° Détermination de l'efficacité au point de vue de la stérilisation.

6° Détermination du temps pendant lequel l'appareil conserve son efficacité.

7° Enquête portant sur les soins d'entretien qu'exigent ces appareils (nettoyage fréquent, brossage, stérilisation).

Méthode permettant de s'assurer de l'efficacité des filtres domestiques, des bougies notamment, au point de vue de la stérilisation. — Il faut distinguer deux cas :

a. *L'eau n'est pas sous pression.* — On y ajoute des bactéries (par exemple le *Bacterium violaceum*, le *Bacterium prodigiosum*) qu'on recherche dans le filtrat et surtout dans les premières portions filtrées.

(1) Voy. CARL PRAUSNITZ, *Zum gegenwärtigen Stand der Choleradiagnose unter besonderer Berücksichtigung derjenigen Vibrionen deren Unterscheidung vom Cholera-vibrio Schwierigkeiten bereiten* (*Zeitschrift f. Hyg.*, Bd XLIII).

b. *L'eau est sous pression dans des conduites de distribution.* — Si on n'utilise pas de germes pathogènes, on peut intercaler, entre le robinet et le filtre, un réservoir solide en fonte, dans lequel on introduit de l'eau chargée de microbes. L'eau de la conduite chasse l'eau souillée à travers le filtre.

Si l'on veut faire l'essai au moyen de germes pathogènes, il va sans dire qu'on ne peut pas les mettre en rapport avec le robinet de la distribution ; il faut, dans ce cas, introduire l'eau chargée de microbes pathogènes dans un réservoir placé à une grande hauteur, par exemple 10 mètres, ce qui permettra d'obtenir 1 atmosphère de pression. On peut augmenter encore la pression en fixant la bougie, par l'intermédiaire d'un bouchon en caoutchouc, sur un matras présentant une tubulure latérale ; on relie cette dernière avec une trompe à vide, et on détermine ainsi une dépression dans le réservoir qui reçoit le filtrat.

Pour rechercher les félures ou les solutions de continuité dans une bougie, on se sert d'un réservoir dans lequel on peut comprimer de l'air à 1 atmosphère, soit en y faisant arriver de l'eau de la canalisation, soit en se servant d'une pompe aspirante et foulante. La bougie plongée préalablement dans l'eau, mais vide d'eau, est mise en communication, au moyen d'un tube en caoutchouc, avec l'air du réservoir. S'il existe la moindre fissure, on voit sur toute sa longueur l'air s'échapper en bulles fines et nombreuses.

B. — *Filtres centraux*.

Le médecin-hygiéniste qui est appelé à contrôler des filtres centraux, par exemple des filtres à sable, doit avant tout se renseigner exactement sur leur construction. Il examinera sur les plans et sur les lieux :

1° Le bassin en maçonnerie, en béton, etc., qui contient les matériaux filtrants ;

2° La couche filtrante ou sable (taille des grains, coefficient d'uniformité, épaisseur de la couche) ;

3° L'appareil drainant ou évacuateur des eaux filtrées ;

4° Éventuellement les appareils ayant pour but de faire subir un traitement préalable à l'eau (décantation, dégrossissage par gravier, préfiltrage rapide).

Ces renseignements sont nécessaires pour lui permettre de faire le prélèvement des échantillons d'eau, de sable ou de sédiments dans des conditions rationnelles.

Le contrôle hygiénique proprement dit comporte : l'examen des propriétés physiques et l'analyse chimique, micrographique et bactériologique de l'eau brute; l'analyse chimique et bactériologique de l'eau filtrée. Une analyse chimique complète de l'eau, répétée fréquemment ne présente pas beaucoup d'utilité. Mais il est indispensable d'effectuer tous les jours :

a. La détermination de l'oxydabilité ; on se servira à cet effet du procédé au permanganate de potassium de Kubel-Tiemann ;

b. La numération des germes dans l'eau brute et dans l'effluent de chaque filtre *isolément*.

On prélèvera l'eau en un endroit où elle ne stagne pas.

Les résultats obtenus peuvent être enregistrés comme l'indique le tableau suivant :

NOMBRE de bactéries par centimètre cube.		COEFFICIENT de réduction du nombre des bactéries.	OXYDABILITÉ (milligrammes d'oxygène absorbé par litre).		COEFFICIENT de réduction de l'oxydabilité.
Eau brute.	Eau filtrée.		Eau brute.	Eau filtrée.	
3017	26	99,14 p. 100.	5,7	3,6	36 p. 100.

C'est surtout l'accroissement brusque du nombre de germes qui doit faire soupçonner et rechercher une cause de perturbation.

c. Dans certaines installations, on recherche quotidiennement (dans d'autres, deux ou trois fois par semaine) le *Bacterium coli* dans l'eau filtrée. On n'attribue pas une importance exagérée à la présence accidentelle de ce bacille ; on ne commence à s'en préoccuper que s'il apparaît pendant trois ou quatre jours de suite : on le considère alors comme étant l'indice d'un mauvais fonctionnement du filtre.

Ces déterminations seront effectuées par les méthodes que nous avons décrites plus haut ; nous insistons sur la nécessité de les faire tous les jours, pour chaque filtre isolément, dans le laboratoire annexé à l'installation de filtrage.

d. Outre ces recherches, indispensables pour contrôler les filtres au point de vue sanitaire, il sera très utile, tant sous le rapport pratique que dans un intérêt purement scientifique, d'étudier la biologie du filtrage au sable. L'exemple nous est donné par *A. Kemna* à la station de filtration de la distribution d'eau d'Anvers ; chaque fois qu'un filtre est nettoyé, sa pellicule est soumise à un examen microscopique.

Il appartient aux médecins-hygiénistes qui auront le contrôle de filtres à sable dans leurs attributions d'étudier le rôle joué par la flore et la faune de la membrane filtrante, surtout vis-à-vis des microbes.

Le médecin-hygiéniste utilisera les données de ses investigations et s'entendra avec le technicien pour apporter éventuellement des modifications dans le fonctionnement de l'installation en ce qui concerne :

La vitesse de filtration ;

La maturation et la mise en service ;

Les soins de nettoyage ;

La constance de la marche ;

La réserve d'eau filtrée ;

Le réglage du débit, de la hauteur d'eau au-dessus du sable et de la perte de charge. Ce réglage se fait au moyen d'appareils indicateurs spéciaux dont le fonctionnement est de la compétence des techniciens.

XI. — CONTRÔLE DE LA STÉRILISATION DE L'EAU PAR DES MOYENS PHYSIQUES ET CHIMIQUES.

Par des ensemencements sur plaques de gélatine on contrôlera l'efficacité des procédés.

Lorsqu'il s'agit de procédés de stérilisation par des agents chimiques, on établira en outre la dose de réactif nécessaire, sa rapidité d'action, son élimination de l'eau, son prix.

XII. — INSPECTION DES DISTRIBUTIONS D'EAU.

Le médecin-hygiéniste peut être appelé à donner son avis sur un projet de distribution d'eau ou sur la valeur hygiénique d'une distribution existante.

A. — *Examen d'un projet de distribution d'eau.*

1° **Étude théorique.** — *Calcul de la quantité d'eau à fournir.* — L'eau pure en abondance étant une condition essentielle de salubrité, on examinera attentivement les besoins en eau de la localité à desservir et on tiendra compte de l'accroissement de la population.

Pour évaluer les besoins en eau, il convient d'établir les quantités consommées par le *service privé*, par le *service public* et par les *industries*.

En ce qui concerne le service privé, il faut décomposer l'ensemble de la population en quelques groupes, déterminer le nombre d'habitants que comprend chacun d'eux et se rendre compte, pour chaque catégorie, des *besoins réels* à satisfaire partête; en effet, la consommation d'eau n'est pas la même dans les différentes classes (milieux aisés, population ouvrière, etc.).

Les données statistiques fournies par les enquêtes qui ont été ouvertes dans un certain nombre de villes n'offriraient qu'un faible degré de sécurité si l'on prétendait en faire usage pour calculer les besoins en eau d'une localité déterminée.

Le *service public* réclame des quantités d'eau qui diffèrent considérablement d'une ville à l'autre; les écarts les plus étendus doivent être attribués au système de canalisation d'égouts et au mode d'entretien des voies publiques.

Les *industries* pouvant réclamer des volumes d'eau très importants, il convient d'ouvrir une enquête spéciale à ce point de vue.

Protection de l'eau. — Il convient de s'assurer si, dans le projet, toutes les précautions sont prévues pour conserver à l'eau ses qualités originelles (Voy. les Traités d'hygiène théorique).

2° **Étude expérimentale.** — *a.* **Examen de la qualité de l'eau.** — Voy. les méthodes qui ont pour objet l'appréciation hygiénique de l'eau (p. 211 et suivantes).

La connaissance de la composition chimique d'une eau peut faire prévoir, dans quelques cas, l'action qu'elle exercera sur les conduites en plomb; mais, généralement, cela ne suffit pas et il faut se livrer à des études expérimentales dans le laboratoire.

b. **Action exercée par le plomb sur une eau.** — *Méthode de Růžička.* — L'auteur commence par priver d'air l'eau à analyser; il la chauffe dans un matras jusqu'à ébullition, il bouche mollement l'orifice du col et refroidit rapidement le liquide sous un courant d'eau. Il le verse ensuite dans une éprouvette cylindrique en verre (hauteur 12 centimètres, diamètre 4 centimètres), bouchée à l'émeri de façon à éviter la formation de bulles d'air. Il introduit dans l'eau des gouttières en plomb qu'il obtient en coupant en deux, dans le sens de la longueur, des tuyaux de $1^{cm},3$ de diamètre et dont les parois sont épaisses de 2 millimètres. Ces gouttières, de 11 centimètres environ de longueur, sont décapées préalablement par l'acide nitrique dilué, lavées à l'eau distillée et polies au moyen d'un linge propre et sec. On remet le bouchon en place, de façon qu'il ne reste aucune bulle d'air dans le récipient. On abandonne cette préparation dans l'obscurité à la température ordinaire. Après vingt-quatre heures, on retire les gouttières en se servant d'une pince nickelée et on dose le plomb par la méthode colorimétrique.

Il sera utile de répéter le même essai en utilisant l'eau telle qu'elle se présente, sans ébullition préalable.

c. **Dosage colorimétrique du plomb.** — On acidule 200-500 centimètres cubes du liquide avec de l'acide chlorhydrique ou nitrique, et on l'évapore à 100-150 centimètres cubes. En présence de faibles quantités de plomb, on n'a pas à craindre que le chlorure, difficilement soluble, qui se forme, ne reste pas en solution. Si, finalement, le mélange a une réaction acide intense, on neutralise la plus grande quantité de l'acide minéral par une solution de carbonate de sodium, et on ajoute ensuite une solution d'acétate de sodium en excès, afin de combiner le restant de l'acide minéral et de mettre l'acide acétique en liberté. On chauffe doucement le liquide et on y fait passer pendant une demi-heure un courant d'acide sulfhydrique. Le plomb se sépare sous forme d'un précipité noir de sulfure. On recueille ce dernier sur un filtre, on le lave avec de l'eau distillée à laquelle on ajoute un peu d'acide sulfhydrique. En se servant du jet de la pissette, on détache le précipité du filtre, on l'introduit dans une capsule en porcelaine et on le dissout au moyen d'un peu d'acide nitrique concentré, à la faveur d'une chaleur modérée. La solution est évaporée afin de chasser l'acide nitrique en excès, et le résidu est dissous dans l'eau distillée. La solution est versée dans une éprouvette, la capsule est lavée plusieurs fois à l'eau distillée, et les eaux de lavage sont versées également dans l'éprouvette; cette dernière est remplie jusqu'à 100 centimètres cubes après addition de volumes déterminés de solution d'hydrate sodique et d'acide sulfhydrique.

En mélangeant des quantités déterminées d'une solution titrée de nitrate de plomb [solution contenant $0^{gr},15$ de $Pb(NO^3)^2$ par litre: $1^{cc},3$ de cette solution renferme $0^{gr},0001$ Pb] avec la même quantité de solution d'hydrate sodique et de solution d'hydrogène sulfuré, et complétant également à 100 centimètres cubes avec de l'eau distillée, on prépare une ou plusieurs éprouvettes de contrôle, et, pour le reste, on opère comme il a été dit à propos du dosage des nitrites. L'addition d'hydrate sodique est recommandable, parce que la réaction est rendue plus sensible. Si, dans l'éprouvette qui renferme le plomb provenant de l'eau, la coloration brune était trop intense, il faudrait ici également effectuer une dilution dans des proportions convenables.

B. — *Inspection d'une distribution existante.*

1° Le médecin-hygiéniste doit commencer par étudier les qualités de l'eau à son origine, avant l'entrée dans les conduites (Voy. les méthodes décrites précédemment).

2° Il doit se rendre compte, sur les plans et sur les lieux, des travaux qui ont été exécutés pour le captage et pour la distribution; il examinera :

a. Comment est faite la prise : galeries de drainage, aqueducs, conduite d'amenée, etc.;

b. Si les eaux sont relevées ou bien si elles sont amenées par gravité;

c. Par quel moyen l'élévation des eaux est assurée ;

d. S'il existe un réservoir de distribution, où et comment il est établi :

e. Quels sont les matériaux utilisés pour la canalisation qui amène l'eau à ce réservoir ;

f. Quels sont les matériaux utilisés pour les conduites de distribution :

g. S'il existe des bornes-fontaines.

3° Il recherchera les chances d'intoxication ou d'infection résultant du passage de l'eau à travers les canalisations et leurs dépendances.

Réservoirs. — *a*. Les réservoirs sont-ils complètement à l'abri de la pénétration d'eaux superficielles et de l'introduction de matières nuisibles pouvant être due à la malveillance?

b. Les réservoirs sont-ils étanches et, comme tels, à l'abri de toute pénétration d'eaux souterraines souillées?

c. L'eau y est-elle protégée pendant l'été contre un échauffement trop considérable et en hiver contre la congélation ou un refroidissement excessif?

d. L'aération s'effectue-t-elle convenablement?

e. La circulation de l'eau se fait-elle sans donner lieu, en certains endroits, à une stagnation favorable au développement de micro-organismes?

f. Les réservoirs sont-ils faciles à visiter, à vider et à nettoyer?

Puits d'inspection. — Un périmètre de protection suffisant est-il établi autour de ces puits, de façon à les mettre à l'abri de toute contamination par des fosses à fumier, le voisinage d'habitations, etc.?

Machines, pompes, etc. — En pratique, on ne tient pas compte des contaminations passagères résultant du contact de l'eau avec certains organes des pompes, les parois non désinfectées des réservoirs ou des canalisations nouvelles.

Travaux de curage et de réfection. — Au cours de ces travaux, l'eau est souillée inévitablement ; on s'assurera si des précautions spéciales sont prises pour la préserver, pendant son parcours souterrain, contre les souillures d'origine humaine. Les ouvriers qui travaillent occasionnellement dans les galeries doivent être placés sous une surveillance médicale sévère.

4° L'hygiéniste établira une comparaison entre la composition chimique et bactériologique des eaux issues du sol et de celles qui sortent d'un robinet de la canalisation. En outre, dans beaucoup de cas, il sera nécessaire d'analyser les eaux qui se trouvent dans les réservoirs et de comparer leur composition avec celle des eaux aux lieux de prise. On aura soin de rechercher, par l'analyse chimique décrite précédemment, la presence du plomb qui peut provenir des conduites. Pour le prélèvement des échantillons destinés à l'analyse bactériologique, il est recommandable d'utiliser une prise d'eau coulant sans interruption jour et nuit pendant toute la période d'observation ; on évitera de cette façon le danger de soumettre à l'analyse de l'eau modifiée dans sa teneur microbienne par la stagnation dans les conduites. On ne se contentera pas de quelques analyses; elles devront être nombreuses et porter sur une période d'observation très longue.

5° Les résultats analytiques confirmeront la constatation des causes de contamination que l'observation directe aura fait découvrir; ou bien ils engageront l'hygiéniste à rechercher ces causes et à y porter remède avec le concours du technicien.

6° Dans certains cas exceptionnels (introduction accidentelle de matières contaminées dans une conduite), il peut être nécessaire de procéder à une désinfection ; on s'assurera du résultat obtenu en effectuant, après avoir éloigné le désinfectant par lavage, des ensemencements sur plaques de gélatine, comme on l'a vu plus haut.

XIII. — EAUX MINÉRALES.

A. — *Eaux minérales naturelles.*

L'analyse hygiénique d'une eau minérale naturelle comprend :

a. L'examen de la constitution géologique du sol ;

b. L'examen du captage, de l'aménagement et du débit de la source;

c. L'examen des mesures de propreté mises en pratique pour le nettoyage, le remplissage et le bouchage des bouteilles;

d. La constatation des propriétés organoleptiques : limpidité, couleur, odeur, saveur, température.

Nous ne reviendrons plus sur les méthodes employées à cet effet et que nous avons décrites antérieurement;

e. L'analyse bactériologique;

f. L'analyse chimique de l'eau, des boues minérales et des gaz.

Les méthodes que nous avons indiquées à propos des eaux d'alimentation et celles que nous décrirons plus loin pour l'analyse des gaz suffiront à l'hygiéniste dans le plus grand nombre des cas. Les analyses plus détaillées et la recherche des éléments rares sont évidemment de la compétence des chimistes. Nous renvoyons donc aux traités de chimie analytique.

B. — *Eaux minérales artificielles.*

Examen des conditions locales. — On soumettra à l'analyse chimique et bactériologique l'eau qui est employée pour la fabrication des eaux minérales artificielles.

Comme les eaux chargées d'acide carbonique ont un pouvoir dissolvant manifeste à l'égard du plomb, l'attention de l'hygiéniste sera appelée sur les dangers d'intoxication saturnine.

a. **Recherche et dosage du plomb dans l'eau.** — 200 centimètres cubes de l'eau à analyser sont additionnés d'acide chlorhydrique dilué et réduits par évaporation à un petit volume. La recherche qualitative et le dosage du plomb s'effectuent dans ce liquide comme nous l'avons indiqué précédemment (Voy. p. 276).

b. **Recherche et dosage du plomb dans les têtes de siphons** (Voy. chap. VIII, *Ustensiles de cuisine*).

XIV. — GLACE.

A. — *Analyse chimique.*

On lave au moyen d'eau un bloc de glace, on l'enveloppe dans un linge propre, on le casse en morceaux. On introduit quelques-uns de ces morceaux dans un vase de Berlin, on les soumet à la fusion au bain-marie, on analyse le liquide obtenu comme s'il s'agissait d'une eau ordinaire. On examine la nature des matières en suspension et on en détermine le poids.

B. — *Analyse bactériologique.*

Au moyen d'une pince stérile, on saisit quelques fragments de glace, on les passe rapidement à travers une flamme de Bunsen et on les jette dans un matras stérile bouché au moyen d'ouate. On laisse la fusion s'opérer et on ensemence sur des plaques de gélatine des fractions de l'eau obtenue, en se conformant aux indications qui ont été données à propos de l'eau. On procède à la numération des germes, et on détermine éventuellement les espèces.

Quand il s'agit de porter un jugement sur la glace artificielle, il faut examiner avant tout les qualités de l'eau qui sert à sa fabrication.

O. Adler, Ueber Eisenbakterien (Centralbl. für Bakteriologie. 2te Abtheilung, 1903, S. 215). *R. d'Andrimont*, La science hydrologique. Paris, Béranger, 1905. — *G. Bechmann*, Distributions d'eau. Paris, Baudry, 1898. — *A. Besson*, Analyse bactériologique de l'eau (Technique microbiologique. Paris, Baillière, 1904). — *Beythien, Hempel* u. *Kraft*, Zur Lebensweise der Eisenbakterien (Zeitschr. f. Untersuchung der Nahr. u. Genussmittel. 1904, S. 215). — *C. Blas*, Contribution à l'étude et à l'analyse des eaux alimentaires (Mémoires couronnés et autres mémoires de l'Académie des sciences, des lettres et des beaux-arts de Belgique, t. XXXVII, 1886). — *F. Bordas*, Eaux potables (*Girard* et *Dupré*, Analyse des matières alimentaires. Paris, Dunod, 1894). — *Boutron* et *Boudet*, Hydrotimétrie. Paris, Masson. — *A. Braun*, La recherche du bacille d'Eberth (Ann. de l'Institut Pasteur, t. XIX, 1905, p. 578). — *H. Causse*, Hydrologie. Paris, Rudeval, 1903. — *Max le Couppey de la Forest*. Considérations sur le mode de propagation de la fluorescéine sous terre (Bull. de la Soc. belge de géologie, Bruxelles, t. XVII, 1903); Note sur les expériences à la fluorescéine et les recherches hydrologiques effectuées pour la ville d'Auxerre (Bull. de la Soc. des sciences hist. et nat. de l'Yonne, 1903, Auxerre); Quelques considérations complémentaires sur la propagation souterraine de la fluorescéine (Bull. de la Soc. belge de géol., t. XVII, 1903, Bruxelles); Sur la construction, la conduite et la surveillance rationnelle des filtres à sable aux États-Unis d'Amérique (Revue d'hygiène, 1904). — *Debauve* et *Imbeaux*, Distributions d'eau. Paris, Dunod, 1905. — *E. Delhotel*, Traité de l'épuration des eaux naturelles et artificielles. Paris, Baudry, 1893. — *F. Dienert*, Contribution à l'étude des courants souterrains au moyen de la boussole et des courants électro-magnétiques (Bull. de la Société belge de géologie, 1903); Hydrologie agricole (Encyclopédie agricole de Wery, 1907). — *v. Drigalski* und *Conradi*, Ueber ein Verfahren zum Nachweis der Typhusbacillen (Zeitschrift für Hygiene. Bd XXXIX, S. 291). — *Dunbar*. Bericht über die Arbeiten des im Herbst 1892 anläszlich der Cholera-Epidemie in Hamburg errichteten provisorischen hygienischen Instituts (Arbeiten aus dem kais. Gesundheitsamte, Bd X, Anl., S. 142). — *Fr. Erismann*, Trink-und Brauchwasser (*Lunge*, Chemisch-technische Untersuchungsmethoden. Berlin, 1899). — *F. Fischer*, Das Wasser. Berlin, 1902. — *R. Fresenius*, Traité d'analyse chimique qualitative (trad. L. Gautier). Paris, Masson, 1897; Analyse des eaux douces ordinaires, p. 483; Analyse des eaux minérales, p. 489; Traité d'analyse chimique quantitative (trad. L. Gautier). Paris, Masson, 1900; Analyse des eaux douces ordinaires, p. 703; Analyse des eaux minérales, p. 729, t. II. — *P. Guichard*, Analyse chimique et purification des eaux potables (Encycl. des aide-mémoire Léauté. Paris, Gauthier-Villars). — *Ed. Imbeaux*. L'alimentation en eau et l'assainissement des villes à l'Exposition universelle de 1900. Paris, Bernard, 1901. — *G. Kabrhel*, Theorie und Praxis der Trinkwasserbeurtheilung. München, 1900. — *Ad. Kemna*, La biologie du filtrage au sable (Bull. Soc. belge de géologie, 1899, t. XIII); La biologie des eaux potables (Technique sanitaire, 1906). — *Kolle* und *Wassermann*, Handbuch der pathogenen Mikroorganismen. —

J. König. Wasser (Die Untersuchung landwirthschaftlich und gewerblich wichtiger Stoffe. Berlin, 1891); Die menschlichen Nahrungs- und Genussmittel. Berlin, 1883 (Untersuchung des Wassers, S. 668); Die Verunreinigung der Gewässer. Berlin, 1899; Anlage und Ausführung von Wasserleitungen und Wasserwerken. Leipzig, 1907. — *Krenzlin*. Das Staatliche Aufsichtsrecht gegenüber zentralen Wasserleitungen (Preussen. Braunschweig, 1904). — *O. Kröhnke*, Die Reinigung des Wassers. Stuttgart. 1900. — *De Launay, Martel, Bonjean* et *Ogier*, Le sol et l'eau. 2e fascicule du Traité d'hygiène de *Brouardel* et *Mosny*. Paris, J.-B. Baillière, 1906. — *H. Lajoux*, Eaux potables. Reims, F. Michaud, 1900. — *F. Löffler*. *G. Œsten*, *R. Sendtner*, Wasserversorgung, Wasseruntersuchung und Wasserbeurtheilung (*Weyl*, Handbuch der Hygiene, Bd I, Iéna, 1896). — *O. Lueger*, Die Wasserversorgung der Städte. Darmstadt, 1895. — *E. Macé*, Les substances alimentaires étudiées au microscope, chapitre consacré à l'eau. Paris, J.-B. Baillière, 1891. — *E. Malvoz*. Unification des procédés d'analyse bactériologique des eaux (Rapport présenté au Congrès d'hygiène de Bruxelles, 1903, t. II). — Voy. également les Rapports de *Grimbert* et de *Löffler* présentés à ce Congrès. — *E. Marboutin*, Sur la propagation des eaux souterraines (Bulletin de la Soc. belge de géologie. Bruxelles, t. XV, 1901). — *Molisch*, Die Pflanzen und ihre Beziehungen zum Eisen. Iena. 1892. — *Mez*, Mikroskopische Wasseranalyse. Berlin. 1898. — *Miquel*, Manuel pratique d'analyse bactériologique des eaux. Paris, 1891. — *G. Œsten*, voy. *Löffler*. — *Ogier*, voy. *De Launay*. — *W. Ohlmüller*, Guide pratique pour l'analyse de l'eau (trad. L. Gautier). Paris. Baudry, 1898. — *J. Olive*, Traité d'hydraulique, Paris, Chairgrasse. — *C. Prausnitz*, Zum Gegenwärtigen Stand der Choleradiagnose unter besonderer Berücksichtigung derjenigen Vibrionen deren Unterscheidung vom Choleravibrio Schwierigkeiten bereiten (Zeitschr. f. Hygiene, Bd XLIII). — *Em. Putzeys*. A propos des conditions que doivent remplir les eaux issues des terrains calcaires (Bull. Soc. belge géol., t. XVII, 1903); Les sources des vallées de l'Ourthe, du Hoyoux et du Bocq (Bull. Soc. belge géol., t. VIII, 1894); Les eaux de Bruxelles en 1902. Bruxelles, Guyot. Voy., dans cette publication, chapitre, Rapport de *Malvoz* et *Van Ermengem*. — *F.* et *E. Putzeys*, Alimentation urbaine ou eau potable, in : Traité d'hygiène de *Brouardel* et *Mosny*. Paris, J.-B. Baillière, 1907. — *G. Roux*, Précis d'analyse microbiologique des eaux. Paris, Baillière, 1892. — *W. Rullmann*. Die Eisenbakterien, Cladotricheen, Streptotricheen und Actinomyceten (Handbuch der technischen Mykologie, herausgegeben von *Fr. Lafar*. Iena, III, 2, S. 193). — *H. Schwers*, Le fer dans les eaux souterraines, in Revue d'hygiène et de police sanitaire. Paris, 1907. — *A. Schmidtmann* und *C. Günther*, Mitteilungen aus der königl. Prüfungsanstalt für Wasserversorgung und Abwässerbeseitigung zu Berlin. 1902-1906. — *Sehorler*. Beiträge zur Kenntniss der Eisenbakterien (Centralbl. f. Bakt., Bd XII, 1904. — *E. Senft*. Mikroskopische Untersuchung des Wassers. Wien. 1905. — *Ch. Slichter*. The motions of underground waters. Washington, Government printing office 1902, et Engineering News, 1902. — *W. Spring*, La couleur des eaux (Bull. de l'Acad. royale de Belgique, 3e série, t. V, no 1. 1883). — *Trillat*. Essai sur l'emploi des matières colorantes pour la recherche des eaux d'infiltration (Ann. de l'Inst. Pasteur, 1899, p. 444). — *E. Van den Broeck*, L'étude des eaux courantes souterraines par l'emploi des matières colorantes (fluorescéine), fascicule spécial de la Société belge de géologie, édité par E. van den Broeck. Bruxelles, 1904. — *Van Ermengem*, Le choléra en 1892 (Bull. de l'Acad. royale de médecine, Bruxelles, 1903; voy. *E. Putzeys*. — *G. Walter* und *A. Gärtner*, Tiemann-Gärtner's Handbuch der Untersuchung und der Beurtheilung der Wässer. Braunschweig. 1895. — *A. Wanklyn*, Water-Analysis. London. — *Winogradsky*, Sur les bactéries ferrugineuses (Botan. Zeitung, 1884, par Ann. Institut Pasteur, 1888). — *G. Wolffhügel*, Wasserversorgung (v. Pettenkofer und v. Ziemssen's Handbuch der Hygiene. Leipzig, 1882). — *Zopf*, Entwickelungsgeschichte und Untersuchungen über Crenothrix polyspora. Berlin. — *Zune* et *Bonjean*, Traité d'analyse chimique, micrographique et microbiologique des eaux potables. Paris, 1906. — Travaux de la Commission scientifique de perfectionnement de l'Observatoire municipal de Montsouris : Travaux des années 1899 et 1900 sur les eaux de l'Avre et de la Vanne, Paris, 1901; Travaux des années 1900 et 1901 sur les eaux de sources alimentant la ville de Paris, 1902; Travaux de l'année 1903 sur les eaux d'alimentation et les eaux d'égout de la ville de Paris, 1903. — Congrès international d'hygiène de Bruxelles, 1903, t. IV, section de Technologie sanitaire : rapports sur les eaux issues des terrains calcaires de MM. *Allen Howe*, *Janet*, *Martel*. *Nicolis*. *Schardt*, *van den Broeck*. *Woodward*.

CHAPITRE IV

EAUX RÉSIDUAIRES ET EFFLUENTS DES INSTALLATIONS D'ÉPURATION

Dans beaucoup de cas, le déversement des eaux-vannes dans une rivière ou dans la mer ne peut être toléré et l'on est amené à choisir un système d'épuration: afin d'apprécier le degré d'efficacité d'un procédé, on se basera sur la comparaison de l'eau brute et de l'effluent. Pour interpréter le mode de fonctionnement des installations et les résultats qu'elles procurent, on consultera les traités de technologie sanitaire et les ouvrages consacrés spécialement au traitement des eaux résiduaires. Nous nous occuperons exclusivement de l'analyse de ces eaux et des effluents fournis par les installations d'épuration.

La composition des eaux résiduaires présentant de grandes variations, il ne peut être question de décrire des méthodes applicables dans toutes les circonstances; les indications que nous donnons ci-après suffiront à l'hygiéniste dans le plus grand nombre des cas.

I. — PRÉLÈVEMENT DES ÉCHANTILLONS.

A. — Eau stagnante.

Lorsqu'on a affaire à une eau qui stagne ou qui circule très lentement dans un bassin dont les dimensions ne sont pas trop grandes, on peut l'agiter et en prendre immédiatement un échantillon auquel on pourra attribuer une composition moyenne. S'il n'est pas possible d'agiter, par exemple lorsqu'il s'agit d'un grand réservoir septique, d'un vaste bassin de décantation ou d'un canal, on prendra des échantillons en différents endroits et à différentes profondeurs et on les réunira. Dans certains cas, il conviendra de prélever les substances solides dans des récipients séparés (boues du fond, substances flottantes de la surface).

Au moment du prélèvement, on notera certains points qui auront de l'importance pour la rédaction du rapport :

Origine et nature des souillures; corps flottants; dépôt du fond; végétation; dégagement de gaz; odeur; action sur les pierres ou sur le mortier; action nocive sur les poissons.

En ce qui concerne les eaux résiduaires industrielles, il y aura lieu de s'enquérir de la nature des opérations pratiquées dans les usines.

B. — Eau courante.

Le mode de prélèvement dépendra du but qu'on se propose. Plusieurs cas peuvent se présenter; nous ne citerons que deux exemples :

a. On veut connaître la proportion des matières véhiculées par le sewage d'une ville. On tiendra compte des variations de débit selon le moment de la journée (débit faible la nuit, augmentation du débit et de la concentration pendant le jour avec un maximum vers midi). On jaugera le débit d'heure en heure ou de quinze en quinze minutes; on fera à ces moments des prises d'essai qu'on analysera séparément ou qu'on réunira pour obtenir un échantillon moyen.

b. Il s'agit d'examiner les résultats obtenus dans une usine d'épuration. On déterminera le temps mis par l'eau pour traverser les appareils (les échantillons de l'effluent, devant correspondre à ceux de l'eau brute, seront prélevés plus tard); on pourra se servir à cet effet d'indicateurs (corps flottants, matières colorantes, dosages de chlore, etc.).

Les échantillons seront recueillis dans des flacons en verre bouchés à l'émeri; 2 litres suffisent en général. L'analyse immédiate s'impose par suite de l'altérabilité des liquides résiduaires; mais, comme cela n'est pas toujours possible, on est parfois obligé de procéder comme suit :

On jette une portion, soit 1 litre, de l'eau à analyser sur un filtre à plis sec; on ajoute au filtrat de l'acide sulfurique à 25 p. 100 (2 centimètres cubes par litre d'eau); cet échantillon sert à la détermination de l'oxydabilité, des substances azotées organiques, de l'ammoniaque, du chlore et du carbone des combinaisons organiques.

Une deuxième portion de l'eau, soit le litre qui reste, sans filtration préalable, est additionnée de 2 centimètres cubes de chloroforme; cet échantillon servira à déterminer le résidu d'évaporation, les substances en suspension, la perte à la calcination, l'acide nitreux, l'acide nitrique.

II. — DÉTERMINATION DES CARACTÈRES PHYSIQUES.

a. **Odeur**. — Pour déterminer l'odeur, on introduit 50 centimètres cubes d'eau d'égout dans un flacon à large goulot bouché, on agite énergiquement, on constate l'odeur. Les échantillons qui sont inodores à la température ordinaire sont chauffés à 40°-50° et soumis ensuite à la même épreuve.

b. **Coloration et degré de transparence**. — La coloration et le degré de transparence peuvent être estimés de la façon suivante : l'eau d'égout, non filtrée, convenablement mélangée, est introduite dans un cylindre en verre incolore portant une graduation en centimètres. Le fond de ce cylindre est plat, transparent, et sa paroi latérale est munie inférieurement d'un ajutage permettant l'écoulement. On dispose ce cylindre sur une feuille de papier blanc portant des caractères de l'échelle de Snellen d'une grandeur déterminée. En regardant par le dessus, on laisse écouler l'eau jusqu'à ce que les caractères puissent être distingués à travers la colonne liquide. Le degré de transparence est exprimé par la hauteur de la colonne d'eau restée dans le cylindre.

III. — ANALYSE CHIMIQUE QUALITATIVE.

A. — *Réaction.*

La réaction de l'eau sera prise au moyen de divers indicateurs ; il est souvent très difficile de la reconnaître ; c'est ainsi que la teinture de cochenille, le méthylorange, l'acide rosolique donnent souvent lieu à une coloration peu nette ; aussi faut-il, dans la plupart des cas, diluer l'eau brute. L'indicateur qui donne les meilleurs résultats est la teinture de tournesol parfaitement neutre dont on laisse tomber une goutte dans l'eau contenue dans une petite capsule en porcelaine ; en opérant de cette façon, on obtient une réaction plus sensible qu'en se servant du papier réactif. En général, la phénolphtaléine ne convient pas.

B. — *Acide sulfhydrique; sulfures.*

La recherche qualitative de l'acide sulfhydrique, qui ne présente guère de difficultés à cause de son odeur caractéristique, est effectuée analytiquement au moyen de l'acétate basique de plomb : 100 centimètres cubes d'eau résiduaire sont introduits dans un matras d'Erlenmeyer d'une capacité de 200 centimètres cubes environ et mollement fermé au moyen d'un bouchon de liège auquel est suspendue une bandelette de papier à filtrer imprégnée d'une solution d'acétate basique de plomb. On chauffe le liquide à l'ébullition : une coloration noire se produisant sur le papier est l'indice de la présence d'acide sulfhydrique. Lorsque en présence d'un résultat négatif, on soupçonne l'existence de sulfures alcalins en solution dans le liquide, on traite ce dernier par de l'acide sulfurique dilué. L'acide sulfhydrique mis en liberté sera reconnu, si une nouvelle bandelette imprégnée d'acétate plombique noircit au contact de la vapeur.

C. — *Ammoniaque.*

On introduit dans un cylindre bouché 100 centimètres cubes d'eau résiduaire filtrée et 2 centimètres cubes d'une solution alcaline exempte d'ammoniaque (Na^2CO^3 crist., 100 grammes; NaOH, 50 grammes; eau distillée, 300 centimètres cubes). En présence d'acide sulfhydrique, on ajoute encore quelques gouttes d'une solution d'acétate de zinc à 10 p. 100.

On agite le mélange de temps en temps et, après quelques heures de repos, une clarification s'étant produite, on prélève une partie du liquide limpide et l'on y recherche l'ammoniaque au moyen du réactif de Nessler.

D. — *Nitrites.*

On clarifie préalablement l'eau résiduaire en l'additionnant de quelques gouttes d'ammoniaque ; au liquide clair on ajoute une solution d'iodure de potassium préparée au moment de l'usage ; on acidule au moyen de quelques gouttes d'acide sulfurique dilué et on ajoute un peu d'empois d'amidon. Une coloration bleue se produisant *immédiatement* à l'abri des rayons directs du soleil indique la présence de nitrites. Une coloration bleue qui se produit après quelques minutes seulement peut être déterminée par des matières organiques ou par des sels ferriques.

On se met à l'abri de cette cause d'erreur en ajoutant à l'eau à examiner de l'acide sulfurique dilué et quelques gouttes d'une solution sulfurique de métaphénylènediamine. Une coloration jaune ou brune indique la présence de nitrites (Voy. *Analyse de l'eau de boisson*).

E. — *Nitrates.*

Si des nitrites sont présents, on additionne une portion de l'eau à examiner d'un peu d'urée et de quelques gouttes d'acide sulfurique dilué; après une heure de digestion, on superpose le liquide, dans un tube à réaction, à une solution de diphénylamine dans l'acide sulfurique concentré. L'apparition d'un anneau bleu à la zone de contact prouve la présence de nitrates.

En l'absence de nitrites, on peut s'abstenir de cette addition d'urée, recommandée par Lehmann pour détruire l'acide nitreux, qui agit sur la diphénylamine.

F. — *Chlorures, sulfates, phosphates.*

La recherche des autres genres de sels : chlorures, sulfates, phosphates, peut être faite dans les cendres fournies par la calcination du résidu d'évaporation (Voy. *Analyse des eaux de boisson*).

G. — *Métaux.*

Pour rechercher les métaux (étain, antimoine, arsenic, cuivre, mercure, plomb, zinc, aluminium, fer, silice), on évapore au bain-marie un volume convenable d'eau résiduaire, additionné d'acide chlorhydrique et d'un peu de chlorate de potassium, jusqu'au dixième de son volume environ. On applique à ce liquide la méthode de recherche systématique des métaux (Voy. *Première partie*, p. 58).

IV. — ANALYSE CHIMIQUE QUANTITATIVE.

A. — *Matières en suspension.*

a. **Filtration**. — Méthode directe. — Elle est applicable aux eaux d'égout filtrant rapidement et dont le filtrat est limpide.

On introduit un filtre, dont la teneur en cendres est connue, dans un tube pèse-filtres taré préalablement ; on dessèche dans l'étuve à 100°, on laisse refroidir dans l'exsiccateur, on pèse à la balance de précision ; par différence, on obtient le poids du filtre.

On place le filtre sur un entonnoir en verre et on le mouille avec de l'eau distillée ; on y verse un volume exactement mesuré d'eau résiduaire (200 à 500 centimètres cubes selon l'abondance des matières en suspension); on lave à l'eau distillée froide les matières recueillies. On place dans l'étuve l'entonnoir et son contenu; lorsque le filtre est suffisamment sec, on l'introduit à nouveau dans le tube pèse-filtres: on continue la dessiccation jusqu'à constance de pesée.

L'augmentation de poids représente la quantité de matières en suspension.

On incinère le filtre et son contenu; on introduit les cendres dans un creuset en porcelaine taré; on calcine, on pèse.

En retranchant le chiffre correspondant aux cendres du filtre, on obtient la quantité des matières minérales en suspension; on calcule par différence les matières organiques.

MÉTHODE INDIRECTE. — Lorsque les eaux résiduaires filtrent lentement, on passe une portion de l'eau à analyser à travers un *grand filtre à plis*. On mesure exactement un volume déterminé de l'eau filtrée et de l'eau non filtrée; on applique à chacune de ces prises d'essai la méthode de la détermination du résidu d'évaporation (Voy. ci-après).

La différence entre les deux résultats représente le poids des matières en suspension.

b. **Centrifugation.** — MÉTHODE DE DOST. — L'appareil dont cet auteur se sert (fig. 117) consiste en un cylindre en verre d'un diamètre de 3cm,4 qui se rétrécit à sa partie inférieure en un tube de 3 millimètres de diamètre environ. Il est muni d'un robinet en verre au-dessus duquel commence la graduation. L'ouverture du robinet est un peu plus grande que le diamètre de la partie du tube qui se trouve immédiatement au-dessus, et un peu plus petite que le diamètre de la partie qui se trouve immédiatement au-dessous. La capacité de cet appareil est de 50 centimètres cubes. A son extrémité inférieure s'adapte un petit vase; les parties qui s'emboîtent sont rodées à l'émeri.

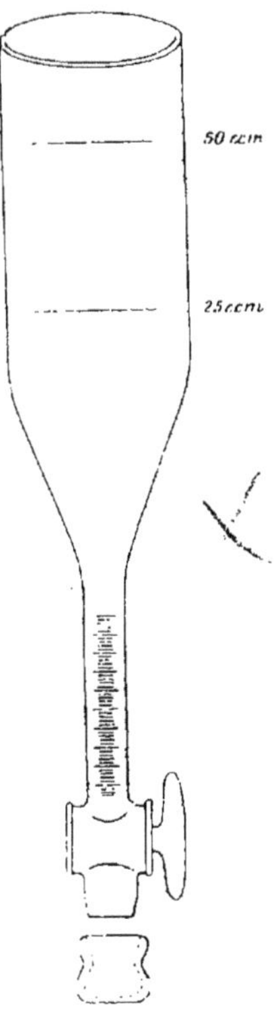

Fig. 117. — Appareil de Dost pour la détermination des matières en suspension dans une eau résiduaire.

Pour se servir de cet appareil, on ferme le robinet, on introduit 50 centimètres cubes d'eau résiduaire et on soumet à la force centrifuge. La graduation permet de lire le volume du sédiment; si ce dernier est trop peu abondant, on décante le liquide limpide surnageant, on verse dans l'appareil une nouvelle quantité d'eau et on recommence la centrifugation.

Lorsque l'opération est terminée, on siphonne le liquide surnageant le dépôt, on ajuste le petit vase et on ouvre le robinet ; on soumet à l'action de la force centrifuge le tube avec son ajutage inférieur jusqu'à ce que tout le sédiment se soit amassé dans ce dernier. On pèse cet ajutage avec son contenu, on dessèche à 100°, on pèse de nouveau. On obtient ainsi la teneur du sédiment en eau et en matières sèches.

B. — *Résidu d'évaporation.*

On mesure, dans un ballon jaugé, un volume déterminé (100-200 centimètres cubes) d'eau résiduaire filtrée ; on le verse par portions successives dans une capsule en porcelaine ou, mieux, en platine. L'une ou l'autre doit avoir été préalablement chauffée au rouge et tarée après refroidissement. On place la capsule sur un bain-marie, en observant les précautions qui sont indiquées pour la même opération dans le chapitre des eaux de boisson. On chauffe jusqu'à siccité ; on dessèche le résidu dans l'étuve à 100° jusqu'à constance de poids. L'augmentation de poids de la capsule représente le résidu d'évaporation, qui renferme des substances inorganiques telles que les sulfates, carbonates, phosphates, chlorures, nitrates, etc., ainsi que des substances organiques non volatiles à 100°.

C. *Perte par calcination.*

On désigne sous ce nom la perte subie par le résidu d'évaporation décrit ci-dessus lorsqu'on le soumet à la calcination.

A cet effet, on chauffe la capsule placée sur un triangle en porcelaine, d'abord faiblement au moyen d'une petite flamme de Bunsen ; on augmente progressivement l'intensité de la flamme, en évitant toutefois de dépasser le rouge sombre, ce qui volatiliserait les chlorures. On continue à calciner jusqu'à ce que le résidu soit devenu blanc ; on laisse refroidir la capsule dans l'exsiccateur et on la pèse à nouveau. La différence de poids entre cette dernière pesée et la première (capsule + résidu d'évaporation) représente la proportion de cendres (matières minérales anhydres).

Lorsqu'on n'obtient pas de cendres blanches, on mouille le résidu après refroidissement avec quelques gouttes d'eau distillée chargée d'anhydrique carbonique; on évapore au bain-marie et on calcine à nouveau. On répète ce traitement jusqu'à ce que les cendres soient devenues blanches.

En soumettant à la calcination le résidu d'évaporation, l'eau de cristallisation est chassée complètement; les substances organiques sont détruites, les sels d'acides organiques passent à l'état de carbonates ; les sels ammoniques sont volatilisés.

Le traitement par l'eau chargée d'anhydride carbonique a pour effet de reconstituer les carbonates alcalino-terreux qui auraient pu se décomposer.

D. — ***Oxydabilité***. — *Méthode de Kubel-Tiemann.*

a. **Méthode allemande**. — Pour évaluer la proportion des matières oxydables contenues dans une eau résiduaire, on emploie, comme nous l'avons vu dans le chapitre des eaux de boisson, le permanganate de potassium.

Les eaux résiduaires sont, en général, fortement chargées de substances organiques en solution et en suspension; dans la détermination de l'oxydabilité, nous n'envisageons que les matières organiques dissoutes.

On commence par filtrer l'eau résiduaire, puis on procède à une dilution au moyen d'une eau pure exempte de matières oxydables ; suivant le degré de souillure du produit, on prélèvera 0,5-10 centimètres cubes qu'on ajoutera à 100 centimètres cubes d'eau *pure* contenus dans un matras de 200 centimètres cubes environ de capacité, préalablement nettoyé par ébullition avec une solution sulfurique de permanganate de potassium.

A l'eau résiduaire diluée de cette façon on ajoute 5 centimètres cubes d'acide sulfurique (1 + 3) et on conduit les opérations comme nous l'avons indiqué à propos de l'oxydabilité des eaux de boisson (Voy. p. 250).

b. **Méthodes anglaises**. — Four hours' test (Essai de quatre heures). — Solutions nécessaires :

I. — Solution de permanganate de potassium renfermant 0gr,395 de $K^2Mn^2O^8$ par litre (*Fowler*). Chaque centimètre cube de cette solution fournit 0mgr,1 d'oxygène.

II. — Acide sulfurique dilué (1+3).

III. — Solution fraîchement préparée d'iodure de potassium (10 p. 100).

IV. — Empois d'amidon.

V. — Solution d'hyposulfite de sodium. On dissout 7 grammes environ d'hyposulfite de sodium dans 1 litre d'eau distillée.

On établit la valeur de la solution d'hyposulfite par rapport à la solution de permanganate de potassium ; on introduit la solution d'hyposulfite dans une burette, on mesure dans un vase de Berlin 70 centimètres cubes d'eau distillée, 10 centimètres cubes d'acide sulfurique, 50 centimètres cubes de solution de permanganate et quelques gouttes de la solution d'iodure de potassium. Une quantité d'iode proportionnelle à la quantité de permanganate de potassium est mise en liberté :

$$5O + 10\,KI + 5H^2SO^4 = 5\,K^2SO^4 + 5\,I^2 + 5H^2O.$$

On fait couler dans ce mélange la solution d'hyposulfite de sodium jusqu'à ce que la coloration, de brune, soit devenue jaune pâle. On ajoute quelques gouttes d'empois d'amidon ; il se produit une coloration bleue; on continue l'addition de la solution d'hyposulfite, goutte à goutte jusqu'à ce que la coloration bleue ait disparu.

On note le nombre de centimètres cubes de solution d'hyposulfite nécessaires pour réagir avec l'iode mis en liberté par les 50 centimètres cubes de la solution de permanganate.

Le *four hours' test* proprement dit s'exécute de la façon suivante :

On mesure dans un flacon susceptible d'être bouché :

1° 70 centimètres cubes d'eau résiduaire non filtrée (plus, si elle contient peu de matières oxydables; moins, si elle en contient beaucoup);

2° 10 centimètres cubes d'acide sulfurique;

3° 50 centimètres cubes de la solution de permanganate.

On abandonne le mélange au repos pendant quatre heures ; un excès de permanganate doit se trouver constamment en présence ; si, avant que les quatre heures se soient écoulées, la coloration a diminué considérablement ou a disparu, on ajoute une deuxième et même une troisième portion mesurée de permanganate et d'acide. S'il existe des matières oxydables en suspension, on agite le flacon de temps en temps. Après quatre heures de repos, on ajoute quelques gouttes de la solution d'iodure de potassium et on titre au moyen de l'hyposulfite de sodium d'après le mode opératoire décrit plus haut ; on note le nombre de centimètres cubes de solution d'hyposulfite employés.

EXEMPLE DU CALCUL :

La détermination de la valeur de la solution d'hyposulfite par rapport à la solution de permanganate nous a montré, par exemple, que $27^{cc},7$ de la solution d'hyposulfite de sodium correspondent à 50 centimètres cubes de la solution de permanganate.

Alors 1 centimètre cube de solution d'hyposulfite correspond à

$$\frac{50}{27,7} = 1^{cc},8 \text{ de solution de permanganate.}$$

Supposons que, dans l'essai de l'eau, on ait utilisé 24 centimètres cubes de solution d'hyposulfite ; cela indique qu'il reste encore :

$1,8 \times 24 = 43^{cc},2$ de solution de permanganate de potassium.

Donc $50 - 43,2 = 6^{cc},8$ de solution de permanganate de potassium ont été combinés.

Comme 1 centimètre cube de la solution de permanganate = $0^{mgr},1$ d'oxygène, on calculera facilement la quantité d'oxygène absorbée par le volume d'eau résiduaire mis en œuvre; les Anglais rapportent cette quantité à 1 gallon.

Three minutes oxygen absorption test (Essai de trois minutes). — Cet essai consiste à déterminer la proportion d'oxygène cédée par le permanganate de potassium à un échantillon de sewage au bout de trois minutes, c'est-à-dire *instantanément* en pratique.

L'essai est exécuté exactement de la même façon que le précédent, avec la différence qu'on arrête l'action du permanganate par l'addition d'iodure de potassium après trois minutes de contact.

Incubator test. Indice de putrescibilité. — *Méthode de F. Scudder.* — *Principe.* — Lorsqu'un échantillon de sewage subit la putréfaction, il se forme des produits, de l'hydrogène sulfuré notamment, qui sont oxydés rapidement par le permanganate; en d'autres termes, la quantité d'oxygène absorbée au bout de trois minutes est plus considérable après la putréfaction qu'avant.

Mode opératoire. — On commence par déterminer la quantité d'oxygène absorbée en trois minutes. Un petit flacon de 100-200 centimètres cubes environ est rempli complètement d'eau à analyser ; on le bouche et on l'abandonne dans une étuve à température constante, soit pendant cinq jours à 24° C. (laboratoire de la « Mersey and Irwell joint Committee »), soit pendant six à sept jours à 26° C. (laboratoire de la « Manchester Corporation »).

Après cette incubation, on effectue une nouvelle détermination de la quantité d'oxygène absorbée en trois minutes.

Interprétation des résultats. — La différence entre les résultats de ces deux déterminations constitue une mesure du changement qui s'est opéré. Si la quantité d'oxygène absorbée est plus considérable après incubation, cela démontre qu'il s'est formé des substances facilement oxydables, par exemple des sulfures. Cette différence indique la tendance de l'eau résiduaire à causer une nuisance lorsqu'elle se trouve dans des conditions favorables à la putréfaction. Lorsque l'eau résiduaire renferme des nitrates, ceux-ci peuvent être réduits par les matières organiques avec formation de nitrites; ces derniers absorbent immédiatement l'oxygène fourni par le permanganate, et le chiffre donné par l'essai de trois minutes est plus élevé après incubation, sans qu'une putréfaction se soit produite. Lorsqu'il existe des nitrites, on les décompose par un peu d'urée :

$$2HNO^2 + CO(NH^2)^2 = CO^2 + 3H^2O + 2N^2,$$

et on recommence le titrage par le permanganate.

Lorsqu'une eau renferme de l'oxygène dissous et des nitrates, l'essai de trois minutes après incubation donnera un chiffre moins élevé qu'avant, même en présence de nitrites. Cette diminution est l'indice d'une purification efficace.

Certaines eaux résiduaires industrielles peuvent contenir des substances chimiques hostiles à la putréfaction.

Dans ce cas, on mélange l'eau résiduaire à analyser avec un volume égal de l'eau du cours d'eau dans lequel elle devra s'écouler ; on soumet ce mélange à l'essai d'incubation. Il peut être important de déterminer l'oxygène dissous, ainsi que les nitrates, dans l'eau après l'incubation.

E. — *Azote.*

L'azote est présent dans les eaux résiduaires sous diverses formes ; il entre d'abord dans la constitution de l'ammoniaque qui existe à l'état de liberté et de celle qui entre dans la composition des sels d'ammonium ; c'est cette forme que nous désignerons sous le nom d'*azote de l'ammoniaque libre et saline*.

Quand on distille l'eau en présence d'une solution de permanganate de potassium fortement alcaline, certaines substances organiques azotées sont décomposées plus ou moins complètement avec mise en liberté, dit-on, de l'*ammoniaque albuminoïde* ou, selon *Duclaux*, de l'*ammoniaque amidée*.

L'azote peut encore exister sous forme de *nitrites* et de *nitrates*.

Enfin, on peut se proposer de déterminer la quantité totale d'*azote organique* qui existe dans une eau résiduaire.

a. **Azote de l'ammoniaque libre et saline**. — Lorsqu'il n'existe que peu de combinaisons ammoniques, on emploie la *méthode colorimétrique* :

Dans un flacon bouché, on mélange 200 centimètres cubes d'eau résiduaire filtrée, avec 4 centimètres cubes de solution alcaline exempte d'ammoniaque (Na^2CO^3 cristallisé, 100 grammes ; NaOH, 50 grammes ; eau distillée, 300 centimètres cubes). En présence d'acide sulfhydrique, on ajoute quelques gouttes d'une solution d'acétate de zinc à 10 p. 100. On agite le mélange et, après quelques heures de repos, on prélève un volume déterminé de la liqueur limpide surnageante (1 ou 5 centimètres cubes selon la proportion d'H^3N), on le dilue avec de l'eau distillée et on procède au dosage colorimétrique, comme nous l'avons indiqué à propos des eaux de boisson. Dans le cas où l'ammoniaque est abondante, on utilise avantageusement le *procédé par distillation.*

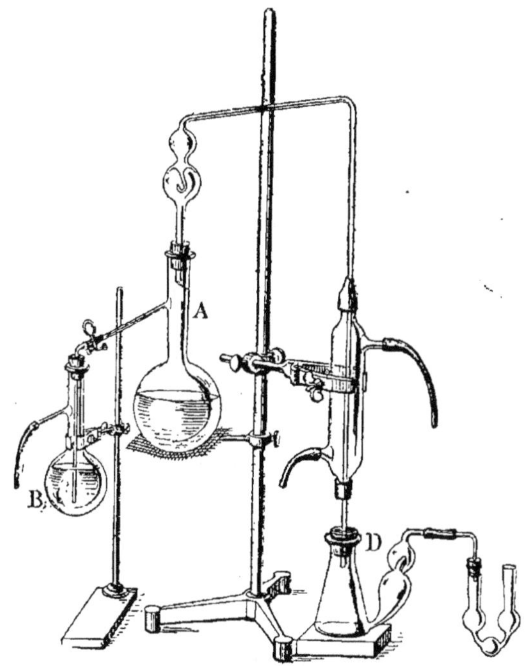

Fig. 118. — Appareil pour doser l'ammoniaque par distillation.

Dans un ballon à distillation fractionnée A (fig. 118), d'une capacité de 1000 centimètres cubes, on introduit 500 centimètres cubes d'eau résiduaire; le petit ballon B, réuni au tube latéral de A par un tuyau en caoutchouc fermé au moyen d'une pince de Mohr, contient de l'eau distillée tenant de l'oxyde magnésique en suspension ; ce lait de magnésie aura été soumis préalablement à l'ébullition pendant une vingtaine de minutes pour chasser éventuellement des traces d'ammoniaque. Le ballon A est surmonté d'un tube à chicane (tube d'Arnold), assez large pour que le liquide qui s'y condense reflue sans difficulté.

L'appareil se continue par un petit réfrigérant de Liebig, dont l'extrémité inférieure est fixée dans le col d'un condenseur de Volhard D, qui contient un volume exactement mesuré d'une solution titrée acide, additionnée de quelques gouttes de teinture de tournesol; le condenseur est suivi d'un tube de Péligot contenant de l'eau distillée ou encore un volume mesuré de solution alcalimétrique.

On fait arriver en A une partie du contenu du ballon B, en soufflant par le tube en caoutchouc adapté à ce dernier et en ouvrant pendant ce temps la pince de Mohr. On porte le contenu du ballon A à l'ébullition; l'ammoniaque passe à la distillation. Quand toute l'ammoniaque est dégagée, ce dont on s'assure en recueillant à la sortie du réfrigérant quelques gouttes du liquide dans du réactif de Nessler, on arrête l'opération. On introduit dans un vase de Berlin le distillat, en ayant soin de laver le condenseur et le tube de Péligot, ainsi que les tubes de raccordement, avec de l'eau distillée. On détermine l'excès d'acide au moyen d'une solution titrée alcaline.

En soustrayant du volume d'acide employé le nombre de centimètres cubes de solution alcaline ajoutés, on obtient le volume de la solution acide combinée avec l'ammoniaque :

1 centimètre cube d'acide normal = $0^{gr},01393$ N
= $0^{gr},01693$ NH^3

b. **Azote de l'ammoniaque albuminoïde.** — *Méthode de Wanklyn, Chapman et Smith.* — Le résidu de l'opération précédente, après refroidissement, est additionné de 100 centimètres cubes d'une solution contenant par litre 200 grammes d'hydrate potassique et 8 grammes de permanganate potassique. On distille rapidement 100-200 centimètres cubes; on recueille et on dose l'ammoniaque comme dans le cas précédent.

c. **Azote organique.** — Lorsque l'eau résiduaire contient des nitrates, on en fait bouillir 200-500 centimètres cubes avec un peu de bisulfite de sodium, un peu de chlorure ferrique et quelques gouttes d'acide sulfurique; on élimine de cette façon l'azote nitrique. On concentre le liquide jusqu'au volume de 10-20 centimètres cubes; on ajoute de l'acide sulfurique concentré et on applique le procédé de Kjeldahl (Voy. chap. VIII, *Alimentation*).

On obtient de cette façon l'azote organique et l'azote de l'ammoniaque libre et saline. En retranchant l'azote ammoniacal obtenu par la méthode décrite plus haut, on obtient l'azote organique.

d. **Nitrites.** — Dans un cylindre de Hehner, on introduit un volume mesuré (1-2 centimètres cubes) d'une solution titrée de nitrite de sodium (Voy. *Première partie*, *Titrimétrie*).

Dans un deuxième cylindre de Hehner, on introduit 1, 2, 5 ou un plus grand nombre de centimètres cubes d'eau résiduaire clarifiée par addition d'une solution alcaline (Na^2CO^3 crist., 100 grammes ; NaOH, 50 grammes ; eau distillée, 300 centimètres cubes), et quelques gouttes de solution d'alun (1 : 10). On complète le volume dans les deux cylindres jusqu'à 98 centimètres cubes. On ajoute à chacune des préparations 1 centimètre cube d'acide sulfurique dilué (1 + 3) et 1 centimètre cube d'iodure de zinc amidonné. On agite, on compare les teintes après trois minutes. On laisse écouler du liquide du cylindre le plus coloré, jusqu'à ce qu'on obtienne l'égalité de nuances.

Le calcul se fait comme nous l'avons exposé à propos du dosage du fer par les cylindres de Hehner dans les eaux de boisson (Voy. p. 240).

c. **Nitrates.** — *Méthode de Schlœsing.* — Cette méthode est basée sur le principe suivant : réduire, à l'abri de l'air, l'acide nitrique par le chlorure ferreux et mesurer le volume de l'oxyde nitrique produit :

$$3\,Fe^2Cl^4 + 2\,KNO^3 + 8\,HCl = 3\,Fe^2Cl^6 + 2\,KCl + 4\,H^2O + 2\,NO.$$

On procède à l'analyse en employant l'appareil recommandé par de Koninck :

Cet appareil (fig. 119) se compose d'un ballon à distillation fractionnée de 200 centimètres cubes environ de capacité, dont le tube latéral, relevé verticalement, porte un petit entonnoir. Le col du ballon est fermé au moyen d'un bouchon qui livre passage à un tube à dégagement de faible diamètre, recourbé vers le bas, ce tube a une longueur telle que la différence de niveau entre la courbure supérieure et l'extrémité inférieure atteigne 75 à 80 centimètres. La partie inférieure du tube à dégagement est soudée à un petit tube vertical, de 7 à 9 millimètres de diamètre, ouvert aux deux bouts, long de 6 à 7 centimètres, garni d'un anneau en liège de 10 millimètres environ d'épaisseur et portant sur sa face supérieure trois ou quatre petites échancrures radiales. Ce dispositif plonge dans un cristallisoir sur le fond duquel il s'appuie ; cette petite cuvette est remplie de mercure en quantité suffisante pour obstruer le tube venant du ballon, sans toutefois atteindre le dessus de l'anneau en liège. Cet ensemble est placé dans une cuve à eau. L'éprouvette graduée, destinée à recueillir l'oxyde nitrique, est chaussée sur le petit tube vertical, s'appuie sur l'anneau de liège et ne plonge donc pas dans le mercure. Lorsqu'un gaz se dégagera dans le ballon, il traversera les quelques millimètres de mercure et passera dans l'éprouvette ; si une dépression se produit dans l'appareil, le mercure seul montera dans le tube à dégagement et, vu la hauteur de celui-ci, il ne pourra, en aucun cas, arriver jusque dans le ballon.

Pour procéder au dosage, on introduit dans le ballon, par le col, 40 centimètres cubes de solution concentrée de chlorure ferreux, puis un volume égal d'acide chlorhydrique (poids spécifique = 1,1). On remplit du même acide le tube latéral, jusque dans la douille de l'entonnoir. On porte le contenu du ballon à l'ébullition et on maintient celle-ci jusqu'à ce que l'air soit complètement expulsé, ce que

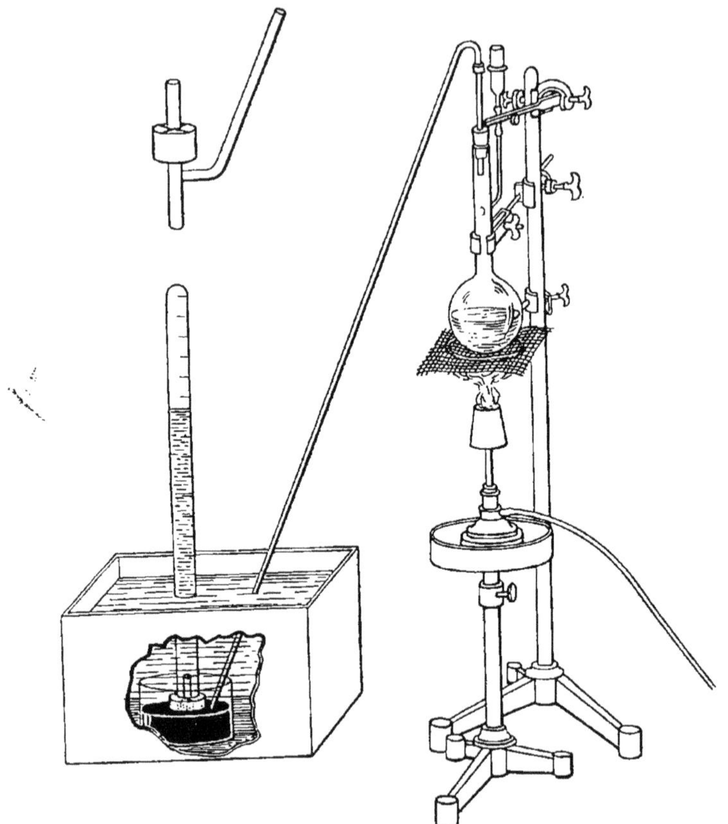

Fig. 119. — Appareil pour doser les nitrates (Schlœsing. de Koninck).

l'on reconnaît à un crépitement spécial, dû à la condensation de la vapeur dans l'eau de la cuve, et à ce qu'aucune bulle de gaz ne se montre à l'ouverture du tube à dégagement.

On fixe sur ce dernier une éprouvette graduée de 100 centimètres cubes remplie d'eau bouillie froide.

Suivant la teneur de l'eau en nitrates, un volume convenable sera réduit par évaporation à 25-50 centimètres cubes, puis filtré ; on verse cette eau dans le petit entonnoir. On retire la lampe, et lorsque le mercure, en montant dans le tube à dégagement, montre qu'il s'est produit une dépression dans le ballon, on desserre délicatement la pince qui ferme l'entonnoir et on laisse passer l'eau dans l'appareil On referme la pince dès que le niveau du liquide arrive dans la douille; on rince deux fois l'entonnoir en y versant de l'acide chlorhydrique (poids spécifique 1,1) et en évitant toute rentrée d'air. On porte de nouveau le contenu à l'ébullition, qu'on prolonge jusqu'à ce qu'on ne voie plus monter la moindre bulle dans l'éprouvette.

On peut effectuer de cette façon plusieurs analyses d'eau successivement.

Il reste à observer le volume de l'oxyde nitrique obtenu. A cet effet, on enlève l'éprouvette en fermant l'ouverture au moyen du pouce, et on la plonge dans un grand cylindre rempli d'eau. Quand on est certain qu'elle a pris exactement la température de l'eau, on la soulève au moyen d'une pince en bois, jusqu'au moment où le niveau de l'eau est identique à l'intérieur et à l'extérieur du tube, et on lit le volume du gaz.

On réduit le volume obtenu à 0° et à 760 millimètres de pression, en se servant de la formule vue précédemment :

$$V_0 = \frac{V(H_0 - F)}{(1 + 0,00366\,t)760}$$

(Voy. *Analyse de l'air, Détermination de l'anhydride carbonique*). Comme le gaz est recueilli sur l'eau, on retranchera de H_0 la tension de la vapeur d'eau F à la température t (Voy. Table VII, p. 142).

On multipliera le nombre de centimètres cubes de NO, obtenus de cette façon, par le facteur **2,417**, et on aura le nombre de milligrammes de N^2O^5.

F. — Oxygène.

Méthode de Winkler. — Le dosage de l'oxygène dissous à l'état gazeux repose, dans cette méthode, sur les réactions suivantes : en présence d'un alcali, l'oxygène transforme l'hydrate manganeux fraîchement précipité en hydrate manganique. Lorsqu'on ajoute de l'acide chlorhydrique à ce mélange, il se forme du chlorure manganique, peu stable. Ce dernier agit sur l'iodure de potassium qu'on ajoute, et met en liberté une quantité d'iode équivalente à la quantité d'oxygène. On peut doser l'iode au moyen de l'hyposulfite sodique :

$$2\,MnCl^2 + 4\,NaOH = 4\,NaCl + 2\,Mn(OH)^2.$$
$$2\,Mn(OH)^2 + O + H^2O = 2\,Mn(OH)^3.$$
$$2\,Mn(OH)^3 + 6\,HCl = 2\,MnCl^3 + 6\,H^2O.$$
$$2\,MnCl^3 + 2\,KI = 2\,MnCl^2 + 2\,KCl + 2\,I.$$

On se sert d'un flacon brun, à parois solides (fig. 120), de 250 centimètres cubes de capacité environ, bouché à l'émeri; au-dessus du bouchon s'applique encore un capuchon en verre rodé. On remplit complètement ce flacon, à l'endroit même de la prise, avec l'eau à examiner. On introduit rapidement au fond du flacon, au moyen d'une pipette, 1 centimètre cube de solution de chlorure manganeux à 80 p. 100 et 1 centimètre cube de solution de soude caustique à 33 p. 100. On ajuste le bouchon en évitant soigneusement d'emprisonner des bulles d'air; on met en place le capuchon en verre rempli d'eau pour empêcher l'accès de l'air. On retourne plusieurs fois le flacon afin de mélanger le contenu. On abandonne au repos pendant deux heures; on introduit 5 centimètres cubes d'acide chlorhydrique fumant, $0^{gr},5$ d'iodure de potassium en cristaux et on remet le bouchon en place. Après dissolution, on fait passer soigneusement le contenu du flacon dans un matras d'Erlenmeyer, on rince le flacon à l'eau distillée et on titre l'iode au moyen d'une solution $\frac{N}{100}$ d'hyposulfite de sodium avec l'empois d'amidon comme indicateur.

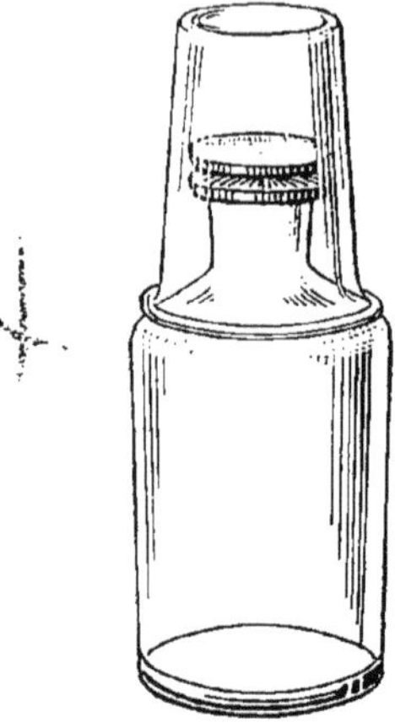

Fig. 120. — Flacon destiné au dosage de l'oxygène par la méthode de Winkler.

Chaque centimètre cube de la solution $\frac{N}{100}$ d'hyposulfite de sodium correspond à $0^{cc},055\,825$ d'oxygène à $0°$ et à 760 millimètres de pression (Winkler).

Soit V le volume du flacon, déduction faite des 2 centimètres cubes occupés par les réactifs; soit n le nombre de centimètres cubes de solution $\frac{N}{100}$ d'hyposulfite employés. On obtient la quantité d'oxygène contenue dans un litre d'eau par la formule

$$\frac{0,055\,825 \times n \times 1\,000}{V}.$$

Lorsqu'on a à effectuer souvent des dosages de ce genre, on calcule une fois pour toutes le facteur

$$\frac{0,055\,825 \times 1\,000}{V}.$$

Ce procédé, applicable seulement à des eaux relativement pures, exige une correction lorsqu'il s'agit d'eaux résiduaires, parce que, une partie du chlore actif étant absorbée par les souillures, on trouve trop peu d'oxygène. On additionne l'eau à analyser d'un excès de solution de chlorure manganique et on détermine combien de chlore actif se perd de cette façon. On introduit à cet effet, dans un grand ballon, 1 centimètre cube de solution de chlorure manganeux, 1 centimètre cube de solution de soude caustique et environ 10 centimètres cubes d'eau distillée, on agite pendant quelques instants; on ajoute 10 centimètres cubes d'acide chlorhydrique fumant et environ 500 centimètres cubes d'eau distillée. On mélange 100 centimètres cubes de cette solution de chlorure manganique fraîchement préparée avec 100 centimètres cubes d'eau distillée, d'une part, et avec 100 centimètres cubes d'eau à analyser, d'autre part. Après trois minutes, on ajoute aux deux préparations 1 gramme d'iodure de potassium et on dose l'iode mis en liberté au moyen de la solution $\frac{N}{100}$ d'hyposulfite de sodium. La différence entre les deux quantités d'hyposulfite employées donne la correction qui doit être ajoutée dans la détermination proprement dite de l'oxygène.

Exemple :
Contenu du flacon : 242 centimètres cubes.
Employé pour le titrage de cette quantité d'eau résiduaire : 9 centimètres cubes de solution $\frac{N}{100}$ d'hyposulfite sodique.
Par conséquent, pour 1 litre d'eau résiduaire :

$$\frac{9 \times 1\,000}{242} = 37^{cc},2 \text{ sol. } \frac{N}{100} \text{ d'hyposulfite.}$$

Correction :
100 centimètres cubes de solution de chlorure manganique réclament :

a) En présence de	100 cc. d'eau distillée...	$16^{cc},0$	de sol. d'hyposulfite $\frac{N}{100}$
b) —	100 cc. d'eau résiduaire.	$15^{cc},5$	—
		$0^{cc},5$	—

Ce qui fait par conséquent, pour 1 litre, 5 cc. de sol. d'hyposulfite $\frac{N}{100}$.
La teneur en oxygène est donc :

$$(37,2 + 5) \times 0,055\,825 = 2^{cc},36 \text{ par litre d'eau résiduaire.}$$

G. — *Carbone organique.*

Le procédé au permanganate employé d'habitude pour doser les matières organiques ne nous renseigne pas sur leur nature. König a préconisé la méthode suivante qui permet de doser le carbone organique.

L'appareil dont il se sert est représenté par la figure 121. Il comprend deux matras *k* surmontés chacun d'un réfrigérant à reflux et d'une boule à décantation dont l'orifice supérieur porte un tube rempli de chaux sodée. Les deux réfrigérants *l* peuvent être mis en communication avec

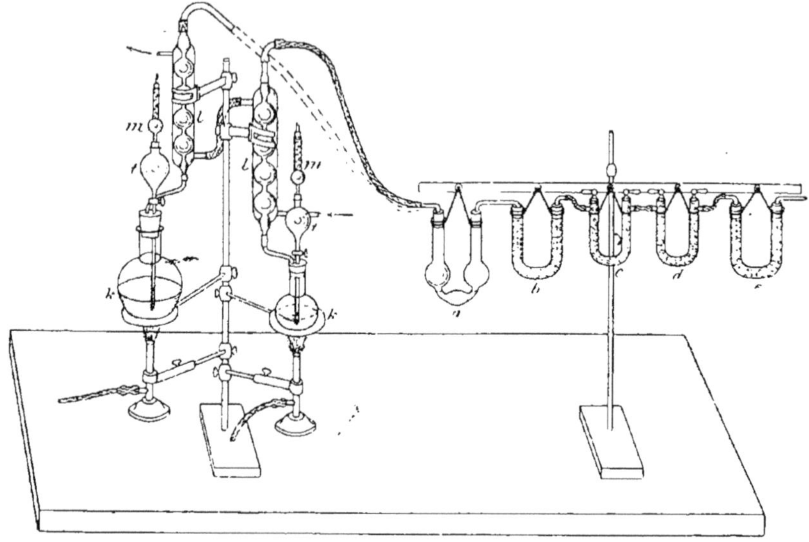

Fig. 121. — Appareil de König pour le dosage du carbone organique.

une série de tubes en U; le tube *a*, un tube de Péligot, contient de l'acide sulfurique concentré; le tube *b* renferme du chlorure de calcium fondu; les tubes *c* et *d* contiennent de la chaux sodée; le tube *e* est rempli à moitié de chaux sodée, à moitié de chlorure de calcium fondu. Les tubes *c* et *d*, qui peuvent être fermés au moyen de robinets en verre, sont tarés.

Mode opératoire. — A. *Détermination du carbone organique dans l'eau résiduaire filtrée.* — On filtre l'eau résiduaire à travers l'asbeste entassée dans un grand creuset de Gooch (100 centimètres cubes de capacité) ; on facilite la filtration en produisant le vide, et on lave les matières solides qui restent sur le filtre, avec un peu d'eau distillée. On introduit 250 à 500 centimètres cubes d'eau résiduaire filtrée dans le plus grand des deux matras, on ajoute 10 centimètres cubes d'acide sulfurique dilué et on fait bouillir pendant une demi-heure sans établir la communication avec les tubes absorbants. On laisse refroidir le matras ; on ajoute de 2 à 3 grammes de permanganate de potassium et 10 centimètres cubes d'une solution de sulfate mercurique (20 p. 100). On relie le réfrigérant avec le système de tubes. On fait bouillir sur une très petite flamme, de façon qu'un courant gazeux passe bulle à bulle à travers le tube *a* ; la vapeur d'eau se condense dans le réfrigérant ascendant, et les dernières traces de vapeur d'eau sont retenues en *a* et en *b* ; l'anhydride carbonique est absorbé dans les tubes *c* et *d*. Lorsque des bulles gazeuses ne passent plus, on ouvre le robinet de la boule à décantation et on fait passer, à l'aide d'un aspirateur, un courant d'air pendant une demi-heure à travers le liquide maintenu en ébullition modérée. On pèse les tubes *c* et *d* ; l'augmentation qu'ils ont subie indique le poids d'anhydride carbonique.

König conseille l'addition de sulfate mercurique pour favoriser la combustion des matières organiques.

Lorsqu'on veut déterminer l'anhydride carbonique qui préexiste à l'état libre ou à l'état de carbonate, on relie le réfrigérant au système de tubes d'absorption, dès le début. On ajoute 10 centimètres cubes d'acide sulfurique dilué, on fait bouillir comme dans le cas précédent.

B. *Détermination du carbone organique dans les matières solides.* — On introduit les matières solides, recueillies comme il a été dit précédemment, en même temps que le filtre d'asbeste, dans le plus petit des deux matras, qui a environ 250 centimètres cubes de capacité. On relie son réfrigérant avec le système des tubes en U ; on ajoute au contenu du matras 10 centimètres cubes d'une solution de sulfate mercurique (20 p. 100), 5 grammes d'acide chromique et 50 centimètres cubes d'acide sulfurique concentré qu'on introduit par la boule à décantation; on continue les opérations comme précédemment.

S'il existe des carbonates dans les matières solides, on en tient compte. Pour obtenir le carbone organique, on multiplie par le facteur 0,2728 le poids de CO^2 trouvé.

V. — ANALYSE DES BOUES.

A. — *Propriétés générales.*

Il convient de noter l'aspect, la consistance, la coloration, l'odeur, la réaction, la mise en liberté de gaz, les modifications subies par repos à l'air et à la lumière (développement d'algues, par exemple).

B. — *Examen macroscopique.*

A l'œil nu, on peut déjà reconnaître plusieurs éléments : sable, débris de pierres, charbon, bois, poils, débris végétaux, débris de bouchons, morceaux de papier et de tissus, êtres vivants (limaçons, vers, algues, etc.).

C. — *Examen microscopique.*

A côté de particules fournies par les éléments qui viennent d'être cités, l'examen microscopique permet de reconnaître de petits organismes vivants. Nous renvoyons aux traités spéciaux pour l'analyse microscopique.

D. — *Analyse chimique.*

a. **Eau, résidu sec, matières minérales, matières organiques.** — On dessèche au bain-marie, puis à l'étuve à 100°, jusqu'à constance de poids, une quantité de boue exactement pesée dans une capsule en porcelaine. Le résidu sec qu'on obtient de cette façon est soumis à la calcination, ce qui permet d'établir la proportion de matières organiques et de matières minérales.

b. **Acide sulfhydrique.** — L'acide sulfhydrique est souvent combiné au fer sous forme de sulfure ferreux (FeS) qui donne à la boue un aspect noir.

Recherche. — Quelques grammes de la boue, introduits dans un petit matras, sont additionnés d'acide chlorhydrique dilué. L'odeur et le papier à l'acétate de plomb permettront de constater la présence de l'acide sulfhydrique.

Si l'on est en présence d'acide sulfhydrique, on chauffe la préparation jusqu'à ce que l'odeur de ce gaz ait disparu, on refroidit, on filtre et on additionne le filtrat d'une solution fraîchement préparée de ferricyanure de potassium. En présence de sels ferreux résultant de la décomposition du sulfure ferreux, une coloration bleue se produit. Une boue qui contient du sulfure ferreux pâlit par l'addition d'acide chlorhydrique dilué.

Dosage. — Le dosage de l'acide sulfhydrique doit être effectué immédiatement après le prélèvement de l'échantillon de boue. On aura recours à la méthode pondérale.

La boue est introduite dans un petit ballon (fig. 122) muni d'un bouchon, dans les trous duquel sont fixés un réfrigérant vertical, un entonnoir à robinet et un tube recourbé à angle droit et plongeant jusqu'au fond du ballon; l'extrémité libre de ce tube est reliée à un appareil producteur

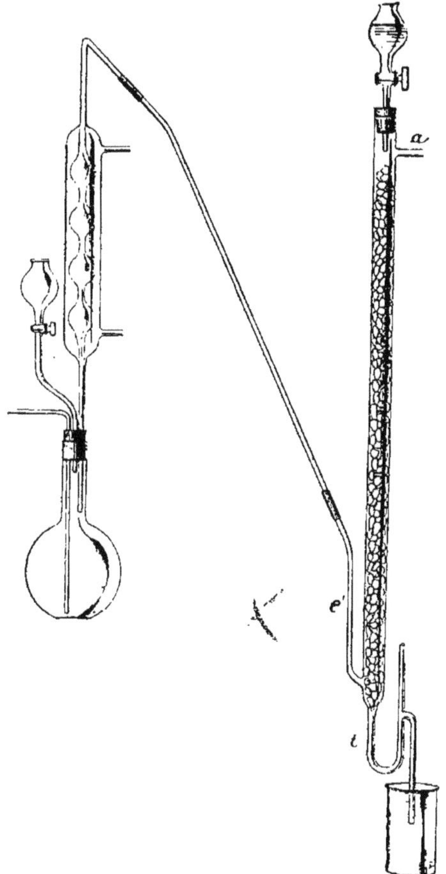

Fig. 122. — Appareil pour le dosage de l'acide sulfhydrique.

d'anhydride carbonique; une pince à vis permet d'établir ou de rompre à volonté la communication. Le réfrigérant est raccordé à un appareil à absorption contenant de l'acide chlorhydrique bromé : tube à boules de Lunge, spirale de Winkler ou mieux une burette à perles de Landolt-de Koninck.

Cette dernière consiste en un tube de 15 millimètres environ de diamètre et de 70 centimètres de longueur, rempli de perles de verre; il se termine inférieurement par un tube étroit en forme de siphon *t*; un tube latéral *é*, adapté à la base, permet de faire arriver les gaz; la partie supérieure porte un petit ajutage *a* qui sert au départ des gaz non absorbés. Sur la burette même est fixé un entonnoir à robinet.

L'acide chlorhydrique bromé est versé dans l'entonnoir; on en laisse couler jusqu'à ce que les perles en soient mouillées sur toute la hauteur et que le siphon en soit rempli.

Par l'entonnoir à robinet fixé sur le ballon, on amène en contact avec la boue 50 centimètres cubes d'acide chlorhydrique dilué. L'acide sulfhydrique se dégage et gagne le tube à perles où il s'oxyde. On chauffe à l'ébullition pour assurer le dégagement complet de l'acide sulfhydrique, puis on fait passer un courant lent d'anhydride carbonique pour balayer l'appareil. A mesure que l'acide sulfhydrique réagit avec le contenu du tube à perles, on fait arriver de nouvelles quantités de réactif; en même temps, on recueille le liquide qui s'écoule par le siphon; lorsque l'opération est terminée, on enlève l'entonnoir de la burette à perles, et on lave cette dernière en y faisant passer de l'eau distillée. Au liquide chlorhydrique recueilli, on ajoute un peu de carbonate sodique pour fixer l'acide sulfurique, puis on évapore à peu près tout l'acide libre, la précipitation du sulfate barytique devant se faire en solution légèrement acide. On dilue ensuite avec de l'eau, et on traite à l'ébullition par le chlorure barytique (Voy. *Dosage des sulfates par pesée, Analyse des eaux de boisson*) :

$$1 \text{ p. } BaSO^4 = 0,1459 \text{ p. } H^2S.$$

c. **Phosphates, potasse, chaux.** — Dans certains cas (utilisation agricole des boues), on devra rechercher et même doser, à côté de l'azote, les phosphates, la potasse et la chaux; à cet effet, on appliquera aux cendres des boues les méthodes décrites à propos des eaux d'alimentation.

d. **Azote total.** — On pèse exactement une quantité déterminée ($0^{gr},2$ à 2 grammes) de boue desséchée qu'on introduit dans un ballon à combustion d'environ 300 centimètres cubes de capacité; on ajoute de l'acide sulfurique concentré et on applique le procédé de Kjeldahl (Voy. chap. VIII).

e. **Matières grasses.** — On acidule une portion de la boue au moyen d'acide phosphorique dilué; on dessèche au bain-marie et dans l'étuve, on épuise dans l'extracteur de Soxhlet avec de l'éther, on évapore la solution éthérée, on dessèche à 100°, et on pèse le résidu.

Cet extrait éthéré est constitué en grande partie par des graisses et des acides gras ; à côté des matières grasses, il renferme des impuretés facilement solubles dans l'éther ; parmi celles-ci, nous citerons des hydrocarbures, des résines, des cires, de la cholestérine. Le chlorure ferrique passe facilement en dissolution dans l'éther.

VI. — ÉTUDE DES GAZ DES FOSSES SEPTIQUES ET DES LITS D'OXYDATION.

A. — *Prélèvement des échantillons.*

a. **Réservoirs septiques.** — On peut recueillir les gaz d'un septic tank dans un flacon muni d'un bouchon en caoutchouc fermant hermé-

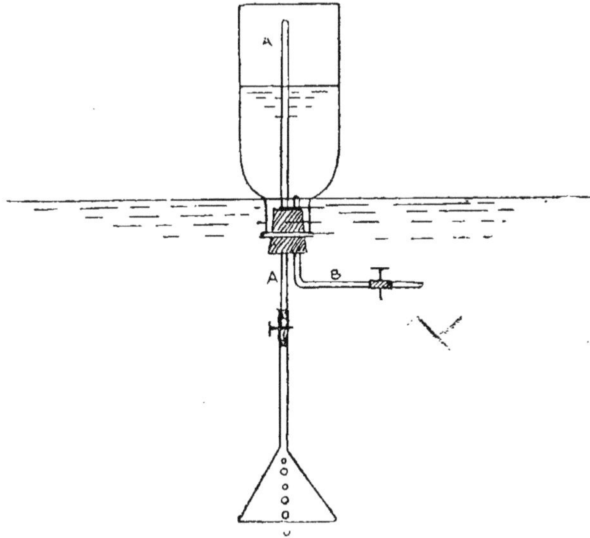

Fig. 123. — Appareil pour recueillir les gaz d'un réservoir septique.

tiquement (fig. 123) : le bouchon livre passage à deux tubes en verre : le tube A plonge d'une part jusqu'au fond du flacon, et d'autre part il est mis en communication, par l'intermédiaire d'un tube en caoutchouc muni d'une pince, avec un entonnoir ; le tube B, courbé à angle droit, s'arrête au-dessus du bouchon, et son orifice extérieur est muni d'un tube en caoutchouc pourvu d'une pince.

On remplit complètement d'eau le flacon ainsi que les tubes et l'entonnoir, et on maintient l'ensemble renversé, de façon que l'entonnoir seul plonge dans le liquide; les bulles qui montent y sont recueillies et passent dans le flacon; lorsque ce dernier est *presque* complètement rempli de gaz, on ferme les pinces et on analyse dans le laboratoire.

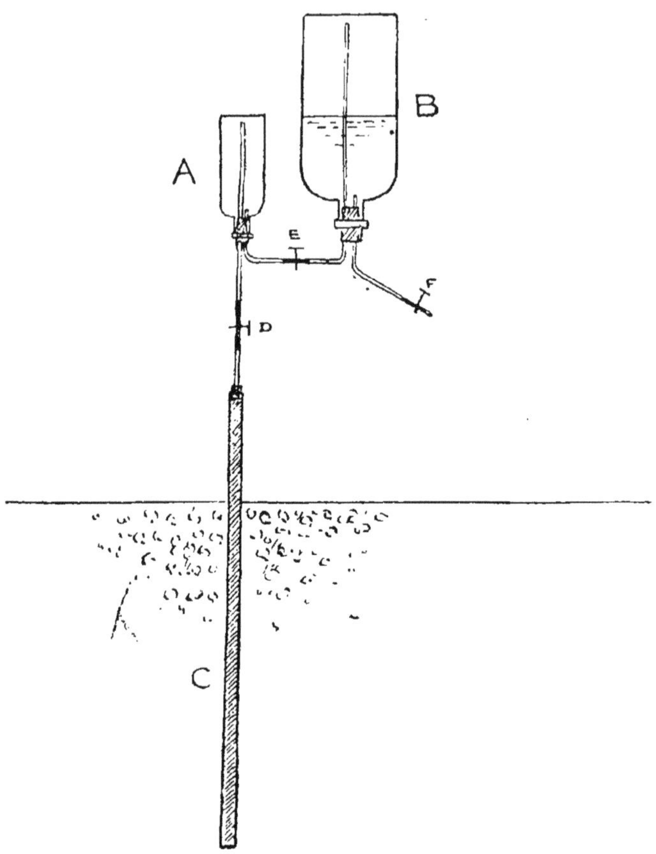

Fig. 124. — Appareil pour recueillir les gaz des lits d'oxydation.

b. **Lits bactériens**. — Pour recueillir les gaz qui se trouvent dans les interstices des lits bactériens, on y enfonce (fig. 124), soit horizontalement, soit verticalement, un tube en fer d'un demi-centimètre environ de diamètre intérieur. Afin d'éviter l'obstruction du tube pendant la pénétration, on ferme son extrémité au moyen d'un bouchon qu'on expulse ultérieurement en se servant d'une tige de fer.

Les gaz sont aspirés par le dispositif représenté par la figure ci-contre.

Les deux flacons A et B sont remplis d'eau; on laisse écouler celle-ci par le tube F; lorsque le flacon B est vidé presque entièrement, on ferme toutes les pinces représentées par le dessin. On peut être sûr alors que le flacon A contient le gaz provenant du lit bactérien.

B. — *Analyse des gaz.*

Le flacon renfermant le gaz est placé de telle façon que son fond repose sur la table (fig. 125); on détache le caoutchouc du tube A; comme

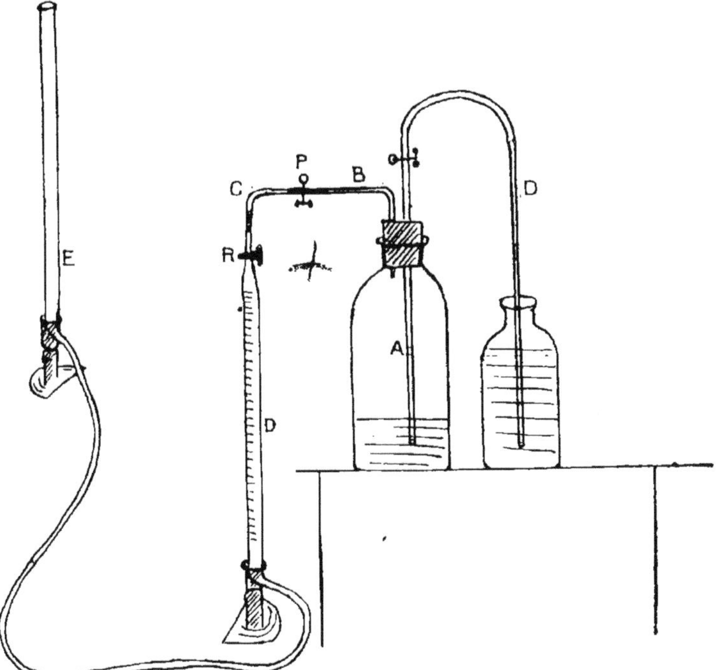

Fig. 125. — Introduction des gaz à analyser dans la burette de Winckler-Hempel.

on aura eu soin de laisser un peu d'eau dans le flacon au moment du prélèvement, le gaz ne s'échappera pas; on remplit le tube A complètement d'eau et on le met en rapport, par l'intermédiaire d'un tube recourbé D, entièrement rempli d'eau également, avec un flacon contenant le même liquide. B est mis en relation, par l'intermédiaire du tube capillaire C, avec une burette à gaz de Winckler-Hempel.

Cette burette se compose de deux tubes D et E, montés sur des pieds en fonte et réunis par un tuyau en caoutchouc. Le tube D, muni d'un robinet R, est gradué ; c'est le tube mesureur, la burette proprement dite ; le tube E est le tube d'équilibre ; il permet, par élévation ou abaissement, de ramener le liquide au même niveau, à l'intérieur de l'appareil mesureur et dans la partie qui communique avec l'atmosphère ; le gaz emprisonné dans le tube mesureur fera équilibre, dans ces conditions, à la pression atmosphérique.

On commence par introduire de l'eau dans le tube d'équilibre ; en l'élevant, on remplit complètement le tube mesureur, c'est-à-dire jusqu'à ce que le liquide sorte par le tube capillaire. On ferme le robinet R. On met la burette en communication avec le tube horizontal de l'appareil qui contient le gaz à analyser ; on ouvre le robinet R et la pince P ; on abaisse le tube d'équilibre, le gaz est aspiré dans la burette et est remplacé par de l'eau dans le flacon. Lorsqu'on a emprisonné une cinquantaine de centimètres cubes de gaz, on ferme le robinet R. On règle la position des deux tubes de façon que le liquide soit au même niveau de part et d'autre. On lit le volume du gaz sur la graduation de la burette ; on note en même temps la pression barométrique et la température indiquée par un thermomètre suspendu à côté de l'appareil.

a. **Anhydride carbonique.** — On remplit complètement (fig. 126) d'eau distillée, en se servant d'un tube en verre effilé, la partie capillaire de la burette qui surmonte le robinet ainsi que le tube en caoutchouc qui garnit cette partie. On introduit dans ce tube en caoutchouc la pièce intermédiaire I, dont le diamètre est capillaire également. D'autre part, on se sert d'une pipette à absorption qui comprend deux sphères en verre, *a* et *b*, réunies par le tube capillaire *d* ; à la sphère *b*, fait suite le tube capillaire *c*. On introduit dans la boule *a* une solution d'hydrate sodique ou potassique à 1 : 3, en quantité telle que, aspirant par *c*, le réactif remplisse *complètement* la boule *b* et le tube *d*. Enfin, le tube *c* et le tube en caoutchouc qui le garnit doivent également être remplis entièrement : on y arrive en soufflant par *a*.

On raccorde la pièce I avec le caoutchouc qui garnit le tube *c*, en ayant soin d'éviter la pénétration de bulles d'air.

On ouvre le robinet R, on soulève le tube d'équilibre E, on chasse de cette façon le gaz dans la pipette d'absorption ; on agite légèrement cette dernière, pour favoriser le contact du gaz avec le réactif. En abaissant le tube d'équilibre, on ramène le gaz dans la burette D, de telle façon que le réactif remplisse les tubes capillaires jusqu'au robinet R ; à ce moment, on ferme ce dernier et on note la diminution de volume que le gaz a subie. On répète l'opération jusqu'à ce que le volume ne diminue plus.

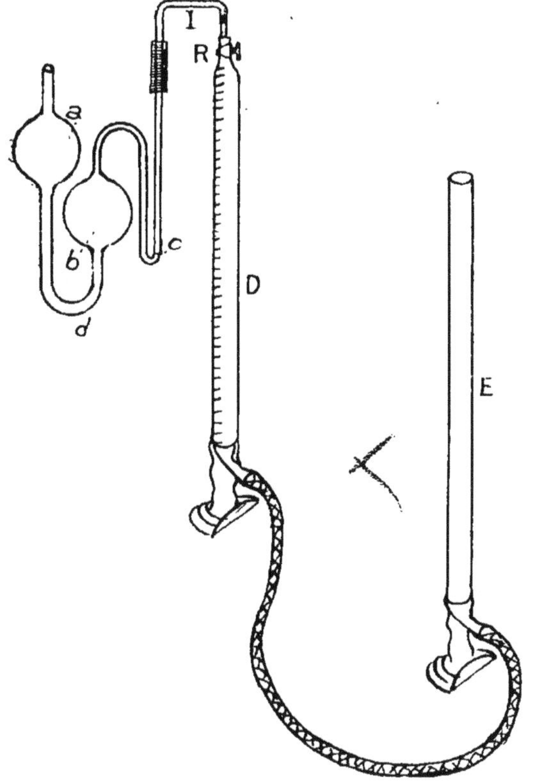

Fig. 126. — Dispositif pour le dosage de l'anhydride carbonique.

b. **Oxygène**. — Par le procédé indiqué plus haut, on remplace la pipette par une autre, remplie du mélange suivant :

Hydrate potassique	250	grammes.
Eau distillée	500	—
Pyrogallol	20	—

On conduit les opérations exactement comme dans le cas précédent et on note la diminution de volume.

c. **Oxyde de carbone**. — On emploie une troisième pipette remplie d'une solution ammoniacale ou mieux acide de chlorure cuivreux qu'on prépare de la façon suivante :

Chlorure cuivrique............... 35 grammes.
Acide chlorhydrique concentré... 200 centimètres cubes.
Quelques copeaux de cuivre.

Abandonnez au repos pendant deux jours dans un flacon fermant hermétiquement, en agitant fréquemment.

Ajoutez 60 centimètres cubes d'eau distillée.

On opère encore exactement de la même façon que pour l'absorption de l'anhydride carbonique. La diminution de volume représente le volume de l'oxyde de carbone. Pour chaque dosage, il faut prendre une solution cuivreuse fraîchement préparée (Voy. p. 161).

On effectue ensuite la détermination des autres gaz par combustion fractionnée, suivant la méthode de *Jäger*.

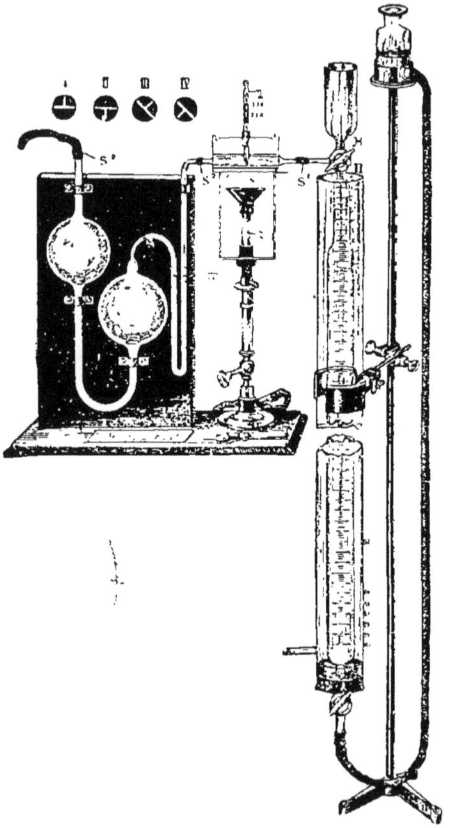

Fig. 127. — Dispositif de Jäger pour la combustion fractionnée des gaz.

d. **Hydrogène.** — Entre la burette à gaz et la pipette à absorption, on intercale un tube en verre peu fusible S^1S^2, offrant la forme représentée par la figure 127. Capillaire à l'une de ses extrémités, il est plus large à l'autre. On remplit la dilatation intermédiaire d'oxyde cuivrique pulvérisé, fraîchement chauffé au rouge. La couche d'oxyde cuivrique est maintenue en place par deux bourres d'asbeste. Le tube repose sur une mince lame métallique sous laquelle on place un bec de Bunsen donnant une flamme en papillon ; au-dessus du tube se trouve un petit toit métallique à travers lequel passe un thermomètre T dont la cuvette est voisine du tube à combustion.

On trace un trait de repère *m* au niveau que le réactif occupe dans la branche montante de la pipette. On chauffe jusqu'à ce que le thermomètre marque 250°. On conduit le gaz plusieurs fois au-dessus de l'oxyde cuivrique ; on le ramène dans la burette, on le laisse refroidir, on fait coïncider la colonne liquide du tube montant avec le repère *m*. On note le volume. On répète l'opération jusqu'à ce que le volume de gaz ne diminue plus. Dans ces conditions, tout l'hydrogène est brûlé. Une petite cause d'erreur se présente : l'oxygène de l'air contenu dans le tube à oxyde cuivrique brûle une partie de l'hydrogène, ce qui fait paraître le volume de ce dernier trop élevé. Il y a donc lieu d'effectuer une correction, une fois pour toutes ; à cet effet, on introduit un volume *connu* d'hydrogène dans la burette ; on fait un dosage selon les règles que nous venons d'énoncer. La différence entre le volume d'hydrogène qu'on aurait dû trouver et celui qu'on trouve en réalité représente la quantité qu'il convient de retrancher du volume d'hydrogène dans les analyses.

e. **Méthane**. — Pour la combustion du méthane, on enlève le thermomètre et on chauffe le tube à la température du rouge sombre. On conduit le gaz à plusieurs reprises au-dessus de l'oxyde cuivrique jusqu'à ce que son volume ne diminue plus. L'anhydride carbonique qui résulte de la combustion est retenu dans la solution d'hydrate alcalin. La diminution de volume (sans correction) répond au méthane.

f. **Azote**. — Le gaz qui a résisté à ces diverses manipulations est de l'azote. Ici encore, il y a lieu de tenir compte de la correction : il faut augmenter le volume du résidu incombustible du volume d'oxygène non brûlé qui était contenu dans le tube à combustion avant l'expérience.

Il est à peine nécessaire de dire que les lectures ne seront faites que lorsque l'appareil et le gaz auront pris la température de la salle.

On rapporte tous les volumes gazeux à 0° et à 760 millimètres de pression par la formule :

$$V_0 = \frac{V(H_0 - F)}{(1 + 0,00366\,t)760}.$$

V_0 = volume à 0° et à 760 millimètres.

V = volume à t°.

t = température de la salle.

H_0 = pression barométrique réduite à 0°.

F = tension de la vapeur d'eau à la température t (fournie par des tables) (Voy. p. 142).

0,00366 = coefficient de dilatation des gaz.

g. **Remarques**. — Si la quantité de gaz le permet, on peut utiliser avantageusement un échantillon spécial pour obtenir des indications précieuses sur les points suivants :

Le gaz étant emprisonné dans la burette de Winckler-Hempel, on ouvre le robinet pendant qu'on soulève le tube d'équilibre :

1° On constate l'odeur du gaz qui s'échappe ;

2° En présentant à l'ouverture une allumette enflammée, on s'assure s'il brûle ;

3° En présentant à l'orifice une bandelette de papier imprégnée de solution d'acétate de plomb, on reconnaît la présence de l'acide sulfhydrique.

VII. — ANALYSE MICROSCOPIQUE.

A. — *Préparations*.

Pour étudier au microscope les matières en suspension dans une eau résiduaire, on utilise le sédiment obtenu par le repos ou, mieux, par la force centrifuge ; au moyen d'une pipette effilée, on prélève une petite quantité de ce sédiment, on la dépose sur un porte-objet, on couvre et on examine à un grossissement convenable.

Des masses plus compactes, qui ne peuvent pas être étalées uniformément sur le porte-objet, sont dissociées préalablement au moyen d'aiguilles.

Souvent il est nécessaire de faire agir des réactifs sur certains organismes animés de mouvements vifs, afin de pouvoir les étudier à l'état d'immobilité ; on se sert généralement à cet effet d'une solution de chlorure mercurique (0,5 p. 100), dont on dépose une gouttelette sur le porte-objet de façon qu'elle touche le bord du couvre-objet. On fait pénétrer rapidement le réactif entre les deux verres, en aspirant l'eau du côté opposé au moyen d'une bandelette de papier à filtrer.

Le chlorure mercurique a l'inconvénient d'altérer la forme des organismes.

On réussit mieux à leur conserver leur forme naturelle en faisant agir une solution de chlorhydrate de cocaïne à 1 p. 100.

Dans le plus grand nombre des cas, les préparations ne servent que pour un seul examen.

Si l'on veut conserver une préparation, on doit la monter dans un liquide conservateur ; le plus simple est de la monter dans la glycérine. On dépose l'objet à examiner dans une goutte d'eau au milieu d'un porte-objet et on couvre.

De temps en temps on dépose sur le porte-objet, contre le bord du couvre-objet, une très petite goutte de glycérine, on aspire l'eau au moyen d'une bandelette de papier à filtrer par le côté opposé ; on répète cette opération jusqu'à ce que l'on soit sûr que la préparation baigne dans de la glycérine pure. On fait bien d'abandonner le tout pendant quelques heures dans un exsiccateur à chlorure calcique, afin que toute trace d'eau soit absorbée.

On lute la préparation en déposant sur les bords du couvre-objet un vernis à la laque ou de la cire à cacheter en solution dans l'alcool.

On peut monter également les préparations dans de la gélatine glycérinée préparée de la façon suivante :

On fait macérer une partie de gélatine dans six parties d'eau, et on ajoute sept parties de glycérine. On additionne ce mélange de 1 p. 100 de phénol. On chauffe et on filtre.

Pour l'usage, on fond ce milieu à une température très basse, on y incorpore une faible quantité du sédiment à examiner, privé le mieux possible de l'eau ; au moyen d'une pipette chauffée modérément, on prélève une goutte de ce mélange, on la porte sur une lame et on couvre.

B. — *Éléments en suspension*.

a. **Débris divers**. — La nature des éléments en suspension varie avec l'origine des eaux résiduaires.

Dans celles qui ont reçu les produits des latrines, on trouve ordinairement des restes d'aliments, par exemple des fibres musculaires colorées par des produits de la bile. Des œufs d'helminthes intestinaux peuvent passer dans les eaux d'égout en même temps que les matières fécales.

Les éléments anatomiques de la fève de café et des pelures de pommes de terre sont caractéristiques des eaux résiduaires ménagères.

Les eaux qui proviennent des écuries véhiculent des débris de paille et des cristaux de phosphate ammoniaco-magnésique.

Dans les eaux résiduaires industrielles, on trouve fréquemment des débris de matières premières non transformées; par exemple, dans celles qui proviennent des fabriques de textiles, on constate la présence de fibres de laine, de coton, de chanvre, de soie, etc. ; les eaux résiduaires de féculeries sont riches en amidon ; ce dernier élément se rencontre aussi dans les eaux usées des distilleries, à côté de cellules de levure; les eaux écoulées par les fabriques de papier se caractérisent par la présence de débris cellulosiques.

b. **Organismes inférieurs**. — Toutes ces eaux, riches en matières organiques putrescibles, constituent un milieu favorable au développement d'un grand nombre d'organismes inférieurs.

La connaissance de la faune et de la flore des eaux résiduaires présente une grande importance pour l'étude de la souillure des cours d'eau; cette importance s'est encore accrue depuis qu'on cherche à expliquer les phénomènes si compliqués qui se passent dans les réservoirs septiques et dans les supports d'oxydation, et qui ne peuvent pas être attribués aux microbes exclusivement.

Pour la détermination des espèces, on s'appuie sur les caractères établis par les zoologistes et par les botanistes; dans un grand nombre de cas, l'intervention de ces spécialistes est indispensable (1).

Nous nous bornerons à signaler les espèces suivantes, qui se rencontrent fréquemment :

Cladothrix dichotoma (fig. 128) forme des filaments de 1 à 1,5 μ d'épaisseur, droits ou courbés; ces filaments sont

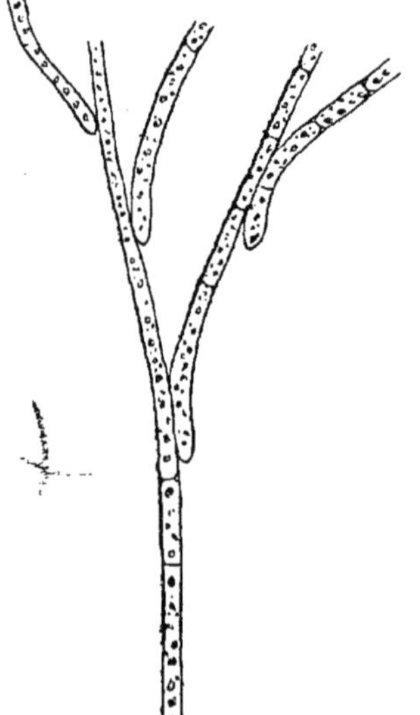

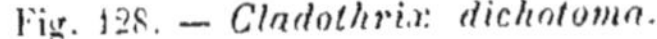

Fig. 128. — *Cladothrix dichotoma*.

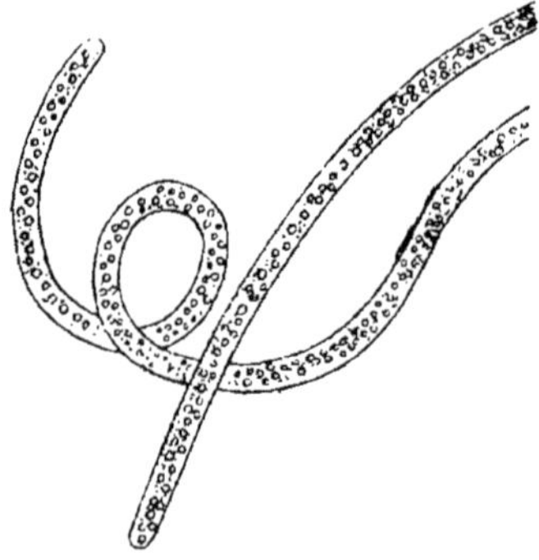

Fig. 129. — *Beggiatoa alba*.

hyalins en apparence, mais les matières colorantes y décèlent un cloisonnement; ils paraissent ramifiés dichotomiquement, mais en réalité

(1) On trouvera un grand nombre d'observations très utiles et de nombreux documents bibliographiques sur cette question dans les travaux d'Emmerling, de Kolkwitz, de Marsson, etc., publiés dans les *Mittheilungen aus der königlichen Prüfungsanstalt für Wasserversorsung und Abwässerbeseitigung zu Berlin*.

un examen approfondi montre qu'il s'agit d'une fausse ramification, les filaments n'étant que juxtaposés.

Beggiatoa (fig. 129). Les espèces du genre *Beggiatoa* sont formées par des filaments qui ont la propriété d'emmagasiner des globules de soufre. Elles vivent surtout dans les eaux qui contiennent de l'acide sulfhydrique.

Sphærotilus natans (fig. 130) se présente sous forme de cellules courtes, réunies par une gaine en filaments de 2-3 µ d'épaisseur. Les filaments sont très rapprochés et forment des masses épaisses, visqueuses, blanches, grisâtres ou roussâtres. Le *Sphærotilus* se rencontre dans les eaux fortement souillées, particulièrement dans les eaux résiduaires de brasseries, de féculeries et de fabriques de sucre.

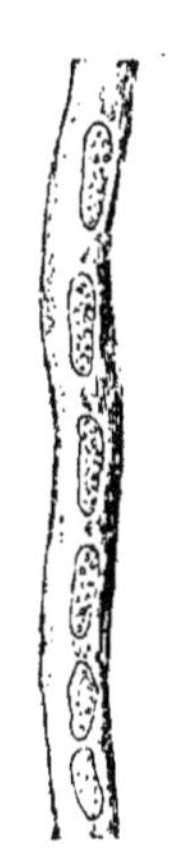

Fig. 130. — *Sphærotilus natans.*

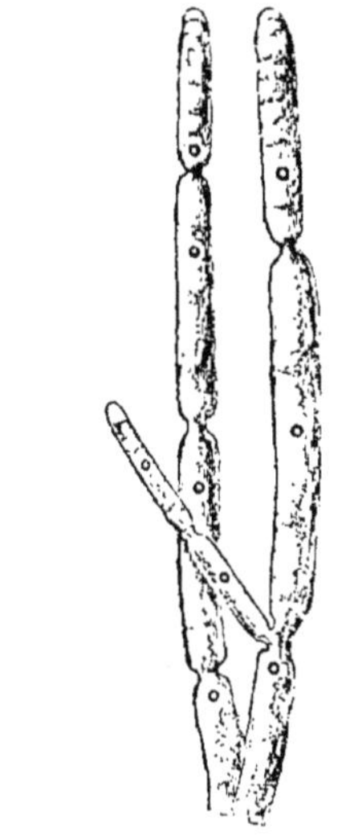

Fig. 131. — *Leptomitus lacteus.*

Leptomitus lacteus (fig. 131). Il se rencontre sous l'aspect de filaments ramifiés présentant de distance en distance des rétrécissements; à leur intérieur, on observe des corpuscules réfringents (celluline). Les filaments croissent rapidement et forment à leurs extrémités des sporanges dans lesquels des spores nombreuses prennent naissance. Le *Leptomitus* se développe fréquemment en grande abondance dans les cours d'eau qui reçoivent des résidus de fabriques de sucre, de féculeries, etc.

VIII. — ANALYSE BACTÉRIOLOGIQUE.

A. — *Numération des germes.*

La numération des germes se fait de la même façon que pour les eaux d'alimentation; le degré de dilution, vu le grand nombre de germes que contiennent les eaux d'égout, doit être plus fort. On rapporte le résultat à 1 centimètre cube.

B. — *Numération des spores.*

10 centimètres cubes de bouillon gélatiné sont ensemencés avec l'eau d'égout; on chauffe le mélange pendant dix minutes à 80° et on le coule dans une boîte de Petri. Les colonies qui se développent proviennent des spores.

C. — *Détermination des espèces.*

A part des cas exceptionnels, pour lesquels on aura recours à des traités de bactériologie, la détermination des espèces microbiennes n'est pas exigée dans la pratique.

Les processus qui s'accomplissent dans les supports d'oxydation sont encore loin d'être connus; nous nous arrêterons seulement aux phénomènes de nitrification, à cause de leur importanceet par ce que les agents qui les déterminent ont pu être isolés des matériaux des supports d'oxydation.

a. **Isolement du ferment nitreux**. — On remplit à moitié des matras d'Erlenmeyer de 250 centimètres cubes avec des scories cassées en petits morceaux. On ajoute 50 centimètres cubes du liquide suivant, dont la composition est due à Omelianski :

Sulfate d'ammonium	2 grammes.
Chlorure de sodium	2 —
Phosphate de potassium	1 —
Sulfate de magnésium	0gr,50
— ferreux	0gr,40
Eau distillée	1000 grammes.

Ce liquide baigne partiellement les fragments de scories. On stérilise, puis on ajoute environ 0gr,5 de carbonate de magnésium, sous forme d'un lait stérile, et on ensemence avec quelques fragments de scories prélevées sur un lit bactérien en activité.

Afin d'éviter une perte d'ammoniaque pendant la stérilisation, on fait bien de ne pas ajouter le sulfate d'ammonium en même temps que les autres sels; au contraire, on prépare une solution de sulfate d'ammonium à 10 p. 100, on la stérilise à part et, après refroidissement, on en ajoute un volume convenable au mélange principal, stérilisé également.

On conserve ces préparations ensemencées, à l'étuve à 25°-26°; on les agite trois ou quatre fois par jour pour mouiller les scories qui émergent du liquide; les nitrites apparaissent rapidement. En possession de ce liquide dans lequel on a constaté la présence de nitrites par une des réactions connues, on procède à des réensemencements successifs dans d'autres portions du même liquide nutritif, de manière à éliminer le plus possible les microbes étrangers qui ne se développent pas dans ce milieu privé de matières organiques, et on obtient ainsi une culture purifiée.

On opère l'isolement des colonies sur le milieu solide que nous allons décrire :

On prépare une solution de silice en versant lentement dans 125 centimètres cubes d'acide chlorhydrique (poids spécifique 1,1) un volume égal d'une solution de silicate potassique ou sodique (poids spécifique 1,05-1,06). On place le mélange dans un dialyseur muni d'un parchemin étanche. La principale difficulté qu'on rencontre dans cette préparation est la coagulation prématurée de la silice, quelquefois dans le dialyseur, le plus souvent au moment de la stérilisation à 120°. On plonge le dialyseur monté dans de l'acide chlorhydrique étendu et on lave ensuite plusieurs fois à l'eau distillée, afin d'éliminer les sels de chaux qui peuvent imprégner le parchemin animal.

On dialyse à l'eau distillée; on peut commencer la dialyse à l'eau ordinaire, si elle n'est pas trop riche en sels calciques; pendant les vingt premières heures, on soumettra le dialyseur à un courant d'eau très lent dont on augmentera ensuite la vitesse.

Après quarante-huit heures, on prélève toutes les trois heures 5 centimètres cubes de la solution silicique et on les stérilise pendant dix minutes à 120°. On constate ainsi généralement qu'après quarante-huit heures le produit ne supporte pas encore la stérilisation; en effet, il se coagule, tandis qu'au bout de cinquante-deux à cinquante-six heures la coagulation n'est plus à craindre. Dès que ce point est atteint, on répartit le liquide dans des tubes, à raison de 10 centimètres cubes par tube; on les stérilise dans l'autoclave à 120°, pendant dix minutes. On obtient ainsi une solution silicique stérile et parfaitement limpide.

On additionne le contenu d'un de ces tubes d'une gouttelette de la culture purifiée de ferment nitreux; puis on ajoute, à l'aide de pipettes jaugées stériles, les quantités suivantes de solutions stérilisées :

Solution de sulfate d'ammonium à 4 p. 100		0cc,5
Solution contenant par 100 cc.	Phosphate de potassium ..... 2 gr. Chlorure de sodium .... 4 — Sulfate de magnésium ...... 1 —	0cc,5
Solution de sulfate ferreux à 0,8 p. 100		0cc,5
Lait de carbonate de magnésium à 10 p. 100		1 cc.

On agite très fortement et on verse le mélange dans une boîte de Petri stérile. La coagulation de la silice se produit après trente minutes environ. Les plaques laiteuses ainsi obtenues sont placées sur un banc en verre dans un cristallisoir à recouvrement stérile, contenant un peu d'eau stérile pour éviter la dessiccation de la silice. On les porte à l'étuve à 30° et, au bout de trois à cinq jours, la réaction nitreuse apparaît. On détache un fragment de la culture, on le projette dans un tube à réaction, on le dissout dans de l'eau distillée et on recherche l'acide nitreux.

On examine la préparation à un grossissement de 100 diamètres : on voit des colonies qui ont l'aspect de corpuscules très réfringents, avec un contour noir; au début, elles sont incolores; mais, dans la suite, elles deviennent brunes. Pour obtenir des colonies plus grosses, on découpe, sur deux côtés opposés de la plaque, un petit segment et on dépose de temps en temps, dans l'espace ainsi laissé libre, une goutte ou deux de solution nutritive ammoniacale stérile. L'oxydation de l'ammoniaque se poursuit très activement au voisinage de ces deux points, et bientôt la plaque laiteuse devient transparente par suite de la décomposition du carbonate de magnésium par l'acide nitreux. On voit alors nettement, à l'œil nu, les colonies de ferment nitreux sous l'aspect de petits points incolores.

On réinocule les colonies, directement ou en se servant du microscope suivant leurs dimensions, dans le milieu ammoniacal décrit plus haut. Dès que le milieu ensemencé avec la colonie donne la réaction des nitrites, on contrôle la culture au microscope pour s'assurer qu'elle est bien homogène, et on l'ensemence dans du bouillon de viande. Le ferment nitreux étant incapable de se développer dans ce milieu, les tubes de bouillon, mis à l'étuve pendant dix jours au moins, doivent rester stériles.

Il est à conseiller de faire un grand nombre de réinoculations de colonies nitreuses, car il arrive fréquemment, malgré toutes les précautions prises, qu'un certain nombre de cultures sont impures.

b. **Caractères du ferment nitreux.** — Le ferment nitreux a été décrit par Winogradsky sous le nom de *Nitrosomonas*; en Amérique et en Australie, on a isolé de la terre un ferment nitreux se présentant sous forme de coccus immobiles (*Nitrosococcus*).

Dans les cultures, on rencontre les *Nitrosomonas* soit isolés, soit réunis en zooglées. En examinant ces microbes dans une goutte suspendue, on voit qu'ils sont animés de mouvements vifs.

Ils ont une forme ellipsoïde, leur grand diamètre atteint 1,2 à 1,8 μ; leur petit diamètre est de 0,9 à 1 μ. A une de leurs extrémités, on est parvenu à mettre en évidence un cil vibratile, plus ou moins long suivant la variété. Les *Nitrosomonas* se colorent par les couleurs basiques d'aniline ordinaires. Un fait digne d'attention est la prédominance de zooglées dans certaines cultures, tandis que dans d'autres les individus libres prédominent; ce caractère paraît se maintenir de culture en culture de façon à faire croire à deux races différentes. Les cultures sous forme de zooglées résistent mieux à la dessiccation que les autres. Dans les milieux de culture ordinaires (bouillon, gélatine au bouillon de viande, etc.), les microbes nitreux ne poussent pas.

c. **Isolement du ferment nitrique.** — On commence par préparer une culture purifiée de ferment nitrique, exactement comme nous l'avons indiqué pour le ferment nitreux, à cette différence près que l'on remplace la solution ammoniacale par le liquide suivant :

Nitrite de sodium	1 gramme.
Carbonate de sodium anhydre	1 —
Phosphate de potassium	0gr,50
Chlorure de sodium	0gr,50
Sulfate ferreux	0gr,40
— de magnésium	0gr,30
Eau distillée	1000 grammes.

Lorsque le liquide est en pleine nitrification, on procède à des réensemencements dans de nouvelles portions du même milieu nutritif et, après plusieurs passages successifs, on l'ensemence dans une gélose nitritée liquéfiée préalablement à 45°; voici la composition de cette gélose :

Nitrite de sodium	2 grammes.
Carbonate de sodium calciné	1 gramme.
Phosphate de potassium	traces.
Gélose	15 grammes.
Eau ordinaire	1000 —

Ce milieu, ensemencé avec la culture purifiée de ferment nitrique, est coulé dans des boîtes de Petri où il fait prise. Au bout de quelques jours, la réaction des nitrites fait place à celle des nitrates.

Les colonies sont toujours très petites ; on les repique sous le microscope en se servant d'un fil de verre dont on casse la pointe dans un matras contenant le milieu minéral nitrité indiqué plus haut.

Dès que la réaction des nitrites a disparu, on contrôle au microscope l'homogénéité de la culture et on l'ensemence dans du bouillon ; comme pour le ferment nitreux, les tubes de bouillon mis à l'étuve doivent rester stériles.

d. **Caractères du ferment nitrique.** — Le ferment nitrique a été appelé *Bacillus nitrobacter*. En faisant une préparation microscopique au moyen d'une culture sur gélose, en colorant avec de la fuchsine phéniquée à chaud et en lavant à l'alcool acidulé étendu, on voit des organismes en forme de bâtonnets, amincis à une extrémité ou aux deux extrémités, dont la longueur n'atteint pas 1 µ, et d'une épaisseur de 0,3-0,4 µ ; leur coloration n'est pas uniforme. Les ferments nitriques sont entourés d'une capsule qu'on peut mettre en évidence en traitant pendant quelques secondes à chaud par le violet de gentiane ; on lave avec une solution de chlorure de sodium à 2 p. 100 et on examine dans une solution du même sel à 10 p. 100.

Les *Bacillus nitrobacter* sont immobiles ; ils ne troublent pas les milieux de culture, mais forment un revêtement mince sur le fond et les parois des récipients. On n'a pas trouvé de spores ; ces organismes sont exclusivement aérobies.

IX. — INFLUENCE DU DÉVERSEMENT DES EAUX D'ÉGOUT ET DES EAUX RÉSIDUAIRES DE CERTAINES INDUSTRIES SUR LES COURS D'EAU ET LES CANAUX.

Supposons que, dans le voisinage d'une ville, on ait à se plaindre de la souillure d'un cours d'eau ; l'administration de la ville prétend qu'une fabrique située en amont est seule ou en partie l'origine de cette nuisance. Pour rechercher la cause, on peut recourir à la méthode suivante :

On effectue une série d'analyses complètes des eaux de la rivière ou du fleuve, en prélevant des échantillons à divers moments, en amont de la fabrique, en aval de cette dernière mais en amont de la ville, en aval de la ville.

On aura soin de prélever un très grand nombre d'échantillons à des jours et à des moments différents ; les prises devront être faites à l'improviste, de façon que l'usine ne puisse pas suspendre momentanément et avec intention le déversement de ses produits usés.

X. — INSPECTION D'INSTALLATIONS D'ÉPURATION D'EAUX RÉSIDUAIRES.

1. On commencera évidemment par étudier le fonctionnement de l'installation dans tous ses détails.

2. S'il s'agit d'un procédé de stérilisation, on s'assurera si l'effluent est stérile, ou dans quelle mesure le nombre des germes est réduit. Dans certains cas spéciaux (eaux d'hôpitaux, par exemple), on doit s'assurer si le procédé employé est efficace pour tuer les germes pathogènes. Les administrations de quelques villes exigent que le sewage épuré par la méthode biologique soit désinfecté en temps d'épidémie ; il appartient à l'hygiéniste d'étudier l'efficacité du procédé de désinfection préconisé en pareil cas.

3. On examinera l'aspect, la couleur et l'odeur de l'effluent. L'attention se portera particulièrement sur les matières en suspension et sur la présence d'acide sulfhydrique, sur le résidu d'évaporation et les autres données analytiques.

4. On évaluera quelle est la quantité en pour cent de l'azote qui a disparu ; on examinera le sort de l'ammoniaque ; on recherchera la formation des nitrites, des nitrates.

5. L'attention sera attirée sur la façon dont se comportent les poissons dans l'effluent. Pour faire cette épreuve, on introduit diverses espèces de poissons dans l'eau à examiner contenue dans des cuves ; un courant d'air circule constamment à travers cette eau.

6. On examinera les boues sous le rapport de leur odeur, de leur valeur comme engrais, et comme combustible.

7. L'inspection des installations d'épuration d'eaux résiduaires se fera en été et en hiver ; on s'assurera si elles ne dégagent pas des odeurs pouvant incommoder le voisinage.

1. *Calmette* (avec la collaboration de Rolants, etc.). Recherches sur l'épuration biologique et chimique des eaux d'égout. Paris, Masson, 1905. — *W.-J. Dibdin*, The purification of sewage and water. London, Sanitary publishing C°, 1897. — *Dunbar und Thumm*, Beitrag

zum derzeitigen Stande der Abwasserreinigungsfrage. München, Oldenbourg, 1902. — *Dunbar*, Leitfaden für die Abwasserreinigungsfrage. München Oldenbourg, 1907. — *K. Farnsteiner*, *P. Buttenberg* und *O. Korn*, Leitfaden für die chemische Untersuchung von Abwasser. München, 1902. — *F. Fischer*, Das Wasser, seine Verwendung, Reinigung und Beurtheilung, mit besonderer Berücksichtigung der gewerblichen Abwässer. Berlin, 1902. — *G.-J. Fowler*, Sewage works analyses. London, 1902. — *E. Haselhoff*, Abwässer (*G. Lunge*, Chemisch-technische Untersuchungsmethoden, Bd I. Berlin, 1899). — *J. König*, Die Verunreinigung der Gewässer. Berlin, 1899. — *A. Schmidtmann* und *C. Günther*, Mitteilungen der königl. Prüfungsanstalt für Wasserversorgung und Abwässerbeseitigung. Berlin, 1902-1907. — *F. Dienert*, Hydrologie agricole (Encyclopédie agricole). Paris, 1907, J.-B. Baillière.

CHAPITRE V

HABITATIONS

I. — MATÉRIAUX DE CONSTRUCTION.

1. — Composition.

L'analyse chimique sera souvent utile pour caractériser certains matériaux (carbonates, silicates, métaux, etc. Voy. *Analyse chimique qualitative*, *Première partie*, chap. II).

Lorsqu'il s'agit de tuyaux destinés à l'écoulement des eaux, et des eaux usées en particulier, il est essentiel d'établir une distinction nette entre le *grès* et la *poterie*.

Les tuyaux en grès sont fabriqués au moyen d'une argile plastique qui se vitrifie partiellement à une température très élevée sans perdre néanmoins de son épaisseur; avant la fin de la cuisson, on projette du sel marin dans le four; il se décompose en provoquant la formation d'un silicate de sodium très résistant, qui ne revêt pas seulement la surface, mais pénètre profondément, et la glaçure obtenue fait corps avec le tuyau.

La cassure doit présenter une homogénéité parfaite; elle doit être vitreuse, non lamelleuse; les éléments doivent être soudés intimement grâce à la pénétration du vernis par suintement; dans les tuyaux de poterie, le vernis (au borax ou au plomb) est superficiel.

Le tesson de grès bien cuit ne happe pas à la langue ; le tesson de poterie donne au contraire la sensation qu'on éprouve lorsqu'on applique la langue sur un morceau de craie. Le grès, traité par l'acide chlorhydrique, ne doit pas donner lieu à la moindre effervescence, car elle serait l'indice de la mise en œuvre d'une argile de mauvaise qualité, contenant de la chaux.

2. — Porosité.

On entend par *volume des pores* ou *degré de porosité* d'un corps le rapport du volume des espaces libres au volume total de ce corps.

Les physiciens emploient, pour la détermination de la porosité des corps solides, des méthodes exactes (flacon à densité, voluménomètre). Une méthode, moins précise il est vrai, mais plus rapide, basée sur l'expulsion par l'eau de l'air des pores, suffit dans le plus grand nombre des cas que l'hygiéniste rencontre dans la pratique.

Cette méthode fait en réalité connaître la *capacité pour l'eau* de l'échantillon examiné ; cette capacité n'est égale au *volume des pores* que si tout l'air a pu être expulsé par l'eau.

3. — Rapports des matériaux de construction avec l'eau.

A. — *Capacité pour l'eau.*

a. **Essai préliminaire.** — On laisse tomber sur les matériaux à examiner, desséchés à 100° et refroidis, une goutte d'eau.

La rapidité plus ou moins grande avec laquelle la goutte disparaît donne une idée du degré de porosité de la substance.

b. **Mesure de la capacité pour l'eau.** — On exprime la capacité pour l'eau des matériaux de construction par le rapport entre les volumes d'eau que peuvent retenir dans leurs pores de petits fragments de ces matériaux aussi complètement imbibés que possible, et le volume apparent de ces fragments.

On commence par dessécher à 100° un fragment du corps à examiner, et on le pèse après refroidissement à la température ordinaire du laboratoire ; on prolonge la dessiccation à 100° jusqu'à constance du poids ; soit p ce poids.

On immerge le fragment dans de l'eau distillée, de façon que celle-ci remplace l'air qui était renfermé dans les pores ; on fait en sorte que l'extrémité inférieure seule plonge dans l'eau au début, et on laisse descendre le fragment progressivement, au fur et à mesure que l'imbibition se fait.

Lorsque le fragment est bien imbibé, on essuie sa surface avec du papier buvard et on le pèse de nouveau ; soit p' son poids.

La différence $p' - p$ représente le poids de l'eau retenue par le fragment, et le chiffre qui exprime ce poids en grammes fait connaître en centimètres cubes le volume correspondant ; soit v le volume de l'eau absorbée.

On détermine ensuite le volume apparent V du fragment. Si ce dernier a une forme géométrique régulière (parallélipipède, cylindre), on calcule son volume par une des formules données dans la *Première partie*

Comme ce n'est ordinairement pas le cas, on procède comme suit : on place sur un des plateaux d'une balance sensible un vase contenant de l'eau distillée, et on établit l'équilibre. On suspend par un mince fil de laiton, à un support indépendant de la balance, le fragment à examiner, complètement imbibé d'eau ; on le dispose de telle façon qu'il soit complètement immergé et qu'il ne touche ni le fond ni les parois du vase.

L'équilibre est rompu ; pour le rétablir, il faut ajouter des poids sur le plateau opposé à celui qui porte le vase ; la somme des poids ajoutés représente le volume apparent de l'échantillon ; soit V ce volume apparent. La différence $V - v$ fait alors connaître le volume des espaces libres et le rapport $\frac{V - v}{V}$ représente la *capacité maximum de rétention* pour l'eau et nous renseigne d'une façon suffisamment exacte sur le volume des pores.

c. **Remarques**. — L'opération la plus délicate, dans la détermination de la capacité pour l'eau, consiste à expulser l'air des pores. Emmerich et Trillich conseillent de plonger les fragments dans de l'eau distillée qu'on maintient à l'ébullition jusqu'à ce que toutes les bulles d'air soient éliminées. D'autres auteurs font plonger l'une des extrémités des fragments dans de l'eau distillée très chaude, et ne les immergent complètement que lorsque l'imbibition paraît complète.

Il est évident que si l'on adopte un de ces procédés avant de faire les pesées, il faut laisser refroidir complètement les échantillons sous l'eau.

Notre but étant de rechercher la quantité d'eau que peuvent pratiquement retenir les matériaux de construction, nous préférons opérer l'immersion comme nous l'avons indiqué plus haut. Il est essentiel de prolonger cette immersion pendant un temps suffisant ; c'est la constance de poids, à vingt-quatre heures d'intervalle, du même fragment immergé qui sera le meilleur signe d'une imbibition aussi complète que possible.

B. — *Évaluation de la rapidité avec laquelle les matériaux de construction absorbent l'eau.*

Au point de vue pratique, cette détermination est souvent plus utile que la détermination de leur capacité hydrique, la plupart des matériaux se trouvant rarement placés dans des conditions telles que cette capacité puisse être atteinte.

On évalue la facilité ou la rapidité d'absorption par le temps que mettent les échantillons secs de mêmes dimensions à se saturer d'eau. A cet effet, on pèse les échantillons secs, on les immerge dans l'eau distillée froide et on détermine, en procédant comme nous l'avons indiqué plus haut, les poids d'eau qui les imprègnent en des temps plus ou moins rapprochés, suivant que leur imprégnation se fait plus ou moins vite.

Il est très avantageux de connaître ces poids lorsqu'il s'agit d'étudier la façon dont certains enduits peuvent s'opposer à la pénétration de l'eau dans les matériaux qu'ils recouvrent, et, par suite, d'évaluer en quelque sorte la perméabilité des enduits ainsi appliqués.

On utilise, par exemple, des échantillons de planches dont le volume apparent et le volume des pores ont été déterminés préalablement. On les dessèche, on les imprègne de la matière à essayer ou on en enduit les faces. On les plonge dans l'eau distillée froide en observant les précautions indiquées précédemment, et on estime les poids d'eau absorbés, après un temps déterminé, ou à des intervalles plus ou moins rapprochés. On exprime les résultats en indiquant l'augmentation du poids pour 100 (*Vallin*).

C. — *Pouvoir absorbant capillaire des matériaux.*

C'est la quantité d'eau qui peut s'élever par capillarité à travers une surface donnée de matériaux.

Le pouvoir absorbant capillaire dépend d'influences complexes, mais il est toujours en relation avec la capacité hydrique des matériaux et avec les actions capillaires qui s'exercent au niveau de leurs pores.

On peut évaluer cette propriété par la méthode suivante :

On taille les échantillons à comparer sous forme de parallélipipèdes ayant même surface de base ; on les dessèche, et on les dispose de façon que leur base soit seule en contact *permanent* avec de l'eau distillée froide. On note leur augmentation de poids, soit au bout d'un temps convenablement choisi, soit lorsque leur poids reste invariable.

D. — *Gélivité.*

Sous l'action de la gelée, certaines pierres et certaines briques peuvent se fendre, se déliter en feuillets ou en éclats plus ou moins irréguliers, plus ou moins nombreux; on dit que ces pierres ou ces briques sont *gélives* ; on évalue leur gélivité d'après l'importance des détériorations subies.

Mesure de la gélivité. — *Procédé de Blümcke.* — Il consiste à soumettre les matériaux à examiner à une série de congélations et de dégels.

On scie les matériaux en cubes de 7 centimètres de côté, de façon que leurs faces soient bien unies; les carreaux artificiels sont essayés tels que le fabricant les fournit.

On dessèche ces cubes à la température de 30° jusqu'à poids constant que l'on note. On les plonge dans l'eau distillée à la température ordinaire, d'abord à 2 centimètres de profondeur, ensuite on les immerge lentement et progressivement de façon à chasser complètement l'air; on les abandonne submergés pendant vingt-quatre heures; on les essuie, on détermine leur volume par la balance (Voy. p. 325).

En divisant le poids par le volume, on obtient le poids spécifique.

Après ces déterminations préliminaires, on introduit les échantillons à examiner dans l'appareil représenté par la figure 132.

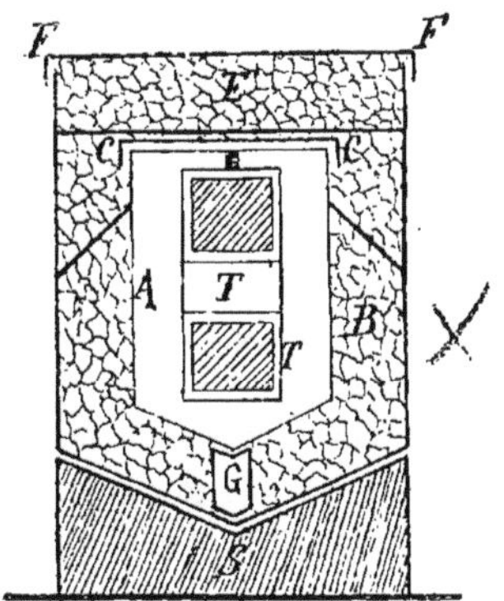

Fig. 132. — Appareil réfrigérant pour déterminer la gélivité des matériaux de construction.

On les dispose dans un panier en fil métallique T, qui est suspendu à l'intérieur d'un cylindre en fer-blanc A, fixé au moyen de la pièce G, à l'intérieur d'un deuxième cylindre de même forme, B, de telle façon qu'il existe entre ces deux cylindres un espace de 5 centimètres. Sur le cylindre B s'adapte le réservoir E, portant le couvercle F; le tout repose sur un support S. On remplit l'espace compris entre B et A, ainsi que le réservoir E, d'un mélange réfrigérant (glace pilée = 3 parties ; sel marin = 1 partie). Un thermomètre plongeant dans le compartiment A indique une température de — 15°.

On abandonne les pierres pendant quatre heures dans l'appareil (s'il s'agit de pierres volumineuses, par exemple de briques, on les laisse dans cette glacière pendant douze heures), puis on les plonge pendant quatre heures dans un vase rempli d'eau distillée ayant la température ordinaire du laboratoire.

On les replace ensuite dans l'appareil réfrigérant, et ainsi de suite jusqu'à ce qu'elles aient été congelées et dégelées ensuite à vingt-cinq reprises ; ce sont ces alternatives de congélation et de dégel qui provoquent les détériorations.

Un essai de ce genre dure huit à dix jours. Après la dernière congélation suivie du dernier dégel, on pèse les pierres humides à l'air, puis on détermine leur volume en les suspendant dans l'eau ; on les dessèche ensuite à la température de 30° et on les pèse de nouveau. On peut calculer ainsi leur poids spécifique après la congélation.

On réunit sur un filtre les fragments détachés de la pierre, on les dessèche et on les pèse, on évapore à sec dans une capsule en porcelaine l'eau dans laquelle on a effectué les dégels successifs, on dessèche le résidu et on le pèse.

La perte ainsi déterminée, exprimée en pour cent, ne coïncide pas toujours exactement avec celle indiquée par la pesée de la pierre.

E. — *Perméabilité à l'eau des matériaux de construction.*

On appelle ainsi la propriété que possèdent ces matériaux de se laisser traverser par l'eau lorsque leur capacité hydrique est satisfaite.

Méthode de Palazzo. — La méthode suivante, due à *Palazzo*, permet de comparer la perméabilité des différents matériaux de construction et de mesurer leurs *coefficients de perméabilité.*

On taille ou on moule la substance à examiner sous la forme d'un disque de 1 centimètre d'épaisseur et d'un peu plus de 11 centimètres de diamètre, ayant donc une surface de 1 décimètre carré environ.

Le disque est fixé hermétiquement sur un anneau métallique au moyen d'un mastic composé de cire et de colophane ; il est ensuite placé dans un vase contenant assez d'eau pour humecter sa face inférieure ; on ajoute peu à peu de l'eau. jusqu'à ce que le disque soit profondément imbibé dans toutes ses couches, à saturation. On visse ensuite sur la partie supérieure de l'anneau métallique une sorte de chapeau en tôle, ayant la forme d'un entonnoir renversé et terminé à son sommet par un robinet destiné à introduire au-dessus du disque l'eau qui doit le traverser ; cette eau, après avoir gagné la face inférieure du disque, s'écoule dans un réservoir cylindrique vissé également au bord inférieur de l'anneau métallique. Le réservoir est muni d'un tube manométrique servant à indiquer le niveau de l'eau ; il se termine par un robinet d'issue. Le robinet du chapeau supérieur est en communication, par un tube en caoutchouc de 1 à 2 mètres, avec un petit déversoir à niveau constant, qu'on peut descendre et abaisser sur une toise verticale divisée en centimètres, afin de mesurer la pression de l'eau au-dessus du disque. Cette disposition a l'avantage d'empêcher l'évaporation de l'eau qui imbibe ou qui traverse le disque.

Si l'on veut expérimenter la perméabilité sous des pressions fortes, on peut, au moyen d'une pompe foulante, injecter de l'air dans le récipient supérieur, au-dessus de la couche d'eau qui recouvre le disque; un manomètre indique exactement la pression.

Pour faire une expérience, on dispose l'appareil comme il vient d'être dit; au moyen du robinet qui termine le réservoir inférieur, on amène le niveau de l'eau au zéro du tube de niveau; on prend l'heure, on détermine la pression par la hauteur du réservoir mobile contenant l'eau, puis on laisse couler celle-ci sur la face supérieure du disque préalablement imbibé à saturation. L'eau qui le traverse est mesurée par la lecture de l'échelle du niveau d'eau, ou, plus simplement, en ouvrant le robinet inférieur et en pesant l'eau dont le niveau est ramené au point de départ.

Le calcul de la perméabilité se fait au moyen de la formule suivante :

$$c = \frac{Qe}{sp}, \qquad \text{d'où} \qquad Q = c\frac{s}{e}p.$$

où Q, la quantité d'eau qui passe en un temps donné, est proportionnelle à la surface s de la section du disque, à la pression p déterminée par la hauteur de la colonne d'eau, et en proportion inverse avec l'épaisseur e du disque.

Le coefficient c de la formule est le *coefficient de perméabilité* des matériaux en expérience.

F. — *Rapidité de dessiccation des matériaux.*

La rapidité de dessiccation s'exprime par le temps que les divers matériaux, imbibés à saturation et placés ensuite dans des conditions identiques, mettent à se dessécher complètement, ou tout au moins à perdre par évaporation l'eau qu'ils étaient susceptibles d'abandonner dans les conditions de l'expérience.

Méthode de Poincaré. — On pèse, à l'état sec, des échantillons de même forme et de mêmes dimensions, on les sature d'eau, et on les pèse à nouveau de façon à déterminer le poids de liquide absorbé ; on les place ensuite dans une salle dont on note quatre fois par jour la température et le degré hygrométrique. On les pèse tous les jours, de façon à évaluer les pertes de poids qu'ils éprouvent par évaporation.

G. — *Détermination de l'humidité des murs.*

Au moyen d'une gouge, on pratique une ouverture dans le crépi et on recueille la matière extraite dans un flacon hermétiquement fermé. On continue à forer dans le mortier qui sépare les briques jusqu'à 5 centimètres de profondeur environ ; on recueille ce mortier à part.

Dans chacun des échantillons, on détermine l'eau par perte de poids en les chauffant à 100° jusqu'à constance de pesée ; comme, pendant cette opération, l'anhydride carbonique de l'air se substitue à l'eau et forme du carbonate calcique, il convient d'effectuer la dessiccation à l'abri de ce gaz.

A cet effet, Lehmann et Nussbaum tarent, dans un tube à pesées, une nacelle en cuivre ; ils y introduisent 10 grammes environ de la matière à analyser, ils pèsent de nouveau. Ils disposent la nacelle dans un tube en verre peu fusible entouré d'un manchon métallique dans lequel plonge la cuvette d'un thermomètre.

Une extrémité du tube en verre est reliée à un aspirateur, l'autre est mise en communication avec un dispositif destiné à priver l'air de son acide carbonique et de son humidité. L'air aspiré dans l'appareil passe d'abord dans un tube de Péligot contenant une solution concentrée d'hydrate sodique, puis à travers une colonne de pierre ponce imbibée de la même solution.

Après avoir traversé un flacon contenant de l'acide sulfurique concentré, il circule dans une colonne renfermant des fragments de pierre ponce imbibés d'acide sulfurique concentré.

On fait circuler de l'air ainsi privé de son CO^2 et de son humidité, pendant une demi-heure à une heure et demie, dans le tube maintenu à la température de 100°-105° au moyen d'une petite flamme.

4. — Propriétés des matériaux de construction dans leurs rapports avec l'air.

Perméabilité à l'air.

a. **Méthode de Lang**. — Elle est basée sur la mesure directe de la quantité d'air qui passe, dans des conditions bien définies, à travers les matériaux à examiner ; ces matériaux sont taillés en forme de parallélipipèdes (de 3 centimètres d'épaisseur et de 25 centimètres carrés de section environ) ; les faces latérales sont rendues imperméables par une couche de cire ou un mélange de cire et de stéarine ; une des bases est enchâssée dans un entonnoir métallique qui s'y adapte exactement ; elle est mastiquée avec soin, de façon à éviter toute fuite.

L'entonnoir est muni latéralement d'un manomètre qui fera connaître la différence de pression entre les deux bases de l'échantillon. L'extrémité effilée de l'entonnoir est mise en communication avec un gazomètre renfermant de l'air sous une pression déterminée. Pour passer de ce gazomètre dans la cavité de l'entonnoir, l'air doit traverser d'abord un robinet qui permet de régler l'écoulement, ensuite un compteur à gaz et enfin un tube desséchant à acide sulfurique destiné à arrêter la vapeur d'eau qui pourrait modifier la perméabilité de l'échantillon. On s'assure que l'appareil ne présente pas de fuites ; on règle la pression de l'air dans le gazomètre ainsi que l'ouverture du robinet, de façon que le manomètre indique, entre la pression de l'air dans l'entonnoir et la pression atmosphérique qui s'exerce librement sur l'autre base de l'échantillon, une différence de pression aussi voisine que possible de celle (h) sous laquelle on veut effectuer les déterminations ; on mesure exactement cette pression h', et on note la quantité de gaz Q' qui passe à travers le compteur à gaz, en une heure par exemple. Il est facile de déduire de cette quantité Q' celle Q qui aurait passé dans le même temps, et sous la pression h, à travers l'unité de section de l'échantillon considéré ; on a en effet : $Q = Q' \frac{h}{sh'}$.

b. **Perméabilité à l'air des parois de tuyaux**. — On ferme les tuyaux à examiner à une de leurs extrémités, et on soude à l'autre extrémité un tube de verre ou de métal que l'on met en relation, comme dans le procédé de Lang, avec un réservoir contenant de l'air ou du gaz sous pression.

On aura soin de laisser s'écouler l'air ou le gaz pendant un temps suffisant avant de commencer les mensurations.

On déduit les perméabilités cherchées des quantités d'air ou de gaz écoulées dans le même temps et dans les mêmes conditions à travers des surfaces égales des parois à comparer.

On applique à cet effet la formule : $Q = Q' \frac{h}{sh'}$. *Viard* a montré que les résultats diffèrent suivant la nature du gaz utilisé.

5. — Propriétés thermiques des matériaux de construction.

Les propriétés thermiques des matériaux de construction sont d'une importance capitale en hygiène, parce qu'elles exercent une influence sur les pertes ou les gains de calorique des pièces habitées. La détermination de ces propriétés (*chaleur spécifique, pouvoir émissif, pouvoir absorbant, conductibilité*) ont nécessité l'emploi d'un grand nombre de méthodes ; leur application à des matériaux *isolés* ne fournirait pas beaucoup de renseignements à l'hygiéniste, du moins dans la pratique courante, parce que les facteurs qui exercent une influence sur la pénétration ou la déperdition de la chaleur à travers les murs, plafonds, etc., sont multiples et complexes ; l'hygiéniste utilisera de préférence des coefficients qui lui sont fournis par les expériences des techniciens.

Méthode de Sclavo. — Nous nous contenterons ici de rappeler la *méthode de Sclavo*, qui peut rendre des services lorsqu'il s'agit de déterminer rapidement la valeur thermique des planchers, carrelages, etc.

Ce procédé consiste dans l'emploi de petits récipients cylindriques de 5 centimètres de haut et de 10 centimètres de diamètre intérieur; le fond de ces récipients est constitué par une lame mince (1 millimètre d'épaisseur) d'un métal bon conducteur (cuivre), tandis que les parois latérales et supérieures plus épaisses (2 millimètres) sont en un métal (plomb) qui conduit beaucoup moins bien la chaleur.

Dans chacun de ces récipients on verse, par une ouverture ménagée dans la paroi supérieure, la même quantité d'eau, 300 grammes; on ferme ensuite hermétiquement l'ouverture par un bouchon en caoutchouc donnant passage à un thermomètre sensible dont le réservoir doit arriver toujours à la même distance ($0^{cm}.5$) du fond.

On porte les récipients dans une étuve à 35°; lorsque tous les thermomètres marquent la même température, on place les récipients sur les différents pavages à comparer. Il suffit de noter, au bout du même temps, la température indiquée par chacun des thermomètres, pour déduire, de l'abaissement de cette température, une comparaison entre la valeur thermique des revêtements.

6. — Toxicité des matériaux de construction.

Recherche des métaux toxiques dans les peintures, papiers peints, etc.

Lorsqu'on veut procéder à cette recherche d'une façon systématique, on commence par détruire la matière organique par le procédé de *Fresenius* et *von Babo*, qui est fondé sur l'action qu'exerce sur cette matière le *chlore naissant*.

La substance à examiner, finement divisée, est introduite dans un matras et additionnée d'acide chlorhydrique pur (poids spécifique : 1,18); on projette, petit à petit, quelques grammes de chlorate de potassium dans le mélange qu'on chauffe au bain-marie. La matière organique se dissout sous l'influence du chlore ; les métaux sont transformés en chlorures, sauf : 1° l'arsenic, qui passe à l'état d'acide arsénique, et 2° une partie des métaux dont les sulfates sont insolubles ; l'acide sulfurique nécessaire à leur précipitation provient de l'oxydation du soufre des matières albuminoïdes.

On expulse l'excès de chlore en faisant traverser le liquide, maintenu au bain-marie, par un courant d'anhydride carbonique lavé, on étend le liquide d'eau, on le filtre et on le soumet à l'analyse systématique des métaux (courant d'acide sulfhydrique, etc., Voy. chap. II, *Première partie*).

On n'oubliera pas d'examiner le résidu inattaquable par le chlore; en effet, il peut contenir des métaux toxiques, le plomb notamment ; on dessèche le résidu, on le soumet à la fusion avec du carbonate sodico-potassique et du nitrate potassique : on obtient le plomb sous forme de carbonate ; il peut être dissous facilement et caractérisé (Voy. *Caractères des sels*, p. 50).

a. **Recherche rapide du plomb dans les enduits en place.** — Comme *Bertin-Sans* le fait remarquer, il est utile à l'hygiéniste, dans certains cas, de pouvoir reconnaître rapidement, sans produire des détériorations, si les peintures renferment ou non des quantités appréciables de plomb.

On peut employer le procédé de *Socquet*, qui consiste à toucher la peinture à examiner avec une goutte d'une solution de sulfure de sodium (1 : 100). Cette solution ne colore point le blanc de zinc, tandis qu'elle donne en quelques secondes, sur une peinture à base de plomb, une tache noire de *sulfure de plomb* (Voy. *Caractères des sels*, p. 50).

Il arrive parfois que la couche superficielle est au blanc de zinc; il faut donc faire l'essai non seulement directement sur l'enduit, mais également en un point dont on a légèrement gratté la surface.

b. **Recherche de l'arsenic dans les couleurs, les papiers de tenture, étoffes, etc.** — Méthode chimique. — On prélève 1 à 2 grammes de la couleur soumise à l'essai ; s'il s'agit de papiers ou d'étoffes, on prélève des morceaux de 100-200 centimètres carrés, qu'on choisit de telle façon qu'ils renferment toutes les couleurs de la tenture.

On coupe les échantillons en petits morceaux, on les place dans une capsule avec de l'acide nitrique pur (poids spécifique 1,4), et on évapore à siccité au bain-marie ; on reprend par de l'acide sulfurique dilué (10 p. 100), on fait digérer à 100°, pendant une à deux heures, on filtre et on introduit le filtrat dans l'appareil de Marsh (Voy. *Première partie*, p. 57).

Méthode biologique. — *Principe*. — *Gosio* (1891) a proposé d'utiliser, pour la recherche qualitative de l'arsenic, le développement de produits gazeux d'une odeur alliacée sous l'influence de certaines moisissures, notamment du *Penicillium brevicaule* (découvert par *Saccardo* en 1877 sur un papier moisi).

Le *Penicillium brevicaule* se compose de filaments mycéliens, blanc grisâtre, cloisonnés transversalement. A l'extrémité des rameaux mycéliens, on remarque des conidies. Les cultures un peu anciennes ont un aspect brunâtre indiquant la maturité des spores.

Les milieux de culture qui conviennent le mieux aux *arsénio-moisissures*, et au *Penicillium brevicaule* en particulier, sont ceux qui renferment des hydrates de carbone et qui ne sont pas trop acides, tels que les pommes de terre, les carottes.

On peut encore utiliser comme milieux de culture de la mie de pain, du liquide de Raulin, du lait. Dans les liquides, le *Penicillium brevicaule* se développe surtout à la surface, car il est essentiellement aérobie ; il liquéfie la gélatine et provoque la coagulation du lait. L'humidité lui est favorable ; cependant, pour obtenir un développement rapide, il convient de ne pas dépasser un certain degré d'humidité dans les cultures. Il pousse bien entre 25° et 30°, plus rapidement à 37°. Mais cette dernière température est un obstacle à la sporulation.

Lorsqu'on cultive cette moisissure en présence d'arsenic ou d'un sel d'arsenic, il se produit un gaz contenant de l'arsenic sous forme d'éthylarsine : $H - As \begin{cases} C^2H^5 \\ C^2H^5 \end{cases}$.

Mode opératoire. — Pour rechercher l'arsenic par la méthode biologique, on peut suivre avantageusement le mode opératoire suivant (*Abel* et *Buttenberg*) : la substance à analyser, divisée aussi finement que possible, est introduite dans un matras de 100 centimètres cubes de capacité environ.

On ajoute de la mie de pain pas trop finement divisée ; si la substance à analyser est liquide, on ajoute du pain jusqu'à ce que le liquide soit absorbé complètement ; si la matière à analyser est sèche, on ajoute un peu d'eau, car un certain degré d'humidité est nécessaire à la végétation du champignon. On ferme le matras au moyen d'un tampon d'ouate ; on stérilise à l'autoclave à 120° ; on laisse refroidir et l'on ensemence directement au moyen d'une parcelle de culture de *Penicillium brevicaule*, ou, mieux, au moyen d'eau distillée stérile tenant un peu de culture triturée en suspension.

Au lieu de mélanger la substance à analyser avec la mie de pain comme le font *Abel* et *Buttenberg*, d'autres (*Galli* et *Strzyzowski*, *Cevey*) préfèrent la répandre à la surface du pain, introduit préalablement dans le vase. On dispose ensuite une capsule en caoutchouc au-dessus du tampon d'ouate, afin d'éviter l'évaporation et la disparition des produits gazeux odorants.

On peut abandonner ces préparations à la température ordinaire ou, mieux, à l'étuve à 37°.

En présence d'arsenic, dans les cas les plus favorables, on remarque une odeur alliacée après vingt-quatre heures déjà.

On examine la préparation de temps en temps jusqu'au troisième ou quatrième jour après l'ensemencement.

L'odeur d'ail qui se manifeste persiste pendant longtemps. Gosio, qui préconisait, à l'époque de ses premières recherches, la culture du champignon sur tranches de pomme de terre dans une fente desquelles il introduisait avant la stérilisation la matière suspecte (fig. 133, 134, 135), a augmenté la sensibilité de sa méthode en opérant comme suit : on prépare d'abord des cultures pures de *Penicillium brevicaule* sur pomme de terre dans des tubes de Roux ou dans des boîtes de Petri, et l'on dépose la substance suspecte sur le jeune mycelium, en ayant soin de rendre le contact aussi intime que possible.

La réaction, dans ces conditions, est très rapide : au bout de dix minutes on peut déjà percevoir l'odeur alliacée ; dans cette façon d'opérer, il est inutile de stériliser la substance suspecte.

Pour conserver le réactif, on n'a qu'à renouveler la culture une fois par an sur des morceaux de pomme de terre.

Quelle est la dose d'arsenic qui empêche la végétation des moisissures ?

Gosio a observé qu'en cultivant le *Mucor mucedo* dans des milieux diversement riches en arsenic on trouve une concentration où la moisissure croît avec peine; les milieux qui en contiennent de 4 à 5 p. 1000 sont déjà peu adaptés à son développement; mais le champignon tolère mieux les quantités élevées d'arsenic s'il y a été habitué par l'augmentation progressive des doses.

Abel et Buttenberg font remarquer que la teneur en arsenic du pain sur lequel on cultive le *Penicillium brevicaule* peut être très

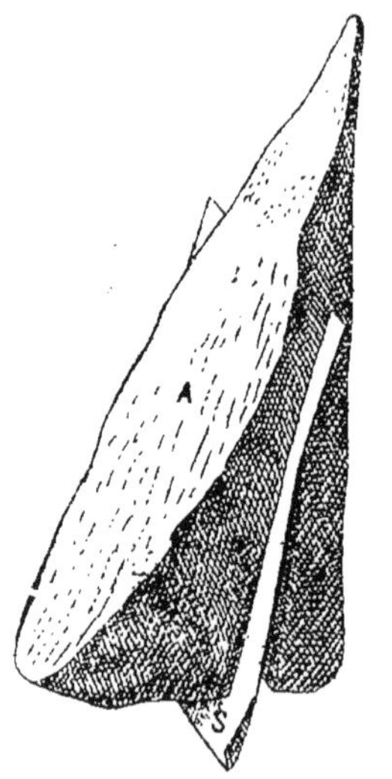

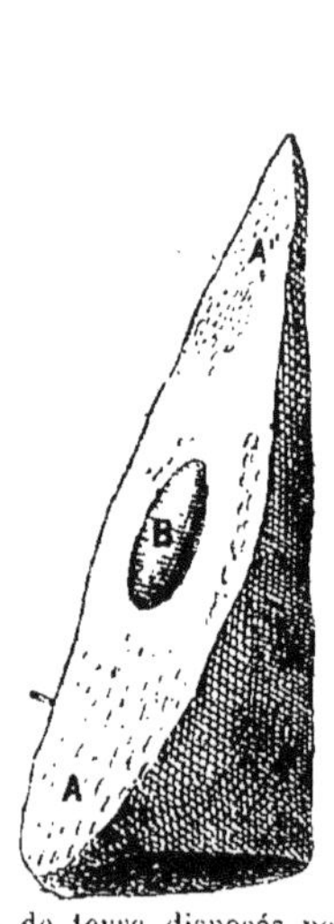

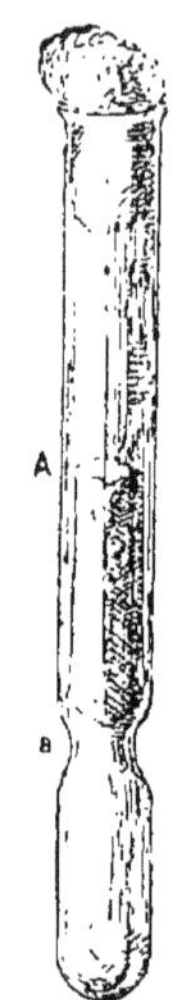

Fig. 133 et 134. — Fragments de pomme de terre disposés pour la recherche de l'arsenic par la méthode biologique (premiers essais de Gosio).

A, morceaux de pomme de terre ; S, matière suspecte introduite dans une fente ; B, cavité dans laquelle on dépose la matière suspecte et qu'on rebouche ensuite à l'aide d'un petit tampon de pomme de terre.

Fig. 135. — Tube de Roux pour culture sur pomme de terre.

A, morceau de pomme de terre ; *a*, étranglement du tube.

élevée, illimitée même : dans les liquides nutritifs, le *Penicillium brevicaule* croît encore en présence d'une teneur de 1 partie d'As^2O^3 pour 300 à 400 parties de liquide.

Sensibilité de la réaction. — Gosio a pu remarquer une odeur d'ail en maintenant pendant une nuit des cultures de *Penicillium brevicaule* sur du lait à la température de 37° : cet essai permit de déceler $0^{gr},00001$ d'arséniate sodique dissous dans 10 centimètres cubes de lait.

Dans les recherches d'Abel et Buttenberg, l'arsenic métallique a pu être reconnu à la dose de $0^{gr},0001$; les combinaisons arsenicales telles que le *réalgar*, l'*orpiment*, les *verts de Scheele* et *de Schweinfurt*, ont pu être retrouvées jusqu'à la limite de $0^{gr},00001$, et l'acide arsénieux souvent jusqu'à celle de $0^{gr},000001$.

Spécificité de la réaction. — Des doutes ont surgi au sujet de la *spécificité* de cette réaction.

Marpmann a fait remarquer que, lorsque les matériaux employés contiennent des composés du *phosphore* ou du *soufre*, les cultures des moisissures produisent des émanations rappelant la phosphamine ou l'acide sulfhydrique, qui viennent troubler la réaction de l'arsenic. Il a reconnu que certaines cultures donnent, en présence de *phosphate calcique*, une odeur rappelant celle de la phosphamine.

En 1901, *Maassen* a contesté la spécificité de la réaction ; il a démontré expérimentalement que le *Penicillium brevicaule* a la faculté de transformer les combinaisons fixes du *sélénium* et du *tellure* en substances volatiles douées d'une odeur particulière.

Dans les cultures qui renfermaient du sélénium, l'odeur était différente de celle dégagée par les cultures additionnées d'arsenic ; mais, dans les cultures qui contenaient du tellure, elle ne s'en distinguait pas ; c'était également une odeur d'ail.

Maassen affirme que, pour le sélénium et le tellure, les gaz caractéristiques ne se produisent qu'à la condition d'employer des combinaisons solubles de ces éléments.

Les composés du sélénium et du tellure sont réduits facilement en présence de matières organiques sous l'influence de la chaleur ; il convient par conséquent, pour ne pas nuire à la sensibilité de la réaction, d'ajouter aux cultures en voie de développement les solutions aqueuses de ces substances, stérilisées séparément. Les combinaisons du sélénium et du tellure ne peuvent pas être ajoutées en forte proportion, car les cultures du *Penicillium brevicaule* cessent de se développer; d'un autre côté, de très faibles proportions de ces sels ne sont plus décelables.

D'autres moisissures, même celles qui n'attaquent pas les combinaisons arsenicales, ont la propriété de transformer les composés solubles du sélénium et du tellure en corps gazeux d'une odeur particulière. Non seulement les moisissures, mais encore les *bactéries*, sont douées de cette propriété, dans une mesure plus faible cependant.

Cette constatation de Maassen est très importante; l'auteur fait remarquer cependant que le sélénium et le tellure, ne se rencontrant que rarement, ne prêteront pas souvent à confusion ; de plus, dans les cas douteux, on peut employer une moisissure qui n'agit pas sur l'arsenic, mais bien sur le sélénium et le tellure.

7. — Rapports des matériaux de construction avec les microorganismes.

A. — *Recherche des microorganismes à la surface d'une paroi.*

On se sert de petits fragments d'éponge qu'on stérilise au préalable dans des tubes renfermant un peu d'eau et bouchés à l'ouate. Au moment de l'expérience, on décante l'excès d'eau, on saisit le morceau d'éponge avec une pince stérile et on le frotte sur la surface à examiner.

On l'introduit ensuite dans un tube contenant de la gélatine liquéfiée et stérile ; on agite de façon à détacher aussi complètement que possible les germes de l'éponge, puis on coule le mélange dans des boîtes de Petri.

B. — *Recherche des microorganismes à l'intérieur des matériaux.*

La méthode de prélèvement dépend de la nature, et surtout de la consistance des matériaux; on peut se servir d'une tarière, d'un scalpel, etc. ; en général, on met à nu la partie interne d'un corps en le faisant éclater à l'aide d'un coin.

Il est à peine nécessaire d'ajouter que tous les instruments utilisés doivent être stérilisés.

C. — *Transport des germes à travers les matériaux par l'intermédiaire des liquides.*

a. **Transport par capillarité.** — Méthode de Montefusco. — Les matériaux à examiner sont taillés sous forme de parallélipipèdes rectangles de 40 centimètres carrés de base environ et de 20 à 40 centimètres de hauteur (fig. 136).

On abandonne chaque parallélipipède pendant quatre heures dans une étuve à air sec (160°); on l'y laisse refroidir, puis on le place dans une chambre humide, hermétiquement fermée par un couvercle métallique.

Ce couvercle est muni d'une ouverture centrale par laquelle peut passer exactement le parallélipipède, dont la base repose sur le fond de la chambre humide ; les interstices entre les faces du bloc et les bords de l'ouverture sont fermés à la paraffine.

On a préalablement versé dans la chambre humide de l'eau stérilisée dans laquelle on a délayé une culture d'un microbe convenablement choisi. Il est bon de s'adresser à une espèce qui résiste assez bien à la concurrence vitale et qui soit facile à reconnaître, par exemple le *Micrococcus prodigiosus*. Dans tous les cas, on aura soin de s'assurer si l'espèce choisie n'existe pas préalablement dans les matériaux qu'on examine. On met tout l'appareil à l'abri de la lumière et des poussières de l'air en le recouvrant d'une cloche en verre noircie à l'intérieur. Au fur et à mesure que le liquide est absorbé, il faut le renouveler. Il suffit pour cela de verser un peu d'eau distillée stérile en soulevant le couvercle, ou, mieux, en enlevant le tampon d'ouate qui obture un orifice ménagé à cet effet dans le couvercle. On aura soin, en effectuant ces additions, de ne pas souiller par des éclaboussures. les parties non immergées du parallélipipède.

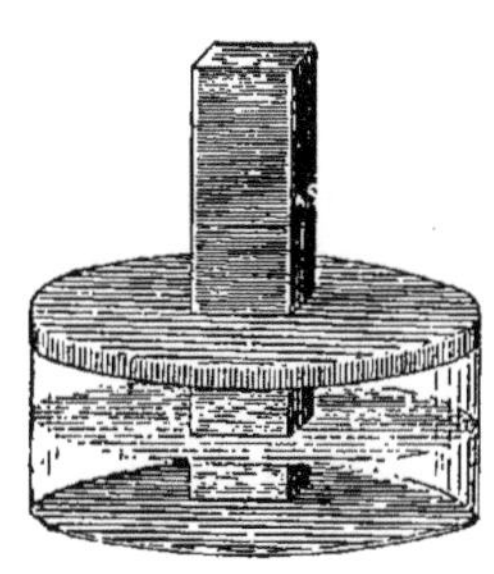

Fig. 136.— Dispositif de Montefusco pour étudier le transport des germes à travers les matériaux de construction.

Pour se rendre compte de la hauteur à laquelle les microorganismes peuvent ainsi être transportés par capillarité et du temps que nécessite ce transport, on effectue au moyen d'instruments stérilisés, à différents niveaux, des prélèvements de petites parcelles de la surface et de la profondeur du bloc.

On ensemence ces parcelles dans du bouillon qu'on porte à l'étuve à 24°. Au bout de vingt-quatre heures, on ensemence ces cultures en strie sur pomme de terre, et on porte de nouveau à l'étuve à 24°. Si les parcelles sont souillées par des *Micrococcus prodigiosus*, il se développe sur la pomme de terre une belle culture rouge qui exhale une odeur de *triméthylamine*.

b. **Transport par filtration.** — Méthode de Serafini. — Les matériaux à examiner sont taillés en parallélipipèdes rectangles de dimensions convenables; on creuse au centre de leur face supérieure une petite cavité ayant environ 2 centimètres de profondeur et 20 centimètres cubes de capacité. On stérilise pendant quatre heures, dans l'étuve sèche à 160°, les blocs ainsi préparés, on les y laisse refroidir, puis on les place dans des récipients en verre stérilisés. Ils ne doivent pas reposer directement sur le fond, mais sur un appui en verre également stérilisé.

La face supérieure de chaque bloc doit être enduite de paraffine, *à l'exception de la partie excavée*, afin d'éviter que les microorganismes que l'on va placer dans la cavité ne soient transportés par capillarité en suivant cette face.

On remplit la cavité d'une culture pure de microorganismes délayée dans de l'eau distillée et stérilisée ; on ajoute du liquide ainsi préparé, à mesure que la cavité se vide. Comme dans le cas précédent, on peut utiliser le *Micrococcus prodigiosus*, qui est facile à rechercher. Pendant toute la durée des expériences, on met le vase et son contenu à l'abri des poussières, en le recouvrant d'une plaque de verre stérilisée.

D. — *Résistance des microorganismes sur des enduits, couleurs, etc.*

Les microorganismes qui adhèrent aux revêtements des parois des habitations sont soumis à des actions multiples qui peuvent leur faire perdre leur virulence ou les tuer.

a. **Essais de laboratoire** (*Abba*, *Barelli*, *Jacobitz*, etc.). — On étend les couleurs à examiner sur des plaques de bois de 50 centimètres carrés environ, en couche uniforme; on les laisse sécher sous des cloches en verre, et on les souille avec des microbes en suspension dans du bouillon, par exemple; on étale la culture à l'aide d'un pinceau ou d'un petit tampon d'ouate stérilisés.

Après un nombre déterminé d'heures ou de jours, on racle un point de la surface au moyen d'un couteau stérilisé, ou bien on frotte la surface avec un tampon d'ouate stérilisé ; on ensemence, avec la matière recueillie de cette façon, des tubes contenant des milieux de culture appropriés à l'espèce microbienne; on porte ces tubes à l'étuve; on se rend ainsi compte de la durée de vitalité des germes répandus sur l'enduit mis en expérience.

b. **Essais sur des parois** (*Vito lo Bosco*). — On souille avec des microorganismes des portions d'une même paroi ne différant entre elles que par la nature de leur revêtement.

On choisit la paroi d'expérience de façon que ses diverses parties soient sensiblement soumises de la même manière aux actions extérieures. On a soin de séparer les différents revêtements les uns des autres, à l'aide de baguettes saillantes en bois imperméabilisé, afin d'éviter les échanges de germes qui pourraient se faire entre ces revêtements, surtout au moment des prélèvements.

E. — *Maladies du bois.*

Merulius lacrymans (*Hausschwamm*). — C'est une moisissure qui attaque le *bois mort*, quelquefois aussi, mais rarement, le bois vivant. Le bois de *chêne* et, surtout, le bois des *conifères* sont atteints; le bois de *hêtre* paraît être inattaquable. L'organisme en question se développe aux dépens de spores couleur de rouille de 10 μ de longueur et de 5 μ d'épaisseur; en germant, elles donnent un mycelium formé de fins filaments, qui pénètre dans le bois; de plus, il se forme des ramifications qui atteignent la grosseur d'un crayon ou davantage et s'étendent sur de grandes surfaces à la façon de racines; souvent les filaments s'enchevêtrent et forment une membrane d'une certaine épaisseur.

Cet organisme se développe sur le bois humide, mais quelquefois aussi sur des matériaux secs; dans ce cas, l'humidité indispensable à son développement est transportée par les filaments. Chez la plante jeune, les cordons et les membranes présentent une coloration blanche, qui devient plus tard grisâtre; leur aspect est luisant.

Dans des locaux humides, le *Merulius* laisse suinter des gouttelettes de liquide qui lui ont valu le nom de *lacrymans*.

Tant qu'il vit, le champignon ne dégage pas d'odeur désagréable; celle-ci apparaît seulement lorsque, l'organisme étant mort, des phénomènes de putréfaction interviennent.

Le *Merulius lacrymans* ne supporte ni des températures supérieures à 40°, ni la congélation.

L'air sec et chaud tue rapidement les filaments fins du mycelium, mais les filaments plus gros et les spores peuvent supporter de longues périodes de dessiccation.

Polyporus vaporarius. — Ce champignon présente des analogies avec le précédent; les spores sont plus petites, et le mycelium, contrairement à celui du *Merulius*, reste blanc, tandis que le bois avarié devient rouge brun foncé.

Le *Polyporus vaporarius* attaque le bois de *sapin* et ne pousse qu'en présence de l'humidité.

II. — EXAMEN DES PLANS ET INSPECTION SANITAIRE DES HABITATIONS.

L'examen des plans et l'inspection sanitaire des *habitations ouvrières* présentant une grande importance, nous croyons utile de reproduire ci-dessous un questionnaire qui peut servir de guide pour une enquête (1) :

A. — *Conditions hygiéniques de la localité.*

1. Le terrain occupé par l'habitation est-il exposé aux inondations ou à l'irruption des eaux météoriques en cas d'ondées violentes?
2. Quelle est la nature du sol et son degré d'humidité?
3. La rue ou l'impasse est-elle pavée?
4. État du pavage et de la voie publique.
5. Existe-t-il un égout public?
6. Observe-t-on une stagnation d'eaux sales (ménagères ou autres), d'urines ou d'eaux pluviales à proximité de l'habitation?
7. Existe-t-il à proximité une usine ou industrie exerçant une influence sur la salubrité de la localité?

B. — *Relations de l'habitation avec les constructions environnantes.*

8. Quelle est la largeur de la rue ou quelle est la distance de la façade aux constructions qui lui font face?
9. La maison est-elle à front de rue ou de combien de mètres se trouve-t-elle en retrait?
10. Quelle est la surface occupée par la maison?
11. Quelle est la surface occupée par la cour ou le jardin?
12. La maison est-elle constituée par un seul corps de logis?
13. Possède-t-elle un arrière-corps?
14. Forme-t-elle un bataillon carré?
15. Combien d'étages compte-t-elle?
16. Quelle distance sépare la façade postérieure des bâtiments opposés?
17. Hauteur totale de la maison, du sol à la corniche, ou du sol au faîte du toit, si celui-ci présente une inclinaison de plus de 45°.
18. Hauteur totale des bâtiments qui occupent le côté opposé de la rue.
19. Orientation des façades.

C. — *Population.*

20. Combien de familles occupent la maison?
21. Depuis quelle époque chacune d'elles y est-elle établie?
22. De combien de personnes se compose chaque ménage?
23. Nombre et destination des chambres occupées par chaque ménage.
24. Longueur (profondeur), largeur, hauteur, surface de plancher et cube de chaque chambre.
25. Nombre d'habitants de chaque chambre.

(1) F. Putzeys, *Enquête sur la situation des habitations ouvrières des cantons judiciaires de Liége* (Desoer, 1893).

26. Surface et cube d'espace clos dont chacun d'eux dispose, déduction faite du mobilier.

27. Si des mansardes ou des caves sont utilisées comme logement, donner, en ce qui les concerne, les renseignements demandés sous les numéros 24, 25 et 26.

28. Les enfants sont-ils couchés dans la chambre des parents?

29. Les enfants de sexe différent sont-ils couchés dans des chambres distinctes?

30. Les enfants de sexe différent sont-ils couchés dans des lits séparés?

31. La maison sert-elle de logement à des ouvriers de l'un ou l'autre sexe étrangers à la ville? Dans l'affirmative, il y aura lieu de répondre, en ce qui les concerne, aux questions 24, 25 et 26.

32. Le logeur est-il débitant de boissons alcooliques?

D. — *Conditions économiques.*

33. Quel est le loyer mensuel de chaque logement occupé par un ménage, de chaque chambre habitée par un individu isolé ou d'un lit loué par un ouvrier étranger à la localité?

34. Comment s'effectue le payement du loyer? A la semaine, au mois ou à l'année?

35. Le payement est-il régulier?

36. Quels sont les revenus moyens du ménage ou de l'ouvrier isolé?

37. La famille est-elle secourue par la bienfaisance publique ou par des sociétés de charité?

38. L'immeuble appartient-il à un particulier, à une société industrielle, à une société de construction ou à l'ouvrier? Donner le nom du propriétaire.

39. Quelle est la valeur de l'immeuble, terrain compris?

E. — *Salubrité et entretien de l'habitation.*

40. Le niveau du rez-de-chaussée est-il supérieur à celui du sol environnant?

41. Le rez-de-chaussée est-il établi sur caves, ou du moins est-il isolé du sol?

42. État des toitures, murs, planchers, plafonds, carrelages, fenêtres, escaliers.

43. S'il existe des caves, sont-elles parfois inondées?

44. La cour est-elle pavée ou dallée? Le revêtement prévient-il la stagnation des eaux météoriques?

45. État des regards de cour.

46. État des chéneaux, tuyaux de gouttière, citernes et tonneaux destinés à recueillir l'eau de pluie.

47. Quelles relations existent entre les tuyaux de gouttière et les citernes d'une part et les égouts d'autre part?

48. L'habitation possède-t-elle une annexe ou dépendance affectée au lessivage du linge?

49. État d'entretien, d'ordre et de propreté des logements, corridors et escaliers.

a. **Éclairage naturel.** — 50. Nombre et dimensions des fenêtres de chaque chambre; on déterminera l'étendue de la surface vitrée.

51. Existe-t-il des locaux éclairés par voie indirecte?

b. **Chauffage et ventilation.** — 52. Chaque chambre possède-t-elle une cheminée?

53. Indépendamment des fenêtres et des cheminées, existe-t-il des dispositifs de ventilation spéciaux?

54. Quels sont les appareils de chauffage employés?

55. Le renouvellement de l'air se fait-il convenablement?

c. **Approvisionnement d'eau.** — 56. Quelle est la provenance de l'eau potable?

57. Si l'eau est fournie par une pompe, donnez des renseignements précis au sujet de la situation du puits, de sa profondeur, de sa construction, de l'état de la maçonnerie, des relations qui peuvent s'établir entre lui et les décharges d'eaux de rebut, égouts, fosses, etc.

58. Autant que possible, appréciez d'une manière motivée la valeur hygiénique des eaux fournies par des puits.

59. L'habitation est-elle raccordée à une distribution d'eaux alimentaires? Dans ce cas, indiquez le nombre et la position des robinets et faites connaître la consommation moyenne par tête et par jour.

d. **Écoulement des eaux ménagères.** — 60. Existe-t-il des éviers destinés à recevoir les eaux de rebut?

61. Dans l'affirmative, où sont-ils placés?

62. De quelle manière sont-ils constitués?

63. Comment sont-ils entretenus?

64. Sont-ils munis de coupe-air?

65. A quel type ceux-ci appartiennent-ils?

66. Comment sont disposés et entretenus les tuyaux de décharge?

67. Quel est leur mode de terminaison (égout public lavé, égout public non lavé, rivière ou ruisseau, fosse d'aisances étanche et couverte ou non, puisard ou puits perdu)? Quel est, en d'autres termes, le sort des eaux de rebut?

e. **Éloignement des matières excrémentitielles.** — 68. Existe-t-il dans l'habitation un ou plusieurs cabinets d'aisances?

69. Quel en est l'emplacement?

70. Appréciez la valeur hygiénique de cette annexe au point de vue de l'isolement, de l'aération, de l'éclairage et de l'entretien.

71. Les latrines sont-elles raccordées à un réseau d'égouts?

72. Quelle est la forme de la cuvette? De quelle matière est-elle faite? Un siphon lui est-il adapté?

73. Existe-t-il un dispositif destiné à assurer le lavage de l'appareil? En quoi consiste-t-il?

74. Quelle est la nature et quelle est la section du tuyau de chute? Comment est-il ventilé?

75. La cuvette, le siphon et le tuyau de chute sont-ils aisément accessibles?

76. Si les latrines ne sont pas raccordées à un réseau d'égouts, comment sont récoltées les matières excrémentitielles?

77. S'il est fait usage de récipients mobiles, de quelles matières sont-ils constitués? Quelle est leur capacité?

78. L'enlèvement régulier des déjections est-il assuré, et de quelle manière?

79. Dans le cas où la maison posséderait une fosse fixe ou un puisard, en donner la description.

80. Comment se pratique éventuellement la vidange des fosses fixes? Est-elle surveillée par l'administration communale?

f. **Rebuts solides.** — 81. Comment se pratique le collectionnement et l'enlèvement des rebuts solides : déchets alimentaires, balayures, cendres, etc.?

g. **Étables, porcheries, poulaillers, pigeonniers.** — 82. Ces annexes sont-elles isolées de l'habitation?

83. Faites connaître leurs dimensions et les mesures prises pour assurer leur éclairage, leur ventilation, l'écoulement des urines et des eaux de lavage et la récolte du fumier.

F. — *Statistique de la phtisie pulmonaire, de la fièvre typhoïde et de la diphtérie.*

84. A-t-on observé dans cette habitation des cas de phtisie pulmonaire, de fièvre typhoïde (ou muqueuse) ou de diphtérie?

Donnez, si possible, des faits, des chiffres et des dates à l'appui de votre affirmation.

III. — ÉCLAIRAGE.

1. — Mesure de l'éclairement.

On distingue l'*éclairage naturel* et l'*éclairage artificiel*. Bien que nous admettions le principe de cette classification, nous serons obligé, pour la facilité de la description, de ne pas établir une délimitation rigoureuse entre ces deux modes, parce que plusieurs des appareils qui seront décrits s'appliquent à l'un et à l'autre.

A. — *Observations préliminaires.*

Avant de recourir aux méthodes qui permettront de déterminer le *degré de l'éclairement*, il sera utile de procéder à quelques observations préliminaires :

a. *Orientation des pièces.* — La détermination de l'orientation permettra de décider si l'éclairage est obtenu par les radiations solaires directes ou par la lumière diffuse;

b. *Direction des rayons lumineux par rapport aux occupants.* —

On notera la situation des fenêtres ou baies d'éclairage par rapport aux travailleurs;

c. Relation entre la *hauteur* de la pièce et sa *profondeur*. L'éclairement est inversement proportionnel au carré de la distance qui sépare le point considéré du mur où se trouve la fenêtre ;

d. Relation qui existe entre la *dimension des fenêtres* et : 1° la *surface du plancher* ; 2° le *cube d'espace* ;

e. *Situation des fenêtres*. — On notera si elles sont situées dans un plan perpendiculaire, oblique (mansardes) ou parallèle au plancher (ateliers de peinture, de photographie, salles d'opérations).

On mesurera la distance comprise entre la partie supérieure de la *baie* et le plafond, ainsi que la hauteur des *allèges* ;

f. Circonstances qui portent obstacle à la *pénétration des rayons lumineux* ou qui modifient leur *direction* :

1° Influence des *bâtiments situés en face des fenêtres* (hauteur de ces bâtiments, distance qui les sépare des fenêtres);

2° Influence du milieu (*vitrages, prismes, lentilles*) qui laisse passer les rayons lumineux. Deux cas peuvent se présenter : α) les rayons lumineux *conservent leur direction*, mais sont déplacés latéralement ; β) les rayons lumineux sont *déviés de leur direction primitive* ;

3° Influence des *tentures, rideaux, stores*, etc. :

g. Influence des *surfaces voisines* : couleur des murs opposés, couleur du plafond, des parois de la pièce.

B. — *Méthodes expérimentales*.

Essais sommaires. — Plusieurs essais sommaires ont été préconisés: par exemple, on peut se servir de l'*échelle de Snellen*, qui se compose de plusieurs rangées de caractères d'imprimerie ayant des dimensions déterminées et que l'œil normal doit pouvoir lire, à une distance donnée: celle-ci est choisie de telle façon que les caractères sont vus sous un angle de 5'. Cette méthode ne peut être appliquée en toute circonstance; outre qu'il faut un œil normal, on doit compter avec la subjectivité des sensations.

Méthodes plus précises. — 1° Méthodes qui permettent de déterminer l'éclairement réalisable dans une pièce qui reçoit la lumière du jour, en vertu de sa situation.

a. **Méthode de Förster.** — Détermination de l'angle d'ouverture et de l'angle d'incidence. — *Angle d'ouverture*. — L'éclairement en un point d'une surface est fonction de l'étendue de la voûte céleste qui lui envoie ses rayons. Cette étendue est mesurée par l'angle

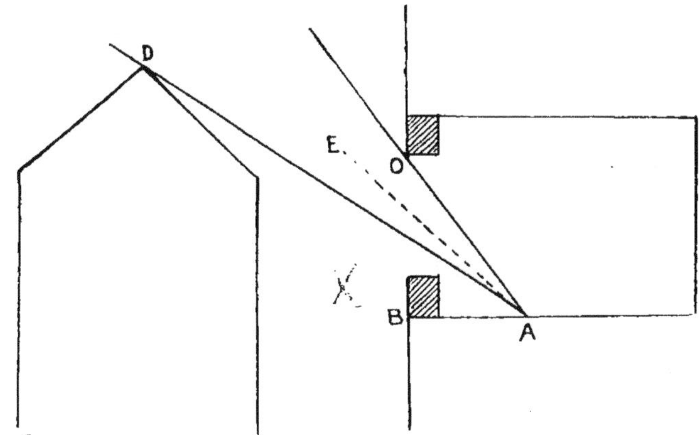

Fig. 137. — Angle d'ouverture.

d'ouverture OAD (fig. 137), c'est-à-dire par l'angle que l'on obtient en traçant du point observé A une droite qui rejoint le sommet D du to opposé et une autre qui rase le bord supérieur O de la fenêtre.

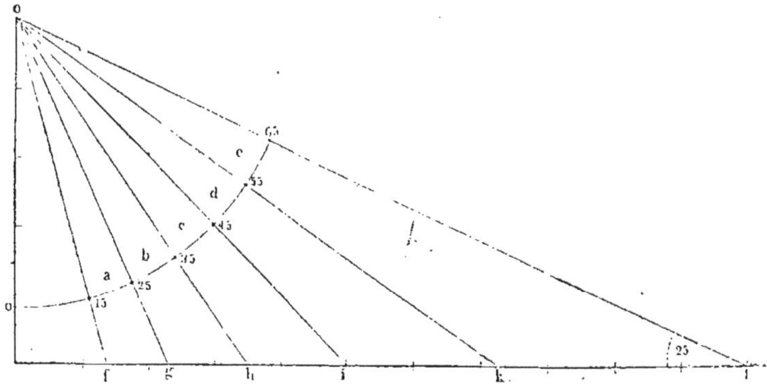

Fig. 138. — Angle d'incidence.

Lorsqu'il n'existe pas de bâtiment en face de la fenêtre considérée, le côté inférieur de l'angle d'ouverture est constitué par la droite qui, partant du point A, rase le bord inférieur de la fenêtre et se dirige vers la voûte céleste sans rencontrer d'obstacle.

Angle d'incidence. — Considérons le point O (fig. 138), situé immédiatement en dessous du bord supérieur de la baie d'une fenêtre, et supposons qu'il envoie des faisceaux lumineux de même intensité et de même section sur la surface *fl*. A mesure qu'on s'éloigne de la fenêtre, l'angle formé par ces faisceaux avec l'horizontale (*ogf*, *ohf*, *oif*, *okf*, *olf*) devient de plus en plus petit et la lumière de chaque faisceau se répartit sur une surface plus grande; il en résulte une diminution de l'éclairement, proportionnelle aux carrés des distances des points d'incidence à la fenêtre.

Si l'on considère, par exemple, le point A (fig. 137), on constate qu'il reçoit des rayons lumineux qui lui viennent de plusieurs directions et que ces rayons lui arrivent sous des angles variés. L'angle sous lequel tombe le rayon OA est OAB (1) ; l'angle sous lequel tombe le rayon AD est DAB. L'angle moyen sous lequel tombent les faisceaux lumineux qui éclairent le point A est représenté par l'angle que forme l'horizontale AB avec la bissectrice AE de l'angle d'ouverture OAD.

Détermination des angles avant la construction du batiment. — La détermination de la valeur des angles cités a surtout de l'importance avant la construction du bâtiment ; on effectue ces déterminations en mesurant directement les angles sur le plan ou en les calculant d'après les formules trigonométriques.

On mesure (fig. 137) la longueur de la ligne OB et de la ligne AB :

$$\text{tg OAB} = \frac{\text{OB}}{\text{AB}}.$$

On cherche la valeur de l'angle OAB correspondant à tg OAB. De la même façon, on détermine la valeur de l'angle DAB.

La différence entre l'angle OAB et l'angle DAB représente l'angle d'ouverture OAD.

Détermination des angles après la construction du batiment. — Dans une maison qui est déjà construite, on peut déterminer ces angles par un appareil à miroirs.

Appareil de Gottschlich (fig. 139). — Il se compose d'un statif S sur lequel sont ajustés deux miroirs *m* et *m'* mobiles autour d'un axe horizontal. L'inclinaison de ces miroirs est indiquée par deux aiguilles *a* et *a'* qui se meuvent devant un arc de cercle gradué C.

Deux traits de repère *n* et *n'* sont tirés sur les miroirs selon la direction de l'axe autour duquel ils tournent.

(1) Les Allemands appellent cet angle, qui est le complément de l'angle d'incidence, « *Elevations winkel* », *angle d'élévation*, terme que nous adopterons pour la clarté des explications.

Deux autres lignes de repère r et r' se trouvent dans les anneaux A et B fixés à la partie supérieure du statif et qui ressemblent à une paire de lunettes.

Pour se servir de cet appareil, on le place à l'endroit où l'on veut effectuer une mesure, les miroirs regardant la fenêtre. Trois vis calantes et un niveau d'eau permettent de l'installer de façon que les lignes de repère soient horizontales.

On regarde par l'anneau A en faisant coïncider la ligne r avec la ligne n, et on imprime au miroir m une rotation telle que la ligne n coïncide avec le bord supérieur de la fenêtre ; de la même façon, en regardant par B, on incline le miroir m' de façon à faire coïncider la ligne n'

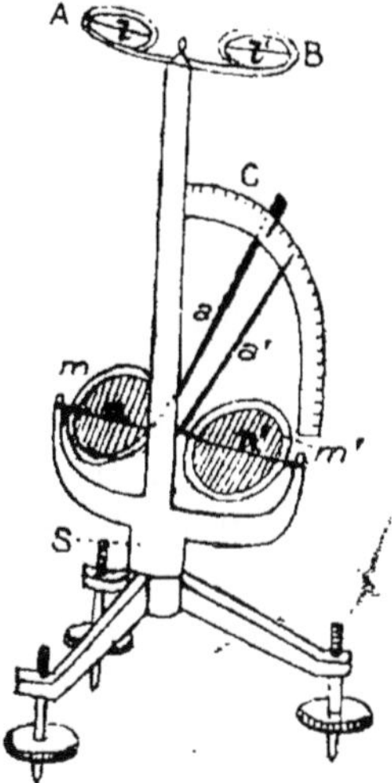

Fig. 139. — Appareil à miroirs de Gottschlich. (F. Tiessen, constructeur, Breslau.)

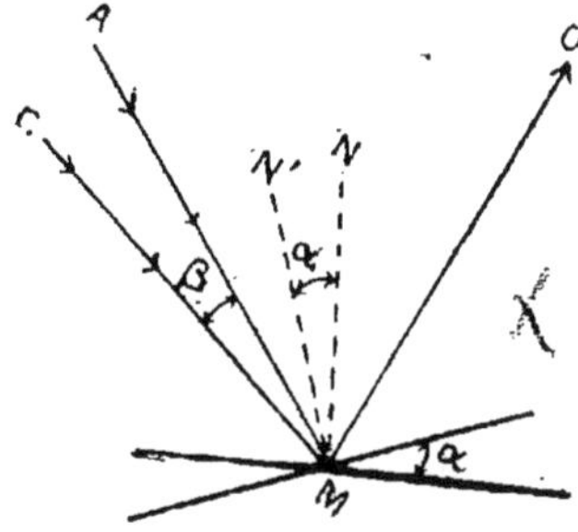

Fig. 140. — Marche des rayons lumineux dans l'appareil de Gottschlich.

avec l'horizon, soit le bord supérieur du toit opposé; lorsque ce bord n'est pas net, par exemple à cause de la présence d'arbres, on choisit une position moyenne.

On lit sur l'arc de cercle la situation des deux aiguilles. La partie de l'arc de cercle comprise entre les deux index correspond à la moitié de l'angle d'ouverture.

En effet (fig. 140), N'MC = N'MO ; NMA = NMO, d'où, en retranchant membre à membre :

$$N'MC - NMA = N'MO - NMO,$$
$$N'MC - NMA = \alpha.$$

Remplaçons l'angle N'MC par NMC — NMN' ou NMC — α :

$$\begin{gathered} NMC - \alpha - NMA = \alpha, \\ NMC - NMA = 2\alpha, \\ \beta = 2\alpha. \end{gathered}$$

La différence entre les deux parties de l'arc de cercle séparées par l'aiguille supérieure correspond à l'angle d'incidence supérieur. L'angle d'incidence moyen est représenté par la différence entre les deux parties du cadran situées en dehors des index, c'est-à-dire par la différence entre les nombres des degrés lus, d'une part à partir de l'un des index jusqu'au zéro, et d'autre part à partir de l'autre index jusqu'à 90.

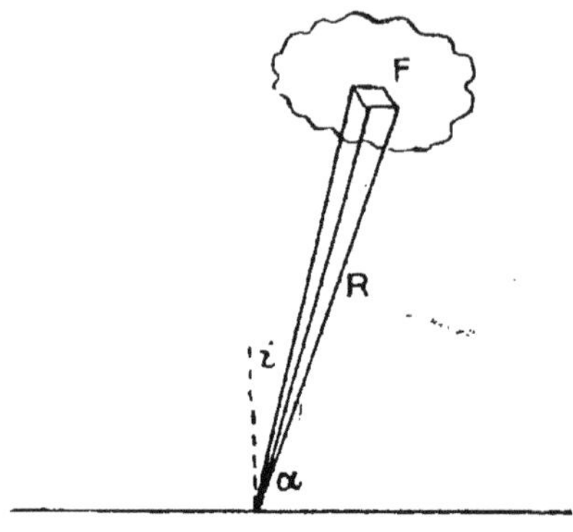

Fig. 141. — Angle solide.

b. **Méthode de Weber.** — STÉRÉOGONIOMÈTRE. — Cet appareil est basé sur la *loi de Lambert*. Ce physicien a établi que la quantité h de lumière qui tombe sur une surface est proportionnelle : *a*) à l'*intensité lumineuse* H du segment F du ciel qui lui envoie ses rayons; *b*) à l'*albedo* ou pouvoir de réflexion ; *c*) au sinus de l'*angle d'élévation* sous lequel les rayons tombent sur la surface qu'on examine ; *d*) à l'*angle solide* Ω sous lequel le ciel est visible (fig. 141), et qu'elle est inversement proportionnelle au carré de la distance R :

$$h = \frac{\text{HF} \cos i}{\text{R}^2}.$$

Weber fait remarquer que $\frac{\text{F}}{\text{R}^2} = \Omega$ (*angle solide*) :

$$h = \text{H}\Omega \sin \alpha \ (\textit{angle solide réduit}).$$

Dans la méthode que nous allons décrire, il est fait abstraction de l'intensité lumineuse du ciel et de l'albedo.

Si, d'un point de la surface à examiner, on tire des lignes droites qui d'une part rasent les bords d'une fenêtre ou des toits opposés et qui d'autre part vont rencontrer le ciel, on obtient une pyramide appelée *angle solide*. Cet angle a son sommet au niveau de la surface examinée et sa base est d'autant plus développée que la portion visible du ciel est plus étendue.

Le *stéréogoniomètre de Weber* (fig. 142) permet de mesurer l'angle solide formé par les rayons émanant de la portion visible du ciel, et en même temps l'angle formé par l'axe de ce faisceau lumineux avec la surface horizontale considérée.

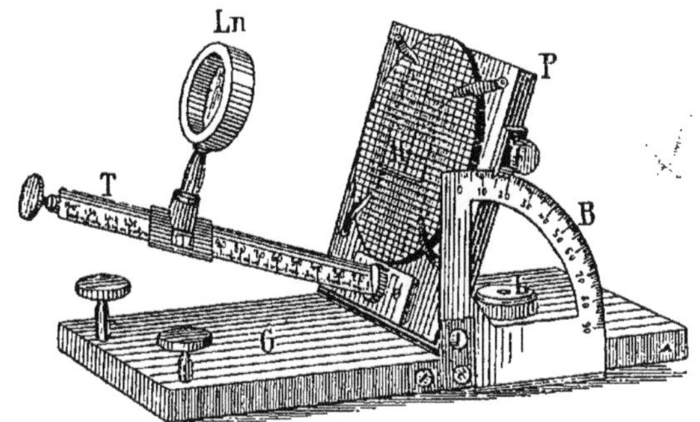

Fig. 142. — Stéréogoniomètre de Weber.
(Schmidt et Hänsch, constructeurs, Berlin.)

Le stéréogoniomètre se compose d'une planchette horizontale G sur laquelle est fixée, par une charnière, une deuxième planchette mobile P. Un arc de cercle gradué B permet de mesurer l'angle que ces deux planchettes forment entre elles. Sur la planchette mobile se trouvent : 1° un disque en papier, divisé en carrés de 2 millimètres de côté : 2° une tige métallique T divisée en centimètres et millimètres, portant une lentille biconvexe Ln de 11cm,459 de distance focale.

Lorsqu'on dispose cet appareil en face d'une fenêtre, l'image renversée du segment du ciel visible se projette sur la feuille de papier. Des lignes droites tracées du pourtour de cette image vers le centre de la lentille forment le même angle d'espace que les rayons qui émanent du pourtour de la fenêtre et se dirigent vers le centre de la lentille, ou, ce qui revient à peu près au même, vers un point de la surface qu'on veut examiner. Comme unité de mesure de cet angle d'espace, Weber propose une *pyramide quadrangulaire* dont les faces au sommet forment un angle de 1 degré.

En construisant sur la surface d'une sphère de 11cm,459 de diamètre — qui est la distance focale — un carré dont le côté a une longueur égale à 1 degré, on constate qu'il aura exactement 2 millimètres de côté. C'est ce carré de 2 milimètres de côté, ou *degré carré*, qui sert d'unité de mesure dans la pratique.

Mode opératoire. — Pour effectuer une détermination, on dispose l'appareil sur la surface à examiner, de façon que la tablette soit parfaitement horizontale ; on y arrive en agissant sur trois vis calantes jusqu'à ce qu'un niveau d'eau N ou un fil à plomb indique l'horizontalité. On donne à la tablette mobile et à la lentille une position telle qu'il se forme sur le disque en papier une image nette de la fenêtre; la partie centrale de cette image devra coïncider avec le centre du disque.

Si l'image de la fenêtre est trop grande, on répète la détermination pour chacune de ses parties. On délimite au moyen d'un crayon les contours de l'image, et on compte le nombre de carrés. Ce nombre exprime la valeur de l'angle d'espace en degrés carrés.

Toutefois, si la distance qui sépare la lentille du disque en papier n'est pas égale à $11^{cm},46$, il faut effectuer une correction :

$$\Omega = N \frac{11,46 \times 11,46}{L^2}.$$

N est le nombre de carrés, L est la distance de la lentille au papier. Ω = angle solide corrigé.

On évite les calculs en se servant de la table IX.

Table IX. — **Coefficients par lesquels il faut multiplier les distances de la lentille dans le stéréogoniomètre de Weber pour obtenir les angles solides corrigés.**

LE NOMBRE N DE CARRÉS COMPTÉS	
POUR UNE DISTANCE DE LA LENTILLE DE :	DOIT ÊTRE MULTIPLIÉ PAR :
$11^{cm},5$	0,993
$11^{cm},6$	0,976
$11^{cm},7$	0,959
$11^{cm},8$	0,943
$11^{cm},9$	0,928
$12^{cm},0$	0,912
$12^{cm}.1$	0,897
$12^{cm},2$	0,882

Lorsqu'on a obtenu l'*angle solide corrigé* Ω par la méthode que nous venons de décrire, on calcule l'*angle solide réduit* ω par la relation :

$$\omega = \Omega \sin \alpha.$$

α = angle d'élévation formé par l'axe de l'angle solide avec l'horizontale ; on le lit sur l'arc de cercle gradué.

La table X permet d'éviter les calculs.

TABLE X. — Table permettant de trouver les valeurs de l'angle réduit ω, connaissant l'angle d'élévation α et l'angle solide corrigé Ω.

α	100	200	300	400	500	600	700	800	900
5°	8,7	17,4	26,1	34,9	43,6	52,3	61,0	69,7	78
6°	10,5	20,9	31,4	41,8	52,2	62,7	73,2	83,6	94
7°	12,2	24.4	36,5	48,7	60,9	73,1	85,3	97,5	110
8°	13,9	27,8	41,7	55,7	69,6	83,5	97,4	111	125
9°	15,6	31,3	46,9	62,5	78,2	93,9	109	125	141
10°	17,4	34,7	52,1	69,5	86,8	104	121	139	156
11°	19,1	38,1	57,2	76,3	95,4	114	134	153	172
12°	20,8	41,6	62,4	83,1	104	125	145	166	187
13°	22,5	45,0	67,5	90,0	112	135	157	180	202
14°	24,2	48,4	72,6	96,8	121	145	169	194	218
15°	25,9	51,7	77,6	103	129	155	181	207	233
16°	27,6	55,1	82,7	110	138	165	193	220	248
17°	29,2	58,5	87,7	117	146	175	205	234	262
18°	30,9	61,8	92,7	124	154	185	216	247	278
19°	32,6	65,1	97,6	130	163	195	228	260	293
20°	34,2	68,4	103	137	171	205	239	274	308
21°	35,8	71,6	107	143	179	215	251	287	322
22°	37,5	74,9	112	150	187	225	262	300	337
23°	39,1	78,1	117	156	195	234	273	313	352
24°	40,7	81,3	122	163	203	244	285	325	366
25°	42,3	84,5	127	169	211	253	296	338	380
26°	43,8	87,6	131	175	219	263	307	351	394
27°	45,4	90,8	136	182	227	272	318	363	408
28°	46,9	93,9	141	188	235	282	329	376	422
29°	48.5	96,9	145	194	242	291	339	388	436
30°	50,0	100	150	200	250	300	350	400	450
32°	53,0	106	159	212	265	318	371	424	477
34°	55,9	112	168	224	279	335	391	447	503
36°	58,8	117	176	235	294	353	411	470	529
38°	61,6	123	185	246	308	369	431	492	554
40°	64,3	128	193	257	321	386	450	514	578
42°	66,9	134	201	268	334	401	468	535	602
44°	69,5	139	208	278	347	417	486	556	625
46°	71,9	144	215	288	359	431	504	575	646
48°	74,3	149	223	297	371	446	520	595	669
50°	76,6	153	230	306	383	460	536	613	689
55°	81,9	164	246	328	409	491	573	655	737
60°	86,6	173	260	346	433	519	606	693	779
65°	90,6	181	271	362	453	542	634	725	814
70°	94,0	188	282	376	470	564	658	752	846
75°	96,6	193	290	386	483	580	676	773	869
80°	98,5	197	295	394	492	591	689	788	886
85°	99,6	199	299	398	498	598	697	796	897
90°	100,0	200	300	400	500	600	700	800	900

EXEMPLE. — La pièce à examiner reçoit directement la lumière du ciel par deux fenêtres.

Première fenêtre. — Pour obtenir une image nette, on place la lentille à une distance $L = 11^{cm},9$.

La numération des carrés de l'image a donné $N = 250$.

En multipliant ce nombre (Voy. table IX) par 0,928, on a l'angle solide corrigé.

$\Omega = 232$;

α lu sur le cadran = 12°. — On aura donc, d'après la table X :

Ω	ω pour 12°
200	41,6
30	6,2
2	0,4
232	Total = ω_1 = 48,2 degrés carrés.

Seconde fenêtre. — Des calculs analogues donnent :

$L = 11,7$ $N = 90$ $\alpha = 8°$

$\Omega = 86.$

Ω	ω pour 8°
80	11,1
6	0,8
86	Total = ω_2 = 11,9 degrés carrés.

La somme $\omega_1 + \omega_2 = 48,2 + 11,9 = 60,1$ représente l'angle solide total et réduit.

On admet généralement que la valeur minimum qu'on puisse tolérer pour l'angle solide réduit est de 50 degrés carrés (Cohn); dans ces conditions, un éclairement minimum de 10 bougies-mètres peut encore être réalisé, même par un temps très sombre.

Lorsqu'on effectue une détermination au moyen du stéréogoniomètre dans une pièce très claire, l'image formée sur le disque en papier se distingue malaisément ; dans ce cas, pour pouvoir compter les carrés, il est nécessaire d'appliquer les mains autour du disque afin de le soustraire à l'influence de l'éclairement latéral.

2° Méthodes par lesquelles on mesure l'éclairement d'un endroit à un moment donné. — Photométrie.

a. **Méthode de Weber.** — PHOTOMÈTRE. — Le photomètre de Weber (fig. 143) se compose d'un tube horizontal A, portant à l'une de ses extrémités un tube B, qui peut tourner autour de A pris comme axe. Un cercle gradué permet d'apprécier l'angle que le tube B forme avec l'horizontale. A l'autre extrémité du tube A se trouve un dispositif destiné à recevoir la source lumineuse *b* qui sert d'étalon.

La source lumineuse à examiner, placée devant l'ouverture du tube B, éclaire un *verre laiteux* posé dans le compartiment g.

La source étalon éclaire le verre laiteux f.

A l'intersection des deux tubes se trouve un *prisme de Lummer-Brodhum* p; il laisse passer sans modification, au niveau de la surface

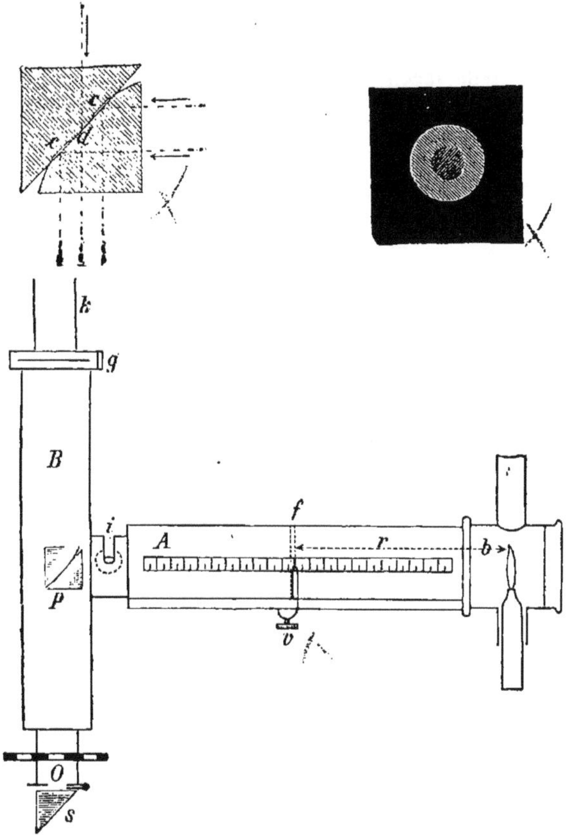

Fig. 143. — Photomètre de Weber (Schmidt et Hänsch, constructeurs à Berlin).

circulaire d, où les deux prismes rectangulaires se touchent, les rayons lumineux qui entrent en g, tandis que les rayons lumineux qui émanent de f subissent la *réflexion totale* dans l'anneau cc.

L'œil, placé devant l'oculaire, aperçoit une image représentée par la figure 143. Le cercle intérieur est éclairé par la source à examiner, l'anneau extérieur par la source étalon. On modifie l'intensité de l'éclairement de cet anneau de façon à réaliser un éclairement identique pour les deux surfaces; on y arrive en déplaçant le verre *f*.

On détermine la distance de ce dernier à la source étalon en centimètres.

Comme source étalon, on se sert d'une petite lampe à benzine (1). On commence par l'enlever de son étui, on dévisse le tube qui porte la mèche, on remplit le réservoir aux trois quarts de benzine pure; on replace le tube porte-mèche, on arrondit la surface de la mèche et on remet la lampe dans l'étui. On enlève un instant le couvercle fermant l'extrémité droite du tube A et on allume. On a soin de régler la hauteur de la flamme de telle façon qu'elle atteigne 20 millimètres, ce qu'on obtient en remontant ou en abaissant la lampe, le tube porte-mèche glissant dans un cylindre fixe dont le niveau supérieur coïncide avec le zéro d'une échelle appliquée contre la paroi. Cette échelle est visible à travers une fenêtre ménagée dans la paroi opposée. On doit faire en sorte que la pointe de la flamme *s*, l'image *s'* que forme cette pointe dans le miroir M et le chiffre 20 se trouvent sur la même horizontale (fig. 144).

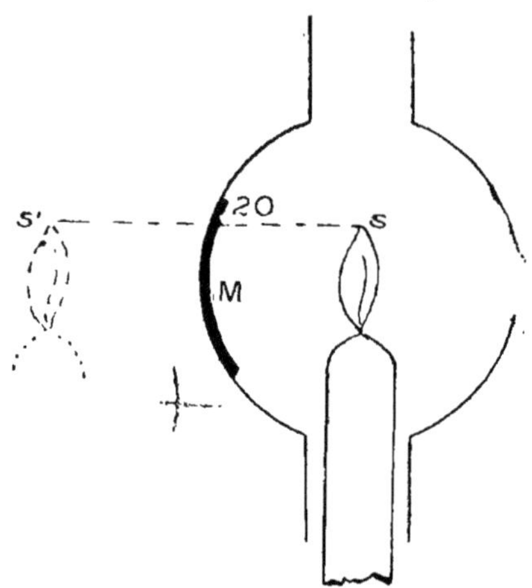

Fig. 144. — Régulation de la hauteur de la flamme dans le photomètre de Weber.

Le photomètre est accompagné d'une série de plaques en verre laiteux, numérotées. Ces plaques sont destinées à absorber une certaine proportion de lumière, lorsque, comme c'est généralement le cas, la source lumineuse à examiner est plus puissante que l'étalon. Dans les cas qui seront indiqués ultérieurement, elles seront glissées dans le compartiment *g* de telle façon que le chiffre soit dirigé vers l'observateur et situé en haut et à gauche. A la suite du compartiment *g*, on peut adapter soit un tube métallique *k*, soit un ajutage portant une plaque mate en verre laiteux.

L'oculaire O est muni d'un diaphragme comprenant trois ouvertures, dont l'une est libre et les deux autres sont munies de verres colorés, l'un rouge, l'autre vert.

Dans quelques cas, le tube B devra être placé verticalement; on fera alors les observations en se servant d'un petit prisme à réflexion placé devant l'oculaire.

(1) Les constructeurs de l'appareil (Schmidt et Hänsch) recommandent une lampe à benzine ou une petite lampe électrique plutôt qu'une lampe à l'acétate d'amyle qui présente des inconvénients.

Mode opératoire. — α. *Mesure de l'intensité d'une source lumineuse.* — On place l'appareil en face de la source lumineuse, de telle façon qu'en regardant par l'oculaire on voie le cercle intérieur vivement éclairé.

On dispose dans le compartiment g la plaque de verre laiteux 3, on mesure la distance en centimètres R qui sépare cette plaque de la source lumineuse, ou bien on fait en sorte que cette distance soit de 100 centimètres.

On règle la hauteur de la flamme à 20 millimètres. Au moyen du bouton v, on avance ou on recule la plaque de verre laiteux contenue dans le tube A jusqu'à ce que le cercle et l'anneau paraissent également éclairés. On lit sur la règle graduée la distance r en centimètres qui sépare la plaque de verre laiteux de la source étalon. On fait plusieurs déterminations et on prend la moyenne des diverses lectures. L'intensité de la source lumineuse est alors la suivante, exprimée en bougies Hefner :

$$I = C_3 \frac{R^2}{r^2}. \qquad (1)$$

C_3 est une constante donnée dans la table XI.

La plaque f ne doit pas être rapprochée de plus de 10 centimètres de la lampe à benzine. Si l'on ne trouve pas, entre 10 et 30 centimètres, un point qui procure l'égalité d'éclairement, on doit distinguer deux cas :

1° Le cercle reste plus foncé que l'anneau; on diminue alors la distance R et on la réduit par exemple à 50 centimètres;

2° L'anneau reste plus sombre que le cercle : on augmente la distance R jusqu'à 200 centimètres par exemple, ou bien l'on introduit dans le compartiment g non seulement la plaque 3, mais les plaques 3+4, ou 3+4+5, ou 3+4+5+6.

β. *Mesure de l'intensité de l'éclairement d'une surface.* — On peut opérer de deux façons :

1° On dispose, à l'endroit sur lequel porte l'examen, un écran blanc, et vers son centre on dirige perpendiculairement le tube B du photomètre, de façon que les plaques qu'on y intercalera en soient distantes de 1 mètre.

On cherche à réaliser l'égalité d'éclairement des deux champs en tournant le bouton v; si on n'y arrive pas, on intercale les plaques 1, 1 + 2, 3, 3 + 4, 3 + 4 + 5, etc. On calcule l'éclairement au moyen de la formule :

$$E = C' \frac{10\,000}{r^2} \text{ bougies-mètres.} \qquad (2)$$

TABLE XI. — **Valeurs des constantes correspondant aux plaques du photomètre de Weber.**

PLAQUES PLACÉES DANS LE COMPARTIMENT g.	VALEURS DES CONSTANTES DANS LA FORMULE 1.	
3..............................	$C_3 =$	0,3938
3 + 4..........................	C_4	1,476
3 + 4 + 5......................	C_5	7,532
3 + 4 + 5 + 6..................	C_6	12,60
PLAQUES PLACÉES DANS LE COMPARTIMENT g.	**VALEURS DES CONSTANTES DANS LA FORMULE 2.**	
....	$C'_0 =$	0,09441
1..............................	C'_1	0,3154
1 + 2..........................	C'_2	1,401
3..............................	C'_3	11,37
3 + 4..........................	C'_4	42,64
3 + 4 + 5......................	C'_5	217,6
3 + 4 + 5 + 6..................	C'_6	1231
PLAQUES DISPOSÉES AU-DEVANT OU A L'INTÉRIEUR DU COMPARTIMENT g, LE TUBE k ÉTANT ENLEVÉ.	**VALEURS DES CONSTANTES DANS LA FORMULE 3.**	
μ..............................	$C''_\mu =$	0,2816
$\mu + 3$..........................	C''_3	1,007
$\mu + 3 + 4$......................	C''_4	3,726
$\mu + 3 + 4 + 5$..................	C''_5	19,21
$\mu + 3 + 4 + 5 + 6$..............	C''_6	108,6

Les constantes C'_0, C'_1, C'_2, etc., sont données par la table XI; le facteur 10 000 (100×100) résulte de la convention en vertu de laquelle la lampe de Hefner, envoyant perpendiculairement ses rayons sur une surface distante de 1 mètre, détermine sur cette surface un éclairement de 1 bougie-mètre.

2° On remplace le tube k par la plaque en verre laiteux μ. Par exemple, s'il s'agit de mesurer l'éclairement d'une surface horizontale, on dispose le tube B verticalement de façon que l'extrémité qui porte la plaque μ regarde en haut et se trouve dans le plan de la surface à examiner.

Pour faire les lectures, on se sert d'un petit prisme à réflexion placé devant l'oculaire. On utilise la formule :

$$E = C\mu'' \frac{10\,000}{r^2} \text{ bougies-mètres.} \qquad (3)$$

Remarque. — Lorsque les deux surfaces éclairées ne présentent pas la même coloration, Weber recommande de faire une première détermination en intercalant devant l'oculaire le verre rouge et de faire une deuxième détermination en se servant du diaphragme vert.

Soit R le résultat obtenu avec la plaque rouge, et soit G celui obtenu avec la plaque verte ; on effectue la division $\frac{G}{R}$, on cherche dans la table XII (1), le facteur qui correspond à ce quotient; le résultat final sera donné par la formule :

$$E = KR. \qquad (4)$$

TABLE XII. — **Coefficients se rapportant aux plaques du photomètre de Weber pour le cas où l'on utilise la lumière colorée.**

$\frac{G}{R}$	K	$\frac{G}{R}$	K	$\frac{G}{R}$	K	$\frac{G}{R}$	K	$\frac{G}{R}$	K	$\frac{G}{R}$	K
0.0		1.0	1.00	2,0	1,60	3.0	2,02	4,0	2.33	5,0	2,60
0.1		1.1	1,08	2.1	1,65	3,1	2,05	4.1	2,36	5,1	2,62
0.2		1.2	1,15	2,2	1,70	3,2	2.08	4,2	2,39	5,2	2,64
0,3	0,50	1.3	1.22	2,3	1.75	3,3	2.11	4.3	2,41	5,3	2,67
0,4	0,56	1.4	1.28	2,4	1,80	3.4	2,15	4,4	2,44	5,4	2,69
0.5	0,64	1,5	1,34	2,5	1.84	3,5	2,18	4.5	2,47	5,5	2,71
0.6	0.72	1,6	1,40	2,6	1,88	3.6	2,20	4,6	2,49	5,6	
0.7	0,80	1.7	1.46	2,7	1,92	3.7	2,24	4.7	2,52	5.7	
0,8	0.87	1.8	1,50	2,8	1.96	3,8	2,27	4,8	2,55	5,8	
0,9	0,94	1,9	1,55	2.9	1,99	3,9	2,30	4,9	2,57	5,9	

b. **Méthode de Cohn.** — PHOTOMÈTRE. — Le photomètre de Cohn est basé sur la diminution de l'éclairement par l'interposition de verres fumés à travers lesquels on examine des caractères d'imprimerie.

(1) Les données contenues dans les tables XI et XII se rapportent à l'appareil n° 37 dont on se sert au Laboratoire d'hygiène de l'Université de Liége.

Il se compose essentiellement (fig. 145) de trois plaques en verre fumé G dont le pouvoir absorbant a été déterminé au moyen d'un photomètre. Ces plaques sont fixées à l'extrémité d'une règle métallique M_1 M_2 divisée en

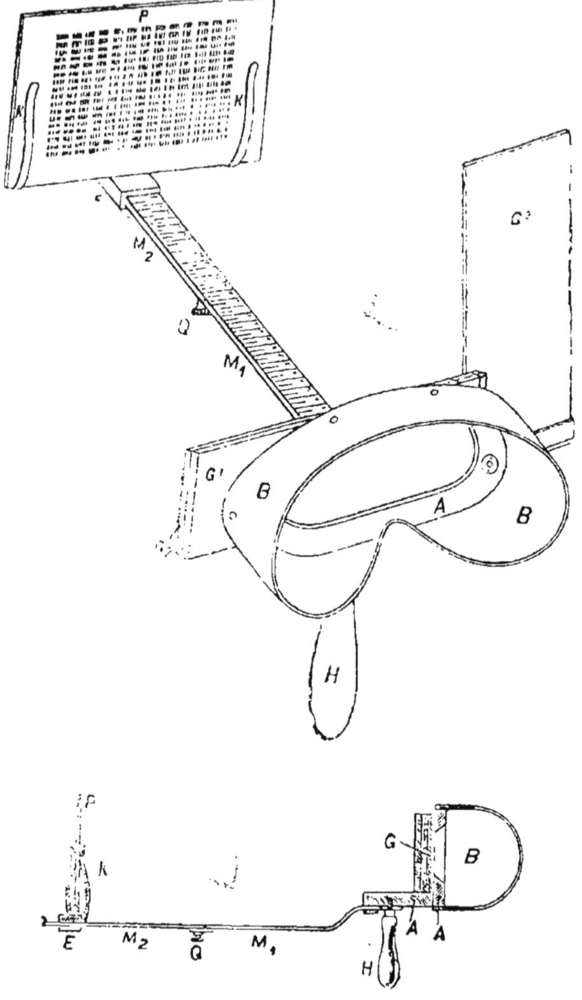

Fig. 145. — Photomètre de Cohn (F. Tiessen, constructeur, Breslau).

centimètres, sur laquelle glisse un curseur E. Ce dernier porte un carton blanc P où sont imprimés, en petits caractères, des nombres disposés en colonnes verticales. Un écran B empêche la lumière latérale d'incommoder l'observateur.

Mode opératoire. — α. *Éclairage naturel.* — L'expérimentateur s'installe près d'une fenêtre bien éclairée à laquelle il tourne le dos. Il place l'appareil devant ses yeux et recule le carton à la distance de 40 centimètres; il écarte les plaques de verre et lit à haute voix, le plus vite possible, de haut en bas, les nombres d'une des colonnes, en décomposant chaque nombre de quatre chiffres en deux nombres de deux chiffres; par exemple, pour 2463, il dira 24 63.

Un aide note, au moyen d'un chronomètre, combien de nombres de quatre chiffres l'expérimentateur a lus en trente secondes.

L'expérimentateur recommence ensuite le même essai en se plaçant de telle façon que le carton se trouve à l'endroit dont il veut déterminer l'éclairement. Il intercale les trois plaques en verre, qui absorbent environ 99 p. 100 de lumière; il ferme les yeux pendant quelque temps pour s'habituer à l'obscurité, puis il lit les nombres comme précédemment.

S'il parvient à en lire autant que dans le premier essai, l'éclairement mérite d'être déclaré excellent, car l'éclairage naturel a pu être réduit à la centième partie de sa valeur, sans que cela ait nui à la facilité de la lecture.

Dans le cas où cet essai aurait donné un résultat négatif, on recommencerait en interposant deux verres qui absorbent environ 95 p. 100 de la lumière du jour. Si la lecture donne un résultat égal à celui qui a été obtenu sans interposition de verres, l'éclairement est bon.

Dans la négative, on n'interpose plus qu'une seule plaque, qui absorbe environ 80 p. 100 de la lumière. Pour que l'endroit puisse être considéré comme suffisamment éclairé, il faut que l'observateur puisse lire en trente secondes autant de nombres que dans la première expérience. Souvent, en effet, à cause de la présence de nuages, la lumière du jour est réduite jusqu'au cinquième de sa valeur en peu de minutes.

β. *Éclairage artificiel.* — L'expérimentateur se place de telle façon que le carton se trouve à l'endroit dont on veut examiner l'éclairement, et il fait les lectures comme on l'a indiqué plus haut.

S'il parvient à lire en trente secondes autant de nombres que dans le premier essai (fait le jour, près d'une fenêtre et sans verres), il est en droit de déclarer que l'éclairement est suffisant; s'il n'y arrive pas ou s'il commet des erreurs de lecture, on peut affirmer que l'endroit examiné n'est pas suffisamment éclairé.

Une condition indispensable pour l'emploi de cet appareil est que l'expérimentateur ait une vue normale; il faut qu'il puisse lire couramment. sans interposition de plaques, les chiffres à 40 centimètres, étant placé près d'une fenêtre, le dos tourné à la lumière.

c. **Méthode de Wingen.** — PHOTOMÈTRE. — Le photomètre de Wingen permet d'établir rapidement entre quelles limites (de 10 en 10 bougies) est compris l'éclairement d'une surface.

Il consiste (fig. 146) en une boîte métallique renfermant une lampe à benzine B, dont la mèche peut être haussée ou abaissée au moyen d'un

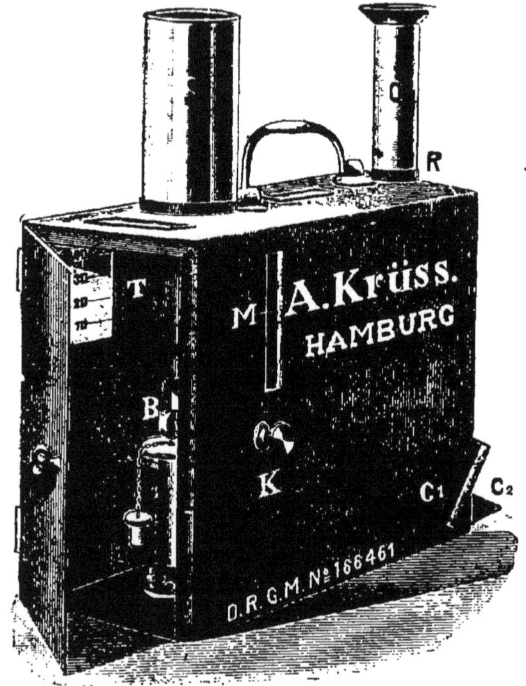

Fig. 146. — Photomètre de Wingen.

bouton K que porte une des faces. La paroi supérieure est munie d'une cheminée S. En face de la lampe, sur une des parois latérales, se trouve une échelle T sur laquelle figurent les indications 10, 20, 30, 40, 50 bougies-mètres. Dans la paroi opposée est ménagée une fenêtre garnie d'une glace avec un trait de repère; on peut ainsi voir l'échelle.

La lampe à benzine éclaire un carton blanc C_1, placé obliquement dans un des angles. Elle détermine sur ce carton un éclairement correspondant à 10, 20, 30, 40, 50 bougies, suivant que sa pointe correspond avec l'un ou l'autre de ces chiffres.

Mode opératoire. — Un second carton C_2 est éclairé par la source lumineuse dont on veut évaluer l'intensité.

On remplit la lampe avec de la benzine de pétrole; on la laisse brûler pendant dix minutes. On règle la flamme de manière que sa pointe se trouve dans le plan de jonction du trait marqué sur le verre de la fenêtre et d'un des traits de la graduation. On regarde par le tube oculaire O garni d'un verre rouge R ; l'œil aperçoit deux champs de vision qui se touchent, l'un éclairé par la source étalon, l'autre éclairé par la source lumineuse dont on désire apprécier la valeur.

On s'assure si le carton C_2 reçoit plus ou moins de lumière que le carton C_1. En modifiant en conséquence la hauteur de la flamme-étalon, on arrive à déterminer les limites entre lesquelles est compris l'éclairement de la surface observée.

d. **Méthode de Bunsen.** — Photomètre. — Le photomètre de Bunsen sert à mesurer l'éclairement fourni par les sources de lumière artificielle.

Il repose sur le principe suivant : un écran en papier blanc portant une tache d'huile est placé entre l'étalon et la source lumineuse à examiner, à une distance telle que la tache ne soit plus apparente. L'intensité lumineuse se calcule au moyen des distances qui séparent l'écran des sources.

Nous décrirons le photomètre construit d'après ce principe par la *Lichtcommission des deutschen Vereins von Gas-und Wasserfachmännern.*

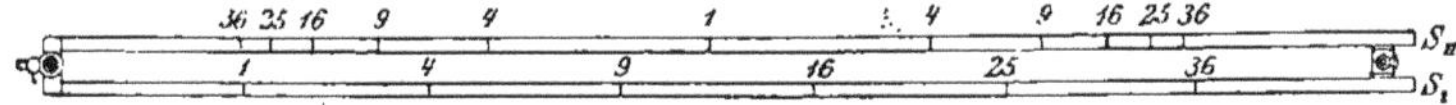

Fig. 147. — Banc du photomètre de Bunsen.

Il se compose (fig. 147) d'un banc de $2^m,5$ de long qui porte deux graduations S_I et S_{II} ; à droite est installé le brûleur à gaz dont il s'agit de mesurer l'intensité lumineuse, et à gauche une *lampe de Hefner.*

L'écran photométrique est porté par un char mobile ; un index fixé sur ce char indique directement sur l'échelle S_{II} les intensités lumineuses. On peut également placer l'écran et la source normale à une distance invariable, en établissant la source normale sur un support du char et l'écran sur l'autre, de façon que cet écran se trouve entre les deux sources. Dans ce cas on utilise l'échelle S_I.

L'écran primitif de Bunsen est remplacé actuellement par une boîte métallique contenant un écran blanc non transparent, éclairé de part et d'autre par les sources L_I et L_{II} (fig. 148).

La lumière réfléchie par chacune des deux faces de l'écran est renvoyée par deux miroirs f et f_1 parallèles, sur deux prismes en verre disposés comme le montre la figure ; la source lumineuse L_{II} éclaire, par l'intermédiaire du miroir f_1, la portion *oi* et *nw* du prisme B ; l'œil voit un cercle foncé entouré d'un anneau éclairé.

Lorsqu'en même temps la source L_I envoie de la lumière, ses rayons, passant par la zone *in*, traversent les prismes A et B, comme si ces derniers

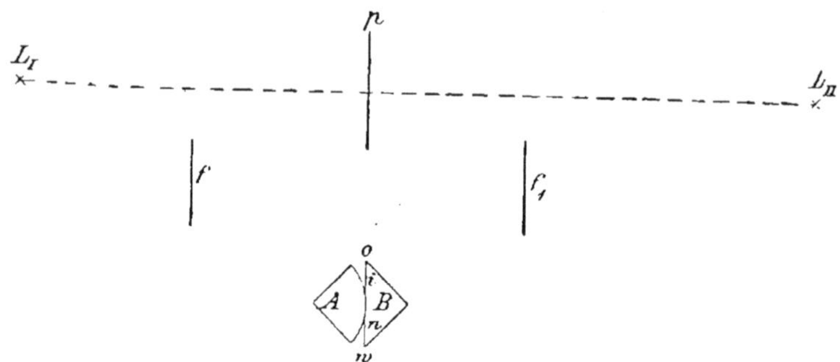

Fig. 148. — Examen de l'éclairement des deux faces de l'écran dans le photomètre de Bunsen.

ne formaient qu'un corps unique. Lorsque l'égalité d'éclairement existe, l'observateur ne voit plus de séparation entre le cercle intérieur et l'anneau extérieur. Ils se confondent en une seule zone uniformément éclairée.

Mode opératoire. — Pour effectuer une détermination au moyen de cet appareil, on opère dans une chambre noire. On place le char de telle façon que l'égalité d'éclairement soit réalisée. Lorsqu'il s'agit uniquement de déterminer le pouvoir éclairant du gaz, on se sert toujours du même brûleur [par exemple du *bec normal Argand*, fabriqué par Elster (verre de Schott, Iéna, de 210 millimètres de hauteur; consommation horaire de 150 litres)]. On règle le débit du gaz au moyen d'un *compteur d'expériences*.

c. **Méthode de Růžička**. — Photométrie relative. — Růžička, partant de cette considération que le pouvoir éclairant du firmament varie considérablement d'un moment à l'autre, insiste sur la nécessité d'effectuer des mensurations photométriques en différents points du local à examiner et de comparer les résultats avec le pouvoir éclairant de la voûte céleste déterminé au dehors *au même moment*.

Après de nombreux essais, l'auteur a abandonné les méthodes basées sur l'emploi de papiers sensibles et s'est arrêté aux méthodes physiques.

Le photomètre de Weber peut servir, à la condition qu'on dispose de deux appareils ; l'un sert à effectuer les déterminations successives en différents points du local; l'autre reste installé d'une façon permanente, par exemple en dessous d'une tabatière, de façon à pouvoir procéder à une mensuration chaque fois qu'on a fait une lecture à l'intérieur du local.

Récemment Růžička a décrit un dispositif qui permet d'effectuer les déterminations photométriques relatives non dans le bâtiment, mais avant sa construction, en utilisant un modèle réduit en bois construit d'après les plans; il se sert d'un appareil spécial (*photomètre relatif*) qui repose sur le principe suivant : l'œil de l'observateur voit l'image de la surface examinée, recouverte de papier blanc, sous forme d'une tache au milieu de l'image du ciel.

Pour ses comparaisons, l'auteur utilise non la voûte céleste, mais une surface conventionnelle obtenue comme suit : une caisse en bois de 50 centimètres de haut, 80 centimètres de long et 70 centimètres de large (dimensions intérieures) est fermée à sa face supérieure par deux plaques en verre entre lesquelles on pose une feuille de papier blanc ; c'est cette surface qui représente un firmament artificiel. Une des grandes faces latérales de la caisse est ouverte ; sur le pourtour de l'ouverture est attaché un drap qui doit arrêter les rayons lumineux.

L'opérateur, introduisant sous ce drap la partie supérieure du corps, place dans la caisse le modèle réduit d'une partie du bâtiment dont il s'agit d'apprécier l'éclairement. Růžička construit ces modèles de telle façon que 3 centimètres représentent 1 mètre linéaire. Pour une école, par exemple, il suffit généralement de faire exécuter le modèle d'une classe. On pratique, dans la partie qui représente le plafond de cette dernière, une série d'ouvertures circulaires superposées aux surfaces à examiner. Ces ouvertures sont destinées à recevoir à tour de rôle le tube vertical du photomètre relatif. Les ouvertures qui ne servent pas au cours d'une expérience doivent être obturées.

Le photomètre relatif comprend un tube horizontal sur lequel est branché perpendiculairement un tube plus petit, vertical. Un miroir réfléchit vers l'œil de l'observateur l'image du firmament; dans un second miroir, l'œil de l'observateur placé devant l'oculaire voit une échelle.

A l'intersection des deux tubes se trouve un prisme de Lummer-Brodhun qui réfléchit l'image de la surface examinée (1).

L'image de la voûte céleste étant toujours éclairée avec une inten-

(1) Le lecteur se rendra aisément compte des dispositions de l'appareil de Růžička en se rapportant au photomètre de Weber.

sité plus grande que l'image de la surface considérée à l'intérieur d'un local, on obscurcit à volonté la première au moyen d'un prisme en verre laiteux qu'on déplace à l'aide d'un bouton.

Au moyen d'une échelle divisée en millimètres, on apprécie la position exacte du prisme.

En agissant sur le bouton, on déplace le prisme en verre laiteux, de telle façon que les deux champs soient également éclairés. L'appréciation de l'égalité d'éclairement exige une grande habitude, d'autant plus que les deux champs ne présentent pas toujours la même coloration.

On lit sur l'échelle le nombre de millimètres ; une table qui accompagne l'appareil permet d'apprécier d'une part l'éclairement de la surface examinée en pour 100 de l'intensité lumineuse du firmament. et d'autre part de calculer quelle serait la valeur de l'éclairement en un endroit lorsque l'intensité lumineuse du firmament s'abaisse à 2000 bougies. Růžička estime qu'en adoptant ce dernier chiffre comme l'intensité lumineuse la plus faible pendant la saison d'hiver, les bâtiments scolaires doivent être construits de telle sorte qu'en l'endroit le moins éclairé il règne encore un éclairement de 20 à 25 bougies-mètres.

Les déterminations doivent être effectuées à l'extérieur en un endroit où la lumière ait librement accès de toutes parts.

Unités photométriques.

Unités photométriques internationales. — L'*énergie* propagée par une source lumineuse sur les surfaces environnantes y détermine un effet qu'on appelle *éclairement* ; l'éclairement produit sur le sens de la vue une impression qu'on appelle *éclairage*. Comme jusqu'ici on n'a pu trouver des mesures de l'éclairement indépendantes de l'œil, on juge de l'éclairement par l'éclairage.

Des congrès d'électriciens ont proposé des *unités photométriques internationales*, rattachées au *système C. G. S.* (*Violle, bougie décimale, lux, lumen*, etc.).

Ces unités n'ont pas été consacrées par l'usage, et dans les différents pays on utilise encore des *unités arbitraires*, souvent mal définies.

Unités photométriques allemandes. — L'unité d'éclairement est la *bougie-mètre* (MK = *Meterkerze*) ; on entend par là l'éclairement produit par une *bougie normale* (*Normalkerze*) sur une surface blanche distante de 1 mètre.

Le *Verein deutscher Gasfachmänner* a choisi comme bougie normale (NK, ou, mieux, VK = *Vereinskerze*) une bougie de paraffine très pure, additionnée de 2 p. 100 de stéarine, dont le point de solidification

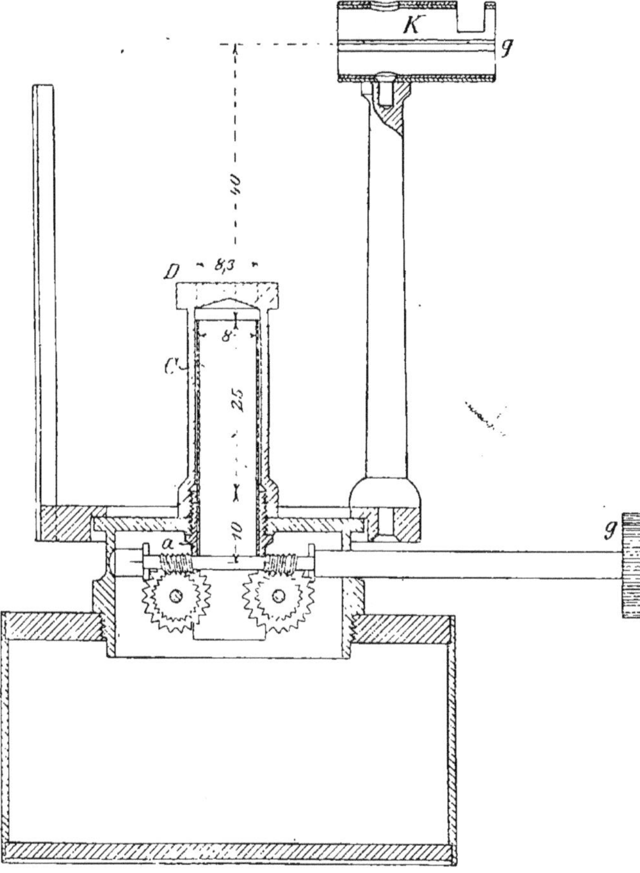

Fig. 149. — Lampe de Hefner-Alteneck (S. Elster, constructeur, Neue König-Strasse, Berlin).

est à 55°; son diamètre est de 20 millimètres; elle pèse 50 grammes; 1 mètre de sa mèche composée de 24 fils de coton pèse à l'état sec 0gr,688; un fil rouge sert à la distinguer d'autres bougies. La bougie normale allemande consomme par heure 7gr,7 de paraffine; hauteur de la flamme = 50 millimètres; on maintient cette hauteur en coupant prudemment la mèche de temps en temps.

Actuellement on utilise beaucoup en Allemagne l'*unité de Hefner-Alteneck* (fig. 149); c'est l'éclairement produit, dans une atmosphère calme et pure, par une flamme haute de 40 millimètres, qui prend naissance à la section d'une mèche massive imprégnée d'acétate d'amyle pur; cette mèche remplit complètement un tube d'un diamètre intérieur de 8mm,3, d'un diamètre extérieur de 8 millimètres et d'une longueur libre de 25 millimètres. La hauteur de la flamme doit être mesurée lorsqu'elle aura brûlé pendant dix minutes.

La figure ci-contre montre les détails de construction de cette lampe :
C = tube porte-mèche :
K = repère pour mesurer la hauteur de la flamme.

Unités photométriques anglaises. — En Angleterre, on emploie souvent la *bougie normale de blanc de baleine* (*London Standard spermacceti candle*), d'une hauteur de flamme de 45 millimètres.

Unités photométriques françaises. — La *carcel*, lampe à huile de colza utilisée en France, a la même hauteur de flamme que la bougie anglaise; elle brûle 42 grammes d'huile de colza par heure.

Relations qui existent entre les principales unités photométriques. — Le tableau suivant donne les relations qui existent entre ces diverses unités :

1 H. L. (Hefnerlicht) = 0,87 bougie angl. = 0,826 bougie allem. VK (Vereinskerze).
1,15 » = 1,00 » = 0,95 »
1,21 » = 1,05 » = 1,00 » =
{ = 0,132 carcel (Lehmann, Rubner).
{ = 0,109 carcel (Laporte, Arnould).
{ = 0,102 carcel (Proskauer).

2. — Altérations physiques et chimiques de l'air produites par l'éclairage.

Les altérations physiques de l'air dues à l'éclairage concernent la température et l'humidité ; nous renvoyons au chapitre de l'atmosphère.

Nous donnerons ici les principaux caractères des matières premières employées dans l'éclairage, ainsi que la recherche des produits résultant de leur combustion.

A. — *Gaz d'éclairage.*

Le *gaz d'éclairage* est un mélange, en proportions variables, d'hydrogène, d'hydrocarbures, d'oxyde de carbone et d'azote. Lorsqu'il n'a pas été épuré suffisamment, il peut contenir du sulfure de carbone, de l'acide sulfhydrique, du sulfure ammonique, de l'ammoniaque, du cyanure d'ammonium, etc.

Les combinaisons du soufre (particulièrement l'acide sulfhydrique) sont importantes au point de vue hygiénique, parce que, pendant la combustion, elles donnent naissance à de l'anhydride sulfureux.

a. **Recherche de l'acide sulfhydrique.** — On conduit le gaz à travers de petits ballons qui renferment une solution alcaline d'hydrate de plomb. Cette solution noircit en présence d'acide sulfhydrique.

b. **Dosage de l'acide sulfhydrique.** — On conduit le gaz à travers deux tubes de Péligot renfermant une solution d'iodure de potassium iodé; le gaz traverse ensuite un compteur. Lorsque 50 litres de gaz ont passé, on verse le contenu des tubes de Péligot dans un vase de Berlin; on sature d'acide chlorhydrique, on fait bouillir pour chasser l'iode. On précipite l'acide sulfurique qui s'est formé, au moyen du chlorure de baryum; on recueille le sulfate de baryum, on le lave, on le dessèche, on le calcine et on le pèse (Voy. p. 304).

c. **Dosage du soufre total.** — Les produits de combustion provenant d'un brûleur de Bunsen sont aspirés par une pompe à air à travers des flacons renfermant une solution de carbonate potassique et de brome; l'anhydride sulfureux formé par la combustion et oxydé à l'état d'anhydride sulfurique est dosé par le chlorure barytique ($BaSO^4 : S = 231,74 : 31,82$).

d. **Recherche et dosage de l'oxyde de carbone.** — La recherche qualitative se fait au moyen de la réaction de l'hémoglobine oxycarbonée (Voy. p. 165). Le dosage de ce corps s'effectue par la méthode gazométrique (Voy. p. 310) (1).

e. **Recherche des fuites de gaz d'éclairage.** — α. *Conduites des appartements.* — On promène une bougie allumée le long de la conduite; une fuite est rendue visible par l'inflammation du gaz. Évidemment, on ne pratiquera cet essai dans un local où du gaz s'est déjà accumulé, qu'après avoir ventilé énergiquement.

On peut également fermer tous les robinets, à l'exception de celui qui commande la canalisation en deçà du compteur; on observe le compteur : l'index doit rester immobile pendant un certain temps (une heure au moins).

β. *Conduites souterraines.* — On enfonce en terre des tuyaux en fer

(1) Pour l'analyse chimique détaillée du gaz d'éclairage, voy. : 1° *Dictionnaire de chimie* de Würtz, 2° suppl.; 2° Otto Pfeiffer, *in* : Lunge, *Chemisch-technische Untersuchungsmethoden*, t. II.

sur le trajet des conduites : l'odorat permet de déceler l'endroit de la fuite.

B. — *Acétylène*.

Le carbure de calcium traité par l'eau ne fournit pas de l'acétylène pur, car, à côté de ce dernier gaz, on trouve de l'acide sulfhydrique, de la phosphamine, de l'ammoniaque, de l'oxyde de carbone, de l'hydrogène, de l'azote, de l'oxygène.

Parmi les impuretés, les deux premières sont les plus importantes au point de vue de l'hygiène, parce qu'elles communiquent au gaz une odeur désagréable et des propriétés toxiques.

Pour rechercher et en même temps doser l'hydrogène sulfuré et l'hydrogène phosphoré, on introduit 50 grammes de carbure de calcium dans un matras d'un demi-litre muni d'un entonnoir à robinet qui contient de l'eau. Au matras fait suite un tube à boules dans lequel on introduit 75 centimètres cubes d'une solution d'hypochlorite alcalin (2 à 3 p. 100). On laisse couler l'eau goutte à goutte, on agite de temps en temps le matras. Lorsque, après trois à quatre heures, le dégagement a cessé, on remplit le matras d'eau jusqu'au col et on fait passer par aspiration un courant d'air.

On verse le contenu du tube à boules dans un vase de Berlin, on divise la solution en deux parties ; dans l'une on dose l'acide sulfurique (Voy. p. 242), dans l'autre on dose l'acide phosphorique (Voy. *Traités d'analyse chimique*).

C. — *Pétrole*.

a. **Propriétés**. — Le *pétrole lampant* est un liquide mobile, incolore, possédant une fluorescence bleue et une odeur caractéristique. Son poids spécifique, qu'on détermine au moyen du pycnomètre ou au moyen de la balance de Mohr-Westphal, varie entre 0,78 et 0,82.

Il est insoluble dans l'eau, peu soluble dans l'alcool à 90 p. 100, soluble en toutes proportions dans l'éther, le chloroforme et le sulfure de carbone.

Le pétrole renferme surtout les éthanes C^9H^{20} à $C^{15}H^{32}$; il distille entre 150° et 250°.

b. **Détermination du point d'éclair du pétrole**. — Le *point d'éclair du pétrole*, c'est-à-dire la température à laquelle il donne des vapeurs qui s'enflamment à une pression déterminée, peut être recherché au moyen de l'appareil d'*Abel*.

Appareil d'Abel. — Cet appareil (fig. 150) se compose d'un bain-marie métallique W, qui chauffe, d'une façon lente et progressive, le pétrole à essayer renfermé dans le récipient G. Le couvercle du bain-marie porte un entonnoir *e* pour le remplissage et un thermomètre t_1. Le récipient G plonge dans le bain-marie de façon qu'entre sa paroi et celle du bain-marie un espace libre L soit ménagé. A l'intérieur du réservoir G se trouve un point de repère *i*, qui indique le niveau qu'occupera le pétrole. Le couvercle du réservoir G laisse passer un thermomètre t_2 qui plonge dans le pétrole. Le couvercle porte également un dispositif permettant l'allumage des vapeurs de pétrole; c'est un mécanisme qu'on remonte au moyen d'un bouton *h*. En pressant sur le levier *d*, une plaque horizontale glisse de façon à mettre à découvert un orifice communiquant avec G; en même temps, ce mouvement fait basculer une petite lampe *b* dont la flamme vient plonger dans l'orifice; immédiatement après, la plaque referme l'orifice automatiquement. Chaque fois qu'on remonte le mécanisme et qu'on agit sur le levier, le même jeu recommence.

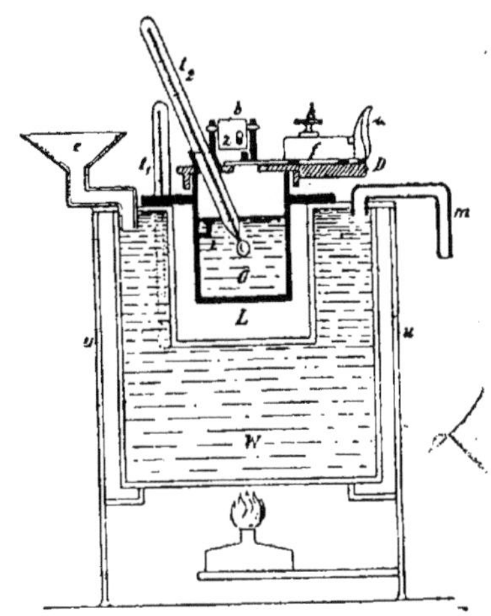

Fig. 150. — Appareil d'Abel pour la détermination du point d'éclair du pétrole.

On remplit le bain-marie W avec de l'eau qu'on a préalablement portée à la température de 58° et on maintient cette eau à la température de 55° pendant toute la durée de l'essai. Le pétrole, refroidi à une température inférieure à 12°, et introduit dans le réservoir G, s'échauffe progressivement. On met en marche l'appareil allumeur. Chaque fois que le thermomètre plongeant dans le pétrole marque un demi-degré de plus, on répète l'essai jusqu'au moment où, l'espace libre du récipient G étant suffisamment rempli de vapeurs de pétrole, ces dernières s'enflamment. On note la température à laquelle ce phénomène se produit.

La table XIII permet de rapporter à la pression barométrique de 760 millimètres le chiffre observé à la pression qui règne au moment de l'expérience.

TABLE XIII. — **Table permettant de rapporter à la pression barométrique de 760 millimètres les résultats fournis par l'appareil d'Abel.**

HAUTEUR BAROMÉTRIQUE en millimètres.																											
650	**655**	**660**	**665**	**670**	**675**	**680**	**685**	**690**	**695**	**700**	**705**	**710**	**715**	**720**	**725**	**730**	**735**	**740**	**745**	**750**	**755**	**760**	**765**	**770**	**775**	**7**	**785**
—	—	—	—	—	—	—	—	—	—	—	—	—	—	—	—	—	—	—	—	—	—	—	—	—	—	—	—
15,5	15,6	15,7	15,8	15,9	16,1	16,2	16,4	16,6	16,7	16,9	17,1	17,3	17,4	17,6	17,8	18,0	18,1	18,3	18,5	18,7	18,8	**19,0**	19,2	19,4	19,5	19,7	19,9
16,0	16,1	16,2	16,3	16,4	16,6	16,7	16,9	17,1	17,2	17,4	17,6	17,8	17,9	18,1	18,3	18,5	18,6	18,8	19,0	19,2	19,3	**19,5**	19,7	19,9	20,0	20,2	20,4
16,5	16,6	16,7	16,8	16,9	17,1	17,2	17,4	17,6	17,7	17,9	18,1	18,3	18,4	18,6	18,8	19,0	19,1	19,3	19,5	19,7	19,8	**20,0**	20,2	20,4	20,5	20,7	20,9
17,0	17,1	17,2	17,3	17,4	17,6	17,7	17,9	18,1	18,2	18,4	18,6	18,8	18,9	19,1	19,3	19,5	19,6	19,8	20,0	20,2	20,3	**20,5**	20,7	20,9	21,0	21,2	21,4
17,5	17,6	17,7	17,8	17,9	18,1	18,2	18,4	18,6	18,7	18,9	19,1	19,3	19,4	19,6	19,8	20,0	20,1	20,3	20,5	20,7	20,8	**21,0**	21,2	21,4	21,5	21,7	21,9
18,0	18,1	18,2	18,3	18,4	18,6	18,7	18,9	19,1	19,2	19,4	19,6	19,8	19,9	20,1	20,3	20,5	20,6	20,8	21,0	21,2	21,3	**21,5**	21,7	21,9	22,0	22,2	22,4
18,5	18,6	18,7	18,8	18,9	19,1	19,2	19,4	19,6	19,7	19,9	20,1	20,3	20,4	20,6	20,8	21,0	21,1	21,3	21,5	21,7	21,8	**22,0**	22,2	22,4	22,5	22,7	22,9
19,0	19,1	19,2	19,3	19,4	19,6	19,7	19,9	20,1	20,2	20,4	20,6	20,8	20,9	21,1	21,3	21,5	21,6	21,8	22,0	22,2	22,3	**22,5**	22,7	22,9	23,0	23,2	23,4
19,5	19,6	19,7	19,8	19,9	20,1	20,2	20,4	20,6	20,7	20,9	21,1	21,3	21,4	21,6	21,8	22,0	22,1	22,3	22,5	22,7	22,8	**23,0**	23,2	23,4	23,5	23,7	23,9
20,0	20,1	20,2	20,3	20,4	20,6	20,7	20,9	21,1	21,2	21,4	21,6	21,8	21,9	22,1	22,3	22,5	22,6	22,8	23,0	23,2	23,3	**23,5**	23,7	23,9	24,0	24,2	24,4
20,5	20,6	20,7	20,8	20,9	21,1	21,2	21,4	21,6	21,7	21,9	22,1	22,3	22,4	22,6	22,8	23,0	23,1	23,3	23,5	23,7	23,8	**24,0**	24,2	24,4	24,5	24,7	24,9
21,0	21,1	21,2	21,3	21,4	21,6	21,7	21,9	22,1	22,2	22,4	22,6	22,8	22,9	23,1	23,3	23,5	23,6	23,8	24,0	24,2	24,3	**24,5**	24,7	24,9	25,0	25,2	25,4
21,5	21,6	21,7	21,8	21,9	22,1	22,2	22,4	22,6	22,7	22,9	23,1	23,2	23,4	23,6	23,8	24,0	24,1	24,3	24,5	24,7	24,8	**25,0**	25,2	25,4	25,5	25,7	25,9

IV. — CHAUFFAGE.

1. — Chauffage local.

A. — *Température des surfaces de chauffe.*

On mesure l'intensité du *pouvoir rayonnant* d'un foyer ou d'un poêle au moyen d'un thermomètre à mercure dont la boule est revêtue de noir de fumée (Voy. *Atmosphère*, p. 134) et qui est placé à une distance convenable de la source de chaleur.

Pour déterminer la température de la paroi des *poêles céramiques*, il suffit en général d'appliquer un thermomètre contre la surface à examiner et de le maintenir en le pressant au moyen d'un tampon d'ouate, ou de le fixer au moyen d'un ruban.

Lorsqu'il s'agit de *poêles métalliques*, on se sert de disques d'un *alliage fusible* qu'on dépose sur les surfaces à examiner.

Cadmium........	10,8 0/0	10,2 0/0	7,0 0/0	6,2 0/0	7,1 0/0	6,7 0/0
Etain...........	14,2 0/0	14,3 0/0	14,8 0/0	9,4 0/0	»	»
Plomb..........	24,9 0/0	25,1 0/0	26,0 0/0	34,4 0/0	39,7 0/0	43,4 0/0
Bismuth.........	50,1 0/0	50,4 0/0	52,2 0/0	50,0 0/0	53,2 0/0	49,9 0/0
Points de fusion(1)	65°,5	67°,5	68°,5	76°,5	89°,5	95°

Pour préparer ces alliages, on fond le plomb sous une couche de charbon de bois en poudre, on ajoute le cadmium, le bismuth et l'étain ; on mélange et on coule des disques dans un moule métallique.

Alliage fondant à 200°.

Étain.. 3 parties.
Bismuth.. 1 partie.

Alliage fondant à 241°.

Étain.. 1 partie.
Plomb.. 1 —

A préparer d'après le procédé qui vient d'être indiqué.

Avant de se servir de ces alliages, il convient de déterminer exactement leur point de fusion (Voy. p. 14).

B. — *Température des locaux chauffés.*

La répartition de la chaleur dans les locaux chauffés est déterminée comme il sera indiqué plus loin.

L'essai comparatif au point de vue du *rendement calorifique* des

(1) Landolt u. Börstein, *Physikalisch-Chemische Tabellen*. Berlin, Springer, 1894.

appareils de chauffage dont l'installation peut être aisément modifiée est facile à faire : on n'a qu'à les monter l'un après l'autre dans la même pièce en les reliant à la même cheminée.

On fera en sorte que, dans chaque essai, la température initiale de la pièce soit autant que possible la même et que les autres conditions soient également identiques. On prend la température en différents points du local et on note les observations relatives à la quantité de combustible, à la facilité du réglage, à la viciation possible de l'air, etc.

C. — *Viciation de l'air.*

a. **Évacuation des produits de la combustion.** — On reconnaît l'intensité du *tirage d'une cheminée* en faisant brûler devant son orifice du papier, une allumette, etc., ou, mieux, en effectuant une détermination *anémométrique.*

b. **Réglage des poêles.** — On examinera si le réglage des poêles se fait à l'entrée de l'air sous la grille, ou bien s'il existe une soupape placée dans le tuyau de fumée et capable de provoquer le reflux des produits de la combustion dans le local (Voy. *Recherche et dosage de l'oxyde de carbone*, *Atmosphère*, p. 164). Certains appareils de chauffage au gaz, non raccordés à une cheminée, peuvent fournir de la vapeur d'eau et de l'anhydride carbonique en grande abondance et consommer une quantité correspondante d'oxygène ; il en résulte quelquefois des accidents. Cela peut se présenter notamment dans de petits locaux non ventilés (salles de bain) dans lesquels fonctionne un appareil qui, étant destiné à chauffer une grande quantité d'eau, consomme un volume considérable de gaz.

En pareil cas, on fait des déterminations d'anhydride carbonique, on dose l'humidité, on recherche l'oxyde de carbone et on examine l'efficacité des dispositifs de ventilation, s'il en existe.

2. — Chauffage central.

A. — *Température des locaux.*

On installe des thermomètres à différents niveaux : à proximité du sol, à $1^m,50$ et sous le plafond. On les protège éventuellement contre le rayonnement par l'interposition d'écrans. Le mieux est de se servir d'un grand nombre de thermomètres qu'on répartit dans le local à examiner, aux trois niveaux indiqués, à raison de neuf thermomètres pour chacun de ces plans dans une pièce de dimensions moyennes; on devra donc disposer de 27 thermomètres. Tous seront placés dans une position verticale. Les thermomètres ordinaires des appartements ne sont pas recommandables pour ces déterminations; si on n'en a pas d'autres à sa portée, on devra contrôler l'exactitude des températures observées en comparant les indications ainsi recueillies avec celles d'un instrument exact.

Cette comparaison se fait en plongeant les thermomètres dans un grand vase de Berlin rempli d'eau dont on élève progressivement la température en agitant continuellement le liquide.

Dans les conditions habituelles, lorsqu'une chaufferie est en plein fonctionnement et lorsque les sources de lumière ne dégagent pas une chaleur excessive, on admet que la température t' qui règne sous le plafond peut être exprimée par la formule suivante :

$$t' = t + 0{,}1\, t(h - 3).$$

$t =$ température qui règne à $1^{m},50$.

$h =$ hauteur de la pièce.

Au moyen des résultats fournis par les thermomètres installés en divers endroits, on détermine la *moyenne de la température*. Les déterminations de l'espèce ont pour but de s'assurer :

1° Si la température prescrite est atteinte ;

2° Comment la chaleur se répartit dans le local ;

3° Comment elle se distribue dans les diverses parties d'un bâtiment.

Les déterminations de température seront répétées dans des conditions météoriques variées. Dans les écoles, on procédera aux observations pendant que les classes sont occupées par les élèves.

La température doit varier suivant la destination des locaux ; on admet généralement les limites suivantes :

Pièces habitées (bureaux)	18°-20°
Bains	22°
Écoles, auditoires, théâtres	16°-19°
Salles de malades (selon la maladie)	14°-20°
Chambres à coucher	12°-16°
Ateliers	12°-18°
Églises, musées	10°-15°
Corridors, vestibules, cages d'escaliers	12°-16°

Il convient de rappeler qu'un homme adulte à l'état de repos développe environ 120 calories par heure.

B. — *Réglage de la température.*

On s'assurera s'il est possible de maintenir la température entre des limites déterminées, alors même qu'à l'extérieur elle est sujette à de grands écarts.

On déterminera également le temps nécessaire pour chauffer une pièce au degré choisi.

C. — *Humidité de l'air.*

Elle s'apprécie comme nous l'avons indiqué page 137 (*Atmosphère*). Elle a surtout de l'importance lorsqu'il s'agit du chauffage par l'air.

D. — *Viciation de l'air.*

Il s'agit surtout du déversement dans l'atmosphère d'anhydride carbonique et d'oxyde de carbone (Voy. *Atmosphère,* p. 153-168).

E. — *Cas spéciaux.*

a. **Chauffage par l'air chaud.** — Prise d'air : viciation possible de l'air au niveau de son entrée (poussières, gaz, etc.).

Examen de la *chambre de chauffe* et des *canaux d'entrée* : entretien, facilité de nettoyage, température de l'air.

Dispositif pour laver l'air : phénomènes de décomposition pouvant donner naissance à des produits mal odorants.

Bouches d'entrée et *orifices de sortie* de l'air vicié :

α. Température de l'air entrant dans les salles ; s'assurer si elle ne dépasse pas 40° à 45°.

β. Vitesse de l'air aux bouches d'entrée ; s'assurer, par des déterminations anémométriques (Voy. p. 383-384), si elle ne dépasse pas $1^{m},20$ à la seconde.

b. **Chauffage par l'eau ou par la vapeur.** — On prend la température des *radiateurs* au moyen des disques d'alliage fusible dont la composition a été donnée plus haut.

F. — *Rendement calorifique des appareils de chauffage.*

Pour reconnaître si une installation de chauffage réalise l'effet désiré, on calcule, d'une part, les *pertes de chaleur* des locaux, en tenant compte de celles qui sont dues à la ventilation et de celles qui résultent de la transmission de la chaleur par les parois; d'autre part, on calcule la *quantité de chaleur que fourniront les appareils*, en se basant sur la valeur calorifique du combustible (déterminée par le calorimètre) et sur des coefficients établis expérimentalement.

Les résultats obtenus seront confirmés par l'institution d'un chauffage d'épreuve.

Ces déterminations rendent *nécessaire* l'intervention d'un ingénieur.

V. — VENTILATION.

1. — Mesure du degré de viciation et calcul du renouvellement de l'air.

Pour mesurer le degré d'altération de l'air, on prend généralement comme index sa teneur en anhydride carbonique (détermination de l'anhydride carbonique, voy. *Atmosphère*, p. 153). La quantité d'anhydride carbonique contenue dans l'air des lieux habités ne doit pas dépasser 0,0006 à 0,0007, le titre normal étant représenté par 0,0003 en volume.

En adoptant comme limite 0,0007, on a établi par le calcul que le volume d'air neuf à fournir par tête d'adulte et par heure doit atteindre 75 mètres cubes. Les quantités varieront suivant l'âge, l'état de travail ou de repos, de santé ou de maladie.

C'est le chiffre précédent que nous prendrons comme base de tous nos calculs relatifs à la ventilation.

Il conviendra de déterminer, dans chaque cas, le rapport entre le volume d'air neuf à fournir par heure et par personne, nombre constant, et l'espace cubique alloué à chaque individu, nombre variable; ce rapport est appelé *fonctionnement de la ventilation*.

En supposant que, dans une chambre mesurant 100 mètres cubes, se trouve réunie une famille de quatre personnes, chacune d'elles disposera de 25 mètres cubes d'espace. Le fonctionnement de la ventilation sera représenté par $\frac{75}{25} = 3$, c'est-à-dire que la ventilation devra renouveler l'air de cette chambre trois fois en une heure.

Le cube d'air neuf nécessaire par heure à ces quatre personnes sera de $4 \times 75 = 300$ mètres.

Si le fonctionnement de la ventilation est représenté par 5, c'est-à-dire si l'air se renouvelle cinq fois par heure, il suffit que chaque personne ait à sa disposition $\frac{75}{5} = 15$ mètres cubes d'espace ; en d'autres termes, les dimensions du local pourront être réduites, en pareil cas, à $5,00 \times 3,00 \times 4,00 = 60$ mètres cubes.

Supposons maintenant qu'occasionnellement dix personnes au lieu de quatre se trouvent réunies dans cette chambre, il faudra fournir par heure à chacune d'elles 75 mètres cubes d'air neuf, soit, pour les dix personnes, 750 mètres cubes. Le local ayant 100 mètres cubes, chaque personne disposera de 10 mètres cubes d'espace. Le fonctionnement de la ventilation sera représenté par $\frac{75}{10} = 7,5$, c'est-à-dire qu'on devra provoquer le renouvellement complet sept fois par heure.

Une ventilation bien établie permet en général de renouveler l'air d'une pièce sans difficulté de trois à cinq fois par heure, et même plus souvent encore, si le mélange de l'air introduit s'effectue convenablement.

Nous distinguerons la *ventilation naturelle* et la *ventilation artificielle*. Dans le premier cas, on n'utilise pour le renouvellement de l'air que les différences de densité, de température et de tension entre l'air des locaux et l'atmosphère, qu'il existe du reste ou non des orifices spécialement destinés à assurer l'entrée de l'air neuf et la sortie de l'air vicié.

Pour la ventilation artificielle, on a recours soit à des foyers entraînant au dehors l'air impur et provoquant un appel, soit à des appareils déterminant mécaniquement une aspiration ou une pulsion.

2. — Ventilation naturelle.

a. **Méthode de von Pettenkofer**. — On mesure la longueur, la largeur et la hauteur de la pièce à examiner ; on en déduit le cube d'espace ; on décompte les masses volumineuses, telles que les colonnes, les cheminées, les meubles, etc., on ferme les fenêtres et les portes ; s'il existe des orifices pour la ventilation, ils doivent rester ouverts. On détermine la production d'une certaine quantité d'anhydride carbonique, par exemple en brûlant des bougies, du pétrole, etc. On arrête ensuite le dégagement et on assure, par agitation, le mélange parfait de l'air. On dose l'anhydride carbonique (Voy. chap. I, *Deuxième partie, Atmosphère*).

Après quinze minutes, on répète ce dosage à la même place, en se dispensant d'agiter de nouveau, et on effectue ainsi trois ou quatre déterminations séparées par des intervalles de quinze minutes. Si la ventilation naturelle fonctionne, de l'air pauvre en anhydride carbonique pénètre dans la pièce et de l'air riche en anhydride carbonique s'en échappe.

La quantité d'air entré se calcule par la formule de *Seidel* :

$$x = 2{,}303\, m \log \frac{p_1 - a}{p_2 - a} \text{ mètres cubes.}$$

x = quantité d'air entré.
m = cube d'espace de la pièce (en mètres cubes).
p_1 = teneur en CO^2 au début de l'essai.
p_2 = — à la fin —
a = — de l'air qui pénètre.

Exemple. — Soit une pièce cubant $80^{mc},75$: on y a allumé des bougies qui ont été éteintes après une heure ; l'air a été parfaitement mélangé au moyen d'éventails, puis on a procédé à une détermination d'anhydride carbonique par la méthode de von Pettenkofer. Après quinze minutes, trente minutes, quarante-cinq minutes, soixante minutes, on a effectué de nouveaux dosages ; on a déterminé également la teneur de l'air extérieur en anhydride carbonique. Tous les résultats ont été rapportés à la température de 0° et à la pression de 760 millimètres. Les voici :

a) Teneur en CO^2	au début de l'expérience.	3,590	p. 1000.
b) —	après 15 minutes........	3,372	—
c) —	— 30 —	3,170	—
d) —	— 45 —	3,080	—
e) —	— 60 —	2,806	—
f) —	de l'air extérieur.........	0,350	—

On calcule le renouvellement de l'air correspondant aux différents essais, en introduisant les chiffres ci-dessus dans la formule de Seidel :

a) $x = 2{,}303 \times 80{,}75 \times \log \frac{3{,}590 - 0{,}350}{3{,}372 - 0{,}350}$
$= 2{,}303 \times 80{,}75 \times 0{,}03026$
$= 5^{mc},64.$

b) $x = 2{,}303 \times 80{,}75 \times \log \frac{3{,}372 - 0{,}350}{3{,}170 - 0{,}350}$
$= 5^{mc},60.$

c) $x = 2{,}303 \times 80{,}75 \times \log \frac{3{,}170 - 0{,}350}{3{,}080 - 0{,}350}$
$= 5^{mc},57.$

d) $x = 2{,}303 \times 80{,}75 \times \log \frac{3{,}080 - 0{,}350}{2{,}806 - 0{,}350}$
$= 5^{mc},60.$

La quantité totale d'air entré a donc été :

Pendant la 1re période de 15 minutes de		....	5mc,64
— 2e	—	....	5mc,60
— 3e	—	....	5mc,57
— 4e	—	....	5mc,60
			22mc,41

En d'autres termes, le renouvellement de l'air a été de **22mc,41** par heure.

Pour déterminer en combien de temps l'air de la pièce se renouvelle complètement, on établit le calcul de la façon suivante :

$$22{,}41 : 60 = 80{,}75 : x$$

$$x = \frac{60 \times 80{,}75}{22{,}41} = 216' \text{ ou 3 heures 36 minutes.}$$

b. **Méthode de Recknagel.** — Elle permet de mesurer la ventilation naturelle par deux dosages d'anhydride carbonique.

Nous ne considérerons que le cas où de l'anhydride carbonique ne s'est pas formé dans la pièce pendant la durée de l'expérience. On peut appliquer la formule suivante :

$$\frac{c_2 - c}{c_1 - c_2} = \frac{1}{e^{Et} - 1}.$$

$e = 2{,}71828$ (base des logarithmes népériens).
c = teneur pour 1000 en CO^2 de l'air introduit.
c_1 = — — au début de l'expérience.
c_2 = — — à la fin —
E = fréquence du renouvellement de l'air par heure.

La valeur du second membre de l'équation $\frac{1}{e^{Et} - 1}$, que nous représenterons par f, est donnée par la table XIV.

Exemple. — La teneur en anhydride carbonique d'un auditoire de 340 mètres cubes, après le départ des élèves et des expérimentateurs, ayant été réduite, en trente minutes, de 3,55 à 2,93 pour 1000, on demande quel est le renouvellement de l'air.

Pour c (teneur en anhydride carbonique de l'air introduit) admettons la valeur de 0,3. On aura ainsi

$$f = \frac{2{,}93 - 0{,}3}{3{,}55 - 2{,}93} = 4{,}2.$$

Dans la table XIV (*Recknagel*) on trouve, dans la colonne réservée aux durées d'expérience, la valeur $f = 4{,}2$ et on obtient, pour le renouvellement correspondant E, la valeur 0,42 : c'est-à-dire que l'air se renouvelle 0,42 fois par heure. Comme le cube d'espace est de 340 mètres, on

Table XIV. — **Table de Recknagel donnant la fréquence du renouvellement de l'air par heure E en rapport avec les valeurs de $f = \frac{1}{e^{Et} - 1}$.**

E	10′	15′	20′	25′	30′	40′	50′	60′	120′
0,10	59,5	39,5	29,5	23,5	19,5	14,5	11,5	9,5	4,5
0,12	49,5	32,8	24,5	19,5	16,9	12,0	8,5	7,8	3,7
0,14	42,4	28,1	20,9	16,7	14,8	10,2	8,0	6,6	3,1
0,16	37,0	24,5	18,3	14,5	12,0	8,9	7,0	5,8	2,7
0,18	32,8	21,7	16,2	12,8	10,6	7,8	6,2	5,1	2,3
0,20	29,5	19,5	14,5	11,5	9,5	7,0	5,5	4,5	2,03
0,22	26,8	17,7	13,1	10,4	8,6	6,4	5,0	4,1	1,83
0,24	24,5	16,2	12,0	9,5	7,8	5,8	4,5	3,7	1,63
0,26	22,6	14,9	11,1	8,8	7,2	5,3	4,1	3,4	1,47
0,28	20,9	13,8	10,2	8,1	6,6	4,9	3,8	3,1	1,34
0,30	19,5	12,8	9,5	7,5	6,2	4,52	3,53	2,86	1,22
0,32	18,3	12,0	8,9	7,0	5,8	4,22	3,28	2,65	1,13
0,34	17,2	11,3	8,3	6,6	5,4	3.94	3,06	2,47	1,05
0,36	16,2	10,6	7,8	6,2	5,1	3,69	2,86	2,31	0,97
0,38	15,3	10,0	7,4	5,8	4,8	3,46	2,69	2,17	0,89
0,40	14,5	9,5	7,0	5,5	4,52	3,27	2,53	2,03	0,82
0,42	13,8	9,0	6,7	5,2	4,29	3,11	2,39	1,91	0,76
0,44	13,1	8,6	6,4	4,9	4,08	2,94	2,26	1,81	0,71
0,46	12,5	8,2	6,1	4,7	3,87	2,79	2,14	1,71	0,66
0,48	12,0	7,8	5,8	4,5	3,69	2,65	2,03	1,62	0,62
0,50	11,5	7,5	5,5	4,31	3,53	2,53	1,98	1,54	0,58
0,52	11,1	7,2	5,3	4,13	3,38	2,42	1,84	1,47	0,55
0,54	10,6	6,9	5,1	3,07	3,24	2,31	1,75	1,40	0,52
0,56	10,2	6,6	4,9	3,82	3,11	2,21	1,68	1,34	0,49
0,58	9,8	6,4	4,7	3,67	2,98	2,12	1,61	1,28	0,46
0,60	9,5	6,2	4,52	3,53	2,86	2,03	1,54	1,22	0,43
0,62	9,2	6,0	4,36	3,41	2,75	1,94	1,48	1,17	0,41
0,64	8,9	5,6	4,32	3,29	2,65	1,86	1,42	1,12	0,39
0,66	8,6	5,6	4,08	3,18	2,56	1,79	1,36	1,07	0,37
0,68	8,3	5,4	3,94	3,07	2,47	1,73	1,31	1,02	0,35
0,70	8,1	5,21	3,80	2,96	2,39	1,68	1,26	0,98	0,33
0,72	7,8	5,06	3,68	2,87	2,31	1,62	1,21	0,94	0,312
0,74	7,6	4,92	3,57	2,78	2,24	1,57	1,17	0,91	0,297
0,76	7,4	4,78	3,47	2,69	2,17	1,52	1,13	0,88	0,282
0,78	7,2	4,65	3,37	2,61	2,10	1,47	1,09	0,85	0,267
0,80	7,01	4,52	3,28	2,53	2,03	1,42	1,05	0,82	0,253
0,82	6,87	4,40	3,20	2,46	1,97	1,38	1,02	0,79	0,240
0,84	6,66	4,29	3,11	2,39	1,91	1,34	0,98	0,76	0,228
0,86	6,49	4,18	3,02	2,32	1,86	1,30	0,95	0,74	0,217
0,88	6,33	4,08	2,94	2,26	1,81	1,26	0,92	0,71	0,206
0,90	6.18	3,97	2,86	2,20	1,76	1,22	0,89	0,68	0.197

E	10′	15′	20′	25′	30′	40′	50′	60′	120′
0,92	6,04	3,87	2,79	2,14	1,71	1,18	0,87	0,66	0,188
0,94	5,91	3,78	2,72	2,08	1,66	1,14	0,84	0,64	0,180
0,96	5,78	3,69	2,65	2,03	1,62	1,11	0,82	0,62	0,172
0,98	5,65	3,61	2,59	1,98	1,58	1.08	0,79	0,60	0,164
1.00	5,52	3.53	2,53	1,93	1,54	1,05	0,77	0,58	0,156
1,1	4,97	3,15	2,26	1,71	1,36	0,924	0,666	0,499	0,125
1,2	4,52	2,86	2,03	1,54	1,22	0,816	0,582	0,431	0,100
1,3	4,13	2,60	1,84	1,39	1,09	0,726	0,512	0,375	0,080
1,4	3,80	2,39	1,68	1,26	0,98	0,648	0,452	0,327	0,065
1,5	3,53	2,20	1,54	1,15	0,90	0,582	0,402	0,287	0,052
1,6	3,28	2,03	1,42	1,05	0,816	0,525	0,358	0,253	0,042
1,7	3,05	1,89	1,31	0,97	0,746	0,475	0,320	0,223	0,034
1,8	2,86	1,76	1,22	0,90	0,684	0,431	0,287	0,197	0,028
1,9	2,69	1,64	1,13	0,83	0,631	0,392	0,258	0,175	0,023
2,0	2,53	1,54	1,05	0,77	0,582	0,358	0,233	0,156	0,018
2,1	2,39	1,45	0,98	0,714	0,538	0,327	0,210	0,139	0,015
2,2	2,26	1,36	0,92	0,666	0,499	0,300	0,190	0,125	0,012
2,3	2,14	1,29	0,86	0,622	0,463	0,275	0,172	0,111	0,010
2,4	2,03	1,22	0,82	0,582	0,431	0,258	0,156	0,100	0,008
2,5	1,93	1,15	0,77	0,545	0,402	0,233	0,142	0,089	0,007
2,6	1,84	1,09	0,725	0,512	0,375	0,214	0,129	0,080	0,006
2,7	1,76	1,04	0,684	0,481	0,350	0,197	0,117	0,072	0,005
2,8	1,68	0,99	0,648	0,452	0,327	0,183	0,107	0,065	0,004
2,9	1,61	0,94	0,614	0,426	0,306	0,169	0,098	0,058	0,003
3,0	1,54	0,90	0,582	0,402	0,287	0,156	0,090	0,052	0,0025
3,1	1,48	0,86	0,552	0,380	0,269	0,144	0,083	0,047	0,002
3,2	1,42	0,82	0,524	0,359	0,253	0,133	0,076	0,043	0,002
3,3	1,36	0,78	0,498	0,339	0,238	0,124	0,069	0,039	0,002
3,4	1,31	0,75	0,474	0,321	0,224	0,115	0,063	0,035	0,001
3,5	1,26	0,714	0,451	0,303	0,210	0,107	0.057	0,031	0,001
3,6	1,21	0,687	0,429	0,287	0,197	0,100	0,052	0,028	0,001
3,7	1,17	0,660	0,418	0,272	0,185	0,093	0,047	0,025	0,001
3,8	1,13	0,634	0,398	0,258	0,175	0,087	0,043	0,023	0,000
3,9	1,09	0,608	0,378	0,245	0,166	0,081	0,040	0,021	0,000
4,0	1,05	0,582	0,358	0,233	0,157	0,075	0,037	0,019	0,000
4,1	1,01	0.558	0,340	0,222	0,149	0,070	0,034	0,017	»
4,2	0,98	0,536	0,324	0,211	0,141	0,065	0,031	0,015	»
4,3	0,95	0,516	0,310	0,201	0,133	0,060	0,028	0,013	»
4,4	0,92	0,498	0,298	0,191	0,125	0,056	0,026	0,012	»
4,5	0,89	0,481	0,287	0,181	0,118	0,052	0,024	0,011	»
4,6	0,87	0,464	0,276	0,172	0,111	0,049	0,022	0,010	»
4,7	0,84	0,448	0,265	0,164	0,104	0,046	0,020	0,009	»
4,8	0,81	0,432	0,254	0,156	0,098	0,043	0,018	0,008	»
4,9	0,79	0,416	0,248	0,148	0,093	0,040	0,017	0,007	»
5,0	0,77	0,400	0,232	0,141	0,089	0,037	0,016	0,007	»

en déduit la quantité d'air qui pénètre en une heure et qui est égale à la quantité évacuée en une heure :

$$0,42 \times 340 = 142^{mc},8 \text{ (1)}.$$

3. — Ventilation artificielle.

Détermination de la direction, de la vitesse et du volume de l'air qui passe par un orifice.

Pour déterminer la vitesse et la direction des courants d'air, on se sert d'anémomètres, qui sont de deux types très différents, *dynamiques* ou *statiques*. Les premiers ont pour organe essentiel une roue à laquelle l'air en mouvement imprime une rotation qui est enregistrée par un compteur de tours. Les seconds permettent d'apprécier l'énergie du courant par la déviation plus ou moins forte d'un ressort qui appuie sur l'axe de la roue.

Il ne sera question que des anémomètres dynamiques.

a. **Anémomètre dynamique de Recknagel.** — Il se compose (fig. 151) d'une roue très légère, munie d'ailettes en mica disposées obliquement :

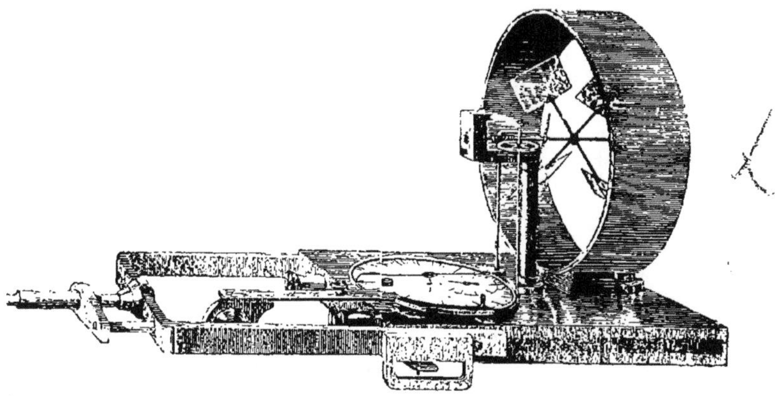

Fig. 151. — Anémomètre dynamique de Recknagel. (Constructeur : H. Recknagel, Munich.)

l'axe de cette roue est horizontal et porte une vis sans fin engrenée avec une roue dentée dont l'axe transmet les mouvements à un appareil enregistreur. Une aiguille se meut sur un cadran divisé en 100 parties égales.

(1) Pour plus de détails sur cette méthode de calcul, voy. Wolpert, *Ventilation und Heizung*, III, p. 290, Berlin, ainsi que Emmerich und Recknagel, *Die Wohnung* (*v. Pettenkofer's u. v. Ziemssen's Handb. der Hygiene*).

Lorsque la roue à ailettes exécute 10 tours, l'aiguille parcourt une division. Chacun des chiffres inscrits sur le cadran (1, 2, 3, 4, 5, 6, 7, 8, 9, 10) indique 10 divisions ou 100 tours de la roue. Il y a de plus un petit cadran dont chaque chiffre correspond à 1000 tours. Un levier permet d'agir sur l'axe de la roue et de provoquer son arrêt immédiat.

Pour effectuer une détermination, on note la position des aiguilles; on dispose l'appareil de façon que l'axe de la roue à ailettes soit horizontal et que le courant d'air à étudier vienne frapper la partie libre de celle-ci.

La direction du courant se reconnaît facilement au sens du mouvement de la roue ou de l'aiguille. Pour marquer le temps, on se sert d'un chronomètre ; on déclenche l'appareil et on l'arrête au bout de soixante secondes. La vitesse v à la seconde se calcule en mètres, par la formule suivante :

$$v = \alpha + \beta \frac{n}{60}.$$

n est le nombre de tours de la roue par minute.

α et β sont deux constantes propres à chaque appareil.

α dépend de l'inertie, c'est-à-dire de la vitesse minimum nécessaire pour mettre l'appareil en marche.

β est la résistance due au frottement.

Ces constantes sont fournies par le constructeur avec chaque appareil.

C'est ainsi que, pour l'appareil en usage dans notre laboratoire, on applique la formule suivante :

$$v = 0{,}16 + 0{,}137 \frac{n}{60}.$$

b. **Anémomètre de Fuess**. — Le principe est le même que celui de l'appareil précédent; la seule différence consiste dans la façon de lire la vitesse. Celle-ci, au lieu d'être exprimée par le nombre de tours de la roue à ailettes, est enregistrée pendant une minute exactement, grâce à un mouvement d'horlogerie, et exprimée directement en mètres. Le dessin ci-joint (fig. 152) représente l'appareil.

Mode d'emploi. — On remonte le mouvement d'horlogerie au moyen d'un bouton; cela suffit pour une vingtaine de déterminations. On peut ramener les aiguilles au zéro en tournant à droite ou à gauche ce bouton et en appuyant en même temps sur l'extrémité d'une tige qui proémine au devant de l'anneau servant à transporter l'appareil. On installe l'instrument à l'endroit où l'on veut effectuer la mesure, de façon que le courant d'air tombe perpendiculairement sur la face de la roue opposée à celle où se trouve le cadran.

On ramène le levier visible à droite sur la figure pendant un instant vers la gauche, ce qui a pour effet de mettre en marche le mouvement d'horlogerie. Après trois quarts de minute, le mouvement d'horlogerie met la roue à ailettes en rapport avec le mouvement enregistreur, et après une minute exactement les deux mouvements se séparent automatiquement. L'aiguille s'arrête pendant que le mouvement d'horlogerie continue encore à fonctionner quelques instants. Pour procéder à une deuxième détermination, on ramène de nouveau le levier pendant un instant vers la gauche.

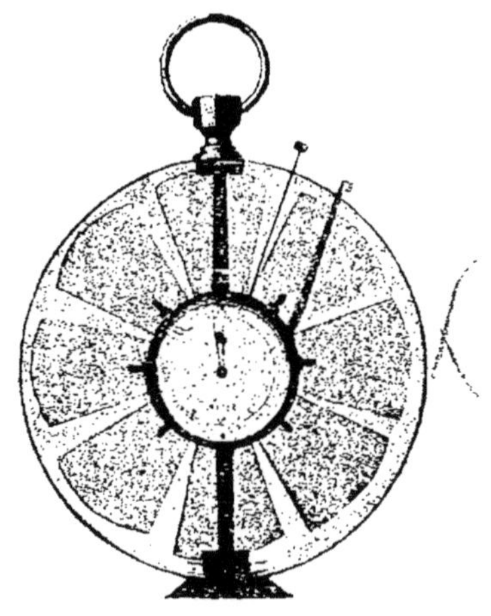

Fig. 152. — Anémomètre de Fuess. (Fuess ; Steglitz. Berlin.)

La direction du courant se reconnaît facilement au sens du mouvement de la roue ou de l'aiguille. Pour éviter les confusions dues surtout à des circonstances qui empêcheraient de voir le cadran, il est utile de marquer par une flèche le sens du mouvement que prend la roue lorsque le courant la frappe dans les conditions indiquées plus haut. Les chiffres du cadran donnent la vitesse exprimée en mètres. A la lecture, on ajoute, pour chaque minute, un *chiffre de correction* (+ 3 mètres pour l'appareil de notre laboratoire). Si l'on veut éviter cette addition, il suffit de placer l'aiguille sur la division 3, qui sera prise comme point de départ.

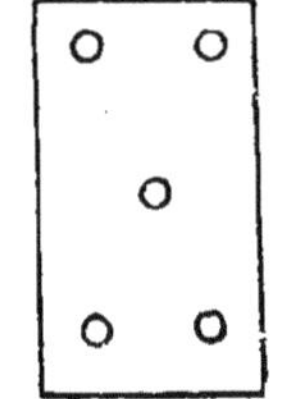

Fig. 153. — Section d'un canal de ventilation avec l'indication des points où l'on installe l'anémomètre.

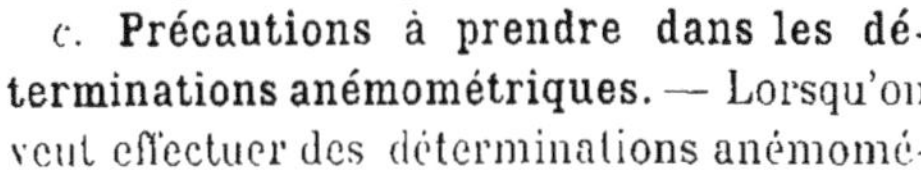

c. **Précautions à prendre dans les déterminations anémométriques.** — Lorsqu'on veut effectuer des déterminations anémométriques, il convient de placer l'appareil successivement en *différents points de la section du canal* [par exemple, pour un orifice rectangulaire (fig. 153), au centre et aux quatre angles]. On additionne les divers résultats et on divise la somme par le nombre d'expériences. Lorsque les dimensions ne sont pas très grandes par rapport à celles de l'instrument, on place ce dernier de façon que l'axe de la roue coïncide avec l'axe du canal. Lorsqu'on veut mesurer la vitesse de l'air dans un canal, on doit faire en sorte que l'anémomètre ne soit pas influencé par le courant provenant d'une conduite secondaire.

Si le canal est muni d'un grillage, on exécutera, comme *Wolpert* le conseille, des déterminations en différents endroits de sa section, à 5 ou 10 centimètres de distance de la grille pour les orifices d'entrée, et le plus près possible pour les orifices de sortie, la grille restant en place. En pareil cas, on prend comme section sa surface totale sans décompter les parties pleines.

d. **Calcul du volume d'air qui passe par un orifice.** — Pour calculer le volume d'air qui passe par un canal, on détermine sa section en fractions de mètre carré.

On multiplie cette surface par la vitesse, et l'on obtient le volume d'air en mètres cubes.

Exemple : Supposons qu'une détermination anémométrique ait accusé, pour l'air entrant par une bouche de $0^{mq},1808$ de section, une vitesse moyenne de $0^{m},6725$ à la seconde, le volume d'air entré sera de :

$$0{,}1808 \times 0{,}6725 = 0^{mc}1216.$$

e. **Manomètre différentiel de Recknagel.** — Cet appareil sert à déterminer la vitesse des courants d'air. *Recknagel* a observé que, lorsqu'un courant d'air frappe un disque perpendiculairement, il provoque une pression d'un côté et une dépression de l'autre. De cette constatation, il déduit la vitesse du courant par la formule suivante :

$$v = \sqrt{\frac{2g}{1{,}37.s}.p}$$

ou

$$v = 3{,}784\sqrt{\frac{p}{s}}.$$

v = vitesse de l'air en mètres à la seconde.
s = poids d'un mètre cube d'air mis en mouvement.
g = accélération due à la pesanteur = 9,81.
p = différence de pression entre les deux faces.

Nous verrons l'application de cette formule lorsque nous aurons décrit l'appareil dont il va être question.

La pression peut être mesurée au moyen du *manomètre différentiel de Recknagel* (fig. 154); il se compose d'un cylindre métallique M, de 100 centimètres cubes de capacité, dont le fond peut être placé dans une position parfaitement horizontale au moyen de vis calantes a et d'un niveau d'eau l. Ce cylindre, fermé à sa partie supérieure, porte un tube T pour le remplissage et un ajutage h. Latéralement il possède deux tubulures; l'une, H, fermée au moyen d'un robinet, sert à l'écoulement :

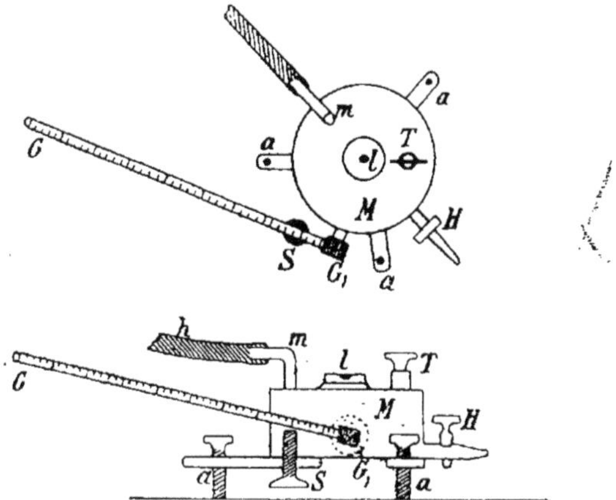

Fig. 154. — Manomètre différentiel de Recknagel. Carl Stollnreuther. Munich.

l'autre, G_1, à laquelle fait suite le tube en verre GG_1, de 2 à 3 millimètres de diamètre, qu'on peut incliner à volonté grâce à la mobilité de G_1 ; le tube GG_1 est maintenu dans une position plus ou moins inclinée par la vis S; il porte une échelle longue de 200 millimètres.

On commence par graduer l'instrument : à l'aide de la vis S, on donne au tube une inclinaison déterminée. On remplit le réservoir au moyen de pétrole (ou d'alcool coloré) de poids spécifique exactement connu, jusqu'à ce que le liquide commence à se montrer dans le tube en verre. On remplit ensuite de pétrole un petit matras surmonté d'un entonnoir, et on pèse le tout; soit $16^{gr},4$ le poids obtenu. On verse, sans en perdre, un peu de pétrole dans l'appareil et on pèse de nouveau le matras avec son entonnoir et son contenu ; soit $14^{gr},8$. On a donc introduit $16,4 - 14,8 = 1^{gr},6$ de pétrole.

Le pétrole atteignait auparavant la division $2^{mm},1$, et maintenant il atteint $8^{mm},7$ (il faut évidemment que la température reste constante). L'addition de $1^{gr},6$ a déterminé une ascension de $8,7 - 2,1 = 6^{mm},6$. La surface du cylindre M, qui est de $78^{cmq},5$, a reçu $1^{gr},6$ de pétrole, par conséquent 1 centimètre carré en a reçu $1,6 : 78,5$ grammes. Ce $1^{gr},6$ de pétrole, de poids spécifique 0,807, occupe un volume de (1,6 : 0,807) centimètre cube qui se répartit sur $78^{cmq},5$; par conséquent l'ascension du niveau doit être évaluée à (1,6 : 0,807) : 78,5 centimètres.

Cette ascension étant égale à celle observée dans le tube en verre incliné, on aura :

$$6,6 = (1,6 : 0,807) : 78,5 \text{ centimètres} \quad \text{ou} \quad 10 \times (1,6 : 0,807) : 78,5 \text{ millimètres.}$$

Mais une colonne d'eau de 1 millimètre fait équilibre à une colonne de pétrole de 1 : 0,807 millimètre ; par conséquent, une colonne de $6^{mm},6$ de pétrole fait équilibre à une colonne d'eau de 6,6 × (1 : 0,807) millimètres. On peut donc écrire :

$10 \times (1,6 : 0,807) : 78,5$ millimètres fait équilibre à $6,6 \times (1 : 0,807)$ millimètres,

d'où

$$\frac{0,807 \times 10 \times 1,6}{0,807 \times 78,5} \text{ millimètres fait équilibre à } 6^{mm},6$$

ou

$$\frac{10 \times 1,6}{78,5 \times 6,6} \text{ millimètres fait équilibre à 1 millimètre,}$$

c'est-à-dire qu'une ascension de 1 millimètre dans le tube incliné équivaut à une colonne d'eau verticale de $0^{mm},0308$.

L'appareil ne donne d'indications exactes qu'à la condition que le diamètre du tube en verre soit partout le même ; pour ce motif, on effectuera des déterminations de contrôle et on établira au besoin une table de correction.

Lorsque l'instrument est gradué de cette façon, on met l'ajutage h, par l'intermédiaire d'un tube en caoutchouc, en rapport avec l'air (intérieur d'une conduite, par exemple) dont on veut mesurer la pression.

Exemple : Admettons qu'on ait lu sur le tube en verre un écart de niveau de 8 millimetres. Supposons qu'une ascension de la colonne de pétrole de 1 millimètre = $0^{mm},0308$ d'eau.

Une ascension de 8 millimètres de la colonne de pétrole équivaudra à $0,0308 \times 8 = 0^{mm},2464$ d'eau ;

et la vitesse de l'air sera :

$$v = 3,784 \sqrt{\frac{0,2464}{1,133}} \text{ mètres à la seconde.}$$

En effet, 1 mètre cube d'air à 710 millimètres de pression et à 18° pèse 1,133 kilogramme (Voy. Table XV).

En résumé, la marche à suivre pour le contrôle d'une installation de ventilation comporte les opérations suivantes : on se base essen-

Table XV. — Poids en grammes de 1 mètre cube d'air à différentes pressions.

	700 mm.	705 mm.	710 mm.	715 mm.	720 mm.	725 mm.	730 mm.	735 mm.	740 mm.	745 mm.	750 mm.	755 mm.	760 mm.	765 mm.	770 mm.	775 mm.	780 mm.	Différences pour 1 millim.
0° C.	1191	1200	1208	1217	1225	1234	1242	1251	1259	1268	1276	1285	1293	1302	1310	1319	1327	1,7
2	1182	1191	1199	1208	1216	1225	1233	1242	1250	1259	1267	1275	1283	1292	1300	1309	1317	1,7
4	1174	1182	1190	1199	1207	1216	1224	1233	1241	1250	1258	1266	1274	1283	1291	1300	1308	1,7
6	1165	1174	1182	1191	1199	1207	1215	1224	1232	1241	1249	1257	1265	1274	1282	1290	1298	1,7
8	1157	1165	1173	1182	1190	1198	1206	1215	1223	1232	1240	1248	1256	1265	1273	1281	1289	1,7
10	1149	1157	1165	1174	1182	1190	1198	1206	1214	1223	1231	1239	1247	1256	1264	1272	1280	1,6
12	1141	1149	1157	1166	1174	1182	1189	1197	1205	1214	1222	1230	1238	1217	1255	1263	1271	1,6
14	1133	1141	1149	1158	1166	1174	1181	1189	1197	1206	1214	1222	1230	1238	1246	1254	1262	1,6
16	1125	1133	1141	1150	1158	1166	1173	1181	1189	1197	1205	1213	1221	1229	1237	1245	1253	1,6
18	1117	1125	1133	1142	1150	1158	1165	1173	1181	1189	1197	1205	1213	1221	1228	1236	1244	1,6
20	1110	1118	1126	1134	1142	1150	1157	1165	1173	1181	1189	1197	1205	1213	1220	1228	1236	1,6
22	1102	1110	1118	1126	1134	1142	1149	1157	1165	1173	1181	1189	1197	1205	1212	1220	1227	1,6
24	1095	1103	1110	1118	1126	1134	1141	1149	1157	1165	1173	1181	1189	1197	1204	1212	1219	1,5
26	1087	1095	1103	1111	1118	1126	1134	1142	1149	1157	1165	1173	1181	1189	1196	1204	1211	1,5
28	1080	1088	1095	1103	1110	1118	1126	1134	1141	1149	1157	1165	1173	1181	1188	1196	1203	1,5
30	1073	1081	1088	1096	1103	1111	1119	1127	1134	1142	1149	1157	1165	1173	1180	1188	1195	1,5

tiellement sur les déterminations d'anhydride carbonique, la mensuration de la vitesse de l'air dans les canaux, et celle de la température et du degré d'humidité de l'air dans les salles.

a. *Détermination d'anhydride carbonique.* — On se servira le plus avantageusement de la méthode de von Pettenkofer (voy. *Atmosphère*, p. 153).

b. *Mesure de la vitesse de l'air dans les canaux.* — Comme il ne s'agit pas, en général, de mesurer la quantité totale d'air qui entre dans un édifice ou qui en sort, mais plutôt de calculer la part afférente à chaque local, les mensurations anémométriques devront être faites dans chaque pièce et pour chaque canal.

Pour rendre apparente la direction des courants dans une pièce, on pourra brûler de la poudre à tirer dans le canal d'entrée de l'air ou bien on se servira de petits ballons lestés.

c. *Détermination de la température* (voy. ce qui a été dit à propos du chauffage).

d. *Détermination de l'humidité de l'air.* — Lorsqu'il s'agit de déterminer le degré d'humidité qui existe dans des locaux chauffés par l'air, on opère pendant une période d'inoccupation ; de cette façon on évite une cause d'erreur résultant du dégagement de vapeur d'eau par les poumons et la peau.

VI. — INSTALLATIONS SANITAIRES.

A. — *Examen des plans et inspection d'installations sanitaires.*

Pour l'examen des plans des nouvelles installations et pour l'inspection d'installations existantes, nous ne pouvons mieux faire que de renvoyer au *Projet de règlement sur le nettoiement des voies publiques, l'enlèvement des ordures ménagères et des déjections et les installations sanitaires privées* (1), ainsi qu'au *Commentaire* qui en a été donné par *F. et E. Putzeys*, commentaire qui précise les règles à suivre pour la création d'installations de cette nature (2).

Nous ne reviendrons plus sur les méthodes analytiques qui permettent de s'assurer si l'air, le sol et les eaux souterraines ont subi des souillures sous l'influence des immondices (voy. *Deuxième partie*, chap. I, II, III).

(1) Projet rédigé par le Conseil supérieur d'hygiène publique de Belgique, et publié par le ministère de l'Agriculture. Bruxelles, 1899.

(2) F. et E. Putzeys, *Les installations sanitaires des habitations privées et collectives.* Bruxelles, Ramlot, 1905.

Nous n'insisterons pas non plus sur les procédés à employer pour reconnaître la qualité des tuyaux (voy. *Matériaux de construction*, chap. v). Il nous reste à signaler quelques méthodes spéciales dont l'application peut être nécessaire pour l'expertise des installations sanitaires.

B. — *Inspection des égouts tubulaires par l'éclairage.*

Appareil de Genzmer (fig. 155). — Une tige en bois est terminée à sa partie inférieure par un pied métallique qui y est fixé perpendiculairement : dans l'angle formé par ces deux pièces se trouve un miroir circu-

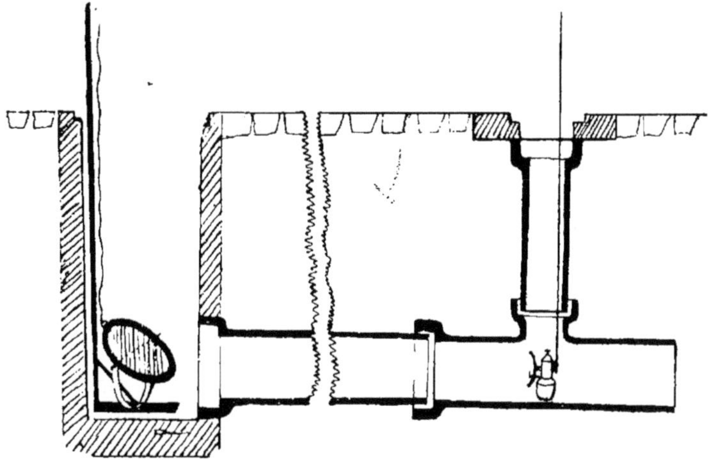

Fig. 155. — Appareil de Genzmer pour l'éclairage des égouts tubulaires. Albert Merz, Halle. a. S.

laire, mobile autour d'un axe horizontal qui est fixé lui-même sur le pied. Un ressort maintient le miroir dans la position horizontale ; on peut faire varier cette position en agissant sur un fil que l'opérateur tient dans la main en même temps que la tige en bois.

Pour que cet appareil puisse être utilisé, il faut que les conduites dans lesquelles on doit introduire le miroir d'une part, la lampe d'autre part, ne soient pas distantes de plus de 40 à 50 mètres; lorsque l'écartement entre deux chambres de visite (trous d'homme) dépasse cette limite, on fait bien d'installer à mi-chemin une gaine spéciale (trou de lampe), constituée par un tuyau de 25 centimètres de diamètre branché perpendiculairement sur l'égout, et dans lequel on introduit la lampe. On laisse descendre celle-ci au moyen d'une ficelle ou d'un fil de fer, de façon qu'elle vienne se placer dans la section de l'égout et y projette ses rayons parallèlement suivant l'axe. D'autre part, le miroir supporté par sa tige est introduit dans le trou d'homme voisin, de telle façon que le pied repose sur le fond du canal. On lui donne une inclinaison telle que l'observateur aperçoive du dehors les rayons de la lampe par réflexion et puisse inspecter de cette façon toute l'étendue de la conduite; l'inclinaison convenable du miroir est obtenue, d'une part en tournant la tige autour de son axe, d'autre part en agissant sur le fil; cette manœuvre n'est pas facile et exige une grande habitude; une fois qu'on a trouvé la bonne position, on reconnaît très facilement tout le trajet souterrain de l'égout. S'il se dépose sur le miroir une buée, ce qui arrive parfois, un ouvrier doit descendre dans le trou d'homme et essuyer le verre.

C. — *Vérification de l'étanchéité des canaux souterrains.*

a. **Épreuve hydraulique.** — S'il s'agit d'une canalisation en tuyaux de grès avec joints au mortier de ciment, cette vérification ne peut se faire qu'après la prise parfaite, qui exige quelques jours. On commence par obturer l'extrémité d'aval et les bouches siphoïdes de la canalisation au moyen d'appareils spéciaux figurés ci-contre.

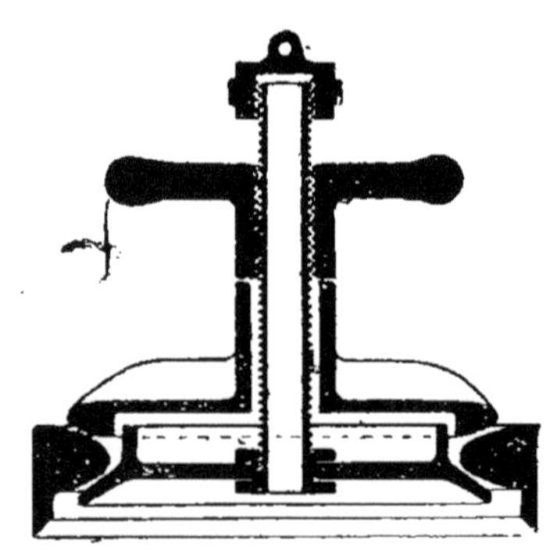

Fig. 156. — Obturateur à disques pour tuyaux. John Jones, London.

a. L'*obturateur* représenté par la figure 156 se compose de deux disques métalliques pouvant être rapprochés au moyen d'une vis; dans la rainure limitée par les disques est logé un anneau en caoutchouc qui, lorsqu'on les rapproche, est refoulé vers l'extérieur et, pressant sur la paroi du tuyau dans lequel on l'a introduit, obture hermétiquement ce dernier. L'appareil est muni d'un ajutage tubulaire fermé au moyen d'un bouchon et destiné à laisser écouler l'eau ou à introduire de la fumée.

Lorsqu'une obturation parfaite est réalisée, on remplit d'eau la conduite jusqu'au niveau de la bouche siphoïde ou gully la plus élevée. Il est bon que la charge ne soit pas inférieure à 2 mètres; pour la produire, il sera parfois nécessaire d'adapter à l'extrémité d'amont un ou deux tuyaux supplémentaires. La canalisation étant remplie d'eau, on note exactement le niveau que celle-ci occupe, et, deux heures s'étant écoulées, on s'assure si ce niveau est resté constant; s'il a baissé, c'est qu'une fuite s'est produite; il convient de la rechercher, de réparer le joint défectueux et de procéder à une nouvelle épreuve. Lorsque les conduites ont un développement trop considérable pour pouvoir être éprouvées en une seule fois en raison de la pression exagérée qu'elles subiraient à l'extrémité d'aval, ou encore si les branchements secondaires sont trop multipliés, on procédera à des épreuves indépendantes, qui seront facilitées par l'existence de chambres de visite. La tranchée ne sera remblayée qu'après constatation des résultats.

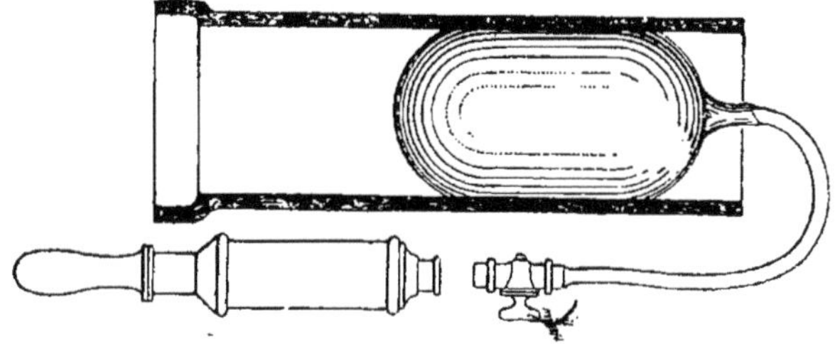

Fig. 157. — Obturateur à sac pour tuyaux. John Jones, London.

b. La figure 157 représente l'obturateur de Jones : il se compose d'un sac en caoutchouc relié par le tube flexible à une petite pompe. On introduit le sac non gonflé dans l'égout tubulaire, et on y comprime de l'air à l'aide de la pompe.

b **Épreuve par la fumée**. — L'injection de fumée permet de reconnaître, par l'odorat et même par la vue, les mal-joints et les fuites dont la canalisation intérieure est le siège. A cet effet, on se sert d'appareils qui, par le jeu d'un *soufflet* ou d'un *ventilateur*, lancent dans les conduites des flots de fumée épaisse produite par la combustion en vase clos de foin humide, de chiffons, de papier imprégné de goudron ou d'essence de térébenthine, etc. Il faut se garder d'opérer sous une pression trop forte, car la fumée pourrait traverser l'eau des coupe-air et se répandre dans l'habitation. C'est généralement l'orifice réservé à l'entrée de l'air dans le drain, orifice situé en amont du siphon de pied (ou disconnecteur) que l'on choisit comme point d'application. Si l'on en était empêché, on pourrait s'adresser à un ou plusieurs coupe-air convenablement choisis et vidés momentanément de leur eau : suivant les circonstances, l'épreuve portera donc sur l'ensemble de la canalisation ou, successivement, sur ses diverses parties. L'orifice au niveau duquel on se propose d'introduire la fumée doit être obturé au moyen d'un de ces tampons dont il a été question à propos de l'épreuve hydraulique. L'ajutage dont est munie l'extrémité du tuyau qui part de l'injecteur est alors introduit dans l'orifice central de l'obturateur. Un aide monté sur le toit s'assure si toutes les conduites de ventilation sont libres ; il est chargé de les boucher lorsque la fumée s'en échappe. Cela fait, on prolonge l'injection — en évitant tout excès de pression — jusqu'au moment où l'on a vérifié le degré d'étanchéité sur toute l'étendue de la canalisation.

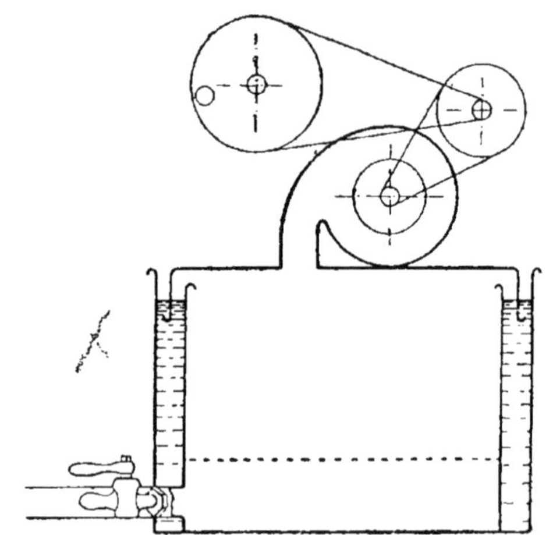

Fig. 158. — Injecteur de fumée Baird, Thompson et Co, Glasgow.

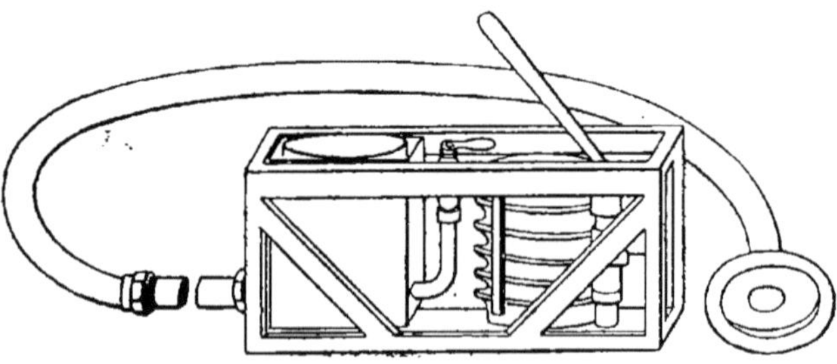

Fig. 159. — Injecteur de fumée à soufflet Burn et Baillie, London.

Pour produire la fumée, on peut se servir d'un appareil représenté par la figure 158. Il se compose d'une boite en tôle dont le couvercle a une fermeture hydraulique; un petit ventilateur à hélice, actionné par un jeu de poulies, permet de refouler dans la canalisation la fumée engendrée par la combustion de chiffons imprégnés d'essence de térébenthine.

Un autre appareil (fig. 159) se compose d'un soufflet à double effet, en communication avec un cylindre où la fumée est produite et d'où elle est transmise au drain par un tuyau en caoutchouc. Autour du cylindre est une enveloppe contenant de l'eau et supportant un flotteur qui s'élève après quelques coups de soufflet; s'il n'existe pas de fuite, le flotteur conserve sa position élevée; dans le cas contraire, il s'abaisse, la légère pression de l'air nécessaire pour le maintenir en place étant perdue par fuite.

D. — *Contrôle de l'effet produit par le rinçage des water-closet.*

L'intérieur de la cuvette est enduit de noir de fumée que l'on recouvre de quelques fragments de papier; on dépose ensuite dans la réserve d'eau deux ou trois morceaux de pomme de terre et un bouchon de liège; puis on fait fonctionner l'appareil de chasse. Si la cuvette est entièrement nettoyée et débarrassée de son contenu par une seule chasse de 13 litres fournie en sept secondes, on en conclura que le water-closet est bien construit.

E. — *Vérification des appareils de chasse commandés par siphons.*

Dans ces appareils, l'air confiné est sous pression et la moindre fissure rend l'amorçage impossible; l'étanchéité absolue de la cloche est donc une condition indispensable pour le fonctionnement; on la vérifiera en remplissant d'eau cette cloche renversée.

F. — *Communication entre une fosse et un puits voisin.*

On peut souvent mettre cette communication en évidence en projetant dans la fosse du *saprol* ou de la *fluorescéine*. L'infiltration dans le puits se reconnaît à la couleur ou à l'odeur de l'eau.

L.-A. et P. Barré, La maison salubre. Paris, Baillière, 1898; La ville salubre. Paris, Baillière, 1897. — *H. Bertin-Sans*, L'habitation. Paris, Baillière, 1904. — *V. Boemer*, Heizanlagen (Encycl. der Hygiene). — *E. Dobel*, Kanalisation. Stuttgart, 1901. — *R. Emmerich u. G. Recknagel*, Die Wohnung (*v. Pettenkofer u. v. Ziemssen*, Handb. der Hygiene, Leipzig, 1894). — *E. v. Esmarch*, Hygienisches Taschenbuch. Berlin, 1902. — *Forster*, Eine Grundbedingung für gute Tagesbeleuchtung in den Schulen (Deutsche Viertelj. f. öff. Gesundheitspflege, 1884, t. XVI, p. 417). — *Gottschlich*, Die Tageslichtmessungen in

Schulen; klinisches Jahrbuch, Bd XII, 1904. — *Fr. König*, Anlage und Ausführung von Städtekanalisation. Leipzig. 1902. — *O. Kröhnke u. H. Müllenbach*, Das gesunde Haus, Stuttgart, 1902. — *J. Lefèvre*, Carbure de calcium et acétylène. Paris, Baillière, 1898. — *E.-C.-S. Moore*, Sanitary Engineering. London, 1898. — *O. Pfeiffer*, Gasfabrikation (*G. Lunge*, Chem.-techn. Untersuchungsmethoden. Bd II, Berlin). — *Ph. Picard*, Chauffage et ventilation. Paris, Baudry, 1897. — *F. et E. Putzeys*, L'hygiène dans la construction des habitations privées. Liége, Nierstrasz, 1885. La construction des casernes. Les installations sanitaires des habitations privées et collectives. Bruxelles, Ramlot, 1905. — *F. Putzeys*, Enquête sur la situation des habitations ouvrières des cantons judiciaires de Liége, 1893. — *J. Rambousek*, Luftverunreinigung und Ventilation. Wien, 1904. — *H. Recknagel*, Kalender für Gesundheitstechniker. München. 1907. — *A. Riche et G. Halphen*, Le pétrole. Paris, Baillière, 1896. — *H. Rietschel*, Leitfaden zum Berechnen und Entwerfen von Lüftungs-und Heizungsanlagen. Berlin, 1902. — *Ružička* : Die relative Photometrie (Archiv für Hygiene, 1907). — *H. v. Seiller*, Die Zentralheizung. Wien u. Leipzig, 1903. — *P. Truchot*, L'éclairage à incandescence. Paris, 1899. — *Th. Weyl*, Handbuch der Hygiene. Iena, 1896, Bd IV; Allgemeine Bau-und Wohnungshygiene (Oldendorff, Albrecht, Weber, Rosenboom, Kallmann, Schmidt, Stübben, Wernich, Nussbaum, Hueppe). — *P. Wery*, Assainissement des villes et égouts de Paris. Paris, Dunod, 1898. — *A. u. H. Wolpert*, Ventilation und Heizung. Berlin, 1901. — *Ministère de l'Agriculture*, Projet de règlement sur le nettoiement des voies publiques, l'enlèvement des ordures ménagères et des déjections, et les installations sanitaires privées. Bruxelles. 1899.

CHAPITRE VI

VÊTEMENTS

I. — ÉTUDE DES FIBRES TEXTILES.

1. — Examen microscopique des fibres textiles.

Au moyen d'une pince on enlève une fibre du tissu à examiner; on dissocie ses éléments en la faisant bouillir pendant une demi-heure dans une solution de carbonate de sodium à 10 p. 100; on lave ensuite

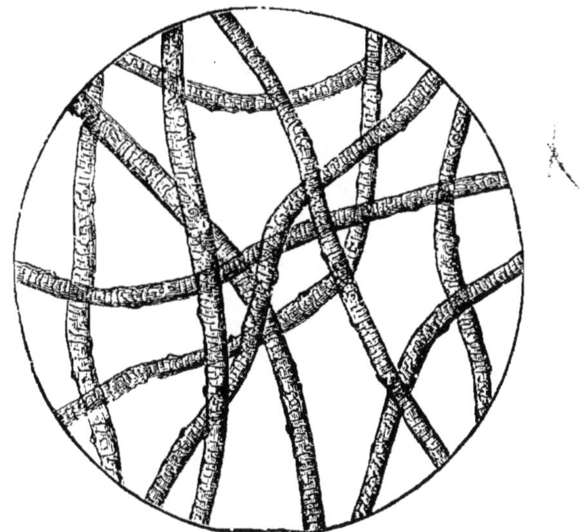

Fig. 160. — Laine, grossissement de 100 diamètres.

la fibre au moyen d'eau distillée et on l'écrase entre les doigts. On l'examine au microscope dans une goutte d'eau.

A. — *Tissus fournis par le règne animal.*

a. **Laine** (fig. 160). Toison du mouton. — Les fibres de laine apparaissent à l'examen microscopique sous forme de cylindres dont la surface est formée d'écailles imbriquées.

b. **Soie** (fig. 161). — La soie est un produit sécrété par diverses

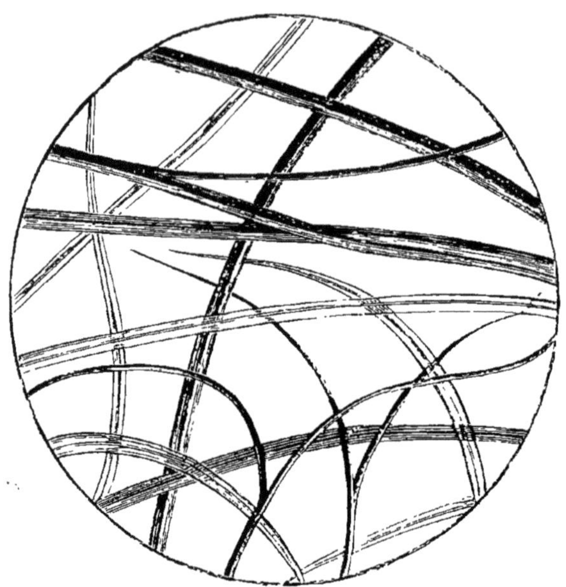

Fig. 161. — Soie, grossissement de 100 diamètres.

espèces de larves d'insectes connus sous le nom générique de *Bombyx*, dont le plus important est le *Bombyx mori* (communément *ver à soie*). Lorsqu'on examine au microscope de la *soie grège*, on remarque que le fil est aplati et constitué par deux filaments de *fibroïne* réunis dans une gaine de *séricine*; cette dernière est traversée par des déchirures ou des plissements; la surface du filament de fibroïne est entièrement unie. On remarque une rainure longitudinale médiane qui se reproduit sur les deux faces et qui donne à la section transversale la forme d'un 8. Cette cannelure correspond à la soudure de deux brins qu'ont formé la bave au moment où l'insecte excrétait de la matière fluide. On aura soin de ne pas confondre, par un examen superficiel, cette cannelure avec la lumière d'un gros filament; dans les fibres de soie, en effet, la lumière fait défaut.

Dans la *soie décreusée*, c'est-à-dire privée de son grès, les filaments doubles sont toujours dissociés en filaments simples ; en examinant au microscope les fibres provenant d'un tissu de soie, on verra donc des cylindres mousses, amorphes, sans longueur déterminée et sans cassure intérieure. d'un diamètre à peu près constant.

B. — *Tissus fournis par le règne végétal.*

a. **Coton** (fig. 162). Poils des graines de cotonnier (*Gossypium*, Malvacées). — La section des fibres du coton est réniforme, leur dia-

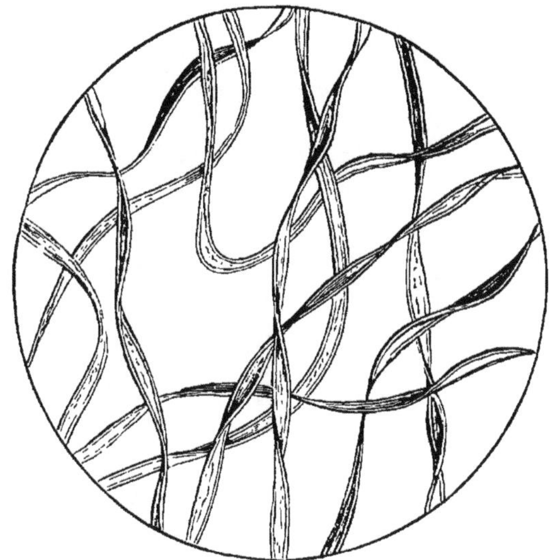

Fig. 162. — Coton, grossissement de 100 diamètres.

mètre généralement de **12-42** μ. On remarque une lumière qui est quelquefois large, quelquefois très étroite et arrondie. Les extrémités sont émoussées. La surface de la fibre est rarement unie ; en général, elle est finement ponctuée ou striée. Les fibres présentent une torsion caractéristique sur leur axe. Lorsqu'on traite une fibre de coton, sous le microscope, par la solution ammoniacale d'oxyde cuivrique, on observe une image également caractéristique : la cuticule et le revêtement de la lumière résistent à la dissolution ; le revêtement de la lumière se contracte en formant des plis, la cuticule se présente avec l'aspect d'anneaux fermés entre lesquels la cellulose gonflée fait saillie.

b. **Lin** (*fig.* 163). Tiges du *Linum usitatissimum* (Linacées). — Dans le lin non travaillé, la section des fibres est polygonale; dans le lin travaillé, elle est arrondie; sur la coupe existe une lumière punctiforme, quelquefois difficile à distinguer. Les extrémités sont pointues.

Les fibres du lin non travaillé, et plus encore celles du lin travaillé, présentent de nombreuses stries longitudinales; de distance en distance, on remarque des cassures transversales et des nœuds. La paroi cellulaire est uniformément et fortement épaissie, de sorte que la cavité intérieure ne forme qu'un canal très étroit et paraît, par suite, généralement réduite à une ligne courbe.

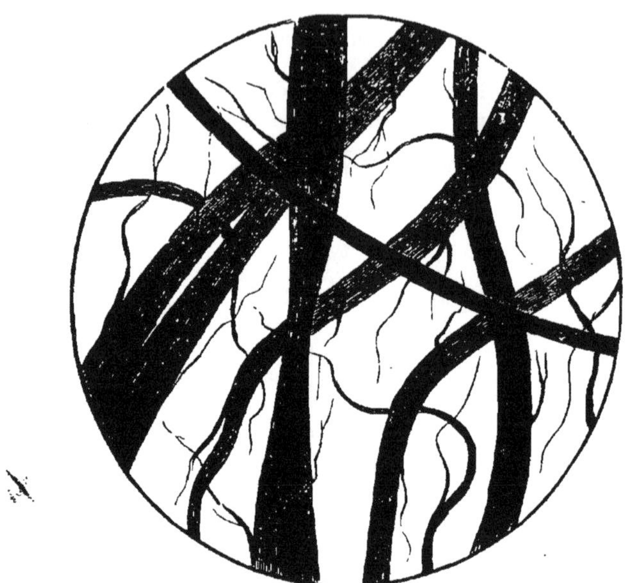

Fig. 163. — Lin, grossissement de 100 diamètres.

c. **Chanvre** (fig. 164). Tiges de *Cannabis sativa* (Cannabinacées). — La section transversale des fibres ressemble à celle des fibres du lin. Sur les fibres filées surtout, on remarque une striation longitudinale qui devient très apparente après coloration au violet de méthyle. La lumière affecte la forme d'une fente, rétrécie vers les extrémités, présentant quelquefois des ramifications. Les extrémités sont émoussées. Il est difficile de distinguer ces fibres de celles du lin.

d. **Jute.** Tiges du *Corchorus capsularis* (Tiliacées). — La section transversale des fibres est polygonale (20 à 25 μ); la largeur de la lumière varie d'un point à l'autre.

C. — *Soie artificielle.*

La soie artificielle est préparée en dissolvant de la *nitrocellulose* dans un mélange d'alcool et d'éther; en faisant passer cette solution (*collodion*) à travers des ouvertures capillaires, on obtient des fila-

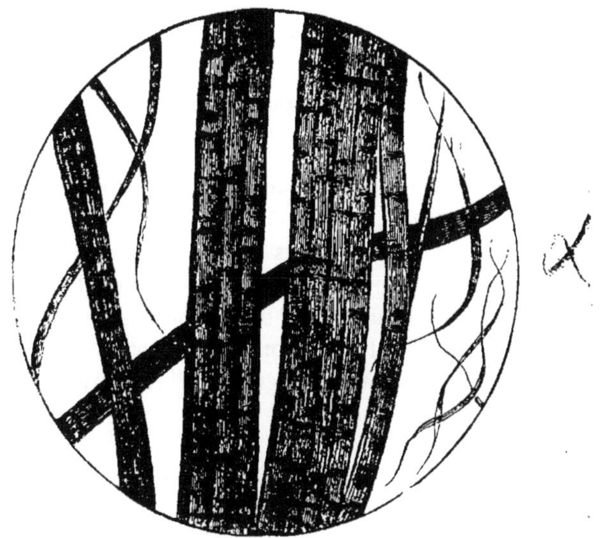

Fig. 164. — Chanvre, grossissement de 100 diamètres.

ments extrêmement fins qu'on réunit en les tressant de façon à former des fils. La matière constituante de ce tissu serait explosive, si on ne lui enlevait l'azote en la traitant par le sulfure d'ammonium. L'examen microscopique montre des fibres plus grosses et plus régulières que celles de la soie naturelle.

2. — Réactions chimiques des fibres textiles.

A. — *Réactifs.*

La concentration des réactifs que nous allons indiquer doit être observée rigoureusement.

a. **Solution d'iode et solution d'acide sulfurique.**

α. Solution d'iode.

Iodure de potassium..................... 1 gramme.
Eau distillée............................. 100 grammes.
Iode........ Q. S. jusqu'à saturation, c'est-à-dire jusqu'à ce que de l'iode non dissous reste au fond.

β. Solution sulfurique.

Glycérine...... .... 2 volumes.
Eau distillée.............................. 1 volume.
Acide sulfurique concentré................. 3 volumes.

L'acide sulfurique sera ajouté lentement au mélange de glycérine et d'eau, et on aura soin de refroidir le vase.

Ces deux réactifs servent à caractériser la *cellulose* ainsi que les fibres végétales *lignifiées*.

Les fibres à examiner sont placées sur un porte-objet dans quelques gouttes de la solution d'iode. On laisse réagir quelque temps, on enlève l'excès de réactif au moyen d'un morceau de papier à filtrer, et on ajoute 1-2 gouttes de la solution sulfurique.

La cellulose pure se colore en bleu, les fibres lignifiées en jaune. On n'observe pas de gonflement.

b. **Solution de sulfate d'aniline.** — On verse quelques gouttes d'aniline dans de l'acide sulfurique dilué, on agite et on filtre. Traitées par ce réactif, les fibres lignifiées contenant de la lignine se colorent en jaune intense au bout de quelques minutes; la cellulose pure ne donne pas cette réaction. Le blanchiment des fibres la fait disparaître.

c. **Solution ammoniacale d'hydrate cuivrique.** — On ajoute de l'ammoniaque à une solution de sulfate cuivrique; le précipité bleuâtre qui se forme est recueilli sur un filtre et lavé; on le presse entre des feuilles de papier à filtrer pour le priver de l'excès d'eau, et on le dissout dans la plus grande quantité possible d'ammoniaque concentrée. Il se forme une liqueur bleue qu'on conserve dans l'obscurité.

Ce réactif dissout immédiatement le coton sec; les tissus composés de cellulose pure ou bien qui ont été privés de parties ligneuses par l'acide nitrique gonflent dans ce réactif et s'y dissolvent; les fibres ligneuses gonflent peu ou pas du tout.

d. **Solution ammoniacale d'hydrate nickelique.**

Sulfate de nickel.................. 25 grammes.
Eau distillée...................... 500 centimètres cubes.

On additionne cette solution d'hydrate sodique, de façon à précipiter l'hydrate nickelique; on lave ce précipité, on le redissout dans 125 centimètres cubes d'ammoniaque et on y ajoute 125 centimètres cubes d'eau distillée.

Cette solution dissout instantanément la soie.

c. **Réactif de Molisch**. — Solution alcoolique à 20 p. 100 d'α-naphtol ou bien d'une solution aqueuse saturée à froid de thymol.

B. — ***Différenciation des fibres animales et des fibres végétales.***

a. **Par le réactif de Molisch**. — Ce réactif de Molisch sert à distinguer les fibres végétales des fibres animales. On fait bouillir dans de l'eau $0^{gr},01$ environ de l'échantillon à examiner pour enlever l'apprêt, on décante l'eau, on y ajoute 1 centimètre cube d'eau distillée et 2 gouttes de la solution alcoolique d'α-naphtol; on ajoute ensuite à ce mélange un volume égal d'acide sulfurique concentré et on agite. S'il s'agit d'une fibre végétale, le liquide se colore immédiatement en violet et la fibre se dissout; si, au contraire, on est en présence d'une fibre animale, le liquide devient jaune ou rouge brunâtre.

Lorsqu'on se sert de la solution de thymol, on obtient, au lieu d'une couleur violette, une belle coloration rouge-carmin.

b. **Par la fuchsine**. — Pour distinguer les fibres végétales des fibres animales, on peut encore opérer comme suit :

On dissout un peu de fuchsine dans de l'eau bouillante et, pendant l'ébullition, on décolore cette solution en ajoutant goutte à goutte une solution d'hydrate sodique ou de l'ammoniaque. Si on plonge dans cette solution, de préférence à chaud et en présence d'ammoniaque, pendant quelques secondes, un tissu formé de laine et un tissu de coton et qu'on lave ensuite à l'eau, la laine se colore en rouge dès que les eaux de lavage ont entraîné l'alcali, tandis que le coton ne se colore pas.

c. **Par la combustion**. — La combustion peut servir à opérer la distinction; la soie et la laine brûlent plus lentement que les tissus végétaux et en répandant une odeur caractéristique de corne brûlée; une bandelette de papier de curcuma humide rougit au contact des produits gazeux de la combustion.

La combustion des tissus végétaux dégage des gaz qui rougissent le papier de tournesol.

C. — *Différenciation de diverses fibres.*

a. **Laine et soie.** — L'acide sulfurique concentré dissout assez vite la soie; il n'en est pas de même de la laine qui n'est pas dissoute Sous l'action d'une solution alcaline de plomb (solution d'acétate de plomb additionnée d'hydrate sodique jusqu'à redissolution du précipité). la soie et les fibres végétales ne se colorent pas; la laine ainsi que les poils se colorent en brun.

La solution ammoniacale d'oxyde de nickel dissout la soie, mais n'attaque pas la laine.

b. **Coton et lin.** — On prive les tissus le mieux possible de leur apprêt en les faisant bouillir dans de l'eau distillée et en les soumettant à un frottement énergique. On sèche de nouveau les échantillons et on les plonge pendant une demi-minute à deux minutes dans de l'acide sulfurique concentré; on les lave à l'eau et on les malaxe entre les doigts; on les plonge dans une solution diluée d'ammoniaque pour enlever les dernières traces d'acide. L'acide sulfurique a pour effet de dissoudre les fils de coton; les fils de lin ne sont pas modifiés ou le sont peu; on peut encore appliquer la réaction suivante : un tissu de lin, imprégné d'une solution alcoolique d'acide rosolique et traité ensuite par une solution concentrée d'hydrate sodique, se colore en rose, tandis qu'on ne parvient pas à colorer le coton par ce procédé.

c. **Jute, lin et chanvre.** — On chauffe quelques fils du tissu à examiner dans de l'acide nitrique concentré (poids spécifique 1,39) auquel on ajoute une trace de chlorate potassique. On lave à l'eau, on chauffe avec une solution diluée d'hydrate potassique pour enlever les dernières traces d'acide, on décante la solution alcaline, et on lave encore une fois à l'eau. Les fibres se répartissent d'une façon uniforme ; on place sur un porte-objet une goutte de la liqueur dans laquelle elles nagent, on laisse évaporer l'eau, on ajoute une goutte de glycérine. on couvre et on examine au microscope. Cette préparation convient très bien pour un examen au microscope polariseur, entre nicols croisés; on remarque dans ce cas, sur un champ noir, les fibres de lin et de chanvre qui apparaissent avec un jeu de couleur magnifique. tandis que les fibres de jute sont uniformément bleues ou jaunes.

II. — ÉTUDE DES TISSUS.

1. — Propriétés physiques des tissus.

A. — *Épaisseur d'un tissu.*

On superpose 8-16 morceaux de l'étoffe à examiner, ayant chacun environ 3 centimètres de côté; sur le tas, on applique une glace

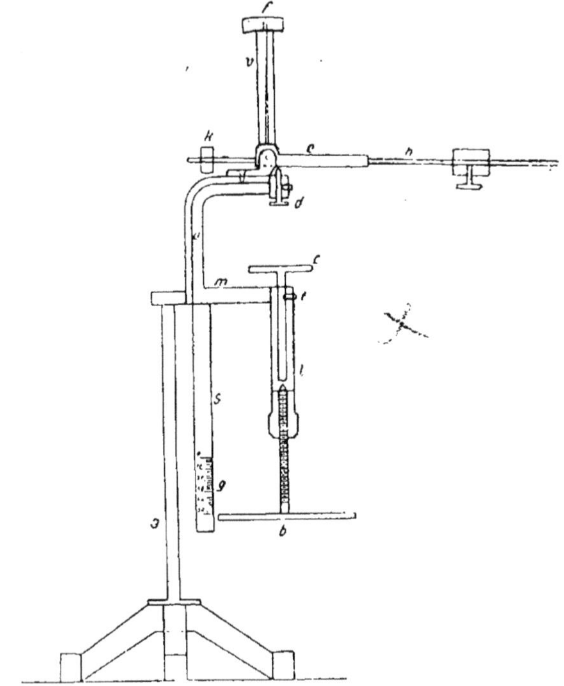

Fig. 165. — Sphéromètre de Rubner. (Hoffmeister, constructeur, à Berlin.)

de même dimension et on place sur cette dernière successivement trois poids; *Rubner* utilise des poids de 0^{gr},82, 12^{gr},9 et 78^{gr},8 par centimètre carré.

La hauteur du tas en millimètres est déterminée au moyen d'une règle graduée devant laquelle passe une aiguille qui est fixée horizontalement à la face inférieure de la glace.

B. — *Épaisseur de l'ensemble des vêtements.*

Sphéromètre de Rubner. — Cet appareil (fig. 165) se compose d'un statif *a* dont la pièce horizontale *m* porte le manchon vertical *l*. Dans ce dernier se meut une vis micrométrique du plateau *b* qui est divisé en 100 parties égales. Lorsqu'on fait exécuter deux tours de rotation à cette vis, on réalise un déplacement correspondant à 1 millimètre : en d'autres termes, 1 division du plateau $= \frac{1}{200}$ millimètre $= 0^{mm},005$.

Le plateau *b* se meut devant une règle *g* divisée en millimètres. La vis micrométrique soulève le plateau *c*, qui peut être immobilisé au moyen de la vis *t*.

Le statif porte encore un disque *d* de 8 millimètres de diamètre qui peut être remplacé, suivant les besoins, par un disque plus petit de $1^{mm},5$ de diamètre ; ces deux disques peuvent être fixés par une petite vis. L'axe de ces disques agit sur un point du fléau *e* distant de 4 millimètres de son point d'appui ; ce levier porte une aiguille *v* qui se meut devant un cadran gradué *f*.

L'appareil est réglé de telle façon que lorsque le plateau *c* est en contact avec le disque *d* l'aiguille se trouve au zéro du cadran et le plateau *b* coïncide également avec le zéro de la règle *g*. Le fléau porte un poids *k* qui permet d'équilibrer la pièce *e* ; la pièce *h*, qui est munie d'un curseur de $10^{gr},8$, peut être dévissée, ce qui permet d'en faire abstraction à volonté. Pour procéder à une détermination, on fait descendre la vis micrométrique, l'aiguille retombe vers la droite, on place le tissu à mesurer sur le plateau *c*, on fait remonter la vis micrométrique jusqu'à ce que l'aiguille soit revenue à la position du zéro sur le cadran. L'épaisseur du tissu est calculée d'après les lectures faites sur la règle *g* et sur le plateau *b*.

En employant la tige *h* munie de son curseur, on peut procéder à des déterminations de l'épaisseur du tissu sous diverses pressions ; de plus, les disques de divers diamètres *b* permettent de modifier la charge appliquée aux tissus dont on peut, par conséquent, mesurer la compressibilité.

C. — *Rapports des tissus avec les gaz.*

a. **Démonstration de la perméabilité des tissus aux gaz.** — *Appareil de Rubner.* — On peut démontrer la perméabilité aux gaz des étoffes, ou de couches d'épaisseur différente de la même étoffe, en se servant de l'appareil de Rubner (fig. 166).

Il comprend un support *a* sur lequel sont fixées deux tiges horizontales : la tige inférieure *b* est un tuyau à gaz muni de quatre ajutages qui communiquent par l'intermédiaire de tubes en caoutchouc avec d'autres ajutages soudés au fond de quatre cylindres métalliques c_1, c_2, c_3, c_4, portés par la tige *c* ; la paroi latérale de ces cylindres présente des tubulures qu'on met en rapport, par des tubes en caoutchouc, avec les becs portés par la tige *d*.

On dévisse le couvercle des cylindres et on fixe à l'intérieur de ceux-ci des rondelles d'étoffe au moyen d'une bague métallique.

Les couches d'étoffe sont traversées par le gaz d'éclairage qui, étant allumé à la sortie des becs, donnera des flammes dont les dimensions seront en rapport avec le degré de perméabilité des tissus.

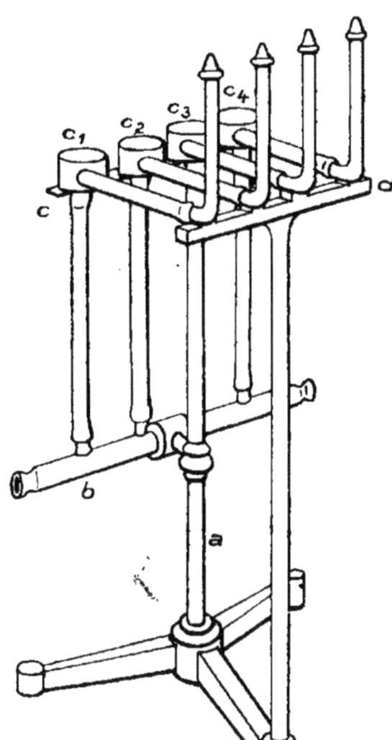

Fig. 166. — Appareil de Rubner pour démontrer la perméabilité des tissus aux gaz. (Hoffmeister, constructeur, à Berlin.)

b. **Mesure de la perméabilité des tissus à l'air**. — *Méthode de v. Pettenkofer-Rubner* (fig. 167). — On tend sur un cylindre métallique *e*, de section connue, l'étoffe à examiner en évitant la formation de plis ; on adapte ce cylindre à la façon d'un couvercle sur une boîte métallique *a* et on ferme le joint hermétiquement au moyen d'un mastic. La boîte porte latéralement deux ajutages dont l'un, *c*, est mis en rapport avec un compteur à gaz qui, lui-même, est relié à une trompe à vide ; l'autre ajutage, *d*, communique avec un manomètre différentiel de Recknagel.

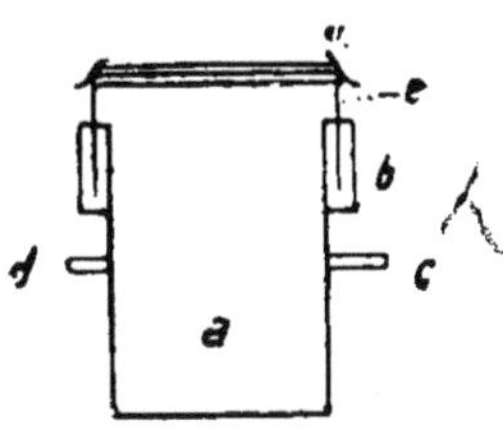

Fig. 167. — Appareil de v. Pettenkofer-Rubner pour mesurer la perméabilité des étoffes à l'air.

On réalise une dépression telle que le manomètre indique une dépression correspondant à une colonne d'eau de 0mm,42, et on observe le nombre de secondes qui s'écoulent jusqu'à ce qu'un volume déterminé d'air ait traversé l'appareil. On rapporte le résultat à 1 centimètre carré de la surface et à 1 centimètre de l'épaisseur de l'étoffe; on appelle alors ce nombre de secondes le *coefficient de perméabilité à l'air*.

Méthode de Schuster. — On peut également recourir à l'appareil suivant (fig. 168) qui est très simple : le dispositif sur lequel on a tendu l'étoffe S est mis en communication avec l'orifice supérieur d'un flacon de Mariotte.

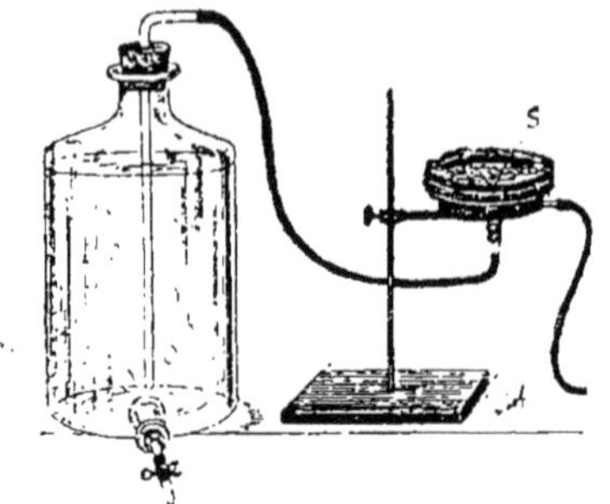

Fig. 168. — Appareil de Schuster pour mesurer la perméabilité des étoffes à l'air.

En ouvrant la pince à vis qui ferme l'orifice inférieur, le niveau de l'eau baisse dans le flacon, et, à partir du moment où une rentrée d'air se produit par le tube qui plonge jusqu'au fond, l'écoulement est constant; on règle à volonté la dépression réalisée par ce dispositif, en abaissant le tube vertical qui plonge dans le flacon de Mariotte. Lorsque le manomètre mis en rapport avec le tube indique une dépression convenable, on recueille dans un vase l'eau qui s'écoule du flacon de Mariotte, et en pesant cette eau on connaît la quantité d'air qui a passé à travers l'étoffe en un temps donné.

D. — *Rapports des tissus avec l'eau.*

a. **Capacité pour l'eau**. — On plonge dans l'eau les morceaux d'étoffe à comparer, qui sont de dimension et de poids connus et ont été desséchés à l'air; on les comprime fréquemment sous l'eau et, lorsqu'ils en sont parfaitement imprégnés, on les exprime tous ensemble dans la main; on détermine l'augmentation de poids et on rapporte le résultat soit à 100 centimètres carrés, soit à 100 grammes d'étoffe. Ces valeurs représentent la capacité minimale.

b. **Rapidité avec laquelle un tissu se mouille**. — Pour s'en rendre compte, on place à la surface de l'eau (15°) un morceau d'étoffe de 10 centimètres de côté, et on note le temps qui lui est nécessaire pour aller au fond.

c. **Ascension de l'eau dans un tissu**. — On attache un corps solide, par exemple un morceau de baguette en verre, à l'extrémité inférieure d'une bandelette de l'étoffe à expérimenter; on suspend la bandelette bien tendue de cette façon, en faisant plonger son extrémité inférieure dans un réservoir d'eau dont le niveau est maintenu constant. On observe à quelle hauteur la zone humide s'élève en un temps déterminé.

d. **Détermination de l'humidité et de la température de l'air compris entre la peau et les vêtements.** — On se sert de l'*hygromètre à cheveux de Wurster* (fig. 169) qui est muni d'un thermomètre.

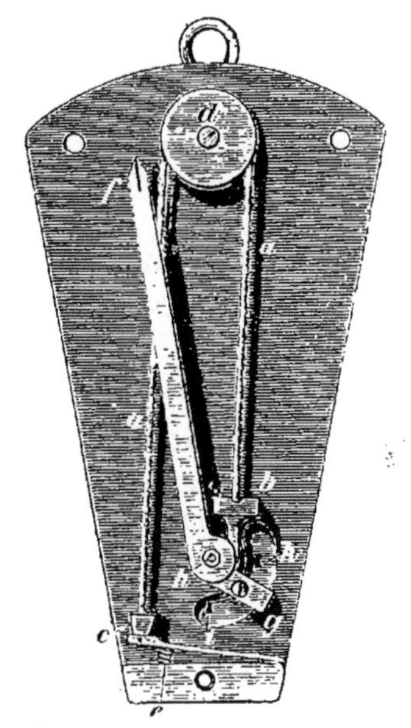

Fig. 169. — Hygromètre de Wurster. (Lambrecht Göttingen)

Cet hygromètre se compose de deux plaques métalliques entre lesquelles est réservé un espace de 5 millimètres : dans cet espace se trouve un cordon *a*, qui est constitué par des cheveux, et qui glisse sur une poulie *d*, ses extrémités libres étant attachées aux pièces métalliques *b* et *c*. La pièce *c* est fixe, mais sa position peut être modifiée en agissant sur une vis *e* ; ce dispositif permet de tendre le cordon et de corriger les indications de l'instrument. La pièce *b*, mobile, est reliée à un levier *g* dont le bras fait l'office de contrepoids. Ce levier tourne autour d'un pivot ; ses mouvements sont transmis à une aiguille *f*, qui se meut devant un cadran gradué fixé au niveau d'une échancrure de la plaque antérieure (non représentée sur la figure).

E. — *Propriétés thermiques des tissus.*

Conductibilité thermique. — On entend par *coefficient de la conductibilité thermique* d'une étoffe la quantité de chaleur transmise par 1 centimètre carré d'étoffe d'une épaisseur de 1 centimètre, en supposant une différence de température de 1 degré entre les deux surfaces. Pour effectuer ces déterminations, *Rubner* s'est servi du calorimètre de *Stefan*.

Ce calorimètre se compose de deux cylindres en cuivre concentriques : le tissu à examiner est placé dans l'espace de 2mm,55 qui les sépare ; le cylindre intérieur est relié par un coude en forme d'U renversé avec un tube en verre plongeant dans un récipient rempli de glycérine.

Avant de faire une détermination, on immerge le système de cylindres dans de l'eau qui a la température de la salle ; puis on remplace brusquement cette eau par de l'eau glacée, et on mesure la hauteur de la colonne de glycérine, en ayant soin de faire la lecture à distance, à l'aide d'une lunette : on note le temps nécessaire à l'ascension.

La conductibilité pour la chaleur dépend de la nature des fibres qui constituent un tissu, mais surtout de l'épaisseur de ce dernier, de sa structure et d'autres facteurs encore, tels que la teneur en eau et en air.

Les déterminations de la conductibilité thermique ne sont pas faciles à exécuter et nécessitent l'emploi de formules compliquées.

2. — Propriétés chimiques des tissus.

Recherche des matières colorantes nuisibles. — Il ne faut pas exagérer l'importance de la nocivité des matières colorantes toxiques. Celles qui sont insolubles ne peuvent généralement nuire, celles qui sont solubles se laissent enlever par un lavage à l'eau ; ces couleurs peuvent exercer une influence nuisible dans le cas seulement où certains tissus non lavés viennent en contact direct avec la peau (bas, chaussettes).

La méthode de recherche de l'antimoine, de l'arsenic, du zinc, du plomb, du chrome, etc., a été indiquée dans la *Première partie*. En ce qui concerne la recherche des matières colorantes organiques, que l'hygiéniste n'aura que rarement à effectuer, nous renvoyons aux traités spéciaux.

3. — Examen bactériologique des tissus.

Pour déterminer la facilité plus ou moins grande avec laquelle les étoffes se chargent de microbes, *Hobein* a cousu, sur la face des vêtements directement en contact avec la peau, des carrés des tissus à examiner de 1 centimètre de côté.

D'autres expérimentateurs ont prélevé des morceaux de tissus au moyen d'un emporte-pièce.

La recherche des microbes se fait par les procédés ordinaires.

R. Gnehm, Prüfung der Gespinnstfasern und der Appreturmittel (*G. Lunge*, Chemisch-technische Untersuchungsmethoden, Bd III, Berlin, 1900). — *F. Kratschmer*, Die Bekleidung (*Th. Weyl*, Handb. der Hygiene, Bd I, Jena 1894). — *Rubner et ses élèves*, Nombreux travaux sur l'hygiène du vêtement (Archiv für Hygiene, Bd VI-XXXI). — *M. Rubner*, Lehrbuch der Hygiene, Leipzig u. Wien, 1900.

CHAPITRE VII

SOINS CORPORELS

I. — INSPECTION DES ÉTABLISSEMENTS DE BAINS.

Les données que l'on trouve dans les traités théoriques permettront de s'assurer si les établissements de bains répondent à toutes les exigences de l'hygiène; au cours de l'inspection de ces établissements, on devra procéder à certaines déterminations expérimentales.

On examinera les *appareils destinés à chauffer l'eau*; on déterminera la *température* de cette dernière et le *temps* nécessaire pour l'obtenir.

On recherchera éventuellement si certains appareils de chauffe ne donnent pas lieu à la production d'*oxyde de carbone*.

Le *chauffage* et la *ventilation* des cabines et des salles communes seront aussi l'objet d'un examen. On constatera la façon dont il est procédé au *nettoyage* et, au besoin, à la *désinfection*.

Enfin, on ne négligera pas de s'assurer de l'état des canalisations destinées à l'*écoulement des eaux usées*.

Un point qui mérite de fixer l'attention, c'est le *renouvellement* de l'eau dans les piscines : on vérifiera si les orifices d'entrée et de sortie sont situés de façon à permettre le mélange intime des eaux. Il sera souvent utile de procéder à l'*analyse* de ces dernières.

II. — MATIÈRES EMPLOYÉES POUR LES SOINS CORPORELS.

A. — *Savon.*

Les constituants essentiels des savons du commerce sont le palmitate, le stéarate et, en faible quantité, l'oléate de potassium et de sodium. Les savons de potassium sont mous, les savons de sodium sont durs.

a. **Dosage de l'eau**. — On pèse, dans un récipient bouché et taré, une dizaine de grammes du savon à analyser; on aura soin de prélever l'échantillon à l'intérieur de la masse et, lorsqu'il s'agit de savon dur, on le râpera de façon à obtenir de minces lamelles. On chauffe à la température de 60°-70° d'abord, puis à l'étuve à 100° jusqu'à constance de poids. On laisse refroidir dans l'exsiccateur et on pèse. La perte de poids représente l'eau.

b. **Dosage de l'alcali libre**. — On dissout 20 grammes de savon dans de l'alcool absolu neutre, on sépare par filtration les matières insolubles, on additionne le filtrat de quelques gouttes de solution alcoolique de phénolphtaléine et on titre au moyen d'une solution $\frac{N}{10}$ d'acide chlorhydrique.

c. **Dosage des acides gras**. — On dissout une dizaine de grammes de savon dans de l'eau distillée chaude et on acidule cette solution au moyen d'acide sulfurique dilué; on continue à chauffer de façon à rassembler à la surface la couche huileuse d'acides gras fondus; on transvase le liquide dans un cylindre à décantation, on agite avec de l'éther, on sépare la solution éthérée et on l'évapore à sec au bain-marie dans un petit matras taré. Le résidu contient, à côté des acides gras, des acides provenant des résines qu'on incorpore souvent pendant la saponification. On détermine les constantes de ces acides gras (point de fusion, point de solidification, poids spécifique, indice d'iode, indice de saponification, etc.).

d. **Dosage du phénol dans les savons antiseptiques**. — On dissout dans de l'eau distillée chaude 4 grammes du savon à examiner, on ajoute une solution d'hydrate sodique dans le but de favoriser la dissolution du phénol. On agite cette solution avec de l'éther pour enlever les hydrocarbures, puis, après l'avoir séparée de l'éther, on l'additionne de chlorure de sodium de façon à précipiter les savons; le phénate reste en solution; on filtre, on lave le savon avec une solution concentrée de chlorure de sodium et on complète le filtrat à 1 litre.

On prélève 100 centimètres cubes de cette solution à laquelle on ajoute un peu d'acide sulfurique dilué pour s'assurer de la précipitation complète du savon; si l'acide sulfurique ne détermine plus de précipité, on utilise le restant du liquide pour effectuer le dosage du phénol par le procédé que nous indiquerons dans le chapitre IX, *Prophylaxie des maladies transmissibles*.

B. — *Poudres de toilette.*

a. **Poudre à base d'amidon.** — Un grand nombre de poudres de toilette du commerce contiennent de l'amidon (amidon de riz, de froment, de pomme de terre); on reconnaît les grains d'amidon à leur aspect microscopique et à la coloration bleue que leur communique l'eau d'iode.

Les poudres qui renferment de l'amidon doivent être rejetées, parce qu'elles forment des croûtes avec les sécrétions de la peau; on doit leur préférer la poudre de talc.

b. **Talc.** — Le talc est le silicate de magnésium hydraté naturel. C'est une poudre blanche, onctueuse au toucher, insoluble dans l'eau, inattaquable par les acides. Elle ne change pas d'aspect lorsqu'on la chauffe dans un tube à essai.

c. **Matières colorantes des poudres de toilette.** — On colore quelquefois le talc avec du carmin, de l'ocre, de l'orcanette. On s'assurera si la matière colorante n'est pas du cinabre (sulfure de mercure) qui ne doit pas être toléré.

On recherchera également le plomb, dont la présence est nuisible.

C. — *Teintures capillaires.*

Un grand nombre de préparations existent dans le commerce. On y recherchera, par la méthode ordinaire, les *métaux nuisibles*, notamment le plomb, l'argent, le mercure, etc.

D'une façon générale, l'hygiéniste doit veiller à ce que les substances employées pour les soins corporels (savons, pommades, pâtes, élixirs, eaux et poudres dentifrices, cosmétiques, poudres de toilette, teintures capillaires, etc.) soient exemptes d'éléments pouvant nuire à l'organisme.

Souvent il s'agit de mélanges complexes débités comme spécialités commerciales; pour l'appréciation de leur valeur, l'intervention des chimistes sera nécessaire dans le plus grand nombre des cas.

R. Benedikt, Analyse der Fette u. Wachsarten, 1897, p. 245 : Analyse des savons. — *Puget*, Savons et bougies. Paris, J.-B. Baillière et fils, 1907. — *F. Putzeys*, Rapport présenté au Conseil supérieur d'hygiène le 26 décembre 1901, sur les bains-douches populaires.

CHAPITRE VIII

ALIMENTATION

I. — DÉTERMINATION DE LA VALEUR NUTRITIVE D'UNE SUBSTANCE ALIMENTAIRE.

On entend par *éléments ou principes nutritifs* (*Nährstoffe, Nahrungsstoffe*) des espèces chimiques telles que le sucre, l'amidon, la graisse. l'albumine, les sels minéraux, l'eau, capables de produire de la chaleur dans notre corps, d'y remplacer les constituants qui sont détruits par les processus vitaux, et de subvenir, le cas échéant, à la croissance des tissus.

Une *substance alimentaire* (*Nahrungsmittel*) comprend un mélange d'éléments nutritifs ; par exemple, le lait est une substance alimentaire qui renferme plusieurs principes nutritifs : caséine, albumine. graisse, sucre, sels. L'association des substances alimentaires consommées en un temps donné constitue la *ration alimentaire* (*Nahrung*).

A côté des substances alimentaires proprement dites, se placent les *substances sapides* que les Allemands appellent *Genussmittel*, telles que l'alcool, le café, le cacao, les essences.

1. — Détermination de la teneur relative des aliments en principes nutritifs.

La *valeur nutritive* (*Nährwerth*) d'une substance alimentaire trouve son expression dans la quantité de matières albuminoïdes, de graisses et d'hydrates de carbone qu'elle contient. Nous exposerons plus loin les méthodes générales employées pour déterminer. dans les substances alimentaires, la quantité de ces éléments.

C'est le rapport des éléments nutritifs [*Nährstoffverhältniss* (*König*)] qu'il importe d'établir. A cet effet, on rapporte à 1 partie de matières albuminoïdes la valeur des matières non azotées exprimées en hydrates de carbone.

Un grand nombre d'expériences ont établi que les graisses et les hydrates de carbone peuvent se remplacer dans le rapport de 2,5 : 1. Il convient donc de multiplier la quantité de graisses par le facteur 2,5. Exemple :

	Substances albuminoïdes.	Graisses.	Hydrates de carbone (matières extractives non azotées).
Le lait contient en moyenne.	3,39 0/0	3,68 0/0	4,94 0/0
Les pommes de terre contiennent en moyenne......	2,08 0/0	0,15 0/0	21,01 0/0

Rapportons ces chiffres à 1 partie de matières albuminoïdes :

Lait. $x : 1 = [(3,68 \times 2,5) + 4,94] : 3,39.$

$$x = \frac{8,9 + 3,94}{3,39} = 4,1.$$

Pomme de terre. $x : 1 = [(0,15 \times 2,5) + 21,01] : 2,08.$

$$x = \frac{0,38 + 21,01}{2,08} = 10,3.$$

Le rapport des principes nutritifs du lait est comme 1 : 4,1.
Le rapport des principes nutritifs de la pomme de terre est comme 1 : 10,3.

2. — Détermination de la quantité de principes nutritifs nécessaire à l'organisme.

La quantité d'aliments que l'homme doit absorber par jour pour maintenir l'état normal de ses organes et entretenir leur fonctionnement régulier est désignée sous le nom de *ration quotidienne*. Pour calculer cette ration, on a eu recours à plusieurs méthodes que nous nous bornerons à faire connaître succinctement :

1° On pèse et on analyse les aliments consommés par un grand nombre d'individus jouissant d'une santé normale et vivant en commun dans des établissements tels que des casernes, des écoles, etc.

2° On choisit des individus en bonne santé et on établit par tâtonnement, pour chacun d'eux, un régime alimentaire qui assure la constance de leur poids et n'entraîne pas d'appauvrissement en azote, c'est-à-dire que la quantité d'azote éliminée par les urines ne doit pas dépasser celle qui est apportée par les aliments.

La ration journalière moyenne d'un homme pesant 70 kilogrammes environ et se livrant à un travail modéré, sans surmenage, comporte :

Matières albuminoïdes	118 grammes.
Graisses....................................	56 —
Hydrates de carbone.....................	500 —

Dans une certaine mesure, ces substances peuvent se substituer l'une à l'autre. On admet toutefois qu'un minimum de matières albuminoïdes est nécessaire (90 grammes) et que le tiers des matières albuminoïdes doit provenir du règne animal, les deux tiers restants du règne végétal.

3. — Détermination de la valeur calorifique des aliments.

L'effet produit par les substances alimentaires dans l'organisme, c'est-à-dire leur *valeur énergétique*, se mesure par la *chaleur* produite.

Les expériences de *Berthelot*, *Frankland*, *Thomson*, *Stohmann* et *Rubner* ont établi que :

1 gramme de matière albuminoïde fournit en brûlant....................................	$5^{cal},711$
1 gramme d'hydrates de carbone...............	$4^{cal},0$
1 — de graisse..........................	$9^{cal},3$

L'*urée* étant le terme ultime de la combustion des matières albuminoïdes dans l'organisme, on admet que 1 gramme de ces matières ne produit que $4^{cal},834$ (*König*).

Rappelons que la calorie est la quantité de chaleur nécessaire pour élever de 0° à 1° la température de 1 kilogramme d'eau.

On multiplie par ces facteurs la teneur des aliments en matières albuminoïdes, en graisses, en hydrates de carbone : on additionne les produits, et on obtient ainsi l'*équivalent calorifique ou énergétique brut.*

Les quantités de deux ou plusieurs principes nutritifs sont dites *isodynames* lorsque, de leur combustion organique, résulte une même énergie disponible.

Par exemple, 1 gramme de graisse est *isodynames* avec $2^{gr},317$ d'amidon.

Deux rations alimentaires sont dites isodynames, si leur énergie totale fournit le même nombre de calories. La théorie de l'*isodynamie* (Rubner) conduit à des résultats utiles à connaître, mais on ne doit pas oublier que les aliments n'ont pas seulement un *rôle dynamogène*, mais également un *rôle plastique* à remplir, c'est-à-dire qu'ils doivent compenser l'usure des tissus.

La méthode qui précède ne tient aucun compte de la digestibilité des aliments.

La véritable valeur nutritive d'un aliment ne dépend pas en effet uniquement de la proportion d'éléments nutritifs, mais aussi de la quantité de ces éléments *utilisables* comme matériaux réparateurs et comme combustibles.

Une partie de la nourriture absorbée échappe à la digestion et est évacuée sous forme de matières fécales. La différence entre les quantités ingérées et les quantités non digérées représente la digestibilité des aliments. Une partie de la nourriture entraînée dans la circulation retourne cependant au canal alimentaire, en grande partie par les sucs digestifs. Les matériaux retirés ainsi de la circulation, rendus au canal alimentaire et composés de produits dits *métaboliques*, sont évacués par les matières fécales avec le résidu non digéré.

Il faut donc distinguer la *digestibilité* réelle, à laquelle on a proposé de laisser le nom de *digestibilité*, de la digestibilité *apparente* qu'on a proposé de dénommer *efficacité*.

Il est très difficile de déterminer la digestibilité réelle des aliments, mais relativement facile de déterminer leur digestibilité apparente.

Jusqu'à présent un petit nombre de substances seulement ont été étudiées au point de vue de leur digestibilité.

La table XVI donne les *coefficients d'utilisation* des principaux aliments.

On se fait une idée plus exacte de la valeur nutritive en multipliant les facteurs indiqués plus haut (page 416) par la partie de chaque aliment utilisée par l'organisme.

On obtient ainsi les *équivalents calorifiques* ou *énergétiques réels*.

Ces données ont permis d'établir les rations alimentaires qui sont indiquées dans la table XVII.

Table XVI. — **Coefficients d'utilisation des principaux aliments.**

ALIMENTS.	QUANTITÉS UTILISÉES DE 100 GRAMMES DE MATIÈRE.			
	Résidu sec.	Matières azotées.	Graisses.	Hydrates de carbone.
I. — *Substances alimentaires d'origine animale.*				
1. Lait :				
a) Chez les enfants	96,0	95,5	97,0	99,0
b) Chez les adultes	94,5	93,5	95,0	99,0
2. Fromages	92,0	95,0	90,0	—
3. Œufs	95,0	97,0	95,0	—
4. Viande :				
a) Viande de boucherie	95,5	97,5	94,0	—
b) Poissons	95,0	97,0	91,0	—
5. Issues d'abattoir	90,0	89,0	92,0	—
II. — *Substances alimentaires d'origine végétale.*				
1. Farine de blé (ou pain) :				
a) Fine	95,0	81,0	75,0	98,5
b) Moyenne	93,5	75,0	60,0	97,5
c) Grossière	90,0	72,0	55,0	92,5
2. Farine de seigle (ou pain) :				
a) Fine	93,0	73,0	—	95,8
b) Moyenne	88,5	68,0	—	93,3
c) Grossière	84,0	60,0	—	90,0
3. Riz	96,0	80,0	93,0	99,0
4. Maïs	93,5	83,0	70,0	96,5
5. Pois, fèves :				
a) Fruits avec gousses	81,5	70,0	30,0	84,5
b) Farine	90,5	84,5	40,0	95,0
6. Pommes de terre	93,0	78,0	97,5	95,8
7. Légumes	82,0	72,0	93,0	83,5
8. Champignons	80,0	70,0	—	—
9. Cacao	—	41,5	94,5	93,0
III. — *Alimentation mixte.*				
1. Beaucoup de substances alimentaires animales	95,0	91,0	95,0	97,0
2. Peu de substances alimentaires animales	90,0	78,0	86,0	93,0
3. Quantité moyenne de substances alimentaires animales	94,0	85,0	92,0	95,0

TABLE XVII. — **Rations alimentaires : éléments nutritifs et équivalents calorifiques bruts et réels selon l'âge, le sexe et le travail.**

DÉSIGNATION DES PERSONNES.	ÉLÉMENTS NUTRITIFS BRUTS.			ÉLÉMENTS NUTRITIFS UTILISABLES.			RAPPORT des éléments nutritifs.	ÉQUIVALENTS CALORIFIQUES.	
	Substances azotées.	Graisses.	Hydrates de carbone.	Substances azotées.	Graisses.	Hydrates de carbone.	Substances azotées : Substances non azotées = 1.	Bruts.	Réels.
	gr.	gr.	gr.	gr.	gr.	gr.		cal.	cal
1. Enfants jusqu'à 1 an 1/2.	20-36	30-45	60-90	19-34	29-43	59-89	5,5	616-952	598-920
— de 2-4 ans	48	45	150	46	43	147	5,4	1250	1210
— de 6-8 ans	60	40	220	57	38	206	5,3	1542	1493
— de 16-18 ans	75	50	300	70	47	294	5,6	2027	1951
2. Adultes hommes :									
Au repos	100	50	400	85	46	380	5,3	2548	2359
Travail modéré	120	60	500	102	55	475	5,4	3138	2904
— pénible	145	100	450	123	92	428	4,8	3431	3172
3. Adultes femmes :									
Travail modéré	95	45	400	81	42	380	5,5	2565	2292
4. Vieillards :									
Hommes	100	68	350	90	64	332	5,2	2516	2358
Femmes	80	50	260	72	47	247	4,8	1892	1773
Les besoins en éléments nutritifs diffèrent selon l'âge et selon le travail fourni ; les différences apparaissent encore d'une manière plus frappante lorsqu'on rapporte les chiffres ci-dessus à 1 kilogramme de poids corporel.									
Enfants de :	gr.	gr.	gr.	gr.	gr.	gr.		cal.	cal.
1-2 ans	2,8	5,5	9,5	2,7	5,3	9,4	8,3	103	100
2-4 —	3,5	3,0	9,8	3,3	2,9	9,7	5,0	84	81
6-8 —	2,7	1,8	10,0	2,4	1,7	9,6	5,4	70	67
16-18 ans	1,8	1,4	6,0	1,6	1,3	5,7	5,3	46	43
Adultes :									
Au repos	1,4	0,7	5,7	1,2	0,6	5,4	5,8	36	33
Travail modéré	1,7	0,9	7,0	1,5	0,8	6,7	5,4	45	42
— pénible	2,0	1,4	6,5	1,7	1,3	6,2	5,0	49	45
Vieillards	1,4	0,9	5,0	1,3	0,8	4,8	5,2	36	33

La table XVII montre très clairement que les besoins en éléments nutritifs pour l'unité de poids corporel sont les plus élevés pendant la première année de la vie et décroissent dans la suite pour prendre une valeur constante à partir de 18-20 ans ; à partir de cet âge, leur accroissement ne coïncide qu'avec un travail plus énergique.

Ces données fondamentales permettent de calculer aisément les besoins en éléments nutritifs de n'importe quel poids corporel.

Nous avons employé, comme *Atwater*, le terme *digestibilité* pour exprimer tout simplement l'utilisation des aliments pour la nutrition générale de l'organisme après que l'acte de la digestion est accompli. Il ne faut pas la confondre avec la facilité et la rapidité de la digestion.

Certains aliments ne conviennent pas à la personne qui les consomme ; ces phénomènes d'*idiosyncrasie* ne doivent pas être confondus avec la digestibilité dont il est question ici.

4. — Rapport entre la valeur nutritive d'une substance et sa valeur commerciale.

La valeur nutritive d'une substance alimentaire est exprimée par le total de ses *unités nutritives*.

Les « unités nutritives » ne constituent nullement une mesure physiologique, mais une mesure *économique* ; *König* a comparé, au point de vue de la valeur commerciale de leurs constituants, un grand nombre d'aliments et est arrivé à la conclusion que les matières albuminoïdes, les graisses et les hydrates de carbone s'y trouvent dans le rapport de 5 : 3 : 1 ; en d'autres termes :

1 gramme d'hydrate de carbone a la valeur de 1 unité nutritive ;

1 gramme de graisse a la valeur de 3 unités nutritives :

1 gramme de matière albuminoïde a la valeur de 5 unités nutritives.

D'après cela, on calcule les unités nutritives utilisables d'une substance, de 1 kilogramme de viande par exemple, comme suit :

1 kilogramme de viande contient :

Matières azotées	195 grammes.
Graisses	64 —
Hydrates de carbone	1 gramme.

Ce qui fait en unités nutritives :

Matières azotées	195 × 5, soit 975	
Graisses	64 × 3, soit 192	unités
Hydrates de carbone	1 × 1, soit 1	nutritives.
Total	1168	

Le prix de ces unités étant par exemple de 2 fr. 50, on peut calculer que, pour 1 franc, on obtiendra :

$$\frac{1168 \times 100}{250} = 467 \text{ unités nutritives brutes.}$$

Nous ferons la même remarque que plus haut ; cette façon de calculer ne tient pas compte de la digestibilité différente des aliments.

On peut compléter le calcul en y introduisant les coefficients d'utilisation vus précédemment (Voy. table).

Ce calcul s'établit comme suit, pour 1 kilogramme de fèves par exemple :

Matières azotées......	240 × 0,70 × 5 = 840	unités nutritives utilisables.
Graisses.............	20 × 0,30 × 3 = 18	
Hydrates de carbone..	520 × 0,845 × 1 = 440	
Total.................	1298	

1 kilogramme de fèves contient donc 1298 unités nutritives utilisables; s'il coûte, par exemple, 60 centimes, on obtiendra pour 1 franc :

$$\frac{1298 \times 100}{60} = 2163 \text{ unités nutritives utilisables.}$$

5. — Appréciation des régimes.

Les *régimes alimentaires* sont les modes d'alimentation qui visent à satisfaire plus particulièrement certains besoins de l'individu, et, dans les cas de troubles pathologiques, qui ont pour but de nourrir le malade et de contribuer à le ramener à la santé.

A. — *Étude du régime d'une seule personne.*

Il convient de déterminer chaque jour, pendant huit jours consécutifs au moins :

I. La quantité de nourriture absorbée : avant le repas, on pèse chaque substance alimentaire, et, après, les restes laissés dans les assiettes; on les retranche des premiers chiffres. Les liquides, vin, bière, lait, etc., sont mesurés.

II. La composition : dans le plus grand nombre des cas, pour apprendre à connaître approximativement la teneur en principes nutritifs d'une ration, on peut se contenter des résultats moyens fournis par des tables donnant la composition des denrées alimentaires. Lorsqu'une plus grande précision est exigée, on analyse les aliments.

Le prélèvement des échantillons doit être effectué par l'expérimentateur lui-même ; cette besogne ne peut être confiée à des personnes qui ignorent les points sur lesquels il convient de fixer l'attention. On recueille autant que possible les substances isolément (viande, pain. légumes, etc.) et on fait des prises d'essai d'une composition moyenne ; à cet effet, les substances devront être convenablement mélangées. Au laboratoire, on en pèse une certaine quantité, qu'on dessèche à l'étuve à 100° dans une capsule tarée jusqu'à constance de poids ; on connaît ainsi la teneur en eau. Dans la matière desséchée, on dose l'azote par la méthode de Kjeldahl.

La quantité d'azote, multipliée par 6,25, donne le poids de matières albuminoïdes. On dose ensuite, dans d'autres échantillons également desséchés, la graisse par extraction à l'éther et les matières minérales par incinération. On additionne ces chiffres, qui représentent la teneur en matières albuminoïdes, en graisses et en cendres pour 100 grammes de substance alimentaire sèche, on retranche la somme de 100, et la différence indique la teneur en hydrates de carbone (matières extractives non azotées).

B. — *Étude du régime d'un groupe de personnes, par exemple dans une prison, une caserne, un pensionnat.*

1° Essai d'orientation : il consiste à établir, par les données des registres de l'établissement, les quantités de denrées alimentaires employées pendant une période déterminée. Ce procédé ne donne que des résultats approximatifs ; en effet, tout d'abord la quantité de résidus est inconnue, ensuite on n'a pas la certitude que la nourriture est répartie dans sa totalité et uniformément entre les différentes personnes.

2° La seule méthode qui permette d'espérer des résultats corrects consiste dans l'expérimentation. On pèse plusieurs jours de suite, à chaque repas, toutes les substances alimentaires qui quittent la cuisine, ainsi que les restes non consommés qui y retournent du réfectoire. La différence, c'est-à-dire la quantité de substances absorbées, est divisée par le nombre de pensionnaires qui ont pris part au repas. On détermine, comme dans le cas précédent, la teneur en principes nutritifs des divers aliments soit par les tables, soit par l'analyse, selon le degré d'exactitude que l'on veut atteindre. On rapporte les résultats à une journée, et, par les données exposées plus haut, on peut en déduire la valeur calorifique. Cette méthode, quoique très longue dans son application, est loin d'être parfaite, mais elle suffit dans le plus grand nombre des cas. On s'assure si les personnes sur lesquelles porte l'expérience ne prennent pas d'autres aliments en dehors des repas.

3° Lorsqu'on est appelé à faire des déterminations de cette espèce, l'attention portera également sur la qualité des aliments, leur mode de préparation (propreté, aspect, goût), leur volume, l'usage de condiments et de boissons, la répartition et le nombre des repas, la variété du régime, le prix de revient des aliments, etc.

II. — DÉTERMINATION DES PRINCIPAUX CONSTITUANTS DES SUBSTANCES ALIMENTAIRES.

L'analyse des denrées alimentaires a pour but de rechercher si les aliments utilisés renferment les principes nécessaires à l'entretien de la vie en proportion suffisante, ou bien de vérifier leur pureté. Comme les altérations et les falsifications des denrées alimentaires forment l'objet d'un enseignement spécial donné aux chimistes et aux pharmaciens, nous n'insisterons pas sur l'analyse des diverses denrées, mais nous nous bornerons à quelques méthodes générales, indispensables à l'hygiéniste pour l'appréciation des régimes et pour l'étude des intoxications, des infections, ou des infestations produites par les aliments.

1. — Eau.

On dessèche à l'étuve à 100° une capsule ou un creuset en porcelaine, en nickel ou en platine, ou bien une capsule en verre, ou bien encore un tube à pesées en verre, susceptible d'être bouché à l'émeri. Après refroidissement du récipient dans un exsiccateur, il est pesé. On y introduit une certaine quantité (5-10 grammes) de la matière à analyser; une nouvelle pesée donne le poids exact de la matière employée. On dessèche à l'étuve à 100°, pendant quatre à cinq heures, on laisse refroidir dans l'exsiccateur, on pèse. Le récipient avec son contenu est porté à l'étuve pendant une heure; après refroidissement, on pèse de nouveau. Ces pesées sont répétées d'heure en heure jusqu'à obtention d'un poids constant, c'est-à-dire jusqu'à ce que la différence entre deux pesées ne dépasse plus 1-2 milligrammes.

Lorsqu'il s'agit de liquides (bière, vinaigre, vin, etc.), l'opération prend le nom de *détermination de l'extrait* : on mesure un volume déterminé du liquide à analyser, on l'introduit dans une capsule, on évapore à sec au bain-marie et, à partir de ce moment, on conduit les opérations comme il a été dit plus haut. Dans certains cas, pour le lait par exemple, on incorpore au liquide à examiner une certaine quantité de sable pur et calciné ; la capsule aura été pesée en même temps qu'une petite baguette qui sert à agiter le mélange ; on évite ainsi la formation d'une pellicule ou de grumeaux (Voy. *Analyse du lait*, *Hygiène infantile*, chap. x).

Une complication se présente, lorsque la denrée contient, à côté de l'eau, une autre substance volatile, par exemple de l'alcool ; dans ce cas, on doit faire un dosage d'alcool et retrancher le résultat des substances volatiles à 100°.

2. — Matières minérales. — Cendres.

On utilise pour cette détermination la matière contenue dans un creuset ou une capsule en porcelaine, ou mieux en platine, et desséchée à l'étuve comme il vient d'être indiqué. On place le petit vase sur un triangle en porcelaine au-dessus d'un brûleur de Bunsen, dont on promène tout d'abord la flamme doucement sous le fond du vase de façon à éviter des projections ; lorsque ces dernières ne sont plus à craindre, on augmente progressivement l'intensité de la source de chaleur ; souvent la matière s'enflamme, ce qui ne présente pas d'inconvénient. On laisse refroidir, afin que l'oxygène se condense sur le charbon, on chauffe à nouveau. Si les cendres tardent à devenir blanches après refroidissement, on les humecte d'un peu d'eau distillée ; on évapore au bain-marie ; on chauffe à nouveau sur la flamme, doucement d'abord, plus fort ensuite. On laisse refroidir dans l'exsiccateur, on pèse. Le poids obtenu, diminué du poids du vase, représente les matières minérales ou les cendres provenant de la quantité de substance soumise à l'essai.

3. — Matières azotées.

Méthode de Kjeldahl. — Cette méthode, qui, à cause de son exécution facile, présente une grande importance, repose sur ce principe que l'azote, dans la plupart des combinaisons organiques, se transforme en sel d'ammonium sous l'action de l'acide sulfurique à chaud ; le sel d'ammonium est décomposé à son tour par un alcali, et l'ammoniaque libre qui en résulte est dosée par alcalimétrie.

On introduit 0gr,2 à 2 grammes exactement pesés de la matière (selon la richesse en azote) dans un ballon spécial en verre de Bohême de 300 centimètres cubes (fig. 170 et 171); s'il s'agit d'un liquide (lait, bière, etc.), on en introduit une vingtaine de centimètres cubes (volume exactement mesuré) avec un peu d'acide sulfurique dilué, et on évapore à sec dans un courant d'air. On ajoute à la matière 10-20 centimètres cubes d'un mélange à parties égales d'acide sulfurique anglais et d'acide sulfurique de Nordhausen. On ferme le ballon au moyen d'un entonnoir ou d'une boule en verre placés sur l'orifice du col; on le met en position inclinée sur une toile métallique, et on chauffe très doucement au début, puis un peu plus fort, et finalement jusqu'à faire bouillir modérément l'acide. Généralement le contenu du ballon prend d'abord une apparence goudronneuse; la matière organique se dissout petit à petit, il se produit de légers soubresauts et des gaz s'échappent; les vapeurs d'acide sulfurique qui se condensent sur les parois du récipient ramènent dans la masse liquide

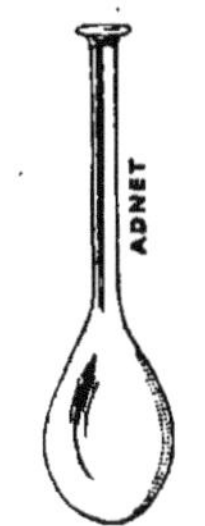

Fig. 170. — Ballon pour la destruction des matières organiques par l'acide sulfurique.

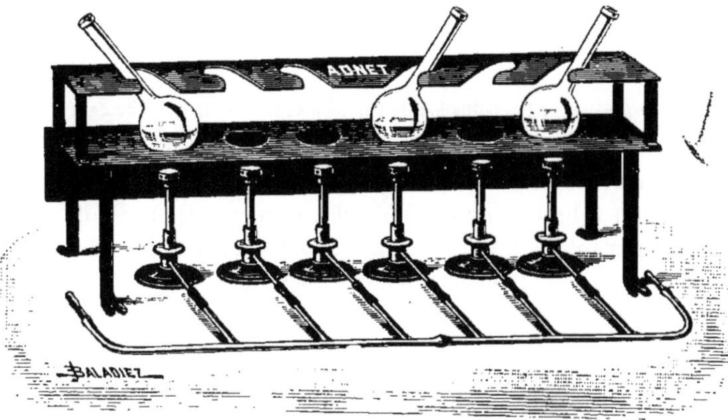

Fig. 171. — Grille pour attaques (méthode de Kjeldahl).

les parcelles qui en ont été projetées pendant l'ébullition. On continue à chauffer jusqu'à ce que le liquide ait pris une coloration jaune. On retire la flamme et on introduit dans le liquide chaud, par très petites quantités à la fois, du permanganate potassique pulvérisé, jusqu'à ce que la liqueur soit décolorée ou devenue verdâtre ; ces additions provoquent une réaction vive. On laisse refroidir et on verse le liquide dans un matras à distillation en verre d'Iéna M (fig. 172) de 1 litre de capacité, contenant un peu d'eau distillée : on rince le premier ballon avec de l'eau distillée, on introduit avec précaution une quantité suffisante de solution d'hydrate sodique (pour 10 centimètres cubes d'acide sulfurique, il faut 25 centimètres cubes d'une solution aqueuse d'hydrate sodique préparée par parties égales), de façon que la solution alcaline occupe le fond et que la solution acide surnage. L'addition de quelques fragments de zinc facilite et régularise l'ébul-

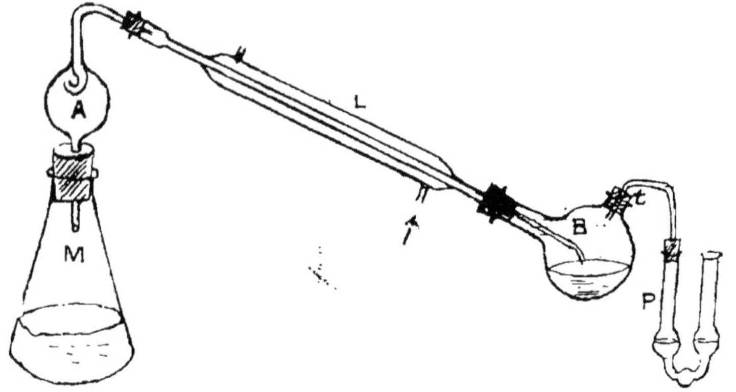

Fig. 172. — Appareil pour la distillation de l'ammoniaque dans la méthode de Kjeldahl.

lition. On ferme le matras au moyen d'un bouchon par l'ouverture duquel passe un tube d'Arnold A qui est mis en relation, d'autre part, avec un réfrigérant de Liebig L. On agite le contenu du matras, on distille et on recueille 250 centimètres cubes de liquide environ dans un volume exactement mesuré d'acide chlorhydrique ou sulfurique normal contenu dans le ballon B. Pour empêcher des traces d'ammoniaque de s'échapper, la tubulure *t* est fermée au moyen d'un bouchon dont l'orifice porte un tube auquel fait suite un tube de Péligot P contenant un peu d'eau distillée. Quand l'opération est achevée, on détermine l'excès d'acide existant dans le récipient, au moyen d'une solution acidimétrique (Voy. *Première partie*, p. 80). En soustrayant cette quantité d'acide de la quantité totale, on a, par différence, la quantité d'acide qui a été neutralisée par l'ammoniaque dégagée.

Un centimètre cube d'acide chlorhydrique ou sulfurique normal $= 0^{gr},01693\ NH^3$.

Connaissant la quantité P de NH^3, il est facile de calculer la proportion x de N :

$$\underset{16,93}{NH^3} : \underset{13,93}{N} = P : x.$$

Il va de soi que les réactifs employés, acide sulfurique et hydrate sodique, doivent être exempts d'ammoniaque ; pour s'en assurer, on effectuera une détermination, suivant les indications données, au moyen d'une matière exempte d'azote, par exemple du sucre pur.

Lorsque, à côté des matières albuminoïdes, il existe dans la substance à analyser de l'ammoniaque préformée ou de l'azote nitrique, comme c'est le cas pour les viandes additionnées de salpêtre, on commence par distiller l'extrait aqueux de la matière en présence d'oxyde magnésique ; l'ammoniaque libre passe à la distillation. Le résidu de cette opération, acidulé au moyen d'acide sulfurique, est additionné de fer réduit par l'hydrogène. On chauffe très légèrement ; l'hydrogène naissant réduit les nitrates à l'état de sel ammonique ; après addition d'un excès d'oxyde magnésique, on distille à nouveau l'ammoniaque. Dans le résidu de cette dernière opération, on pratique le dosage des matières azotées par le procédé de Kjeldahl.

En multipliant la quantité d'azote trouvée par le facteur 6,25, on obtient la proportion de matières albuminoïdes.

4. — Matières grasses.

Dans l'analyse des denrées alimentaires, on désigne sous ce nom l'extrait éthéré de la matière sèche, c'est-à-dire toutes les matières enlevées au produit sec par l'éther sec et qui ne se volatilisent pas après une dessiccation d'une heure à l'étuve à 100°.

Lorsque, à côté des matières grasses, il existe en proportion notable d'autres principes solubles dans l'éther, on exprime le résultat comme suit :

« Graisse (extrait éthéré). »

La substance à analyser, divisée aussi finement que possible, desséchée à 100° et refroidie, est entassée dans un étui en papier qu'on trouve dans le commerce ou qu'on prépare au moment du besoin en enroulant autour d'un cylindre en bois du papier à filtrer exempt de graisse ; on ferme la partie inférieure de cet étui en plissant le papier, et, au besoin, on assure la fermeture de son fond au moyen d'un peu d'ouate dégraissée. On dispose également une couche d'ouate dégraissée au-dessus de la matière à analyser. L'étui préparé de cette façon est introduit en A dans l'extracteur de Soxhlet.

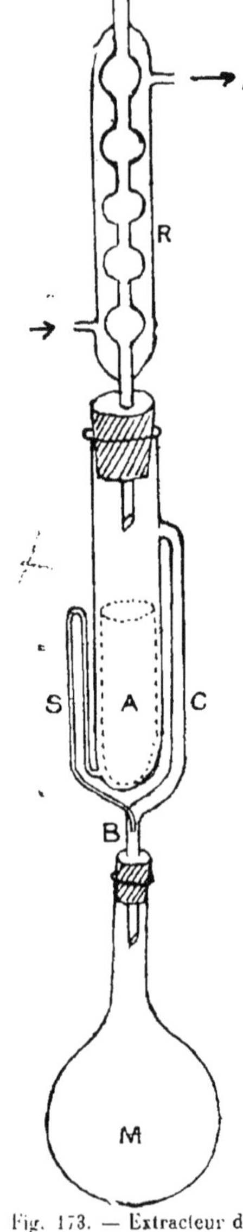

Fig. 173. — Extracteur de Soxhlet.

L'extracteur de Soxhlet (fig. 173) comprend un tube élargi A dont la partie supérieure seulement communique par le coude C avec le tube B ; ce dernier, par l'intermédiaire d'un renflement rodé ou d'un bouchon en liège, s'adapte sur le goulot d'un petit matras M. A la partie inférieure de A est soudé un tube de calibre étroit S, qui monte le long de la paroi extérieure de A, se recourbe, longe en descendant sa partie ascendante et rentre dans le tube B dont il suit l'axe jusque près de l'extrémité inférieure de ce dernier.

On introduit de l'éther dans le matras M : sous l'influence de la chaleur d'un bain-marie, il entre en ébullition et les vapeurs montent par le tube B, suivent le coude C, puis la partie supérieure de A et vont se condenser dans le réfrigérant R ajusté sur l'extracteur par une surface usée à l'émeri ou par l'intermédiaire d'un bouchon en liège. Les gouttes d'éther condensé tombent sur la matière à épuiser, et le dissolvant s'accumule dans le compartiment A jusqu'à ce que son niveau atteigne la courbure du siphon S, qui, à ce moment, s'amorce ; l'éther, entraînant la graisse dissoute, retombe dans le matras. Ce jeu se répétant constamment, au fur et à mesure que l'opération avance, une quantité de plus en plus grande de graisse s'accumule dans le matras. Après six à douze heures, l'extraction est généralement achevée; on interrompt la distillation et on filtre, au besoin, la solution éthérée. On introduit cette solution dans un petit matras et on distille complètement l'éther; le résidu est desséché à l'étuve à 100° pendant une heure et pesé après refroidissement.

Pour déterminer dans ce résidu les acides gras libres, on le dissout dans de l'éther ou dans un mélange d'alcool et d'éther exempt d'acide; on y ajoute quelques gouttes de solution de phénolphtaléine, et on laisse arriver goutte à goutte dans le mélange une solution $\frac{N}{10}$ de potasse ou de soude caustique jusqu'à coloration rose. Si la solution (mélange d'alcool et d'éther) se trouble, on chauffe légèrement.

On exprime le résultat en degrés d'acidité, c'est-à-dire nombres de centimètres cubes de *solution normale alcaline* nécessaires pour saturer les acides libres de 100 grammes de graisse, ou bien on l'exprime en acide oléique : 1 centimètre cube de solution normale alcaline correspond à 0gr,282 d'acide oléique.

En chargeant l'appareil de Soxhlet, on fera en sorte que le bord de l'étui en papier ne dépasse pas le coude supérieur du siphon.

Lorsqu'on ne dispose pas d'appareils dont les différentes pièces s'ajustent par des surfaces en verre rodé, on emploie des bouchons en liège, épuisés préalablement par l'éther, mais jamais de bouchons en caoutchouc qui sont attaqués par ce menstrue.

Dans cette opération, — ainsi que dans toutes les opérations où des dissolvants inflammables sont utilisés, — on prendra les plus grandes précautions pour éviter les accidents; on veillera à ce que les appareils ne présentent pas de fuites, et on ne transvasera les liquides qu'après avoir éteint les flammes qui brûlent dans le voisinage.

5. — Matières extractives non azotées.

On désigne sous le nom de *matières extractives non azotées* le résidu qu'on obtient lorsqu'on soustrait du poids d'une substance sa teneur en eau, en matières azotées, en extrait éthéré, en cellulose et en cendres. La notion de matières extractives embrasse toute une série de combinaisons dont les plus répandues sont les sucres, la dextrine et l'amidon.

Appartiennent encore à cette catégorie des gommes, des acides, des substances pectiques, des substances amères, des matières colorantes, etc. Généralement, on dose l'ensemble de ces matières par différence; dans quelques cas, le dosage de l'un ou l'autre constituant bien défini est exigé.

Hydrates de carbone.

On désigne sous le nom d'*hydrates de carbone* un groupe de combinaisons organiques qui contiennent 4 à 9 atomes de carbone, et dans lesquelles le rapport entre les atomes d'hydrogène et les atomes d'oxygène est le même que dans l'eau; leur composition répond à la formule générale $C^x(H^2O)^n$.

On les désigne, suivant le nombre de ces atomes de carbone, sous les noms de *tétroses*, *pentoses*, *hexoses*, *heptoses*, *octoses*, *nonoses*. Ces combinaisons contiennent 2 atomes d'hydrogène de moins que les alcools polyvalents correspondants et peuvent être considérées comme des alcools-aldéhydes ou alcools-cétones. Les hydrates de carbone avec 12 atomes de carbone sont considérés comme des anhydrides des hexoses.

Les corps qui nous intéressent le plus sont :

Les *monoses* ou *monosaccharides*, de la formule $C^6H^{12}O^6$.
a. Dextrose = sucre de raisin = glucose.
b. Lévulose = sucre de fruit = fructose.
c. Galactose (produit de dédoublement du lactose).
Les *bioses* ou *disaccharides* (anhydrides des hexoses), de la formule $C^{12}H^{22}O^{11}$.
a. Saccharose = sucre de canne.
b. Lactose = sucre de lait.
c. Maltose.

Tous ces corps sont solubles dans l'eau et dans l'alcool faible; ils réduisent la liqueur de Fehling; le saccharose, toutefois, fait exception : il ne la réduit qu'après interversion; l'*interversion* est le nom qu'on donne à l'hydrolyse du sucre de canne, c'est-à-dire à sa scission, par fixation d'eau, en deux sucres de la formule $C^6H^{12}O^6$ (dextrose, lévulose) qui réduisent la liqueur de Fehling :

$$C^{12}H^{22}O^{11} + H^2O = 2\,C^6H^{12}O^6.$$

De même le sucre de lait se dédouble en glucose et en galactose, le maltose se dédouble en deux molécules de glucose.

Cette hydrolyse est opérée par ébullition avec les acides minéraux dilués ou sous l'action des enzymes.

Les *polysaccharides* de la formule $(C^6H^{10}O^5)^n$.
a. Amidon.
b. Dextrine.
c. Cellulose.
d. Glycogène.

Parmi les polysaccharides, la dextrine et le glycogène seuls sont solubles dans l'eau; tous les quatre sont insolubles dans l'alcool. La liqueur de Fehling n'est réduite par les polysaccharides qu'après hydrolyse; quelques dextrines de la bière font exception.

A. — *Monosaccharides.*

a. **Dextrose (sucre de raisin, glucose)** $C^6H^{12}O^6 + H^2O$. — *Propriétés.* — Le dextrose se rencontre dans beaucoup de fruits (raisins, figues, prunes, cerises, groseilles), dans le miel, dans la manne, etc.

On le trouve en petite quantité dans l'organisme animal, et souvent en grande abondance dans l'urine des diabétiques.

Le dextrose de la formule $C^6H^{12}O^6 + H^2O$ se présente sous forme de masses blanches, cristallines, verruqueuses, fondant à 82°. Lorsqu'il cristallise de l'alcool, sans eau de cristallisation, il prend la forme de petits prismes répondant à la formule $C^6H^{12}O^6$, fondant à 146°.

A 15°, le dextrose $C^6H^{12}O^6 + H^2O$ se dissout dans son poids d'eau.

Le dextrose réduit la liqueur de Fehling : après quelque temps, de l'oxyde cuivreux rouge jaunâtre (Cu^2O) se précipite à froid, et immédiatement à chaud.

Lorsqu'on chauffe une solution de dextrose en présence d'hydrate sodique, avec un peu de nitrate basique de bismuth, ce dernier est réduit à l'état d'oxyde bismutheux ou de bismuth métallique, et, selon le cas, on obtient une coloration grise ou noire.

Avec une série de phénols, notamment le benzophénol, le naphtol, le thymol, la résorcine, etc., le dextrose donne, en présence d'acide sulfurique concentré, une coloration rouge ou bleue.

Lorsqu'on chauffe pendant longtemps au bain-marie une solution de dextrose avec une dissolution de phénylhydrazine dans de l'acide acétique dilué, il se précipite des aiguilles fines, jaunes, fondant à 204° (phénylglycosazone du dextrose) :

$$C^6H^{12}O^6 + 2C^6H^5NH.NH^2 = C^{18}H^{22}N^4O^4 + 2H^2O + H^2.$$

Lorsqu'on abandonne à la température de 20°-30° une solution de dextrose mélangée avec un peu de levure, il s'établit une fermentation avec formation d'alcool éthylique et d'anhydride carbonique :

$$C^6H^{12}O^6 = 2C^2H^5OH + 2CO^2.$$

Le dextrose fait dévier le plan de la lumière polarisée vers la droite, $[\alpha]_D = 52°,5$ (solution à 10 p. 100).

Dosage. — α. *Méthode d'Allihn.* — On mesure, dans une capsule en porcelaine, 30 centimètres cubes de solution cuivrique et 30 centimètres cubes de solution de sel de Seignette (Voy. *Réactifs : liqueur de Fehling*). On chauffe sur une toile métallique, et on ajoute le liquide dans lequel on veut doser le dextrose, après l'avoir décoloré et neutralisé au besoin par du carbonate sodique ; on fait bouillir le mélange pendant cinq minutes et on recueille sur un filtre d'asbeste taré l'oxyde cuivreux précipité.

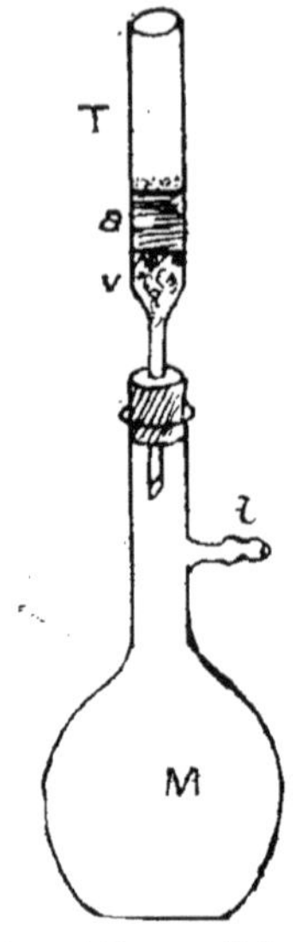

Fig. 174. — Tube de Soxhlet disposé sur un matras à tubulure latérale pour la filtration sous pression.

On prépare ce filtre de la façon suivante : Dans la partie conique d'un tube en verre peu fusible T (fig. 174), on place une bourre de laine de verre *v* au-dessus de laquelle on entasse de l'asbeste *a* en une couche de 1-2 centimètres d'épaisseur. On ajuste le tube-filtre sur un matras M à tubulure latérale *l* et, pendant qu'on fait le vide dans ce dernier au moyen de la trompe, on verse sur la laine de verre une bouillie préparée en triturant avec de l'eau distillée de l'asbeste préalablement purifiée par lavages successifs avec de la soude, de l'acide nitrique et de l'eau distillée. On aide au tassement de la matière en se servant d'une baguette en verre ; lorsque la matière est bien rincée à l'eau, on lave à l'alcool, à l'éther, on dessèche le tube à l'étuve à 100°, puis on le chauffe dans une flamme et, après refroidissement dans l'exsiccateur, on le pèse.

Le liquide doit contenir évidemment un excès de solution cuivrique. Le précipité d'oxyde cuivreux est lavé à l'eau distillée bouillante, puis à l'alcool et à l'éther. On dessèche le tube à l'étuve à 100°, on l'adapte à l'extrémité d'un appareil à hydrogène (fig. 175). Celui-ci consiste en un flacon de Woulf A auquel fait suite un tube T qui contient du chlorure de calcium ou de la pierre ponce imbibée d'acide sulfurique concentré pour dessécher le gaz. On verse par le tube S de l'acide sulfurique étendu sur le zinc qui se trouve en A ; après quelques minutes,

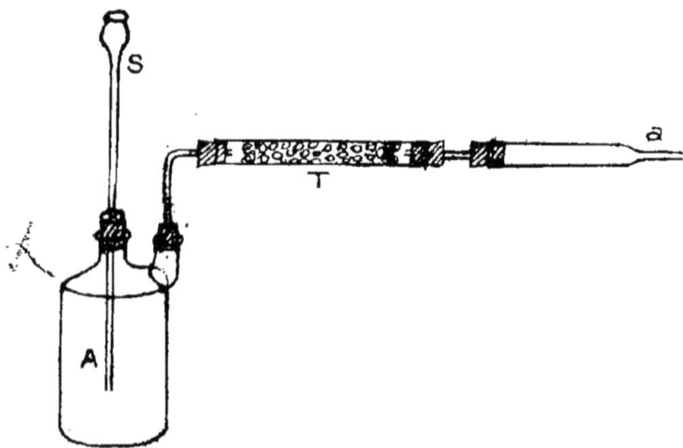

Fig. 175. — Tube d'Allihn adapté à un appareil à hydrogène.

on peut admettre que l'hydrogène a expulsé tout l'air de l'appareil;

on s'en assure en tenant un tube à réaction renversé au-dessus de la pointe *a* du tube d'Allihn. On soulève lentement le tube ; en tenant toujours l'orifice en bas, on l'approche d'une flamme pour allumer l'hydrogène qu'il contient. Si ce gaz brûle peu à peu et sans explosion, on chauffe modérément le tube au niveau de la couche d'oxyde cuivreux, de façon à transformer ce dernier en cuivre métallique ; on laisse refroidir le tube dans le courant d'hydrogène, on le place pendant un quart d'heure encore dans un exsiccateur, puis on le pèse de nouveau.

La table XVIII donne le rapport entre le cuivre métallique et la quantité de sucre correspondante.

β. *Méthode polarimétrique.* — On décolore la solution à examiner en la chauffant avec du charbon animal ou en précipitant les impuretés au moyen de l'acétate basique de plomb. La solution filtrée, parfaitement incolore et limpide, est introduite après refroidissement dans le tube de 200 millimètres du saccharimètre ; on ferme le tube de façon à ne pas emprisonner des bulles d'air, et on observe la déviation.

Dans l'appareil de Schmidt et Hänsch, 1 degré de l'échelle correspond à 0gr,3268 de dextrose, la matière à analyser étant dissoute dans 100 centimètres cubes d'eau et observée dans le tube de 200 millimètres.

Le dextrose cristallisé présente le phénomène de la *birotation*, c'est-à-dire qu'une solution de dextrose fraîchement préparée montre une déviation du plan de polarisation beaucoup plus forte que si on l'examinait après quelque temps de repos ou après ébullition ; on n'effectuera l'observation polarimétrique qu'après vingt-quatre heures de conservation à froid, ou bien on en fera l'examen après avoir chauffé le liquide pendant un quart d'heure à 100°.

b. **Lévulose** (**sucre de fruit**) $C^6H^{12}O^6$. — Ce sucre se rencontre, en compagnie du dextrose, dans le miel et dans les sucs de fruits mûrs. Lorsqu'on chauffe le saccharose avec un acide dilué, il se transforme en sucre interverti, mélange de dextrose et de lévulose. Le lévulose se présente sous forme d'un sirop épais. La liqueur de Fehling est réduite par le lévulose. Avec la phénylhydrazine, on obtient une glycosazone qui, comme dans le cas précédent, fond à 204°. Avec les phénols et l'acide sulfurique, on obtient les mêmes colorations qu'avec le dextrose. Le lévulose dévie le plan de la lumière polarisée vers la gauche.

TABLE XVIII. — **Chiffres permettant de calculer la proportion de dextrose dans la méthode d'Allihn.**

CUIVRE.	DEXTROSE.	CUIVRE.	DEXTROSE.	CUIVRE.	DEXTROSE.	CUIVRE.	DEXTROSE.	CUIVRE.	DEXTROSE.
mgr.	mgr.	mgr.	mgr.	mgr.	mgr.	mgr.	mgr.	mgr.	mgr.
10	6,1	53	27,4	96	48,9	139	70,8	182	93,1
11	6,6	54	27,9	97	49,4	140	71,3	183	93,7
12	7,1	55	28,4	98	49,9	141	71,8	184	94,2
13	7,6	56	28,8	99	50,4	142	72,3	185	94,7
14	8,1	57	29,3	100	50,9	143	72,9	186	95,2
15	8,6	58	29,8	101	51,4	144	73,4	187	95,7
16	9,0	59	30,3	102	51,9	145	73,9	188	96,3
17	9,5	60	30,8	103	52,4	146	74,4	189	96,8
18	10,0	61	31,3	104	52,9	147	74,9	190	97,3
19	10,5	62	31,8	105	53,5	148	75,5	191	97,8
20	11,0	63	32,3	106	54,0	149	76,0	192	98,4
21	11,5	64	32,8	107	54,5	150	76,5	193	98,9
22	12,0	65	33,3	108	55,0	151	77,0	194	99,4
23	12,5	66	33,8	109	55,5	152	77,5	195	100,0
24	13,0	67	34,3	110	56,0	153	78,1	196	100,5
25	13,5	68	34,8	111	56,5	154	78,6	197	101,0
26	14,0	69	35,3	112	57,0	155	79,1	198	101,5
27	14,5	70	35,8	113	57,5	156	79,6	199	102,0
28	15,0	71	36,3	114	58,0	157	80,1	200	102,6
29	15,5	72	36,8	115	58,6	158	80,7	201	103,2
30	16,0	73	37,3	116	59,1	159	81,2	202	103,7
31	16,5	74	37,8	117	59,6	160	81,7	203	104,2
32	17,0	75	38,3	118	60,1	161	82,2	204	104,7
33	17,5	76	38,8	119	60,6	162	82,7	205	105,3
34	18,0	77	39,3	120	61,1	163	83,3	206	105,8
35	18,5	78	39,8	121	61,6	164	83,8	207	106,3
36	18,9	79	40,3	122	62,1	165	84,3	208	106,8
37	19,4	80	40,8	123	62,6	166	84,8	209	107,4
38	19,9	81	41,3	124	63,1	167	85,3	210	107,9
39	20,4	82	41,8	125	63,7	168	85,9	211	108,4
40	20,9	83	42,3	126	64,2	169	86,4	212	109,0
41	21,4	84	42,8	127	64,7	170	86,9	213	109,5
42	21,9	85	43,4	128	65,2	171	87,4	214	110,0
43	22,4	86	43,9	129	65,7	172	87,9	215	110,6
44	22,9	87	44,4	130	66,2	173	88,5	216	111,1
45	23,4	88	44,9	131	66,7	174	89,0	217	111,6
46	23,9	89	45,4	132	67,2	175	89,5	218	112,1
47	24,4	90	45,9	133	67,7	176	90,0	219	112,7
48	24,9	91	46,4	134	68,2	177	90,5	220	113,2
49	25,4	92	46,9	135	68,8	178	91,1	221	113,7
50	25,9	93	47,4	136	69,3	179	91,6	222	114,3
51	26,4	94	47,9	137	69,8	180	92,1	223	114,8
52	26,9	95	48,4	138	70,3	181	92,6	224	115,3

CUIVRE.	DEXTROSE.	CUIVRE.	DEXTROSE.	CUIVRE.	DEXTROSE.	CUIVRE.	DEXTROSE.	CUIVRE.	DEXTROSE.
mgr.	mgr.	mgr.	mgr.	mgr.	mgr.	mgr.	mgr.	mgr.	mgr.
225	115,9	273	141,7	321	168,1	369	195,1	417	222,8
226	116,4	274	142,2	322	168,6	370	195,7	418	223,3
227	116,9	275	142,8	323	169,2	371	196,3	419	223,9
228	117,4	276	143,3	324	169,7	372	196,8	420	224,5
229	118,0	277	143,9	325	170,3	373	197,4	421	225,1
230	118,5	278	144,4	326	170,9	374	198,0	422	225,7
231	119,0	279	145,0	327	171,4	375	198,6	423	226,3
232	119,6	280	145,5	328	172,0	376	199,1	424	226,9
233	120,1	281	146,1	329	172,5	377	199,7	425	227,5
234	120,7	282	146,6	330	173,1	378	200,3	426	228,0
235	121,2	283	147,2	331	173,7	379	200,8	427	228,6
236	121,7	284	147,7	332	174,2	380	201,4	428	229,2
237	122,3	285	148,3	333	174,8	381	202,0	429	229,8
238	122,8	286	148,8	334	175,3	382	202,5	430	230,4
239	123,4	287	149,4	335	175,9	383	203,1	431	231,0
240	123,9	288	149,9	336	176,5	384	203,7	432	231,6
241	124,4	289	150,5	337	177,0	385	204,3	433	232,2
242	125,0	290	151,0	338	177,6	386	204,8	434	232,8
243	125,5	291	151,6	339	178,1	387	205,4	435	233,4
244	126,0	292	152,1	340	178,7	388	206,0	436	233,9
245	126,6	293	152,7	341	179,3	389	206,5	437	234,5
246	127,1	294	153,2	342	179,8	390	207,1	438	235,1
247	127,6	295	153,8	343	180,4	391	207,7	439	235,7
248	128,1	296	154,3	344	180,9	392	208,3	440	236,3
249	128,7	297	154,9	345	181,5	393	208,8	441	236,9
250	129,2	298	155,4	346	182,1	394	209,4	442	237,5
251	129,7	299	156,0	347	182,6	395	210,0	443	238,1
252	130,3	300	156,5	348	183,2	396	210,6	444	238,7
253	130,8	301	157,1	349	183,7	397	211,2	445	239,3
254	131,4	302	157,6	350	184,3	398	211,7	446	239,8
255	131,9	303	158,2	351	184,9	399	212,3	447	240,4
256	132,4	304	158,7	352	185,4	400	212,9	448	241,0
257	133,0	305	159,3	353	186,0	401	213,5	449	241,6
258	133,5	306	159,8	354	186,6	402	214,1	450	242,2
259	134,1	307	160,4	355	187,2	403	214,6	451	242,8
260	134,6	308	160,9	356	187,7	404	215,2	452	243,4
261	135,1	309	161,5	357	188,3	405	215,8	453	244,0
262	135,7	310	162,0	358	188,9	406	216,4	454	244,6
263	136,2	311	162,6	359	189,4	407	217,0	455	245,2
264	136,8	312	163,1	360	190,0	408	217,5	456	245,7
265	137,3	313	163,7	361	190,6	409	218,1	457	246,3
266	137,8	314	164,2	362	191,1	410	218,7	458	246,9
267	138,4	315	164,8	363	191,7	411	219,3	459	247,5
268	138,9	316	165,3	364	192,3	412	219,9	460	248,1
269	139,5	317	165,9	365	192,9	413	220,4	461	248,7
270	140,0	318	166,4	366	193,4	414	221,0	462	249,3
271	140,6	319	167,0	367	194,0	415	221,6	463	249,9
272	141,1	320	167,5	368	194,6	416	222,2		

B. — *Disaccharides*.

a. **Saccharose (sucre de canne)** $C^{12}H^{22}O^{11}$. — *Propriétés*. — Le saccharose se rencontre en grande quantité dans diverses plantes, notamment dans la canne à sucre (*Saccharum officinarum*), dans le sorgho (*Sorghum europæum*), dans le maïs (*Zea mais*), dans la betterave à sucre (*Beta vulgaris*), dans la carotte (*Daucus carota*), dans l'érable à sucre (*Acer saccharinum*), dans les fèves du caféier, les noix, les amandes, la plupart des fruits, le miel.

Le saccharose obtenu par cristallisation lente forme des prismes monocliniques; dans le commerce, il se présente sous forme de masses blanches, cristallines, fondant à 160° en donnant un liquide jaune qui, par refroidissement, se prend en une masse vitreuse, jaune (*sucre d'orge*).

A une température plus élevée, le saccharose perd de l'eau, dégage des vapeurs d'une odeur particulière et se transforme en une masse brune, hygroscopique, le *caramel*, qui ne possède plus de saveur sucrée. Lorsqu'on chauffe fortement le sucre, il se boursoufle et charbonne.

Le saccharose est facilement soluble dans l'eau et dans l'alcool aqueux; dans l'alcool absolu, il se dissout difficilement, et dans l'éther il est insoluble.

L'acide sulfurique concentré noircit rapidement le saccharose; entre autres produits de décomposition, il se forme dans cette réaction de l'anhydride carbonique et de l'oxyde de carbone.

Les acides dilués transforment à froid déjà, mais plus rapidement à chaud, le saccharose en sucre interverti (p. 430).

Lorsqu'on chauffe plus fortement les solutions de saccharose avec des acides dilués et que l'on prolonge la durée de l'action, il se forme une masse floconneuse brune (substances humiques ou ulmiques).

Les hydrates alcalins à froid ne brunissent pas le saccharose (distinction du glucose).

La liqueur de Fehling et la solution alcaline de bismuth ne sont pas influencées par le saccharose.

Chauffé longtemps avec l'acétate de phénylhydrazine, le saccharose donne une glycosazone fondant à 204°-205°.

Les solutions de saccharose donnent, avec l'acide sulfurique concentré et l'α-naphtol, le thymol, la résorcine, la phloroglucine, etc., des colorations violettes ou rouges.

Le saccharose ne fermente pas directement, mais il subit la fermentation aussitôt que la levure l'a interverti en dextrose et lévulose.

La solution de saccharose dévie à droite le plan de la lumière polarisée. Le pouvoir rotatoire spécifique du saccharose à 17°,5 est de 66°,5.

Dosage. — 1. *Par la liqueur de Fehling.* — On peut doser le saccharose en le transformant en sucre interverti et en dosant ce dernier par la liqueur de Fehling.

On pèse exactement une quantité de saccharose correspondant à 1 gramme environ et on la dissout dans 50 centimètres cubes d'eau distillée; on ajoute 10 gouttes d'acide chlorhydrique à 25 p. 100, on chauffe pendant trente minutes au bain-marie, on neutralise le liquide au moyen d'une solution de carbonate ou d'hydrate sodique, on refroidit le mélange, on le dilue à 100 centimètres cubes. De ce liquide, on prélève un volume tel qu'il ne renferme pas plus de 0gr,245 de sucre interverti, on le verse dans la liqueur de Fehling (25 centimètres cubes de chacune des deux solutions, dilués jusqu'au volume de 100 centimètres cubes environ) (Voy. *Réactifs*, p. 31). On fait bouillir pendant deux minutes, on recueille l'oxyde cuivreux et on pèse le cuivre comme précédemment.

Les quantités de sucre interverti correspondant aux poids de cuivre sont indiquées dans la table XIX (Meissl-Wein).

Comme 360 parties de sucre interverti correspondent à 342 parties de saccharose, on n'a qu'à multiplier par 0,95 le poids de sucre interverti obtenu pour avoir la quantité correspondante de saccharose.

2. *Par polarisation.* — Si on examine au saccharimètre de Schmidt et Hänsch, dans le tube de 200 millimètres, à la température de 17°,5, une solution aqueuse de saccharose contenant 26gr,048 de cette substance par 100 centimètres cubes (poids conventionnel appelé *poids normal*), on remarque que la moitié droite du champ est obscurcie. En rétablissant l'égalité d'éclairement, on constate que l'échelle se déplace de 100 degrés vers la gauche.

Un degré de l'échelle du même instrument indique donc que la solution qu'on observe dans le tube de 200 millimètres contient 0gr,26048 de saccharose dans 100 centimètres cubes.

Pour rapporter le résultat obtenu à 100 *grammes* de liquide, on n'a qu'à le diviser par le poids spécifique de ce dernier.

Exemple : on a lu sur l'échelle 67°,3 pour une solution de poids spécifique = 1,1541 :

$$67,3 \times 0,26048 = 17,530304,$$

Table XIX. — **Table de Meissl-Wein indiquant les quantités de sucre interverti correspondant à des poids déterminés de cuivre.**

CUIVRE.	SUCRE interverti.	CUIVRE.	SUCRE interverti.	CUIVRE.	SUCRE interverti.	CUIVRE.	SUCRE interverti.	CUIVRE.	SUCRE interverti.	CUIVRE.	SUCRE interverti.	CUIVRE.	SUCRE interverti.
mgr.	mgr.	mgr.	mgr.	mgr.	mgr.	mgr.	mgr.	mgr.	mgr.	mgr.	mgr.	mgr.	mgr.
90	46,9	139	72,9	188	99,5	237	127,2	286	155,5	335	184,7	383	214,3
91	47,4	140	73,5	189	100,1	238	127,8	287	156,1	336	185,4	384	214,9
92	47,9	141	74,0	190	100,6	239	128,3	288	156,7	337	186,0	385	215,5
93	48,4	142	74,5	191	101,2	240	128,9	289	157,2	338	186,6	386	216,1
94	48,9	143	75,1	192	101,7	241	129,5	290	157,8	339	187,2	387	216,8
95	49,5	144	75,6	193	102,3	242	130,0	291	168,4	340	187,8	388	217,4
96	50,0	145	76,1	194	102,9	243	130,6	292	159,0	341	188,4	389	218,0
97	50,5	146	76,7	195	103,4	244	131,2	293	159,6	342	189,0	390	218,7
98	51,1	147	77,2	196	104,0	245	131,8	294	160,2	343	189,6	391	219,3
99	51,6	148	77,8	197	104,6	246	132,3	295	160,8	344	190,2	392	219,9
100	52,1	149	78,3	198	105,1	247	132,9	296	161,4	345	190,8	393	220,5
101	52,7	150	78,9	199	105,7	248	133,5	297	162,0	346	191,4	394	221,1
102	53,2	151	79,4	200	106,3	249	134,1	298	162,6	347	192,0	395	221,8
103	53,7	152	80,0	201	106,8	250	134,6	299	163,2	348	192,6	396	222,4
104	54,3	153	80,5	202	107,2	251	135,2	300	163,8	349	193,2	397	223,1
105	54,8	154	81,0	203	107,9	252	135,8	301	164,4	350	193,8	398	223,7
106	55,3	155	81,6	204	108,5	253	136,3	302	165,0	351	194,4	399	224,3
107	55,9	156	82,1	205	109,1	254	136,9	303	165,6	352	195,0	400	224,9
108	56,4	157	82,7	206	109,6	255	137,5	304	166,2	353	195,6	401	225,7
109	56,9	158	83,2	207	110,2	256	138,1	305	166,8	354	196,2	402	226,4
110	57,5	159	83,8	208	110,8	257	138,6	306	167,3	355	196,8	403	227,1
111	58,0	160	84,3	209	111,3	258	139,2	307	167,9	356	197,4	404	227,8
112	58,5	161	84,8	210	111,9	259	139,8	308	168,5	357	198,0	405	228,6
113	59,1	162	85,4	211	112,5	260	140,4	309	169,1	358	198,6	406	229,3
114	59,6	163	85,9	212	113,0	261	140,9	310	169,7	359	199,2	407	230,0
115	60,1	164	86,5	213	113,6	262	141,5	311	170,3	360	199,8	408	230,7
116	60,7	165	87,0	214	114,2	263	142,1	312	170,9	361	200,4	409	231,4
117	61,2	166	87,6	215	114,7	264	142,7	313	171,5	362	201,1	410	232,1
118	61,7	167	88,1	216	115,3	265	143,2	314	172,1	363	201,7	411	232,8
119	62,3	168	88,6	217	115,8	266	143,8	315	172,7	364	202,3	412	233,5
120	62,8	169	89,2	218	116,4	267	144,4	316	173,3	365	203,0	413	234,3
121	63,3	170	89,7	219	117,0	268	144,9	317	173,9	366	203,6	414	235,0
122	63,9	171	90,3	220	117,5	269	145,5	318	174,5	367	204,2	415	235,7
123	64,4	172	90,8	221	118,1	270	146,1	319	175,1	368	204,8	416	236,4
124	64,9	173	91,4	222	118,7	271	146,7	320	175,6	369	205,5	417	237,1
125	65,5	174	91,9	223	119,2	272	147,2	321	176,2	370	206,1	418	237,8
126	66,0	175	92,4	224	119,8	273	147,8	322	176,8	371	206,7	419	238,5
127	66,5	176	93,3	225	120,4	274	148,4	323	177,4	372	207,3	420	239,2
128	67,1	177	93,5	226	120,9	275	149,0	324	178,0	373	208,0	421	239,9
129	68,1	178	94,1	227	121,5	276	149,5	325	178,6	374	208,6	422	240,6
130	68,7	179	94,6	228	122,1	277	150,1	326	179,2	375	209,2	423	241,3
131	69,2	180	95,2	229	122,6	278	150,7	327	179,8	376	209,9	424	242,0
132	69,7	181	95,7	230	123,2	279	151,3	328	180,4	377	210,5	425	242,7
133	70,3	182	96,2	231	123,8	280	151,9	329	181,0	378	211,1	426	243,4
134	70,8	183	96,8	232	124,3	281	152,5	330	181,6	379	211,7	427	244,1
135	70,3	184	97,3	233	124,9	282	153,1	331	182,2	380	212,4	428	244,9
136	71,3	185	97,8	234	125,5	283	153,7	332	182,8	381	213,0	429	245,6
137	71,9	186	98,4	235	126,0	284	154,3	333	183,5	382	213,6	430	246,3
138	72,9	187	99,0	236	126,6	285	154,9	334	184,1				

c'est-à-dire que dans 100 *centimètres cubes* de solution sont contenus 17gr,53 de saccharose, ou bien dans 100 *grammes* de solution :

$$\frac{17,53}{1,1541} = 15^{gr},19 \text{ de saccharose.}$$

Lorsqu'on a affaire à une substance solide, on en dissout 26gr,048 (poids normal) dans de l'eau qu'on porte au volume de 100 centimètres cubes, et on observe la solution dans le tube de 200 millimètres. Dans ce cas, le chiffre lu sur l'échelle exprime directement le pourcentage en saccharose de la matière solide.

Lorsqu'une solution, à côté du saccharose, contient encore d'autres substances optiquement actives, on polarise d'abord comme d'habitude; on intervertit le saccharose dans une portion de la solution en la chauffant avec un acide, puis on polarise à nouveau. On commence par exécuter une détermination polarimétrique en opérant sur 26gr,048 de matière. Ensuite on pèse la moitié de ce poids du produit à analyser (13gr,024) qu'on dissout dans 75 centimètres cubes d'eau; on introduit la solution dans un ballon jaugé de 100 centimètres cubes, on ajoute 5 centimètres cubes d'acide chlorhydrique à 38-39 p. 100, on plonge dans le mélange un thermomètre, on chauffe au bain-marie de façon à maintenir pendant cinq minutes la température de 70°.

On refroidit rapidement à 20°, on ajoute 1-2 grammes de charbon animal, on agite énergiquement à différentes reprises, on filtre et on examine dans le tube de 200 millimètres.

On observe une déviation à gauche ; on rétablit l'égalité d'éclairement, on note le résultat et on le double.

Lorsque la polarisation s'effectue à 20° exactement, le calcul du sucre saccharose s'établit d'après la formule de Clerget :

$$Z(\text{saccharose}) = \frac{100\,S}{132,66}.$$

Lorsque la température du liquide examiné s'écarte de 20°, on utilise la formule suivante :

$$Z = \frac{100\,S}{142,66 - \frac{t}{2}}.$$

S représente la somme de la déviation droite et de la déviation gauche rapportées toutes les deux au poids normal.

t = température du liquide examiné.

b. **Lactose = sucre de lait** $C^{12}H^{22}O^{11}+2H^{2}O$ (Voy. *Hygiène infantile*, chap. x).

c. **Maltose** $C^{12}H^{22}O^{11}+H^{2}O$. — Le maltose se forme à côté de la dextrine et de l'isomaltose, par l'action de la diastase sur l'amidon. Il se présente sous forme de masses cristallines, composées d'aiguilles fines, dures, d'une saveur sucrée. La solution aqueuse dévie à droite le plan de la lumière polarisée. Le maltose réduit la liqueur de Fehling et fermente sous l'influence de la levure de bière.

C. — *Polysaccharides.*

a. **Amidon** $(C^{6}H^{10}O^{5})^{n}$. — *Propriétés chimiques.* — L'amidon est très répandu dans le règne végétal ; on le rencontre sous forme de grains d'aspect caractéristique dans les cellules de plantes pourvues de chlorophylle ; les réserves d'amidon se localisent dans divers organes (racines, tubercules, fruits, etc.). En général, pour recueillir l'amidon on déchire les cellules, on lave à l'eau qui entraîne l'amidon ; le liquide laiteux ainsi obtenu, après tamisage, est abandonné à la sédimentation. L'amidon se présente sous forme d'une poudre blanche, inodore, insipide ; abandonnée à l'air, elle absorbe facilement l'humidité, qu'elle perd de nouveau lorsqu'on la chauffe à la température de 100°-120°. Lorsqu'on chauffe avec précaution l'amidon à 200°, il se transforme en dextrine. L'amidon est insoluble dans l'alcool, dans l'éther et dans l'eau froide ; lorsqu'on laisse séjourner de l'amidon dans l'eau à la température de 60°, il gonfle et forme une masse gélatineuse (empois), qui se dissout lorsqu'on la maintient dans l'eau en ébullition (amidon soluble). L'acide sulfurique concentré, à froid, dissout l'amidon sans produire de coloration ; à chaud, il le charbonne.

L'acide sulfurique et l'acide chlorhydrique dilués transforment à chaud l'amidon, d'abord en dextrine, puis en sucre de raisin.

La levure est sans action sur l'amidon ; un infusé de malt, dont l'élément actif principal est la diastase, transforme l'amidon en dextrine et en maltose.

Une réaction caractéristique de l'amidon est la coloration bleue qu'il prend au contact de l'iode, soit qu'il se trouve à l'état solide, soit à l'état de solution ; cette coloration disparaît lorsqu'on soumet le liquide à l'ébullition, mais reparaît par refroidissement, du moins si la durée de l'ébullition n'a pas été trop prolongée.

Une solution aqueuse d'amidon tourne vers la droite le plan de la lumière polarisée.

Dosage. — On met en suspension, dans 200 centimètres cubes d'eau distillée, 3 grammes d'amidon et on le transforme en empois en ajoutant 15 centimètres cubes d'acide chlorhydrique (poids spécifique 1,125) ; pendant deux heures on chauffe modérément à l'ébullition dans un ballon surmonté d'un réfrigérant à reflux. Après refroidissement, on neutralise le mélange au moyen d'une solution d'hydrate sodique, on dilue avec de l'eau distillée jusqu'au volume de 500 centimètres cubes. On filtre cette solution, on en prélève 25 centimètres cubes dans lesquels on dose le dextrose au moyen de la liqueur de Fehling. 100 grammes de dextrose obtenus de cette façon correspondent à 90 parties d'amidon.

Caractères microscopiques. — Examiné au microscope, l'amidon apparaît sous forme de granulations de volume variable, de forme sphérique, ovoïde ou quelquefois polyédrique. La forme et la dimension des grains d'amidon varient pour les diverses espèces et sont très caractéristiques dans beaucoup de plantes. Certains grains montrent un point sombre, le *hile* ou *centre organique*, autour duquel une striation concentrique est souvent apparente ; ces stries alternativement claires et obscures résultent de l'inégalité d'hydratation des couches successives dont le grain est formé. Lorsqu'on examine l'amidon sous le microscope polarisant, on remarque une croix noire sur les grains les plus volumineux ; le centre de cette croix coïncide avec le hile.

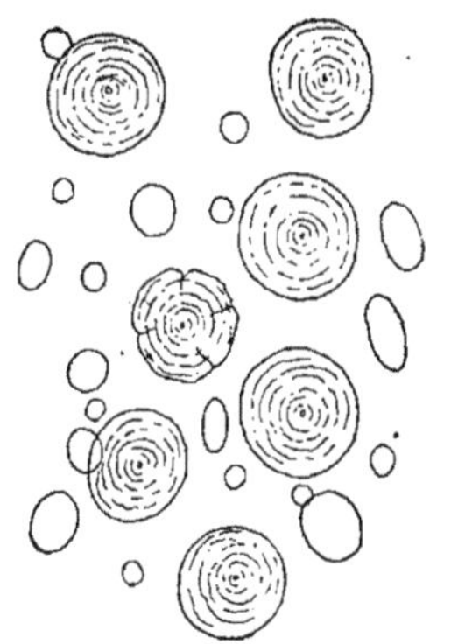

Fig. 176. — Amidon de blé.

Blé (*Triticum vulgare*). — L'amidon du blé (fig. 176) se présente sous forme de grains lenticulaires (les plus volumineux ont en moyenne 30-38 μ de diamètre), à bords circulaires et parfois fendillés à la périphérie. Ces grains typiques sont toujours accompagnés d'une foule de grains beaucoup plus petits qui sont arrondis, ce qui permet de les distinguer de l'amidon du riz dont les grains sont polyédriques. Le hile central est peu distinct ; on n'observe pas de fente au centre.

Seigle. (*Secale cereale*). — Grains lenticulaires, à bords circulaires comme ceux du blé (fig. 177), mais on peut les distinguer de ceux-ci parce que certains grains sont fendillés au centre, en formant une sorte de hile étoilé à plusieurs branches.

Les grains d'amidon du seigle sont un peu plus gros que ceux du blé.

Orge (*Hordeum vulgare*). — Grains lenticulaires (fig. 178), à bords sinués, de volume un peu moindre que ceux du blé.

Maïs (*Zea mais*). — Amidon formé de polyèdres à six faces (fig. 179), avec un hile central étoilé, assez volumineux ; leur diamètre est en moyenne

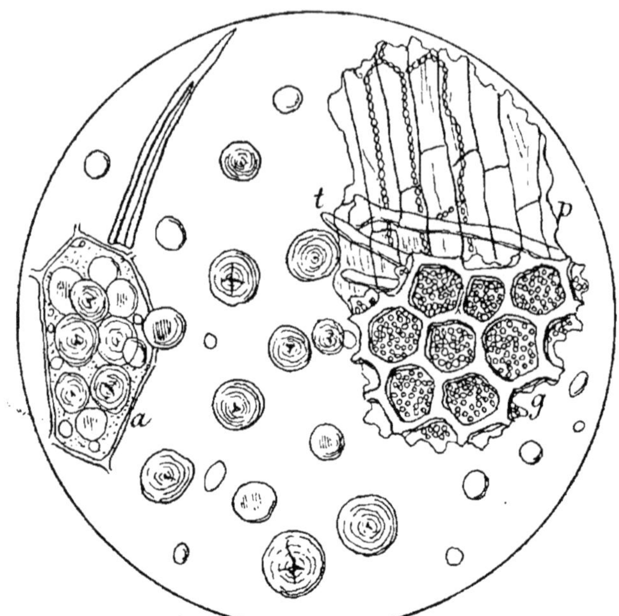

Fig. 177. — Amidon de seigle.

de 10-15 μ, et atteint quelquefois 25-30 μ. On ne remarque pas de striation.

Riz (*Oryza sativa*). — Grains semblables à ceux du maïs (fig. 180), mais beaucoup plus petits ; ils ont de 4 à 6 μ de diamètre. Ils sont souvent agrégés de façon à former des grains composés. Un hile est rarement visible ; il n'y a pas de cavité centrale.

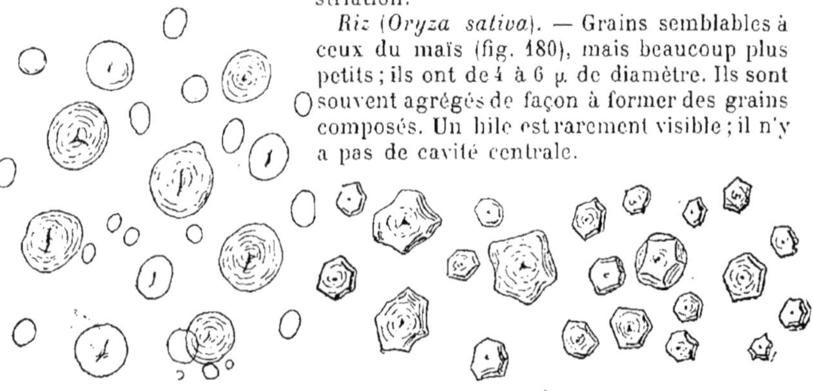

Fig. 178. — Amidon d'orge. Fig. 179. — Amidon de maïs.

Avoine (*Avena sativa*). — Grains polyédriques irréguliers (fig. 181), parfois libres, mais le plus souvent agrégés en masses ovoïdes ou elliptiques longues de 35-45 μ, ressemblant à des globules réticulés à leur surface. Ces grains composés ne sont jamais anguleux comme ceux du

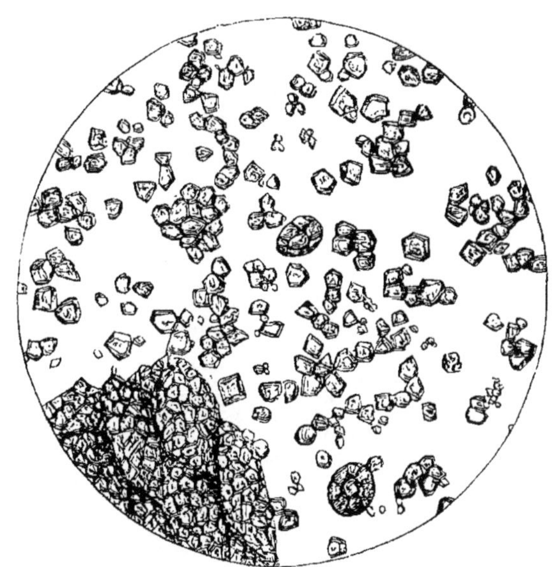

Fig. 180. — Amidon de riz.

riz. Les grains isolés ont de 5,5 à 7,5 μ de diamètre. On ne remarque pas de hile ni de cavité centrale.

Sorgho. — Grains arrondis, irréguliers (fig. 182), pourvus d'un hile punctiforme ou étoilé. Leur diamètre est de 16 μ environ.

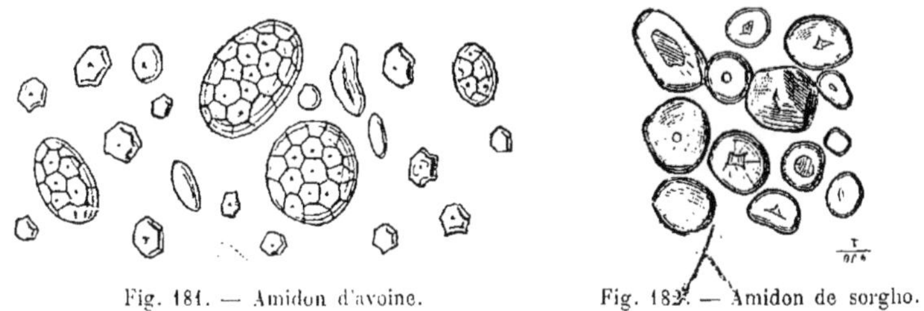

Fig. 181. — Amidon d'avoine.

Fig. 182. — Amidon de sorgho.

Sarrasin ou *blé noir* (*Polygonum fagopyrum*). — Grains polyédriques arrondis à facettes pentagonales (fig. 183), libres ou le plus souvent groupés en amas encore revêtus de la membrane cellulaire. Les amas sont formés de grains placés bout à bout, et souvent ces formations linéaires s'incurvent et se pelotonnent. Les grains sont quelquefois tellement fusionnés qu'on en distingue difficilement les limites.

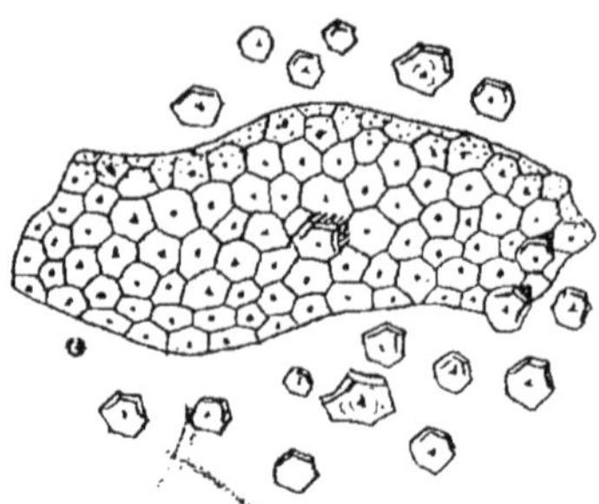

Fig. 183. — Amidon de sarrasin.

Pomme de terre (*Solanum tuberosum*). — Les grains de la fécule de pomme de terre sont tout à fait caractéristiques (fig. 184). Ils sont généralement ovoïdes et piriformes et présentent un hile petit, arrondi, situé à l'extrémité amincie du grain. Les stries sont toujours très visibles, très serrées entre le hile et la petite extrémité, beaucoup plus espacées de l'autre côté, donnant ainsi au grain l'aspect d'une écaille d'huître. Les dimensions des grains sont assez fortes, en moyenne de 35 à 45 μ de long sur 25 μ de large; certains, les plus gros, ont plus de 60 μ de longueur et atteignent 110 μ.

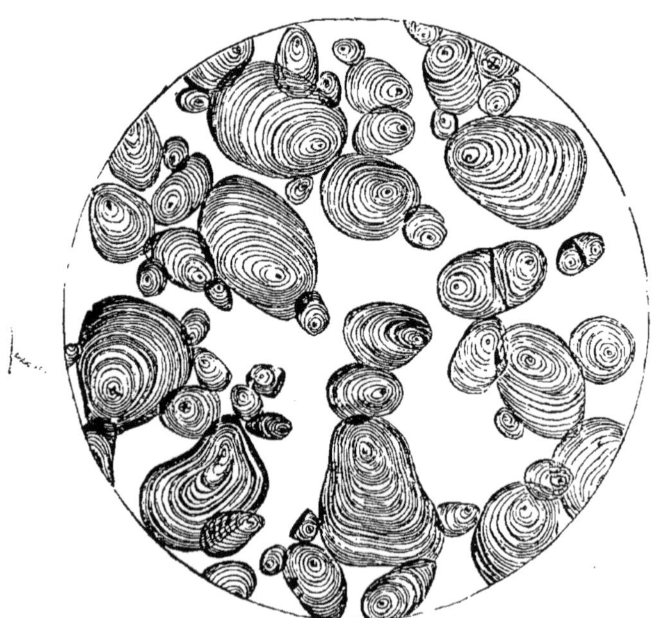

Fig. 184. — Amidon de pomme de terre.

Légumineuses. — Les grains des fécules des légumineuses (*Phaseolus*, *Pisum*, *Faba*, *Vicia*) présentent tous à peu près la même forme et ne diffèrent guère que par leur dimension. Ils sont le plus souvent ovales ou réniformes, avec un hile allongé dans le sens du grand axe du grain, et présentant souvent des ramifications latérales qui pénètrent plus ou moins dans la substance même du grain. Leur longueur est de 75 μ pour la fève, de 67 μ pour la lentille, de 50 μ pour le pois, de 63 μ pour le haricot. On emploie souvent les fécules de la fève, du haricot (fig. 185), du pois cultivé, du pois chiche, de la lentille, de la vesce cultivée, des gesses, etc.

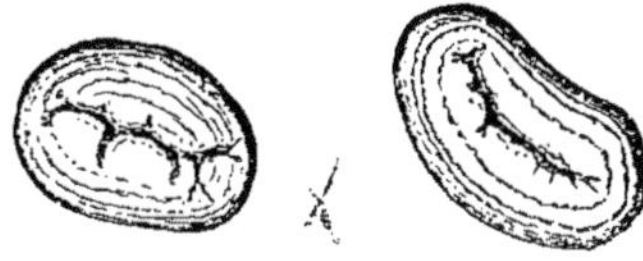

Fig. 185. — Amidon de haricot.

Arrow-root. — Sous le nom d'*arrow-root*, on désigne toutes les fécules provenant des régions tropicales, quelle que soit leur origine botanique.

Le sagou seul, qui a la même provenance, n'est généralement pas désigné sous le nom d'*arrow-root*. Nous ne parlerons que des fécules exotiques les plus répandues.

Citons en première ligne l'*arrow-root des Antilles* (fig. 186), qui est

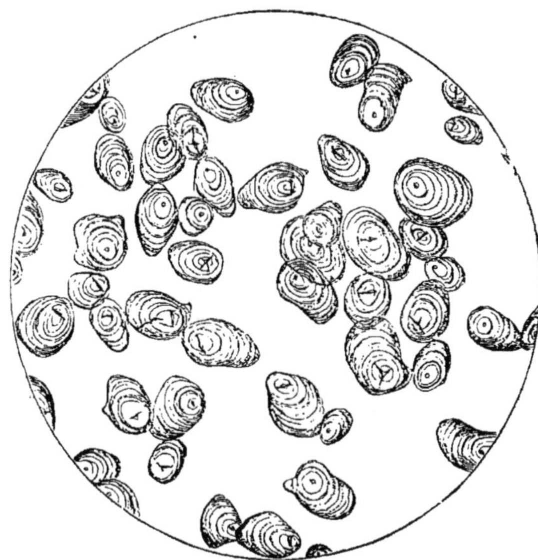

Fig. 186. — Arrow-root des Antilles.

tiré du *Maranta arundinacea*. Les grains sont piriformes, comme ceux de la pomme de terre auxquels ils ressemblent beaucoup, tout en étant un peu plus petits ; ils sont souvent irréguliers. Le hile est placé soit au centre du grain, soit dans la portion la plus élargie ; il a l'aspect d'une fente présentant deux, trois ou quatre prolongements et, dans les formes typiques, ressemble à un oiseau à ailes déployées.

L'*arrow-root de l'Inde ou de Malabar* (fig. 187) est retiré du *Curcuma leucorhiza* ; on le désigne souvent sous le nom de *fécule de curcuma*. Les grains

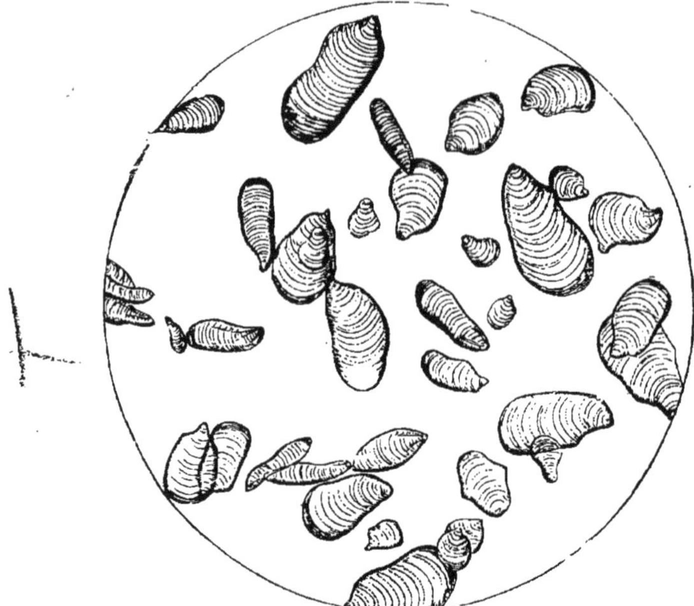

Fig. 187. — Arrow-root de l'Inde.

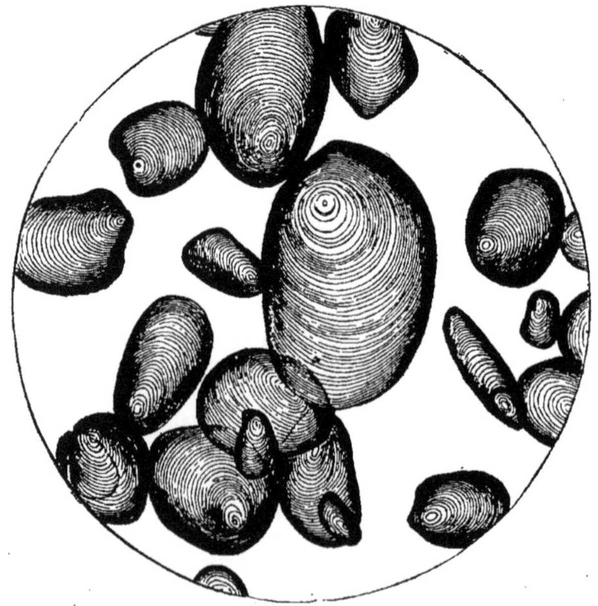

Fig. 188. — Arrow-root de Queensland.

sont elliptiques, terminés à une des extrémités par une sorte de bouton où se trouve placé un hile arrondi. Ces grains sont très minces et se superposent fréquemment les uns aux autres ; ces amas, vus de champ, ont l'air de biscuits empilés. Les grains typiques mesurent 35-60 μ de longueur, 25-35 μ de largeur.

L'*arrow-root de Queensland*, *fécule de Canna* ou *fécule de tolomane* (fig. 188), est fourni par le *Canna edulis*; cette fécule est formée de grains de formes diverses, irréguliers, très minces, avec hile peu visible et de nombreuses stries concentriques. Ils sont beaucoup plus grands que ceux de la pomme de terre ; ils atteignent jusqu'à 130 μ de diamètre.

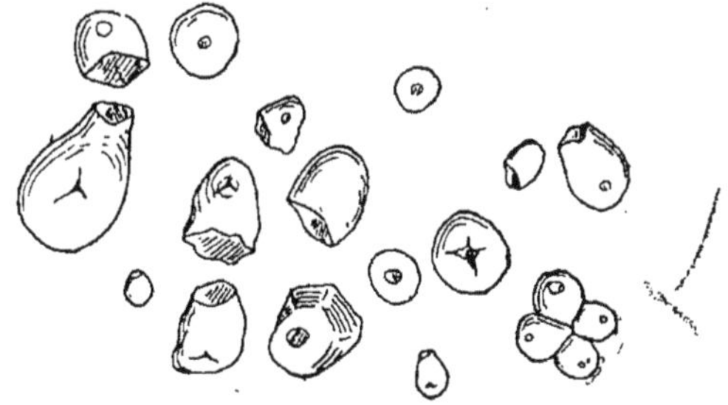

Fig. 189. — Moussache.

Arrow-root du Brésil, fécule de manioc. — Elle est fournie par la racine du *Manihot utilissima*, plante de la famille des Euphorbiacées.

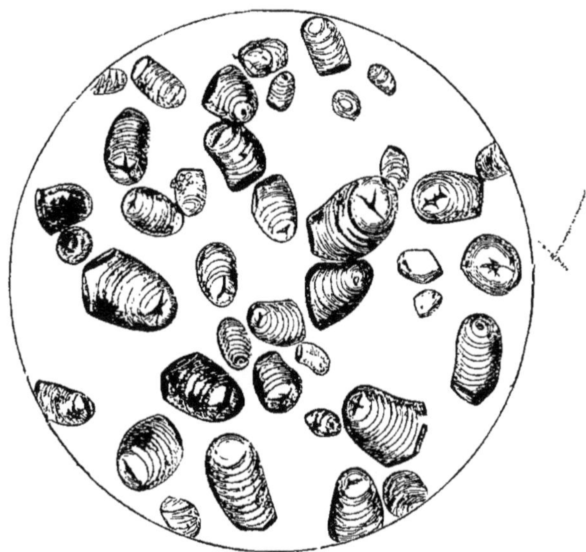

Fig. 190. — Sagou.

La fécule qui n'a pas subi l'action du feu et qui porte le nom de *moussache* (fig. 189) est formée de grains convexes à une extrémité et présentant des troncatures à l'extrémité opposée. Le hile, situé à l'extrémité convexe, est arrondi et très gros. Le *tapioca*, qui n'est autre chose que la moussache chauffée, présente des grains semblables aux précédents, mais très gonflés, irréguliers et ayant un hile fortement dilaté.

Sagou (fig. 190). — La fécule de sagou est fournie par la moelle de divers palmiers : *Metroxylon sagus*, *M. Rumphii*, *M. lævis*, etc. Le sagou en granules n'ayant pas subi l'action du feu est formé de grains ovales de 60 μ environ de longueur ; le hile est situé à l'extrémité la moins large du grain. L'extrémité opposée au hile porte de petites excroissances qui se détachent le plus souvent, en laissant à leur place des parties tronquées, parfois légèrement excavées. Le *sagou tapioca* qui a subi l'action du feu se distingue du précédent par la dilatation du hile ; en outre, la plupart des grains se gonflent fortement dans l'eau et s'y dissolvent presque.

b. **Dextrine** $(C^{12}H^{20}O^{10})^3 + H^2O$. — La dextrine pure est une substance incolore, ressemblant à de la gomme, ou bien se présentant sous forme d'une poudre blanche. Elle est inodore ; sa saveur est fade ou douceâtre, très peu prononcée. La dextrine se dissout facilement dans l'eau et dans l'alcool dilué ; l'alcool fort, au contraire, ne la dissout pas ; elle est également insoluble dans l'éther.

Les acides dilués la transforment en dextrose. La dextrine n'est précipitée de sa solution par l'acétate de plomb qu'en présence d'ammoniaque. La solution d'iode ne colore pas la dextrine en bleu, mais en jaune.

La dextrine fermente, mais beaucoup plus lentement que le saccharose. Elle tourne à droite le plan de la lumière polarisée ; son pouvoir rotatoire spécifique est $[\alpha]_D = 194°,8$.

c. **Cellulose** $(C^6H^{10}O^5)^n$. — *Propriétés*. — La cellulose, qui forme la membrane des cellules végétales, est extrêmement répandue dans la nature ; le coton, la moelle de sureau sont constitués par de la cellulose plus ou moins pure.

On prépare cette substance en épuisant l'ouate ou le papier à filtrer successivement par l'alcool, l'éther, l'acide chlorhydrique, la potasse caustique et en lavant enfin avec de l'eau distillée.

La cellulose est une poudre blanche, amorphe, insoluble dans les dissolvants usuels, mais soluble dans la solution ammoniacale d'oxyde cuivrique (réactif de Schweitzer) d'où elle est reprécipitée par les acides.

Dosage. — 3 grammes d'une substance végétale sont finement pulvérisés, au besoin dégraissés, puis sont introduits dans une capsule en porcelaine qui porte un trait de repère indiquant la capacité de 200 centimètres cubes ; on ajoute 200 centimètres cubes d'acide sulfurique à 1,25 p. 100, on fait bouillir exactement pendant une demi-heure, en remplaçant l'eau qui s'évapore. On filtre immédiatement sous pression à travers un filtre mince en asbeste et on lave à l'eau bouillante. On réintroduit le filtre avec son contenu dans la capsule ; on ajoute 50 centimètres cubes d'une solution d'hydrate potassique contenant 50 grammes de KOH par litre ; on remplit la capsule jusqu'au trait de repère, on fait bouillir derechef exactement pendant une demi-heure, en remplaçant l'eau qui s'évapore.

On passe à travers un nouveau filtre d'asbeste, on lave à l'eau bouillante, puis, après avoir enlevé l'eau du flacon aspirateur, on lave à l'alcool et finalement à l'éther. On introduit dans une capsule en platine l'asbeste avec les matières qu'elle a retenues, on sèche pendant une heure dans l'étuve à 100°-105°, on laisse refroidir la capsule dans un exsiccateur, on la pèse. On incinère le produit, on laisse refroidir et on pèse à nouveau la capsule ; la perte de poids correspond à la cellulose de 3 grammes de la substance soumise à l'analyse ; on est convenu de désigner sous ce nom le résidu qu'on obtient ainsi après les manipulations que nous venons de décrire.

Lorsque la substance à analyser est très riche en graisse, on enlève d'abord cette dernière et, si la matière contient beaucoup d'amidon, on le dissout au moyen d'un traitement préalable par une infusion de malt.

III. — CONSERVATION DES SUBSTANCES ALIMENTAIRES.

L'étude des procédés de conservation des denrées alimentaires (dessiccation, salaison, fumage, boucanage, enrobage, réfrigération, stérilisation par la chaleur ou par les antiseptiques) comporte des expériences de laboratoire délicates, variables pour chaque cas particulier. Ne pouvant les traiter en détail ici, nous nous bornerons à quelques notions générales.

1. — Stérilisation par la chaleur.

Procédé d'Appert. — Ce procédé consiste à introduire les denrées à conserver dans des boîtes métalliques fermées au moyen d'un couvercle soudé, percé d'un orifice, et à les chauffer pendant deux à quatre heures au bain-marie. Actuellement, on pratique industriellement la stérilisation des conserves dans des autoclaves dont la température est portée au delà de 100°, ce qui assure une stérilisation plus efficace. Lorsque la chaleur a éliminé toute trace d'air en même temps qu'elle a stérilisé la conserve, on ferme hermétiquement l'orifice au moyen d'une soudure.

Si l'opération a été faite dans des conditions défectueuses, la putréfaction envahit la denrée; la pression des gaz qui en résulte fait bomber les couvercles des boîtes. Ce bombement se produit parfois à la température ordinaire; sinon on place les boîtes dans une étuve à 37° et on les y abandonne pendant huit jours; si la stérilisation n'a pas été faite convenablement, les germes se mettent à pulluler, à produire des gaz et l'on observe le bombement du couvercle.

Pour les conserves qui contiennent des sauces prises en gelée, il est bon de constater l'état de la gelée avant de les consommer. A la température de 15°, la gelée doit être prise; si, à l'ouverture, elle est liquéfiée, et à plus forte raison trouble, si elle dégage une odeur désagréable ou putride, la conserve doit être évidemment rejetée. La liquéfaction trouble de la gelée a été signalée dans des conserves qui ont déterminé des accidents.

2. — Stérilisation par les agents chimiques.

L'emploi des agents de conservation chimiques est généralement condamné; on peut être amené à rechercher leur présence dans les denrées alimentaires.

A. — *Acide borique.*

On emploie le plus souvent l'acide borique (H^3BO^3) et le borate de sodium (borax) $Na^2B^4O^7 + 10H^2O$.

Propriétés. — L'acide borique se présente sous forme de lamelles cristallines, blanches et brillantes, onctueuses au toucher, d'une saveur faiblement acide et amère. Il se dissout dans 26 parties d'eau à 15° et dans 3 parties d'eau bouillante. Si l'on fait bouillir une solution d'acide borique, une partie de ce composé se volatilise avec la vapeur d'eau. L'acide borique se dissout également dans l'alcool et dans la glycérine; il est peu soluble dans l'éther.

L'acide borique est un acide faible; sa solution aqueuse colore en rouge vineux la teinture de tournesol; il est sans action sur le méthylorange.

Une bandelette de papier de curcuma imbibée d'une solution aqueuse d'acide borique contenant un peu d'acide chlorhydrique se colore en brun par dessiccation ; les alcalis font virer au bleu foncé cette coloration brune. Si, à de l'acide borique libre ou à un mélange de borate et d'acide sulfurique concentré on ajoute de l'alcool et si l'on enflamme ce dernier, la flamme se colore en vert. Cette coloration, qui apparaît surtout un peu avant que la flamme ne s'éteigne, est due à l'éther borique $(C^2H^5)^3BO^3$. Il ne faut pas oublier qu'en présence de cuivre ou de baryum on obtient également une coloration verte.

Recherche. — Pour rechercher l'acide borique dans le lait, on évapore à sec 100 centimètres cubes de ce liquide additionné d'eau de chaux. On incinère le résidu, on épuise les cendres avec le moins possible d'acide chlorhydrique dilué ; on humecte avec ce liquide une bandelette de papier de curcuma qu'on dessèche sur un verre de montre. En présence d'acide borique, le papier de curcuma prend une coloration rouge à l'endroit où il a été mouillé. Si on le touche en ce point avec une goutte de solution d'hydrate alcalin, il devient bleu.

Dosage. — *Méthode acidimétrique.* — Cette méthode repose sur le principe suivant : l'acide borique est un acide très faible ; il est sans action sur le méthylorange ; mais si l'on ajoute de la glycérine ou de la mannite, son caractère acide augmente ; il agit alors nettement sur la phénolphtaléine comme les autres acides minéraux.

Si l'on traite un borate par un acide minéral, puis qu'on titre à l'aide d'une solution d'hydrate alcalin, avec le méthylorange comme indicateur, le virage de teinte de l'indicateur se produira lorsque l'acide minéral sera neutralisé ; l'acide borique n'interviendra pas. Si, d'autre part, on fait la même opération en présence de glycérine ou de mannite, et avec la phénolphtaléine comme indicateur, le point de neutralisation ne se marquera que lorsque l'acide minéral et l'acide borique provenant de la décomposition du borate seront neutralisés. Il sera donc possible, en combinant les résultats des deux opérations, de calculer, par différence, l'acidité due à l'acide borique et, par conséquent, la quantité de cet acide.

En pratique, on ajoute à la solution de borate à analyser, qui ne peut contenir que des métaux alcalins ou alcalino-terreux, de l'acide chlorhydrique ou sulfurique en quantité suffisante pour que tout l'acide borique soit mis en liberté.

S'il y a des carbonates, on fera bouillir, pour éliminer entièrement l'anhydride carbonique. Afin d'éviter des pertes d'acide borique par volatilisation, cette opération se fera dans un ballon muni d'un réfrigérant ascendant.

Le liquide acide, débarrassé éventuellement d'anhydride carbonique, est dilué à un volume déterminé et divisé ensuite en deux parties égales. Dans l'une, on dose, à l'aide d'une solution titrée d'hydrate sodique, et avec le méthylorange comme indicateur, l'acidité due à l'acide chlorhydrique ou sulfurique ajouté pour décomposer le borate.

La seconde partie est d'abord additionnée d'autant de solution titrée d'hydrate sodique qu'il en a fallu pour neutraliser la première ; on ajoute ensuite de la phénolphtaléine, puis de la glycérine ou de la mannite en quantité d'autant plus forte que la dilution de la solution d'acide borique est plus grande. Ainsi, par exemple, pour 1gr,5 de borax, dissous dans 60 ou 80 centimètres cubes d'eau, on ajoutera 50 centimètres cubes de glycérine ; si l'on emploie la mannite, on en prendra 10 à 15 grammes par 50 centimètres cubes de solution de borate.

Dans la solution ainsi préparée, on laisse couler la solution titrée d'hydrate sodique jusqu'à ce que la teinte rouge de la phénolphtaléine apparaisse sous l'action d'une goutte d'hydrate alcalin en excès.

La quantité d'hydrate consommée dans cette seconde phase de l'opération correspond à l'acide borique.

Observation. — On doit s'assurer que la quantité de glycérine ou de mannite est suffisante. A cet effet, lorsque le point de neutralisation est atteint, on ajoute à la solution 10 centimètres cubes de glycérine ou 2 grammes de mannite, et l'on observe si le caractère alcalin du liquide persiste ; s'il n'en est pas ainsi, on continue à titrer avec l'hydrate sodique jusqu'à ce que la teinte rouge réapparaisse.

B. — *Anhydride sulfureux*, SO^2.

Propriétés. — Outre l'anhydride sulfureux SO^2, on utilise encore plusieurs de ses dérivés, notamment le sulfite de calcium, $CaSO^3 + 2H^2O$; les sulfites acides de sodium et de potassium, $KHSO^3$, $NaHSO^3$; le sulfite neutre de sodium, $Na^2SO^3 + 7H^2O$.

L'anhydride sulfureux, SO^2, est un gaz d'une odeur extrêmement piquante qui le décèle facilement, même lorsqu'il existe en faible quantité.

L'eau à la température de 15° dissout 43,5 volumes d'anhydride sulfureux. Le poids spécifique de l'anhydride sulfureux est de 2,23 (air = 1).

Les oxydants transforment en acide sulfurique l'anhydride sulfureux gazeux ou en solution :

$$SO^2 + I^2 + 2H^2O = H^2SO^4 + 2HI.$$

L'hydrogène naissant, produit par l'action du zinc sur un acide, réduit l'anhydride sulfureux et le transforme en acide sulfhydrique reconnaissable à son odeur :

$$SO^2 + 3H^2 = H^2S + 2H^2O.$$

Les sulfites sont aisément décomposés par les acides, même dilués, avec formation d'anhydride sulfureux dont une partie se dégage ; le reste demeure en solution et peut être éliminé entièrement sous l'action de la chaleur :

$$Na^2SO^3 + 2HCl = 2NaCl + SO^2 + H^2O.$$

Le chlorure barytique forme, dans les solutions neutres de sulfites, un précipité de sulfite barytique, soluble dans l'acide chlorhydrique :

$$Na^2SO^3 + BaCl^2 = BaSO^3 + 2NaCl.$$

Le nitrate argentique et le nitrate plombique précipitent du sulfite d'argent et du sulfite de plomb.

Si l'on ajoute, à une solution neutre ou légèrement alcaline de sulfite, du sulfate zincique et du nitroprussiate sodique, on obtient une coloration rouge (ou même un précipité s'il y a notablement de sulfite). L'addition de quelques gouttes de ferrocyanure potassique renforce la coloration et peut même la faire apparaître dans des solutions de sulfite très diluées, où elle ne se produisait pas sans l'addition de ce réactif.

Cette réaction ne se produisant pas avec les hyposulfites permet de distinguer ces derniers des sulfites.

Recherche. — Pour rechercher l'anhydride sulfureux ou les sulfites dans les substances alimentaires, on soumet à la distillation, en présence d'acide chlorhydrique et de zinc, les matières liquides (bière, vin) ou un extrait aqueux (viandes, conserves) et on recherche l'acide sulfhydrique dans le distillat.

Dosage. — On mesure 100 centimètres cubes de liquide (vin, bière, etc.), qu'on additionne d'acide phosphorique. On distille dans un courant d'anhydride carbonique et on recueille un tiers du liquide dans une solution d'iodure de potassium iodé. On chauffe ensuite à l'ébullition le produit de la distillation, afin d'expulser l'iode en excès. On acidule au moyen d'acide chlorhydrique, on porte à l'ébullition et on précipite au moyen du chlorure barytique. On recueille le sulfate de baryum, on le lave à l'eau bouillante, on le dessèche à l'étuve à 100°, on le calcine et on le pèse. Le calcul s'effectue par la relation.

$$BaSO^4 : SO^2 = p : x.$$

C. — *Fluorure de sodium*, NaFl.

Propriétés. — Substance blanche, cristalline, d'une saveur rappelant celle de l'acide tartrique, soluble dans 25 parties d'eau à la température ordinaire.

Recherche. — Pour rechercher le fluorure de sodium dans la bière, par exemple, on ajoute à 500 centimètres cubes de liquide environ, privé de CO^2 par ébullition :

1° 1 centimètre cube d'une solution contenant, par 100 centimètres cubes, 5 grammes de chlorure calcique et 5 grammes de chlorure barytique;

2° $0^{cc},5$ d'acide acétique à 20 p. 100;

3° 50 centimètres cubes d'alcool à 90 p. 100.

Après vingt-quatre heures, on recueille le précipité de fluorure de baryum et de calcium sur un petit filtre, sans le laver ; on l'exprime, on l'introduit dans un creuset en platine, on le dessèche et on le calcine ; on arrose les cendres avec de l'acide sulfurique concentré. On couvre le creuset au moyen d'un verre de montre enduit d'une couche de cire dans laquelle on trace des caractères d'écriture au moyen d'une pointe métallique.

On chauffe très modérément, en évitant de faire fondre la cire, le fond du creuset de façon à provoquer l'action de l'acide sur le fluorure, et on laisse agir pendant un certain temps sur le verre les vapeurs qui se dégagent. On retire ensuite le verre de montre et on le débarrasse de la cire. S'il s'est dégagé de l'acide fluorhydrique, les endroits où la cire a été enlevée avant le commencement de l'expérience apparaissent plus ou moins mats, par suite de l'action corrosive de l'acide fluorhydrique.

On peut également rechercher de minimes quantités de fluor par un procédé basé sur la faible solubilité et sur la forme cristalline des fluosilicates alcalins (*Noaillon*). La substance à examiner (cendre), mélangée de silice, est introduite dans un petit creuset et additionnée d'acide sulfurique concentré; on couvre le creuset d'une lame de verre à la face interne de laquelle on fait adhérer une goutte de carbonate sodique ou potassique, puis on chauffe modérément. En présence de fluor, il se forme du fluorure de silicium, qui se dégage et vient former avec le carbonate alcalin du fluosilicate ; la goutte de liquide devient opalescente. A ce moment, on cesse de chauffer ; on retire la plaque et, à l'aide de quelques gouttes d'eau froide, on enlève le carbonate alcalin en excès; le résidu de fluosilicate est dissous dans une goutte d'eau chaude ; ensuite on évapore et on observe le résidu de l'évaporation au microscope ; le fluosilicate se présente sous forme de beaux cristaux prismatiques ou octaédriques, suivant qu'il s'agit du sel sodique ou du sel potassique.

Remarque. — Lorsqu'il s'agit d'autres denrées alimentaires, par exemple la viande, le beurre, etc., on opère sur l'extrait aqueux incinéré ; pour le lait, on peut utiliser le filtrat séparé des matières albuminoïdes dans le procédé de Ritthausen ; on incinère le résidu d'évaporation.

D. — *Formaldéhyde*, HCOOH.

Propriétés (Voy. chap. IX).

Recherche. — On soumet à la distillation un certain volume de liquide (lait, bouillie obtenue en mélangeant les matières à analyser avec de l'eau) ; on essaie sur le distillat les réactions que nous indiquerons dans le paragraphe relatif à la désinfection.

On ne considérera pas comme caractéristiques, dans ce cas, les réactions avec le nitrate d'argent et le réactif de Nessler qui sont données également par le distillat de certaines matières exemptes de formaldéhyde (lait, bière, vin, etc.).

Signalons deux essais rapides qu'on peut effectuer sur le lait :

1° Le lait, additionné de son volume d'eau, est superposé à une certaine quantité d'acide sulfurique concentré dans un tube à réaction; s'il s'agit de lait exempt de formaldéhyde, il se produit à la zone de contact un anneau vert sale, qui devient rouge violet; en présence de formaldéhyde, il se forme un anneau bleu.

2° 10 centimètres cubes de lait sont agités énergiquement avec 10 centimètres cubes d'alcool absolu, et abandonnés ensuite au repos pendant quelques minutes. Des flocons se forment, et le liquide est passé à travers un filtre sec ; 5 centimètres cubes du filtrat, légèrement trouble par suite des globules gras en suspension, sont additionnés de 0gr,3 de chlorhydrate de phénylhydrazine, puis de 4 gouttes de solution de chlorure ferrique, et enfin, petit à petit, de 12 gouttes d'acide sulfurique concentré, pendant qu'on refroidit le mélange. En présence de formaldéhyde, il se produit une coloration rouge.

E. — *Acide salicylique*, $C^6H^4\begin{matrix}\diagup COOH \\ \diagdown OH\end{matrix}$

Propriétés. — L'acide salicylique (acide orthooxybenzoïque) se présente sous forme d'une poudre cristalline, inodore, d'une saveur spéciale. Il est soluble dans environ 500 parties d'eau froide et dans 15 parties d'eau bouillante ; très soluble dans l'alcool, l'éther, le chloroforme.

Il fond à 155°-156° ; chauffé avec précaution, il se sublime sans altération ; chauffé brusquement, il se décompose et dégage une odeur de benzophénol.

Le chlorure ferrique produit, dans les solutions aqueuses d'acide salicylique ou de salicylates, une coloration violette intense. Cette réaction diminue d'intensité en présence d'acide acétique ; en présence d'acide chlorhydrique, d'hydrates alcalins, de carbonates alcalins, de borax ou de phosphate de sodium, elle ne se produit pas.

Le maltol donne également une coloration rouge avec le chlorure ferrique.

La solution d'acide salicylique donne, avec un excès d'eau de brome, un abondant précipité floconneux blanc (acide bromosalicylique).

La solution aqueuse d'acide salicylique chauffée avec 4 à 5 gouttes de solution aqueuse de nitrite potassique à 10 p. 100, avec la même quantité d'acide acétique et une goutte de solution de sulfate cuivrique à 10 p. 100, donne une belle coloration rouge (*A. Jorissen*). Cette réaction ne se produit pas avec le maltol.

Recherche. — Pour la recherche de l'acide salicylique, on acidule le liquide à analyser avec de l'acide sulfurique dilué, on l'agite avec de l'éther, on évapore ce dernier et on applique les réactions indiquées ci-dessus.

Lorsqu'il s'agit du lait, on précipite la caséine et la graisse par addition d'un peu d'acide acétique et de nitrate mercurique ; on effectue la recherche de l'acide salicylique dans le liquide séparé par filtration.

F. — *Saccharine*, $\begin{matrix}C^6H^4CO \\ SO^2\end{matrix}\!\!>\!NH$.

Propriétés. — Poudre blanche, inodore, de saveur très sucrée, peu soluble dans l'eau, très soluble dans l'eau alcalinisée, soluble dans l'alcool et dans l'éther, insoluble dans le chloroforme. Elle fond vers 200° et brûle sans laisser de résidu. Elle ne réduit pas la liqueur de Fehling. Lorsqu'on fond la saccharine avec de l'hydrate sodique vers 270°, c'est-à-dire jusqu'à ce que le mélange brunisse, ce dernier renferme du salicylate sodique qu'on peut caractériser comme nous l'avons indiqué plus haut.

Recherche (d'après *A. Jorissen*). — On opère sur un litre de bière environ. Le liquide, additionné d'une petite quantité d'acide phosphorique, est divisé en trois portions dont chacune est introduite dans une bouteille d'un litre de capacité. On ajoute un égal volume d'éther, on agite et, après un contact de vingt-quatre heures, on sépare l'éther. On répète l'extraction à une ou deux reprises dans les mêmes conditions. On réunit les solutions éthérées, on filtre et on distille au bain de vapeur. Quand il ne reste plus dans le ballon qu'une petite quantité de liquide, on verse ce dernier dans une capsule en porcelaine, on rince le ballon au moyen d'éther et, après avoir ajouté l'éther de lavage à la portion principale, on évapore le dissolvant.

On obtient ainsi un résidu renfermant la saccharine. Ce résidu est généralement d'une saveur fort amère. On le saupoudre de carbonate calcique précipité en excès (quelques pincées suffisent). On ajoute de l'eau (20 à 25 centimètres cubes ou un peu plus, suivant le volume du contenu de la capsule) et on chauffe au bain-marie en agitant au moyen d'une petite baguette de verre. Au bout de dix minutes, on laisse refroidir et on filtre sur filtre mouillé.

Ce traitement fait passer la saccharine à l'état de composé calcique soluble dans l'eau et permet d'éliminer des résines notamment.

Après lavage, on agite le liquide filtré avec de l'éther, lequel enlève des matières amères sans dissoudre la combinaison calcique de la saccharine. On sépare le liquide aqueux, lequel, bien entendu, ne doit être nullement acide, et on répète le traitement à l'éther.

Après séparation du dissolvant, on acidule la solution aqueuse par l'acide phosphorique et on épuise celle-ci par agitation avec de l'éther. Dans ces conditions, l'éther enlève la saccharine débarrassée déjà de la plupart des impuretés. On évapore l'éther, on reprend le résidu par de l'acide sulfurique dilué (1 : 10), on chauffe modérément au bain-marie, et on ajoute goutte à goutte une solution de permanganate de potassium jusqu'à coloration persistante. Il ne reste plus qu'à épuiser par l'éther après refroidissement pour obtenir, par évaporation du dissolvant, la saccharine bien blanche. Dans ces conditions, le produit peut être identifié nettement.

L'extrait éthéré ainsi épuré, dissous dans un peu d'eau, est additionné de potasse ou de soude caustique ; le tout est évaporé et fondu ensuite à une température de 270° environ, pendant trois à quatre minutes au plus ; le produit de cette opération est dissous dans l'eau, acidifié par l'acide sulfurique dilué, puis agité avec du chloroforme ou de la benzine. Le dissolvant est séparé, filtré et, sans lavage préalable, agité avec de l'eau contenant un peu de sel ferrique. Si l'eau se colore en violet, cela indique la présence de saccharine.

G. — *Acide benzoïque*, C^6H^5COOH.

Propriétés. — Aiguilles blanches ou d'un blanc jaunâtre, d'un éclat soyeux, inodores ou dégageant une légère odeur aromatique, d'une saveur acide faible. L'acide benzoïque fond à 120°-121° et se sublime entièrement à une température plus élevée ; il est soluble dans 380 parties d'eau froide, dans 15 parties d'eau bouillante, dans l'alcool, l'éther, le sulfure de carbone, le chloroforme, le benzol, les huiles et les essences.

Une solution de sel ferrique neutre produit, dans les solutions d'acide benzoïque, un précipité volumineux, jaune rouge, de benzoate ferrique.

Recherche. — Pour rechercher l'acide benzoïque dans le lait, on procède comme suit :

250-500 centimètres cubes de lait, alcalinisés au moyen de quelques gouttes d'eau de chaux ou d'eau de baryte, sont évaporés jusqu'au quart de leur volume. On ajoute un peu de plâtre en poudre et on évapore à sec ; la masse sèche est pulvérisée finement, humectée avec un peu d'acide sulfurique dilué et épuisée trois ou quatre fois à froid avec de l'alcool à 50 p. 100 (chaque fois avec le double de son volume). Ces solutions alcooliques acides, qui, à côté de l'acide benzoïque, renferment encore du sucre de lait et des sels minéraux, sont réunies, neutralisées avec de l'eau de baryte et évaporées à un petit volume. Le liquide ainsi obtenu est de nouveau acidulé avec de l'acide sulfurique dilué et agité avec de petites quantités d'éther. On sépare l'éther et on l'abandonne à l'évaporation spontanée ; dans le résidu, on caractérise l'acide benzoïque par le chlorure ferrique.

H. — *Eau oxygénée*, H^2O^2.

Propriétés. — Liquide incolore, inodore, à réaction faiblement acide, renfermant environ 3 p. 100 en poids de peroxyde d'hydrogène en solution dans l'eau et pouvant dégager environ 10 volumes d'oxygène. Additionné d'acide sulfurique dilué, il décolore le permanganate potassique en donnant lieu à un dégagement de gaz oxygène. A 5 centimètres cubes de peroxyde d'hydrogène, on ajoute quelques gouttes d'acide sulfurique dilué et 2 ou 3 gouttes d'une solution de bichromate potassique, puis on agite avec de l'éther; ce dissolvant prend une coloration bleue.

L'eau oxygénée a été préconisée comme agent de conservation du lait, à raison de 1 : 500.

Après vingt-quatre heures, on ne peut plus retrouver cette substance dans le lait.

Recherche. — Lorsqu'on ajoute de l'iodure de potassium amidonné au mélange fraîchement préparé de lait et d'eau oxygénée, on obtient une coloration bleue; après quelques minutes de conservation, cette coloration bleue ne se produit plus.

On peut également opérer comme suit : on ajoute au lait une solution de chromate de potassium additionnée d'acide sulfurique, et on agite avec de l'éther. En présence d'eau oxygénée, il se forme un coagulum bleuâtre, et l'éther reste incolore, contrairement à ce qui se produit avec une solution ordinaire d'eau oxygénée. Si on examine le mélange de lait et d'eau oxygénée après un repos de vingt-quatre heures, on n'obtient plus de coagulum bleu.

Pour reconnaître une addition antérieure d'eau oxygénée au lait, on a indiqué des réactions basées sur la façon dont cet antiseptique se comporte en présence des enzymes (1).

IV. — MALADIES D'ORIGINE ALIMENTAIRE.

1. — Viande, poissons.

A. — *Transmission alimentaire des parasites.*

a. **Trichina spiralis**. — Évolution. — Chez le porc, ce parasite se trouve à l'état *larvaire*, *enkysté* dans le tissu musculaire. Absorbé par l'homme avec la chair infestée, le kyste se dissout par l'action du suc gastrique et la larve devient *adulte* dans l'intestin.

Pour observer les *trichines adultes*, il est nécessaire de les chercher dans l'intestin grêle d'individus, homme ou porc surtout, qui ont absorbé des larves vivantes. Cette recherche est difficile et délicate ; on y procède en étalant sur une plaque de verre, en lame mince, le contenu liquide de l'intestin grêle et en l'examinant à la loupe.

(1) Voy. Breteau, *Falsifications et altérations des substances alimentaires*, page 56. Baillière, Paris.

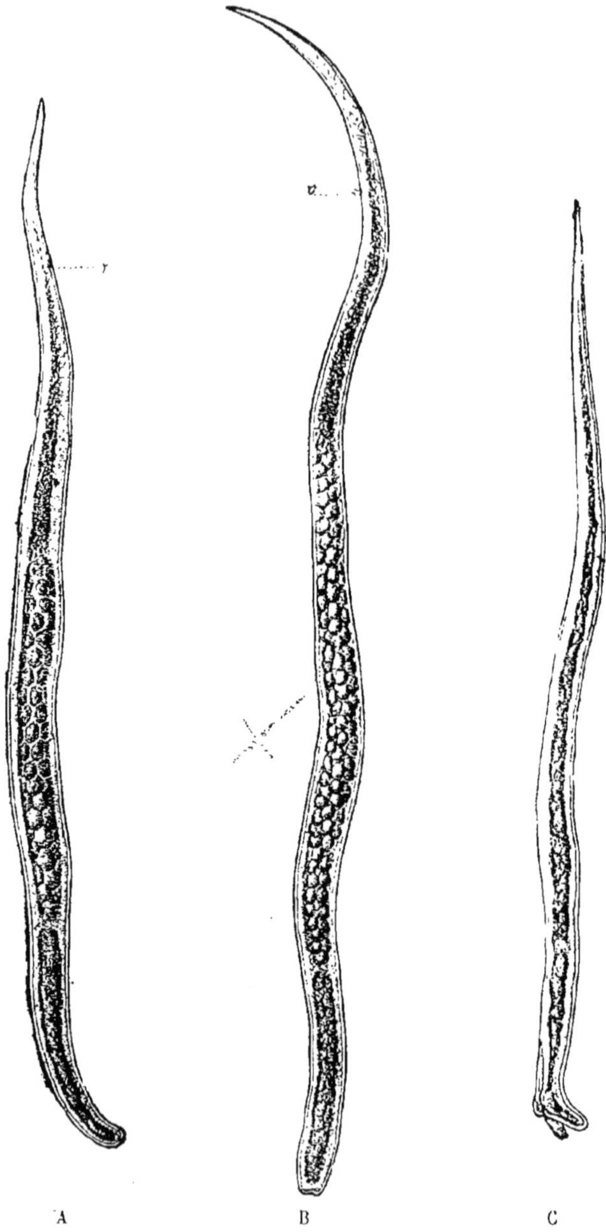

Fig. 191. — *Trichina spiralis*, adultes. — C, mâle ; A et B, femelles.

La transformation de la larve en adulte (fig. 191) s'opère de vingt-quatre à quarante-huit heures après son entrée dans l'estomac. A ce moment, on distingue le *mâle* par ses dimensions ($1^{mm},4$-$1^{mm},6$) et par la présence, à sa partie postérieure, de deux *appendices coniques*.

La *femelle*, qui mesure de 3 à 4 millimètres, montre un *orifice vulvaire* à la partie antérieure de sa face ventrale ; son extrémité postérieure est arrondie. *Cerfontaine* a remarqué que les femelles, après la fécondation, pénètrent dans la paroi intestinale.

La *glande génitale femelle* forme un large tube dans lequel se développent des *œufs* mesurant au maximum 20 μ.

Les œufs éclosent dans l'oviducte ; les *embryons* peuvent donc naître dans l'intestin ou dans la paroi intestinale ; ils émigrent dans les tissus, d'ordinaire directement ; il en est aussi qui arrivent dans le sang et sont emportés dans la circulation générale. Arrivée dans le muscle, la jeune trichine se développe rapidement, atteint $0^{mm},6$ à 1 millimètre de longueur, s'enroule en anse ou se pelotonne et s'entoure d'une coque kystique.

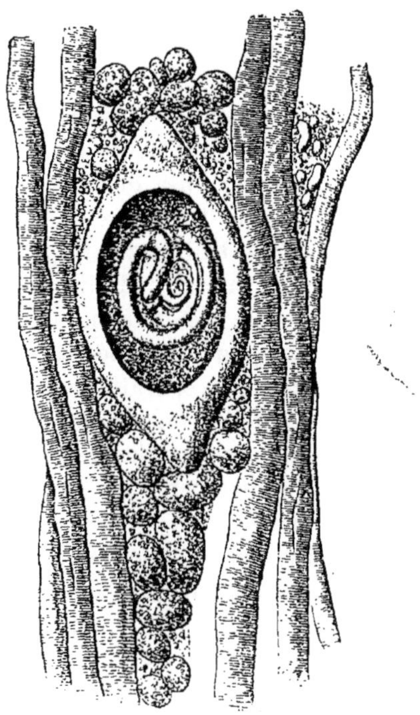

Fig. 192. — *Trichina spiralis*, kyste.

Recherche. — Le *kyste* (fig. 192) a d'habitude une forme ovale, à grand axe dirigé dans le sens des fibres du muscle ; chaque pôle forme un petit apicule qui lui donne la forme d'un citron ; la longueur d'un kyste varie entre $0^{mm},30$ et $0^{mm},80$, sa largeur entre $0^{mm},20$ et $0^{mm},40$.

Malgré leurs dimensions assez fortes, les kystes sont très difficilement visibles à l'œil nu, à cause de leur grande transparence. Lorsqu'ils ont subi la *dégénérescence calcaire*, ils sont facilement reconnaissables à l'œil nu ; si l'on traite la préparation microscopique par un acide, on obtient une effervescence (carbonate calcique).

Pour rechercher les kystes dans un morceau de viande, on s'adresse aux parties tendineuses.

Lorsqu'un cadavre entier est à examiner, les recherches porteront particulièrement sur les sièges de prédilection qui sont, par ordre de fréquence décroissant : le diaphragme, les muscles intercostaux, les muscles de la gorge, du cou et de l'œil ; les muscles des membres sont rarement envahis.

Au moyen de ciseaux courbes, on découpe de petits morceaux de muscles, longs de 1 centimètre, parallèlement à la direction des fibres. L'épaisseur de ces morceaux doit être telle que, en les pressant entre deux lamelles, ils s'étalent sur une largeur de 5 millimètres. On place les fragments de muscles les uns à côté des autres sur une lame porte-objet, on applique une deuxième lame de façon à écraser les échantillons sur lesquels on a déposé une goutte d'eau, ou, pour rendre la préparation plus transparente, une goutte de solution d'hydrate potassique (1 p. KOH pour 15 p. d'eau). Parfois, il est nécessaire de dissocier un morceau de tissu dans le *liquide de macération de Schulze* (chlorate de potassium, 2 p. ; acide nitrique, 4 p.) ; après une ébullition de quelques secondes, le tissu se dissocie de lui-même.

On examine les préparations à un grossissement de 30 diamètres.

Dans le but de s'assurer si les trichines sont *vivantes*, on détruit les kystes en dissociant les tissus avec des aiguilles ; on chauffe à 40°, on observe les mouvements qui peuvent encore être stimulés par l'addition d'un acide.

Pour libérer les trichines de leurs kystes, on peut également avoir recours à la digestion artificielle. On prélève environ 5 grammes de tissu à examiner, on y ajoute 0gr,025 de pepsine sèche et 150 grammes d'une solution d'acide chlorhydrique contenant 3 grammes de cet acide par litre. On porte le mélange à l'étuve à 40°.

On peut également se rendre compte de la vitalité des trichines en infestant expérimentalement certains animaux. En donnant de la viande trichinée à un oiseau, le moineau ou la poule par exemple, les kystes sont dissous dans l'estomac dès la vingtième heure après l'absorption, et le troisième ou le quatrième jour on trouve des trichines sexuées dans les selles ou, à l'autopsie, dans l'intestin ; mais tout se borne là, les embryons ne pouvant traverser le tube digestif. En utilisant, au contraire, un rat ou un lapin, on détermine une infestation complète, analogue à la trichinose de l'homme et du porc ; après trois semaines, on trouve les muscles remplis de trichines, si ces organismes étaient vivants dans la viande administrée.

On se gardera de confondre les trichines avec d'autres organismes (*anguillules*), et on distinguera les kystes de trichines des amas de cristaux de *guanine* et de *tyrosine* qui ne donnent pas d'effervescence avec les acides.

b. **Tænia solium ou Ténia armé**. — Évolution. — Chez le porc existe une affection connue sous le nom de *ladrerie*, caractérisée par la présence dans les muscles de petites vésicules ovoïdes, les *cysticerques* du *Tænia solium* (*cysticercus cellulosæ*) (fig. 193). Les cysticerques du *Tænia solium* se localisent dans les muscles ; certains muscles sont envahis plus fréquemment : les muscles de la langue sont un des points de prédilection du parasite. Chez l'animal vivant, on remarque souvent des *vésicules ladriques* sous la langue, de chaque côté du frein.

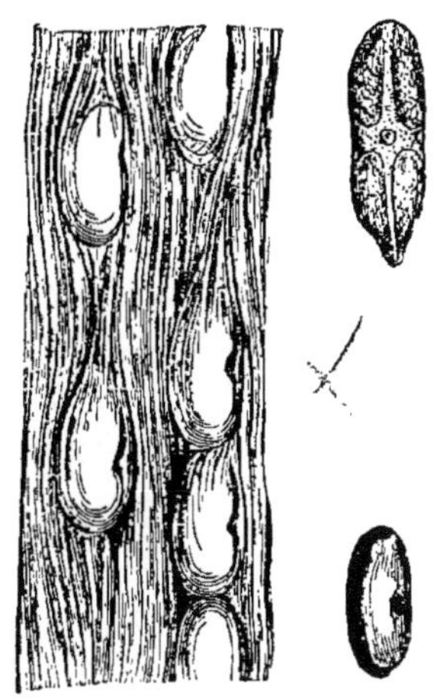

Fig. 193. — *Cysticercus cellulosæ*. aspect macroscopique.

Une viande ladre ingérée met en liberté les cysticerques, qui évoluent vers l'état adulte ; le *Tænia solium adulte* vit dans l'intestin de l'homme ; quittant l'intestin avec les matières fécales de leur hôte, les *proglottis* se détruisent et laissent échapper les œufs qu'ils contiennent. Leur évolution se continue dans le tube digestif du porc.

Identification des cysticerques (fig. 194). — Les cysticerques de ce ver sont d'un blanc nacré ; complètement développés, ils mesurent environ 20 millimètres de long sur 10 millimètres de large ; en un point de la surface, on aperçoit une tache blanc opaque percée à son centre d'un petit orifice, au fond duquel se trouve une sorte de bourgeon plein, le *scolex*. Il est assez facile de faire saillir le scolex en comprimant légèrement la vésicule entre deux lames de verre.

On sépare la tête de la vésicule, on la monte dans de la glycérine et on l'examine à un grossissement de 80 diamètres. Le scolex a la forme d'une pyramide quadrangulaire, à angles arrondis, à sommet supérieur. Dans sa partie élargie, aux quatre coins émoussés de la base, se voient les quatre *ventouses*. La partie terminale, le sommet de la pyramide, représente un *rostre* qui est armé d'une double couronne de vingt-quatre à trente-deux *crochets*. Chaque cysticerque est logé dans une cavité limitée par les faisceaux musculaires et il est entouré d'une enveloppe constituée aux dépens du tissu conjonctif ambiant de l'animal. Lorsque la vésicule est enlevée, le tissu du muscle ne

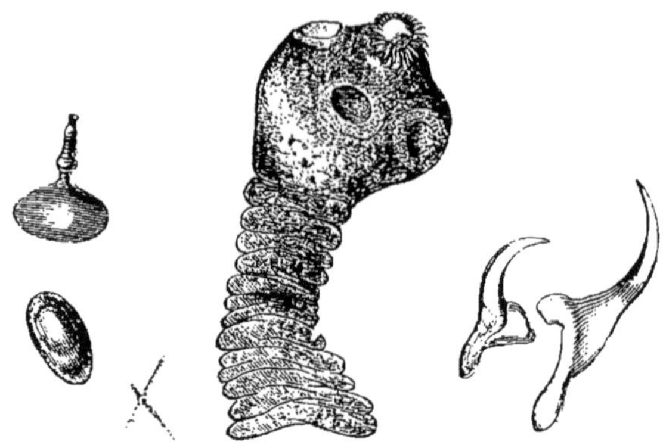

Fig. 194. — *Cysticercus cellulosæ*, détails microscopiques.

revient pas sur lui-même pour combler le vide, et la cavité reste béante.

c. **Tænia saginata, Tænia inermis ou Tænia mediocanellata.** — Évolution. — Le *cysticerque* du ténia inerme vit exclusivement chez les bovidés, particulièrement chez le bœuf.

Identification des cysticerques. — La constatation du cysticerque du bœuf est plus difficile que celle du cysticerque du porc; les dimensions, d'ordinaire bien moindres, attirent moins l'œil et le font moins facilement distinguer des amas blanchâtres de tissu conjonctif ou de graisse. Les vésicules s'affaissent vite, pour peu que la viande qui les renferme soit soumise à une légère dessiccation; de telle sorte que des cysticerques bien visibles sur une coupe faite fraîchement deviennent réellement introuvables quatre ou cinq heures après, dans les conditions ordinaires. Le muscle lui-même, au lieu de conserver béante la cavité que remplissait la vésicule comme nous l'avons vu dans le cas précédent, revient aussitôt sur lui-même, faisant disparaître toute trace de la présence du parasite. Les muscles ptérygoïdiens internes et externes sont le véritable lieu d'élection du parasite; puis viennent le cœur et la langue.

La forme du cysticerque du bœuf (fig. 195) est d'ordinaire elliptique, tantôt allongée, tantôt raccourcie, presque sphérique; les dimensions sont très variables. On fait saillir le *scolex* en comprimant très légèrement les vésicules entre deux lames de verre. Le scolex a une forme spéciale très différente de celle du cysticerque du porc. La tête, au lieu de se prolonger en un *rostre* conique, se termine par une *surface plane* ou même, la plupart du temps, *déprimée en coupe*. La partie centrale de ce plateau est rétractile ou protractile à la volonté de l'animal ; c'est

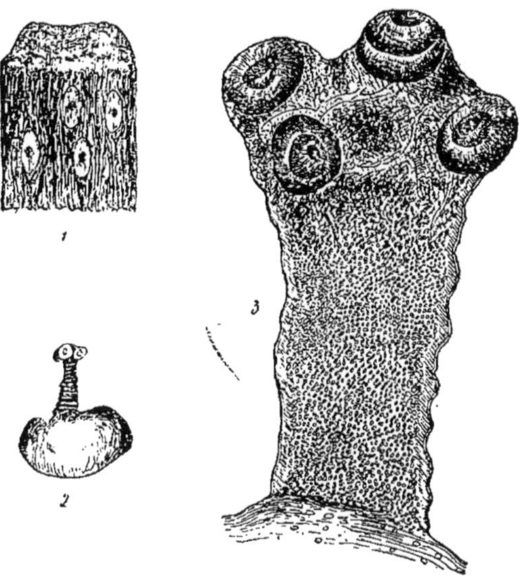

Fig. 195. — Cysticerque du bœuf.

ce qui fait qu'elle varie souvent d'aspect. Il n'existe jamais de *crochets* : les *ventouses* sont bien marquées.

d. **Bothriocephalus latus**. — Les *larves* de ce parasite sont très communes chez les poissons (perche, brochet, lotte, saumon, truite, etc.). Ce sont de petits filaments blancs dont la taille varie, suivant l'âge, de 1 millimètre à 3 centimètres.

C'est l'ingestion de poissons qui assure le développement des larves dans le tube digestif de l'homme, où on le rencontre sous la forme d'un ver long de 6 à 10 mètres. Les œufs qui sont expulsés avec les matières fécales continuent leur développement dans l'eau. La présence de ce parasite dans l'organisme humain est rare dans nos régions.

B. — *Transmission à l'homme de microbes pathogènes provenant des animaux.*

Plusieurs affections existant chez les animaux peuvent être transmises à l'homme. L'examen des animaux malades ou autopsiés, pratiqué par le vétérinaire, peut être complété par l'examen microscopique direct des lésions ou par l'analyse bactériologique.

La recherche du *bacille de la tuberculose* présente une importance toute particulière.

a. Dans le lait : voy. *Hygiène infantile*.

b. Dans le beurre : On chauffe ce dernier à 40° et on le soumet à l'action de la force centrifuge ; on répète la centrifugation à trois reprises, chaque fois à 40°. On plonge le tube contenant le mélange dans de la glace : la graisse se fige et on l'enlève. On amène les matières séparées par la force centrifuge à la température du corps, on les mélange convenablement et on les injecte à un cobaye. Pour la recherche des autres microbes pathogènes, voy. p. 116 et chap. IX.

C. — *Infections et intoxications produites par la viande, les poissons.*

Les symptômes morbides connus sous le nom d'*accidents alimentaires* ont été attribués pendant longtemps à une véritable intoxication déterminée par des *ptomaïnes* résultant des processus de putréfaction. Actuellement, nous savons qu'on a décrit sous ce nom des maladies totalement différentes : les unes sont de vraies *infections*, les autres des *intoxications* par des produits de microbes saprophytes : il est établi que les substances toxiques qui se produisent pendant la putréfaction ordinaire ne jouent qu'un rôle accessoire dans l'origine des accidents alimentaires.

On peut ranger les accidents alimentaires en trois classes :

a. Accidents gastro-intestinaux dus à des microorganismes appartenant au groupe du *Bacillus enteritidis*.

b. Accidents déterminés par des microorganismes appartenant à la classe du *Bacterium coli* et du *Proteus*.

c. Accidents qui présentent les caractères classiques du *botulisme*.

a. **Accidents dus à des microorganismes appartenant au groupe du** *Bacillus enteritidis*. — On connaît actuellement une douzaine de microorganismes isolés de viandes suspectes ou des organes d'individus ayant succombé à la suite d'ingestion de viandes d'*animaux malades*. Tous ces microorganismes paraissent appartenir à un même groupe : celui du *Bacillus enteritidis* de Gärtner. Généralement les accidents sont dus à la consommation de viandes de boucherie. Habituellement, on est en présence de *symptômes gastro-intestinaux* ressemblant à ceux de la cholérine, du choléra nostras, ou de *forme ady-*

namique et rappelant ceux de la fièvre typhoïde (paratyphus).

Les espèces de viandes qui déterminent ces accidents proviennent le plus souvent de vaches, de bœufs, de veaux, de porcs, de chevaux atteints de processus inflammatoires septiques : métrite, mastite, gastro-entérite, entérite, accidents de parturition, polyarthrite, phlébite du cordon, etc.

Ces viandes sont encore plus dangereuses lorsqu'on les consomme après une certaine durée de *conservation* (boudins, pâtés de viandes), les microorganismes ayant eu le temps de se développer et de fabriquer des toxines.

La toxine du *Bacillus enteritidis* résiste à la température de l'ébullition ; les microbes eux-mêmes sont tués à 60°-70°.

Caractères des bactéries. — 1° Bactéries courtes, souvent ovoïdes (coccobacilles), de 0,2 à 0,4 μ, groupées souvent par deux. Quelquefois elles se colorent irrégulièrement, particulièrement lorsqu'elles proviennent de cultures sur gélatine quelque peu vieilles, ainsi que des exsudats péritonéaux et pleurétiques, du foie, etc. ; elles ont ainsi de l'analogie avec les bactéries des *pasteurelloses*.

2° Elles ne prennent pas le Gram.

3° Elles sont mobiles, comme les bacilles typhiques, et possèdent 4 à 8, quelquefois 10 à 12 longs cils disposés périphériquement.

4° Les colonies superficielles sur gélatine sont assez polymorphes : on les distingue peu de celles du *Bacterium coli* ; elles sont en général plus transparentes et moins *sinuées* ; elles présentent ordinairement un bord transparent.

5° Les *Bacillus enteritidis* ne produisent pas d'*indol*.

6° Ils ne coagulent pas le *lait* : après une dizaine de jours, ils diminuent l'opacité de ce dernier, et le rendent même légèrement transparent : le lait prend un aspect jaunâtre, ressemblant à du café au lait ; en même temps, il devient franchement alcalin.

7° Ils font toujours fermenter le glucose en formant abondamment des gaz ; ils ne décomposent pas généralement avec formation de gaz les autres sucres, *lactose*, *galactose*, *maltose*, *saccharose*, etc., à l'exception de quelques variétés qui attaquent le sucre lactose.

8° Ils troublent très rapidement le *bouillon*, et forment à sa surface une pellicule qui se déchire facilement ; le milieu de culture ne répand pas d'odeur fécaloïde.

9° Sur *pomme de terre*, souvent leur croissance est à peine visible : d'autres fois, ces microbes y produisent une végétation assez épaisse, d'un jaune sale ou brunâtre.

10° Ils poussent abondamment dans le *sérum de lait additionné de tournesol*. Le milieu ne devient pas rouge, mais, souvent, il bleuit davantage.

11° Il se produit une fluorescence plus ou moins intense dans l'agar au neutralrot (*Rotberger*) additionné de 0.3 p. 100 de dextrose; après dix-huit à vingt-quatre heures, le milieu se décolore et il se produit du gaz.

12° *Sur le milieu de culture de v. Drigalski-Conradi*, il se forme, après seize à dix-huit heures, des colonies bleuâtres qui sont un peu plus grandes et moins transparentes que celles du bacille typhique.

Ces microorganismes se distinguent en outre d'autres espèces, avec lesquelles on pourrait, de prime abord, les confondre (certaines variétés de *Bacterium coli*), par leur virulence très prononcée. Injectés en petite quantité sous la peau, dans les veines, dans le péritoine, à des souris, des cobayes, des lapins, etc., ils déterminent la mort.

Les cultures stérilisées à 100°, et au delà, sont encore actives grâce à des toxines qui existent dans le protoplasme des bactéries et qui résistent à la température de l'ébullition.

Il y a au moins deux variétés de *Bacillus enteritidis*, qui se distinguent nettement par la réaction agglutinante et dont l'une a été isolée par *Gärtner* (bacille de Gärtner), et l'autre, le *bacille d'Aertrycke*, découvert par *De Nobele*, et qui est identique au *bacille paratyphique* β (*B. de Schottmüller*).

Le suc musculaire d'animaux malades, infectés par des microorganismes du groupe du *Bacillus enteritidis*, a un pouvoir agglutinant prononcé. Il suffirait donc d'essayer le *pouvoir agglutinant* du plasma musculaire en concentration assez forte (1 : 10, jusque 1 : 20) sur un représentant de chacun des deux groupes de microorganismes dont il vient d'être question, pour reconnaître rapidement les viandes dangereuses. On procède ensuite à une recherche par *culture*; à cet effet, on conserve d'abord la viande pendant douze à dix-huit heures, entre 25° et 30°, afin d'enrichir l'échantillon en microorganismes; on ensemence ensuite des plaques d'agar; on les conserve pendant huit à douze heures à la température de 30°.

b. **Accidents déterminés par des microorganismes appartenant à la classe du** *Bacterium coli* **et du** *Proteus*. — Ces organismes saprophytes peuvent envahir une viande saine à l'origine et ainsi la rendre capable de déterminer des accidents gastro-intestinaux; les accidents produits de cette façon sont exceptionnels.

c. **Affections qui présentent les caractères classiques du botu-**

lisme. — Les symptômes caractéristiques du botulisme consistent dans des troubles nerveux particuliers. L'altération des substances alimentaires qui provoque le trouble est due à l'activité d'un microorganisme particulier isolé en 1895 par *van Ermengem* et auquel ce dernier a donné le nom de *Bacillus botulinus*.

Ces troubles pathologiques, encore appelés *allantiasis*, *ichthyosisme*, sont dus à des viandes conservées, qui, par leur mode de préparation (boudins, saucisses, saucissons, pâtés, jambon) sont particulièrement favorables au développement des microbes anaérobies.

Caractères du Bacillus botulinus. — Ce microorganisme est un anaérobie *obligatoire*; il a la forme d'un bâtonnet assez grand, de 4 à 6 μ de long sur 0,9 à 1,2 μ de large; ses extrémités sont un peu arrondies. Quelquefois, on voit des groupes de deux individus ou bien des filaments peu longs. Ce microbe est peu mobile et possède 4 à 8 cils très fins, disposés à la périphérie; il prend facilement le Gram.

Sur les plaques de gélatine additionnée de dextrose, ses jeunes colonies sont caractéristiques : elles sont circulaires, transparentes, légèrement jaunâtres et se composent de granulations grossières, qui se montrent constamment en mouvement. Tout autour des colonies se trouve une zone de gélatine liquéfiée. Plus tard, la colonie grandit, devient brunâtre, opaque, et montre à la périphérie un bord constitué par des granulations en mouvement et des prolongements sous forme d'épines disposées radialement.

Dans du bouillon additionné de dextrose, dans de la viande hachée, etc., une quantité énorme de gaz est mise en liberté (H, CH^4). Toutes les cultures ont une odeur rance prononcée d'acide butyrique : cette odeur n'est pas fétide comme dans le cas d'autres microbes anaérobies. Le lait ne se coagule pas, le sucre lactose et le saccharose ne paraissent pas se décomposer.

Le *Bacillus botulinus* se développe abondamment dans des milieux de culture privés d'oxygène, à la température ordinaire, entre 18° et 25° ; à des températures plus élevées, 35° à 37°, il ne pousse que médiocrement, donne rapidement naissance à des formes d'involution, sans produire de toxine. Une culture en bouillon, faite à 37° ou 38°,5, offre un nombre plus ou moins considérable de filaments très longs et enchevêtrés. Lorsqu'on le cultive à une température modérée dans des milieux contenant du dextrose (par exemple de la gélatine), il donne naissance à des spores terminales, ovales, endogènes. Il ne se développe pas dans les milieux qui présentent le moindre caractère acide ; même la présence d'acide carbonique libre peut entraver son développement ; par contre, une faible alcalinité le favorise ; du bouillon glucosé qui contient plus de 2 p. 100 de sel marin ne se trouble pas ; les spores sont tuées dans les cultures à une température de 80° maintenue pendant une heure.

Pour conserver les cultures dans de bonnes conditions, on utilisera des milieux additionnés de glucose (gélatine glucosée) ayant une réaction alcaline franche, et on les abandonnera à une température qui ne dépassera pas 25°.

En injectant des cultures à des animaux, on provoque des affections qui ont le caractère d'une vraie intoxication ; la multiplication des microorganismes dans le corps ne joue aucun rôle.

Toxine botulinique. — La toxine botulinique est d'une activité extraordinaire ; une dose de $0^{cc},0001$-$0^{cc},0005$ en injection hypodermique tue le lapin ; elle est très active également lorsqu'elle est introduite à faible dose dans l'estomac.

Cette toxine est peu résistante vis-à-vis des agents chimiques, particulièrement vis-à-vis des alcalis ; elle est plus résistante à l'action des acides. Elle se décompose rapidement sous l'influence de la lumière et de l'air. Soumise pendant une demi-heure à la température de 80°, elle devient inactive.

D. — *Putréfaction de la viande.*

On peut déceler les principaux produits formés pendant la putréfaction de la viande (oxyacides aromatiques, indol, scatol, phénol) par le procédé suivant :

50 à 100 grammes de la viande à analyser sont finement hachés et mélangés avec 1 litre d'eau. La masse est distillée ensuite dans un courant de vapeur, jusqu'à ce que 300 centimètres cubes environ du liquide aient passé.

a. Le distillat est rendu fortement alcalin au moyen de soude caustique, et on le distille derechef. Dans ce nouveau distillat, on caractérise l'indol au moyen d'acide nitrique contenant de l'acide nitreux (coloration rouge), et le scatol en chauffant avec de l'acide chlorhydrique ou sulfurique concentré (coloration pourpre).

On sature le résidu de la deuxième distillation d'acide carbonique, on distille encore une fois, et on recherche dans ce dernier distillat le phénol par le réactif de Millon (coloration rouge à chaud).

b. Le résidu de la première distillation est filtré, concentré fortement au bain-marie, acidulé au moyen d'acide sulfurique, en évitant un excès trop considérable. On agite le liquide à diverses reprises avec des quantités assez fortes d'éther, on distille l'éther et on traite le résidu par le réactif de Millon. En présence d'oxyacides aromatiques (hydroparacoumarique, paraoxyphénylacétique), il se produit déjà à froid, ou en chauffant légèrement, une coloration rouge.

Épreuve d'Eber. — La réaction suivante est recommandée pour rechercher l'ammoniaque.

On mélange 1 partie d'acide chlorhydrique avec 3 parties d'alcool et 1 partie d'éther. On verse dans un tube à réaction un peu large une quantité de réactif suffisante pour en recouvrir le fond ; puis, après avoir agité vivement le tube, on y introduit un morceau, gros comme un pois, de la viande à examiner, de sorte qu'il se trouve à 1 ou 2 centimètres au-dessus de la surface du liquide. Si la viande est en putréfaction, il se produit des fumées blanches.

2. — Mollusques.

A. — *Moules.*

Recherche de la mytilotoxine. — La mytilotoxine ne se forme pas par des phénomènes de putréfaction dans les moules mortes. Elle préexiste dans le foie de certaines moules vivantes. On recherche ce poison comme suit :

1° On extrait le foie d'une moule et on l'introduit sous la peau d'un lapin.

2° On fait bouillir environ 20 moules écrasées dans 200 centimètres cubes d'eau faiblement acidulée par l'acide chlorhydrique, on décante le liquide, on le concentre à une douce chaleur au bain-marie, on reprend le résidu par de l'alcool, on évapore de nouveau, et on injecte une partie du résidu sous la peau d'un lapin.

Dans les deux cas, la mort se produit si les moules renferment le poison.

B. — *Huîtres.*

On a attribué à l'ingestion de ces mollusques des troubles nerveux botuliniformes et des troubles gastro-intestinaux qui doivent s'expliquer par des facteurs analogues à ceux que nous venons de décrire.

Conditions de salubrité des parcs d'huîtres. — Il convient d'attirer ici l'attention sur une autre cause de troubles constitués par des infections spécifiques que l'ingestion d'huîtres peut occasionner : fièvre typhoïde, choléra.

Lorsqu'il s'agit de l'aménagement ou de l'inspection d'un *parc d'huîtres*, on suivra la marche tracée par *Mosny* : 1° enquête topographique ; 2° analyses chimiques et bactériologiques de l'eau ; 3° constatations physiques ; 4° observations portant sur les influences météorologiques et surtout hydrologiques : action des courants et des marées. l'importance de ces dernières étant prépondérante.

3. — Végétaux.

A. — *Champignons toxiques.*

L'espèce *amanite* est la plus dangereuse. Gillot, se basant sur les études toxicologiques et cliniques, admet dans cette espèce deux groupes qui engendrent des effets un peu différents :

1° Le groupe de l'*amanite bulbeuse* avec ses variétés (*phalloides. viridis, citrina, virosa, venenosa*, etc.), ces champignons amenant la mort dans 70 p. 100 des cas.

2° Le groupe de l'*amanite fausse oronge* et de l'*amanite panthère* donnant lieu à des accidents graves, mais non fatalement mortels.

Kobert a reconnu dans l'*Amanita bulbosa* l'existence d'un principe oxique albuminoïde, mal défini chimiquement, mais lui appartenant en propre, la *phalline*. Ce produit résiste à la cuisson, même proongée. La nocivité de l'*Amanita muscaria* (*amanite fausse oronge*) et de l'*Amanita pantherina* est due, d'après *Schmiedeberg*, à un alcaloïde chimiquement défini, la *muscarine*.

Les *russules*, les *lactaires*, etc., peuvent également déterminer des symptômes morbides, mais moins bruyants et d'une gravité moindre. On a isolé de ces champignons plusieurs substances dont le rôle n'est pas nettement déterminé : *choline*, *cryptomaïne*, *acide helvellique*. *résines*, etc.

B. — *Graines toxiques mélangées aux céréales.*

Il existe dans les moissons, mélangées au blé, un grand nombre de plantes dont les graines restent, après le battage, mêlées à celles de la céréale.

Certaines de ces graines peuvent déterminer des troubles dans l'organisme ou communiquer à la farine et au pain des propriétés organoleptiques désagréables : *Lolium temulentum* = *ivraie*; *Agrostemma* ou *Lychnis githago* = *nielle* ; *Melampyrum arvense* = *mélampyre des champs* ; différentes espèces de *Sinapis* = *moutardes* : *S. arvensis*, *S. nigra*, *S. alba* ; *Bunias erucago* = *fausse roquette* ; différentes espèces de *Papaver* : *P. rhœas*, *P. dubium*, *P. officinale*.

La recherche de ces graines est basée sur la structure de leurs tissus, notamment de leurs enveloppes, et sur la forme de leurs grains d'amidon.

Lolium temulentum = *ivraie enivrante* (fig. 196).

Les diverses couches cellulaires des enveloppes de la graine d'ivraie présentent des caractères voisins de ceux qu'on rencontre dans plusieurs céréales, en particulier le blé.

Les grains d'amidon sont polyédriques, petits, de 1 µ à 3 µ de diamètre en moyenne ; ils sont tantôt libres, tantôt agglomérés.

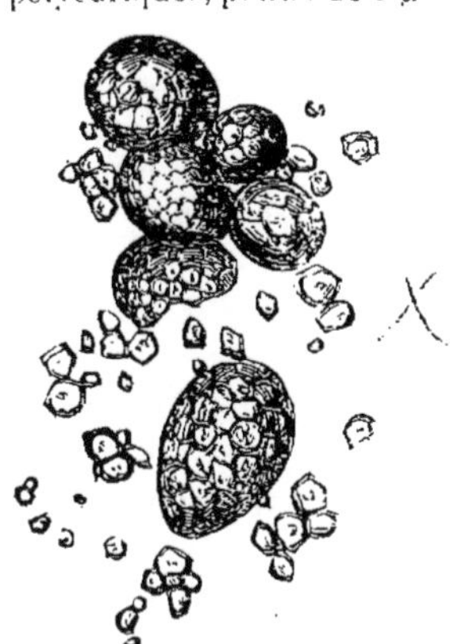

Fig. 196. — Enveloppes du grain et amidon d'ivraie.

Les propriétés toxiques de ces graines ont été attribuées à deux alcaloïdes (*loliine* et *témulentine*) et à un acide (*acide témulentique*).

Agrostemma githago ou *Lychnis githago* (fig. 197).

Le spermoderme comprend deux couches : l'externe ou épiderme est formée de grosses cellules aplaties, à membrane épaisse, dentelées sur leurs bords, engrenées entre elles. C'est surtout la membrane externe qui est épaissie ; elle forme de petites saillies qui apparaissent comme des tubercules peu prononcés à la surface de la graine. La deuxième couche se compose de deux rangs de cellules allongées tangentiellement, dont l'interne, à parois un peu épaissies, est appliquée intimement sur l'albumen, formé de cellules irrégulières, contenant de nombreux grains d'amidon. Les grains d'amidon sont très petits, de 1 μ à 1,5 μ, polyédriques,

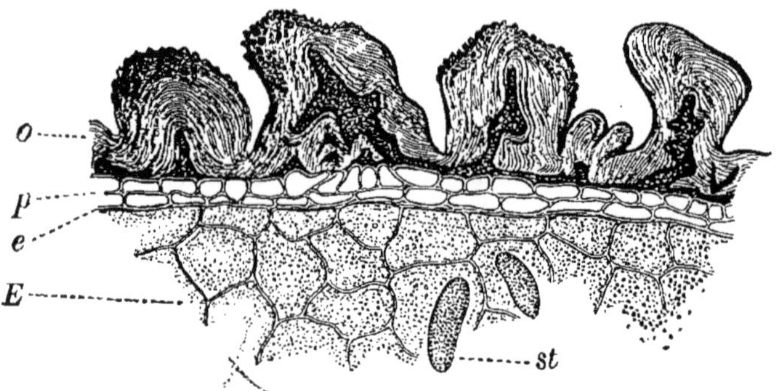

Fig. 197. — Coupe transversale dans un grain d'*Agrostemma githago*.

souvent libres, ou réunis en très grand nombre en grains composés, allongés, ovoïdes, en massue ou réniformes.

On a trouvé dans les graines d'*Agrostemma githago* une substance toxique à laquelle on a donné le nom d'*agrostemmasapotoxine*.

C. — *Pomme de terre*.

Les diverses parties du *Solanum tuberosum* (pomme de terre) et du *Solanum lycopersicum* (tomate) renferment la *solanine* et la *solanéine*, composés appartenant à la classe des *glucosides*.

Pour préparer la *solanine*, on s'adresse de préférence aux jets qui poussent sur les tubercules de pomme de terre au printemps.

On les découpe en petits morceaux et on les épuise à une chaleur modérée au moyen d'eau acidulée d'acide tartrique ou citrique ; on exprime, on filtre le liquide, on l'alcalinise au moyen d'ammoniaque. On abandonne le mélange au repos et, après vingt-quatre heures, on recueille le dépôt qui s'est formé, on le lave au moyen d'eau ammoniacale, on l'épuise plusieurs fois à l'ébullition au moyen d'alcool à 90 p. 100. On laisse cristalliser la solanine et on la purifie par des cristallisations successives de l'alcool bouillant, au besoin en ajoutant un peu de charbon animal.

La solanine se présente sous la forme d'aiguilles fines, d'un blanc brillant, d'une saveur amère, faiblement alcaline : elles fondent à 235°. La solanine est pour ainsi dire insoluble dans l'eau, dans l'éther et dans le benzol, peu soluble dans l'alcool froid, mais elle se dissout plus abondamment dans l'alcool chaud.

L'acide sulfurique concentré dissout la solanine en prenant une coloration orangée qui devient rouge brunâtre après quelque temps.

Les acides minéraux dilués décomposent la solanine, lentement à froid, rapidement à chaud, en un *sucre réducteur* et en un alcaloïde appelé *solanidine*.

Jorissen et *Grosjean* ont démontré que la solanidine existe toute formée dans les jets de pomme de terre. Voici le mode d'extraction :

Les jets de pomme de terre *frais*, tels qu'ils se développent au printemps sur les tubercules conservés dans les caves, sont introduits dans des récipients de grandes dimensions ; on les recouvre d'éther sulfurique officinal, on bouche les récipients et l'on abandonne le tout pendant quelques jours. Il se sépare bientôt, à la partie inférieure des flacons, une couche aqueuse d'une faible épaisseur ; on décante l'éther, on le filtre et on le soumet à la distillation. Il reste dans le ballon une masse blanchâtre, mélangée d'un peu de matières grasses. On reprend ce résidu par de l'alcool additionné d'une petite quantité de potasse caustique, on chauffe pour saponifier les graisses, on évapore l'alcool, puis on reprend par l'eau. Il suffit alors de séparer par filtration la matière blanche en suspension dans le liquide, de la laver à l'eau distillée, puis de la dissoudre dans l'alcool bouillant, pour obtenir, par le refroidissement de l'alcool, un abondant dépôt de fines aiguilles soyeuses, constituées par de la solanidine déjà relativement pure. On purifie ce produit par des cristallisations répétées au sein de l'alcool ou de l'éther.

La solanidine se présente sous l'aspect de fines aiguilles, soyeuses, blanches, presque insolubles dans l'eau, solubles dans l'alcool, surtout à chaud, et très solubles dans l'éther. Elle est pour ainsi dire insipide, mais sa solution alcoolique est amère et âcre ; il en est de même des solutions obtenues au moyen de l'acide acétique dilué. Quand on la chauffe progressivement, elle fond vers 208° en brunissant légèrement, et se prend en une masse cristalline par le refroidissement. Chauffée brusquement, elle se sublime aisément. Elle ne dégage pas l'odeur de caramel quand on l'expose à l'action d'une température élevée.

La solanine et la solanidine sont toxiques.

D. — *Végétaux contenant des glucosides cyanogénétiques.*

Des *glucosides* ont été signalés dans plusieurs plantes qui interviennent dans l'alimentation.

L'*amygdaline* est un glucoside azoté, qui, au contact d'un ferment, l'*émulsine* en solution aqueuse, ou par l'action des acides minéraux dilués à l'ébullition, se dédouble en *sucre glucose*, *acide cyanhydrique* et *aldéhyde benzoïque* (*cyanure de benzaldéhyde*).

L'amygdaline existe dans les *amandes amères* et dans les amandes de différentes autres amygdalées (abricotiers, pêchers, pruniers, cerisiers) et dans les graines de pomacées : pommiers, poiriers.

On obtient l'amygdaline en faisant bouillir à deux reprises avec de l'alcool à 95 p. 100 du tourteau d'amandes amères, débarrassé aussi bien que possible de son huile grasse. Les liqueurs alcooliques sont filtrées après déposition et débarrassées, par distillation, des 5/6 de l'alcool qu'elles contenaient ; le résidu est mélangé d'un demi-volume d'éther et abandonné au repos ; l'amygdaline se précipite, elle est en effet insoluble dans l'éther ; on recueille les cristaux, on les presse dans du papier à filtrer, on les lave à l'éther et on les purifie par cristallisation de l'alcool bouillant.

L'*émulsine* ou *synaptase* existe dans les amandes amères à côté de l'amygdaline ; elle existe également dans beaucoup d'autres graines : amandes douces, graines de lin, etc. Pour préparer ce ferment, on exprime les amandes afin de les débarrasser de l'huile, on mélange la masse avec deux ou trois parties d'eau pour en faire une émulsion, on abandonne douze heures au repos, on sépare la couche qui s'est rassemblée à la surface, on précipite la *légumine* par l'acide acétique, puis l'émulsine par l'alcool.

On a considéré pendant longtemps comme caractéristique de certains végétaux appartenant à la famille des *rosacées* la propriété de fournir des eaux distillées plus ou moins chargées d'acide cyanhydrique ; on sait actuellement que d'autres espèces végétales, faisant partie de groupes naturels très éloignés les uns des autres, présentent également ce caractère : *graines de Vicia*, un champignon (*Muscarius oreades*), le *Manihot utilissima*, etc.

Les propriétés toxiques des tubercules de cette dernière plante, avant la préparation du *tapioca*, sont bien connues, et depuis longtemps déjà on y a décelé la présence de l'acide cyanhydrique ; on en a isolé récemment un glucoside que *Dunstan*, *Henry* et *Auld* ont identifié avec la *phaséolunatine* retirée par ces auteurs du *Phaseolus lunatus* et qui vraisemblablement ne diffère pas de la *linamarine* de *Jorissen* et *Hairs* (1).

(1) La *linamarine*, le premier en date après l'amygdaline dans la série des glucosides cyanogénétiques, a été retirée en 1891 des plantules de lin au laboratoire de pharmacie de l'Université de Liége.

Dans les graines de *Sinapis nigra* et de *Brassica rapa* existe un glucoside azoté et sulfuré, le *myronate potassique* ; sous l'influence d'un ferment, la *myrosine*, contenu dans les mêmes graines, il se dédouble en *essence de moutarde*, sucre glucose et sulfate acide de potassium.

Un glucoside analogue, la *sinalbine*, est contenu dans les graines de moutarde blanche.

Recherche de l'acide cyanhydrique. — Les végétaux, préalablement contusés, sont mis en macération dans de l'eau distillée ; puis, après quelques heures, la masse est soumise à la distillation dans un courant de vapeur.

L'acide cyanhydrique est décelé très nettement dans les premières portions du liquide recueilli, par les réactions habituelles : formation de ferrocyanure ferrique et de sulfocyanate. Pour démontrer que l'acide cyanhydrique provient d'un glucoside, on opère comme suit : les plantes desséchées à l'air et pulvérisées sont épuisées par l'alcool fort, celui-ci est distillé et le résidu est repris par l'eau chaude. On filtre la solution, on la traite par l'acétate de plomb en léger excès et on élimine l'excès de plomb par l'acide sulfhydrique. On concentre le dernier filtrat qui doit être limpide. On met l'extrait en présence de quelques gouttes d'une émulsion d'amandes douces ; après quelques heures, il se dégage de l'acide cyanhydrique parfaitement reconnaissable.

E. — *Substances alimentaires végétales envahies par des parasites.*

Les céréales sont sujettes à un certain nombre de maladies parasitaires, dues au développement de parasites végétaux ou animaux qu'on peut retrouver mélangés aux farines ; tels sont :

1° Le *Claviceps purpurea* (*ergot de seigle*) ; l'affection déterminée par le *Claviceps purpurea* est connue sous le nom d'*ergotisme*.

2° Plusieurs espèces de champignons qui déterminent la *rouille* (*Puccinia graminis*), le *charbon* (*Ustilago carbo*, *Ustilago maidis*) ; la *carie* (*Tilletia caries*). C'est le *Tilletia caries* qui a été incriminé dans la production de la maladie appelé *acrodynie*.

3° La maladie du blé connue sous le nom de *nielle* est occasionnée par le développement, dans l'ovaire, d'une espèce d'anguillule (*Anguillula tritici*).

4° La pullulation de champignons, de bactéries notamment, dans la farine de maïs, a été accusée d'occasionner la *pellagre*.

5° Un grand nombre d'aliments végétaux se laissent envahir facilement par des moisissures ; le développement de celles-ci produit des altérations profondes dans les denrées alimentaires ; on n'est cependant pas encore bien fixé sur leur rôle dans la production d'accidents.

a. **Recherche des débris du** *Claviceps purpurea* **dans une farine.** — On agite environ 3 grammes de cette dernière avec trois à quatre fois son poids d'eau additionnée de quelques gouttes d'acide chlorhydrique. Si le parasite s'y trouve en abondance, on voit déjà à l'œil nu des points rouge brunâtre ; ces fragments pouvant provenir d'autres végétaux, il convient de les examiner au microscope. A cet effet, on fait bouillir la farine avec de l'eau additionnée d'acide chlorhydrique, on laisse aller au fond du vase le dépôt, et on en dispose quelques parcelles sur un porte-objet, dans une solution concentrée d'hydrate de chloral.

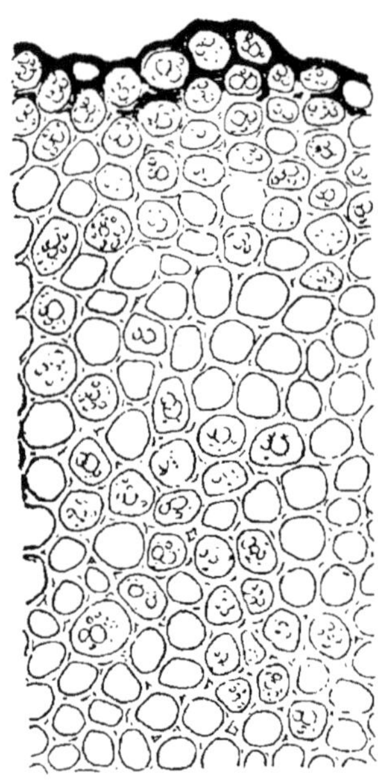

Fig. 198. — Coupe transversale d'ergot de seigle.

On couvre et on examine au microscope.

Le tissu offre à la périphérie une coloration brun rouge et est constitué en cet endroit, de même que vers la partie centrale, par des formations (fig. 198) qui ont l'aspect de cellules très petites, polyédriques ou arrondies, régulières, serrées fortement les unes contre les autres (pseudo-parenchyme) ; ces formations ne se colorent en bleu ni par le chloroiodure de zinc, ni par l'iode et l'acide sulfurique. Les autres lambeaux de tissus qu'on rencontre dans les farines donnent une coloration bleue sous l'influence de ces réactifs (cellulose).

Les cellules les plus internes d'une coupe de *Claviceps purpurea* contiennent des globules huileux brillants qui se colorent en noir par l'acide osmique.

b. **Recherche des moisissures.** — Les aliments végétaux (céréales, fruits, etc.) se laissent facilement envahir par les *moisissures* (*hyphomycètes*), dont les principaux genres sont le *Mucor*, l'*Aspergillus* et le *Penicillium*.

On distingue ces genres par les caractères des parties qui produisent les conidies. A cet effet, on examine les moisissures au microscope dans une goutte d'eau.

α. *Genre Mucor* (fig. 199). — Forme un duvet blanchâtre (mycélium) sur lequel apparaissent des pédicelles *p* portant des sporanges S; ceux-ci sont sphériques, comprennent un sac délimitant une cavité qui se remplit de conidies. A l'intérieur de cette cavité proémine fortement un renflement du pédicelle constituant une columelle C bien marquée. Pour que les conidies puissent être mises en liberté, le sac du sporange éclate.

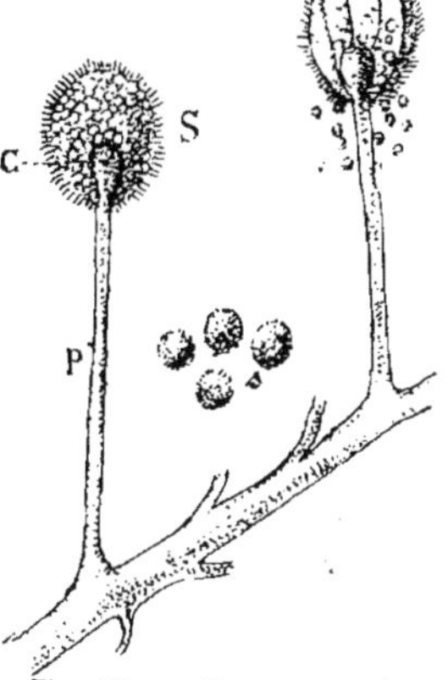

Fig. 199. — *Mucor mucedo*.

β. *Genre Aspergillus* (fig. 200). — Les

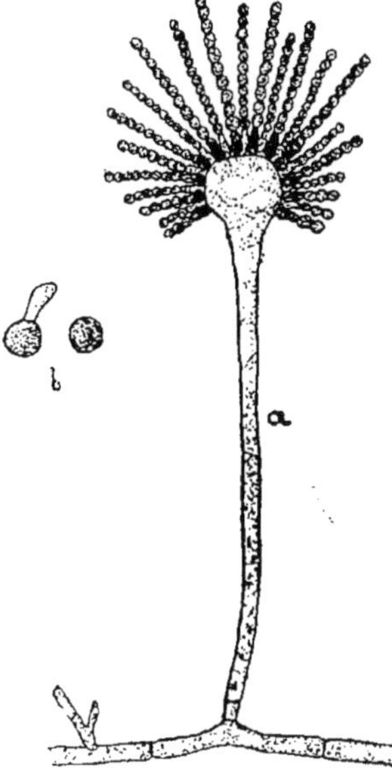

Fig. 200. — *Aspergillus glaucus*.

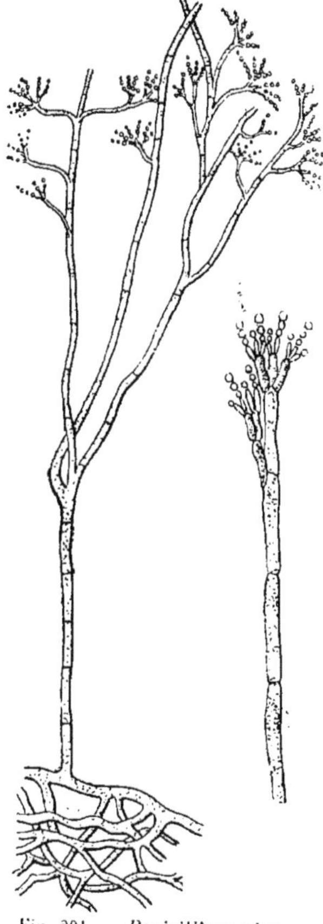
Fig. 201. — *Penicillium glaucum*.

filaments sporifères ont l'aspect représenté par la figure : une branche se dresse verticalement du mycélium et se renfle en tête à son extrémité.

La tête bourgeonne et se couvre de rameaux courts, cylindriques, les *stérigmates*, qui produisent à leur tour, à leur extrémité libre, un chapelet de conidies.

α. *Genre Penicillium* (fig. 201). — Les filaments sporifères produisent, après quelques divisions dichotomiques, un certain nombre de branches secondaires, courtes et cylindriques, se terminant par un petit bouquet de stérigmates. Chaque stérigmate porte un chapelet de spores. L'appareil complet a une forme qui rappelle celle d'un pinceau.

V. — APPRÉCIATION DE LA VALEUR HYGIÉNIQUE DES USTENSILES DE CUISINE.

A. — *Alliages*.

On en prélève environ 50 centigrammes que l'on soumet à l'analyse systématique qualitative suivant les règles énoncées dans la *Première partie*.

Dosage de l'étain et du plomb. — Une quantité exactement pesée de l'alliage est traitée à chaud par de l'acide nitrique concentré jusqu'à ce que l'attaque soit complète. On évapore le liquide à sec au bain-marie, on humecte le résidu d'un peu d'acide nitrique, on dilue avec de l'eau, on sépare par filtration l'acide métastannique insoluble.

On lave ce dernier et on le calcine fortement dans un creuset en porcelaine ; on aura soin de brûler le filtre à part et d'ajouter aux cendres un peu d'acide nitrique pour oxyder l'étain formé par l'action réductrice du carbone. On obtient la quantité d'étain par la relation :

$$\underset{149{,}86}{SnO^2} : \underset{118{,}1}{Sn} = P : x.$$

Au filtrat séparé de l'acide métastannique on ajoute de l'acide sulfurique dilué, on évapore au bain-marie de façon à chasser complètement l'acide nitrique. On reprend le résidu par un peu d'eau, on recueille le précipité de sulfate de plomb sur un filtre, on le lave à l'eau acidulée d'acide sulfurique, puis à l'alcool.

Ce lavage par l'eau acidulée peut avantageusement être remplacé par le lavage avec une solution diluée (0,7 p. 100) de sulfate ammonique, un traitement subséquent par l'alcool n'étant pas nécessaire dans ces conditions (*L.-L. de Koninck*).

On dessèche le précipité, on le détache du filtre, on incinère celui-ci à part, on ajoute à ses cendres, recueillies dans un creuset taré, quelques gouttes d'acide nitrique et d'acide sulfurique pour ramener à l'état de sulfate le plomb réduit par le carbone du filtre ; après évaporation de l'excès d'acide, on introduit dans le creuset le précipité de sulfate de plomb mis en réserve, on calcine jusqu'à constance de poids.

La différence de poids, déduction faite des cendres du filtre, donne la quantité de sulfate de plomb :

$$\underset{300,69}{PbSO^4} : \underset{205,35}{Pb} = P : x.$$

B. — *Poteries vernissées et ustensiles émaillés.*

a. **Analyse d'un vernis ou d'un émail.** — On réduit le produit à analyser en petits fragments, on en pèse 1 à 2 grammes et on soumet cet échantillon à la fusion avec quatre à cinq fois son poids de carbonate sodico-potassique. On laisse refroidir la masse, on la reprend par de l'eau, on sature la solution d'acide nitrique, on évapore à sec, on la reprend de nouveau par de l'eau et de l'acide nitrique et on évapore encore une fois à sec. On reprend le résidu par de l'eau chaude et on filtre. Dans le résidu se trouvent l'acide métastannique et la silice. On traite ce résidu par le sulfure ammonique, qui dissout l'étain seul. La solution aqueuse, séparée du résidu contenant l'étain et la silice, peut renfermer du plomb, du fer, de l'alumine, du magnésium, du calcium, du baryum, etc. (Voy. *Recherche systématique des métaux*, p. 58).

b. **Examen des vases.** — Les vases à examiner doivent d'abord être nettoyés à l'eau chaude. On y fait bouillir ensuite, pendant une demi-heure, de l'acide acétique dilué à 4 p. 100, en remplaçant l'eau qui s'évapore.

Le liquide, additionné d'acide chlorhydrique, est traité par un courant d'acide sulfhydrique ; un précipité noir indique la présence de plomb ou de cuivre. On recueille le précipité noir, on le lave et on le dissout dans de l'acide nitrique concentré. La solution est évaporée à sec, le résidu repris par de l'eau additionnée d'acide sulfurique ; un précipité blanc qui se forme dans ces conditions est dû à du sulfate de plomb. On le recueille comme nous l'avons indiqué plus haut.

Dans la solution acétique, on recherchera au besoin le cuivre, l'étain, le zinc, l'arsenic.

R. Benedikt, Analyse der Fette und Wachsarten. Berlin, Springer, 1897. — *P. Breteau*, Guide pratique des falsifications et altérations des substances alimentaires. Paris, Baillière. 1907. — *J. Forster*, Ernährung und Nahrungsmittel (*v. Pettenkofer* und *v. Ziemssen's* Handbuch der Hygiene. Leipzig, Vogel, 1882). — *A. Gautier*, L'alimentation et les régimes chez l'homme sain et chez les malades. Paris, Masson, 1904. — *Ch. Girard* et *A. Dupré*. Analyse des matières alimentaires et recherche de leurs falsifications. — *Hérail* et *Bonnet*, Manipulations de botanique médicale et pharmaceutique. Paris, Baillière, 1891. — *A. Jorissen*, Cours d'altérations et de falsifications de substances alimentaires professé à l'École de pharmacie de l'Université de Liége. — *J. König*, Chemie der menschlichen Nahrungs-und Genussmittel. Berlin, Springer, 1904. — *J. König*, Prozentuale Zusammensetzung und Nährgeldwert der menschlichen Nahrungsmittel. Berlin, Springer, 1906. — *L. Landouzy*, H. et *M. Labbé*, Enquête sur l'alimentation d'une centaine d'ouvriers et d'employés parisiens. Paris, Masson, 1905. — *E. Macé*, Les substances alimentaires étudiées au microscope. Paris. Baillière, 1891. — *Molisch*, Photogene Bakterien (*Lafar*, Handb. der techn. Mykologie, Bd I, 25 Kapittel, S. 623. Iena, Fischer). — *J. Rouget* et *Ch. Dopter*, Hygiène alimentaire, 4e fascicule du Traité d'hygiène de *P. Brouardel* et *E. Mosny*. Paris, Baillière, 1906. — *A. Slosse*, Pourquoi mangeons-nous ? in : Actualités so-ciales de l'Institut Solvay. Bruxelles. Misch et Thron, 1907. — *A. Tschirch* und *O. Oesterle*. Anatomischer Atlas der Pharmacognosie und Nahrungsmittelkunde. Leipzig, Weigel, 1893. — *van Ermengem*, Die pathogenen Bakterien der Fleischvergiftungen (Handb. der pathogenen Mikroorganismen von Kolle u. Wassermann, Bd II, S. 637. Iena, Fischer, 1903). — *Weyl, Munk, Stutzer, Edelmann*, Nahrungsmittel, Ernährung, Fleischbeschau (*Th. Weyl*, Handb. der Hygiene, Bd III. Iena, Fischer, 1896). — Revue de la Société scientifique d'hygiène alimentaire et de l'alimentation rationnelle de l'homme. Paris, Masson, 1906 ; — Vereinbarungen zur einheitlichen Untersuchung und Beurtheilung von Nahrungs und Genussmitteln sowie Gebrauchsgegenständen für das deutsche Reich. Berlin, Springer, 1897, 1899, 1902 ; — Zeitschrift für Untersuchung der Nahrungs und Genussmittel sowie Gebrauchsgegenstände. Berlin, Springer. — *Ministère de l'Agriculture*, Bruxelles. De l'unification internationale des méthodes d'analyse des denrées alimentaires, 1906 ; — Documents sur la composition normale des principales denrées alimentaires et boissons usitées en Belgique, 1895.

CHAPITRE IX

PROPHYLAXIE DES MALADIES TRANSMISSIBLES

I. — CARACTÈRES DES PRINCIPAUX AGENTS PATHOGÈNES (1).

1. — Maladies infectieuses.

A. — *Bacille de la peste* (*Yersin*).

Localisation. — Le bacille de la peste se rencontre dans le pus des ganglions (bubons), souvent dans le sang ; dans la forme pneumonique, il se trouve dans les crachats.

Caractères morphologiques. — Bacille court, immobile, à extrémités arrondies, sans spores, mesurant environ 1,5 à 1,75 μ de long sur 0,5 à 0,7 μ de large ; se colorant facilement par les couleurs basiques d'aniline ; il ne prend pas le Gram. Lorsqu'on emploie des solutions colorantes diluées, la coloration est plus marquée aux extrémités (pôles) qu'au centre, de telle façon que, vers la partie moyenne, il reste un espace clair.

Dans certaines conditions de culture et même au sein de l'organisme, le bacille de la peste donne lieu à des *formes d'involution* qui présentent de gros renflements en boule et fixent mal les matières colorantes.

Caractères des cultures. — Le bacille de la peste, microbe aérobie, est facile à cultiver ; il se développe entre 4°,5 et 43°,5 ; sa température optimum se trouve entre 25° et 30°.

Bouillon. — Des grumeaux s'attachent aux parois des tubes de culture, puis tombent au fond ; le liquide reste généralement limpide, quelquefois il se trouble ; parfois aussi un voile se développe à la surface : il s'en détache des végétations ayant la forme de stalactites, surtout lorsqu'on a eu soin de recouvrir la surface du bouillon d'une couche d'huile.

(1) Le lecteur trouvera de très bonnes images des agents pathogènes dans l'*Atlas de microbiologie* de E. Macé (de Nancy), avec 60 planches en couleurs. Paris, 1898.

Dans les cultures en bouillon, le bacille pesteux se groupe en chaînettes ressemblant à celles du streptocoque.

Agar. — Colonies blanches, transparentes, granulées au centre, à bords irréguliers, irisés.

Gélatine. — Colonies rondes, granuleuses, jaunâtres, qui s'entourent parfois d'une zone transparente, ramifiée irrégulièrement. La piqûre produit à la surface une tache jaunâtre, mi-transparente ; dans la profondeur, une ligne blanchâtre.

Les microbes de la peste ne liquéfient pas la gélatine.

Recherche des bacilles pesteux chez l'homme. — PRÉLÈVEMENT DE LA MATIÈRE A EXAMINER. — *Sur le vivant*, on utilise le suc de bubons, de préférence non suppurés. On le prélève par aspiration au moyen d'une seringue de Pravaz ou bien en y faisant une incision. On utilise également le contenu des pustules, des furoncles, les crachats, le produit de raclage du pharynx, l'urine.

Sur le cadavre, on fait sur place l'examen microscopique du suc de bubons, de la rate, du poumon. En cas de résultat positif, on renonce à l'autopsie complète ; dans le cas contraire, on examine les organes de la gorge et tous les groupes de ganglions ; l'attention sera attirée sur les hémorragies, en particulier sur celles des muqueuses du canal digestif et des séreuses du cœur ; un examen bactériologique de la bile est également recommandable.

On examine également le liquide qui s'échappe du nez ou de la bouche, les pustules et les furoncles de la peau, le pus des bubons, le sang du cœur, les méninges, les lésions des organes internes (abcès métastatiques, infarctus, hémorragies, etc.).

EXAMEN MICROSCOPIQUE. — On porte la matière à examiner sur des lamelles couvre-objet ; on colore au moyen du bleu de méthylène, de la fuchsine diluée de Ziehl ou bien du violet de gentiane.

Pour mettre en évidence la coloration caractéristique des pôles, on durcit les préparations séchées en les plongeant pendant vingt-cinq minutes dans de l'alcool absolu, ou pendant quelques secondes dans un mélange à parties égales d'éther et d'alcool, puis on traite par les matières colorantes précitées.

CULTURE. — Pour ensemencer le sang et d'autres matières assez pures, on se sert d'agar à l'eau de viande (0,5 p. 100 de chlorure sodique, 1 p. 100 de peptone) sur plaques ou en couches obliques dans des tubes, ou bien on se sert de sérum additionné de 4 à 5 parties de bouillon peptoné et glucosé. Lorsque la matière, à côté des bacilles pesteux, contient beaucoup d'autres microbes (crachats, urines, matières fécales, parties de cadavre, etc.), on se sert de gélatine à l'eau de viande (0,5 p. 100 de chlorure sodique, 1 p. 100 de peptone). Lorsque la matière est très impure, il faut essayer de cultiver le bacille pesteux sur gélatine à basse température (glacière). Ces cultures seront utilisées pour des réensemencements sur agar ou sur sérum de Löffler, et les microbes obtenus après cette purification seront soumis à des essais d'identité :

Immobilité ; décoloration par la méthode de Gram ; culture sur agar additionné de 3 p. 100 de chlorure sodique (formes d'involution) ; culture en bouillon faiblement alcalin (chaînettes) ; essai de fermentation : pas de formation de gaz ; essai sur les animaux ; essai d'agglutination.

Essai sur les animaux. — On introduit, par injection ou par inoculation, la matière suspecte sous la peau de rats. Lorsqu'on a affaire à une matière très impure, on l'administre par la voie gastrique ou on l'inocule sur la conjonctive intacte.

On peut également se servir de cobayes ; chez ces animaux, le mieux est de frotter la matière suspecte à la surface de la peau rasée de l'abdomen. Ce procédé est précieux lorsqu'on doit rechercher le bacille pesteux dans des produits impurs. Après cinq à six jours, les animaux succombent, et on examine au microscope, après coloration, le sang de la rate, le suc des ganglions, l'exsudat péritonéal ; ces mêmes produits servent à faire des cultures.

Remarques. — Les animaux inoculés doivent être placés dans des récipients en verre, stérilisables par la chaleur, entourés de fil de fer et fermés par un couvercle en treillis. Les cadavres doivent être détruits par la chaleur ou l'acide sulfurique concentré.

Pendant l'autopsie, on prendra les précautions les plus minutieuses pour éviter les éclaboussures de matières infectées.

Essai d'agglutination. — 1° *Pour caractériser une culture.* — Du sérum actif d'animaux immunisés est ajouté, en dilutions convenables, à une émulsion de culture de bacilles pesteux sur agar, âgée de deux jours ; cette émulsion sera préparée fraîchement dans du bouillon ou dans une solution de sel marin et sera aussi homogène que possible. On observe le mieux l'agglutination dans de petits tubes à réaction en s'aidant d'une loupe. Il est utile de bien mélanger les préparations et de les abandonner ensuite, pendant une demi-heure, à la température de l'étuve. Un résultat positif — reconnaissable à la précipitation de flocons et à la clarification du liquide surnageant — plaide avec une grande probabilité en faveur du bacille pesteux.

2° *Pour faire l'essai du sérum du sang d'un homme qu'on soupçonne avoir été atteint de la peste.* — On fait des dilutions de sérum à raison de 1 : 1, 1 : 2, 1 : 5, 1 : 10 dans une solution de chlorure sodique à 0,6 p. 100 ; dans 1 centimètre cube de chacune de ces dilutions, on introduit une anse d'une culture sur agar de bacilles pesteux âgés de deux jours, on mélange parfaitement, on continue les opérations comme au 1°. S'il se produit une agglutination reconnaissable macroscopiquement, il s'agit très probablement d'un cas de peste en convalescence. Un résultat négatif n'infirme pas le diagnostic de la peste.

3° *Recherche des bacilles pesteux dans les cadavres de rats.* — Cette recherche présente une très grande importance en ce qui concerne la prophylaxie de la peste, cette maladie pouvant se propager par les rats des navires.

Des recherches très étendues en ce domaine ont été exécutées à Hambourg sous la direction de *Dunbar*. Voici la méthode d'investigation telle que *Kister* la décrit :

Lorsque plusieurs cadavres de rats parviennent à l'Institut d'hygiène, on fait leur autopsie simultanément ; le cadavre qui, d'après l'examen microscopique, se montre le plus suspect, est soumis à des recherches plus approfondies ; des ensemencements sur plaques d'agar sèches et sur plaques de gélatine sont faits au moyen de la rate, du foie, du poumon et des ganglions lymphatiques (ganglions inguinaux, ganglions sous-maxillaires, ganglions mésentériques, ganglions rétropéritonéaux) ; à cet effet on incise ces organes et on frotte la surface de section sur les milieux de culture, de façon à former plusieurs traînées fines et parallèles, dans le but d'obtenir des colonies superficielles caractéristiques. On conserve les plaques à la température de 32° ou à 23°. Lorsque la matière à examiner est en décomposition, on ensemence toute une série de plaques d'agar qu'on conserve en partie à 23°, en partie à la glacière ; la dilution préalable de la matière dans du bouillon n'a pas donné de bons résultats. Dans certaines circonstances, il est utile d'employer encore d'autres milieux de culture : le sérum de sang de Löffler et des milieux de culture sucrés, l'agar riche en chlorure sodique et le bouillon ; le sérum est recommandable lorsque des bacilles ressemblant aux bacilles pesteux apparaissent en culture presque pure, car c'est sur ce milieu que les bacilles pesteux poussent avec la plus grande vigueur ; les milieux sucrés sont utiles pour distinguer les bacilles pesteux des bactéries du groupe paratyphique.

L'analyse microscopique comporte l'examen des frottis des organes cités ci-dessus ; d'une part, on colore les préparations par le bleu de méthylène de Löffler, après une fixation de courte durée dans un mélange à parties égales d'alcool et d'éther, d'autre part on examine les microbes en gouttes pendantes. Si on trouve des bâtonnets qu'on soupçonne être des bacilles pesteux, on applique également la méthode de coloration de Gram (toutefois la plupart des microbes de la putréfaction qui ressemblent aux bacilles pesteux ne prennent pas non plus le Gram). Lorsque, en faisant, comme nous venons de le dire, l'examen microscopique d'un organe, on y trouve de nombreux bacilles présentant des pôles comme le bacille pesteux, on s'oriente par un essai d'agglutination en goutte suspendue ; à cet effet on mélange, avec une goutte de suc d'organe, une goutte de sérum pesteux convenablement dilué. Si l'examen macroscopique et microscopique porte à considérer le cas comme « suspect », on fait les essais sur les animaux ci-dessous :

On s'adresse à l'organe qui contient le plus de bacilles suspects ; on le triture dans de l'eau et on injecte 2 centimètres cubes, 1 centimètre cube ou $0^{cc},5$ du liquide sous la peau de rats.

D'autre part, on inocule un morceau d'organe dans une boutonnière pratiquée dans la peau d'un rat. On infecte ensuite chez un rat la peau de l'origine de la queue. Un morceau d'organe est introduit dans une boutonnière de la peau d'un cobaye. Enfin deux cobayes sont infectés au niveau de la peau du ventre dont on a enlevé les poils au moyen de ciseaux.

B. — *Vibrion du choléra* (*Koch*).

Localisation. — On rencontre les bacilles virgules (Kommabazillen) en grande quantité dans les déjections des cholériques.

Caractères morphologiques. — Les vibrions cholériques ont la forme de bâtonnets trapus, longs de 1,5 μ en moyenne, larges de 0,5 μ environ, légèrement incurvés en virgules ; vus au microscope, ils paraissent souvent droits, parce qu'ils sont aperçus du côté de leur concavité ou de leur convexité. Ils se colorent par les matières colorantes habituelles, mais ne prennent pas le Gram. Ce sont des microbes mobiles, à cils vibratiles en nombre variable et à disposition diverse. Le bacille type de Koch ne possède qu'un cil placé à une extrémité. On peut reconnaître les mouvements caractéristiques de ces microbes en les observant en goutte suspendue.

Caractères des cultures. — Les vibrions du choléra sont essentiellement aérobies ; ils se cultivent dans tous les milieux usuels neutres ou légèrement alcalins et font fermenter les sucres ; ils poussent même à la température ordinaire; 37° est la température optimum. Les cultures du vibrion cholérique ne donnent pas lieu à la phosphorescence qu'on remarque dans les cultures jeunes d'un grand nombre de vibrions qui lui sont très analogues.

Bouillon. — Ensemencé avec le vibrion cholérique et abandonné à la température de 37°, le bouillon devient trouble déjà après une dizaine d'heures; puis il se forme à sa surface un voile mince, blanchâtre, très fragile ; dans la suite, il se produit un précipité floconneux. Tandis que beaucoup de vibrions poussent mal ou pas du tout dans une solution de peptone à 37°, le vibrion du choléra se multiplie rapidement dans les couches supérieures et y forme un voile superficiel.

Gélatine. — 1° *Piqûre :* A 22° apparaissent, dès la vingtième heure, de petites colonies le long de la piqûre. A la surface, il se produit rapidement une petite cupule dans laquelle est retenue une bulle d'air. A partir de ce moment, la liquéfaction s'accentue, progresse en entonnoir et est plus marquée à la surface qu'au fond du tube ; la bulle d'air continue à exister à la surface (deuxième à quatrième jour, culture caractéristique) ; peu à peu la liquéfaction envahit tout le tube et la culture cesse d'être caractéristique.

2° *Plaques :* A 22°, vers la vingtième heure apparaissent de petits points blanchâtres qui forment bientôt des colonies irrégulières à centre granuleux entouré d'un anneau brillant, puis la liquéfaction commence ; elle se produit en cupule ; au centre de la zone liquéfiée apparaît la colonie, de la périphérie de laquelle se détachent de petits groupes de vibrions. Bientôt la plaque est totalement liquéfiée.

Gélose. — Ensemencé sur l'agar, il forme à 37° une strie abondante, blanchâtre, se développant rapidement ; les colonies isolées présentent un aspect irisé.

Sérum coagulé. — Sur ce milieu, le développement est rapide et accompagné d'une liquéfaction.

Pomme de terre. — Les vibrions ne se développent pas bien sur la pomme de terre qui présente une réaction acide ; au contraire, lorsqu'on alcalinise la pomme de terre, il se forme une strie épaisse, brun clair.

Lait. — Les vibrions se développent dans ce milieu, mais la coagulation est inconstante.

Réactions biochimiques. — *Réaction indol-nitreuse* (*réaction de Bujwid*). — Dans les cultures en bouillon et en eau peptonisée, le vibrion du choléra réduit les nitrates pour donner naissance à des *nitrites* et produit de l'*indol* : $C^6H^4 \langle {NH \atop CH} \rangle CH$. L'indol a la propriété de former avec l'acide nitreux un composé rouge de *nitrosoindol* (*Cholerarot*).

On utilise cette propriété pour rechercher l'indol dans les cultures de vibrions du choléra. On ensemence le microbe dans un tube contenant quelques centimètres cubes du mélange stérile suivant :

Peptone de Witte	10 grammes.
Chlorure de sodium	5 —
Nitrate de potassium	1 gramme.
Eau distillée	1000 grammes.

On abandonne le tube dans l'étuve à 37°; au bout de vingt-quatre heures on y verse doucement 1 à 3 centimètres cubes d'acide chlorhydrique ou sulfurique purs; il se produit une coloration rouge qui s'accentue pendant plusieurs heures (*Cholerarot*). Tous les vibrions du choléra ne donnent pas la réaction du *nitrosoindol*; par contre, d'autres bactéries peuvent la fournir.

Caractères biologiques. — *Essai d'agglutination. En goutte pendante à un faible grossissement.* — On doit utiliser la concentration la plus faible du sérum qui détermine immédiatement une floculation dans la culture type (*Testcultur*); dans une deuxième goutte on emploie une dose cinq fois plus forte (1).

La dilution du sérum doit être préparée avec une solution de chlorure sodique à 0,8 p. 100, passée deux fois à travers un filtre très serré afin qu'elle soit parfaitement limpide.

A ces deux concentrations, le sérum spécifique doit déterminer immédiatement, au plus tard après vingt minutes de conservation à l'étuve à 37°, une floculation bien apparente.

Comme contrôle, il faut examiner une goutte pendante dans laquelle on a introduit les microbes à examiner avec du sérum normal de la même espèce animale que le testserum, mais en concentration dix fois plus forte.

Il ne faut pas perdre de vue qu'il existe des espèces de vibrions qui, dans la goutte pendante, se délaient avec une difficulté telle qu'on pourrait croire à une floculation.

(1) Le sérum de lapin doit avoir un titre d'agglutination minimum de 1 : 2000, le sérum de cheval un titre minimum de 1 : 5000. Les concentrations à utiliser dans l'essai préliminaire d'agglutination sont marquées sur les tubes fournis par l'Institut (Institut für Infectionskrankheiten). Dans le cas où l'on utilise du sérum desséché, on doit, chaque jour où l'on fait des essais, utiliser des tubes neufs.

Détermination quantitative du pouvoir agglutinant. — Le testserum est dilué dans la proportion de 1 : 50, 1 : 100, 1 : 500, 1 : 1000 et 1 : 2000 avec une solution de chlorure sodique à 0,8 p. 100. qui, afin d'obtenir une limpidité parfaite, aura passé deux fois à travers des filtres durcis. De chaque dilution, on introduit 1 centimètre cube dans une série de tubes à réaction, et on ajoute à chacun une anse de la culture sur agar à expérimenter ; on aura soin de délayer convenablement et d'agiter, afin de réaliser un mélange homogène. On abandonne pendant une heure à l'étuve à 37°, on examine les tubes : à cet effet, on les incline légèrement, on les regarde de bas en haut au moyen d'une loupe faiblement grossissante, à la lumière du jour réfléchie par le plafond. Le résultat de l'essai n'est considéré comme positif que lorsqu'une agglutination incontestable s'est produite par gradation régulière jusque dans le voisinage du titre.

A l'occasion de chaque examen il faut instituer des essais de contrôle :

1° Avec la culture suspecte et avec du sérum normal de la même espèce animale, mais dix fois plus concentré ;

2° Avec la même culture et avec le liquide qui a servi à la dilution ;

3° Avec une culture connue de choléra de même âge que la culture à examiner et avec le même testserum.

En faisant les essais d'agglutination avec des cultures de vibrions de choléra, jeunes, âgées de peu d'heures, fraîchement isolées du corps, il se produit parfois, dans la solution de chlorure sodique à 0,8 p. 100, même sans addition de sérum spécifique, une pseudo-agglutination : dans ce cas, il faut recommencer l'essai avec la culture après qu'elle aura séjourné pendant quinze heures au moins à la température de 37°.

Essai de Pfeiffer. — Pour instituer cet essai, on utilise du sérum de lapin ; les données numériques qui suivent se rapportent exclusivement à ce sérum ; celui-ci doit être très actif ; lorsqu'on injecte dans la cavité péritonéale d'un cobaye un mélange d'une anse (une anse = 2 milligrammes) d'une culture sur agar de vibrions du choléra de virulence constante avec 1 centimètre cube de bouillon, il faut que $0^{gr},0002$ de sérum suffisent pour agglutiner les microbes au bout d'une heure, c'est-à-dire que le sérum doit avoir un titre de 1 : 5000.

Pour faire l'essai de Pfeiffer, quatre cobayes de 200 grammes sont nécessaires :

Le cobaye A reçoit 5 fois le titre, soit 1 milligramme d'un sérum titrant 1 : 5000.

Le cobaye B reçoit 10 fois le titre, soit 2 milligrammes d'un sérum titrant 1 : 5000.

Le cobaye C sert de contrôle et reçoit 50 fois le titre, soit 10 milligrammes d'un sérum normal de la même espèce que celui qui a fourni le sérum utilisé pour A et B.

Ces cobayes reçoivent en injection intrapéritonéale ces doses de sérum, mélangées chacune avec une anse de la culture à examiner délayée dans 1 centimètre cube du bouillon (et non d'eau salée ou de solution de peptone). La culture à examiner aura été faite sur agar et conservée pendant dix-huit heures à 37°.

Au cobaye D on n'inocule dans la cavité péritonéale qu'une anse de la culture à examiner, dans le but de s'assurer que la culture est virulente pour les cobayes. L'inoculation se fait au moyen d'une aiguille émoussée; on commence par inciser les téguments externes; il est alors facile de faire pénétrer l'aiguille dans la cavité péritonéale. Le prélèvement du liquide péritonéal se fait à la même place au moyen de tubes capillaires.

L'examen du liquide s'effectue en goutte à un fort grossissement, d'abord immédiatement, puis après vingt minutes, et enfin une heure après l'injection.

Chez les cobayes A et B, il faut qu'au plus tard après une heure une agglutination ou une transformation granuleuse des vibrions se soit produite, tandis que chez les cobayes C et D on doit constater la présence d'un grand nombre de vibrions animés de mouvements vifs et ayant conservé leur forme caractéristique. Dans ce cas, le diagnostic est certain.

Pour diagnostiquer des cas de choléra qui ont évolué, on institue l'épreuve de Pfeiffer de la manière suivante :

On prépare des dilutions du sérum de l'homme suspect avec 20, 100 et 500 parties de bouillon, et de chacun des liquides on prélève 1 centimètre cube qu'on mélange avec une anse d'une culture de vibrions du choléra, et on l'injecte dans la cavité péritonéale chez des cobayes de 200 grammes; la culture faite sur agar doit être virulente et âgée de dix-huit heures.

Un animal témoin reçoit en injection intrapéritonéale une anse de la même culture, sans sérum, qu'on a délayée dans 1 centimètre cube de bouillon.

Lorsque le résultat de la réaction est positif après vingt ou soixante minutes, on peut admettre que le sujet chez lequel on a prélevé le sérum a été atteint du choléra.

C. — *Bacille typhique* (*Eberth-Gaffky*).

Localisation. — Chez les malades atteints de fièvre typhoïde, le bacille d'Eberth-Gaffky se rencontre surtout dans la rate, le foie, les ganglions mésentériques, les follicules clos de l'intestin, la moelle des os et dans le sang. On le trouve aussi dans le contenu de l'intestin, et dans les urines chez un tiers des malades.

Caractères morphologiques. — Petit bâtonnet à extrémités arrondies, large de 0,5 à 0,8 μ, long de 1 à 3 μ dans l'organisme ; dans les cultures, il est plus long.

Examiné en goutte suspendue, il est très mobile ; cette mobilité est due aux cils qui se trouvent implantés non seulement aux extrémités, mais également sur les faces latérales. Leur nombre est de 10 à 20. On n'a pas observé de spores. Le bacille d'Eberth-Gaffky se colore par toutes les couleurs basiques d'aniline ; il ne prend pas le Gram.

Caractères des cultures. — Le bacille typhique est à la fois aérobie et anaérobie ; il se cultive sur tous les milieux généralement employés ; il pousse à des températures basses ; la température optimum est comprise entre 30° et 37°, mais le développement se produit jusqu'à 46°. Les cultures ne répandent aucune odeur.

Bouillon. — Le bacille d'Eberth-Gaffky se développe rapidement dans le bouillon à 36°-37° ; il détermine un trouble homogène, appréciable dès la huitième ou douzième heure ; la culture prend un aspect caractéristique. En l'examinant par transparence, on voit à l'intérieur du bouillon des ondes moirées que rend apparentes une légère agitation.

Gélatine. — 1° *Piqûre :* A la température de 20°, de petites colonies arrondies, confluentes, apparaissent le long de la piqûre ; à la surface se forme un disque mince, transparent, à bords irisés, assez étendu, ou une tache épaisse, opaque, de dimensions très restreintes. Le bacille typhique ne liquéfie pas la gélatine.

2° *Plaques :* Les colonies développées à la surface de la gélatine revêtent un aspect particulier : elles ont le diamètre d'une tête d'épingle, elles sont minces, d'une teinte blanc bleuâtre, nacrées, transparentes ; leurs contours sont découpés, sinués ; on remarque des sillons et des crêtes allant de la périphérie au centre ; on les a comparées à une montagne de glace.

Gélose. — Traînée épaisse sans particularité distinctive.

Pomme de terre. — La culture rappelle la trace que laisserait le passage d'un limaçon.

Lait. — Le bacille typhique s'y développe abondamment sans jamais produire de coagulation.

Caractères biochimiques. — Le bacille typhique ne fait pas fermenter le sucre lactose ; cette propriété négative est mise en évidence en ensemençant le bacille typhique : 1° dans du lait (absence de coagulation) ; 2° dans de la gélose lactosée additionnée de teinture de tournesol (absence de coloration rouge) ; 3° dans du bouillon additionné de 2 p. 100 de lactose et d'un peu de carbonate calcique (absence de bulles gazeuses).

Le bacille typhique ne produit jamais d'indol dans les cultures. On ensemence le microbe dans une dizaine de centimètres cubes de la solution suivante :

Peptone....................	3 grammes.
Chlorure de sodium	0gr,5 à 1 gramme.
Eau distillée	100 centimètres cubes.

Au bout de deux à huit jours de culture à 37°, on ajoute à la préparation 1 centimètre cube d'une solution de nitrite de potassium à 0,02 p. 100, puis, lentement, quelques gouttes d'acide sulfurique concentré. Comme il n'y a pas d'indol, la coloration rouge due au *nitrosoindol* ne s'observe pas.

Séro-réaction de Widal. — Le sérum du sang d'un homme atteint ou convalescent de fièvre typhoïde, ou bien d'un animal immunisé contre la fièvre typhoïde, a la propriété d'agglutiner, en amas, les microbes qui se meuvent librement dans une culture, en bouillon par exemple.

La séro-réaction de Widal est basée sur cette propriété.

On peut faire cette réaction dans un tube et observer ce qui se passe, à l'œil nu, ou bien on peut se servir du microscope.

a. *Essai macroscopique.* — A un demi-centimètre cube de sérum dilué avec 25 fois son volume d'eau, on ajoute 0cc,5 d'une émulsion de bactéries ; on abandonne le mélange à l'étuve à 37°. Si, après dix à quinze minutes ou au plus tard après une heure, il ne s'est pas produit de flocons visibles à l'œil nu, c'est que le sérum à la dilution de 1 : 50 n'agglutine pas les bactéries soumises à l'essai.

b. *Essai microscopique.* — Il donne de meilleurs résultats, surtout lorsqu'on ne dispose que d'une petite quantité de sérum, comme c'est le cas lorsqu'il s'agit de sang humain.

Pour prélever le sang, on lave à l'alcool la pulpe du doigt et on la pique au moyen d'un bistouri ou d'un vaccinostyle ; on fait couler quelques gouttes de sang en massant le doigt vers la périphérie ; on le recueille dans un petit tube. On laisse coaguler le sang ; on recueille le sérum en s'aidant au besoin de la force centrifuge. On met en suspension dans du bouillon des bacilles typhiques provenant d'une culture fraîche ; on aura soin de faire en sorte que cette émulsion soit homogène et ne renferme pas de grumeaux.

Au moyen d'une pipette on prélève une goutte du sérum à examiner on la dépose dans un verre de montre et on y ajoute quatre gouttes d'eau distillée. On mélange ; on prend une goutte de ce mélange que nous appellerons M, on la place sur une lamelle, on y ajoute une goutte de l'émulsion : on a ainsi une dilution à 1 : 10. On renverse la lamelle sur un porte-objet présentant une excavation.

Au mélange primitif M, on ajoute dix gouttes d'eau distillée, on agite, on prélève de cette dilution une goutte qu'on dépose sur une lamelle, on y ajoute une goutte de l'émulsion, on agite, on a ainsi une dilution à 1 : 50 ; on renverse la lamelle au-dessus de l'excavation du porte-objet. On reprend une troisième fois le mélange primitif M, on y ajoute encore dix gouttes d'eau distillée, on agite, on dépose une goutte de ce mélange sur une lamelle, on y ajoute une goutte de l'émulsion et on mélange. La lamelle portant cette dilution à 1 : 50 est renversée comme la précédente au-dessus de l'excavation d'un porte-objet.

Enfin, une quatrième lamelle recevra une goutte de l'émulsion sans aucune addition.

On observe ces gouttes suspendues au moyen d'un grossissement faible (Leitz, obj. 3, ocul. 1). Lorsque la séro-réaction est positive, on voit que les microbes ont perdu leur mobilité et sont agglutinés en amas irréguliers.

Si l'agglutination ne se produit pas immédiatement, on porte les préparations à l'étuve à 37° ; on les observe après une demi-heure et après une heure. Un résultat positif apparaissant après deux heures n'a plus grande signification.

On peut préparer de la même façon des dilutions plus fortes encore.

Pour que la séro-réaction soit considérée comme pathognomonique, elle doit se montrer positive au moins à la dilution de 1 : 40 à 1 : 50 (1 partie de sérum pour 40 à 50 parties de culture).

Le microbe de la fièvre typhoïde peut être recherché dans le sang et dans les selles, mais il est difficile à caractériser dans ces produits.

Bacilles paratyphiques.

On a décrit deux variétés de bacilles paratyphiques, A et B.

Au point de vue de leurs caractères morphologiques et de leur mobilité, ces deux bacilles présentent une grande analogie avec le bacille typhique; ils ne prennent pas le Gram; la culture sur agar n'est pas caractéristique. Sur la gélatine, apparaissent des colonies blanches bien développées.

En bouillon, le trouble est plus abondant que celui déterminé par le bacille typhique. Sur le milieu de Drigalski-Conradi, il pousse des colonies bleues. Le dextrose et le maltose fermentent avec les deux variétés, le lactose avec la variété B seulement. Le petit-lait additionné de tournesol est acidulé tout d'abord par les deux variétés; dans la suite, il devient alcalin en présence de la variété B. Sur pomme de terre, la variété A forme un enduit léger, presque invisible; la variété B y développe un revêtement épais, gris brunâtre.

D. — *Bacterium coli* (*Escherich*).

A cause de nombreuses analogies, nous devons rapprocher de la description du bacille d'Eberth celle du *Bacterium coli d'Escherich*.

Caractères morphologiques. — Comme le bacille d'Eberth, il a la forme d'un petit bâtonnet à bouts arrondis, long de 2 à 3 μ; il se colore de la même façon et ne prend pas le Gram. Le colibacille est parfois immobile, mais généralement mobile, bien que moins activement que le bacille d'Eberth; le nombre de ses cils est moindre.

Caractères des cultures. — Le *Bacterium coli* est facultativement aérobie; il se développe aisément dans les milieux usuels, dans des limites de température assez larges, entre 14° et 45°.

Bouillon. — A 37° le développement est apparent dès la sixième ou la huitième heure; les caractères de la culture sont les mêmes que pour le bacille typhique; cependant il se forme fréquemment à la surface du liquide une pellicule grisâtre que l'on n'observe qu'exceptionnellement avec le bacille d'Eberth.

Gélatine. — Le *Bacterium coli* ne liquéfie pas la gélatine.

Piqûre. — A 18°-20°, développement apparent dès la vingt-quatrième ou trentième heure. Les petites colonies développées le long de la piqûre deviennent bientôt confluentes; à la surface, il se forme un enduit blanchâtre, abondant, crémeux, pouvant atteindre les bords du tube.

Colonies isolées. — Développement de petites colonies lenticulaires, à contours découpés, transparentes et bleuâtres d'abord, puis blanches et opaques, plus larges que celles du bacille typhique; mais, fréquemment, les colonies restent transparentes et gardent l'aspect de montagne de glace caractéristique du bacille d'Eberth. Les colonies qui se développent dans la profondeur de la gélatine ont l'apparence de petits grains blanchâtres, opaques.

Gélose et sérum solidifié. — Enduit blanchâtre peu caractéristique; parfois des bulles de gaz soulèvent la culture.

Pomme de terre. — La culture, d'abord jaunâtre, devient brunâtre, épaisse, saillante, à surface humide; certains colibacilles donnent une strie mince, non colorée, en glacis, identique à celle du bacille typhique.

Lait. — Le *Bacterium coli* se développe très bien dans le lait; il le rend acide, y provoque l'apparition de gaz et le coagule en bloc, surtout à 37°.

Caractères biologiques. — *Action sur les sucres.* — Dans les cultures aérobies et anaérobies, le colibacille décompose les sucres, notamment le lactose, en produisant de l'hydrogène, de l'anhydride carbonique, de l'alcool éthylique et des acides (formique, acétique, butyrique, lactique).

Cette propriété est mise en évidence en ensemençant le *Bacterium coli* :

1° Dans du lait (coagulation);

2° Dans de la gélose lactosée additionnée de teinture de tournesol (coloration rouge);

3° Dans du bouillon additionné de 2 p. 100 de lactose et d'un peu de carbonate calcique (production de bulles gazeuses).

Le *Bacterium coli* produit de l'*indol* dans les cultures. On opère l'ensemencement comme nous l'avons indiqué à propos du bacille typhique.

L'addition de 1 centimètre cube d'une solution de nitrite de potassium (0,02 p. 100) et de quelques gouttes d'acide sulfurique pur provoque dans la culture l'apparition d'une coloration rouge due au *nitrosoindol*.

E. — *Dysenterie*.

La *dysenterie tropicale* est due à des amibes (*Amœba coli*, Lœsch). Ces amibes se composent d'un ectoplasme sans structure et d'un endoplasme plus réfringent qui lui est intimement uni ; cet endoplasme renferme un gros noyau, des vacuoles, des granulations et des corps étrangers (corpuscules du sang, microbes). Les amibes, examinées dans les mucosités des selles sur la platine chauffée du microscope, montrent leurs mouvements caractéristiques; leur diamètre varie entre 10 μ (dimension d'un globule rouge) et 30 μ.

Elles se colorent peu par les couleurs d'aniline.

Dans la *dysenterie épidémique*, on ne rencontre pas d'amibes, mais les *bacilles de Shiga-Kruse* qui, au point de vue de la forme, ressemblent au bacille typhique, mais sont immobiles.

Ils ne forment pas d'*indol*, ne produisent pas de gaz dans l'essai de fermentation, ne coagulent pas le lait, par conséquent ne déterminent pas la formation d'acides.

Leurs cultures sur les plaques de gélatine et sur les tranches de pomme de terre présentent de l'analogie avec celles du bacille typhique. Les bacilles de Shiga-Kruse peuvent être isolés facilement des grumeaux des selles fraîches par la méthode de culture de Drigalski-Conradi appliquée de la manière indiquée à propos du bacille typhique ; ils sont agglutinés par le sérum du sang de malades atteints de dysenterie (dilution 1 : 150).

A côté du bacille de Shiga-Kruse, il faut citer un bacille isolé par *Flexner* chez les dysentériques aux îles Philippines et dans l'Amérique septentrionale. Ce bacille, qui a été trouvé également en Chine, dans l'ouest de l'Allemagne et à Constantinople, détermine les mêmes phénomènes morbides que le précédent, mais s'en distingue par quelques particularités.

F. — *Spirille du typhus récurrent* (*Obermeier*).

On recherche les spirilles dans le sang obtenu par piqûre du doigt. On examine une goutte de sang frais et on voit de nombreux spirilles longs de 15 à 40 μ, très mobiles ; ils se déplacent soit en ligne droite par un mouvement oscillatoire, soit par un mouvement de vrille : il existe deux cils à chaque extrémité.

G. — *Bacille de la diphtérie* (*Klebs-Löffler*).

Localisation. — Le bacille de Klebs-Löffler se rencontre dans les fausses membranes de la diphtérie humaine, dans la bouche et les cavités nasales de personnes ayant eu la diphtérie ; on peut le trouver également dans d'autres régions de l'organisme (œil, vagin).

Caractères morphologiques. — Bâtonnets de longueur variable (variété courte 2 μ de long ; variété moyenne 3-4 μ de long ; variété longue, longueur dépassant 4 μ) ; les extrémités sont arrondies et souvent en massue. Ils sont fréquemment disposés en V, ou parallèlement les uns aux autres, ou associés par deux bout à bout, ou bien encore enchevêtrés.

Ils sont immobiles, sans spores.

Le bacille de la diphtérie se colore facilement par les couleurs basiques d'aniline ; il prend le Gram.

Souvent on remarque des granulations qui se colorent avec plus d'intensité que le restant du corps du bacille.

Les microbes de la diphtérie présentent des corpuscules dits *corpuscules de Babes-Ernst* qui se colorent avec une plus grande intensité par le bleu de méthylène.

On peut les mettre facilement en évidence par la *réaction de Neisser* : voici la dernière formule préconisée par cet auteur :

Solution A.

Bleu de méthylène	1	gramme.
Alcool absolu	20	grammes.
Eau distillée	1000	—
Acide acétique glacial	50	—

Solution B.

Krystallviolet Höchst	1	gramme.
Alcool absolu	10	grammes.
Eau distillée	300	—

Au moment du besoin, on mélange ces solutions à raison de deux volumes de la première pour un volume de la seconde ; on laisse agir ce mélange sur les microbes pendant une seconde ; on lave à l'eau ; on traite pendant trois secondes environ par de la chrysoïdine (une partie de chrysoïdine dans 300 centimètres cubes d'eau distillée bouillante ; solution filtrée) et on lave encore une fois à l'eau.

La particularité que nous venons de décrire est commune à d'autres microbes que le bacille de la diphtérie : le bacille pseudodiphtérique ne la présente cependant pas.

Caractères des cultures. — Le bacille de la diphtérie pousse à des températures comprises entre 18° et 40° ; l'optimum est à 33°-37°. Il est aérobie et facultativement anaérobie.

Bouillon. — Dans le bouillon apparaissent des grumeaux blanchâtres, adhérents aux parois du tube ; puis il se forme à la surface un voile constitué par des amas de bacilles enchevêtrés. Au fond du tube se produit un précipité, mais le liquide surnageant reste limpide. Les cultures en bouillon communiquent au début une réaction acide au milieu, plus tard la réaction devient alcaline, et il se précipite alors du phosphate ammoniaco-magnésique.

Gélatine. — Petites colonies blanches le long de la piqûre ; pas de liquéfaction.

Lait. — Développement abondant sans coagulation.

Pomme de terre. — Pas de développement apparent.

Sérum coagulé. — Le milieu de prédilection est le sérum coagulé; on ensemence du sérum coagulé en frottant sa surface avec un fil de platine trempé dans la matière suspecte; dès la dix-huitième heure, on voit des points blanc grisâtre qui prennent rapidement le volume d'une tête d'épingle; en vieillissant, ils s'agrandissent et deviennent quelquefois jaunes.

Gélose. — Colonies semblables à celles qui poussent sur le sérum. développement plus lent.

Recherche et identification. — On frotte légèrement la muqueuse malade avec un tampon d'ouate fixé sur une tige; cet écouvillon est introduit dans un tube à réaction stérilisé. Il ne faut jamais faire la récolte d'une fausse membrane ou de sécrétions après un lavage antiseptique ou après un traitement par les astringents.

On ensemence en promenant l'écouvillon à la surface des plaques de sérum coagulé que l'on porte à l'étuve à 37°, et on examine les colonies au microscope après coloration par le bleu de méthylène

II. — *Streptocoques pyogènes.*

Localisation. — En dehors des affections qu'ils causent (suppurations. phlébites. angines, bronchopneumonies, pleurésies, entérites, péritonites, méningites, endocardites, salpingites, otites, érysipèle, fièvre puerpérale, etc.), les streptocoques pyogènes se rencontrent chez l'homme sain, à la surface de la peau, dans les cavités naturelles ouvertes au dehors (bouche, nez. vagin), dans la salive, etc. On les a trouvés dans l'air, dans l'eau.

Caractères morphologiques. — Ce sont des coccus immobiles associés en chaînettes; dans les solutions nutritives, ces chaînettes sont longues, formées par trente microcoques et plus; sur les milieux de culture solides et dans le corps, elles sont plus courtes. La forme des cellules n'est pas toujours régulièrement circulaire; leur diamètre est généralement de 0,5 μ et un 1 μ. Il n'y a pas de spores. Le streptocoque pyogène se colore facilement par les couleurs basiques d'aniline et prend le Gram.

Caractères des cultures. — Le streptocoque pyogène est facultativement aérobie; il pousse entre 18° et 46°; son optimum est vers 37°-38°.

Bouillon. — Le streptocoque typique ne trouble pas le bouillon; à 37°. il se produit un léger dépôt floconneux adhérent à la paroi du tube;

ces flocons, lorsqu'ils sont devenus plus volumineux, tombent au fond du tube ; le bouillon prend une réaction acide.

Certains streptocoques donnent des cultures troubles d'abord, qui s'éclaircissent ensuite.

Marmoreck recommande de cultiver le streptocoque dans un mélange à parties égales de bouillon et de sérum de sang humain : ce milieu est très favorable.

Lait. — Le streptocoque se développe dans le lait en le coagulant généralement.

Gélatine. — La piqûre dans un tube de gélatine donne une culture grêle, constituée par de petits points blancs, opaques, atteignant à peine la dimension d'une tête d'épingle. La culture meurt en peu de temps. Il n'y a jamais de liquéfaction de la gélatine.

Gélose, sérum solidifié. — Petites colonies blanchâtres.

Pomme de terre. — Pas de culture apparente ; l'examen microscopique du produit de raclage montre cependant qu'il s'est produit une multiplication ; les chaînes sont courtes.

I. — *Staphylocoques pyogènes.*

Localisation. — Ils sont très répandus dans la nature : on les rencontre dans l'air, l'eau, le sol, à la surface de la peau, des muqueuses, dans le tube digestif, etc.

Ce sont les agents les plus communs des suppurations.

Caractères morphologiques. — Microbes présentant l'aspect de coccus immobiles, d'un diamètre moyen de 0,8 μ, isolés ou réunis par groupes de deux, trois ou quatre ; ou bien ils sont groupés de façon à former des amas irréguliers comprenant un grand nombre d'individus ; on a comparé ces masses à des grappes. Des spores n'ont pas été observées. Les staphylocoques se colorent par les couleurs basiques d'aniline et prennent le Gram.

Caractères des cultures. — Tous les milieux ordinaires conviennent pour cultiver le staphylocoque, à l'abri ou en présence de l'air ; la température optimum est de 35° à 37° ; le pigment se forme le mieux entre 20° et 25°.

Bouillon. — Le *Staphylococcus aureus* trouble le bouillon, puis détermine un précipité abondant, avec persistance du trouble. Ce précipité prend une teinte jaune qui peut aller jusqu'à l'orangé.

Gélatine. — L'ensemencement par piqûre en gélatine détermine l'apparition d'une culture granuleuse ; la gélatine se liquéfie ; il commence par se former un entonnoir de liquéfaction au fond duquel se dépose un précipité jaunâtre.

L'ensemencement sur plaque donne lieu à des colonies arrondies, grisâtres, avec un centre jaune; bientôt la liquéfaction commence autour de ces colonies.

Gélose, sérum solidifié. — Colonies blanches, confluant en une bande large qui plus tard devient jaune.

Pomme de terre. — C'est sur ce milieu que le *Staphylococcus aureus* donne la coloration la plus intense; la culture prend l'aspect d'une épaisse couche jaune.

Les autres variétés du *Staphylococcus*, le *Staphylococcus albus* et le *Staphylococcus citreus*, se comportent de la même façon dans les milieux de culture, en exceptant la différence de couleur qui est indiquée par leurs noms respectifs.

J. — *Bacille de l'influenza* (*Pfeiffer*).

C'est un bacille très petit et très grêle qu'on rencontre dans les crachats verdâtres des personnes atteintes d'influenza; il est immobile, arrondi à ses deux extrémités. Il est aérobie et pousse à 37° sur du sérum de sang ou de l'agar enduit de sang (hémoglobine); il y forme alors de petites colonies semblables à des gouttelettes de rosée.

K. — *Bacille de la tuberculose* (*Koch*).

Localisation. — Le bacille de la tuberculose peut produire des lésions dans tous les organes du corps; les lésions les plus habituelles se rencontrent dans les poumons; aussi le bacille de la tuberculose est-il souvent très abondant dans les crachats.

Caractères morphologiques. — Bâtonnets très fins, arrondis à leurs extrémités, longs de 2-4 μ, souvent un peu incurvés, immobiles. Se rencontrent souvent en groupes disposés parallèlement ou bien entre-croisés. Dans les bacilles colorés, on remarque quelquefois des parties qui ne prennent pas la matière colorante; ce ne sont pas des spores, on les considère comme des vacuoles. Les bacilles de la tuberculose se colorent difficilement, mais, une fois colorés, ils résistent à l'action de décolorants puissants, tels que les acides minéraux dilués; on connaît encore d'autres microbes que le bacille de Koch qui opposent la même résistance, par exemple le *bacille du smegma*, celui *de la lèpre* et les *bacilles acido-résistants paratuberculeux*.

Procédé de Ziehl-Neelsen. — Sur la préparation séchée et fixée comme à l'ordinaire sur une lamelle tenue par un de ses angles dans la pince de Cornet, on dépose une goutte de solution de fuchsine phéniquée de Ziehl. On place la lamelle au-dessus d'une petite flamme (veilleuse du bec Bunsen), on chauffe très modérément pendant environ deux minutes, en évitant d'atteindre l'ébullition et en veillant à ce que la solution colorante ne se dessèche pas. On rejette la solution colorante et on la remplace par quelques gouttes d'acide nitrique (eau distillée : 2 volumes; acide nitrique pur : 1 volume); on laisse en contact pendant quelques secondes : la préparation devient jaunâtre; on lave à grande eau : une légère teinte rose apparaît. La lamelle doit être colorée en rose pâle; si la décoloration n'était pas suffisante, on ferait agir à nouveau la solution acide. Après lavage à l'eau, on verse sur la préparation quelques gouttes d'alcool absolu pour achever la décoloration; après l'action de l'alcool, la teinte doit être rose faible, à peine visible; on lave à grande eau, on sèche, on retourne la lamelle sur une gouttelette d'huile de cèdre ou de baume de Canada déposée sur un porte-objet, on examine avec l'objectif à immersion homogène. On reconnaît les microbes de la tuberculose à leur gracilité et à leur groupement particulier. Les autres microbes se décolorent.

Caractères des cultures. — Les microbes de la tuberculose poussent sur les milieux de culture ordinaires du laboratoire beaucoup plus lentement et plus difficilement que la plupart des autres microbes pathogènes; c'est surtout vrai pour les premières générations. Pour les cultiver, on se sert généralement de sérum de sang solidifié, de pommes de terre additionnées de 3-5 p. 100 de glycérine ou de bouillon de viande additionné de glycérine. L'optimum de température est au voisinage de 37° à 39°.

Sérum solidifié. — Vers le douzième jour apparaissent de petites colonies blanches, arrondies; puis ces colonies deviennent saillantes et prennent un aspect sec, écailleux.

Gélose glycérinée. — La culture débute comme sur le sérum, mais les colonies deviennent rapidement confluentes et forment une nappe épaisse, blanchâtre, sèche, écailleuse. Au bout de quelques passages sur gélose glycérinée, les cultures deviennent plus abondantes, humides, grasses. En vieillissant, les cultures des bacilles de la tuberculose prennent une teinte rosée.

Bouillon glycériné. — On introduit dans un tube de bouillon de viande glucosé et glycériné un fragment d'une culture de bacille de la tuberculose poussée sur gélose, de façon qu'il flotte à la surface.

Après une quinzaine de jours, on voit apparaître une auréole blanchâtre autour du fragment ensemencé. Cette auréole s'étend et forme un voile. Jamais le bouillon ne se trouble.

L. — Bacille de la lèpre (*Armauer-Hansen*).

C'est un microbe qui, morphologiquement, ne peut pas être distingué du bacille de la tuberculose ; il a la forme d'un fin bâtonnet, à bouts arrondis, long de 5 à 6 μ, droit ou légèrement incurvé.

Il est colorable par les solutions aqueuses de couleurs basiques d'aniline ; il se colore facilement par la méthode de Gram.

Les caractères des cultures sont encore mal connus.

M. — Bacillus anthracis ou bactéridie du charbon.

Localisation. — Le charbon est une affection sévissant particulièrement sur les animaux (*fièvre charbonneuse* du cheval, *sang de rate* du mouton, *maladie du sang* de la vache), qui est due au *Bacillus anthracis* ; elle peut se transmettre à l'homme par inoculation à la peau (*pustule maligne*), par ingestion de viandes charbonneuses (*charbon intestinal*), par inhalation de poussières (*charbon pulmonaire, maladie des trieurs de laine*).

Les microbes existent dans la pustule maligne chez l'homme et dans le sang de l'homme et des animaux atteints.

Caractères morphologiques. — Dans l'organisme de l'homme et des animaux, le *Bacillus anthracis* se rencontre sous forme de bâtonnets droits, longs de 3-6 μ, épais de 1-1,5 μ, tantôt isolés, tantôt réunis en chaînettes courtes, immobiles, fréquemment encapsulés. La capsule peut être mise en évidence en colorant au moyen d'une goutte du mélange suivant :

Acide acétique		1 gramme.
Solution alcoolique de	violet de gentiane ou de krystallviolet	5 centimètres cubes.
Eau distillée		100 —

Dans l'organisme, il ne forme pas de spores.

Dans les cultures, la bactéridie charbonneuse se présente d'ordinaire en longs filaments. Lorsqu'on pratique un ensemencement en goutte suspendue et qu'on maintient la température de la préparation vers 37°, on voit apparaître, peu d'heures après, des points réfringents ovalaires (spores).

La présence d'oxygène libre est indispensable à la sporulation. La bactéridie se colore aisément par toutes les couleurs basiques d'aniline. elle prend le Gram ; après coloration, on voit que ses extrémités ne sont jamais arrondies, mais coupées carrément.

En traitant par les solutions colorantes ordinaires, les spores restent incolores, formant des taches claires dans les bacilles colorés ; le procédé suivant permet de colorer les bacilles et les spores :

On dépose sur la préparation fixée une grosse goutte de fuchsine de Ziehl, on chauffe légèrement pendant cinq minutes; les spores et les bactéries se colorent en rouge intense; on lave à l'eau.

On décolore les bacilles au moyen d'alcool absolu, on lave à grande eau, on dépose sur la préparation une goutte de solution aqueuse de bleu de méthylène ; on laisse en contact trente secondes ; on lave à grande eau, on sèche. Les bacilles sont colorés en bleu, les spores en rouge.

Caractères des cultures. — Les bacilles charbonneux sont des microbes essentiellement aérobies ; ils poussent à des températures comprises entre 12° et 45° ; la température la plus favorable est vers 37°. La sporulation se fait entre 18° et 42°.

Bouillon. — On voit apparaître de petits flocons qui nagent dans le liquide, s'épaississent et tombent au fond ; le liquide reste clair.

Gélatine. — 1° *Piqûre* : Les cultures obtenues par piqûre dans la gélatine sont très caractéristiques : après un ou deux jours, il se forme un trait blanchâtre le long du trajet de l'aiguille, duquel partent à angle droit des prolongements très fins. La gélatine se liquéfie lentement en commençant par la surface.

2° *Plaques* : Les colonies apparaissent sous forme de taches brunâtres, granuleuses, arrondies, à bords sinués ; un faible grossissement montre des filaments, et les colonies rappellent l'aspect de touffes de cheveux frisés. La gélatine finit par se liquéfier autour des colonies.

Agar. — Traînées blanchâtres épaisses.

Sérum solidifié. — Strie d'un blanc mat qui devient grisâtre et liquéfie en partie le sérum.

Pomme de terre. — Enduit blanchâtre, épais, opaque.

Lait. — Dans le lait, le bacille charbonneux sécrète une présure et une caséase ; le lait se coagule ou reste liquide suivant les conditions de l'essai.

Recherche et identification. — On recherche la bactéridie charbonneuse dans la lymphe de la pustule maligne chez l'homme, dans le sang et les frottis d'organes de l'homme et des animaux. Les caractères ci-dessus serviront à établir l'identité; on évitera de confondre, par un examen superficiel, le *Bacillus anthracis* avec le *vibrion septique* ou *bacille de l'œdème malin* qui envahit les cadavres rapidement après la mort; ce dernier est anaérobie, forme des spores dans les cadavres et dans les cultures.

N. — *Bacille de la morve* (*Löffler*).

C'est un bacille grêle qui, dans les vieilles cultures, forme des filaments longs, non ramifiés. Il est immobile et n'a pas de spores. Il se colore le mieux par la fuchsine phéniquée; il ne prend pas le Gram. Dans les tissus, ces microbes, localisés isolément entre les cellules ou en petits amas à l'intérieur des cellules, sont souvent difficiles à trouver.

On peut cultiver ce microbe, à une température supérieure à 25°, sur la gélatine au bouillon de viande et sur le sérum; il forme, dans ces conditions, une couche jaune grisâtre, brillante; sur les tranches de pomme de terre, il forme un dépôt jaune brunâtre ou rouge brunâtre.

Pour déceler ce bacille avec certitude, on pratique une inoculation intrapéritonéale à un cobaye mâle; après un gonflement considérable des testicules et des ganglions lymphatiques, la mort survient.

O. — *Méningocoque : Diplococcus intracellularis* (*Weichselbaum*).

Le méningocoque, agent de la *méningite cérébro-spinale épidémique*, se rencontre dans les exsudats des méninges et dans le liquide céphalo-rachidien. Il existe également dans les sécrétions des rhinites muco-purulentes qui accompagnent les méningites. La plupart des microbes se trouvent à l'intérieur des cellules du pus.

Le méningocoque se présente sous la forme de coccus groupés généralement en diplocoques; lorsqu'un de ces organismes se divise, il en résulte une tétrade. Il se colore facilement par les couleurs basiques d'aniline; la réaction de Gram n'est pas constante.

Le diplocoque de *Weichselbaum* est un aérobie strict; il pousse le mieux à 37° sur le sérum de Löffler ou sur l'agar enduit de sang.

P. — *Gonocoque* (*Neisser*).

Localisation. — Se rencontre dans le pus de l'urétrite et des diverses suppurations blennorragiques.

Caractères morphologiques. — Coccus en forme de reins ou de haricots, d'un diamètre de 0,4 à 0,6 μ, qui ne sont jamais disposés en chaînettes, mais groupés généralement par deux, de telle façon qu'ils se regardent par leur face concave. Dans le pus blennorragique, les gonocoques sont quelquefois libres, mais le plus souvent ils sont contenus dans les cellules épithéliales. Le gonocoque se colore facilement par les couleurs basiques d'aniline, mais il ne prend pas le Gram ; ce caractère négatif est très important pour le diagnostic.

Plato a indiqué un procédé qui permet de colorer les gonocoques intracellulaires dans le pus frais, tandis qu'il laisse incolores les leucocytes, les gonocoques extracellulaires et les autres microbes. On place sur une lamelle une gouttelette de pus, on y ajoute, au moyen de l'œillet d'un fil de platine, une très petite quantité de la solution suivante préparée au moment du besoin :

Solution aqueuse saturée de neutralrot : 1 centimètre cube ;

Solution physiologique de chlorure de sodium : 100 centimètres cubes.

On mélange, on couvre, on examine.

Caractères des cultures. — Le gonocoque est aérobie. Dans les milieux ordinaires, il pousse difficilement ; il exige des milieux spéciaux ; il pousse, par exemple, à 37°, sur du sérum humain ou sur de l'agar additionné de sérum. Il se développe des colonies visqueuses, arrondies, à bords sinués; leur surface est hémisphérique et leur centre devient blanchâtre.

Q. — *Spirochæta pallida.* — *Treponema pallidum* (*Schaudinn-Hoffmann*).

Schaudinn et *Hoffmann* ont trouvé d'une façon constante, dans les lésions syphilitiques, un organisme auquel on a donné successivement les noms de *Spirochæta*, *Spironema* et *Treponema*. Le qualificatif *pallida* lui a été donné à cause de sa faible affinité pour les matières colorantes.

C'est un microorganisme qui se présente sous la forme d'un filament très fin, pointu à ses deux extrémités et contourné en spirale. Les tours de spire sont au nombre de 10 à 25, mais on rencontre également des individus qui n'en ont que 3 ou 4. Il est réfringent, très mobile; sa longueur est de 4 à 14 μ ; sa largeur est tellement réduite qu'il est à peine possible de la mesurer.

Par des méthodes appropriées, on a pu mettre en évidence des *flagelles* à ses deux extrémités (1).

Recherche du *Spirochæta pallida*. — a. *Dans les exsudats.* — Lorsqu'il s'agit de rechercher cet organisme dans un chancre suspect, on irrite la surface de ce dernier au moyen d'un peu d'alcool ; la sérosité qui apparaît peut être examinée directement. *Hoffmann* et *Halle* font remarquer qu'un observateur exercé trouve très rapidement les organismes dans une préparation fraîche.

D'autre part, on étale sur une lame de verre un peu de cette sérosité, on la fixe par un mélange d'alcool et d'éther et on colore par la méthode de *Giemsa*.

Le colorant se prépare en mélangeant 10 gouttes de la solution de Giemsa (2) (bleu d'azur, éosine, glycérine, alcool méthylique) avec 10 centimètres cubes d'eau distillée. On recouvre la préparation de ce colorant, on la porte au-dessus d'une légère flamme jusqu'à production de vapeurs ; on laisse en contact un quart de minute et on rejette la solution. On remplace aussitôt cette dernière et on recommence de même à quatre reprises. La dernière fois, on laisse le colorant sur la lame pendant une minute entière. On lave, on sèche, on examine d'abord à un fort grossissement à sec, puis avec l'immersion.

On peut également faire agir la matière colorante à froid pendant trente à soixante minutes.

Sous l'influence de ce traitement, le *Spirochæta pallida* se colore en *rouge pâle*, contrairement à d'autres spirochètes qui se colorent en *bleu*.

b. *Dans les tissus.* — Pour mettre le *Spirochæta pallida* en évidence dans les tissus, on a recours à l'imprégnation par l'argent.

Méthode de Bertarelli et Volpino modifiée par Levaditi. — 1. Fixation des coupes ayant 1 à 2 millimètres d'épaisseur en les plongeant pendant vingt-quatre à quarante-huit heures dans une solution de formaline à 10 p. 100 ;

2. Durcissement dans de l'alcool à 96 p. 100, pendant douze à seize heures ;

3. Lavage dans l'eau jusqu'à ce que les fragments tombent au fond du récipient ;

4. Imprégnation par une solution de nitrate d'argent à 1.5 p. 100, à laquelle on ajoute au moment de l'usage 10 p. 100 de pyridine. Les

(1) Voy. E. Marx. *Die Experimentelle Diagnostik. Serumtherapie und Prophylaxie der Infektionskrankheiten.* Berlin, Hirschwald, 1907.

(2) Fournie par la maison Gübler.

récipients, fermant à l'émeri, sont abandonnés à la température ordinaire pendant deux à trois heures et puis à la température de 50° pendant quatre à six heures;

5. Lavage très rapide dans la pyridine à 10 p. 100;

6. Les coupes sont plongées pendant quelques heures dans une solution d'acide pyrogallique à 4 p. 100, à laquelle on ajoute au moment de l'usage 10 p. 100 d'acétone et 15 p. 100 de pyridine;

7. On traite par l'alcool, le xylol; on inclut dans la paraffine, on fait des coupes de 3 à 7 μ. On examine au microscope.

Différenciation. — Les caractères décrits ci-dessus, notamment l'aspect grêle, la régularité des spires, la coloration par la méthode de *Giemsa*, permettent de distinguer le *Spirochæta pallida* d'autres spirochètes, par exemple du *Spirochæta refringens* qu'on rencontre dans les ulcérations.

B. — *Bacille du chancre mou* (*Ducrey*).

Se présente sous des formes et des états très différents. On le rencontre sous les trois états de bacille isolé, de bacilles en amas et latéralement juxtaposés, enfin sous forme de longs filaments. C'est un bacille de 0,5 μ de large, de 2 μ de long, légèrement renflé à ses extrémités et rétréci en son milieu; ces formes en sablier sont le plus souvent détachées et isolées dans le pus du chancre mou; les filaments et les amas se rencontrent surtout sur les bords de la lésion et représentent la forme active du microbe. La coloration n'est pas très facile à obtenir; le réactif de Gram décolore les microbes, les couleurs basiques d'aniline en solution mordancée fournissent de bonnes préparations.

2. — Maladies d'infestation.

A. — *Trichines, ténias* (Voy. chapitre VIII, *Alimentation*).

B. — *L'ankylostome duodénal*.

Ses œufs sont de forme ovale, à surface lisse; leur enveloppe est mince, mais limitée par un double contour; leur longueur est de 50 à 65 μ, leur largeur de 38 à 40 et 44 μ, même davantage. Dans les selles, on les rencontre souvent déjà au stade de segmentation : ils contiennent alors deux, quatre ou six cellules; une fois évacués, ils se

Fig. 202.

a, capsule buccale ; *b*, œsophage ; *c*, collier œsophagien ; *d*, pore excréteur ; *e*, extrémité postérieure de l'œsophage ; *f*, cuticule ; *g*, couche musculaire ; *h*, début de l'intestin ; *i*, glande cervicale droite ; *k*, glande cervicale gauche ; *l*, canal excréteur de la glande cervicale gauche ; *m*, intestin ; *n*, tube testiculaire ; *o*, cul-de-sac du tube testiculaire ; *p*, vésicule séminale ; *q*, canal éjaculateur ; *r*, extrémité antérieure des spicules ; *s*, spicules ; *t*, papille latérale gauche ; *u*, papille anale ; *v*, pièce chitineuse creuse, en arrière des glandes anales ; *w*, tronc des deuxième, troisième et quatrième côtes latérales ; *x*, côte antérieure gauche ; *y*, côte antérieure droite ; *z*, troisième côte latérale droite.

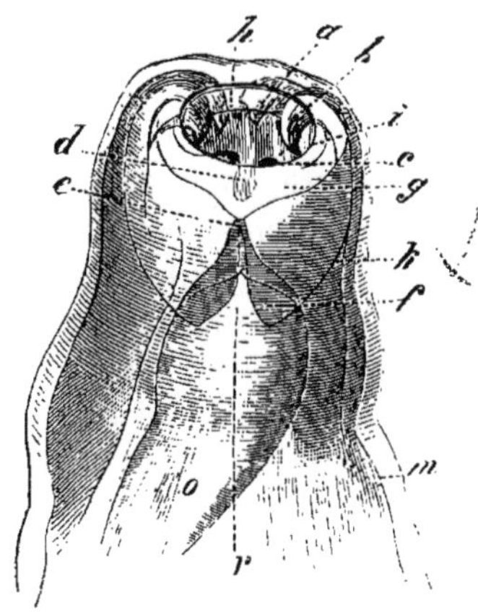

Fig. 203. — Ankylostome duodénal, extrémité céphalique d'une femelle (vue par la face dorsale (d'après Schulthess).

b, deuxième dent ou dent externe ; *c*, dent conique du bord dorsal ; *d*, échancrure du bord dorsal ; *e*, large lamelle triangulaire recouvrant la fente dorsale de la capsule ; *g*, anneau représentant la moitié dorsale de l'appareil dentaire ; *i*, bord cutané ; *k*, surface externe de la capsule ; *m*, limite de la couche musculaire ; *o*, œsophage.

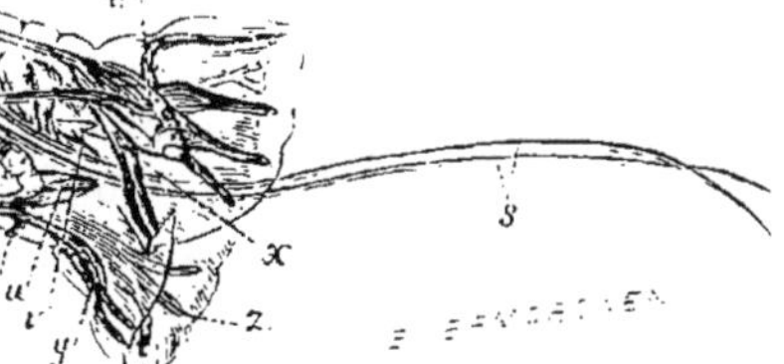

Fig. 202. — Ankylostome duodénal mâle, très grossi (d'après Schulthess).

développent rapidement, et bientôt l'embryon, complètement formé, sort de l'œuf et atteint rapidement ses dimensions définitives (fig. 202 et 203).

Au moment où la larve est mise en liberté, elle mesure en moyenne 250 μ de longueur, avec un diamètre transversal maximum de 17 μ. L'extrémité antérieure, au-devant du bulbe pharyngien, est légèrement amincie; en arrière, l'animal se termine par une queue très effilée. La tête est trilobée, et la bouche, tubulée, se continue dans le canal pharyngien. Celui-ci présente un renflement antérieur (*pharynx*), qui se rétrécit graduellement en un *œsophage* long de 20 μ, puis vient un nouveau renflement (*estomac*), de forme globuleuse, long de 15 μ et muni au centre de plaques de chitine qui limitent une cavité triangulaire. L'*intestin*, dont les parois sont formées de cellules, présente souvent une forme en zigzag, et se termine par un conduit qui gagne obliquement l'extérieur. Vers le milieu de la longueur de l'animal, du côté de l'ouverture anale, on voit un corps ovoïde, situé entre l'intestin et la couche musculo-dermique, long de 4 à 5 μ, large de 3 μ; c'est l'organe génital rudimentaire. La queue, large à sa base, se termine, comme nous l'avons dit, par une extrémité effilée. Ces larves, ainsi constituées, grandissent rapidement et atteignent une longueur de 560 μ sur 30 μ de diamètre; en même temps, leur structure subit de notables modifications et l'animal s'entoure d'une couche de chitine transparente, formant une véritable capsule ou kyste, où la larve peut vivre longtemps, jusqu'à ce qu'elle meure ou que, placée dans des conditions favorables telles que celles que lui offre l'intestin de l'homme, elle poursuive son évolution et devienne animal parfait.

Les œufs périssent facilement quand les selles sont exposées au froid, à l'action du soleil, de la sécheresse, etc. Dans une atmosphère chaude et humide, comme celle qui règne au fond des mines de houille, les œufs éclosent et donnent alors naissance à des larves beaucoup plus résistantes et qui peuvent demeurer vivantes des semaines, des mois, dans les eaux vaseuses et la boue.

L'*ankylostomasie* se contracte en buvant de l'eau souillée par des matières fécales, ou en introduisant dans la bouche des larves qu'y apportent les mains salies par ces matières, par de la terre, par du charbon, des poussières mêlées avec elles, ou qui sont véhiculées par des objets souillés tels que tartines, bidons, chiques de tabac, lampes de mineur, etc. L'infection peut avoir lieu aussi par la peau (*Looss*, *Schaudinn*, *Lambinet*, *Herman*), et elle est peut-être plus fréquente par cette voie, si l'on considère l'étendue de la surface cutanée exposée au contact des boues et des eaux larvifères dans les mines contaminées, là surtout où l'ouvrier travaille le corps nu (*Lambinet*).

C. — *Tænia nana*.

Il convient de ne pas confondre l'ankylostome avec le *Tænia nana* Au cours des innombrables examens de déjections d'ouvriers mineurs que nécessite l'application des mesures contre l'ankylostomasie dans le bassin de Liége, *Malvoz* a découvert l'existence du *Tænia nana* dans cette région de la Belgique ; il a trouvé dans les déjections d'une trentaine de personnes les proglottis microscopiques et les œufs tout à fait caractéristiques de ce parasite.

Le *Tænia nana*, qui n'est pas un parasite spécial du mineur, est très mince et très fragile; c'est un petit ver ayant à peu près la longueur de l'ankylostome, mais il est beaucoup plus grêle et plus délicat que ce dernier.

D. — *Sarcoptes scabiei*.

Le parasite qui produit la *gale* est le *Sarcoptes scabiei*, de la classe des *arachnides*, ordre des *acariens*.

C'est la femelle fécondée qui seule joue un rôle dans la maladie. Elle est ovoïde, bombée sur sa face dorsale; elle mesure un tiers de millimètre de long sur un quart de millimètre de large, elle est donc visible à l'œil nu comme un point blanchâtre.

Si on l'examine au microscope, dans une goutte de glycérine pour lui donner de la transparence, on voit d'abord que le tégument présente une fine striation transversale, qui, sur la face dorsale, est convexe en avant. Le dos est hérissé de 140 petits piquants coniques et de 20 épines plus volumineuses insérées sur une papille arrondie. Les pattes se voient bien en examinant la face inférieure ; elles sont au nombre de quatre paires; les deux paires antérieures sont marginales et terminées par une petite ventouse portée sur un pédicule ; les deux paires postérieures sont ventrales et terminées par une longue soie. Chaque patte est composée de cinq articles et s'insère sur une pièce chitineuse faisant partie du tégument qui s'appelle l'*épimère* et qui tranche par sa couleur brune sur le fond pâle de l'animal.

L'appareil buccal est situé à la partie antérieure du corps dans une sorte de cavité incomplète qui porte le nom de *camerostome*. Les pièces qui le composent sont au nombre de six et disposées sur deux plans. Le plan inférieur contient les mâchoires qui, soudées sur la ligne médiane, forment une sorte de fer à cheval dont l'ouverture est obstruée par une membrane ou lèvre qui porte en avant un prolongement médian, la *languette*. Le plan supérieur contient en dehors les *palpes maxillaires*, et en dedans les *mandibules* formées chacune d'une tige terminée par une petite pince. A la partie inférieure du céphalo-thorax, en arrière des épimères des pattes antérieures, on voit une ouverture transversale qui est la *vulve de ponte*. Les mâles sont beaucoup plus rares que les femelles; ils sont plus petits.

E. — *Microsporum Audouini*.

Ce champignon produit la *teigne tondante* de Gruby ou *teigne tondante à petites spores*.

Devant une plaque que l'on soupçonne être une plaque de *tondante*, il faut essayer d'abord, aux doigts, la résistance des cheveux à la fracture; si les cheveux viennent aux doigts en quantité en se brisant, il faut les examiner au microscope.

On les dépose sur une lame de verre dans une goutte de solution de potasse (30 p. 100), on recouvre d'une lamelle, on chauffe légèrement. On examine sans coloration, à un grossissement de 300 diamètres. Il faut se servir d'un diaphragme assez étroit pour que le champ de l'objectif apparaisse dans la pénombre.

L'aspect du cheveu malade est caractéristique : il ressemble à une baguette enduite de colle et roulée dans du sable. La surface du cheveu apparaît couverte d'innombrables petites spores.

La dimension de la spore (2 à 4 μ), l'agmination des spores sans ordre visible, sans qu'elles constituent des files régulières, et enfin leur disposition autour du cheveu qu'elles ne pénètrent pas, sont les éléments caractéristiques du diagnostic microscopique différentiel qui empêchent de confondre le *Microsporum Audouini* soit avec le *trichophyton vulgaire des tondantes*, soit avec les *trichophytons animaux*, soit enfin avec le *champignon du favus*.

L'étude complète du *Microsporum Audouini* dans le cheveu permet de reconnaître au parasite une structure plus complexe que l'écorce de spores; elle démontre dans le corps même du cheveu la présence d'un mycelium.

Parmi les méthodes de coloration dont on peut s'aider dans ces recherches, il faut citer en première ligne la méthode de Gram.

Elle ne colore que les spores, mais, comme les spores trichophytiques et faviques traitées de même ne gardent pas le colorant, c'est là une méthode de diagnostic différentiel très précieuse, particulièrement importante pour différencier le *Microsporum Audouini* des trichophytons *ectothrix*.

La culture du *Microsporum Audouini*, facile sur tous les milieux artificiels, est caractéristique. C'est un tapis circulaire de duvet blanc ne faisant presque aucune saillie sur le milieu de culture.

F. — *Trichophyton endothrix.*

Plusieurs espèces de *Trichophyton* peuvent attaquer le système pileux de l'homme ; le plus important est celui auquel *Sabouraud* a donné le nom de *Trichophyton endothrix*, qui est l'agent de la *teigne tondante trichophytique*.

On connaît encore une douzaine d'espèces de trichophytons d'origine animale, qui sont ou *endo-ectothrix* ou *ectothrix purs*. On essaie la résistance des cheveux aux doigts comme nous l'avons dit plus haut; dans la tondante trichophytique, l'épilation aux doigts est impossible, parce que le cheveu malade dépasse à peine ou ne dépasse pas du tout l'épiderme. On prend une lame porte-objet; avec sa tranche on racle, sur le cuir chevelu au point suspect, les déchets épidermiques que l'on peut détacher. Ce sont ces débris qu'il est nécessaire d'examiner. Dans la tondante trichophytique, ils contiennent en quantité des tronçons contournés des cheveux malades. On dissocie les squames obtenues par ce raclage, avec des aiguilles.

Au microscope, le parasite se montre *dans* les tronçons de cheveux sous forme de spores en chaînes qui suivent la direction du cheveu. Elles sont comprises dans le cheveu même sans dépasser sa cuticule.

Ces chaînes sont tellement nombreuses qu'elles remplissent le cheveu entièrement, rendant ses détails propres de structure et son tissu complètement invisibles. Ces spores ont de 3 à 4 μ de largeur sur 4, 5, 6 μ de longueur, une double enveloppe, un contenu protoplasmique réfringent non nucléé. Ces files de spores, qu'on peut suivre sur une très grande longueur du cheveu, se divisent invariablement par dichotomie.

La culture en milieux artificiels du trichophyton des tondantes scolaires est facile, et, sur certains milieux, caractéristique. Si l'on porte un fragment de cheveu parasité sur un milieu contenant 4 grammes de sucre et 1 gramme de peptone pour 100, on obtiendra une culture montueuse creusée en son centre d'un large cratère.

G. — *Achorion Schœnleinii.*

Le *favus*, affection qui peut s'observer en un point quelconque du tégument, mais qui se localise surtout au cuir chevelu, reconnaît pour cause un champignon parasite des animaux et de l'homme, l'*Achorion Schœnleinii*.

Le favus est d'origine humaine, d'origine animale ou d'origine saprophytique.

Le champignon est constitué par des filaments mycéliens et par des spores. Les filaments sont dirigés dans le sens de l'axe longitudinal du poil; les uns sont gros et mesurent 3 à 4 μ de diamètre; les autres, petits, n'ont que 2 μ de largeur; tous sont divisés par des cloisons transversales qui les sectionnent en articles rectangulaires, tantôt allongés, tantôt courts.

Les spores sont représentées ici, comme dans les cas des trichophytons ou des microsporum, par les courts segments interceptés par les cloisons transversales sur les filaments; elles sont ordinairement rectangulaires, ou légèrement ovoïdes quand les angles sont émoussés. Elles forment tantôt des chapelets mycéliens, tantôt de petits amas.

H. — *Microsporum minutissimum.*

Ce champignon est l'agent de l'épidermite desquamative connue sous le nom d'*érythrasma*.

I. — *Microsporum furfur.*

Champignon qui détermine le *pityriasis versicolor*. On trouve dans cette lésion le parasite sous deux formes: la forme mycélienne et la forme sporulée, toujours conjuguées dans toutes les squames.

J. — *Oospora bovis.*

Le parasite de l'*actinomycose* — *Oospora bovis* — est un champignon dont on ne connaît que la forme inférieure et auquel on n'a pas encore assigné de place définitive dans la classification cryptogamique.

Existant dans la nature sur les céréales ou même sur les matières inertes telles que le vieux bois pourri, le champignon peut, de ces céréales ou de ces matières inertes, s'inoculer à l'homme comme aux animaux.

Pour observer le parasite, on isole les grumeaux gris jaunâtre qu'on trouve dans le pus, et on les dépose sur porte-objet dans de l'acide acétique ou dans une solution de potasse. La structure caractéristique des granulations est reconnaissable à un faible grossissement.

Si l'on veut faire l'examen à un grossissement plus fort, on écrase avec prudence la préparation en pressant sur le couvre-objet.

La zone périphérique d'une granulation actinomycosique est constituée par des éléments en forme de massue allongée, dont la grosse extrémité arrondie est tournée vers le dehors, l'extrémité effilée regardant le centre.

Des préparations séchées peuvent être colorées par la méthode de Gram.

II. — PLAN D'ENQUÊTE A OUVRIR EN CAS D'ÉPIDÉMIE.

A. — *Observations générales relatives à la région dans laquelle a éclaté l'épidémie.*

Elles doivent porter sur un grand nombre d'années précédant l'épidémie.

A. Caractères généraux de la région.	Altitude. Géologie. Nature des couches superficielles du sol. Rapports du sol avec l'eau; niveau de la nappe souterraine; relation entre ses fluctuations et le niveau de l'eau dans les puits et dans un cours d'eau voisin.
B. Facteurs météorologiques.	Température de l'air et du sol. Pression barométrique. Précipitations atmosphériques: leurs rapports avec les fluctuations du niveau de l'eau de la nappe souterraine (puits) et avec le niveau d'un cours d'eau voisin.
C. État de salubrité de la région.	Habitations en général. Distribution d'eau. Provenance des substances alimentaires. { Viande. Lait. Légumes, etc. Conditions dans lesquelles s'effectue le lessivage du linge. Éloignement des immondices. Exécution de travaux de terrassement ou de dragage.
D. Conditions d'existence et rapports des habitants.	Statistique des métiers, des professions. Population permanente; étrangers de passage; militaires. Rapports des habitants entre eux. Rapports des habitants avec les localités voisines.

B. — *Observations spéciales relatives aux malades.*

Pour recueillir ces renseignements, on peut recourir au système des *fiches* ; on adressera par exemple aux médecins traitants des questionnaires portant sur les points suivants :

1. Nom, prénoms, sexe, âge, profession du patient.

2. Domicile	Rue, numéro, étage. Numéro de la chambre s'il s'agit d'un hôtel ou d'une caserne. Depuis quand le patient habitait-il ce logement? Où habitait-il auparavant? D'où vient-il?
3. État sanitaire de l'habitation occupée par le patient.	Alimentation en eau. Éloignement des immondices; fosses fixes ou mobiles: latrines; canalisations; égouts. Situation de la chambre à coucher. Nombre de personnes par chambre. Propreté générale de l'habitation. Animaux domestiques, insectes. Y a-t-il eu des cas de maladies contagieuses dans l'immeuble? A-t-on désinfecté et dans quelles conditions?
4. Relations du patient.	Quels endroits fréquentait-il? Où travaillait-il? Fréquentait-il une école? A-t-il été en relations directes avec des malades atteints de maladies contagieuses, ou indirectes par l'intermédiaire de personnes qui ont soigné des malades? Existe-t-il des cas de la même maladie parmi les parents? Le patient a-t-il été en rapport avec eux?
5. Alimentation du patient.	A-t-il bu de l'eau bouillie ou non bouillie? A-t-il consommé des eaux minérales artificielles? Quelle est la qualité de ces dernières? Quelle est la provenance du lait? L'alimentation du patient était-elle suffisante? N'a-t-elle pas occasionné l'infection (légumes, fruits, huîtres)?
6. Mode de contamination.	Où et comment le patient croit-il avoir contracté la maladie? Indication du jour où la maladie s'est déclarée; éventuellement, indication du jour où l'on croit que la contamination s'est effectuée. Le patient a-t-il manipulé des objets souillés par des malades (linge, literies)?

C. — *Recherche de parasites. Analyses bactériologiques.*

Un examen microscopique direct des déjections permettra de reconnaître des parasites tels que les œufs d'ankylostomes.

D'autre part, le diagnostic bactériologique est indispensable aux autorités sanitaires pour la prophylaxie des maladies transmissibles ; en effet, les méthodes bactériologiques, appliquées à l'examen des produits pathologiques et aux eaux, permettent d'établir, dans un très grand nombre de cas, la filiation des cas de choléra, de fièvre typhoïde, de diphtérie, etc. L'hygiéniste ne perdra pas de vue l'importance considérable qu'a, pour la prophylaxie, la surveillance des malades qui ne présentent pas de signes classiques apparents de la maladie régnante ; c'est ainsi qu'au cours des épidémies de choléra certains individus présentent de vagues symptômes intestinaux ; il convient d'observer ces personnes et de rechercher avec soin les microbes du choléra dans leurs déjections.

Il en est de même des cas d'angine d'apparence bénigne au cours d'épidémies de diphtérie.

L'analyse bactériologique permet de dépister les cas dangereux, de légitimer les mesures d'isolement et de désinfection.

Dans les épidémies de fièvre typhoïde, le séro-diagnostic rendra de grands services.

Pour autant que nos moyens d'investigation nous le permettent, il peut être utile de rechercher les agents pathogènes dans le sol, l'air, l'eau, les entrevous, les denrées alimentaires.

Dans tous les cas, un examen prompt et répété est indispensable.

Prélèvement des produits destinés à l'analyse. — En faisant le prélèvement des produits destinés à l'analyse, on observera certaines précautions essentielles :

1° On évitera le contact des matières à analyser avec des antiseptiques; cette recommandation a surtout de l'importance dans la diphtérie, où on recueillera les produits avant tout attouchement ou irrigation par des médicaments.

2° Après bouchage des récipients dans lesquels on a introduit la substance soumise à l'examen, on désinfectera leur surface extérieure avec un tampon d'ouate imbibé d'une solution de chlorure mercurique à 1 : 1000, afin de mettre à l'abri de la contamination celui qui est chargé de manipuler les récipients. Il est à peine nécessaire de dire que ces récipients doivent fermer hermétiquement.

3° On procédera à l'analyse le plus vite possible après le prélèvement. Lorsque le médecin-hygiéniste ne fait pas l'analyse lui-même, il doit envoyer l'échantillon par la voie la plus rapide à un laboratoire; dans ce cas, le récipient sera emballé dans une boîte solide renfermant de la sciure de bois.

Produits diphtériques. — On les recueille au moyen d'un écouvillon en ouate ; sur une mince baguette en bois, de la grosseur d'une allumette, longue de 15 à 20 centimètres, on entortille de l'ouate non hydrophile à une extrémité, de façon à former un tout petit tampon. Au moyen de cet écouvillon, on recueille une fausse membrane, si elle est accessible ; sinon on touche les parties malades, en allant jusqu'au sommet du larynx. L'écouvillon ainsi chargé est introduit dans un tube à réaction.

Déjections (Recherche du bacille typhique, du bacille cholérique, des œufs d'ankylostomes, etc.). — On recueille quelques centimètres cubes de déjections dans un petit flacon susceptible d'être bouché hermétiquement. On emploiera un bouchon dépassant le goulot d'un bon centimètre, afin qu'il puisse être enlevé facilement au moment de l'analyse.

Sang pour le séro-diagnostic de la fièvre typhoïde. — On désinfecte la peau de la pulpe du doigt ou du bras, puis on pique au moyen d'un bistouri ; on recueille quelques gouttes de sang que l'on introduit dans un tube en verre. On ferme ce dernier au moyen d'un bouchon en liège.

D. — *Utilisation des observations.*

On classe les fiches dont il a été question, successivement selon différents ordres ; par exemple, d'une part, suivant les rues et les quartiers, d'autre part suivant les altitudes, suivant les conditions de distribution des eaux d'alimentation, etc. ; puis on enregistre ces données sous forme de tableaux ou de diagrammes. On sera orienté de cette façon sur la fréquence des cas selon les conditions locales.

En possession de tous les documents recueillis par cette enquête, on peut essayer de répondre aux questions suivantes :

Quelle relation existe-t-il entre les premiers cas observés et des cas qui se sont déclarés ailleurs ? Quelle relation peut-on établir entre les différents cas ?

La contamination a-t-elle été déterminée par des personnes ou par des objets ?

Allure de l'épidémie. Extension ou régression par rapport aux données enregistrées dans les tableaux et diagrammes dont il a été question.

Les cas sont-ils groupés de façon à former des foyers en des endroits déterminés ? Quelle est la cause de cette localisation ? Des quartiers ou des régions pourvus des mêmes installations hygiéniques, exposés aux mêmes dangers de contagion, se comportent-ils d'une façon différente sous le rapport de la fréquence des cas ?

Lorsqu'on aura établi la cause de l'épidémie, par exemple la contamination d'une distribution d'eau, on se demandera si toutes les maisons, toutes les rues, tous les quartiers ainsi approvisionnés sont envahis de la même façon ; si l'on voit des établissements consommant la même eau rester indemnes, on en recherchera la cause, qui peut résider dans le fait qu'on soumettait l'eau à l'ébullition ou qu'on ne s'en servait pas pour la boisson.

III. — CONTRÔLE DES ÉTUVES A DÉSINFECTION.

Il s'agit des étuves basées sur l'emploi :

1° De la vapeur d'eau saturée circulant à la pression atmosphérique (*vapeur fluente*) ;

2° De la vapeur fluente maintenue sous une pression qui ne dépasse généralement pas 1/20 à 1/10 et qui atteint rarement 1/5 d'atmosphère ;

3° De la vapeur saturée *dormante* et sous une pression d'une atmosphère et demie à 2 atmosphères ;

4° D'un mélange de vapeur d'eau et de formaldéhyde.

On s'assurera si les étuves répondent aux conditions indispensables à leur bon fonctionnement.

A. — *Mode de construction.*

L'étuve doit avoir une épaisseur de parois et une surface de chauffe proportionnées à la pression et à la quantité de vapeur à produire. Cette surface de chauffe doit être suffisante pour assurer en quarante à quarante-cinq minutes la production de vapeur nécessaire au remplissage de l'étuve et à l'obtention d'une température de 100° à l'orifice de sortie. La réserve et l'alimentation d'eau doivent permettre de maintenir un dégagement régulier et ininterrompu de vapeur pendant toute la durée des opérations. Nous devons laisser aux ingénieurs-constructeurs le soin de ces calculs et des essais pratiques qui les confirment.

B. — *Évacuation de l'air.*

La vapeur doit pénétrer dans l'étuve par le haut, et chasser devant elle l'air plus lourd vers un orifice de sortie ménagé au point le plus bas.

On a la certitude que le résultat visé est atteint quand le thermomètre dont est muni cet orifice marque 100° (à la pression de 760 millimètres).

Si l'appareil à désinfection fonctionne sous pression, il doit être, en outre, pourvu d'un *manomètre*.

La température et les indications du manomètre devront correspondre aux chiffres recueillis pour la vapeur saturée sous pression.

C'est ainsi qu'à 2/10 d'atmosphère la température doit être de 105°,2 à l'orifice de sortie ; reste-t-elle inférieure, c'est que la vapeur est mélangée d'air.

On peut encore exprimer cet axiome en disant que la vapeur doit être *saturée*. Pour s'assurer qu'il en est ainsi, on compare la température et la pression manométrique avec les résultats consignés dans les tables de *Regnault*.

A une pression de 0,1 atmosphère doit correspondre une température de 102°,7.

A une pression de 0,2 atmosphère doit correspondre une température de 105°,2.

A une pression de 0,3 atmosphère doit correspondre une température de 110°.

Si la pression ne répond pas à la température, si elle est trop faible. on en conclut que la vapeur n'est pas saturée.

C. — *Altération des objets.*

Les objets désinfectés doivent sortir de l'étuve absolument secs et ne pas présenter de taches de rouille. Après la désinfection, la *traction au dynamomètre* des objets désinfectés ne doit pas témoigner d'une modification sensible du degré de résistance. Les couleurs des étoffes ne doivent pas être altérées.

D. — *Détermination de la température réalisée à l'intérieur de l'étuve et du temps nécessaire à la pénétration de la vapeur dans les objets.*

On introduit dans l'étuve des *thermomètres à maxima* qu'on place au fond, à la partie supérieure et en différents points de la hauteur. D'autre part, on dispose un thermomètre à maxima à l'intérieur d'un paquet d'objets à désinfecter ; on l'enveloppe par exemple d'un linge et on enroule autour de ce paquet une couverture en laine et un matelas qu'on serre au moyen d'une courroie ; on choisit évidemment des objets ayant des dimensions proportionnées à celles de l'étuve.

On peut s'assurer de cette façon si la vapeur a pénétré dans la masse et si la température voulue a été réalisée.

En se servant d'un *thermomètre à contact électrique*, on peut apprécier facilement le temps nécessaire à la pénétration de la vapeur dans les objets ; l'appareil suivant, imaginé par *Merk*, peut servir à mesurer la température (fig. 204) :

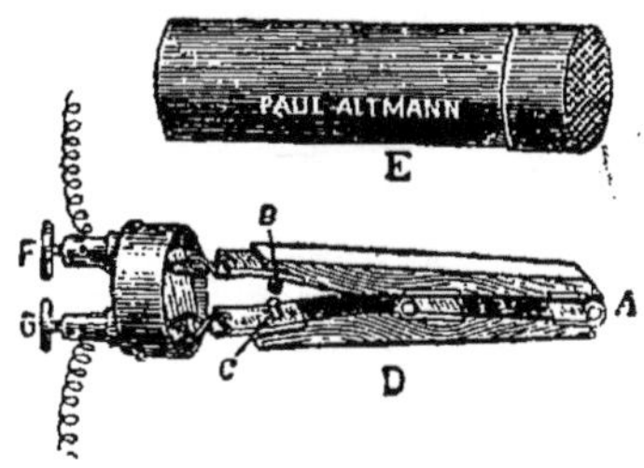

Fig. 204. — Thermomètre de Merk. (P. Altmann, constructeur. Berlin.)

Une petite tige métallique, fusible exactement à 100°, est adaptée en A et maintient séparées les électrodes B et C. Le thermomètre est contenu dans une boîte de protection, et celle-ci est placée dans l'étuve au centre d'un paquet soumis à la désinfection. Les fils isolés de F et G sont mis en relation avec une batterie et une sonnerie électriques. Dès que la température atteint 100°, la petite tige métallique fond, le contact s'établit entre les électrodes B et C et la sonnerie fonctionne.

L'alliage, composé de 8 parties de bismuth, 5 parties de plomb et 3 parties d'étain, fond à 100°, le baromètre étant vers 760 millimètres.

Il ne suffit pas de savoir quelle température maximum a été atteinte : il importe de déterminer encore *pendant combien de temps* elle s'est maintenue ; on y arrive en se servant d'un appareil qui enregistre automatiquement les variations de température pendant toute la durée de la désinfection.

Thermomètre enregistreur automatique de Martin et Walckenaer (fig. 205). — Cet appareil se compose essentiellement d'un cylindre en cuivre dont le couvercle porte, en prolongement de l'axe du cylindre, un tube terminé à son extrémité par un renflement également cylindrique. C'est ce *renflement terminal*, contenant un liquide dilatable, qui constitue le thermomètre proprement dit. Par une disposition ingénieuse propre à l'appareil, les dilatations et contractions du liquide provoquent le déplacement longitudinal d'une tige logée dans l'axe du tube.

L'autre extrémité de cette tige, celle qui est en dedans du couvercle, s'articule avec les leviers qui font mouvoir un stylet à plume le long d'un *enregistreur* tournant à l'aide d'un mouvement d'horlogerie. Toute cette partie de l'appareil se place dans le grand cylindre, le couvercle en est solidement boulonné. Ainsi, toutes les températures subies par le renflement thermométrique s'inscrivent automatiquement ; toutefois ces températures peuvent être affectées, par effet de capacité calorifique, d'un certain retard de temps par rapport à celles du milieu. D'autre part, il peut y avoir quelque incertitude sur l'étalonnage de l'instrument. C'est pourquoi, de chaque côté du tube, deux tiges creuses renfermant des *thermomètres à maxima* permettent de connaître la température la plus

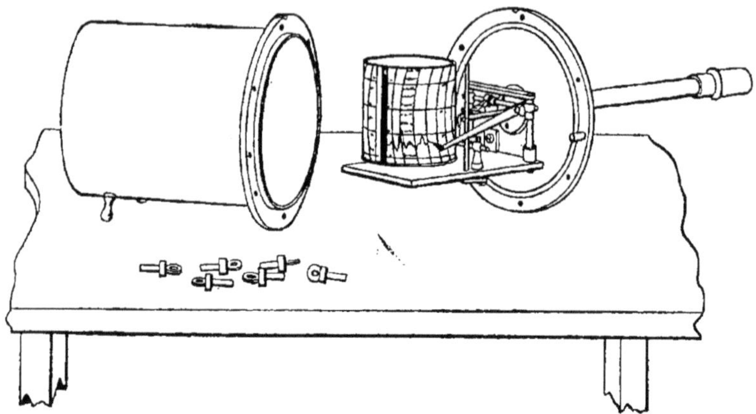

Fig. 205. — Thermomètre enregistreur de Martin et Walckenaer. (Richard, constructeur, Paris.)

élevée obtenue au cours de l'opération de désinfection, afin de pouvoir mieux interpréter les indications des diagrammes.

On introduit dans l'étuve cet appareil exposé à nu, ou bien placé au centre de ballots d'épreuve d'épaisseur variable.

E. — *Contrôle bactériologique*.

On commence par préparer des *fils de soie* stériles, longs de 1 à 2 centimètres, et on les imprègne d'une culture du microbe choisi comme test, par exemple de la *bactéridie du charbon* qui a été maintenue quelques heures à l'étuve à 37° pour favoriser le développement des spores. On dessèche les fils et on les conserve à l'abri de la lumière dans un flacon sec fermant à l'émeri.

Au moment de l'expérience, on dépose deux ou trois de ces fils dans une enveloppe en papier, stérilisée à la chaleur sèche.

Au lieu de spores du charbon desséchées sur des fils de soie, on emploie encore de la *terre de jardin* contenue dans une enveloppe en papier stérile. Lorsque la vapeur a exercé son action, on contrôle la vitalité et la virulence des microbes employés, par des cultures ou des expériences sur des animaux. En ce qui concerne le charbon, on coupe un fil en deux : la première portion est frottée à la surface d'agar solidifié en couche oblique dans un tube, ou est introduite dans du bouillon. On porte à l'étuve pendant vingt-quatre heures ; on caractérise les bacilles du charbon par l'examen microscopique ou en les inoculant à un cobaye. La deuxième portion du fil est inoculée directement à un cobaye.

Quant à la terre de jardin, après l'achèvement de la désinfection, on en ensemence une petite quantité dans du bouillon : des expériences sur des animaux ne sont pas nécessaires.

Il arrive quelquefois que les fils porteurs de spores du charbon sont stérilisés par la vapeur, tandis que la terre donne encore des germes vivants. En général, on considère le résultat comme satisfaisant lorsque, après vingt-cinq à trente minutes, les spores du charbon sont tuées, même si la terre montre encore des germes vivants.

Les ensemencements et les inoculations doivent être faits en double.

Ces essais de contrôle doivent être nombreux, et exécutés dans des conditions qui reproduisent autant que possible celles qui se présentent dans la pratique.

IV. — DÉTERMINATION DE LA VALEUR DES DÉSINFECTANTS CHIMIQUES.

Étude physique et chimique des désinfectants.

Un grand nombre de substances chimiques exercent une action nuisible sur les microbes ; le degré de nocivité d'une substance dépend de sa nature chimique et éventuellement de la concentration de la solution, ainsi que de la température à laquelle elle agit. D'autre part, l'action exercée par un désinfectant est variable suivant l'*espèce* et même la *race* de microbes. Lorsqu'on est en présence d'un désinfectant nouveau, on examine son influence sur divers microbes, qui sont le plus souvent les bacilles et les spores du *charbon*, les *Micrococcus pyogenes aureus*, les *bacilles typhiques*, les *vibrions du choléra*, les *bacilles de la tuberculose*, les *spores de la terre arable*, etc. *Fränkel* a proposé de n'utiliser pour ces essais que des races extraordinairement résistantes de spores, c'est-à-dire celles qui ne périssent pas après un contact de plus de vingt à quarante jours avec le phénol à 5 p. 100.

Avant d'examiner un désinfectant nouveau, l'expérimentateur devra donc essayer la *résistance* de ses microbes vis-à-vis de solutions désinfectantes types; il importe donc qu'il connaisse à fond les propriétés chimiques de ces solutions et qu'il puisse en établir le titre exact.

On voit, par ces quelques considérations, que, pour se prononcer sur la valeur d'un désinfectant, ni l'analyse chimique ni l'analyse bactériologique prises isolément ne suffisent ; c'est en combinant les deux méthodes que, dans un grand nombre de cas, on arrivera au but ; nous avons donc jugé utile, avant d'aborder l'étude de l'action des désinfectants sur les microbes, de décrire les méthodes qui permettent d'apprécier les propriétés des principales substances employées dans la pratique.

Il importe de bien s'entendre sur la valeur exacte de quelques termes qu'on confond souvent.

La *désinfection* est une opération qui a pour but la destruction des germes qui causent l'*infection*, c'est-à-dire qui engendrent une maladie transmissible. La désinfection ne se propose pas de détruire tous les microorganismes qui peuvent se trouver à la surface ou dans le corps même d'une substance, et dont certains présentent une résistance extraordinaire. Un désinfectant est une substance qui tue les microbes *pathogènes*.

La *stérilisation* est une opération qui consiste à détruire tous les germes vivants ; un objet stérilisé est dit également *aseptique* ; l'*asepsie* est l'état d'un corps qui est privé de microbes.

L'*antisepsie* a pour but de paralyser ou d'empêcher la multiplication des microbes ou la germination de leurs spores, mais sans les tuer. Les substances antiseptiques empêchent la décomposition et la putréfaction : elles retardent le développement des microorganismes, mais ne les tuent pas.

Les Anglais ont proposé de comparer l'activité des désinfectants à celle d'un type ; ils appellent *coefficient phenol* (*carbolic acid coefficient*) d'un désinfectant une valeur obtenue en divisant le volume contenant un poids donné d'une substance qui tue un microorganisme en un temps déterminé par le volume correspondant au même poids de phénol, toutes les conditions étant exactement les mêmes. Par exemple, une solution 1 : 250 d'une substance x tue une race de bacilles typhiques en dix minutes ; une solution de phénol à 1 : 100 tue les mêmes germes au bout de dix minutes également ; le coefficient phenol de x sera $\frac{250}{100} = 2,5$.

A. — *Chlorure mercurique* ($HgCl^2$).

a. **Synonymes.** — *Bichlorure de mercure, deutochlorure de mercure, sublimé corrosif.*

Propriétés. — Le chlorure mercurique sublimé se présente sous forme d'une poudre cristalline blanche ou d'une masse cristalline, à peine translucide, composée de cristaux prismatiques. Il n'a pas d'odeur, mais il possède une saveur métallique désagréable. Il fond entre 260°-270° et bout à 300°. La chaleur le volatilise complètement. Le chlorure mercurique est soluble dans 16 parties d'eau froide. dans 3 parties d'eau bouillante, dans environ 3 parties d'alcool et dans l'éther.

A la lumière, la solution aqueuse de chlorure mercurique se décompose peu à peu en dégageant de l'oxygène et en formant de l'acide chlorhydrique et du *chlorure mercureux* (*calomel*) :

$$2\,HgCl^2 + H^2O = Hg^2Cl^2 + 2\,HCl + O.$$

La solution aqueuse de chlorure mercurique possède une réaction acide (rougit le tournesol) qui disparaît par l'addition de certains chlorures (NaCl, H^4NCl) ; il se forme, dans ce cas. des sels doubles qui présentent une réaction neutre et sont plus solubles dans l'eau.

Par exemple :

$$HgCl^2.NaCl.1/2\,H^2O.$$
$$HgCl^2.2\,NaCl.$$

Beaucoup de métaux, tels que le zinc, le cadmium, l'étain, le cuivre, le plomb, le fer, l'aluminium, le nickel, l'argent, enlèvent à la solution de chlorure mercurique une partie ou la totalité du chlore et donnent du calomel ou du mercure réduit ; il n'en est pas de même de l'or.

Un grand nombre de substances organiques (par exemple l'ouate. la laine dans les pansements) déterminent la formation de calomel ou de mercure réduit. Le sublimé corrosif ajouté à une solution d'albumine y provoque un précipité renfermant du mercure.

b. **Réactions d'identité.** — Le *nitrate d'argent* donne, dans la solution aqueuse de chlorure mercurique, un précipité blanc insoluble dans l'acide nitrique.

La solution aqueuse de chlorure mercurique donne, avec une faible quantité d'une solution de *chlorure stanneux*, un précipité blanc, devenant gris noirâtre sous l'action d'un excès de réactif.

Acidulée par l'acide chlorhydrique, puis saturée par l'acide sulfhydrique, la solution aqueuse de chlorure mercurique fournit un précipité noir.

L'iodure potassique produit dans la solution aqueuse de sublimé corrosif un précipité rouge d'iodure mercurique.

c. **Essai de pureté.** — Le sublimé corrosif doit être complètement volatil, entièrement soluble dans l'eau et dans l'alcool, dans les proportions indiquées plus haut.

La solution aqueuse acidulée par l'acide chlorhydrique est précipitée par un courant d'acide sulfhydrique ; le précipité est recueilli sur un filtre, et le filtrat évaporé à sec ne doit pas laisser de résidu appréciable après une calcination modérée.

d. **Dosage du mercure dans une solution de sublimé corrosif.** — On acidule faiblement la solution au moyen d'acide chlorhydrique, on la traite à saturation par un courant d'acide sulfhydrique ; le précipité est recueilli sur un filtre en papier desséché à 100° et taré.

Si le sulfure mercurique est accompagné de soufre, le lavage à l'eau sera suivi d'un lavage avec une solution de sulfite sodique neutre, puis d'un nouveau lavage à l'eau :

$$\underset{230,32}{HgS} : \underset{268,86}{HgCl^2} = P : x.$$

Ce procédé peut également servir pour doser le mercure dans une solution de *cyanure* ou d'*oxycyanure mercurique*, ou dans une solution de chlorure mercurique additionnée de *chlorure de sodium* ou d'*acide tartrique*.

Évidemment, on n'appliquera cette méthode qu'à la condition que la solution ne renferme aucun autre métal précipitable par l'acide sulfhydrique en solution acide.

B. — *Chaux* (CaO).

a. **Propriétés.** — La *chaux, oxyde de calcium*, connue sous le nom de *chaux vive*, s'obtient par la calcination du carbonate de calcium. Elle se présente sous forme d'une masse plus ou moins compacte, blanchâtre. Elle se combine avec l'eau pour former la *chaux éteinte* ou *hydroxyde de calcium* $Ca(OH)^2$.

Pour préparer la chaux éteinte au laboratoire, on place quelques fragments de chaux vive dans une capsule en porcelaine, on verse goutte à goutte de l'eau distillée sur ces morceaux ; ils absorbent environ la moitié de leur poids d'eau. Cette réaction donne lieu à un échauffement considérable, la chaux vive foisonne, se délite et se transforme en une poudre blanche. Si on veut conserver cette poudre d'hydroxyde de calcium, on l'introduit dans un flacon parfaitement bouché.

Pour préparer le *lait de chaux*; on fait digérer pendant quelque temps l'hydroxyde calcique de l'opération précédente avec de l'eau distillée froide, on agite de temps en temps.

Lorsqu'on abandonne le lait de chaux au repos pendant quelques heures, le liquide qui surnage est l'*eau de chaux*. Cette eau de chaux renferme des traces d'alcalis, ainsi que de petites quantités de strontiane et de baryte ; si on veut avoir un produit exempt de ces impuretés, il suffit de jeter les trois ou quatre premières eaux de lavage de la chaux et de ne conserver que les dernières.

b. **Essai de pureté**. — La chaux éteinte et le lait de chaux, abandonnés au contact de l'air, absorbent de l'anhydride carbonique en formant du *carbonate de calcium*. On recherche cette altération en traitant par l'acide nitrique dilué la matière à examiner. Si elle contient du carbonate, on constate une effervescence.

c. **Réaction d'identité**. — L'eau de chaux bleuit fortement la *teinture de tournesol*, et se trouble quand on la *chauffe* à l'ébullition. Lorsqu'on additionne l'eau de chaux d'un excès d'*acide acétique* et qu'on y verse ensuite une solution d'*oxalate ammonique*, il se forme un précipité blanc d'*oxalate de calcium*.

d. **Dosage titrimétrique de l'hydroxyde de calcium dans l'eau de chaux**. — On introduit dans un vase de Berlin 100 centimètres cubes d'eau de chaux exactement mesurés, on les additionne de quelques gouttes de solution de phénolphtaléine; d'une burette on laisse couler goutte à goutte une solution titrée normale d'acide chlorhydrique jusqu'à disparition de la coloration rouge :

$$2\,HCl + Ca(OH)^2 = CaCl^2 + 2\,H^2O.$$

On voit que 1 centimètre cube HCl normal = $0^{gr},03673$ $Ca(OH)^2$
ou bien = $0^{gr},02779$ CaO.

C. — *Chlorure de chaux.*

a. **Propriétés**. — Le produit qu'on rencontre sous ce nom dans le commerce est une combinaison d'*hypochlorite de calcium* $Ca(ClO)^2$ et de *chlorure de calcium* $CaCl^2$, mélangés avec des proportions variables d'*hydroxyde de calcium* $Ca(OH)^2$ et d'eau.

C'est une poudre blanche ou blanc grisâtre, hygroscopique, dégageant l'odeur du chlore, partiellement soluble dans l'eau.

On peut préparer une solution de chlorure de chaux de la façon suivante :

Chlorure de chaux......................	30 grammes.
Eau....................................	1000 —

On triture le chlorure dans un mortier en porcelaine avec un peu d'eau. Quand le produit est bien divisé, on sépare par décantation les parties les plus ténues, on triture le dépôt, on le délaie dans une nouvelle portion d'eau, on décante encore et on continue de la sorte jusqu'à ce que tout le chlorure de chaux soit parfaitement délayé dans toute l'eau prescrite. Après avoir mélangé les liquides, on filtre. Additionné d'*acide acétique* dilué d'un égal volume d'eau, le chlorure de chaux dégage du *chlore* et donne une solution qui, après filtration, précipite par l'*oxalate ammonique*.

b. **Détermination du chlore libre**. — Cette détermination est basée sur les réactions suivantes :

$$Ca(OCl)^2 + CaCl^2 + 4\,HCl = 4\,Cl + 2\,CaCl^2 + 2\,H^2O.$$
$$4\,Cl + 4\,KI = 4\,KCl + 4\,I.$$

On pèse 0gr,5 de chlorure de chaux (dans un flacon pèse-filtre) qu'on délaie dans 10 centimètres cubes d'eau distillée ; on y ajoute une solution de 1 gramme d'*iodure de potassium* dans 10 centimètres cubes d'eau, puis 20 gouttes d'*acide chlorhydrique* pur. On titre l'iode au moyen d'une solution normale-décime d'*hyposulfite sodique* avec l'empois d'amidon comme indicateur.

1 centimètre cube d'une solution $\frac{N}{10}$ d'hyposulfite sodique correspond à 0gr,0126 d'iode ou à 0gr,003 518 de chlore.

D. — *Carbonate sodique*.

a. **Propriétés**. — Cristaux prismatiques, incolores, transparents, s'effleurissant à l'air, solubles dans 1,6 partie d'eau froide et dans 0,2 partie d'eau bouillante, insolubles dans l'alcool. Soumis à l'action de la chaleur, le carbonate sodique fond dans son eau de cristallisation, et, à une température suffisamment élevée, il se déshydrate.

b. **Réaction d'identité**. — Le carbonate sodique fait effervescence avec les *acides* ; il colore la *flamme de Bunsen* en jaune.

c. **Dosage**. — On peut doser le carbonate sodique au moyen d'une solution acide titrée en présence de méthylorange ; cet indicateur n'est pas influencé par l'acide carbonique mis en liberté dans cette réaction :

$$\underset{\substack{105,31\\52,65}}{Na^2O.CO^2} + \underset{\substack{97,34\\48,67}}{H^2SO^4} = Na^2SO^4 + H^2O + CO^2.$$

1 centimètre cube de solution acide normale = 0gr,05265 Na^2CO^3.

E. — *Benzophénol.*

a. **Propriétés**. — Le *benzophénol*, C^6H^5OH, ou *acide phénique cristallisable*, est d'un prix élevé qui fait renoncer à son emploi dans la pratique courante. D'ailleurs sa valeur désinfectante est inférieure à celle des crésols bruts.

Masse cristalline ou aiguilles incolores présentant parfois une teinte rose, d'une odeur particulière, d'une saveur brûlante, caustique.

Le benzophénol est entièrement soluble dans 15 parties d'eau, en donnant un liquide limpide qui ne rougit pas le tournesol ; il est très soluble dans l'alcool, l'éther, le chloroforme, la glycérine, le sulfure de carbone et dans la solution d'hydrate sodique. Soumis à l'action de la chaleur, il fond à 40°-42°, en donnant un liquide très réfringent, qui bout à 178°-182°. Il brûle avec une flamme éclairante. La solution aqueuse de phénol donne un précipité blanc floconneux par un excès d'eau de brome ; elle se colore en violet par le chlorure ferrique.

b. **Dosage**. — Les solutions aqueuses suivantes sont nécessaires : 1° solution de bromure potassique, 5gr,91 KBr par litre ; 2° solution de bromate potassique, 1gr,65 $KBrO^3$ par litre ; 3° solution $\frac{N}{10}$ d'hyposulfite sodique (Voy. p. 85) ; 4° solution d'iodure potassique 10 p. 100 ; 5° empois d'amidon.

Du phénol à analyser on *pèse exactement* 10 grammes qu'on dissout dans l'eau et on porte le volume à 500 centimètres cubes ; on en prélève 50 centimètres cubes et on les dilue à 1 litre. De cette solution à 1 : 1000 on introduit 40 centimètres cubes dans un flacon bouché à l'émeri ; on y ajoute 50 centimètres cubes de la solution de bromure, 50 centimètres cubes de la solution de bromate et 5 centimètres cubes d'acide sulfurique concentré ; on agite. La réaction suivante se passe :

$$(I)\qquad \underset{\substack{5\times118,21\\591,05\\5,91}}{5KBr} + \underset{\substack{165,85\\ \\1,65}}{KBrO^3} + 3H^2SO^4 = \underset{\substack{6\times79,36\\476,16\\4,76}}{6Br} + 3K^2SO^4 + 3H^2O.$$

Le mélange des proportions indiquées de ces deux solutions en présence d'acide sulfurique met en liberté 0,476 : 2 = 0gr,238 Br qui réagit avec le phénol :

$$\text{(II)} \quad \underset{93,34}{C^6H^5OH} + \underset{\underset{476,16}{6 \times 79,36}}{6\,Br} = \underset{\text{Tribromophénol.}}{C^6H^2Br^3OH} + 3HBr.$$

Après quinze minutes on ajoute 10 centimètres cubes de solution d'iodure de potassium ; ce sel est décomposé par l'*excès* de brome et de l'iode est mis en liberté :

$$\text{(III)} \quad 2KI + \underset{2 \times 79,36}{2Br} = 2KBr + 2\,I$$

Après quelques minutes on titre la quantité d'iode au moyen de la solution $\frac{N}{10}$ d'hyposulfite, en se servant de l'empois d'amidon comme indicateur :

$$\text{(IV)} \quad 2[\underset{2 \times 246,44}{Na^2S^2O^3 + 5H^2O}] + \underset{2 \times 126,01}{2I} = 2NaI + Na^2S^4O^6 + 10H^2O.$$

Les équations III et IV montrent que 1 centimètre cube de solution $\frac{N}{10}$ d'hyposulfite = 0gr,007 936 Br.

Le nombre de centimètres cubes de la solution $\frac{N}{10}$ d'hyposulfite, multiplié par 0,007 936, indique l'*excès* de Br, c'est-à-dire le poids de cet élément qui n'a pas été combiné par le phénol. On n'a qu'à soustraire cette valeur du poids initial 0,238 pour avoir le poids de Br combiné. L'équation II permet d'en déduire la quantité correspondante du phénol.

Exemple : Supposons qu'on ait utilisé 5 centimètres cubes de solution $\frac{N}{10}$ d'hyposulfite sodique : on en déduit la quantité de Br combinée au phénol :

$$0,238 - (5 \times 0,007936) = 0^{gr},199 \text{ Br}.$$

D'après l'équation II, on peut dire :

$$476,16 : 93.34 = 0,199 : x. \qquad x = 0^{gr},039 \text{ phénol}.$$
$$40 : 0,039 = 1000 : y. \qquad y = 0,975.$$

y ou 0,975 est le poids de C^6H^5OH contenu dans 1000 centimètres cubes de notre dilution à 1 : 1000 ou dans 1 gramme de matière brute mise en expérience.

F. — *Crésols (oxytoluols).*

$$C^6H^4\begin{matrix}\diagup CH^3 \\ \diagdown OH\end{matrix}\begin{pmatrix}\text{ortho}-1,2 \\ \text{méta}-1,3 \\ \text{para}-1,4\end{pmatrix}$$

a. **Propriétés.** — Lorsqu'on soumet le *goudron de houille* à des distillations fractionnées, le *benzophénol* passe vers 178°-182°. Entre 188° et 202°, les trois *crésols isomères* passent à la distillation en même temps qu'une faible quantité de *xylénol* (diméthylphénol) :

$$C^6H^3\begin{matrix}\diagup (CH^3)^2 \\ \diagdown OH\end{matrix}$$

C'est ce produit qui se trouve dans le commerce sous le nom de *crésol brut* ; liquide jaune ou brun, plus dense que l'eau, d'une odeur empyreumatique, neutre au tournesol, incomplètement soluble dans l'eau, facilement soluble dans l'alcool et dans l'éther.

b. **Essai.** — Dans une éprouvette graduée de 200 centimètres cubes de capacité, on introduit 10 centimètres cubes de crésol brut, 50 centimètres cubes d'une solution d'hydrate de sodium (à 20 p. 100) et 50 centimètres cubes d'eau, puis on agite fortement; après un long repos, il ne peut se séparer que quelques flocons de matière insoluble. On ajoute alors 30 centimètres cubes d'acide chlorhydrique et 10 grammes de chlorure sodique ; on agite fortement et l'on abandonne au repos : le crésol se rassemble à la partie supérieure du liquide, où il forme une couche huileuse. En agitant $0^{cc},5$ de ce liquide oléagineux avec 300 centimètres cubes d'eau, on obtient une solution qui se colore en bleu violacé par addition de $0^{cc},5$ de chlorure ferrique liquide.

Recherche des bases pyridiques. — Elles se reconnaissent à leur odeur particulière lorsqu'on traite le produit à examiner par une solution de soude caustique.

c. **Dosage du métacrésol.** — Comme on a attribué un pouvoir désinfectant plus énergique au métacrésol qu'à ses deux isomères, nous décrirons le *procédé de Raschig*, qui permet de doser ce constituant. Il repose sur la constatation suivante :

Lorsqu'on traite un mélange de crésols par un excès d'*acide nitrique* à la température de l'ébullition, le métacrésol seul donne du *trinitrométacrésol*, tandis que l'ortho- et le paracrésol sont transformés totalement en acide oxalique. On opère comme suit : on pèse exactement 10 grammes de crésol qu'on introduit dans un petit matras d'Erlenmeyer, et on les mélange avec 15 centimètres cubes d'acide sulfurique pur. On abandonne le matras pendant une heure au moins dans une étuve chauffée à 100°. On verse ensuite son contenu dans un matras à large goulot d'un litre de capacité, on refroidit ce dernier en l'agitant sous un courant d'eau. Le sulfo-dérivé, liquide à chaud, adhère maintenant aux parois du vase à l'état de sirop épais. On verse dans le matras d'Erlenmeyer, auquel sont encore fixés des restes de sulfo-combinaison, 90 centimètres cubes d'acide nitrique (poids spécifique 1,383), on agite pour dissoudre les sulfo-dérivés, et on verse le mélange en une fois dans le matras d'un litre. On agite énergiquement jusqu'à ce que les sulfo-dérivés soient dissous, ce qui se fait au bout de vingt secondes environ. On place le matras sous une hotte ; après une minute environ, une réaction vive se manifeste ; le contenu entre en ébullition et des vapeurs rutilantes se dégagent ; le liquide, qui est resté limpide jusqu'à ce moment, se trouble brusquement, des gouttes huileuses de trinitrocrésol se séparent et se rassemblent au fond ; après cinq minutes, toute réaction paraît terminée. On abandonne encore au repos pendant cinq minutes au moins, afin que la réaction s'achève complètement. On verse le contenu du matras dans une capsule qui renferme déjà 40 centimètres cubes d'eau distillée, on rince le matras avec 40 centimètres cubes d'eau distillée qu'on ajoute au volume total. Ce mélange avec l'eau a pour résultat de dégager les vapeurs nitreuses et de faire cristalliser le trinitro-métacrésol. On abandonne le mélange au repos pendant deux heures au moins jusqu'à ce qu'il soit refroidi complètement, on écrase légèrement la masse au moyen d'un pilon, et on passe sous aspiration à travers un filtre en papier sec, taré dans un tube pèse-filtre. La filtration est rapide ; on lave avec 100 centimètres cubes d'eau distillée, on dessèche le filtre et son contenu dans le tube pèse-filtre à 95°-100° et on pèse. Il arrive que le trinitrocrésol fonde à cette température ; cela ne présente pas d'inconvénient. 10 grammes de métacrésol chimiquement pur fournissent, dans ces conditions, exactement 17gr,4 de trinitrocrésol. Donc, pour obtenir en pour 100 la teneur en métacrésol d'un crésol brut, on divise par 1,74 le poids du trinitrocrésol préparé au moyen de 10 grammes de la préparation, et on multiplie le quotient par 10. Lorsque, comme c'est généralement le cas, le crésol brut renferme du phénol, même à raison de faibles quantités, l'addition d'un acide minéral aux eaux de lavage du trinitrocrésol provoque la séparation d'acide picrique (point de fusion 122°).

G. — *Formaldéhyde.*

a. **Propriétés.** — La formaldéhyde est un gaz incolore, d'une odeur piquante ; par refroidissement, il se transforme en un liquide qui bout à — **21°** et qui se solidifie à — **92°**. *Hoffmann* l'a obtenu en 1869 en conduisant un mélange de vapeurs d'alcool méthylique et d'air sur une spirale en platine chauffée au rouge. Dans le commerce, on rencontre des solutions aqueuses connues sous les noms de *formaline*, *formol*, *formochlorol*, etc.

Les solutions commerciales contiennent souvent de l'*alcool méthylique* provenant de la fabrication. Le formochlorol contient du *chlorure calcique*.

L'industrie incorpore également la formaldéhyde au kieselgur, au plâtre et fournit ainsi ce produit sous forme de poudre ou de pastilles (*formalithe, sanolithe*) ; on prépare également, par simple compression, des tablettes de formaldéhyde polymérisée, sans matières étrangères. La formaldéhyde se *polymérise* très facilement en donnant, suivant les conditions, soit de la *paraformaldéhyde*, de formule probable $(CH^2O)^2$, masse blanche, soluble dans l'eau, soit du *trioxyméthylène* $(H.COH)^3$, qui, par volatilisation, reproduit la formaldéhyde, soit enfin la *formose*.

La formaldéhyde forme avec l'ammoniaque de l'*hexaméthylène-tétramine* :

$$6\,CH^2O + 4\,NH^3 = (CH^2)^6N^4 + 6\,H^2O.$$

Solution aqueuse de formaldéhyde. — On admet que la formaldéhyde se trouve dans sa solution à l'état d'*hydrate* :

$$H - C\begin{smallmatrix} \nearrow O \\ \searrow H \end{smallmatrix} + H^2O = \begin{smallmatrix} H \\ H \end{smallmatrix}\!\!>C<\!\!\begin{smallmatrix} OH \\ OH \end{smallmatrix}$$

Les recherches d'*Auerbach* et *Barschall* tendent à prouver que cette solution contient, à côté de la formaldéhyde, son polymère $(H.COH)^3$. La solution aqueuse de formaldéhyde est un liquide limpide, incolore et d'une odeur irritante, neutre ou faiblement acide, miscible à l'eau et à l'alcool en toutes proportions. La pharmacopée belge (1906) exige un poids spécifique de 1,086 à 1,088 avec une teneur en formaldéhyde de 30 p. 100 environ. La solution commerciale de formaldéhyde renfermant généralement de l'alcool méthylique, son titre en aldéhyde n'est pas toujours en rapport avec sa densité (*W. Dulière*).

b. **Réactions d'identité**. — Lorsqu'on évapore au bain-marie, dans une capsule, quelques centimètres cubes de solution de formaldéhyde, une partie de la formaldéhyde se volatilise avec la vapeur d'eau, et, dans la capsule, il reste une masse blanche, insoluble dans l'eau, qui, chauffée, brûle sans laisser de résidu appréciable ; ce résidu est constitué par l'aldéhyde formique polymérisée $(H.COH)^3$ (*trioxyméthylène*).

Lorsqu'on évapore, dans les mêmes conditions, une solution de formaldéhyde additionnée d'*ammoniaque*, on obtient un résidu blanc, cristallin, facilement soluble dans l'eau (*hexaméthylènetétramine*).

La solution d'aldéhyde formique réduit instantanément le *réactif de Nessler*; avec la *solution ammoniacale de nitrate argentique*, elle donne peu à peu naissance à un miroir d'argent ; la formaldéhyde réduit à chaud la *liqueur de Fehling*.

Si, à 1 centimètre cube d'*acide sulfurique concentré*, on ajoute une parcelle de *chlorhydrate de morphine*, puis qu'on touche le liquide au moyen d'une baguette de verre humectée de solution d'aldéhyde formique, il se produit, par agitation, une coloration bleu violacé (*A. Jorissen*).

c. **Dosage**. — Le dosage de la formaldéhyde dans la solution aqueuse peut se faire de la façon suivante :

On introduit dans un flacon bouché à l'émeri, de 75 à 100 centimètres cubes de capacité, 5 grammes de solution aqueuse de formaldéhyde et 30 centimètres cubes d'ammoniaque deux fois normale (1) contenant $0^{gr},03386$ d'ammoniaque (NH^3) par centimètre cube. On bouche le flacon, on agite et on laisse au repos pendant douze heures. On ajoute alors au mélange 35 centimètres cubes de solution normale d'acide chlorhydrique, puis on titre l'excès d'acide au moyen d'une solution normale d'hydrate sodique en se servant de l'acide rosolique comme indicateur. Pour colorer le liquide en rose, il faut ajouter de $6^{cc},7$ à $8^{cc},4$ de la solution alcaline titrée :

$$6CH^2O + 4NH^3 = (CH^2)^6N^4 + 6H^2O.$$
$$6 \times 29,76 + 4 \times 16,93$$
$$178,56 + 67,72$$

L'équation précédente permet de calculer que 1 centimètre cube de solution deux fois normale de H^3N correspond à $0^{gr},08928$ de formaldéhyde.

Le procédé par l'ammoniaque, adopté par la pharmacopée belge.

(1) La solution deux fois normale d'ammoniaque contient $2 \times 16,93 = 33^{gr},86$ NH^3 par litre. Pour la préparer, on prend la densité de la solution d'ammoniaque du commerce ; des tables (par exemple, *Chem. Kalender*, 1906, p. 196) donnent la teneur pour 100 en NH^3 qui correspond à cette densité; d'après les proportions établies précédemment (p. 76 et 77), on calcule de combien il faut diluer cette solution pour obtenir un liquide contenant un peu plus de $33^{gr},86$ de NH^3 par litre. On introduit la solution diluée de cette façon dans une burette et on la laisse couler dans un vase de Berlin contenant 20 centimètres cubes d'une solution acide normale qu'on a additionnés de quelques gouttes de teinture de tournesol ; on s'arrête lorsque la teinte rouge fait place à une teinte bleue légère. — Pour le calcul, voy. *Solution normale d'hydrate sodique*, p. 80.

est d'une exécution facile, mais il fournit des résultats un peu trop faibles; la méthode de *Romijn* est reconnue en général comme plus exacte. Cette méthode repose sur la constatation suivante :

Dans une solution d'iode, la formaldéhyde est oxydée à l'état d'*acide formique* après addition d'un excès d'hydrate potassique ou sodique :

$$3I^2 + 6NaOH = 3NaI + 3NaOI + 3H^2O.$$
Hypoiodite.

$$3NaOI = NaO^3I + 2NaI.$$
Iodate.

L'iode non utilisé est remis en liberté par une addition d'acide et titré par l'*hyposulfite de sodium* :

$$3NaI + 3NaOI + 6HCl = 3I^2 + 6NaCl + 3H^2O.$$
$$NaO^3I + 5NaI + 6HCl = 3I^2 + 6NaCl + 3H^2O.$$

Il est nécessaire d'opérer avec des solutions d'alcalis purs, qui ne contiennent pas de substances susceptibles de réagir avec l'iode, de l'alcool par exemple.

Il semblerait que c'est l'hypoiodite plutôt que l'iodate de sodium qui oxyde la formaldéhyde. On peut représenter la réaction comme suit :

$$H.COH + 2I + 3NaOH = 2NaI + H.COONa.$$

Dans un flacon fermant hermétiquement à l'émeri, d'un demi-litre de capacité environ, on introduit 30 centimètres cubes de solution normale d'hydrate sodique et 5 centimètres cubes d'une solution de formaldéhyde à 2 p. 100. D'une burette on laisse couler, en agitant, une quantité de solution $\frac{N}{10}$ d'iode suffisante pour colorer le mélange en jaune. Pour atteindre ce résultat, il faut 80 à 140 centimètres cubes de solution décinormale d'iode. On bouche le flacon, on agite énergiquement pendant une minute, et on abandonne au repos pendant une dizaine de minutes; on acidule en ajoutant 40 centimètres cubes d'acide chlorhydrique normal, on laisse réagir un quart d'heure, et on titre l'excès d'iode au moyen d'une solution d'hyposulfite de sodium $\frac{N}{10}$ en se servant d'empois d'amidon comme indicateur.

Un centimètre cube de solution normale d'iode $=$ 0gr,0148 H.COOH. Pour qu'on puisse appliquer cette méthode, il est indispensable que la solution à analyser ne renferme ni acétone, ni aldéhydes homologues. Leur présence serait indiquée d'ailleurs par la précipitation d'iodoforme pendant l'opération.

d. **Dosage de l'alcool méthylique dans une solution de formaldéhyde.** — Une solution aqueuse de formaldéhyde, ne renfermant pas d'alcool méthylique, soumise à l'ébullition, met en liberté une quantité d'aldéhyde supérieure à la quantité du même gaz dégagée par une solution contenant de l'alcool méthylique.

On commence par transformer l'aldéhyde en un produit non volatil, l'hexaméthylènetétramine (1). Pour cela, on ajoute de l'ammoniaque, goutte à goutte, à un volume déterminé de matières (100 centimètres cubes préalablement dilués de moitié d'eau); on a soin de bien refroidir le récipient qui renferme le liquide pendant toute la durée de l'opération, car ce dernier s'échauffe assez fortement; on laisse reposer pendant quelques heures, puis on vérifie la réaction du produit final, laquelle doit être légèrement alcaline; au besoin, on ajoute encore quelques gouttes d'ammoniaque. Le liquide, préalablement additionné d'un peu de carbonate de sodium dans le but d'assurer la stabilité de l'hexaméthylènetétramine, — ce corps se dissocie en ses éléments constituants en présence des acides dilués, — est soumis à la distillation. Le distillatum, dont le volume doit correspondre à environ 100 centimètres cubes, est neutralisé à l'aide d'un peu d'acide sulfurique dilué, puis redistillé au tube à boule; on recueille les fractions qui passent de 65° à 100°, et on les rectifie au besoin, de manière à obtenir un produit final renfermant à peu près les trois quarts de son volume d'alcool méthylique.

Outre cet alcool, le liquide obtenu renferme des traces des impuretés qui l'accompagnent généralement (acétone, formiate et acétate méthylique). Le dosage de l'alcool s'exécute ensuite en le transformant en iodure de méthyle. A cet effet, dans un petit ballon de 30 centimètres cubes de capacité environ, on introduit 15 grammes de biiodure de phosphore (PI^2), puis, goutte à goutte par un entonnoir à robinet, 5 centimètres cubes de l'alcool à essayer et enfin 5 centimètres cubes d'une dissolution d'une partie d'iode dans une partie d'acide iodhydrique (poids spécifique 1,7).

Il faut disposer l'appareil de façon que les vapeurs qui se condensent dans les tubes refluent d'abord; après une digestion de quelques heures, on chauffe le mélange au réfrigérant ascendant à 80°-90°, puis on incline ce dernier de façon à recueillir le distillat dans une éprouvette graduée de 25 centimètres cubes de capacité environ, renfermant un peu d'eau. On mesure à 15° le volume de l'iodure de méthyle formé.

5 centimètres cubes d'alcool méthylique pur donnent en pratique $7^{cc},2$ d'iodure de méthyle (en théorie $7^{cc},8$).

(1) M. Duyk, *Journal de pharmacie d'Anvers*, 1901, p. 469.

e. **Formaldéhyde polymérisée** (*formaline en poudre, trioxyméthylène*). — Propriétés. — C'est une poudre blanche, cristalline, répandant à l'air, surtout quand on la chauffe, une odeur piquante; elle est insoluble dans l'alcool et dans l'éther, soluble dans l'eau chaude en se dédoublant en aldéhyde formique. Elle fond vers 171° et se volatilise sans laisser de résidu sensible.

Quelques parcelles d'un mélange à parties égales de formaldéhyde polymérisée et de *chlorhydrate de morphine*, traitées par 10 gouttes d'*acide sulfurique*, donnent une coloration rouge violacé qui passe au bleu.

Dosage. — *Seyewetz* et *Gibello* ont préconisé la méthode suivante pour doser rapidement les polymères de la formaldéhyde peu solubles dans l'eau, tels que le trioxyméthylène.

On prépare une solution de sulfite de sodium anhydre à 20 p. 100 environ et on en prélève 20 centimètres cubes, par exemple, auxquels on ajoute une goutte d'une solution alcoolique de phénolphtaléine. D'une burette, on laisse couler dans le mélange une solution normale d'acide sulfurique jusqu'à décoloration de la phénolphtaléine. Le nombre de centimètres cubes nécessaire ayant été déterminé une fois pour toutes, on dissout dans les 20 centimètres cubes de solution de sulfite de sodium 0gr,5 à 0gr,7 de trioxyméthylène. Immédiatement la coloration rouge de la phénolphtaléine réapparaît. On laisse couler de la solution titrée acide jusqu'à ce que le mélange soit de nouveau décoloré. Les auteurs emploient cette même méthode pour doser la formaldéhyde dans la solution commerciale ; elle est basée sur la facilité avec laquelle la formaldéhyde se combine avec le bisulfite de sodium :

$$H.COH + SO^3.NaH = CH^2(OH)SO^3Na.$$

La même combinaison se fait avec le sulfite bisodique; dans ce cas, ce dernier subit préalablement une décomposition hydrolytique en bisulfite de sodium et en hydrate de sodium :

$$H.COH + SO^3Na^2 + H^2O = CH^2(OH)SO^3Na + NaOH.$$

On voit par ces équations que l'opération se résume en un dosage alcalimétrique de NaOH, et que 1 molécule de NaOH correspond à 1 molécule de H.COH. Par conséquent, chaque centimètre cube d'acide sulfurique normal employé pour neutraliser l'alcalinité correspond à 0gr,02979 H.COH.

f. **Calcul de la quantité de formaldéhyde nécessaire pour désinfecter une salle.** — On a recours aux tables dressées par *Flügge*

(Tables XX et XXI); ces tables ont été établies par cet auteur pour la solution de formaldéhyde à 40 p. 100.

V. Ansay a montré qu'une solution aqueuse de formaldéhyde de plus de 32 p. 100 (solution sans alcool méthylique) n'est pas stable.

G. Duchesne a trouvé que l'examen algébrique des tables de *Flügge* (*désinfection intensive*) fournit la formule suivante, qui établit la relation entre le volume d'un espace à désinfecter et la quantité de formaldéhyde nécessaire à cette opération :

$$V = 300 + 10N + 100\frac{N}{40}$$

dans laquelle :

V = nombre de centimètres cubes de formaldéhyde à 40 p. 100.
N = grandeur exprimée en mètres cubes de l'espace à désinfecter.

Pour la *désinfection ordinaire*, on obtient une relation analogue.

Ansay et *Duchesne* ont adapté ces formules à des solutions aqueuses de formaldéhyde à 32 p. 100 et ont transcrit les résultats dans les tables XXII et XXIII.

2. — Étude de l'action des substances chimiques sur les microbes.

A. — *Ensemencement de microbes dans des milieux de culture additionnés préalablement de substances chimiques.*

On prépare par exemple une solution de désinfectant à 10 p. 100, et de cette solution on ajoute 1 centimètre cube, — $0^{cc},5$, — $0^{cc},1$ à des échantillons de 10 centimètres cubes de gélatine liquéfiée : les tubes contiennent alors 1 p. 100, — 0,5 p. 100, — 0,1 p. 100 du désinfectant. On agite et on ensemence dans cette gélatine le microbe à essayer, de façon à faire des cultures sur plaques, en piqûre, en strie.

Le même essai est répété en prenant du bouillon au lieu de gélatine.

Behring détermine les propriétés antiseptiques d'une substance en opérant dans des milieux renfermant de l'albumine ; il recommande l'emploi du sérum du sang : à 10 centimètres cubes de sérum stérile on ajoute une quantité exactement connue de l'antiseptique soumis à l'essai. Au moyen de l'anse d'un fil de platine, on prélève une goutte de ce mélange, on la dépose sur un couvre-objet et on l'ensemence

Table XX. — **Table de Flügge pour l'emploi du formol à 40 p. 100.**

Désinfection ordinaire.

CAPACITÉ en mètres cubes de l'espace à désinfecter.	NOMBRE de centim. cubes de formol à 40 p. 100 à verser dans l'appareil.	NOMBRE de centim. cubes d'eau à verser dans l'appareil.	POIDS TOTAL en grammes de formol employé.	POIDS en grammes de formol dégagé.	POIDS en grammes de formol restant.	NOMBRE de centim. cubes d'alcool à verser dans la lampe.	NOMBRE de centim. cubes d'ammoniaque nécessaires à la désodorisation.	NOMBRE de centim. cubes d'alcool nécessaires à la volatilisation de l'ammoniaque.
10	200	800	80	25	55	200	100	10
20	250	1000	100	50	50	250	200	20
30	300	1200	120	75	45	300	250	25
40	400	1600	160	100	60	400	350	35
50	450	1800	180	125	55	500	400	45
60	500	2000	200	150	50	600	500	50
70	550	2200	220	175	45	650	600	60
80	650	2600	260	200	60	750	650	65
90	700	2800	280	225	55	850	750	75
100	750	3000	300	250	50	950	800	80
110	800	3200	320	275	45	1050	900	90
120	900	3600	360	300	60	1150	1000	100
130	950	3800	380	325	55	1200	1050	105
140	1000	4000	400	350	50	1300	1150	110
150	1050	4200	420	375	45	1400	1200	120

Table XXI. — **Table de Flügge pour l'emploi du formol à 40 p. 100.**

Désinfection intensive.

CAPACITÉ en mètres cubes de l'espace à désinfecter.	NOMBRE de centim. cubes de formol à 40 p. 100 à verser dans l'appareil.	NOMBRE de centim. cubes d'eau à verser dans l'appareil.	POIDS TOTAL en grammes de formol employé.	POIDS en grammes de formol dégagé.	POIDS en grammes de formol restant.	NOMBRE de centim. cubes d'alcool à verser dans la lampe.	NOMBRE de centim. cubes d'ammoniaque nécessaires à la désodorisation.	NOMBRE de centim. cubes d'alcool nécessaires à la volatilisation de l'ammoniaque.
10	400	1000	100	50	110	200	150	15
20	500	1250	200	100	100	250	300	30
30	600	1500	240	150	90	300	400	40
40	800	2000	320	200	120	400	500	50
50	900	2250	360	250	110	500	600	60
60	1000	2500	400	300	100	600	750	75
70	1100	2850	440	350	90	650	900	90
80	1300	3250	520	400	120	750	1000	100
90	14	3500	560	450	110	900	1150	120
100	1500	3750	600	500	100	950	1200	130
110	1600	4000	640	550	90	1050	1350	140
120	1800	4500	720	600	120	1150	1500	150
130	1900	4750	760	650	110	1200	1600	160
140	2000	5000	800	700	100	1300	1750	170
150	2100	5250	840	750	90	1400	1800	180

TABLE XXII. — **Table de Flügge adaptée à l'emploi du formol à 32 p. 100. Densité 1090.**

Désinfection ordinaire.

CAPACITÉ en mètres cubes de l'espace à désinfecter.	NOMBRE de centim. cubes de formol à 32 p. 100 à verser dans l'appareil.	NOMBRE de centim. cubes d'eau à verser dans l'appareil.	POIDS TOTAL en grammes de formol employé.	POIDS en grammes de formol dégagé.	POIDS en grammes de formol restant.	NOMBRE de centim. cubes d'alcool à verser dans la lampe.	NOMBRE de centim. cubes d'ammoniaque nécessaires à la désodorisation.	NOMBRE de centim. cubes d'alcool nécessaires à la volatilisation de l'ammoniaque.
10	250	750	80	25	55	200	100	10
20	315	950	100	50	50	250	200	20
30	375	1125	120	75	45	300	250	25
40	500	1500	160	100	60	400	350	35
50	565	1700	180	125	55	500	400	45
60	625	1900	200	150	50	600	500	50
70	685	2100	220	175	45	650	600	60
80	815	2450	260	200	60	750	650	65
90	875	2650	280	225	55	850	750	75
100	940	2850	300	250	50	950	800	80
110	1000	3000	320	275	45	1050	900	90
120	1120	3350	360	300	60	1150	1000	100
130	1190	3570	380	325	55	1200	1050	105
140	1250	3750	400	350	50	1300	1150	110
150	1310	3930	420	375	45	1400	1200	120

TABLE XXIII. — **Table de Flügge adaptée à l'emploi du formol à 32 p. 100. Densité 1090.**

Désinfection intensive.

CAPACITÉ en mètres cubes de l'espace à désinfecter.	NOMBRE de centim. cubes de formol à 32 p. 100 à verser dans l'appareil.	NOMBRE de centim. cubes d'eau à verser dans l'appareil.	POIDS TOTAL en grammes de formol employé.	POIDS en grammes de formol dégagé.	POIDS en grammes de formol restant.	NOMBRE de centim. cubes d'alcool à verser dans la lampe.	NOMBRE de centim. cubes d'ammoniaque nécessaires à la désodorisation.	NOMBRE de centim. cubes d'alcool nécessaires à la volatilisation de l'ammoniaque.
10	500	500	160	50	110	200	150	15
20	625	625	200	100	100	250	300	30
30	750	750	240	150	90	300	400	40
40	1000	1000	320	200	120	400	500	50
50	1125	1125	360	250	110	500	600	60
60	1250	1250	400	300	100	600	750	75
70	1375	1375	440	350	90	650	900	90
80	1625	1625	520	400	120	750	1000	100
90	1750	1750	560	450	110	900	1150	120
100	1875	1875	600	500	100	950	1200	130
110	2000	2000	640	550	90	1050	1350	140
120	2250	2250	720	600	120	1150	1500	150
130	2375	2375	760	650	110	1200	1600	160
140	2500	2500	800	700	100	1300	1750	170
150	2625	2625	840	750	90	1400	1800	180

avec une trace de culture de bactéridie charbonneuse; on renverse le couvre-objet sur une lame porte-objet présentant une excavation, et on la fixe sur ses bords au moyen d'un peu d'huile de paraffine. On abandonne cette préparation à l'étuve et, en examinant de temps en temps la goutte suspendue au microscope, on peut se rendre compte de la croissance des microbes.

On ajoute au milieu de culture primitif des quantités de plus en plus fortes d'antiseptiques, on agite et on prélève chaque fois du nouveau mélange une goutte qu'on examine comme précédemment; on peut déterminer de cette façon la concentration de la substance qui arrête la multiplication des germes, c'est-à-dire le pouvoir antiseptique.

B. — *Addition de substances chimiques à des cultures de microbes.*

On cultive dans du bouillon les organismes sur lesquels on veut expérimenter; on fait passer la culture à travers un filtre d'amiante stérile afin d'éliminer éventuellement des amas de bactéries. Au filtrat, réparti dans des tubes, on ajoute des quantités connues de désinfectant. De chacun de ces tubes on prélève après une, cinq, dix, quinze, trente minutes, une heure, etc., une goutte au moyen de l'œillet du fil de platine, on l'introduit dans 10 centimètres cubes de gélatine liquéfiée et on coule des plaques. On obtient alors des données comme celles-ci : x p. 100 du désinfectant tue les microbes en vingt minutes; y p. 100 en une minute, etc. Si l'on craint que la quantité de désinfectant qui a été transportée avec la goutte de culture empêche le développement des colonies, on fait, comme contrôle, un ensemencement de culture fraîche dans une gélatine à laquelle on a ajouté la même quantité (un œillet) de solution désinfectante que dans l'essai précédent.

L'erreur due au transport de petites quantités du désinfectant peut encore être évitée comme suit : on ensemence avec les bactéries à éprouver une grande quantité de bouillon, par exemple 100 centimètres cubes au lieu de 10 centimètres cubes de gélatine, et on porte les ballons à l'étuve à 37°; de cette façon, la quantité d'antiseptique est énormément diluée et, d'autre part, on place les microbes dans des conditions plus favorables de température. Enfin, toujours pour éviter la même cause d'erreur, *Gruber* recommande de faire suivre l'ensemencement du bouillon immédiatement d'une dilution; de cette façon, l'action de traces de désinfectant devient négligeable.

C. — *Addition de quelques gouttes d'une culture microbienne à une solution désinfectante.*

Méthode de Rideal-Walker. — Contrairement à la façon d'opérer qui est suivie dans les méthodes précédentes, la méthode de *Rideal-Walker* consiste à introduire quelques gouttes d'une culture microbienne dans une solution désinfectante, à agiter et à laisser en contact pendant un temps déterminé, puis à ensemencer une trace de ce mélange dans des tubes de bouillon stérile qu'on porte à l'étuve.

Détails opératoires. — *Rideal* et *Walker* utilisent une étagère spéciale composée de deux rayons. Le rayon supérieur peut recevoir trente tubes en deux rangées; il est destiné aux tubes de bouillon stérile, numérotés de façon que le numéro 16 vienne se placer derrière le numéro 15. Le rayon inférieur porte cinq tubes seulement, les quatre premiers contenant les quatre dissolutions du désinfectant à essayer dans de l'eau stérile et le cinquième une solution de phénol exactement titrée par le brome (Voy. précédemment); chacun des tubes de cette rangée contient 5 centimètres cubes de liquide. La disposition indiquée par les auteurs est nécessaire pour permettre des manipulations rapides; en effet, l'opérateur ne dispose que de trente secondes pour chaque ensemencement. Les auteurs emploient de préférence le *Bacillus typhosus;* de ce microbe on fait une nouvelle culture en bouillon toutes les vingt-quatre heures, même si on n'effectue pas d'essai de désinfection, afin de disposer de cultures possédant sensiblement la même résistance.

Au moment de faire une expérience, on agite une culture, on l'abandonne quelques instants au repos pour laisser déposer les fragments volumineux qu'elle peut contenir, ou bien on la fait passer à travers un filtre en papier stérile. On remplace la bourre d'ouate du tube de culture par une pipette qui porte une autre bourre d'ouate fixée par un fil métallique de telle façon que, lorsqu'elle ferme l'orifice du tube, l'extrémité inférieure de la pipette plonge dans le liquide. Au moyen de cette pipette, on laisse tomber cinq gouttes de la culture dans le n° 1 de la rangée inférieure; on ensemence les autres tubes de la même rangée à des intervalles de trente secondes.

Après avoir ensemencé le cinquième tube, les microbes introduits dans le tube n° 1 seront restés en contact pendant deux minutes avec le désinfectant; on attend trente secondes, puis on ensemence, au moyen de l'œillet d'un fil de platine, une goutte du tube n° 1 du rayon inférieur dans le premier tube de bouillon du rayon supérieur; de trente en trente secondes on ensemence de la même façon une goutte provenant des quatre autres mélanges (culture + désinfectant) dans leurs tubes de bouillon correspondants.

Au moment où le cinquième tube de bouillon aura été ensemencé, le désinfectant dans le tube n° 1 du rayon inférieur aura agi pendant quatre minutes et demie; on attend trente secondes et on introduit un œillet de son contenu dans le tube de bouillon n° 6, et ainsi de suite. De cette façon, on arrive à réaliser des durées de contact de deux minutes et demie, cinq minutes, sept minutes et demie, dix minutes, douze minutes et demie et quinze minutes.

On porte les tubes ensemencés à l'étuve à 37° et on les examine après quelques jours.

Les auteurs insistent sur la nécessité d'observer une proportion entre le volume de la solution désinfectante et le volume de la culture; ils effectuent ce mélange à raison d'une goutte de culture par centimètre cube de solution désinfectante. D'autre part, on veillera à ce que les gouttes prélevées par l'aiguille de platine soient sensiblement égales.

D. — *Introduction dans un liquide désinfectant de microbes qui adhèrent à un support indifférent.*

a. **Méthode de Koch**. — On prépare des cultures de microbes à la surface d'agar (formes végétatives, microbes sporulés) ; on racle la surface du milieu de culture au moyen d'un œillet en platine et on met les microbes en suspension dans quelques centimètres cubes d'eau distillée. On passe ces émulsions à travers un petit filtre d'amiante stérile.

Si, pour le charbon, on désire opérer sur des spores seules, on tue les formes végétatives par un chauffage à 70° maintenu pendant une demi-heure. On coupe un fil de soie à suturer de grosseur moyenne en morceaux de 1 à 2 centimètres de longueur et on les stérilise à l'autoclave. On les plonge pendant une heure environ dans l'émulsion de microbes, on agite fréquemment, on les retire et on les fait sécher à la température ordinaire en les étalant sur le fond d'une boîte de Petri placée dans un exsiccateur contenant du chlorure de calcium. On maintient les fils pendant un temps déterminé dans la solution désinfectante ; on peut les attacher à de fines baguettes en verre présentant à cet effet une boule d'un côté, et de l'autre côté un crochet suspenseur ; on opère en pareil cas dans des tubes ; on peut encore plonger les fils tout simplement dans la solution désinfectante contenue dans un verre de montre ; puis on les lave dans de l'eau afin de les débarrasser autant que possible de l'excès de désinfectant. Dans certains cas, on recommande de neutraliser les traces de désinfectant qui imprègnent les fils en plongeant ceux-ci dans des solutions très faibles de substances convenablement choisies ; c'est ainsi que le sublimé corrosif sera neutralisé par le sulfure d'ammonium, la formaldéhyde par l'ammoniaque, les halogènes (Cl, Br, I) par l'hyposulfite de sodium, l'anhydride sulfureux par l'iode en solution très diluée qu'on combine ensuite lui-même par l'hyposulfite sodique.

b. **Méthode de Krönig et Paul**. — On met les microbes en suspension dans l'eau comme précédemment ; on fait adhérer et sécher cette émulsion à la surface de grains de grenat (*böhmisch Tarirgranate*). On introduit un certain nombre de ces grains dans la solution à essayer ; après un laps de temps donné, on en retire un nombre déterminé, on enlève le désinfectant qui adhère à leur surface en les traitant par un réactif approprié, on les rince encore une fois à l'eau stérile, puis on les secoue énergiquement avec de l'eau stérile dans un tube à réaction. On obtient de cette façon une nouvelle émulsion qu'on incorpore à un milieu nutritif susceptible de se solidifier. On coule ce dernier dans une boîte de Petri ; les colonies se développent et l'on procède à leur numération.

Détails opératoires. — On aura recours au *Staphylococcus aureus*, type des formes végétatives, ou au *Bacillus anthracis*, type des formes sporulées ; pour favoriser le développement des spores du charbon, on abandonne une culture de ce microbe pendant trois jours à l'étuve à 37° ; la culture sur pomme de terre convient très bien. Les formes végétatives, desséchées à la surface des grains de grenat, périssent vite ; si possible, on se servira de spores dont la résistance peut être considérée comme constante pendant plusieurs jours. *Krönig* et *Paul* ont démontré, du reste, que les désinfectants se rangent dans le même ordre, relativement à leur action bactéricide, qu'on les fasse agir soit sur des spores, soit sur des formes végétatives ; les rapports restent encore les mêmes soit qu'on se serve d'émulsions fraîches, soit qu'on utilise des grains de grenat à la surface desquels on a fait sécher des microbes ; cette constatation est très importante, car l'emploi d'émulsions constamment fraîches présente des difficultés. Les grains de grenat dont on se sert doivent être du même calibre ; on les purifie en les faisant digérer avec de l'acide chlorhydrique, on les lave à l'eau, à l'alcool et à l'éther, puis de nouveau à l'alcool et à l'eau distillée. On les introduit dans un matras d'Erlenmeyer et on les stérilise à 160°. Après refroidissement, on les plonge dans l'émulsion de microbes, on les laisse égoutter sur un petit entonnoir couvert, on les sèche pendant douze heures sur un tamis en nickel dans une boîte contenant du chlorure de calcium sec.

Pendant la dessiccation, tout ce dispositif est mis dans une glacière ; les grains sont ensuite introduits dans des flacons bouchés à l'émeri qu'on conserve dans la glacière. Au moment de faire l'essai d'un désinfectant, on compte un nombre déterminé — une trentaine — de grains, en les saisissant au moyen d'une pince ; on les introduit dans une capsule en verre et on les laisse tomber tous à la fois dans la solution désinfectante maintenue à une température constante (18°). On plonge dans la solution un petit tamis en platine sur lequel on dépose les grains en se servant de la pince, et, lorsque le temps pendant lequel on veut opérer est écoulé, on retire le tamis au moyen de la tige qui y est soudée. Il convient d'introduire les perles séparément ; si l'on introduisait le tamis chargé de perles, il pourrait rester entre elles des bulles d'air qui empêcheraient le contact avec le désinfectant. On lave ensuite doucement les grains au moyen d'eau ou d'une solution destinée à combiner l'excès du désinfectant (Voy. précédemment) ; enfin on agite énergiquement les grains avec de l'eau distillée stérile, on mélange l'émulsion ainsi obtenue avec de l'agar liquéfié, on coule ce mélange dans des boîtes de Petri et, après vingt-quatre heures de séjour dans l'étuve (37°), on compte les colonies.

3. — Remarques générales sur l'essai des désinfectants.

L'essai d'une substance au point de vue de la désinfection est très complexe ; il nécessite concurremment l'emploi de méthodes chimiques et de méthodes bactériologiques. Comme nous l'avons déjà dit, nous nous sommes borné, en ce qui concerne la partie chimique, aux méthodes qui permettront d'étudier un nombre très restreint de désinfectants. L'analyse de ces derniers, qui se présentent souvent sous forme de mélanges très complexes, exige des connaissances spéciales en chimie analytique et une grande expérience du laboratoire ; elle appartient au domaine du chimiste.

L'hygiéniste devra, chaque fois qu'il sera appelé à se prononcer sur la valeur d'un désinfectant, faire exécuter une analyse chimique aussi détaillée que possible sous le rapport qualitatif et quantitatif. Toutefois, quelques essais préliminaires, faciles à exécuter, lui donneront déjà des renseignements utiles :

Poids spécifique, point de fusion, point d'ébullition ;

Solubilité, couleur, réaction des solutions ;

Matière organique ou matière minérale ; dans ce dernier cas, on appliquera la marche systématique de la recherche des métaux.

Ensuite l'hygiéniste ne perdra pas de vue un certain nombre de propriétés importantes pour l'emploi du désinfectant en pratique ; les solutions, notamment les solutions aqueuses, attaquent-elles les objets métalliques ? (indication des métaux qui ont servi pour cet essai ; indication du mode opératoire, de la durée de l'action). La solution aqueuse du désinfectant précipite-t-elle les matières albuminoïdes ? Le précipité obtenu éventuellement se redissout-il dans un excès de réactif ? (indication du mode opératoire, des matières albuminoïdes employées, des concentrations).

La solution du désinfectant est-elle décomposée par le sang ou par d'autres liquides de l'organisme ?

Le désinfectant a-t-il des propriétés désodorisantes ?

A-t-il un pouvoir de pénétration prononcé ?

Comment se comporte le désinfectant par rapport à l'organisme de l'homme ou des animaux ? Est-il toxique et à quelle dose ? Est-il absorbé facilement par la peau ? Les vapeurs attaquent-elles les voies respiratoires ? L'odeur du désinfectant est-elle désagréable ? Le désinfectant pur ou dilué tache-t-il le linge ? Peut-on faire disparaître ces taches et comment ?

Enfin, l'hygiéniste soumettra la substance en question aux essais bactériologiques que nous avons décrits ; il déterminera notamment à quelle dilution la substance agit comme antiseptique et à quelle dose elle agit comme désinfectant. Il opérera par comparaison avec une solution-type (phénol, sublimé).

V. — CONTRÔLE DES OPÉRATIONS DE DÉSINFECTION CHIMIQUE.

Ce contrôle s'applique particulièrement à la désinfection des locaux par des agents chimiques ; *A.-J. Martin* demande que ce contrôle soit *administratif* et *technique* ; nous n'insisterons que sur ce dernier point, et les procédés que nous décrirons se rapportent exclusivement à la désinfection par la formaldéhyde.

Épreuve bactériologique. — On se sert de petits cylindres en verre de 10 millimètres de diamètre et de 6 centimètres de longueur, ouverts aux deux extrémités et bouchés par de légers tampons d'ouate très lâches. Chacun de ces cylindres, préalablement stérilisés à l'autoclave, reçoit une ou plusieurs bandelettes de papier à filtrer ou d'étoffes imprégnées de cultures pures des différents microbes pathogènes qu'il s'agit de soumettre aux expériences. On les porte ensuite à l'étuve sèche à la température de 30° pendant vingt-quatre heures. Les uns sont conservés comme témoins; les autres sont placés à différentes hauteurs dans la pièce à désinfecter. Après la désinfection, on les transporte au laboratoire; il n'y a pas de danger de les réinfecter, puisqu'ils restent bouchés avec de l'ouate.

Épreuve chimique. — Procédé de Calmette et Rolants. — On mélange une certaine quantité d'une solution hydro-alcoolique de fuchsine à du sérum liquide de cheval et on dessèche ce mélange à l'étuve à la température de 40°. Ce sérum, réduit en paillettes rouges brillantes, se redissout très facilement dans l'eau à laquelle il abandonne immédiatement sa matière colorante. Si on le soumet à l'action des vapeurs de formaldéhyde, il fixe aussitôt celles-ci; il devient alors insoluble dans l'eau et retient sa matière colorante, qui ne passe plus dans le liquide. On prépare des tubes contenant du sable fin desséché ou de l'ouate, en y intercalant de distance en distance, tous les 5 centimètres par exemple, des index constitués par quelques paillettes de sérum fuchsiné desséché.

On place ces tubes dans le local à désinfecter à diverses hauteurs. Après l'opération, il suffit de reprendre par l'eau chacun de ces index; partout où les vapeurs de formaldéhyde auront pénétré, le sérum rouge sera devenu insoluble et n'abandonnera plus sa matière colorante.

Czaplewski a employé dans le même but la gélatine imprégnée de fuchsine décolorée par l'acide sulfureux. La formaldéhyde a la propriété de recolorer cette matière. Voici comment Czaplewski prépare son réactif :

Un gramme d'acétate de rosaniline est trituré dans un mortier avec 5 centimètres cubes de phénol liquéfié et 10 centimètres cubes d'alcool. On ajoute 100 centimètres cubes d'eau distillée et on filtre.

On mesure 30 centimètres cubes de cette solution dans un vase de Berlin et, en chauffant modérément, on ajoute petit à petit une solution de sulfite sodique à 10 p. 100; après chaque addition on agite et on attend quelques minutes. La solution décolorée est ajoutée à une solution de 50 grammes de gélatine dans 500 centimètres cubes d'eau distillée et l'on agite ; si le mélange est trop fortement coloré en rouge, on corrige au moyen d'une nouvelle addition de solution de sulfite sodique. Pour éviter une dessiccation trop rapide, on ajoute encore 10 centimètres cubes de glycérine, on laisse solidifier la masse dans des éprouvettes cylindriques de 6 centimètres de long et de 1 centimètre de diamètre complètement remplies. On les répartit dans la pièce soumise à la désinfection. La masse se recolore sur une profondeur plus ou moins grande sous l'influence de la formaldéhyde.

V. Ansay, Communication au Congrès d'hygiène et de démographie, Bruxelles, 1903, t. VII. — *F. Auerbach* u. *H. Barschall*, Studien über Formaldehyd ; Arbeiten aus dem kais. Gesundheitsamte, Bd. XXII, XXVII. — *A. Besson*, Technique microbiologique et sérothérapique. Paris, J.-B. Baillière, 1908. — *Besnier*, *Brocq* et *Jacquet*, La pratique dermatologique. Paris, Masson, 1904. — *R. Blanchard*. Traité de zoologie médicale. Paris, 1889. — *Cornil* et *Babès*, Les bactéries, leur rôle dans l'anatomie et l'histologie pathologique des maladies infectieuses. Paris, Alcan, 1888. — *Courmont*, Précis de bactériologie. Paris, Doin, 1897. — *Duclaux*, Traité de microbiologie. Paris, Masson. — *Fischer*. Vorlesungen über Bakterien. Iéna, Fischer, 1903. — *Flügge*, Die Mikroorganismen, Leipzig, 1896. — *L. Gedoelst*, Traité de microbiologie appliquée à la médecine vétérinaire. Lierre, Van In, 1899. — *C. Günther*, Einführung in das Studium der Bakteriologie. Leipzig, 1898. — *F. Hueppe*, Die Methoden der Bakterienforschung. Wiesbaden, Kreidel, 1886. — *E. Kayser*, Microbiologie agricole. Paris, Baillière, 1905. — *K. Kisskalt* u. *M. Hartmann*. Praktikum der Bakteriologie u. Protozoologie. Iéna, Fischer, 1907. — *Kolle* u. *Wassermann*, Handbuch der pathogenen Mikroorganismen. Iéna, Fischer, 1903-1907. — *Lafar*, Handbuch der techn. Mykologie. Iéna, Fischer. — *Lehmann*, *Neumann* et *Griffon*, Atlas-Manuel de bactériologie. Paris, Baillière. — *E. Macé*, Traité pratique de bactériologie ; Atlas de microbiologie. Paris, Baillière, 1904. — *E. Malvoz*, Sommaire du cours de bactériologie professé à l'Université de Liége. — La technique bactériologique du praticien ; Ann. Soc. méd. chir. Liége, 1907. — Les laboratoires régionaux de bactériologie. Bruxelles, Lamertin, 1900. — *E. Marx*, Die Experimentelle Diagnostik, Serumtherapie und Prophylaxe der Infektionskrankheiten. Berlin, Hirschwald, 1907. — *P. Miquel* et *R. Cambier*. Traité de bactériologie pure et appliquée à la médecine et à l'hygiène. Paris, Masson. — *M. Nicolle*, Grundzüge der allgemeinen Bakteriologie. Berlin, Hirschwald, 1901. — *Th. Paul*, Entwurf zur einheitlichen Werthbestimmung chemischer Desinfektionsmittel. Berlin, Springer, 1901. — *Rosenau*, *Allan* et *Vidal*, Guide pratique pour la désinfection. Paris, Baillière, 1905. — *Remouchamps* et *Sugg*, L'acide phénique, la créoline et le lysol ; Mouvement hygiénique, 1900. — *Thoinot* et *Masselin*, Précis de microbie. Paris, 1896. — *Van Ermengem*, Manuel technique de microbiologie. Paris, Steinheil, 1887.

CHAPITRE X

HYGIÈNE INFANTILE ET SCOLAIRE

I. — PREMIÈRE ENFANCE.

La première enfance s'étend jusqu'à l'âge de deux ans à deux ans et demi environ, c'est-à-dire jusqu'à la fin de la première dentition.

Au point de vue de l'hygiène, il importe de considérer :

1° Les services que sont appelés à rendre les *œuvres d'assistance maternelle* et les *asiles spéciaux* pour femmes enceintes;

2° Les conditions auxquelles doit satisfaire le premier vêtement du nouveau-né;

3° Les soins corporels (bains) ;

4° L'alimentation, qui a ici une importance capitale : allaitement maternel, allaitement mercenaire, allaitement artificiel, allaitement mixte.

1. — Allaitement maternel.

Il appartient au médecin praticien d'établir si l'allaitement maternel est réalisable ou si l'on doit lui substituer l'allaitement mercenaire ou l'allaitement artificiel. L'hygiéniste a, de son côté, à remplir un rôle social des plus important, qui consiste à lutter énergiquement contre les obstacles à l'allaitement maternel provenant de la nécessité où se trouve la mère de travailler pour subvenir à ses besoins.

Deux solutions sont possibles : ou bien on accorde à la mère une indemnité qui lui permet de se consacrer à l'enfant pendant la période d'allaitement, ou l'on assure à l'enfant un abri et les soins généraux pendant que sa mère est au travail, en donnant à celle-ci les facilités nécessaires pour l'allaitement (*crèches*).

Inspection des crèches. — L'hygiéniste ne se bornera pas à surveiller les conditions de salubrité des crèches existantes; il interviendra encore dans le *choix de l'emplacement* et l'*élaboration des plans*. Il vérifiera le *fonctionnement du chauffage, de la ventilation et* *de l'éclairage artificiel*. L'*entretien* des divers locaux (dortoir, salle de toilette, salle d'allaitement, chambre d'isolement, salle de désinfection, vestiaire, cabinets d'aisances, etc.) sera l'objet de son attention.

La *surveillance du fonctionnement* de la crèche doit être confiée à un médecin; ce dernier s'assure de l'état sanitaire des enfants, exclut ou fait isoler ceux qui sont atteints de maladies transmissibles, règle les régimes alimentaires et décide de toutes les mesures d'hygiène à prendre.

2. — Allaitement mercenaire.

En France, l'allaitement mercenaire des enfants au-dessous de deux ans placés moyennant salaire en nourrice hors du domicile de leurs parents est soumis à une inspection médicale en vertu de la loi *Roussel* de 1874.

3. — Allaitement artificiel.

Comme cette méthode d'alimentation est basée exclusivement sur l'emploi du lait emprunté à la femelle d'une autre espèce ou des dérivés de ce lait, il est nécessaire d'étudier expérimentalement les conditions d'hygiène auxquelles doit se soumettre l'industrie qui fournit ce lait.

Conditions d'hygiène auxquelles doit se soumettre l'industrie qui fournit le lait pour enfants.

Hygiène du bétail. — On exigera non seulement que le bétail soit sain, soumis à une *surveillance vétérinaire*, entretenu en parfait état de propreté, mais encore qu'il soit logé dans une *étable salubre*.

L'*alimentation des animaux* sera soigneusement contrôlée, vu les modifications que les principes de certains végétaux mélangés au fourrage peuvent apporter au lait normal.

Qualité du lait. — Analyse. — Étant donnée l'importance du lait dans l'alimentation artificielle, l'hygiéniste doit se familiariser avec les méthodes analytiques principales qui permettent d'apprécier la valeur de cette denrée. Il aura l'occasion de les utiliser dans la surveillance du fonctionnement des *laiteries maternelles*, des *gouttes de lait* et des *consultations de nourrissons*.

A. — *Variétés de lait. — Dérivés du lait.*

Le *colostrum*, appelé communément la *mouille*, est le lait sécrété les premiers jours qui suivent la parturition. Il a un aspect jaune, même jaune foncé, une consistance visqueuse; il se coagule par l'ébullition. A l'examen microscopique, il présente des formations spéciales, grosses masses sphériques, formées par la réunion d'un grand nombre de gouttelettes graisseuses de taille variable, serrées les unes contre les autres. Ces formations sont connues sous le nom de *corpuscules du colostrum*.

Le *lait entier*, abandonné au repos, se sépare en deux couches; la partie supérieure porte le nom de *crème*. En soumettant à des chocs mécaniques, au *barattage*, la crème ou le lait entier, les globules gras s'agglutinent et l'on obtient le *beurre*; le liquide résiduel qui résulte de cette séparation est le *babeurre* ou *lait de beurre*.

Dans l'écrémage spontané, la couche qui se trouve en dessous de la crème est constituée par le *lait écrémé*; comme on renonce de plus en plus à cette méthode, la plus grande partie du lait écrémé qu'on rencontre actuellement dans le commerce est obtenue par centrifugation : ce lait est beaucoup moins riche en graisse.

Lorsque le lait devient acide (acide lactique), une coagulation se produit : le caséinate calcique est décomposé et la caséine, insoluble, se précipite; on a affaire alors à du *lait tourné*, et la liqueur opalescente, séparée du coagulum, est appelée *petit-lait* (*petit-lait d'acidification*).

Le *lab-ferment*, ou *présure*, a la propriété de transformer la *caséine* en *paracaséine*, mais cette dernière ne se précipite qu'à la condition que des sels de calcium soient présents, comme c'est le cas dans le lait; la masse coagulée qui se forme sous l'influence de la présure a reçu le nom de *caillebotte*, et le liquide obtenu après la séparation de la caillebotte est le vrai *petit-lait* que l'on rencontre dans les fabriques de fromage; c'est, par opposition au précédent, le petit-lait de *caséification*.

Les liqueurs séparées de la caséine coagulée sont désignées parfois sous le nom de *sérum*.

Lait pasteurisé. — On désigne sous ce nom du lait qui a été chauffé à 60°-80°, ce qui a pour effet de tuer les formes végétatives des bactéries, mais non leurs spores.

Lait stérilisé. — Au sens strict, ce mot désigne du lait qui a été chauffé à une température suffisante pour tuer *tous* les microorganismes; dans l'industrie laitière, on dénomme ainsi du lait qui a été chauffé à une température de 102°-105°.

Lait maternisé ou humanisé. — Ces termes ont été employés pour désigner des opérations (écrémage, élimination d'une partie de la caséine, addition de sucre) qui ont pour but de modifier la composition chimique du lait de vache, de façon à le rendre semblable à du lait de femme.

Lait homogénéisé. — C'est du lait qu'on a fait passer sous une forte pression à travers un espace capillaire de façon à fragmenter les globules gras et à les amener à un état de division tel qu'ils ne peuvent plus se rassembler à la surface du liquide : le lait homogénéisé ne peut plus être écrémé.

Lait condensé. — On désigne sous ce nom du lait qui a été concentré dans le vide jusqu'à la consistance du miel, avec ou sans addition de saccharose.

Poudre de lait. — C'est le produit obtenu par l'évaporation du lait qui passe en couche mince entre des cylindres chauffés par la vapeur d'eau qui circule à leur intérieur.

B. — *Prélèvement des échantillons destinés à l'analyse physique et chimique.*

Comme, par le repos, la crème vient à surnager, il convient de mélanger très bien le lait avant d'en prélever un échantillon pour l'analyse chimique qui devra être effectuée le plus vite possible.

Lorsqu'on est appelé à examiner la valeur du lait d'une vache, on ne perdra pas de vue que le lait fourni à la fin de la traite est beaucoup plus riche en graisse : il convient donc de traire la vache à fond et de bien mélanger tout le lait provenant de cette traite avant de prélever l'échantillon.

C. — *Détermination des propriétés physiques.*

Le lait de vache est blanc, légèrement jaunâtre, opaque, homogène, sans flocons.

a. **Poids spécifique du lait.** — Il convient de ne jamais déterminer cette valeur immédiatement après la traite : en effet, le poids spécifique augmente pendant les premiers temps qui suivent la traite.

Le poids spécifique peut être établi par la *balance de Mohr-Westphal* (Voy. *Première partie*, p. 12) ou le *lacto-densimètre de Quévenne.*

Lacto-densimètre de Quévenne (fig. 206). — C'est un aréomètre qui permet de lire directement les poids spécifiques compris entre 1,014 et 1,042. Les deux derniers chiffres des nombres sont seuls représentés sur l'échelle.

L'instrument est gradué pour la température de 15° ; si la température s'écarte de ce chiffre, il y a lieu de faire une correction : on ajoute 0,2 aux indications de la tige par 5 degrés de température au-dessus de 15° ; on retranche 0,2 des indications de la tige par 5 dégrés de température au-dessous de 15°.

b. **Poids spécifique du sérum.** — On introduit dans un vase de Berlin 150 centimètres cubes de lait ; on le tare avec son contenu.

On ajoute 1 centimètre cube d'acide acétique à 50 p. 100, on chauffe le mélange au bain-marie jusqu'à ce que la graisse et la caséine se soient séparées. On laisse refroidir et on complète avec de l'eau distillée jusqu'au poids primitif. On filtre et on détermine le poids spécifique du filtrat.

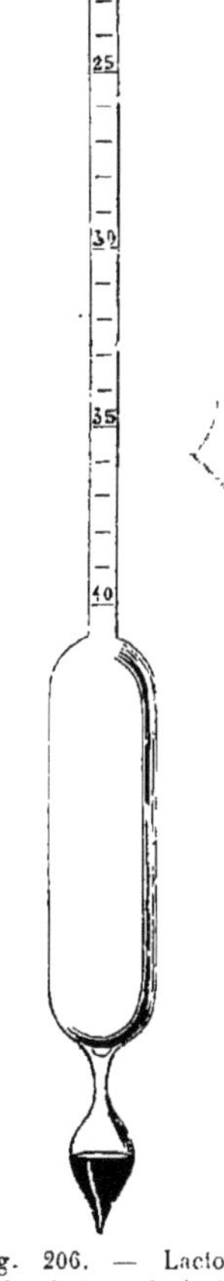

Fig. 206. — Lactodensimètre de Quévenne.

D. — *Analyse chimique qualitative.*

a. **Matières protéiques.** — *Caséine*. — Substance blanche, cassante, non cristalline. Dans l'eau, elle est insoluble, mais elle forme des sels solubles, notamment le caséinate de calcium : c'est sous cet état qu'elle se trouve dans le lait ; une partie cependant y existe en suspension.

La caséine peut être précipitée du lait en additionnant celui-ci d'un *acide* dilué ; le précipité de caséine entraîne la totalité de la graisse.

On peut encore précipiter la caséine de la façon suivante :

Dans un vase de Berlin, on introduit 100 centimètres cubes environ de lait : on le porte au bain-marie à la température de 35° ; on ajoute une trace de *présure* : le lait frais forme après dix, vingt minutes, un beau caillé, ferme, uniforme.

Lactalbumine et lactoglobuline. — Ces substances se coagulent par la chaleur et constituent en partie la pellicule qui se forme sur le lait lors de l'ébullition.

On peut séparer ces substances par le procédé suivant : on précipite tous les corps protéiques du lait par du sulfate d'ammonium solide : on redissout le précipité dans l'eau, on ajoute du chlorure de sodium en excès qui précipite la caséine. On filtre, on additionne le filtrat de sulfate de magnésium solide qui précipite une faible quantité de globuline ; la lactalbumine reste dans la solution d'où elle peut être précipitée par l'acide acétique très dilué.

b. **Sucre de lait (lactose)** $C^{12}H^{22}O^{11} + H^2O$. — On peut l'extraire du lait en concentrant par évaporation à consistance sirupeuse le *sérum* ou *petit-lait*. On abandonne ce sirop au repos dans un endroit frais ; le sucre de lait cristallise, on recueille les cristaux et on les purifie.

Le sucre de lait se présente sous forme de cristaux blancs, rhombiques, solubles dans l'eau, d'une saveur sucrée ; sa solution aqueuse ne possède cependant qu'une saveur faiblement sucrée.

Quand on chauffe le sucre de lait dans un tube à réaction vers 150°, il se colore en jaune, puis en brunâtre (*lactocaramel*) ; au delà de 200°, il fond et subit des transformations plus profondes.

Pour rechercher le lactose, on peut utiliser le sérum qu'on obtient en filtrant du lait à travers un vase poreux (vase de pile) ; on ajoute à ce filtrat quelques centimètres cubes de liqueur de Fehling, on fait bouillir et on obtient un précipité rouge d'oxyde cuivreux.

c. **Matière grasse**. — Dans l'industrie, la matière grasse du lait est extraite par *barattage* (*beurre*). Au laboratoire, on peut l'obtenir en agitant le lait avec de l'éther auquel on a mélangé un quart de son volume d'alcool ; on évapore l'éther décanté et l'on obtient la matière grasse.

d. **Substances minérales**. — En appliquant la recherche systématique des métaux aux cendres obtenues par la calcination du résidu d'évaporation du lait, on reconnaît la présence du *potassium*, du *calcium* et de *phosphates*.

Les *nitrites* et les *sulfates* ne se rencontrent pas dans le lait ; les *nitrates* n'y existent généralement pas. Les cendres du lait ont une légère réaction *alcaline*.

E. — *Analyse chimique quantitative.*

Pour conserver un échantillon de lait en vue de l'analyse, on l'additionne de trois gouttes de *formaline* pour 100 centimètres cubes. Lorsqu'il s'agit de déterminations quantitatives exactes dans lesquelles on opère sur des volumes faibles, il convient de *peser* le lait et non de le mesurer au moyen de pipettes ; en effet, à cause des teneurs en graisse variables, l'écoulement des pipettes se fait différemment.

a. **Dosage du résidu fixe**. — 1° Méthode d'Adams modifiée (permettant de doser la matière grasse en même temps que le résidu fixe). — Une dizaine de centimètres cubes de lait sont introduits dans une petite fiole à jet : on pèse exactement cette dernière avec son contenu. On projette le lait à la surface d'une bande de papier à filtrer (Adams, 56 centimètres × $6^{cm},5$) exempte de graisse, tendue librement dans une position horizontale. En pesant de nouveau la fiole à jet, on a le poids du lait utilisé. On enroule la bande sans la serrer, de façon à former un cylindre ; on entoure ce dernier d'un fil de platine, on l'introduit dans un petit vase de Berlin et on pèse le tout exactement. On dessèche à l'étuve à 100° jusqu'à constance de poids. Après refroidissement, on pèse de nouveau. La différence de poids représente la quantité d'*eau* perdue, et, en retranchant cette dernière du poids de lait utilisé, on obtient le *résidu sec*. On épuise ensuite le rouleau de papier au moyen d'éther dans l'extracteur de Soxhlet pendant trois heures (1). On distille l'éther, on dessèche le résidu pendant deux heures à l'étuve à 100° et on le pèse (matière grasse).

2° Méthode par calcul. — Connaissant le poids spécifique du lait, on peut également calculer son résidu sec par la formule de *Fleischmann* :

$$t = 1,2.f + 2,665.\frac{100s - 100}{s}.$$

t = résidu sec du lait.
f = graisse du lait.
s = poids spécifique du lait.

Le poids spécifique m du résidu sec s'obtient par la formule suivante :

$$m = \frac{ts}{ts - 100s + 100}.$$

t = résidu sec du lait.
s = poids spécifique du lait.

La teneur en résidu sec dégraissé r s'obtient en soustrayant du résidu sec t la teneur en graisse f :

$$r = t - f.$$

3° Appareil d'Ackermann. — Pour éviter les calculs, on peut se servir de l'appareil d'Ackermann qui se compose de deux disques superposés, dont l'un est fixe, l'autre mobile. Il existe trois graduations concentriques. On fait coïncider le chiffre de la graduation intérieure qui se trouve sur le disque mobile (densité) avec le chiffre de la graduation

(1) Henseval estime que cette durée n'est pas suffisante et qu'il faut souvent dix-huit, vingt et vingt-quatre heures pour extraire toute la graisse.

moyenne (matière grasse). On trouve la quantité de résidu sec indiquée par la position de la flèche sur l'échelle extérieure.

b. **Dosage des matières grasses.** — Méthode acido-butyrométrique de *N. Gerber*. — L'acido-butyrométrie est basée sur le principe suivant :

Dissolution de presque tous les éléments autres que la matière grasse du lait dans de *l'acide sulfurique* (densité 1.820-1.825) additionné d'une très petite quantité d'*alcool amylique* (densité 0,815 à 15° : point d'ébullition 128°-130°). La séparation de la graisse sous forme d'une solution transparente est obtenue à l'aide de la *chaleur* et de la *force centrifuge*.

On mesure au moyen d'une pipette 10 centimètres cubes d'acide sulfurique concentré dans le *butyromètre* de *Gerber* placé sur une étagère.

Le butyromètre de *Gerber* est un tube en verre représenté par la figure 207 ; son col,

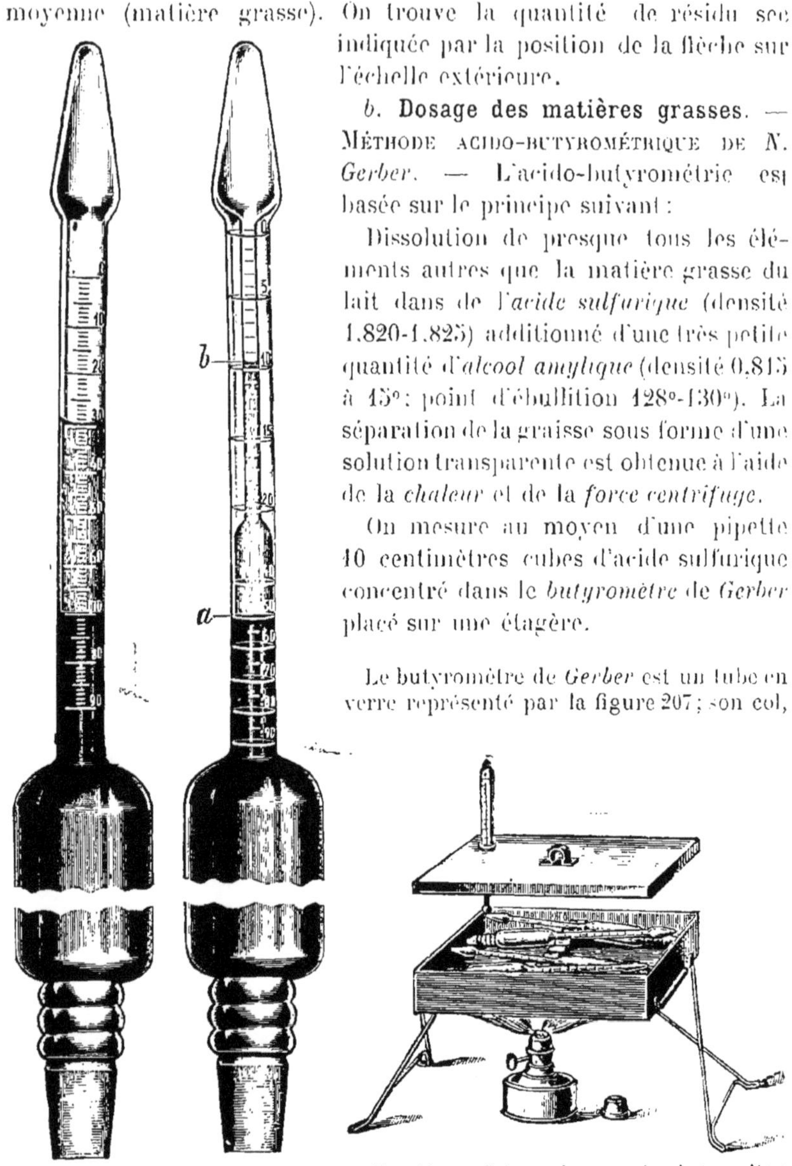

Fig. 207. — Butyromètres de N. Gerber.

Fig. 208. — Bain-marie pour les butyromètres de Gerber.

qui porte des rétrécissements circulaires, est destiné à recevoir un bouchon en caoutchouc.

En prélevant l'acide sulfurique, il convient de veiller spécialement à ce que l'extrémité inférieure de la pipette plonge constamment dans le liquide ; sans cette précaution, l'opérateur s'expose à faire monter l'acide concentré jusqu'à la bouche.

On ajoute ensuite 11 centimètres cubes du lait bien mélangé, en ayant soin de le laisser couler le long des parois, et, pour cela, d'appuyer l'extrémité de la pipette contre le col du butyromètre ; il faut se garder de le verser brusquement.

On introduit enfin dans le butyromètre 1 centimètre cube d'alcool amylique. On agite rapidement en ayant soin de tenir chaque fois un doigt sur le bouchon : pendant cette opération, il est prudent d'entourer le butyromètre d'un linge et de ne pas diriger l'ouverture vers soi ou d'autres personnes. Le lait ne tarde pas à se dissoudre ; une coloration caractéristique se produit avec un dégagement de chaleur. La dissolution terminée, on retourne l'instrument plusieurs fois pour bien mélanger le liquide. Si l'on n'agite pas vivement, il peut arriver que la couche de graisse prenne une coloration brune, voire même violette. Le butyromètre est placé pendant quelques instants (jamais plus de quinze minutes) dans un *bain-marie* (fig. 208) chauffé à 65°-70°.

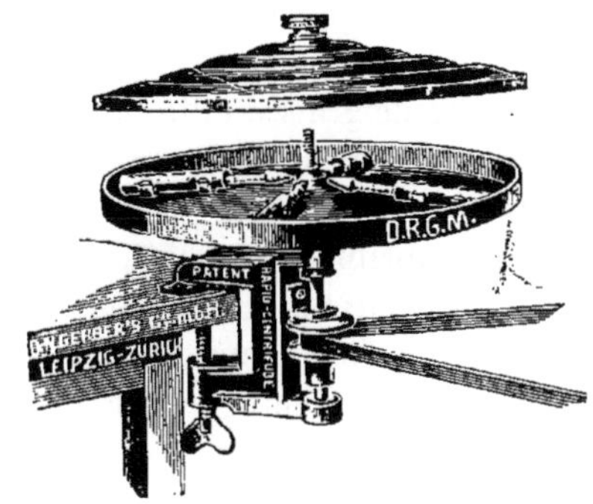

Fig. 209. — Turbine de Gerber. (Huegershoff, constructeur, Leipzig.)

On ne doit pas oublier, avant de centrifuger, de régler avec le bouchon le niveau de la couche de graisse, qui doit dépasser un peu, si possible, le zéro de l'échelle.

On dispose les butyromètres sur le plateau de la *turbine de Gerber* (fig. 209), de façon que les cols des instruments soient tournés vers la périphérie ; les tubes doivent être placés deux par deux, l'un en face de l'autre ; on ajuste le couvercle et on centrifuge.

Selon la température et la saison, on centrifuge pendant deux à trois minutes ; après quoi la graisse doit former une couche très transparente. S'il s'agit de l'appareil *Rapid*, on lui donne une dizaine d'impulsions au moyen de la courroie ; quand l'appareil s'est arrêté, on turbine une seconde fois de la même façon. Lorsque la séparation de la matière grasse ne s'est pas suffisamment produite, il faut chauffer encore pendant quelques minutes et recommencer à centrifuger.

Les échantillons, après avoir été soumis à l'action de la force centrifuge, doivent être maintenus encore quelques minutes, surtout en hiver, dans de l'eau chauffée à 60°-70° dans un grand vase de Berlin ou un bain-marie, afin que la matière grasse reste liquide pendant un certain temps. Aussitôt après avoir retiré les butyromètres de l'eau chaude, il faut lire les degrés; à cet effet, on tient les tubes à la hauteur de l'œil contre la lumière. On règle la position du bouchon de telle façon que le point le plus bas du ménisque supérieur de la colonne de graisse se trouve au niveau d'une division principale de l'échelle ; on lit rapidement deux fois de haut en bas le nombre de divisions qui séparent ce ménisque de la ligne de démarcation entre la couche de graisse et le liquide foncé ; entre les deux lectures on aura soin de vérifier la position exacte du ménisque supérieur. Chaque trait ou degré marque 0,1 pour 100 parties de graisse, les valeurs étant exprimées en poids.

Si les manipulations ont été faites soigneusement, il ne doit pas s'amasser d'impuretés dans la partie inférieure de la couche de graisse, qu'une ligne nette sépare du liquide foncé. Si des dépôts noirâtres se forment dans la couche de graisse, ils peuvent être écartés en secouant vigoureusement le butyromètre et en le soumettant encore une fois à la force centrifuge.

Si par hasard, ce qui est rare, des bulles d'air se présentent à la surface, on peut aisément les faire disparaître soit en donnant de petits coups contre le tube, soit en le plongeant dans l'eau chaude, soit en le soumettant à l'action de la force centrifuge.

Pour empêcher les bouchons de se crevasser, il est bon de les rincer dans une solution de soude qui neutralise l'acide, puis de les plonger quelques heures dans l'eau froide.

Pour doser la matière grasse dans le *lait maigre*, le *babeurre* et le *petit-lait*, Gerber a construit des butyromètres dits *de précision*. La partie supérieure du tube gradué est très mince ; les intervalles entre les graduations sont développés, ce qui permet de lire jusqu'à 0,025 p. 100 (*ab*, fig. 207).

Lorsqu'on traite ces espèces de lait, une fois la dissolution effectuée, il ne faut pas placer immédiatement les butyromètres dans le bain-marie ou les centrifuger, mais les agiter doucement d'abord, puis plu fort ensuite, pendant deux ou trois minutes; ce traitement a pour-

effet de réunir de petits globules gras épars dans la masse. Grâce à cette précaution, l'action centrifuge est facilitée.

Lorsqu'on a affaire à du *lait condensé*, on en dilue 1 partie, exactement pesée, avec 9 parties d'eau à 20°-30° et, lorsque le mélange est refroidi à 15°, on opère comme précédemment. La teneur en matière grasse trouvée doit être multipliée par 10 pour obtenir la valeur pour 100. Pour le lait condensé *sucré*, il faut centrifuger plusieurs fois, en réchauffant chaque fois à 70° ; cela est indispensable si on veut avoir la certitude que la graisse est complètement débarrassée des particules provenant de la décomposition du sucre.

Méthode « Sal » de N. Gerber. — Récemment *Gerber* a publié une méthode permettant d'employer les mêmes instruments que dans l'acidobutyrométrie ; l'acide sulfurique est remplacé par un mélange de sels appelé « Sal » que l'auteur n'a pas encore fait connaître. Pour préparer le réactif, la *solution Sal*, on dissout la poudre dans de l'eau froide. Le liquide s'échauffe, on le laisse refroidir à 15°, puis on le filtre. Au lieu de l'alcool amylique, on emploie ici de l'alcool isobutylique.

On remplit les butyromètres en observant l'ordre suivant :

1° 11 centimètres cubes de solution « Sal ».
2° 0cc,6 d'alcool isobutylique.
3° 10 centimètres cubes de lait.

On ferme au moyen de bouchons en caoutchouc, bien secs, que l'on aura soin d'introduire suffisamment pour que le liquide s'élève au moins jusqu'au tiers de la partie graduée du butyromètre. On agite ensuite le contenu en maintenant le bouchon en haut, et en ayant soin que chaque fois le liquide remplisse entièrement la partie graduée.

On place les butyromètres pendant trois minutes dans un bain-marie à 45°, puis on les agite à nouveau et on les centrifuge pendant deux à trois minutes à une vitesse de 800 à 1000 tours. On les replace un instant dans le bain à 45° et on lit les résultats.

Pour les laits maigres ou pauvres en matière grasse, on lit jusqu'au milieu du ménisque ; pour le lait entier, jusqu'à la partie inférieure du ménisque.

c. **Évaluation de la proportion de crème**. — Pour évaluer la proportion de crème que donne un lait, on se sert du *crémomètre*.

Le crémomètre est un cylindre en verre portant une graduation de 0 à 100. La partie supérieure de l'échelle seule figure sur l'instrument.

On mélange parfaitement le lait et on en introduit dans l'éprouvette jusqu'à la division 0.

On laisse reposer vingt-quatre heures au moins ; on note la graduation à laquelle correspond la surface de la séparation de la crème et du lait.

Un bon lait entier fournit de 10 à 14 p. 100 de crème.

d. **Dosage des matières azotées.** — Méthode de Ritthausen. — On introduit 25 centimètres cubes de lait dans un vase de Berlin, on ajoute 400 centimètres cubes d'eau distillée et 10 centimètres cubes de *solution cuivrique de Fehling*. On neutralise le liquide au moyen de 6cc,5 à 7cc,5 d'une solution de *potasse* ou de *soude caustique* (14gr,2 KOH : 1000 ou 10gr,2 NaOH : 1000).

Après dépôt du précipité, la liqueur surnageante doit encore avoir une réaction faiblement acide ou neutre, mais dans aucun cas elle ne peut être alcaline; le moindre excès d'alcali la rend trouble.

On fait passer cette liqueur à travers un filtre desséché et taré ; on lave le précipité plusieurs fois par décantation, puis on l'amène sur le filtre; on le lave à l'eau, puis à l'alcool, enfin on le dégraisse en le traitant à plusieurs reprises par de l'éther. On dessèche à l'étuve à 100° jusqu'à constance de pesée.

On incinère et on pèse à nouveau. La différence donne la proportion de matières protéiques (caséine, albumine) contenues dans le lait.

Méthode de Kjeldahl. — 15 à 20 grammes de lait sont introduits dans le ballon à combustion de Kjeldahl avec de l'acide sulfurique (Voy. chap. VIII, *Alimentation*, p. 424).

En multipliant par 6,25 le poids de N obtenu, on a la proportion des matières albuminoïdes (1).

e. **Dosage du lactose.** — Méthode d'Allihn. — On élimine les matières azotées et la graisse comme dans l'opération précédente, c'est-à-dire qu'on mesure dans un ballon jaugé d'un demi-litre 25 centimètres cubes de lait, on dilue avec 400 centimètres cubes d'eau distillée ; on ajoute 10 centimètres cubes de solution de *sulfate cuivrique* de Fehling, on neutralise avec 6cc,5 à 7cc,5 de solution de *potasse* ou de *soude* caustique (14gr,2 KOH : 1000 ou 10gr,2 NaOH : 1000), en évitant de rendre le mélange alcalin. On ajoute de l'eau distillée pour obtenir un volume de 500 centimètres cubes. On mélange, on laisse déposer, on filtre.

On introduit dans un vase de Berlin ou dans une capsule en

(1) Les *Vereinbarungen zur einheitlichen Untersuchung und Beutheilung von Nahrungs- und Genussmitteln*, etc., Heft II, S. 61, donnent le coefficient 6,37.

TABLE XXIV. — Table de Soxhlet-Wein indiquant les quantités de lactose correspondant à des poids déterminés de cuivre.

CUIVRE.	LACTOSE.	CUIVRE.	LACTOSE.	CUIVRE.	LACTOSE.	CUIVRE.	LACTOSE.	CUIVRE.	LACTOSE.	CUIVRE.	LACTOSE.
mgr.	mgr.	mgr.	mgr.	mgr.	mgr.	mgr.	mgr.	mgr.	mgr.	mgr.	mgr.
100	71,6	151	109,6	201	147,7	251	185,5	301	225,2	351	264,7
101	72,4	152	110,3	202	148,5	252	186,3	302	225,9	352	265,5
102	73,1	153	111,1	203	149,2	253	187,1	303	226,7	353	266,3
103	73,8	154	111,9	204	150,0	254	187,9	304	227,5	354	267,2
104	74,6	155	112,6	205	150,7	255	188,7	305	228,3	355	268,0
105	75,3	156	113,4	206	151,5	256	189,4	306	229,1	356	268,8
106	76,1	157	114,1	207	152,2	257	190,2	307	229,8	357	269,6
107	76,8	158	114,9	208	153,0	258	191,0	308	230,6	358	270,4
108	77,6	159	115,6	209	153,7	259	191,8	309	231,4	359	271,2
109	78,3	160	116,4	210	154,5	260	192,5	310	232,2	360	272,1
110	79,0	161	117,1	211	155,2	261	193,3	311	232,9	361	272,9
111	79,8	162	117,9	212	156,0	262	194,1	312	233,7	362	273,7
112	80,5	163	118,6	213	156,7	263	194,9	313	234,5	363	274,5
113	81,3	164	119,4	214	157,5	264	195,7	314	235,3	364	275,3
114	82,0	165	120,2	215	158,2	265	196,4	315	236,1	365	276,2
115	82,7	166	120,9	216	159,0	266	197,2	316	236,8	366	277,1
116	83,5	167	121,7	217	159,7	267	198,0	317	237,6	367	277,9
117	84,2	168	122,4	218	160,4	268	198,8	318	238,4	368	278,8
118	85,0	169	123,2	219	161,2	269	199,5	319	239,2	369	279,6
119	85,7	170	123,9	220	161,9	270	200,3	320	240,0	370	280,5
120	86,4	171	124,7	221	162,7	271	201,1	321	240,7	371	281,4
121	87,2	172	125,5	222	163,4	272	201,9	322	241,5	372	282,2
122	87,9	173	126,2	223	164,2	273	202,7	323	242,3	373	283,1
123	88,7	174	127,0	224	164,9	274	203,5	324	243,1	374	283,9
124	89,4	175	127,8	225	165,7	275	204,3	325	243,9	375	284,8
125	90,1	176	128,5	226	166,4	276	205,1	326	244,6	376	285,7
126	90,9	177	129,3	227	167,2	277	205,9	327	245,4	377	286,5
127	91,6	178	130,1	228	167,9	278	206,7	328	246,2	378	287,4
128	92,4	179	130,8	229	168,6	279	207,5	329	247,0	379	288,2
129	93,1	180	131,6	230	169,4	280	208,3	330	247,7	380	289,1
130	93,8	181	132,4	231	170,1	281	209,1	331	248,5	381	289,9
131	94,6	182	133,1	232	170,9	282	209,9	332	249,2	382	290,8
132	95,3	183	133,9	233	171,6	283	210,7	333	250,0	383	291,7
133	96,1	184	134,7	234	172,4	284	211,5	334	250,8	384	292,5
134	96,9	185	135,4	235	173,1	285	212,3	335	251,6	385	293,4
135	97,6	186	136,2	236	173,9	286	213,1	336	252,5	386	294,2
136	98,3	187	137,0	237	174,6	287	213,9	337	253,3	387	295,1
137	99,1	188	137,7	238	175,4	288	214,7	338	254,1	388	296,0
138	99,8	189	138,5	239	176,2	289	215,5	339	254,9	389	296,8
139	100,5	190	139,3	240	176,9	290	216,3	340	255,7	390	297,7
140	101,3	191	140,0	241	177,7	291	217,1	341	256,5	391	298,5
141	102,0	192	140,8	242	178,5	292	217,9	342	257,4	392	299,4
142	102,8	193	141,6	243	179,3	293	218,7	343	258,2	393	300,3
143	103,5	194	142,3	244	180,1	294	219,5	344	259,0	394	301,1
144	104,3	195	143,1	245	180,8	295	220,3	345	259,8	395	302,0
145	105,1	196	143,9	246	181,6	296	221,1	346	260,6	396	302,8
146	105,8	197	144,6	247	182,4	297	221,9	347	261,4	397	303,7
147	106,6	198	145,4	248	183,2	298	222,7	348	262,3	398	304,6
148	107,3	199	146,2	249	184,0	299	223,5	349	263,1	399	305,4
149	108,1	200	146,9	250	184,8	300	224,4	350	263,9	400	306,3
150	108,8										

porcelaine 50 centimètres cubes de *liqueur de Fehling* qu'on porte à l'ébullition. On y ajoute 100 centimètres cubes du filtrat renfermant le sucre; on fait bouillir pendant six minutes et on recueille l'oxyde cuivreux dans un tube de Soxhlet taré, en filtrant par aspiration (Voy. chap. VIII, *Alimentation*, p. 431). On lave à l'eau bouillante, à l'alcool, à l'éther ; on dessèche, on conduit à travers le tube un courant d'*hydrogène* sec et on chauffe légèrement le dépôt jusqu'à ce que l'oxyde cuivreux soit réduit à l'état de cuivre métallique. On laisse refroidir dans le courant d'hydrogène et on pèse. L'augmentation de poids représente la quantité de *cuivre*, qui permet de calculer la proportion de lactose par la table XXIV.

Méthode polarimétrique. — Il faut commencer par enlever au lait la matière grasse et la caséine ; à cet effet, on emploie un réactif préparé de la façon suivante :

On broie 40 grammes de *nitrate mercurique* en présence d'un peu d'eau ; puis, en agitant et en chauffant légèrement, on ajoute goutte à goutte, de l'*acide nitrique* pour redissoudre le nitrate basique qui s'est précipité au contact de l'eau et on complète à 100 centimètres cubes en ayant soin que la solution soit toujours limpide tout en évitant un excès d'acide nitrique.

On mesure 100 centimètres cubes de lait, on y verse 10 centimètres cubes de la solution de nitrate mercurique, on agite vivement et on filtre. Le sérum limpide obtenu de cette façon est introduit dans le tube polarimétrique de 20 centimètres de longueur. On augmente de 1/10 le résultat lu sur la graduation.

Lorsqu'on se sert du polarimètre de Schmidt et Hänsch, chaque degré exprime 0gr,330 de lactose dans 100 centimètres cubes de sérum.

Connaissant la densité du lait D et l'extrait sec E d'un litre de lait, connaissant, d'autre part, la teneur P d'un litre du sérum en lactose, on calcule la teneur x en lactose anhydre d'un litre de lait par la formule:

$$\frac{x}{P} = \frac{D - E}{1000 - 0,605 \times P}.$$

0,605 étant le coefficient de volume du lactose anhydre, c'est-à-dire le volume occupé dans une solution par 1 gramme de sucre de lait anhydre (*Esbach*).

f. **Détermination de la réaction.** — Le lait des herbivores présente une réaction amphotère ou amphichromatique immédiatement après la traite. On constate cette réaction au moyen du tournesol.

En présence de phénolphtaléine, le lait donne une réaction acide. Pour déterminer le degré de cette acidité, on mesure un volume de lait dans un vase de Berlin, on dilue avec de l'eau distillée et on ajoute quelques gouttes d'une solution alcoolique de *phénolphtaléine*.

On titre au moyen d'une solution acidimétrique. *Soxhlet et Henkel* prélèvent 50 centimètres cubes de lait, ajoutent 2 centimètres cubes de solution de phénolphtaléine à 2 p. 100 et titrent au moyen d'une solution de soude caustique $\frac{N}{4}$. Ils appellent *degré d'acidité* chaque centimètre cube de cette solution nécessaire pour neutraliser l'acidité de 100 centimètres cubes de lait.

Pfeiffer et *Thörner* opèrent sur 10 centimètres cubes de lait qu'ils diluent, le premier avec 40 centimètres cubes, le deuxième avec 20 centimètres cubes d'eau distillée ; ils titrent au moyen d'une solution de soude caustique $\frac{N}{10}$; pour ces auteurs, chaque $0^{cc},1$ de cette solution nécessaire pour saturer l'acidité de 10 centimètres cubes de lait représente 1 degré d'acidité. Si l'on veut exprimer l'acidité en acide lactique, on se rappellera que :

1 centimètre cube solution NaOH $\frac{N}{10} = 0^{gr},008937$ acide lactique.

1 — — NaOH $\frac{N}{4} = 0^{gr},02234$ —

Remarque. — Les résultats fournis par ces deux méthodes ne sont pas identiques et les chiffres de *Soxhlet-Henkel* ne peuvent pas être transformés par le calcul en degrés de *Pfeiffer-Thörner*. Il ne faut pas croire que ces méthodes expriment réellement la quantité d'acide libre; les phosphates et la caséine interviennent également.

g. **Dosage des cendres.** — On évapore au bain-marie 10 centimètres cubes de lait dans une capsule en porcelaine ou en platine tarée.

On incinère le résidu au-dessus d'une petite flamme, on chauffe jusqu'à ce qu'il soit devenu blanc, on laisse refroidir, on pèse.

h. **Interprétation des résultats de l'analyse chimique.** — Il n'est pas possible de fixer des chiffres minima pour l'appréciation de la valeur d'un lait; c'est la relation entre les résultats obtenus qui permettra de déclarer si un lait est additionné d'eau ou s'il a été écrémé.

Lait normal. — Poids spécifique moyen du lait = 1,03165 à 15°.

Relation entre le poids de graisse et le poids de matières albuminoïdes = 100 : 103.

Résidu sec = 12,25 p. 100 en moyenne du poids de lait; ce résidu sec, dont le poids spécifique moyen = 1,333, contient en moyenne 27,75 p. 100 de graisse.

Le résidu sec dégraissé, qui représente en moyenne les 8,85 p. 100 du poids du lait, a un poids spécifique qui reste sensiblement constant (= 1,6 à 15°).

Lait additionné d'eau. — α. Le poids spécifique du lait et celui du sérum diminuent.

β. Les poids des différents constituants, y compris le résidu sec dégraissé, diminuent dans une proportion uniforme.

γ. La teneur en graisse du résidu sec et le poids spécifique de ce dernier restent normaux.

En général, on peut admettre qu'un lait (mélange de laits) est additionné d'eau lorsque son poids spécifique est inférieur à 1,028, celui du sérum inférieur à 1,026 et la teneur en résidu sec dégraissé inférieure à 8 p. 100.

Lait écrémé. — α. Le poids spécifique du lait augmente, celui du sérum reste le même.

β. Le résidu sec et la graisse diminuent, cette dernière dans des proportions considérables; il en résulte que la proportion de résidu sec dégraissé peut dépasser 8 p. 100.

γ. La teneur en graisse du résidu sec diminue et son poids spécifique augmente.

F. — *Analyse microscopique.*

a. **Numération des globules.** — Si l'on examine au microscope une goutte de lait à un grossissement convenable (300-400 diamètres, par exemple), on aperçoit, sur un fond transparent et incolore, une quantité de petites sphères très réfringentes, à centre brillant et à périphérie obscure; ce sont les globules de beurre; l'acide osmique les noircit fortement.

La grosseur de ces globules est variable; il en est, les plus gros, qui atteignent 15 μ et même 20 μ de diamètre; les plus petits dépassent à peine 2 μ; on trouve tous les intermédiaires entre ces dimensions extrêmes.

Le nombre des globules de beurre varie dans des limites assez étendues, selon la richesse du lait observé.

MÉTHODE DE GUTZEIT. — *Gutzeit* a employé la méthode suivante pour la numération des globules:

10 centimètres cubes de lait sont étendus d'eau jusqu'à 500 centi-

mètres cubes. Dans cette solution bien mélangée, on plonge des tubes capillaires très fins, mesurant environ 3 centimètres de longueur sur $0^{mm},1$ (au plus) de diamètre intérieur. Ces petits tubes se remplissent alors immédiatement du liquide et on les scelle aux deux bouts dans une petite flamme. Trois de ces capillaires sont ensuite fixés parallèlement sur un porte-objet au moyen de quelques gouttelettes de paraffine. Le porte-objet est abandonné au repos dans une position horizontale pendant quelque temps; tous les globules gras s'assemblent dans la courbure supérieure des tubes capillaires. On les recouvre alors d'un couvre-objet, et on interpose quelques gouttes de glycérine entre le porte-objet et le couvre-objet.

En se servant d'un micromètre oculaire, on regarde maintenant les globules gras et on arrive sans difficulté à compter ceux qui se trouvent entre les limites de l'échelle micrométrique; en tournant ensuite le micromètre de 90°, on peut, après avoir bien mis au point, lire directement sur l'échelle le diamètre intérieur du tube capillaire. On a ainsi le nombre de globules qui se trouvent dans un cylindre d'une certaine longueur (la longueur de l'échelle micrométrique) et d'un certain diamètre (directement mesuré). En employant la formule :

$$V = \pi r^2 L,$$

dans laquelle r est le rayon et L la longueur, on trouve le volume V de ce cylindre.

Dans chaque tube on compte les globules en plusieurs points.

On rapporte le nombre de globules à 1 centimètre cube du liquide dilué et puis à 1 centimètre cube du lait primitif.

b. **Recherche des souillures en suspension**. — MÉTHODE DE GERBER. — *Gerber* utilise un récipient de 1 litre, qui a la forme d'une bouteille sans fond; au goulot est adapté, par l'intermédiaire d'un caoutchouc, un tube en verre, rétréci dans sa partie inférieure. On remplit le récipient de lait qu'on abandonne au repos pendant douze heures. Les impuretés solides viennent se rassembler dans la partie rétrécie. On soumet le sédiment à l'examen microscopique; on y rencontre souvent des globules de sang et des globules de pus.

G. — *Analyse bactériologique.*

a. **Numération des germes**. — Il convient de préparer de fortes dilutions; les échantillons prélevés à l'étable (dans des flacons stérilisés) sont dilués avec 10 et 100 fois leur volume d'eau stérile; de cette dilution, on ensemence $0^{cc},5$ en gélatine. Lorsqu'il s'agit de lait prélevé au moment où on le débite, on doit le diluer 10000 et 50000 fois ; à cet effet, 1 centimètre cube de lait est dilué à 100 centimètres cubes; de ce mélange on prélève 1 centimètre cube qu'on dilue à 100-500 centimètres cubes.

b. **Recherche des principales altérations dues à des fermentations.** — 1° *Oïdium lactis.* — Lorsqu'on abandonne le lait au repos, il se forme, après quelque temps, à sa surface une pellicule blanchâtre, constituée par une moisissure, l'*Oïdium lactis* (fig. 210),

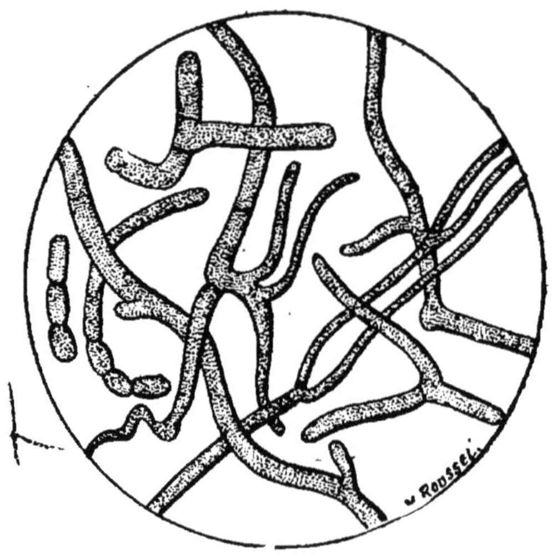

Fig. 210. — *Oïdium lactis* (grossissement : 300).

filaments mycéliens incolores, d'où se séparent de petits filaments droits donnant à leurs extrémités quelques spores courtes. En même temps, un grand nombre de microbes se développent dans le lait; parmi ceux-ci, les ferments lactiques produisent les altérations les plus apparentes.

2° *Fermentation lactique.* — Lorsqu'on abandonne du lait frais à la température moyenne, il ne tarde pas à se *coaguler* sous l'influence de la formation d'acide lactique. Il existe de nombreux organismes capables de provoquer cette fermentation ; nous n'en décrirons que deux. Le plus commun est le *Bacterium lactis acidi* Leichmann (*Bacillus lactis*). Les *Bacterium lactis acidi* se présentent sous la forme de petits bâtonnets courts, quelquefois presque sphériques, immobiles, longs de 0,8 à 1,2 μ, larges de 0,5 à 0,8 μ, disposés souvent en chaînettes courtes, ne liquéfiant pas la gélatine, asporulés, anaérobies facultatifs. Ils acidifient rapidement le lait stérile sans production de gaz, en formant de l'*acide lactique dextrogyre* ; à partir d'une teneur en acide lactique de 0,6 p. 100, leur activité est entravée. La température optimum est comprise entre 32° et 38° ; la température minimum est à 12°. L'ébullition tue les ferments lactiques.

Bacillus acidi lactici Hueppe. — Il se présente également sous forme de petits bâtonnets courts, ressemblant à des coccus, immobiles. Ces bacilles ne liquéfient pas la gélatine, sont anaérobies facultatifs et forment, comme les précédents, de l'*acide lactique dextrogyre* ; de plus, il se produit en abondance de l'anhydride carbonique (1).

3° *Fermentation butyrique*. — Le lait coagulé qui subit la fermentation butyrique change rapidement d'aspect : il devient légèrement transparent en même temps qu'apparaissent dans sa masse des bulles de gaz (hydrogène, anhydride carbonique). Outre qu'elles produisent de l'*acide butyrique*, caractérisé par son odeur, aux dépens des hydrocarbonés, les bactéries de la fermentation butyrique attaquent la caséine qu'elles solubilisent et transforment en substances voisines des *peptones*.

Il existe plusieurs ferments butyriques : le principal est le *Clostridium butyricum* de Prazmowski, bâtonnet long de 3-6 μ, épais de 1 μ, très mobile, muni de cils sur toute sa périphérie. Ce microbe donne naissance à une spore ovale située au centre ou à une extrémité. Il est anaérobie.

Pour tuer les spores des ferments butyriques, il faut maintenir le lait en ébullition pendant une heure au moins.

4° *Bacilles donnant des produits toxiques*. — Lorsqu'on conserve à 30°-40°, dans des récipients ouverts, du lait qui a été privé de ses ferments lactiques et butyriques par une ébullition maintenue pendant une heure au moins, des bactéries d'un autre groupe prolifèrent : ce sont les *bacilles du foin*, qui présentent une grande importance dans les affections intestinales des enfants.

Les bacilles du foin sont très répandus et constituent un groupe dont un des représentants est le *Bacillus subtilis*.

Au point de vue morphologique, il ressemble au microbe du charbon ; il s'en distingue, entre autres caractères, par sa mobilité.

Les spores des bacilles du foin résistent à une ébullition maintenue pendant 1 à 6 heures.

(1) Pour la morphologie et la physiologie des ferments lactiques, voy. : Weigmann, in *Handb. der techn. Mykologie von Lafar*, II, 1.

Lorsqu'on alimente des jeunes chiens ou des cobayes au moyen de lait mélangé avec une culture pure de ces bacilles, ces animaux deviennent malades et succombent après quatre à six jours; l'action est surtout rapide lorsqu'on injecte les cultures dans la cavité péritonéale.

Sous l'influence des bacilles du foin, le lait ne subit guère d'altérations extérieures, la caséine ne se précipite pas, la réaction ne devient pas acide. Peu à peu il apparaît, sous la couche de crème, une zone transparente qui devient de plus en plus large. A ce moment, le lait donne nettement la réaction des peptones; le goût devient amer.

5° *Bactéries chromogènes.* — Citons les altérations suivantes :

α. *Lait bleu* (*Bacillus cyanogenus* Hueppe; *Bacillus cyanofluorescens* Zangemeister).

β. *Lait rouge* (*Micrococcus prodigiosus, Bacterium lactis erythrogenes, Sarcina rosea*).

γ. *Lait jaune* (*Bacterium synxanthum*).

6° *Fermentations diverses.* — La *fermentation visqueuse* et l'altération du lait connue sous le nom de *lait amer* sont également dues à des microbes.

c. **Recherche des microbes pathogènes.** — 1° *Bacilles de la tuberculose.* — Il convient de soumettre au préalable le lait à l'action de la *force centrifuge*; la couche de *crème* et le *sédiment* entraînent les bacilles de la tuberculose; comme le sédiment en renferme davantage, c'est à lui qu'on donnera la préférence.

On le triture dans une capsule stérile et, au moyen d'une seringue de Pravaz, on en injecte 1 à 3 centimètres cubes dans la cavité péritonéale d'un cobaye. On fait l'autopsie de l'animal, soit qu'il ait succombé, soit qu'on l'ait sacrifié après quatre à six semaines.

On examine si la rate et le foie sont hypertrophiés.

On recherche la présence de tubercules grisâtres dans les organes, et l'existence de foyers de nécrose dans le foie.

On inocule des parcelles des organes malades à un autre cobaye; on s'assure s'il existe dans ces organes des bacilles résistant aux acides.

On ne confondra pas le bacille de la tuberculose avec le *Mycobacterium lacticola* qu'on trouve dans le lait; en injectant une petite quantité de matière (un œillet) à un cobaye neuf, aucun développement ne se produit; il faut, pour réussir, injecter de grandes quantités dans le péritoine, mélangées de préférence à du beurre.

Les cultures de ce microbe poussent plus rapidement que celles du bacille de la tuberculose.

2° *Microbes de la suppuration.* — *Staphylocoques, streptocoques.* — Ces microbes peuvent se trouver dans le lait et provenir de lésions inflammatoires des mamelles. On peut les rechercher par un examen microscopique direct après coloration, ou bien en isolant des colonies obtenues sur plaques de gélatine.

3° *Bacillus enteritidis.* — On peut rencontrer dans le lait les deux variétés de ce bacille (Voy. *Infections et intoxications produites par la viande*, p. 466).

d. **Vérification de la stérilité du lait.** — Cette épreuve s'applique au lait débité en bouteilles; aussi longtemps que ces bouteilles sont restées hermétiquement fermées, on entend un bruit de choc lorsqu'on frappe sur le fond du flacon renversé (*Knackprobe*). Ce bruit particulier est dû au vide relatif déterminé par la fermeture avant refroidissement. On conserve les bouteilles pendant quelques jours (huit à quinze) dans l'étuve à 37°. Dans ces conditions, des modifications visibles à l'œil nu se produisent quelquefois.

On pratique ensuite un ensemencement sur plaque d'agar. On ne peut attribuer au lait le qualificatif de *stérile* que si les plaques d'agar, conservées à 37°, et ensemencées avec du lait conservé comme nous l'avons dit, sont restées stériles.

e. **Distinction du lait cru et du lait qui a été chauffé.** — 1° *Méthode de Rubner.* — Elle repose sur le fait que, dans du lait qui a été soumis à la température de l'*ébullition*, la lactalbumine se coagule.

On ajoute, à 10 ou 20 centimètres cubes de lait, une quantité de chlorure de sodium telle qu'une partie reste à l'état indissous.

On chauffe le mélange à la température de 30°-40° et on filtre. On porte le filtrat à l'ébullition et, si un trouble se produit, on peut déclarer qu'on a affaire à un lait qui n'a pas subi l'ébullition; dans le cas contraire, le filtrat reste limpide.

2° *Méthodes basées sur la destruction des enzymes.* — A 5 centimètres cubes de lait on ajoute une goutte d'eau oxygénée et ensuite 2 gouttes d'une solution aqueuse de *paraphénylènediamine*; on agite; si l'échantillon a été porté à la température de 80°, il ne change pas de couleur; mais, s'il a été soumis à une température inférieure à 80°, ou s'il n'a pas été chauffé, il se colore d'abord en gris, puis en bleu foncé.

En laissant tomber dans du lait déposé sur un couvercle de creuset une goutte de *teinture de gaïac vieille*, on obtient une coloration bleue lorsque le lait est cru; lorsqu'il a été chauffé à une température supérieure à 80°, il ne donne plus cette réaction.

Lorsqu'on utilise une teinture de gaïac *récente*, il convient d'ajouter au lait une goutte d'*essence de térébenthine vieille*.

II. — DEUXIÈME ENFANCE OU PÉRIODE PRÉSCOLAIRE.

Cette période commence lorsque l'allaitement a pris fin et s'étend jusque vers l'âge de six ans, qui marque le début de la période scolaire.

A. — *Jouets*.

C'est pendant cette deuxième enfance surtout que l'hygiéniste aura à veiller à la composition des matières utilisées pour colorier les jouets.

Pour la recherche des *métaux toxiques*, on racle 1-2 grammes de la couleur, on la traite à chaud par de l'acide nitrique concentré, on évapore à sec, on traite le résidu par de l'acide chlorhydrique, on évapore de nouveau à siccité et on reprend le résidu par de l'eau distillée chaude additionnée d'un peu d'acide chlorhydrique dilué ; cette solution chlorhydrique est soumise à l'analyse systématique minérale (Voy. p. 58).

Lorsqu'il existe beaucoup de matières organiques, on opère sur le résidu de l'incinération ; on reprend les cendres par l'acide chlorhydrique, et on soumet la solution à l'analyse.

B. — *Écoles maternelles, jardins d'enfants, écoles Frœbel.*

Dans les *écoles maternelles*, les *jardins d'enfants*, les *écoles Frœbel*, etc., l'hygiéniste a pour devoir d'examiner les *méthodes de nettoyage et de désinfection* des jouets et, en général, de tous les objets dont se servent les enfants.

Tous ces établissements, de même que les écoles, devraient être soumis à une inspection médicale et hygiénique prescrite par une loi. Le cadre de ce travail ne nous permet pas d'exposer toutes les attributions du médecin dans ce domaine : nous devons nous borner à indiquer la marche générale à suivre, en insistant sur quelques méthodes d'investigation.

III. — PÉRIODE SCOLAIRE.

L'hygiéniste doit se préoccuper de tout ce qui intéresse la santé des écoliers, leur développement physique et l'adaptation de leur culture intellectuelle à leurs capacités physiques.

Inspection hygiénique des écoles.

A. — *Examen des bâtiments scolaires.*

L'hygiéniste a pour mission de veiller à ce que toutes les conditions d'hygiène soient prévues *avant* la construction de l'école; il devra donc intervenir dans l'élaboration des plans. Qu'il s'agisse de l'examen de plans ou de l'inspection d'établissements existants, son attention se portera sur les points suivants :

1° Emplacement des écoles.
- Nature du sol.
- Voisinage de l'école.
- Distance entre l'école et des établissements insalubres ou dangereux.
- Orientation du bâtiment.

2° Distribution intérieure.

3° Aménagement des classes.
- Nombre.
- Cube d'espace.
- Nombre et dimensions des fenêtres.
- Éclairage naturel.
- Éclairage artificiel.
- Chauffage, ventilation.

4° Mobilier scolaire.
- *Bancs-pupitres :*
- Hauteur du siège au-dessus de l'appui-pieds.
- Disposition du dossier.
- Largeur et profondeur du siège.
- Hauteur du bord de la table le plus rapproché du siège au-dessus de l'appui-pieds.
- Distance horizontale entre le dossier et le même bord.
- Distance positive, négative ou nulle entre le même bord et le bord antérieur du siège.
- Largeur de chaque place (pour la table); profondeur de la table; son inclinaison en degrés.
- Disposition des bancs-pupitres dans les classes.

5° Matériel scolaire : les caractères d'imprimerie et le papier des *livres* répondent-ils aux exigences de l'hygiène de la vue; les crayons et les porte-plume sont-ils personnels?

6° État de propreté et d'entretien des locaux : surveillance des procédés de nettoyage et de désinfection.

7° Cours et préaux.

8° Eau potable.

9° Lieux d'aisances; éloignement des immondices.

10° Vestiaires. Lavabos. Bains scolaires.

11° Habitation du personnel.

12° Internat.

B. — *Examen des enfants.*

Les enfants qui se présentent à l'école doivent être soumis à un *examen médical complet.* Les constatations faites seront consignées sur une *fiche* dont voici un exemple :

<table>
<tr><td>École :</td><td>Domicile :</td><td rowspan="2" colspan="2">Père. { Age : . / Décédé (?). — Profession : / Cause du décès :
Mère. { Age : / Décédée (?). — Profession : / Cause du décès :
Frères et sœurs. { Vivants : / Décédés :</td></tr>
<tr><td>Nom et prénoms :</td><td>Date de naissance :</td></tr>
<tr><td colspan="3" rowspan="2">Mesures anthropométriques. { Poids :
Taille :
Circonférence du thorax :
Diamètre du thorax :
Force musculaire :
Céphalométrie :
Largeur des épaules :</td><td>Inspection de la bouche (dentition) :
Défauts de prononciation :</td></tr>
<tr><td>Maladies antérieures :</td></tr>
<tr><td colspan="2">Vacciné en :
Revacciné en :</td><td rowspan="2">Ouïe. { Acuité : / Affection :
Vue. { Acuité : / Affection :
Sens chromatique :
Odorat :
Goût :
Système osseux :
Déviation du rachis :
Boiteries :
Autres affections :</td><td rowspan="2">OBSERVATIONS :</td></tr>
<tr><td colspan="2">Poumons :
Cœur :
Système nerveux :
Peau :
Cuir chevelu :
État de la nutrition :
Force physique :</td></tr>
</table>

Cette fiche sera complétée lors des visites ultérieures et accompagnera l'élève dans les différentes classes pendant toute la durée de l'écolage.

L'examen médical complet a pour but : *a*) d'ajourner au besoin l'admission des enfants; *b*) de désigner la place spéciale qui doit être assignée aux élèves dans la classe à raison de certaines infirmités : myopie, surdité, etc., et de faire une sélection des enfants pour lesquels est nécessaire un enseignement spécial (bègues, idiots, arriérés, etc.).

C. — *Autres attributions du médecin scolaire.*

1. Contrôle *périodique* et *fréquent* du fonctionnement normal des organes et du développement régulier de l'organisme et des facultés intellectuelles de l'enfant ;

2. Examen et surveillance des écoliers nécessiteux *débilités* par une maladie;

3. Examen des écoliers en vue de la *prophylaxie* des maladies transmissibles.

Les analyses bactériologiques rendront des services pour dépister les premiers cas de diphtérie; dans tous les cas d'inflammation de la gorge et du nez, il sera fait des cultures.

4. Détermination de la durée de l'éviction et examen des conditions de réadmission après une *maladie transmissible*;

5. Examen et surveillance des procédés de *désinfection* appliqués dans les locaux scolaires;

6. Enquête sur la *réalité* des affections qui retiennent les enfants loin de l'école.

7. Surveillance de la *propreté corporelle* des écoliers;

8. Le médecin veillera à ce que les *exercices de gymnastique* et les *jeux physiques* soient proportionnés à la force des enfants; il appréciera les motifs d'*exemption* du cours de gymnastique.

9. En ce qui concerne le *surmenage*, le médecin doit veiller à ce que l'application du programme soit en rapport avec les facultés physiques des enfants;

10. Dans les *internats* et dans les *colonies scolaires*, l'hygiène des enfants doit être surveillée sous tous les rapports (*soupe scolaire, cantines scolaires*);

11. Le médecin dressera les *statistiques de mortalité et de morbidité* du groupe scolaire;

12. C'est au médecin que doit être confié l'*enseignement de l'hygiène* dans les écoles normales.

a. — *Hygiène scolaire.*

A. Baginsky, Handbuch der Schulhygiene. Stuttgart, Enke, 1900. — *L. Baudin*, L'hygiène scolaire (Revue pratique d'hygiène municipale, urbaine et rurale, 1906, p. 49. Paris, Berger-Levrault). — *A. Baur*, Das kranke Schulkind. Stuttgart, Enke. — *G. von Bunge*, Der Gesichtsinn, die Dioptrik des Auges (Lehrbuch der Physiologie des Menschen. Leipzig, Vogel, 1901). — *Desguin, Dewez, Dupureux*, De l'organisation de l'inspection médicale scolaire dans les villes et les campagnes (Rapport présenté à l'assemblée générale annuelle de la Société royale de médecine publique à Liége en 1905). — *A. Devaux*, De l'inspection des écoles au point de vue de l'hygiène. Bruxelles, 1884. — *L. Frédéricq* et *J.-P. Nuel*, Organe visuel (Traité de physiologie humaine. Gand, Hoste; Paris, Masson). — *A. Ley*, L'arriération mentale : contribution à l'étude de la pathologie infantile (Ann. de la Soc. méd. chir. d'Anvers, 1904. Bruxelles, Lebègue). — But de l'inspection médicale et hygiénique des écoles publiques et privées; organisation de cette inspection; conditions d'efficacité; Rapports présentés au Congrès d'hygiène et de démographie de Bruxelles (1903) par *Chauvin, Axel Holst, Laquer, Mosny*. — *Fieuzal*, Hygiène de la vue dans les écoles (Revue d'hygiène et de police sanitaire, 1885, t. VII, p. 1027). — L'hygiène scolaire. Paris, Masson (Bulletin trimestriel).

b. — *Étude du lait.*

Chr. Barthel, Bakteriologie des Meiereiwesens. Leipzig. Heinsius, 1901 ; Die Methoden zur Untersuchung von Milch und Molkereiprodukten. — *R. Burri*, Anwendung der Bakteriologie im Molkereibetriebe (*Lafar*, Handb. der techn. Mykologie, Bd II). — *O. Cohnheim*, Chemie der Eiweisskörper. Braunschweig, Vieweg, 1900. — *Dornic*, De l'acidité des laits (Revue générale du lait, 1901-1902, p. 217). — *Duclaux*, Le lait. Baillière, 1887. — *N. Gerber*, Die praktische Milchprüfung. — *Gutzeit*, Méthode rapportée par Barthel (Revue générale du lait, 1904. n° 19, p. 436). — *M. Henseval*, Les microbes du lait et de ses dérivés. Lierre, van In, 1903. — *König, Fleischmann* u. *Weigmann*, Milch u. Molkereinebenabfälle (Vereinbarungen z. einheitl. Unters. u. Beurtheilung v. Nahrungs- u. Genussmitteln. Berlin, Springer, 1897, Bd I). — *Ladan Bockairy*, Lait (*Girard* et *Dupré*, Analyse des matières alimentaires. Paris, Dunod). — *H. Lajoux*, Le lait de femme et le lait de vache. Reims, Michaud, 1900 ; La question du lait, mouillage et écrémage, analyse et cryoscopie. Reims, Matot-Braine, 1904. — *Macé*, Lait et dérivés (Les substances alimentaires étudiées au microscope, chap. IV. Paris, Baillière, 1891). — *G. Mullie*, Recherches comparatives sur les différents moyens de distinguer le lait cru du lait bouilli (Revue générale du lait, II, 1902-1903). — *Ch. Porcher*, Le dosage du lactose dans le lait (Revue générale du lait, t. VI, 1907, p. 49). — *H. Raquet*, Conditions d'hygiène à réaliser dans la production du lait. Bruxelles, Lamertin, 1902. — *E. Schmidt*, Kuhmilch (Ausführliches Lehrbuch der pharmaceutischen Chemie. Braunschweig, Vieweg, 1896). — *Ter Haar*, Melk en Melkproducten, volledig leerboek der Zuivelbereiding. Grooningen, Noordhoff, 1905. — *Weigmann*, Herkunft der Bakterien der Milch ; Die Gärungen der Milch und Abbau ihrer Bestandtheile ; Abnormale Erscheinungen an der Milch und ihren Produkten (*Lafar*, Handb. der techn. Mykologie, Bd II, Iéna, Fischer, 1906). — *J. Zink*, Ueber die Unterscheidung roher von gekochter Milch (Milchzeitung, Leipzig, 4 April 1903). — L'Industrie laitière. Paris, rue Baillif, 3 ; Laiterie et élevage (Organe de la Société nationale de laiterie, Bruxelles) ; Revue générale du lait, publiée sous la direction de *Henseval*, *Weigmann*, *Marcas* et *Gedœlst*. Lierre (Belgique), impr. van In ; Milchzeitung. Leipzig, Heinsius ; Molkereizeitung. Berlin ; Milchwirtschaftliches Zentralblatt. Leipzig, Heinsius ; Publications du 1er Congrès international de laiterie. Bruxelles, 1903 ; Publications du 2e Congrès international de laiterie. Paris, 1905 ; Publications du 3e Congrès international de laiterie. La Haye, 1907.

CHAPITRE XI

HYGIÈNE INDUSTRIELLE ET PROFESSIONNELLE

L'hygiène industrielle et professionnelle, envisagée au point de vue pratique, comporte :

1° Un très grand nombre de notions d'hygiène générale ; les investigations auxquelles le médecin-hygiéniste devra se livrer dans ce domaine sont basées sur l'emploi des méthodes qui sont exposées à l'occasion de l'atmosphère, du sol, des eaux de boisson, des eaux résiduaires, des habitations, du vêtement, des soins corporels, de l'alimentation, des maladies transmissibles et de la statistique médicale et démographique ;

2° Les connaissances spéciales se rapportant aux gaz, vapeurs et poussières qui peuvent passer dans l'air des ateliers. Nous avons parlé des principaux *gaz* dans le chapitre traitant de l'atmosphère (chap. I, *Partie spéciale*, p. 160), et nous y avons décrit les méthodes à employer pour l'étude des *poussières*.

Nous devons signaler un appareil facile à transporter dans les usines, qui a été préconisé récemment par Hahn (1).

Une pompe à deux cylindres, mise en mouvement par un petit moteur électrique à accumulateur et munie d'un appareil enregistreur de volume, aspire l'air chargé de poussières à travers un tube de 10 centimètres de long et de 2 centimètres de diamètre, rétréci à une extrémité comme un tube de *Soxhlet* (Voy. p. 432). La matière filtrante, destinée à arrêter les poussières, est constituée par du coton-poudre, recommandé en 1862 par *Pasteur* pour fixer les microbes. Après le passage de l'air, on pèse le tube ; l'augmentation de poids donne la proportion de poussières ; ou bien, ce qui est préférable, on dissout la bourre dans un mélange de 2 parties d'éther avec 1 partie d'alcool, ou dans de l'alcool méthylique ou dans de l'acétone. On compare le degré de trouble de la solution avec des liquides tenant en suspension des quantités connues de poussières analogues à

(1) M. HAHN, *Zur Methodik der quantitativen Staub- und Russbestimmung*. Gesundheits-Ingenieur, München, 1908.

celles sur lesquelles on opère. Ces liquides-étalons sont fournis avec l'appareil (1).

3° Le diagnostic des intoxications professionnelles; il nous reste à exposer ici certaines méthodes spéciales qui, concurremment avec l'examen clinique, permettent aux médecins-inspecteurs du travail de déceler les intoxications professionnelles. Comme nous l'avons dit dans la préface, ces méthodes sont en réalité du domaine de la clinique, mais nous ne pouvons les passer sous silence parce qu'elles sont entrées dans la pratique courante de l'hygiène.

I. — DONNÉES ANTHROPOMÉTRIQUES. MENSURATIONS.

A. **Taille**. — La taille des sujets est mesurée de la façon la plus simple en fixant au mur un mètre à rouleau portatif.

B. **Poids**. — Un grand nombre de modèles de balances pour malades ont été construits; les plus commodes sont celles qui sont munies d'un curseur et qui permettent d'inscrire le poids sur un ticket.

Pour la pesée des ouvriers dans les usines, on peut faire construire un peson à ressort facilement transportable.

On n'oubliera pas de tenir compte du poids des vêtements du patient, et il convient de peser ce dernier à des moments convenables dans des conditions identiques, tôt le matin ou peu avant le dîner, afin de faire abstraction du poids des aliments.

C. **Capacité respiratoire**. — La détermination du volume d'air expiré s'effectue au moyen de *spiromètres*, par exemple du *spiromètre de Hutchinson* ou du *spiromètre de Verdin*.

a. **Spiromètre de Hutchinson**. — Il se compose (fig. 211) d'un cylindre métallique contenant de l'eau dans laquelle plonge une cloche ouverte en bas et munie en haut d'un goulot (16) fermé par un bouchon (17). La cloche est exactement équilibrée par des contrepoids (12) suspendus à l'extrémité de fils qui passent sur des poulies (18).

Un tube en U, dont l'une des branches pénètre sous la cloche et s'élève jusqu'au-dessus du niveau de l'eau, tandis que l'autre branche, extérieure, est prolongée par un tube en caoutchouc (14) et un embout (19), sert à envoyer dans la cloche l'air chassé des poumons pendant une expiration ordinaire ou forcée. Le poids de la cloche étant équilibré par des contrepoids (12), le sujet en expérience n'a à vaincre que des résistances de frottement, si bien que, à la fin de l'expérience, l'air expiré et celui qui

(1) Firme, Dr. Bender u. Dr. Hobein, Gabelsbergerstr., 76 *a*, München.

reste encore dans les poumons se trouvent à la pression atmosphérique.

Le volume de l'air expiré est donc égal à l'augmentation du volume intérieur de la cloche, et celui-ci se mesure au moyen d'une graduation (15) fixée à la cloche même et mobile devant un index (3) porté par le cylindre métallique.

b. **Spiromètre de Verdin.** — Cet appareil (fig. 212) comprend deux chambres extérieures et deux chambres intérieures, séparées par une cloison mobile, qui se vident et se remplissent alternativement de gaz. Le mouvement alternatif de translation des soufflets est transformé au moyen d'un système de bielles et manivelles en un mouvement rotatif continu d'un arbre qui commande deux tiroirs de distribution dont le fonctionnement est analogue à ceux d'une machine à vapeur.

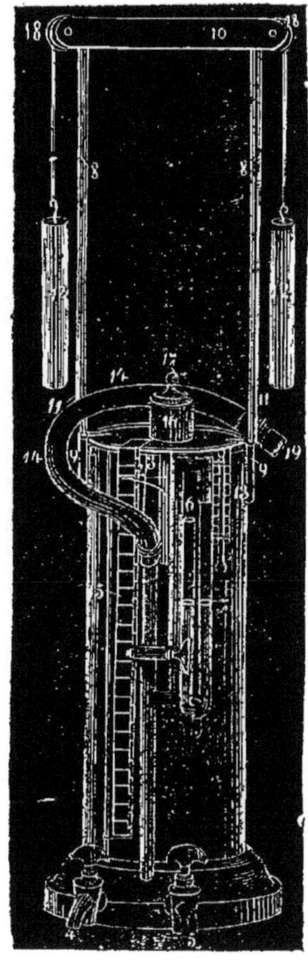

Fig. 211. — Spiromètre de Hutchinson.

La figure représente l'appareil au début de l'expérience. — 3, index; 15, règle graduée mobile; 7, manomètre à liquide coloré; 8, 9, 10, tiges; 18, 18, poulies; 11, cordes qui soulèvent la cloche; 12, contrepoids; 13, thermomètre; 14, tube respiratoire; 16, gazomètre; 17, fermeture; 19, embout du tube respiratoire.

Pour se servir de l'appareil, on enlève le couvercle du tube de sortie et on met les aiguilles aux zéros; on souffle par le tube d'entrée; à cet effet, on applique l'embouchure de ce dernier exactement contre les lèvres. Au moment où l'air est envoyé par le souffle dans le spiromètre, les aiguilles tournent autour des cadrans; elles s'arrêtent dès qu'on cesse de souffler; on lit l'indication des aiguilles sur le cadran; la grande aiguille indique les centilitres; la petite, celle de droite, les litres; enfin, celle de gauche les décalitres. A chaque mensuration individuelle les aiguilles doivent être remises aux zéros; on les fait tourner à cet effet sur leurs axes en les prenant entre le pouce et l'index.

D. **Force d'expiration et d'inspiration.** — Pour la mesurer, on se sert du *pneumatomètre de Waldenburg* qui est constitué par un tube en U contenant du mercure et dont l'une des branches s'ouvre dans l'atmosphère, tandis que l'autre est réunie aux voies respiratoires au moyen d'un embout qui doit empêcher toute communication entre ces voies et l'air extérieur. L'embout étant en place,

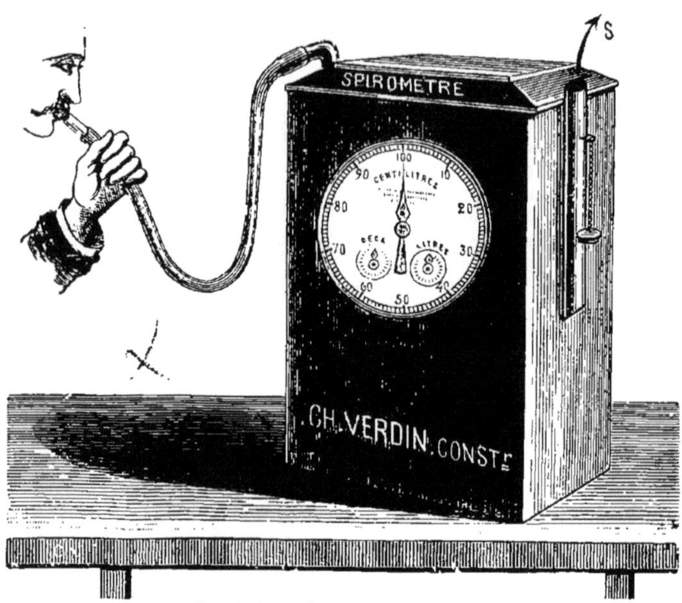

Fig. 212. — Spiromètre de Verdin.

la personne soumise à l'expérience fait une inspiration ou une expiration forcée, et l'on note la différence des niveaux du mercure à la fin de chacun de ces actes respiratoires.

II. — RECHERCHES HÉMATOLOGIQUES.

A. — Tracés sphygmographiques.

Les graphiques du pouls, recueillis au moyen des *sphygmographes* ordinaires de clinique, font reconnaître trois caractères fréquents dans le saturnisme : ralentissement, polycrotisme, trémulation descendante.

B. — Mesure de la pression artérielle.

a. **Sphygmomanomètre de Potain.** — Cet appareil (fig. 213) se compose d'une ampoule en caoutchouc A, d'un tube de transmission, d'un tube de remplissage R branché sur le premier, et d'un manomètre métallique.

L'ampoule est formée de quatre secteurs collés ensemble. Trois de ces secteurs sont assez épais et assez résistants pour ne pas se laisser sensiblement distendre, même avec une pression qui avoisine 30 centimètres de mercure; un quatrième (B), qui doit être appliqué sur la peau et transmettre la pression à l'artère, est aussi mince que possible et renforcé seulement près des pôles. La difficulté principale qu'offre la construction de ces ampoules est le choix du caoutchouc dont est formée cette partie mince; trop faible, il cède, fait hernie et se détériore rapidement.

Le tube de transmission doit avoir une paroi très résistante et un calibre intérieur aussi réduit que possible; ce tube, sur le trajet duquel se trouve un petit robinet R, sert à insuffler de l'air dans l'appareil et à l'y

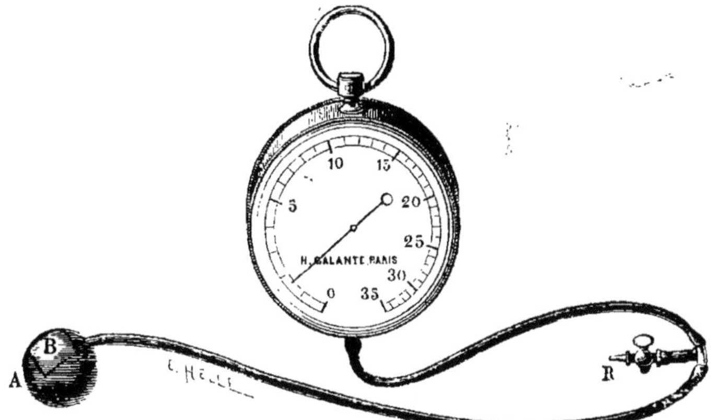

Fig. 213. — Sphygmomanomètre de Potain (H. Galante, constructeur, Paris).

porter à la tension convenable. La tension initiale qu'on établit ainsi est absolument arbitraire; elle est indispensable au fonctionnement de l'appareil, mais elle n'a aucune influence sur les résultats qu'on obtient ensuite, pourvu qu'on ne la porte pas trop loin. Potain a adopté, en règle générale, une pression de 3 centimètres de mercure et, pour des artères très résistantes, 5 centimètres.

Le manomètre est construit sur le principe des baromètres métalliques à capsule. Sa cavité est mise en rapport avec celle de l'ampoule par l'intermédiaire du tube qui les unit. Il indique en centimètres de mercure la pression à laquelle l'air est porté dans l'ampoule quand on comprime celle-ci.

Il est essentiel de vérifier la graduation du manomètre et de répéter cette vérification à diverses reprises si l'on doit suivre une longue série d'observations; à cet effet, Potain a fait construire un manomètre de comparaison, formé d'un tube plongeant dans un flacon plat à large section et recourbé deux fois, de façon à venir passer au-dessous du niveau du mercure contenu dans le flacon, avant de s'élever verticalement.

Pour établir la comparaison entre le manomètre à mercure et le manomètre métallique, le plus simple est de mettre l'un et l'autre en communication avec un flacon de grande capacité, dans lequel on comprime l'air peu à peu.

Mode d'emploi. — On applique le sphygmomanomètre sur une artère superficielle, de préférence la radiale ; pour une série d'observations suivies, il vaut mieux prendre toujours la radiale du même côté, le malade se trouvant à chaque détermination dans la même situation, debout, assis ou couché. L'avant-bras doit être placé horizontalement et dans la demi-pronation, la main pendante vers le bord cubital : il convient pour cela que le cubitus repose vers son extrémité sur un coussin résistant. On place le manomètre à petite distance, de façon qu'il se trouve sous l'œil de l'observateur, par exemple sur le lit du malade. Si on opère sur le poignet gauche, de la main droite on saisit l'ampoule et on l'applique par sa partie mince sur la portion de l'avant-bras qui correspond à la face antérieure de l'extrémité inférieure du radius. Son grand axe doit correspondre aussi exactement que possible au trajet de la radiale, le tube étant dirigé vers la partie supérieure de l'avant-bras, et le pôle inférieur laissant entre lui et l'interligne radio-carpien un espace de deux doigts environ. On place alors l'indicateur de la main droite sur la paroi de l'ampoule opposée à celle qui est en contact avec la peau et le pouce sur la face dorsale du radius, de façon à former une sorte de pince qui rende la compression facile et régulière. L'index doit être posé bien à plat et très exactement au centre de l'ampoule ; il doit couvrir la face qu'il déprime, de manière à l'écraser commodément et régulièrement.

Les choses étant ainsi disposées, on applique l'index de la main gauche sur la radiale immédiatement au-dessous de l'ampoule et de façon à sentir très distinctement les battements de l'artère avec l'extrémité de la pulpe du doigt. Puis le médius est placé immédiatement au-dessous et presse l'extrémité inférieure de la radiale, de manière à comprimer énergiquement cette partie de l'artère et à empêcher toute récurrence par l'arcade palmaire.

On s'assure que l'artère est bien distinctement sentie par l'index appliqué sur elle et que celui-ci n'appuie ni trop, ni trop peu ; car, dans l'un et dans l'autre cas, la perception serait insuffisante et disparaîtrait trop tôt. Après quoi on exerce avec l'index de la main droite une pression graduelle sur l'ampoule, jusqu'à ce que les battements de la radiale cessent d'être perçus par l'index gauche. A ce moment on s'arrête, et on note l'indication donnée par le manomètre. On s'assure, par des pressions variées du doigt qui tâte le pouls, que les pulsations de l'artère son véritablement éteintes. On dépasse légèrement le degré de pression qu'on avait atteint. Puis on retourne en arrière en soulevant légèrement et progressivement l'index qui comprime l'ampoule, jusqu'à ce que les battements artériels reparaissent, et à ce moment on fait une seconde lecture. Si l'on a bien opéré, les deux lectures sont identiques ou très rapprochées l'une de l'autre.

Pour déterminer la pression artérielle, on peut également employer d'autres instruments, notamment le *sphygmomanomètre de Riva-Rocci* ou le *sphygmomètre de Bloch*; la pression artério-capillaire peut être déterminée au moyen du *tonomètre de Gärtner* ou du *sphygmomanomètre de Bouloumié*.

b. **Sphygmomètre de Bloch**. — Cet appareil (fig. 214) se compose d'un petit cylindre en cuivre D contenant un ressort à boudin qu'actionne une tige centrale B terminée à une de ses extrémités par un patin A.

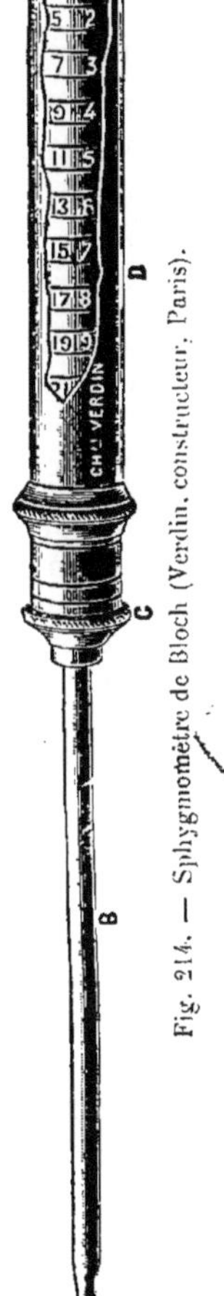

Fig. 214. — Sphygmomètre de Bloch (Verdin, constructeur, Paris).

On cherche à bien saisir la radiale au moyen d'un doigt de la main gauche; on prend le sphygmomètre de la main droite et on appuie son patin sur l'ongle du doigt placé sur l'artère de façon à écraser le pouls radial par la seule action de l'instrument. On lit alors sur le piston le nombre des grammes employés.

Chéron a modifié l'appareil en le munissant d'un patin ovalaire garni de liège au moyen duquel on écrase directement l'artère radiale; en se servant de l'index placé en aval sur l'artère, on s'assure de l'arrêt du pouls.

La formule suivante permet de traduire en centimètres de mercure la pression en grammes donnée par le sphygmomètre :

$$x = \frac{P + 50}{50}.$$

x = tension en centimètres de mercure.
P = indication numérique donnée par le sphygmomètre.

C. — Dosage de l'hémoglobine.

a. **Méthode de Tallquist**. — Dans un carnet sont disposées un certain nombre de bandelettes détachables de papier à filtrer ainsi qu'une échelle colorée qui comprend dix nuances de couleur rouge, correspondant à une teneur croissante en hémoglobine de 10 à 100 p. 100. Cette échelle sur papier glacé est formée de 10 rectangles percés d'un orifice. On met la partie moyenne d'une bandelette de papier à filtrer en contact avec une goutte de sang suffisamment grosse et on la laisse imbiber lentement. On abandonne à la dessiccation et on compare la coloration de la bandelette à une nuance de l'échelle ; à cet effet, on fait glisser la bandelette sous les orifices pratiqués dans les rectangles. Cette méthode est d'une application très simple, mais elle ne fournit que des résultats approximatifs; cependant, dans les mains d'un opérateur exercé, elle permet d'arriver à une approximation telle que les erreurs ne dépassent pas 10 p. 100.

b. **Hémomètre de Sahli** (constructeur : F. Büchi et fils, Berne). — Au lieu de doser l'hémoglobine en nature par comparaison avec un étalon de picro-carmin, comme dans la méthode primitive de *Gowers*, *Sahli* la transforme au préalable en chlorhydrate d'hématine, qui a une couleur brun foncé, et compare la dilution à examiner avec un étalon constitué par une solution de chlorhydrate d'hématine.

L'hémomètre de Sahli comprend deux tubes en verre disposés l'un à côté de l'autre dans des compartiments d'une étagère noire qui montre leur contenu par transparence et fait abstraction des rayons qui arrivent latéralement. En outre, un écran en verre laiteux permet de faire l'examen à la lumière diffuse. L'un des tubes est une éprouvette graduée dont chaque division correspond à 20 millimètres cubes ; l'autre tube est scellé aux deux bouts et renferme l'étalon qui correspond à une solution de sang normal à 1 p. 100. Deux pipettes accompagnent l'instrument et servent, l'une, petite, à prélever le sang, l'autre, plus grande, à ajouter l'eau.

Mode opératoire. — On pique le patient au moyen d'une lancette à l'extrémité du doigt ; on fait en sorte que la piqûre soit suffisante pour faire apparaître une goutte de sang sans devoir l'exprimer. On introduit dans l'éprouvette graduée de l'acide chlorhydrique $\frac{N}{10}$ (additionné d'un peu de chloroforme) jusqu'au trait 10.

Au moyen de la petite pipette, on aspire 20 millimètres cubes de sang, on essuie avec un peu d'ouate son extrémité inférieure et on introduit le volume mesuré dans l'éprouvette où il se mélange avec l'acide. On laisse réagir pendant une minute; il se forme une coloration brun foncé. En se servant de la grande pipette, on dilue le mélange en ajoutant — goutte à goutte, et en agitant — de l'eau ordinaire. Pendant qu'on opère la dilution, les deux tubes sont placés sur leur étagère et on les observe par transparence à la lumière du jour. On pousse la dilution jusqu'au point où la coloration du mélange soit égale à celle de la solution-type contenue dans un tube fermé et préparée au moyen d'une partie de sang normal + 99 parties de la solution chlorhydrique. D'après la quantité d'eau qu'on a dû ajouter, on estime la teneur en hémoglobine. Si l'on doit ajouter de l'eau jusqu'à la division 100, le sang renferme 100 p. 100 d'hémoglobine; si l'égalité de nuance est obtenue déjà lorsqu'on a rempli l'éprouvette jusqu'au trait 40, on dit que le sang soumis à l'examen contient 40 p. 100 d'hémoglobine. *Sahli* considère comme normale chez l'homme une teneur en hémoglobine de 80 à 100 et chez la femme de 70 à 90 p. 100.

c. **Hémomètre de v. Fleischl-Miescher** (constructeur : C. Reichert, Wien).

Cet appareil se compose d'une platine, analogue à celle d'un microscope simple, munie d'une ouverture circulaire. Celle-ci est destinée à recevoir une cuve cylindrique, à parois métalliques, dont le fond est formé par une lame de verre à faces parallèles; une mince paroi métallique divise la cuve en deux moitiés d'inégale profondeur; l'une de ces cellules mesure 15 millimètres, elle reçoit la dilution de sang; l'autre mesure 12 millimètres de profondeur, elle reçoit de l'eau distillée; pour éviter la formation du ménisque, on place au-dessus de ces cellules une lame de verre à faces parallèles, maintenue par une pièce métallique servant de diaphragme; le diaphragme est destiné à laisser passer les rayons lumineux uniquement par le centre des deux demi-cuves.

Lorsque la cuve est en place sur la platine, sous la demi-cuve destinée à l'eau distillée se trouve un prisme en verre rouge, très allongé, mobile à l'aide d'un chariot mû par une vis.

En dessous du prisme est placé un réflecteur de gypse blanc, mobile comme le miroir d'un microscope. L'éclairage doit se faire au moyen d'un bec de gaz ordinaire (bec Argand et non bec Auer) ou bien d'une lampe à pétrole. La lueur d'une bougie est tout aussi recommandable. Les observations se font dans une chambre noire.

Sur la platine, à côté de la cuve, se trouve un petit orifice qui permet de lire les indications d'une échelle accolée au prisme.

Mode d'emploi. — En se servant d'un vaccinostyle, d'une lancette ou d'un scalpel, on fait sourdre une gouttelette de sang à la partie latérale de l'extrémité d'un doigt.

Pour en prélever un volume déterminé, on y plonge l'extrémité d'une pipette analogue à celle de Thoma-Zeiss, pipette qui porte trois marques correspondant aux dilutions $\frac{1}{200}$, $\frac{1}{300}$, $\frac{1}{400}$: on aspire le sang de façon à amener le sommet de la colonne sanguine à la hauteur d'un des repères. On essuie avec un linge sec l'extrémité inférieure de la pipette, on la plonge dans une solution de carbonate sodique à 1/1000, on aspire cette dernière jusqu'à la marque supérieure; pendant ce remplissage, on aura soin de faire tourner légèrement la pipette sur son axe entre le pouce et l'index, de façon à faire mouvoir dans l'ampoule la perle de verre. Une fois la pipette remplie, on agite soigneusement, on expulse, en soufflant, le liquide contenu dans le tube capillaire, on enlève le tube en caoutchouc, on prend le tube capillaire entre les lèvres et on souffle le contenu de la pipette, goutte à goutte, dans la plus grande des deux cellules de l'hémomètre; on procède au remplissage de façon à obtenir un ménisque convexe.

On remplit l'autre cellule avec de l'eau distillée, également de façon à obtenir un ménisque convexe; on fera en sorte que les deux liquides ne se mélangent pas.

On saisit avec deux doigts le couvercle en verre, la fente tournée en bas, et on le glisse doucement sur la surface de la cuve, en évitant l'entrée de bulles d'air.

On pose le diaphragme sur la cuve, son axe longitudinal étant perpendiculaire à la cloison qui sépare les cellules. La cuve ainsi remplie est placée dans l'ouverture circulaire de la table de l'instrument, de telle façon que la cloison des cellules se trouve dans le même plan que l'arête antérieure du prisme.

L'observateur, ayant les yeux placés à 25 centimètres au-dessus de la table de l'instrument, voit deux rectangles colorés.

On met au point en glissant, d'un côté et de l'autre, le prisme sous la table de l'appareil au moyen de la vis jusqu'à ce que les deux surfaces à comparer présentent la même intensité de coloration. On lit l'indication de l'échelle; on fait une dizaine de lectures et on en prend la moyenne.

Un tableau qui accompagne l'appareil permet de transformer les degrés en milligrammes d'hémoglobine par 1000 centimètres cubes de la solution examinée.

On rapporte le résultat à 1000 centimètres cubes de sang en tenant compte de la dilution.

Remarque. — On contrôle l'exactitude de l'observation de la façon suivante : la mise au point pour la plus profonde des deux cellules, celle de 15 millimètres, ayant eu lieu, on enlève doucement le couvercle en verre et on transvase, au moyen d'une pipette, la solution sanguine de la grande cellule dans la plus petite de 12 millimètres de profondeur; on remplit cette dernière de la même façon que la première, on la place sur l'hémomètre et on procède à la mise au point. La valeur obtenue pour la petite cellule devra représenter les quatre cinquièmes de la valeur moyenne de la grande cellule.

D. — Ductilité des globules rouges.

Quand on examine à l'état frais du sang normal, on constate que les globules rouges sont doués d'une extrême plasticité ou ductilité.

Pour observer ce phénomène, il convient d'introduire quelques bulles d'air dans la goutte de sang soumise à l'examen; à cet effet, on laisse tomber de quelque hauteur, sur la goutte de sang recueillie, le couvre-objet tenu à plat; on y arrive plus facilement encore en dessinant sur une lame porte-objet un cercle au moyen du coin d'une lamelle trempée dans la goutte de sang; on couvre ce cercle, qui a emprisonné de l'air, au moyen d'un couvre-objet, on exerce sur ce dernier une légère pression qui disperse l'air en fines bulles dans la couche liquide (*Van der Mierden*). On voit alors les globules se déformer en butant contre les obstacles, s'allonger pour franchir les espaces rétrécis et reprendre leur forme arrondie dès que toute pression cesse.

Dans l'anémie saturnine, les globules sont rigides, on les voit circuler entre les obstacles et se buter contre eux sans se déformer ou en ne se déformant qu'à peine.

E. — Mensuration de la résistance globulaire à l'hémolyse.

La résistance des globules rouges à l'hémolyse serait, d'après certains auteurs, constamment augmentée dans le cours de l'intoxication expérimentale chronique.

Le procédé habituellement employé, le plus pratique d'ailleurs, est celui de *Vaquez* et *Ribierre* :

On prépare une solution-mère de chlorure de sodium chimiquement pur et fondu (afin de le débarrasser de son eau d'interposition) à 0gr,50 pour 100 d'eau distillée. Au moyen de cette solution, on obtient aisément des dilutions progressivement décroissantes; à 48 gouttes de la solution à 0,50 p. 100 on ajoute 2 gouttes d'eau distillée, ce qui donne une solution à 0,48 p. 100; 46 gouttes et 4 gouttes d'eau distillée forment une solution à 0,46 p. 100; 44 et 6 gouttes donnent une solution à 0.44 p. 100, et ainsi de suite jusqu'à une dilution de 0,32 p. 100 faite de 18 gouttes d'eau distillée et de 32 gouttes de la solution-mère. Il est bien entendu que l'on mesure l'eau distillée et la solution saline au moyen de la même pipette compte-gouttes.

Le sang est obtenu par piqûre, la peau étant bien lavée et soigneusement séchée. On en fait des dilutions au 1/50 au moyen d'une pipette spéciale (ou au 1/100, auquel cas on emploiera l'appareil à numérer les globules rouges de Thoma-Zeiss), en se servant successivement, comme liquide de dilution, de chacune des solutions préparées à l'avance.

Le sang ainsi dilué est reporté dans de petits tubes marqués et, après cinq ou dix minutes de contact, on centrifuge. En examinant alors ces tubes, on constate que dans les premiers les globules sont tassés au fond et que le liquide surnageant est incolore : il n'y a pas d'hémolyse. Dans un des tubes suivants, le liquide est légèrement teinté de rose ; ce tube donne le titre de la solution où débute l'hémolyse, où la résistance des globules les plus faibles a été vaincue : c'est la résistance minima R^1.

Dans les tubes suivants, la solution salée est de plus en plus teintée d'hémoglobine et le culot des globules est de moins en moins marqué. Vient enfin un tube où il n'y a plus de dépôt perceptible : c'est la résistance maxima R^2 : l'hémolyse est complète. D'après *Ribierre* et *Vaquez*, chez l'homme adulte normal la résistance globulaire s'exprime par les chiffres suivants :

$$R^1 = 0,48 \text{ à } 0,42$$
$$R^2 = 0,36 \text{ à } 0,32$$

Les recherches de *Glibert* tendent à prouver que, dans le saturnisme expérimental confirmé, la résistance à l'hémolyse ne se présente pas avec un caractère de constance qui permettrait d'en constituer un élément important de diagnostic, et qu'à plus forte raison cette résistance ne paraît pas être un signe précoce de l'intoxication.

F. — Numération des globules du sang.

Appareil Thoma-Zeiss (Carl Zeiss, constructeur, Iéna). — L'appareil (fig. 215) comprend : 1° une *pipette graduée* ou *mélangeur* : c'est un tube capillaire à forte paroi, étiré en pointe à son extrémité inférieure ; il porte une division qui diffère suivant le but auquel il est destiné. A sa partie supérieure, le mélangeur est muni d'une ampoule de $0^{cc},5$ à 1 centimètre cube de capacité qui renferme une petite perle en verre servant à brasser le liquide. Au-dessus du dernier trait de la division, le tube s'élargit une deuxième fois. Un tuyau en caoutchouc, terminé par un embouchoir, s'adapte à l'extrémité supérieure du tube capillaire.

2° Une *cellule compte-globules*, qui consiste en un fort porte-objet *ob* sur lequel est fixée au baume une mince plaque en verre W, finement polie et percée d'une ouverture circulaire. Le centre de cette ouverture est occupé par un petit disque en verre B cimenté de même au porte-objet et d'un diamètre un peu plus petit que celui de l'ouverture de la plaque ; il reste ainsi, entre le bord du disque et celui de la plaque, un espace annulaire en forme de rigole minuscule. La face supérieure du disque qui constitue le fond de la cellule se trouve, sur toute son étendue, exactement à 0mm,1 au-dessous du niveau de la surface supérieure de la plaque, et porte un quadrillé tracé au diamant dont chaque champ a $\frac{1}{20}$ de millimètre de côté, soit une surface de $\frac{1}{400}$ de millimètre carré. Chaque cinquième rangée

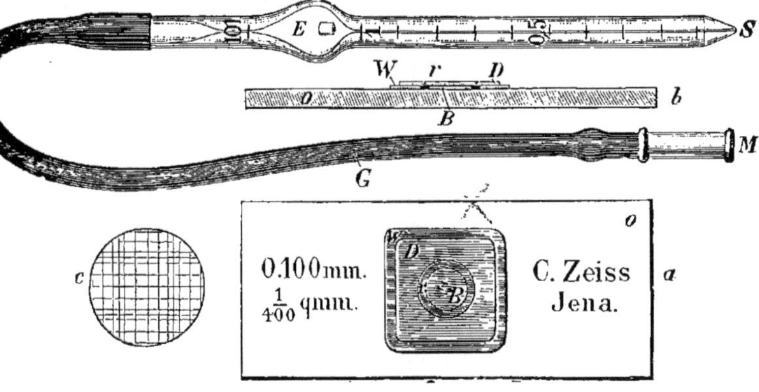

Fig. 215. — Hématimètre Thoma-Zeiss.

S, extrémité effilée de la pipette destinée aux hématies; E, ampoule du mélangeur; MG, tube d'aspiration; B r D, cellule; c, quadrillé du fond de la cellule.

de carrés, tant dans le sens horizontal que dans le sens vertical, est traversée, dans toute sa longueur, par un trait destiné à faciliter la numération. Pour couvrir la cellule, on se sert, soit de l'un des couvre-objets à surfaces parfaitement planes D, de 0mm,4 et 0mm,6, qui sont joints à l'appareil, soit, quand l'objectif employé est puissant, d'un couvre-objet de 0mm,18 d'épaisseur cimenté sur un anneau en verre.

a. *Numération des globules rouges*. — Pour compter les *globules rouges*, on nettoie soigneusement, à l'aide d'un tampon d'ouate imbibé d'éther, la pulpe d'un doigt. A l'aide d'une aiguille en lancette, on fait une piqûre de façon à obtenir une grosse goutte de sang. On plonge aussitôt dans celle-ci la pointe du mélangeur, et, en aspirant par le tuyau en caoutchouc, on laisse pénétrer le sang jusqu'au trait 1; on essuie avec un linge ou avec le doigt le sang adhérent à la pointe du mélangeur et on plonge celui-ci dans une solution filtrée de chlorure de sodium à 3 p. 100, ou, mieux encore, dans le liquide de Hayem (chlorure de sodium 1 gramme, sulfate de sodium 5 grammes, sublimé corrosif 0gr,5, eau distillée 200 grammes) et on l'aspire immédiatement par le tube en caoutchouc. La solution saline s'élève dans le renflement du mélangeur qu'on fait pivoter pour mélanger le sang et la solution. Dès que le mélangeur est rempli jusqu'au trait 101, on cesse l'aspiration, on ferme l'embouchoir à l'aide du doigt, on secoue soigneusement afin de bien mélanger le contenu. Comme le liquide qui se trouve encore dans le tube capillaire y reste fixé, 1 volume de sang est dilué dans 99 volumes de solution saline seulement : en d'autres termes, 100 volumes du mélange contiennent 1 volume de sang.

Si, au lieu d'aspirer le sang jusqu'au trait 1, on ne le laisse s'élever que jusqu'à 0,5 par exemple, et que l'on procède pour le reste comme il vient d'être indiqué, on réalise une dilution de $\frac{1}{200}$ pour l'obtention de laquelle le constructeur fournit d'ailleurs aussi un mélangeur spécial. Le procédé à employer pour les pipettes différemment graduées est tout à fait analogue à celui que nous venons d'exposer.

Après avoir bien brassé le liquide, on souffle dans le tube en caoutchouc, on laisse tomber les quatre premières gouttes, on dépose la gouttelette suivante au milieu de la cellule et on ferme immédiatement cette dernière avec le couvre-objet.

On place la préparation sur la platine du microscope et on l'abandonne quelques minutes à elle-même pour laisser aux globules le temps de se déposer.

Un nettoyage très soigné de la cellule et du couvre-objet est indispensable pour réussir l'opération.

Quand le nettoyage a été bien fait, une légère pression sur le couvre-objet suffit pour faire apparaître un phénomène coloré semblable à celui que présentent les bulles de savon (couleur des anneaux de Newton), phénomène qui indique que la lamelle s'applique bien sur la cellule. Il faut avoir soin de ne pas laisser pénétrer le liquide au delà de la rigole. Les dimensions de la gouttelette devront être choisies de manière que celle-ci reste au milieu de la cellule ; il faut qu'elle remplisse quelques millimètres carrés de l'espace compris entre la lamelle couvre-objet et le disque.

Il est également nécessaire de veiller à la propreté absolue du mélangeur; chaque fois qu'il aura servi, on le rincera successivement avec les quatre liquides suivants : solution saline, eau distillée, alcool absolu, éther.

Les objectifs achromatiques (Zeiss) A-DD et les apochromatiques 16 millimètres, 8 millimètres et 4 millimètres ,conviennent pour la numération des globules du sang, mais les systèmes D, DD et l'apochromatique 4 millimètres exigent l'emploi de couvre-objets de $0^{mm},18$ d'épaisseur cimentés sur un anneau en verre.

Lorsque les globules se sont déposés, on aperçoit (avec un diaphragme assez petit) sur le fond de la chambre le quadrillé parsemé de globules.

Chaque champ du quadrillé a une surface de $\frac{1}{400}$ de millimètre carré ; or l'espace entre le fond de la chambre et la face inférieure du couvre-objet ayant une profondeur de $\frac{1}{10}$ de millimètre, il se trouve au-dessus de chaque champ du quadrillé un volume de $\frac{1}{4000}$ de millimètre cube. Les globules qui étaient en suspension dans ce volume se sont déposés sur le fond de la chambre où ils peuvent être comptés.

Le mélange dans le rapport de 1 : 200 est le mélange normal ; pour le sang de personnes pléthoriques, on prend 1 : 400 et pour les anémiques 1 : 100. Pour que la numération soit facile, il doit y avoir environ 5 à 6 globules par carré ; on obtient alors pour les 16×16 carrés du réseau 1 200 à 1 500 globules.

Le calcul se fait de la manière suivante : supposons qu'on ait compté dans 256 champs 1580 globules, chaque champ contiendra en moyenne :

$$\frac{1580}{256} \text{ globules.}$$

Comme un champ correspond à une colonne liquide de $\frac{1}{400}$ de millimètre carré de base et de $\frac{1}{10}$ de millimètre de hauteur, 1 millimètre cube du mélange contiendra $10 \times 400 = 4\,000$ fois autant de globules.

Si la dilution était de 1 : 200, le sang lui-même en contiendra 200 fois plus, soit :

$$\frac{1\,580 \times 4\,000 \times 200}{256} = 4\,937\,500$$

ou, d'une manière générale, si l'on a compté, pour une dilution de 1 : a, z globules sur n champs, 1 millimètre cube de sang non dilué contient :

$$\frac{400\,az}{n} \text{ globules.}$$

b. *Numération des globules blancs.* — Pour la *numération des globules blancs,* on se sert plus avantageusement d'un mélange permettant une dilution dans le rapport de 1 : 10 et, au lieu de la solution saline, d'une solution d'acide acétique glacial à $\frac{1}{300}$. Dans ce liquide, les globules rouges disparaissent presque, tandis que les blancs ressortent et se laissent très facilement compter.

Bard fait remarquer que pour détruire tous les globules rouges il faut employer une solution d'acide acétique glacial à 3/100.

Le liquide suivant permet de combiner la destruction des globules rouges avec la coloration des blancs :

Acide acétique glacial..............	50 centigrammes.
Eau distillée........................	100 grammes.
Bleu de méthylène.................	traces.

La dilution du sang se fait avec ce liquide dans les proportions indiquées plus haut.

Pour la numération, il faut compter plusieurs carrés dont on prend la moyenne.

La numération des globules rouges et des globules blancs est facilitée par l'emploi d'une platine mobile sur le microscope.

G. — Examen des préparations colorées.

a. *Technique de la coloration.* — Les lames et lamelles dont on se sert doivent être parfaitement planes ; elles doivent avoir séjourné pendant vingt-quatre heures au moins dans un bain d'alcool-éther, dont on ne les sort qu'au moment de l'emploi pour les essuyer avec un linge fin.

Pour prélever du sang, on pique la pulpe d'un doigt, de préférence celle du médius de la main gauche, après avoir désinfecté la région au moyen d'alcool, et après l'avoir laissé sécher parfaitement.

La piqûre se fait au moyen d'une *aiguille en lancette*, de la *lancette de Sahli* ou de *Franck*.

Il faut faire la piqûre assez profonde afin de n'avoir pas besoin de comprimer pour faire sourdre une goutte de sang.

On dépose une *fine* gouttelette de sang sur une lame porte-objet ; on l'étale immédiatement au moyen d'une lamelle rodée faisant avec la lame un angle de 45°. Pour être bien fait, l'étalement doit être pratiqué d'un seul coup, en passant une seule fois la lamelle sur la lame, suivant la direction du sommet de l'angle.

Pour fixer la préparation, on peut recourir à la chaleur ; pour les colorations usuelles, une fixation d'une demi-minute à deux minutes à 110° environ dans une étuve à température constante suffit.

On peut également recourir à la fixation chimique ; par exemple on immerge les préparations pendant cinq minutes dans l'alcool absolu (éthylique) ou dans l'alcool méthylique.

Les colorants recommandables et le plus souvent employés en clinique sont les suivants :

1° *Hématoxyline et éosine.* — On emploie surtout l'hématoxyline de *Delafield* ainsi préparée :

A 400 centimètres cubes d'une solution saturée d'ammoniaque dans l'eau on ajoute 4 grammes d'hématoxyline cristallisée dissous dans 25 grammes d'alcool fort. On laisse le tout exposé à l'air pendant quelques jours ; on filtre et on ajoute 100 centimètres cubes de glycérine et autant d'alcool méthylique.

On laisse reposer pendant six semaines à deux mois ; on filtre de nouveau et l'on conserve la solution dans un flacon bien bouché.

On colore la préparation au moyen de ce réactif pendant une minute. Le lavage se fait au moyen d'eau ordinaire ou d'eau bicarbonatée.

On colore ensuite pendant environ une minute avec une solution aqueuse d'éosine à 0,5 ou 1 p. 100, puis on lave à l'eau. On laisse sécher à l'air et on monte au baume de Canada.

2° *Bleu de méthylène et éosine.* — La préparation est colorée d'abord pendant trois à cinq minutes dans une solution alcoolique d'éosine à 0,5 p. 100, on lave à l'eau, on sèche, puis on colore par une solution aqueuse de bleu de méthylène à 1 p. 100 pendant une à cinq minutes.

3° Le *bleu polychrome de Unna* (*Grübler*) s'emploie additionné d'un égal volume d'eau. La coloration dure de une à deux minutes ; elle est suivie d'un lavage à l'eau, puis d'une décoloration par l'alcool absolu.

4° *Bleu bicarbonaté.*

Bleu de méthylène pur..................	1 gramme.
Bicarbonate sodique......................	6 grammes.
Eau distillée............................	250 —

On colore pendant deux minutes au moins, puis on lave à l'eau distillée jusqu'à ce que la préparation ne présente plus qu'une légère teinte vert bleuâtre, on sèche.

5° *Solution triacide d'Ehrlich.* — Cette solution contient de l'orange G, de la fuchsine acide et du vert de méthyle. On trouve ce réactif tout préparé chez Grübler, à Leipzig.

Pour être préparées au triacide, les préparations doivent avoir été fixées par la chaleur ou par le chloroforme.

On dépose quelques gouttes du réactif sur la préparation. Après vingt à trente minutes, la coloration est suffisante ; on lave rapidement à l'eau, dans un cristallisoir et non à l'eau courante.

La coloration par l'hématoxyline et l'éosine est très simple et permet d'avoir une vue d'ensemble.

La coloration par le bleu polychrome d'*Unna* ou par le bleu bicarbonaté est utilisée pour mettre en évidence les granulations basophiles.

La coloration par le triacide d'*Ehrlich* fait distinguer les granulations neutrophiles.

Au laboratoire de l'Office du travail à Bruxelles, on emploie parfois avantageusement la méthode de double coloration suivante (méthode de *Jenner* modifiée).

Le sang étalé et séché, mais non fixé, est plongé directement pendant deux minutes dans un mélange préparé extemporanément avec parties égales des deux solutions suivantes :

A.	Bleu de méthylène médicinal, Hœchst....	1 gramme.
	Alcool méthylique *pur*..................	100 grammes.
B.	Éosine BA de Hœchst....................	0gr,60
	Alcool méthylique pur....................	100 grammes.

La préparation est lavée pendant quelques instants à l'eau distillée jusqu'à apparition d'une teinte rose encore légèrement violette ; on sèche.

Toutes les granulations des leucocytes sont colorées ; en violet (ou en rose si le lavage a été un peu trop prolongé) sont les granulations neutrophiles, en rouge vif les éosinophiles, en bleu violet les Mastzellen ; les noyaux des leucocytes et des globules rouges sont en bleu ; les granulations basophiles des hématies apparaissent en bleu tranchant sur le fond rose du globule (*G. Ruelens*).

Les préparations colorées permettent de juger de la *forme* des éléments figurés du sang, de leurs *dimensions*, de leurs *affinités colorantes*, des *rapports* de nombre des diverses espèces.

b. *Globules rouges*. — On examine leur forme (poikilocytose) et on détermine leur diamètre au moyen de l'oculaire micrométrique (Voy. p. 96).

On reconnaît les *microcytes* (diamètre inférieur à 5 μ), les *macrocytes* (15-20 μ et au delà).

On peut trouver dans le sang des *globules rouges nucléés* (normoblastes, microblastes, mégaloblastes).

A l'état normal, les globules rouges sont nettement acidophiles, c'est-à-dire qu'ils se colorent en rose par les mélanges hématéine-éosine, bleu de méthylène-éosine, en bleu pâle par le bleu polychrome, en rouge-cuivre par le triacide. Dans certains états pathologiques, les hématies manifestent à la fois de l'affinité pour les couleurs acides et pour les couleurs basiques (polychromatophilie), ou bien il peut apparaître des *granulations basophiles*.

c. *Globules blancs.* — Pour la description des espèces de globules blancs, nous renvoyons aux traités d'histologie ou de diagnostic médical.

d. *Proportion des espèces leucocytaires.* — Pour faire une numération des espèces leucocytaires, il importe d'employer un fort grossissement $\left(\text{objectif à immersion } \frac{1}{12}\right)$. Il convient en outre d'examiner la préparation en entier, la répartition des éléments n'étant jamais absolument uniforme. Il est recommandable d'employer une platine mobile, sinon on s'expose à compter deux fois les mêmes éléments ou bien à laisser de côté de nombreux points de la préparation.

Avant de procéder à la numération, on dispose une feuille de papier qu'on divise en colonnes, à la tête de chacune desquelles on inscrit le nom de l'une des diverses espèces. Il suffit ensuite d'inscrire au fur et à mesure, dans chaque colonne, les chiffres trouvés dans chaque champ microscopique.

Il va de soi que, plus le nombre des éléments examinés sera grand, plus le chiffre obtenu se rapprochera de la réalité. En pratique, il paraît nécessaire de faire porter la numération sur 500 éléments (*Bard*).

Dans le sang normal de l'adulte, les diverses formes leucocytaires se trouvent dans un certain rapport qui constitue ce qu'on a appelé l'*équilibre leucocytaire* :

Polynucléaires neutrophiles	60-70	p. 100.
— éosinophiles	0,5-3	—
Mastzellen	0,25-0,5	—
Formes de transition	0,5-0,2	—
Lymphocytes	25-35	—
Grands mononucléaires	1-2	—

Dans certains états pathologiques, l'intoxication saturnine par exemple, cet équilibre peut être altéré et il importe d'établir la *formule leucocytaire*, c'est-à-dire le rapport des diverses espèces de leucocytes.

III. — EXPLORATION DE LA FORCE DES MUSCLES FLÉCHISSEURS ET EXTENSEURS DES DOIGTS.

Appareil de Glibert. — Cet appareil comprend deux lames métalliques fixées à angle droit sur un axe commun disposé horizontalement. C'est sur ces lames qu'agissent les doigts, le médius et l'annulaire notamment, sur lesquels portent les essais ; on se sert de l'une ou de l'autre de ces lames selon qu'on veut faire agir les extenseurs ou les fléchisseurs ; pendant que le médius et l'annulaire travaillent, les autres doigts trouvent un point d'appui sur une surface qui leur est réservée ; ils n'interviennent donc pas dans la détermination.

Les mouvements de l'axe horizontal sont transmis au moyen d'une bielle à un deuxième axe portant des excentriques qui appuient sur des ressorts ; ceux-ci augmentent progressivement la résistance au mouvement de rotation. Une came fixée sur l'axe des excentriques permet de transmettre à un enregistreur de *Marey* les mouvements communiqués à l'appareil.

Les ressorts pouvant présenter une modification de résistance avec le temps, *Glibert* cherche à les remplacer par un système de poids dans un nouvel appareil qui est en construction.

IV. — ÉTUDE DE LA FATIGUE.

A. **Dynamomètre médical.** — Cet appareil (fig. 216) est constitué par deux lames métalliques curvilignes, réunies à leurs extrémités de façon à former une ellipse. A l'une des lames est fixé un cadran portant deux graduations circulaires concentriques, et muni d'une roue dentée : celle-ci engrène avec une crémaillère portée par l'autre lame et entraîne dans son mouvement deux aiguilles qui tournent autour du centre commun des graduations.

Quand l'instrument est pris dans la main et soumis à l'action des

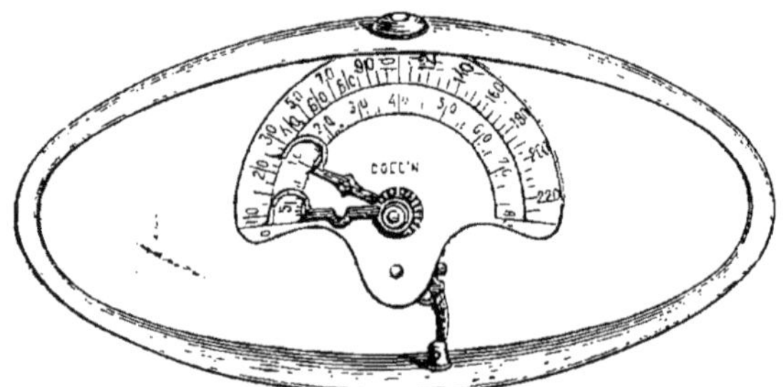

Fig. 216. — Dynamomètre.

fléchisseurs des doigts, les deux lames se rapprochent l'une de l'autre et l'aiguille se meut sur le cadran ; le numéro de la graduation intérieure sur laquelle l'aiguille s'arrête indique, grâce aux expériences préalables qui ont permis d'établir la graduation, à combien de kilogrammes équivaut l'effort musculaire développé.

La graduation extérieure se rapporte aux efforts qui portent non suivant le petit axe, mais suivant le grand axe de l'ellipse.

B. **Ergographe.** — Le service médical de l'Inspection du travail, à Bruxelles, a adopté le dispositif suivant :

Un manomètre métallique ordinaire, mis en communication, au moyen d'un tube en caoutchouc épais, avec une poire de même nature et suffisamment résistante, indique, en fonction d'atmosphères, la pression atteinte par l'effort des muscles fléchisseurs des doigts. En même temps, un traceur, fixé parallèlement à la tige de transmission qui fait mouvoir l'aiguille du manomètre, inscrit sur un appareil enregistreur (1) les déplacements que subit l'extrémité fermée du tube manométrique.

Ce dispositif présente l'avantage de supprimer la sensation douloureuse, inséparable de l'emploi des dynamomètres métalliques, dont les indications se trouvent faussées selon la sensibilité plus ou moins grande des sujets en observation.

∴

Pour plus de renseignements concernant ces méthodes d'exploration clinique et pour l'interprétation des résultats, nous renvoyons aux ouvrages suivants :

Achard, *Nouveaux éléments d'exploration*. Paris, 1903. — L. Bard, Précis des examens de laboratoire. Paris, Masson, 1908. — Besançon et Labbé, *Traité d'hématologie*. Paris, Masson, 1904. — Cornil et Ranvier, *Manuel d'histologie pathologique*. Paris, 1902. — Glibert, Rapport présenté au Congresso internazionale per le malattie del lavoro. Milano, 1906. — Lenhartz, *Mikroskopie und Chemie am Krankenbett*, 1900. — C. Potain, La pression artérielle. Paris, Masson. — H. Sahli, Ueber ein einfaches und exactes Verfahren der klinischen Hämometrie; Verhandl. des XX Congresses für innere Medicin 1902. — F. Wesener, Medizinisch-klinische Diagnostik. Berlin, Springer, 1907.

V. — RECHERCHE DES MÉTAUX TOXIQUES DANS L'ORGANISME.

Pour le diagnostic des intoxications, cette recherche porte généralement sur l'urine; les métaux les plus importants à ce point de vue, en hygiène professionnelle, sont le *plomb* et le *mercure*.

A. **Plomb**. — Pour rechercher le plomb dans l'urine, on peut plonger dans cette dernière un ruban de magnésium métallique et l'abandonner au contact avec le liquide pendant vingt-quatre heures. Le plomb se dépose à la surface du magnésium, on le dissout dans de l'acide nitrique et on le caractérise par les réactions décrites précédemment (Voy. p. 50).

Il est cependant préférable de détruire, préalablement à la recherche du plomb, les matières organiques de l'urine par l'un des deux procédés suivants :

(1) Construit par M. Ista, rue du Midi, à Bruxelles.

a. **Méthode de A. Gautier** (1). — 500 grammes d'urine sont placés dans une capsule et chauffés sur un feu doux ; on sépare la plus grande partie de l'urée par volatilisation ignée. On verse sur le résidu 100 centimètres cubes d'acide nitrique pur et on chauffe jusqu'à dissolution complète, puis on évapore en consistance pâteuse *en évitant toute déflagration.*

Le résidu est alors arrosé avec 30-50 centimètres cubes d'acide sulfurique pur, puis chauffé lentement tant que la masse se boursoufle. Lorsque l'effervescence paraît se calmer, on ajoute 10 centimètres cubes d'acide nitrique pour rendre la masse plus fluide, puis on fait passer les liqueurs dans un ballon à long col ou dans un matras d'essayeur de 300 à 500 centimètres cubes de capacité, en rinçant la capsule avec un peu d'acide nitrique et 5 centimètres cubes de solution de sulfate de cuivre pur au 1/5 (soit 1 gramme de sulfate). On chauffe ensuite *sur un fourneau en fonte répartissant régulièrement la chaleur sur toute la surface baignée par le liquide*, un jeu de rondelles métalliques permettant d'interposer à tout instant l'écran susceptible de préserver la surface du ballon non recouverte par le liquide. Le bec ou col du ballon s'engage dans une hotte à fort tirage ou se trouve réuni à un dispositif d'absorption actionné par une trompe à eau.

Ces précautions prises, le liquide est évaporé jusqu'à ce qu'il commence à répandre des vapeurs blanches d'acide sulfurique.

C'est seulement à partir de cet instant que l'acide nitrique pourra effectuer la destruction des matières organiques.

On dispose alors un tube coudé pénétrant jusqu'à 3 centimètres du fond du ballon, et portant à sa partie supérieure un petit entonnoir en verre soufflé. On place au-dessus, sur une étagère ou sur un support quelconque, une allonge ou tout autre récipient portant à la partie inférieure un robinet permettant d'assurer l'écoulement (10 à 20 gouttes à la minute) de l'acide nitrique qui doit alors intervenir pour terminer la destruction des matières organiques.

On mène ensuite l'opération en réglant le feu et les affusions d'acide de telle sorte que l'on soit toujours au voisinage du point critique. L'attaque est terminée quand on peut suspendre pendant quelques minutes les affusions d'acide nitrique sans que le liquide du ballon noircisse.

Lorsque ce point est atteint, on fait passer le liquide dans une

(1) Technique adoptée par G. Meillère (Voy. Meillère, *Le saturnisme*. Paris, Doin, 1903).

capsule en porcelaine de 500 centimètres cubes de capacité et on évapore en évitant de fritter le résidu. Si, par hasard, la masse se colorait pendant cette opération, on pourrait projeter dans l'essai quelques cristaux de nitrate ammonique.

Lorsqu'il ne reste plus que 3 à 5 centimètres cubes de liquide, on laisse refroidir la capsule, on reprend le résidu par 250 centimètres cubes d'eau, on sature par l'ammoniaque jusqu'à apparition du bleu céleste, puis on acidule avec une quantité connue d'acide chlorhydrique (2^{cc},5, soit 1 p. 100 en volume). On peut traiter directement par l'hydrogène sulfuré le liquide acidulé, si ce dernier est limpide. S'il contient un précipité, on le filtre ou on le centrifuge avant le traitement sulfhydrique.

Le liquide saturé d'hydrogène sulfuré est maintenu au bain-marie jusqu'à réunion complète du sulfure, puis décanté sur un filtre mouillé, à petits plis, dont on multiplie la surface active en relevant le fond le plus qu'on le peut. Le précipité est ensuite jeté lui-même sur le filtre mouillé ou centrifugé, et lavé à l'eau chaude chargée d'hydrogène sulfuré tant qu'une prise de liquide de 5 centimètres cubes donne une réaction des phosphates par le molybdate ammonique.

Ce point atteint, le filtre essoré est jeté dans un petit matras et traité par 5-10 centimètres cubes d'acide nitrique. La dissolution opérée, on passe sur un coton, on lave avec un peu d'eau, on évapore et on torréfie pour détruire un peu de matière organique entraînée au cours de ces opérations. Le résidu est repris par un peu d'acide nitrique qui régénère le nitrate de cuivre, enfin le nitrate mixte est soumis à l'électrolyse dans une liqueur contenant un vingtième de son volume d'acide nitrique. On effectue l'électrolyse avec un élément Bunsen monté au bichromate ou avec un accumulateur, à une température de 50°, maintenue pendant six heures.

L'électrolyse faite à la température ordinaire dure beaucoup plus longtemps : quinze heures en moyenne. Un essai peut donc marcher sans surveillance pendant toute une nuit.

L'anode est pesée après six heures d'électrolyse à chaud, ou quinze heures d'électrolyse à froid. Il est bon de remplacer la première anode par une anode supplémentaire, qui doit pouvoir rester deux heures dans le bain sans se colorer d'une façon appréciable.

Le précipité d'oxyde puce peut être pesé pour donner une idée approchée de la quantité de plomb contenue dans la matière analysée.

On vérifiera l'identité de cet oxyde puce en le dissolvant dans l'acide nitrique nitreux. La solution évaporée peut être soumise ensuite à une série d'essais (Voy. *Caractères des sels de plomb*).

b. **Méthode de Denigès**. — Pour détruire les substances organiques, on peut également recourir au procédé que *Denigès* a fait connaître en 1901, procédé qui participe de celui de *Filhol-Gautier* et de celui de *Villiers*.

Voici comment *Denigès* l'applique au cas spécial de l'urine.

On porte à l'ébullition, dans une capsule de 1 litre, 500 centimètres cubes d'urine, 100 centimètres cubes d'acide nitrique à 40° B. (densité 1,39 à 1,40) et 5 centimètres cubes de solution de permanganate potassique à 2 p. 100. Lorsque la mousse du début, d'ailleurs peu abondante, est tombée, on recouvre la préparation d'un entonnoir en verre, dont le bord atteint la naissance du bec de la capsule et dont la douille a été coupée à 1 ou 2 centimètres environ avant son évasement, de façon à avoir une ouverture de 15-20 millimètres. On porte à une ébullition tranquille et il se dégage un mélange de vapeurs nitreuses, d'azote et de gaz carbonique.

Quand le volume est réduit à 100-150 centimètres cubes, on ajoute à nouveau 100 centimètres cubes d'acide nitrique et on chauffe encore jusqu'à réduction à 60-80 centimètres cubes. On ajoute, à chaud, 25 centimètres cubes d'acide sulfurique pur (50 centimètres cubes dans le cas d'urines diabétiques) : on chauffe jusqu'à fort noircissement et émission de vapeurs blanches ; on achève la destruction et la décoloration de la masse par oxydation nitrique comme dans le cas précédent (1).

B. **Autres métaux**. — Ce même procédé de destruction des matières organiques est applicable aussi lorsqu'il s'agit des autres métaux qu'on recherchera en se guidant sur les indications données dans la *Première partie* (Voy. p. 58).

Pour déceler le mercure, nous conseillons le procédé suivant :

Mercure. — On concentre, dans une capsule au bain-marie, 500 centimètres cubes à 2 litres d'urine jusqu'au quart du volume ; on ajoute 3 à 6 grammes de cyanure potassique, on laisse digérer pendant une demi-heure à 60°-70°. On filtre, on introduit le liquide dans un vase cylindrique et on y plonge un ruban long et étroit de toile de cuivre traitée préalablement par de l'alcool méthylique, de façon à faire apparaître nettement l'éclat métallique (2). On abandonne la

(1) Voy. également G. Denigès, *Précis de chimie analytique*. Paris, Maloine, 1903.

(2) On chauffe le morceau de toile de cuivre dans une flamme de Bunsen et on le laisse tomber, pendant qu'il est encore chaud, dans de l'alcool méthylique.

préparation au repos pendant plusieurs heures, à la température de 60°-70°. On retire le tissu métallique, on le lave à l'eau, à l'alcool, à l'éther et on le laisse sécher à l'air libre pendant une demi-heure. On enroule le ruban de façon à en former un cylindre qu'on introduit dans la partie inférieure d'un tube à réaction, en ayant soin de le presser fortement contre la paroi au moyen d'une baguette en verre. On chauffe, en le tournant dans une flamme, le fond du tube à réaction au point de ramollir le verre; le mercure distille et se dépose dans les parties froides du tube sous forme d'un anneau où une loupe permet généralement de distinguer de petits globules métalliques.

Pour caractériser le mercure, on brise le fond du tube, on enlève le rouleau de cuivre, on dépose à la partie supérieure du tube une paillette d'iode, on volatilise cette dernière en soufflant les vapeurs vers le dépôt annulaire; si ce dernier est constitué par du mercure, il devient jaune à cause de la formation d'iodure mercurique qui, après quelque temps ou sous l'influence de la chaleur ou du frottement, peut se transformer en la variété rouge.

Dosage. — On introduit dans le tube (ne contenant pas d'iode) une lame d'argent de $2^{cm},5$ de long sur $0^{cm},7$ de large; cette lame, parfaitement polie, est déposée contre la paroi dans le voisinage immédiat du ruban de cuivre. On chauffe ce dernier comme dans le cas précédent, en roulant constamment entre les doigts le tube tenu horizontalement. Après deux minutes, tout le mercure s'est amalgamé avec l'argent; l'augmentation de poids de la lame d'argent en indique la proportion.

VI. — ENQUÊTES SUR LA SANTÉ DES OUVRIERS.

Les enquêtes que les hygiénistes entreprennent dans les usines ne doivent pas se borner à relever certains faits qui, à première vue, exercent une influence néfaste évidente sur la santé des ouvriers; beaucoup de causes d'insalubrité ne deviennent apparentes que lorsqu'on groupe, sous forme de statistiques, les données recueillies. Avant de procéder à une enquête, il importe, comme nous le verrons plus loin (chap. XII, p. 622) d'arrêter un *plan* et de dresser un *formulaire*.

Nous donnons ci-après, à titre d'exemples, les formulaires que l'*Office du travail*, de Bruxelles met à la disposition de ses inspecteurs-médecins pour conduire les enquêtes sur la santé des ouvriers :

MINISTÈRE
DE
L'INDUSTRIE ET DU TRAVAIL

OFFICE DU TRAVAIL

INSPECTION DU TRAVAIL

SERVICE MÉDICAL

Enquête sur la santé des ouvriers et des ouvrières employés dans l'industrie des peaux, des poils et des crins.

Formulaire I

Relevé fait par M. l'inspecteur-médecin ....

le ....

Firme ....

Adresse .... N° ....

Atelier ....

NOM ET PRÉNOMS	AGE	SEXE	Age de nubilité des sujets féminins

ÉTAT CIVIL			PROFESSIONS ANTÉRIEURES			DESCRIPTION EXACTE DU TRAVAIL ACTUEL	AGE	TEMPS
Célibataire	Marié (1)	Veuf ou divorcé (1)	NATURE	Age au début	Temps de service		au début	de service

MALADIES ANTÉRIEURES : Nature et durée de l'affection. — Époque à laquelle elle a été contractée. — Pendant l'exercice de quelle profession ?

Infirmités actuelles ou autres particularités pathologiques. — Cause. — Époque du début.

État de santé actuel :

ANTÉCÉDENTS HÉRÉDITAIRES ET RENSEIGNEMENTS MÉDICAUX CONCERNANT LA FAMILLE

PÈRE

VIVANT	MORT	PROFESSION	ÉTAT de santé habituel	CAUSE de la mort
Age	Age			

MÈRE

VIVANTE	MORTE	PROFESSION	ÉTAT de santé habituel	CAUSE de la mort
Age	Age			

FRÈRES ET SŒURS

VIVANTS		MORTS		PROFESSION	ÉTAT de santé habituel	CAUSE de la mort
AGE		AGE				
Frères	Sœurs	Frères	Sœurs			

CONJOINT :	VIVANT OU MORT.	PROFESSION.	ÉTAT DE SANTÉ HABITUEL.	CAUSE DE LA MORT.

Observations : Charges spéciales. — L'ouvrier travaille-t-il à l'usine pendant toute l'année? Que fait-il pendant les intervalles? Habite-t-il la ville ou la campagne? etc.

(1) **N. B.** Prière d'indiquer l'âge du sujet à l'époque du mariage, du veuvage ou du divorce.

MORTINATALITÉ ET MORTALITÉ INFANTILE DES DESCENDANTS DES OUVRIÈRES

NOM ET PRÉNOMS :

ÉTAT CIVIL DES PARENTS au moment de la naissance de chacun des enfants.			ENFANTS			FAUSSES COUCHES à combien de mois ?	TOTAL des GROSSESSES.	ENFANTS illégitimes et légitimés.
Célibataire.	Marié.	Veuf ou divorcé.	VIVANTS âge actuel.	MORTS à quel âge ?	MORT-NÉS			
TOTAL.................								

Age de la mère à sa première conception :

OBSERVATIONS DIVERSES :

MINISTÈRE
DE
L'INDUSTRIE ET DU TRAVAIL

INSPECTION DU TRAVAIL

SERVICE MÉDICAL

DIAGNOSTIC DU SATURNISME

Observation n° 37. — Ouvrier diamantaire.
Signature du médecin. — X

EXAMEN ET INTERROGATOIRE SPÉCIAUX. Rechercher surtout : — le liséré et les plaques de tatouage, — les stomatites et les ulcérations des gencives, — l'hypertrophie des parotides et des sous-maxillaires, — noter le *teint* saturnin, — la tumeur dorsale du métacarpe chez les paralysés. — la corde du long supinateur, — les arthralgies.	*Liséré à la gencive inférieure.* *Teint saturnin.*
CŒUR. **Auscultation.** Bruits anormaux organiques, — fonctionnels.	*Absence de bruits anormaux.* *Cœur excité.*
VAISSEAUX. **Athérome.**	Oui. — Non. — *Athérome prononcé.*
Pouls et tension sanguine. On signale : des irrégularités du rythme. — du ralentissement, — du polycrotisme. — de la trémulation descendante. — de l'hypertension.	*Hypertension.*
SANG. *a*) **Frais.** Ductilité des hématies.	État normal. — Diminution.
Anisochromie.	État normal. — Coloration inégale. — Très inégale.
Numération des globules rouges.	
Hémoglobine (dosage).	*69* p. 100.
Valeur globulaire.	
Réduction de l'oxyhémoglobine.	État normal. — Léger retard. — Retard considérable.
Résistance globulaire (hémolyse). L'augmentation serait à peu près constante chez le cobaye intoxiqué chroniquement.	
b) **Sec :** **Hématies.** Dimension. On signale une augmentation du diamètre moyen — et des mégalocytes dans l'anémie saturnine.	*a*) Diamètre moyen : Normal. — Diminué. — Augmenté. *b*) Microcytes. *c*) Mégalocytes.

Forme. On note une poikilocytose.	État normal. — Déformations peu nombreuses. — Fréquentes.
Coloration. Les granulations basophiles sont considérées par certains auteurs comme presque spécifiques.	Normale. — Polychromatophilie. Granulations basophiles. — Néant. — Rares. — Nombreuses.
Globules rouges à noyau. Les hématies à noyau seraient un signe constant ? — Dans l'anémie saturnine intense, on signale surtout des mégaloblastes.	Normoblastes. Microblastes. Mégaloblastes.
Globules blancs : On signale une leucopénie.	Nombre. Rapport aux G. R.
Formule leucocytaire. On signale une hypopolynucléose.	Petits lymphocytes. Grands lymphocytes ou petits mononucléaires. Grands mononucléaires. Formes de transition. Polynucléaires neutrophiles. Polynucléaires éosinophiles. Formes anormales : Mastzellen, myélocytes, etc.
Hématoblastes.	État normal ? Augmentation ? Diminution ? Plaques cachectiques ?
URINE. **Analyse chimique :** On indique un syndrome révélateur : diminution de l'urée, — glycosurie alimentaire, — urobilinurie.	
Recherche du Pb par électrolyse.	
Examen microscopique.	
Exploration de la perméabilité rénale. On signale un retard et une prolongation notable de l'élimination du bleu de méthylène.	
SYSTÈME NERVEUX. **Troubles psychiques.**	
Paralysies ou parésies. Rechercher les troubles de la voix et l'aphonie saturnine. — Voir aussi les muscles de l'œil. **Force musculaire comparée des fléchisseurs et des extenseurs.**	
Incoordination.	*Incoordination manifeste.*

Tremblement.	*Tremblement des mains.*	
État des réflexes. Le R. pharyngien est assez souvent atteint.	*État normal des réflexes pupillaire, — cornéen, — patellaire.* *Diminution du réflexe pharyngien.*	
Sensibilité. Rechercher les plaques d'anesthésie; les localisations les plus fréquentes sont : dos de la main, — avant-bras sur les extenseurs, — côté externe des mollets. La région de l'épigastre est le plus rarement atteinte.	tactile. à la chaleur. à la douleur.	
Liquide céphalo-rachidien. On signale une lymphocytose céphalo-rachidienne.		
ÉLECTRO-DIAGNOSTIC. Diminution ou abolition de la contractilité faradique. — La perte de contractilité électrique précéderait celle de la contractilité volontaire.	**Sensibilité électrique.**	Normale. — Augmentée. — Diminuée.
	Contractilité faradique des muscles paralysés.	
	Excitation galvanique.	
ORGANES DES SENS. L'odorat est souvent diminué ou aboli.	**Odorat.**	Normal. — Diminué. — Aboli.
	Goût.	Normal. — Diminué. — Aboli.
	Acuité auditive.	Normale. — Diminuée. — Très diminuée. — Abolie.
	Vision. Paralysie ou parésie des nerfs moteurs.	*Vision normale.*
	Fond de l'œil.	

Les conditions du travail et les dangers auxquels il expose, ainsi que les mesures de protection à adopter, se trouvent décrits dans un grand nombre de traités dont nous citons ci-dessous les principaux :

H. Albrecht, Handbuch der praktischen Gewerbehygiene. Berlin, Oppenheim, 1896. — *Brémond*, Précis d'hygiène industrielle. Paris, Baillière, 1893. — *O. Dammer*, Handbuch der Arbeiterwohlfart. Stuttgart, Enke, 1903. — *A. Dullin*, L'hygiène et la sécurité des travailleurs dans la législation française. Paris, Rousseau, 1903. — *M. Frois* et *P. Razous*, Pratique de l'hygiène industrielle. Paris, Soc. d'éditions scientif., 1907. — *O. Galet*, Contribution à l'étude expérimentale et clinique des anémies professionnelles et notamment de l'anémie saturnine (Mém. cour. Acad. de méd. Belgique, 1906). — *D. Glibert*, Le saturnisme expérimental (rapports annuels de l'Inspection du Travail, Bruxelles, 1906). — *Ch. Heinzerling*, Die Gefahren und Krankheiten in der Chemischen Industrie. Halle a/s W. Knapp, 1886. — *Kobert*, Lehrbuch der Intoxikationen. Stuttgart, Enke, 1902. — *Layet*, Hygiène des professions et des industries. Paris, Baillière, 1876. — *H. Leymann*, Die Verunreinigung der Luft durch gewerbliche Betriebe. Iena, Fischer. — *Maniguet*, Construction des usines au point de vue de l'hygiène. Paris, Béranger, 1906. — *H. Napias*, Manuel de l'hygiène industrielle. Paris, 1882. — *G. Paraf*, Hygiène et sécurité du travail industriel. Paris. Dunod, 1905. — *Poincaré*, Traité d'hygiène industrielle. Paris, 1886. — *M. Popper*, Lehrbuch, der Arbeiterkrankheiten und Gewerbehygiene. Stuttgart, Enke, 1882. — *J. Rambousek* Luftverunreinigung und Ventilation mit besonderer Rücksicht auf Industrie und Gewerbe. Wien, Hartleben. — *Razous*, Éléments d'hygiène et de chimie industrielles. Paris. — *E. Roth*, Kompendium der Gewerbekrankheiten. Berlin, Schœtz, 1904. — *G. Ruelens*, Le diagnostic du saturnisme par les méthodes de laboratoire (rapport au 1er Congrès national médical des accidents du travail et des maladies professionnelles, Bruxelles, 1907). — *Th. Sommerfeld*, Traité des maladies professionnelles. Bruxelles, Castaigne, 1901. — *Steiner*, Handbuch der praktischen Hygiene und Unfallverhütung in Industrie, Gewerbe und Bergbau. Wien, 1907. — *Th. Weyl*, Handbuch der Hygiene (Band VIII, Gewerbehygiene).

CHAPITRE XII

STATISTIQUE MÉDICALE ET DÉMOGRAPHIQUE (1)

PRINCIPES.

L'hygiéniste est fréquemment appelé à s'occuper de statistique médicale et démographique ; pour être à même d'interpréter les statistiques et d'en dresser sans commettre d'erreurs, il importe qu'il possède les principes de cette méthode.

La statistique est moins une science qu'une *méthode* qui, par le dénombrement de faits caractéristiques, permet d'acquérir des connaissances sur les masses des phénomènes.

La *statistique démographique* ou *démographie* (*démologie* des Allemands, *vital statistics* des Anglais) est l'étude statistique des collectivités humaines.

La *statistique médicale*, qui n'est qu'une branche de la statistique démographique, s'occupe particulièrement de l'étude numérique des *phénomènes pathologiques* de la société humaine (maladies, accidents, vices de conformation, décès).

Toute statistique médicale et démographique comprend :

I. Un dénombrement ;

II. La mesure des résultats de ce dénombrement ;

III. La recherche des causes ;

IV. L'étude de la probabilité du retour et les lois.

I. — Dénombrement.

Le dénombrement statistique doit satisfaire à trois conditions :

A. Les choses à compter doivent être concrètes ;

(1) La plupart des données de ce chapitre ont été puisées dans le cours de statistique de M. le professeur *E. Mahaim* (de Liège), qui a bien voulu nous montrer comment les méthodes statistiques pouvaient être adaptées au but spécial que nous avions en vue.

B. L'unité doit être définie;

C. La masse doit être limitée dans le temps et dans l'espace.

A. **Nature concrète des choses à compter**. — Pour pouvoir être comptés, les phénomènes faisant l'objet de recherches statistiques doivent être réels : hommes, femmes, enfants, cadavres, colonies microbiennes, lésions anatomiques, malades, etc.

Les choses abstraites, les qualités, ne sont pas comptées comme telles (on ne compte pas l'âge sans l'homme, la fièvre sans le malade), mais elles sont mesurées chez chacun des individus afin de distinguer ceux-ci d'après le degré de certaines de leurs qualités.

Exemple : On veut étudier l'âge d'un certain nombre d'hommes: la mesure du degré de la qualité est une opération préparatoire; il faut, dans ce cas, ranger les hommes en catégories d'après leur âge (par exemple de 0-1 an, de 1-2 ans, de 2-3 ans, etc.) avant de dénombrer.

B. **Définition de l'unité**. — La logique nous enseigne que la définition doit convenir seulement au défini et doit convenir à tout le défini; la définition doit énoncer le genre prochain et la différence spécifique; nous pouvons dire, par exemple, que la fièvre typhoïde est une maladie contagieuse qui se différencie des autres par l'infection que détermine le bacille d'*Eberth*.

La définition des unités est très importante et présente de grandes difficultés en statistique médicale et démographique.

Nous nous bornerons à quelques exemples :

a. Naissances. — On appelle *naissance* la sortie du *fœtus viable* du sein de sa mère.

Les statistiques doivent veiller à écarter de cette rubrique tous les cas qui ne répondent pas à cette définition, notamment les cas d'*avortement* et d'*accouchement prématuré*. La durée de la grossesse est en moyenne de dix mois de vingt-huit jours. L'*avortement* ou *fausse couche* est l'interruption de la grossesse à une époque où le produit de la conception n'est pas viable: jusqu'à trois mois, le produit de la conception porte le nom d'*embryon*; à partir du troisième mois jusqu'à la naissance, il s'appelle *fœtus*. L'*accouchement prématuré* consiste dans l'expulsion du produit de la conception à une époque où il peut se développer en dehors du sein de sa mère. Au point de vue médical, la viabilité s'apprécie d'après l'état physique du fœtus; en général, un fœtus est réputé viable à partir du septième mois.

Il n'existe aucune *définition légale* de la *viabilité*; il appartient aux médecins de décider.

En ce qui concerne le diagnostic, les difficultés qui se présentent peuvent être grandes; par exemple, cela peut être le cas lorsqu'il s'agit de différencier le produit d'un avortement d'un mort-né.

Des difficultés peuvent aussi se présenter en ce qui concerne le *sexe* ; on peut observer sous ce rapport des anomalies (hermaphroditisme vrai ou faux).

Pour collectionner les données, on se base sur les déclarations parvenues à l'*état civil;* la déclaration des naissances est soumise à des dispositions législatives et réglementaires qui diffèrent d'un pays à l'autre; l'âge à partir duquel un produit de la gestation doit être déclaré est établi par ces dispositions.

Au point de vue de la déclaration des naissances, des observations *précises* et *uniformes* seraient désirables dans les divers pays pour que l'on pût avoir une idée exacte sur les chiffres de la natalité et sur ceux de la mortalité infantile.

b. DÉCÈS. — Trois systèmes ont été employés à l'effet de renseigner l'officier de l'état civil sur la réalité de la mort et de ses causes :

1° Renseignements recueillis de la bouche des déclarants, des membres de la famille, des voisins : ce système est défectueux ;

2° Déclaration du médecin traitant ;

3° Déclaration d'un médecin vérificateur; c'est le meilleur système.

On conçoit que la définition des *causes* qui ont déterminé les décès laisse encore beaucoup à désirer. L'organisation d'une statistique officielle et uniforme des causes de décès soulève de très grosses difficultés ; elle comporte d'abord une *nomenclature* bien définie et aussi complète que possible. La nomenclature doit dénommer spécialement, tout en évitant les confusions et les doubles emplois, toutes les maladies dont le degré de fréquence, la contagion, la marche, les foyers peuvent être étudiés au point de vue médical, hygiénique et social.

Une nomenclature complète et rationnelle est indispensable pour la définition des unités ; cependant on rencontre parfois de sérieuses difficultés :

α. Il arrive fréquemment qu'il règne des doutes sur la cause de la mort lorsqu'on découvre un cadavre : accident, crime, suicide.

β. Le médecin peut être très embarrassé de poser un diagnostic ; il peut avoir affaire à des maladies sur la nature desquelles l'autopsie seule permettrait d'émettre une conclusion précise ; exemple : nature de l'inflammation des méninges, cancer de viscères.

γ. Souvent les médecins emploient des termes trop vagues qui ne permettent pas de classer les fiches dans la catégorie convenable ; des appellations telles que *hydropisie*, *congestion*, *paralysie du cœur*, *asphyxie* (sans cause indiquée) ne devraient pas figurer sur les certificats des causes de décès.

Même lorsqu'on adopte les nomenclatures les plus complètes et les plus rationnelles, il n'est pas possible d'établir une statistique obituaire exacte, si la loi ne rend pas obligatoire la déclaration des maladies infectieuses.

La Conférence internationale réunie à Paris en 1900 a adopté la nomenclature de *J. Bertillon*, qui a été mise en usage et que nous reproduisons ci-dessous :

Nomenclature internationale des causes de décès (J. Bertillon).

I. — *Maladies générales.*

1. — Fièvre typhoïde.
2. — Typhus exanthématique.
3. — Fièvre récurrente.
4. — Fièvre intermittente et cachexie palustre.
5. — Variole.
6. — Rougeole.
7. — Scarlatine.
8. — Coqueluche.
9. — Diphtérie et croup.
10. — Grippe.
11. — Suette miliaire.
12. — Choléra asiatique.
13. — Choléra nostras.
14. — Dysenterie.
15. — Peste.
16. — Fièvre jaune.
17. — Lèpre.
18. — Érysipèle.
19. — Autres affections épidémiques.
20. — Infection purulente et septicémie.
21. — Morve et farcin.
22. — Pustule maligne et charbon.
23. — Rage.
24. — Actinomycose, trichinose, etc.
25. — Pellagre.
26. — Tuberculose du larynx.
27. — Tuberculose des poumons.
28. — Tuberculose des méninges.
29. — Tuberculose abdominale.
30. — Mal de Pott.
31. — Abcès froid et par congestion.
32. — Tumeurs blanches.
33. — Tuberculose d'autres organes.
34. — Tuberculose généralisée.
35. — Scrofule.
36. — Syphilis.
37. — Blennorragie de l'adulte.

38. — Affections gonococciques de l'enfant.
39. — Cancers et autres tumeurs malignes de la cavité buccale.
40. — — de l'estomac, du foie.
41. — — du péritoine, des intestins, du rectum.
42. — — des organes génitaux de la femme.
43. — — du sein.
44. — — de la peau.
45. — — d'autres organes et d'organes non spécifiés.
46. — Autres tumeurs (tumeurs des organes génitaux de la femme exceptées).
47. — Rhumatisme articulaire aigu.
48. — Rhumatisme chronique et goutte.
49. — Scorbut.
50. — Diabète.
51. — Goitre exophtalmique.
52. — Maladie bronzée d'Addison.
53. — Leucémie.
54. — Anémie, chlorose.
55. — Autres maladies générales.
56. — Alcoolisme aigu ou chronique.
57. — Saturnisme.
58. — Autres intoxications professionnelles chroniques.
59. — Autres empoisonnements chroniques.

II. — *Maladies du système nerveux et des organes des sens.*

60. — Encéphalite.
61. — Méningite simple.
62. — Ataxie locomotrice progressive.
63. — Autres maladies de la moelle épinière.
64. — Congestion et hémorragie cérébrales.
65. — Ramollissement cérébral.
66. — Paralysie sans cause indiquée.
67. — Paralysie générale.
68. — Autres formes de l'aliénation mentale.
69. — Épilepsie.
70. — Éclampsie (non puerpérale).
71. — Convulsions des enfants.
72. — Tétanos.
73. — Chorée.
74. — Autres maladies du système nerveux.
75. — Maladies des yeux et de leurs annexes.
76. — Maladies des oreilles.

III. — *Maladies de l'appareil circulatoire.*

77. — Péricardite.
78. — Endocardite aiguë.
79. — Maladies organiques du cœur.
80. — Angine de poitrine.

81. — Affections des artères, athérome, anévrysme, etc.
82. — Embolie et thrombose.
83. — Affections des veines (varices, hémorroïdes, phlébite, etc.).
84. — Autres affections du système lymphatique (lymphangite, etc.).
85. — Hémorragies.
86. — Autres affections de l'appareil circulatoire.

IV. — *Maladies de l'appareil respiratoire.*

87. — Maladies des fosses nasales.
88. — Affections du larynx.
89. — Affections du corps thyroïde.
90. — Bronchite aiguë.
91. — Bronchite chronique.
92. — Bronchopneumonie.
93. — Pneumonie.
94. — Pleurésie.
95. — Congestion et apoplexie pulmonaires.
96. — Gangrène du poumon.
97. — Asthme.
98. — Emphysème pulmonaire.
99. — Autres maladies de l'appareil respiratoire (phtisie exceptée).

V. — *Maladies de l'appareil digestif.*

100. — Affections de la bouche et de ses annexes.
101. — Affections du pharynx.
102. — Affections de l'œsophage.
103. — Ulcère de l'estomac.
104. — Autres affections de l'estomac (cancer excepté).
105. — Diarrhée et entérite (au-dessous de deux ans).
106. — Diarrhée et entérite (deux ans et au-dessus).
107. — Parasites intestinaux.
108. — Hernies, obstructions intestinales.
109. — Autres affections de l'intestin.
110. — Ictère grave.
111. — Tumeurs hydatiques du foie.
112. — Cirrhose du foie.
113. — Calculs biliaires.
114. — Autres affections du foie.
115. — Affections de la rate.
116. — Péritonite simple (puerpérale exceptée).
117. — Autres affections de l'appareil digestif (cancer et tuberculose exceptés).
118. — Appendicite et phlegmon de la fosse iliaque.

VI. — *Maladies de l'appareil génito-urinaire et de ses annexes.*

119. — Néphrite aiguë.
120. — Maladie de Bright.

121. — Autres maladies des reins et de leurs annexes.
122. — Calculs des voies urinaires.
123. — Maladies de la vessie.
124. — Autres maladies de l'urètre, abcès urineux, etc.
125. — Maladies de la prostate.
126. — Maladies non vénériennes des organes génitaux de l'homme.
127. — Métrite.
128. — Hémorragie utérine, non puerpérale.
129. — Tumeur utérine, non cancéreuse.
130. — Autres maladies de l'utérus.
131. — Kystes et autres tumeurs de l'ovaire.
132. — Autres maladies des organes génitaux de la femme.
133. — Maladies non puerpérales de la mamelle (cancer excepté).

VII. — *État puerpéral.*

134. — Accidents de la grossesse.
135. — Hémorragie puerpérale.
136. — Autres accidents de l'accouchement.
137. — Septicémie puerpérale.
138. — Albuminurie et éclampsie puerpérale.
139. — Phlegmatia alba dolens puerpérale.
140. — Autres accidents puerpéraux. — Mort subite.
141. — Maladies puerpérales de la mamelle.

VIII. — *Maladies de la peau et du tissu cellulaire.*

142. — Gangrène.
143. — Furoncle.
144. — Phlegmon, abcès chaud.
145. — Autres maladies de la peau et de ses annexes.

IX. — *Maladies des organes de la locomotion.*

146. — Affections des os (tuberculose exceptée).
147. — Maladies des articulations (tuberculose et rhumatisme exceptés).
148. — Amputation.
149. — Autres affections des organes de la locomotion.

X. — *Vices de conformation.*

150. — Vices de conformation (mort-nés non compris).

XI. — *Premier âge.*

151. — Débilité congénitale, ictère et sclérème.
152. — Autres maladies spéciales au premier âge.
153. — Défaut de soins.

XII. — *Vieillesse.*

154. — Débilité sénile.

XIII. — *Affections produites par des causes extérieures.*

155. — Suicide par le poison.
156. — Suicide par asphyxie.
157. — Suicide par pendaison ou strangulation.
158. — Suicide par submersion.
159. — Suicide par armes à feu.
160. — Suicide par instruments tranchants.
161. — Suicide par précipitation d'un lieu élevé.
162. — Suicide par écrasement.
163. — Autres suicides.
164. — Fractures.
165. — Luxations.
166. — Autres traumatismes accidentels.
167. — Brûlure par le feu.
168. — Brûlure par substances corrosives.
169. — Insolation.
170. — Congélation.
171. — Commotion électrique.
172. — Submersion accidentelle.
173. — Inanition.
174. — Absorption de gaz délétères.
175. — Autres empoisonnements aigus.
176. — Autres violences extérieures.

XIV. — *Maladies mal définies.*

177. — Hydropisie.
178. — Mort subite.
179. — Causes de décès non spécifiées ou mal définies.

C. **Limitation de la masse dans le temps et dans l'espace.** — Il faut nécessairement, pour que le dénombrement soit correct, qu'on indique le lieu et le temps du dénombrement, c'est-à-dire qu'on limite la masse dans le *temps* et dans l'*espace*.

Exemples : On peut compter le nombre de dispensaires antituberculeux qui existent en Belgique à la date du 31 décembre 1908; on établit de cette façon une *statistique de situation*. Au contraire, lorsqu'on compte les cas de décès par tuberculose depuis le 1er janvier jusqu'au 31 décembre 1908 on établit une *statistique de mouvement*.

II. — Mesure des résultats du dénombrement

A. ***Masses analogues.*** — Le statisticien mesure les résultats du dénombrement en rapprochant des *masses analogues*.

On appelle *masses analogues* celles qui, considérées comme des touts, rentrent dans le même concept que la masse qui a fait l'objet du dénombrement qu'il s'agit d'apprécier.

Exemple : Le nombre d'hommes en France le 31 décembre 1900 :
La masse *France* est un État civilisé; c'est aussi un État d'Europe, un État industriel. La population peut être comparée à toutes ces masses analogues de la France.

B. ***Nombres absolus***. — Il faut de toute nécessité que l'unité du dénombrement soit identique et non analogue dans toutes les masses comparées. La *comparaison* peut s'établir directement au moyen des *nombres absolus*, c'est-à-dire des données brutes recueillies par les observateurs. On ne les utilise que rarement en statistique. Lorsque le nombre des observations est très restreint, comme, par exemple, lorsqu'il s'agit de recherches relatives à la *mortalité* et à la *morbidité* dans des fabriques, on exprime directement les *nombres absolus*. On utilise encore les nombres absolus pour mettre en évidence les ravages causés par une maladie, les nuisances occasionnées par certaines installations ou par certaines matières employées dans une industrie ; ainsi l'impression produite est toute différente lorsqu'on dit qu'en Allemagne, pendant l'année 1900, 122 000 personnes ont succombé à la tuberculose, que si l'on dit que sur 1 000 habitants 2.2 sont morts de cette maladie.

C. ***Réduction des nombres absolus en nombres relatifs***. — On réduit les masses à des grandeurs semblables :

a. Quand il s'agit d'apprécier la densité des unités comptées ou la fréquence de leur retour, chaque masse doit être ramenée à une même étendue dans le temps et dans l'espace.

Exemple : Sur 100 000 habitants dans chaque arrondissement de Paris, décès annuels par diphtérie :

	1889	1890
Ier (Louvre)	44	28
IIe (Bourse)	23	39

Un exemple de l'appréciation de la *densité* des unités comptées est donné par une carte sur laquelle on pointe la situation des localités qui possèdent une distribution d'eau.

b. Quand il s'agit d'apprécier les rapports réciproques des unités comptées, on choisit une unité arbitraire et on considère chaque masse comme contenant une quantité fixe de ces unités, d'ordinaire 100, on établit ensuite le rapport entre cette quantité et la proportion variable d'autres espèces d'unités dénombrées dans la même masse; ces rapports sont appelés *nombres relatifs* ou *coefficients*.

Exemple : Nombre de décès annuels par scarlatine rapportés à 100 000 Parisiens :

Années.	Nombre absolu des décès.	Décès par 100 000 habitants.
1903	137	5
1904	76	3
1905	43	1,6

Remarque. — On peut énoncer tout rapport de deux façons : en prenant comme point de départ l'une ou l'autre des unités : 20 p. 100 est égal à 1 p. 5.

Lorsqu'on doit comparer entre eux des nombres relatifs se rapportant à certaines classes de la population, cette comparaison n'est possible que pour autant qu'elles soient semblables. Ainsi, on n'est pas autorisé à comparer les chiffres exprimant les cas de maladies de professions dans lesquelles les jeunes gens prédominent avec ceux de professions où des personnes plus âgées sont en majorité. L'âge différent des individus groupés dans certaines classes de la société sur lesquelles porte la statistique constitue en effet une cause d'erreurs que certains statisticiens, *Westergaard*, *Körösy*, *Ogle*, etc., ont cherché à éviter par des calculs spéciaux.

D. ***Séries.*** — En vue de la comparaison, on groupe les masses en *séries*.

On appelle *série statistique* une suite de masses analogues dénombrées par rapport à la même unité. La série peut être ordonnée :

a. D'après la position des masses dans l'espace, et alors la série montre la distribution géographique du phénomène.

Exemple : Paris : Décès par fièvre typhoïde sur 10 000 habitants, en 1904.

Ier arrondissement	8
IIe —	10
IIIe —	8
IVe —	16

b. D'après la succession des masses dans le temps ; la série est alors destinée à montrer le développement du phénomène.

Exemple : Paris : Décès annuels par rougeole, pour 100 000 habitants :

Années.	Nombre de décès.	Années.	Nombre de décès.
1891	41	1899	35
1892	37	1900	32
1893	28	1901	21
1894	40	1902	25
1895	27	1903	17
1896	26	1904	22
1897	33	1905	16
1898	34		

E. **Moyennes**. — Il convient de résumer en une seule impression les termes divers d'une série ; à cet effet, on se sert des *moyennes* : elles *constituent* la mesure des variations d'une série. Si l'on considère les différents termes d'une série correspondant à des observations répétées d'un même phénomène, la moyenne arithmétique peut être tenue pour la valeur la plus probable de ce phénomène, c'est-à-dire celle qui se rapproche le plus de la vérité.

D'après la nature mathématique ou d'après le procédé employé, les moyennes sont très variées.

a. **Moyenne arithmétique**. — C'est le quotient de la somme des termes de la série divisée par le nombre de ces termes.

Exemple : $\frac{2+4+6+8}{4} = 5.$

Autre exemple : Teneur mensuelle des eaux de la canalisation parisienne en bactéries par centimètre cube (eaux de sources) :

Janvier	2.380
Février	700
Mars	1.210
Avril	1.010
Mai	655
Juin	540
Juillet	565
Août	390
Septembre	1.965
Octobre	1.150
Novembre	205
Décembre	2.405
Moyenne	1.097

b. **Moyenne géométrique**. — La moyenne géométrique est la racine du produit de tous les termes de la série, racine ayant pour indice le nombre des termes :

$$\sqrt[3]{(2 \times 4 \times 8)} = 4.$$

La moyenne géométrique s'emploie pour mesurer le taux d'augmentation d'une population dans laquelle on fait abstraction des entrées et des sorties par immigration et par émigration.

c. **Règles pour l'emploi des moyennes, surtout de la moyenne arithmétique**. — Si on a pu dire que les moyennes sont tombées en discrédit, c'est qu'on ne s'est pas rendu compte de leur signification ou qu'on n'a pas observé les règles qui président à leur emploi.

1° Les moyennes doivent être tirées de masses analogues. Plus l'analogie est grande entre les masses, et plus la moyenne est significative ;

2° Elles doivent être prises entre éléments de précision égale ;

3° Elles doivent être tirées des nombres absolus et non pas de moyennes, car les moyennes des moyennes correspondent rarement aux moyennes des nombres absolus ;

4° Elles doivent être tirées d'un grand nombre de cas, c'est-à-dire d'un grand nombre de masses analogues. En effet, la précision d'une moyenne croît comme la racine carrée du nombre des observations.

F. ***Exemple de la mesure des résultats d'un dénombrement***. — Il sera utile de donner, à titre d'exemple, la méthode suivie pour le calcul de la mortalité dans les services de statistique, notamment dans le service de la statistique municipale de Paris.

Les rapports qui figurent dans les tableaux de ce service résultent de la division du nombre annuel des décès par la population moyenne qui les a fournis. La population moyenne s'obtient en prenant la moyenne entre deux recensements quinquennaux successifs.

Ainsi le recensement ayant compté 102998 hommes de vingt à vingt-quatre ans en mars 1896, et 115396 en mars 1901, la moyenne des deux chiffres est 109197. Puisqu'il y a eu, en 1896-1900, 273 décès masculins de cet âge par fièvre typhoïde, la mortalité causée par cette maladie est :

$$\frac{273}{109\,197 \times 5} \times 100\,000 = 50.$$

soit 50 décès par an pour 100 000 hommes de vingt à vingt-quatre ans. On calcule de cette façon les rapports par âge, par sexe, par arrondissement.

En ce qui concerne les variations de la fréquence dans le cours du temps, les rapports qui figurent dans le tableau consacré à chaque cause de mort (service de la statistique municipale de Paris) résultent de la division du nombre de décès survenus chaque année par la population calculée de cette même année.

Voici comment est calculée cette population de chaque année : on suppose qu'entre deux recensements quinquennaux la population s'est accrue proportionnellement aux temps. On fait donc la différence de deux recensements quinquennaux successifs ; on divise cette différence par 5, et on ajoute un de ces cinquièmes à chaque année successive. Ainsi le recensement de 1901 ayant compté 2 657 335 habitants et celui de 1906 2 722 740 habitants, la différence est de 65 405, dont le cinquième est 13 081 ; on admet donc que la population de 1902 a été de 2 657 335 + 13 081, etc.

III. — Recherche des causes.

La statistique apporte un appui considérable à une des méthodes d'induction les plus fécondes pour la recherche des causes, la *méthode des variations concomitantes*. La méthode des variations concomitantes consiste à provoquer ou à supprimer à volonté, en tout ou en partie, certaines circonstances d'un phénomène et à constater certaines diminutions ou augmentations qui surviennent dans un autre phénomène.

Exemple : Cette méthode trouve une application fréquente dans les études et les enquêtes épidémiologiques ; on constate souvent dans l'étude des sources une relation entre la quantité d'eau tombée, la dureté de l'eau, sa richesse en matières organiques et en germes et, d'autre part, la fréquence des cas de fièvre typhoïde.

Les dénombrements ne sont pas toujours effectués dans les masses analogues en vue de rechercher les rapports de causalité ; d'où, à défaut de la cause présumée la plus probable, on est souvent réduit à rechercher l'*indice* ou le *symptôme* de la cause, c'est-à-dire qu'au lieu de se servir du concept unité qui représente la vraie cause on doit souvent se contenter d'employer un concept unité qui n'en est que le *signe*.

Exemple : Il s'agit d'étudier l'insalubrité des logements dans une ville ; comme on ne peut pas atteindre l'insalubrité, on recherche un symptôme de cette dernière, par exemple l'encombrement.

IV. — Probabilité du retour.

La statistique permet, à l'aide du calcul des probabilités, de prévoir le retour de certains phénomènes ; elle arrive à un degré de précision tel qu'on peut fonder, grâce à elle, des *sociétés d'assurances* et établir des *tables de survie*.

Ces probabilités sont subordonnées à ce grand principe de statistique qui dit que les circonstances doivent rester les mêmes; c'est ainsi que la table de mortalité dressée par *Quételet* en 1860 n'est plus exacte de nos jours.

Loi des grands nombres.

C'est une vérité d'expérience et de calcul que, plus on multiplie le nombre des observations d'un même phénomène, plus grande est la précision du résultat.

On démontre, quand il s'agit d'observations d'une mesure, que la précision croît comme la racine carrée du nombre des observations. Appliqué à la connaissance des causes de phénomènes complexes, ce principe amène cette conséquence que, plus est grand le nombre d'observations faites d'un phénomène, plus les *causes perturbatrices* s'éliminent pour laisser voir l'action des *causes constantes*.

Laplace dit que, dans une série d'événements indéfiniment prolongés, l'action des causes régulières et constantes doit l'emporter sur celle des causes irrégulières.

Ce principe est appliqué en probabilités, mais il est souvent mal compris. L'expression *loi des grands nombres* tend à faire croire qu'on a affaire à une loi naturelle, c'est-à-dire à l'expression d'un rapport de causalité. Or il n'en est rien; le grand nombre des phénomènes n'agit pas sur la nature des phénomènes.

La loi des grands nombres n'est pas une *loi*, mais une *règle*, une norme, un *précepte de méthode* qui ne regarde en rien les phénomènes eux-mêmes, mais la façon dont nous pouvons les connaître.

C'est la loi des grands nombres qui donne une signification aux moyennes : un médecin qui se contenterait d'utiliser pour un dénombrement les cas d'une maladie qu'il constate uniquement dans sa clientèle pécherait contre cette loi.

TECHNIQUE.

I. — Plan.

Avant d'entreprendre une recherche statistique, on doit arrêter un *plan*. Ce plan doit délimiter la masse à dénombrer, et renfermer des instructions très précises et complètes à l'adresse des personnes chargées de faire les observations.

Le plan comprend souvent un *formulaire* ou *questionnaire;* les questions posées doivent être claires, complètes et ne donner lieu à aucune hésitation dans la réponse.

Exemple d'une question mal posée. — Dans une enquête sur l'alimentation d'un groupe d'individus, il ne suffit pas de formuler la question : « Consommez-vous du lait et en quelle proportion ? » parce que la personne à laquelle on s'adresse peut être embarrassée pour répondre : il importe de spécifier s'il s'agit du lait en nature, du lait entrant dans la préparation des aliments ou des deux réunis.

II. — Observations.

Les éléments d'une statistique sont généralement recueillis par les administrations (services de statistique, sociétés de médecine, administrations publiques, services hospitaliers, quelquefois des particuliers, etc.).

L'observation est *directe* quand l'observateur cherche lui-même dans la masse les choses à compter : elle est *indirecte* quand il se sert de matériaux assemblés par d'autres.

Lorsque les constatations n'exigent pas de connaissances spéciales, elles peuvent être faites par les administrations seules.

La constatation des décès, la détermination des causes de décès, des maladies et des anomalies, vices de conformation, etc., ne peuvent pas être faites sérieusement sans la collaboration du médecin ; dans les localités où cette collaboration n'existe pas, les données recueillies sont incomplètes, et ne se prêtent ni à des conclusions ni à des comparaisons. L'observation doit être organisée de telle façon qu'aucune unité ne soit oubliée ni comptée deux fois, comme cela arrive souvent lorsqu'il y a plusieurs observateurs et que la *répartition de la besogne* n'a pas été clairement faite.

On veillera à la *simultanéité* des observations ; ainsi, par exemple, un recensement de population ne doit pas commencer dans un pays sur un point pour finir au bout d'un certain temps sur un autre. La subdivision des observations doit être poussée très loin ; il faut établir la mortalité dans les différents pays, leurs provinces, districts et divisions administratives plus petites encore, ainsi que dans les différents groupes de la population. On inscrit les données recueillies sur des fiches ou des tableaux.

III. — Dépouillement ou totalisation.

La totalisation est *directe* quand l'observateur la fait lui-même au moment de l'observation; elle est *indirecte* quand il se contente de dénombrer et qu'on totalise dans la suite.

On ne doit jamais accepter les totaux partiels ni les données primaires d'un dénombrement sans s'assurer, pour chacun d'eux, si les instructions du plan ont été suivies, si l'organisation et les capacités du personnel garantissent l'exactitude du résultat, si la totalisation a été faite sans lacune.

Il existe des machines servant à dépouiller les fiches (machine de *Hollerith*).

IV. — Calculs.

Quand des calculs ont été faits, il faut vérifier leur exactitude; quand on se trouve devant un résultat tout à fait invraisemblable mais dont on ne découvre pas la faute, le devoir du statisticien est de s'enquérir jusqu'aux agents recenseurs, si c'est possible, de la manière dont toutes les opérations ont été faites.

Faute d'éléments suffisants pour corriger les erreurs, il faut rejeter purement et simplement le résultat.

Pour calculer les nombres relatifs de la statistique médicale, l'*arithmétique élémentaire* suffit en général : il est inutile de calculer plusieurs décimales. *Ce n'est pas en poussant à la dernière limite de précision les calculs, mais plutôt en relevant avec exactitude les données*, que l'on augmente la valeur des chiffres de la statistique médicale.

V. — Exposé des résultats.

La statistique a des manières d'exposer ses résultats qui lui sont propres; elle utilise notamment les *tableaux* et les *graphiques*.

A. **Tableaux**. — Un tableau est composé de lignes horizontales et de colonnes verticales. Le tableau type porte sur les *lignes* les noms ou signes individuels des différentes masses comparées ; en tête des *colonnes* se trouve une *rubrique* qui doit exprimer clairement et succinctement les prédicats de l'unité. Les nombres expriment combien dans chaque masse on a trouvé d'unités rentrant dans le concept indiqué par la rubrique.

D'après le but qu'on vise, on peut disposer un même tableau de différentes façons ; exemple : placer les unités sur les lignes et les masses dans les colonnes.

Un *tableau à double entrée* est celui où chaque nombre est déterminé à la fois par la rubrique et par la ligne.

B. ***Graphiques***. — Les chiffres ne frappent guère l'entendement et la mémoire ne les retient pas ; de là l'usage de les traduire sous forme de *graphiques*. Les graphiques doivent être logiques et clairs ; ils ne doivent pas exiger un effort de mémoire excessif de la part du lecteur.

Cartogrammes. — Ils représentent les données statistiques sur des cartes de géographie.

Diagrammes. — a. *Diagramme en points ou stigmogramme*. — Se compose de points assez gros disposés sans ordre régulier ; ils veulent frapper le lecteur par leur nombre seul.

b. *Diagramme linéaire ou stichogramme*. — La grandeur figurative est ici la ligne droite. Le diagramme linéaire ne peut exprimer les rapports que de deux quantités variables; comme tout terme d'une série statistique quelconque doit être déterminé à la fois quant à l'*espace*, quant au *temps* et quant à la *quantité d'unités* trouvées, il faut nécessairement que l'un de ces éléments soit constant pour que le diagramme soit possible. L'élément constant n'est pas figuré, il se trouve dans le *titre* du diagramme.

1° *Diagramme linéaire à coordonnées rectilignes ou orthogonales*. — On y distingue l'*axe des abscisses* ou *des x* (horizontal) et l'*axe des ordonnées* ou *des y* (vertical); sur chacun on trace une *échelle* destinée à permettre de saisir rapidement la grandeur relative de chaque donnée figurée.

L'axe des y est généralement destiné à mesurer les lignes droites figurant les nombres à représenter. Ces droites sont élevées chacune à leur place correspondante sur l'axe des x et perpendiculairement à celui-ci. et elles ont des longueurs proportionnelles aux nombres à représenter.

On appelle *diagramme linéaire à ordonnées disjointes* celui qui représente simplement les nombres par des ordonnées sans en réunir les extrémités. Il est d'application restreinte parce qu'il peut avantageusement être remplacé par les diagrammes en surface.

On appelle *diagramme linéaire à ordonnées conjointes* celui où on réunit par une droite les extrémités des ordonnées.

Ce diagramme est d'application très fréquente partout pour apprécier les variations dans le temps d'un même phénomène. Comme on peut varier par la forme ou par des couleurs les lignes de conjonction, il est possible de représenter sur le même diagramme des données relatives à un grand nombre de masses ou de phénomènes.

2° *Diagramme linéaire à base circulaire.* — Dans cette espèce de diagramme, les rayons d'un cercle correspondent aux ordonnées, les arcs aux abscisses du diagramme.

On porte sur les rayons, d'après une échelle arbitraire, des longueurs proportionnelles aux nombres à représenter. L'échelle peut avoir pour point de départ :

α. La circonférence ;

β. Le centre ; dans ce cas, le diagramme se nomme *diagramme polaire* ;

c. *Diagramme en surface ou épipedogramme.*

La grandeur figurative est une surface.

1° *Rectangles.* — Les nombres sont représentés par des rectangles dont les surfaces sont proportionnelles aux nombres correspondants. On peut les disposer :

α. Selon des *coordonnées rectilignes* (disposition en *tuyaux d'orgue*);

β. Selon des *coordonnées circulaires* ;

2° *Triangles.* — Pour la clarté, il faut que les bases soient égales;

3° *Carrés.* — Peu pratiques ;

4° *Cercles.* — On donne à la surface des secteurs ou à des angles au centre des grandeurs proportionnelles aux nombres à représenter.

d. *Diagramme solide ou stéréogramme.*

Un stéréogramme a trois coordonnées. La représentation d'un stéréogramme s'obtient en traçant sur un plan les différentes lignes d'un stéréogramme réel.

J. Bertillon, Cours élémentaire de statistique, 1895. Paris. Soc. d'éditions scientifiques, rue Antoine-Dubois, 4, — *M. Block*, Traité théorique et pratique de statistique. Paris, Guillaumin, 1886. — *W. Farr*, Vital statistics. London, Office of the Sanitary Institute, 1885. — *A. Liesse*, La statistique, ses difficultés, ses procédés, ses résultats. Paris, Guillaumin-Alcan, 1905. — *E. Mahaim*, Cours de statistique professé à l'Université de Liége. — *A.-v. Mayr*, Statistik u. Gesellschaftslehre, Bd. II, Bevölkerungs-Statistik. Freiburg i. B. Mohr, 1897. — *A. Meizen*, Geschichte, Theorie und Technik der Statistik. Berlin, Hertz, 1886. — *F. Prinzing*, Handbuch der medizinischen Statistik. Iena, Fischer, 1906. — *H. Westergaard*, Die Lehre von der Mortalität und Morbilität, Iena, Fischer, 1901. — Annuaire statistique de la ville de Paris (Préfecture de la Seine. Paris, Masson). — Annuaire statistique de la Belgique (Ministère de l'Intérieur).

OUVRAGES A CONSULTER

Arnould. — Nouveaux éléments d'hygiène. Paris, Baillière, 1907.

Behring. — Die Bekämpfung der Infektionskrankheiten, hygienischer Theil. Leipzig, Thieme, 1894.

Brouardel (P.), Chantemesse et E. Mosny. — Traité d'hygiène. Paris, J.-B. Baillière, 1906.

Celli (A.). — Manuale dell'Ufficiale sanitario; Corso di Perfezionamento. Roma, Soc. editrice Dante Alighieri, 1899.

Celli (A.).—Manuale dell'Igienista. Unione tipografico-editrice Torinese, 1907.

Emmerich (R.) u. Trillich (H). — Anleitung zu hygienischen Untersuchungen. München, Rieger, 1902.

Esmarch (E.) von. — Hygienisches Taschenbuch. Berlin, Springer, 1902.

Flügge (C.). — Grundriss der Hygiene. Leipzig, Veit, 1902.

Flügge (C.). — Lehrbuch der hygienischen Untersuchungsmethoden. Leipzig, Veit, 1881.

Lehmann (K.). — Die Methoden der praktischen Hygiene. Wiesbaden, Bergmann, 1901.

Notter and Firth. — The Theory and Practice of Hygiene. London, Churchill, 1900.

Nussbaum (Chr.). — Leitfaden der Hygiene. München, Oldenbourg, 1902.

v. Pettenkofer u. v. Ziemssen. — Handbuch der Hygiene und der Gewerbe-krankheiten. Leipzig, Vogel, 1882.

Proust (A.). — Traité d'hygiène. Paris, Masson, 1902.

Recknagel (H.). — Kalender für Gesundheitstechniker. Oldenbourg, München.

Richard (E.). — Précis d'hygiène appliquée. Paris, Doin, 1891.

Rochard (J.). — Encyclopédie d'hygiène et de médecine publique. Paris, Lecrosnier et Babé, 1890.

Rubner (M.). — Lehrbuch der Hygiene. Leipzig, Deuticke, 1900.

Weyl (Th.). — Handbuch der Hygiene. Iena, Fischer, 1896-1904.

REVUES D'HYGIÈNE

Annales d'hygiène publique et de médecine légale. Paris, J.-B. Baillière.

Annales de l'Institut Pasteur. Paris, Masson.

Bulletin de l'Institut Pasteur. Paris, Masson.

L'hygiène générale et appliquée. Paris, Doin.

Revue d'hygiène et de police sanitaire. Paris, Masson.

Revue pratique d'hygiène municipale, urbaine et rurale. Paris, Berger-Levrault.

La Technique sanitaire, journal de l'Association générale des ingénieurs, architectes et hygiénistes municipaux de France, Algérie-Tunisie

Belgique, Suisse et Grand-Duché de Luxembourg. Rédaction : avenue Michel-Ange, 73, Bruxelles.

Arbeiten aus dem kais. Gesundheitsamte. Berlin, Springer.

Archiv für Hygiene. München, Oldenbourg.

Archiv für Schiffs-u. Tropen-Hygiene. Leipzig, Barth.

Centralblatt für Bakteriologie u. Parasitenkunde. Fischer, Iena.

Deutsche Vierteljahrsschrift für öffentliche Gesundheitspflege. Braunschweig, Vieweg.

Gesundheit. Leipzig, Leineweber.

Gesundheits-Ingenieur. München, Oldenbourg.

Hygienische Rundschau. Berlin, Hirschwald.

Mitteilungen aus der königl. Prüfungsanstalt für Wasserversorgung und Abwasserbeseitigung (Schmidtmann und Günther). Berlin, Hirschwald, 1904-1907.

Zeitschrift für Gewerbe-Hygiene. Wien, Steiner.

Zeitschrift für Hygiene. Leipzig, Veit.

The Journal of Hygiene. Cambridge, University Press.

Journal of the Royal Institute of Public Health. London, 37, Russell square, W. C.

Journal of the Royal Sanitary Institute. London, Parkes Museum.

The Sanitary Record. London, Sanitary publishing Co. Fetter Lane, London.

Annali d'Igiene sperimentale. Torino, Unione tipografico-editrice.

L'Idrologia, la Climatologia et la Terapia fisica. Firenze, Piazza Donatello, 14.

Rivista d'Igiene e Sanita pubblica. Torino, Corso Francia, 32.

LISTE DES TABLES

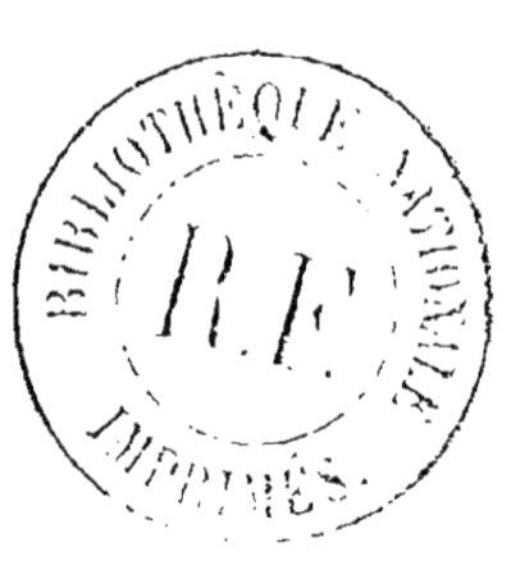
BIBLIOTHÈQUE NATIONALE
R.F.
IMPRIMÉS

TABLE ALPHABÉTIQUE DES MATIÈRES

(Les chiffres imprimés en caractères **gras** indiquent les articles principaux.)

D

Q

R

S

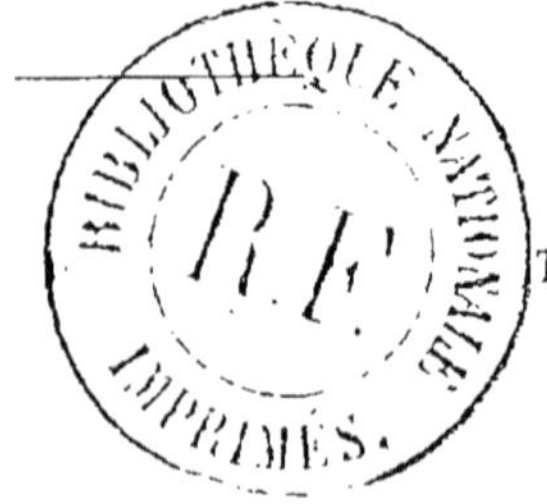

TABLE DES MATIÈRES.

TABLE DES MATIÈRES

CHAPITRE II

Méthodes chimiques.

CHAPITRE III

Méthodes microscopiques.

CHAPITRE IV

Méthodes bactériologiques.

DEUXIÈME PARTIE

Recherches spéciales.

CHAPITRE I

Atmosphère.

CHAPITRE II

Sol.

CHAPITRE III

Eaux de boisson.

CHAPITRE IV

Eaux résiduaires et effluents des installations d'épuration.

CHAPITRE V

Habitations.

CHAPITRE VI

Vêtements.

CHAPITRE VII

Soins corporels.

CHAPITRE VIII

Alimentation.

CHAPITRE IX

Prophylaxie des maladies transmissibles.

CHAPITRE X

Hygiène infantile.

PRÉCIS
DE THÉRAPEUTIQUE

Par le Dr H. VAQUEZ

Professeur agrégé à la Faculté de médecine de Paris,
Médecin de l'hôpital Saint-Antoine.

1907, 1 vol. petit in-8 de 492 pages, cartonné........................ 10 fr.

Traité Élémentaire
DE THÉRAPEUTIQUE
De Matière médicale et de Pharmacologie

Par A. MANQUAT

Professeur agrégé à l'École du Val-de-Grâce.

5e *édition*, 1903. 2 vol. in-8, ensemble 2104 pages........................ 24 fr.

Quatre éditions en dix ans prouvent la faveur croissante de ce remarquable traité que tout élève doit étudier, que tout praticien doit consulter. C'est le livre qui donne le plus exactement reflet de la thérapeutique en France.

M. Manquat était répétiteur de thérapeutique à l'École du service de santé de Lyon lorsqu'il a publié la 1re édition de son livre, c'est là qu'il a connu les besoins des étudiants, c'est dans ce milieu d'enseignement qu'il a conçu un traité de thérapeutique didactique et pratique. Lors de la 2e édition, il était devenu professeur agrégé à l'Ecole d'application du Val-de-Grâce. Là aussi, il était dans les meilleures conditions pour apporter encore des améliorations à ce livre qui, maintenant, possède toutes les qualités exigées d'un livre destiné à l'enseignement.

Grâce à ses fréquentes réimpressions, il est toujours au courant ; l'auteur a revu avec un soin tout particulier la 5e édition ; il a tenu à n'oublier aucune des nouveautés thérapeutiques.

« C'est, dit M. Huchard, un guide sûr pour les praticiens ; c'est un ouvrage que je consulte souvent, avec grand profit et qui fait le plus grand honneur au travail, à la science de son auteur.

Tableaux synoptiques de Thérapeutique

Par le Dr H. DURAND, Ancien interne des hôpitaux.

1899, 1 vol. gr. in-8 de 208 pages, cartonné........................ 5 fr.

Aide-mémoire de Thérapeutique, par le professeur P. Lefert. 1906, 1 vol. in-18 de 318 pages, cartonné........................ 3 fr.

Mémorial Thérapeutique

Par C. DANIEL, Interne des hôpitaux de Paris.

1903, 1 vol. in-32 de 240 pages, sur papier indien : 2 fr. 50. Relié : 3 fr. 50.

Nouveaux Éléments DE PHARMACIE

Par A. ANDOUARD
Professeur à l'École de médecine de Nantes.

6e *édition*. 1905, 1 vol. gr. in-8 de 1168 pages, avec 225 figures, cartonné... 24 fr.

Aide-mémoire de Pharmacie, par E. Ferrand. 5e *édition*. 1891, 1 vol. in-18 de 852 pages, avec 168 figures, cartonné.............................. 8 fr.

Manuel de l'Etudiant en Pharmacie, par L. Jammes. 10 volumes in-18.

Analyse chimique et toxicologie. — Botanique. — Micrographie et Zoologie. — Hydrologie et Minéralogie. — Physique. — Chimie. — Matière médicale. — Pharmacie chimique. — Pharmacie galénique. — Essais et dosages des médicaments. — Chaque volume cartonné.............................. 3 fr.

Aide-mémoire de l'Examen de validation de stage, par Feltz. 2e *édition*, 1902. 1 vol. in-18, cart.............................. 3 fr.

Mémento pharmaceutique, par A. Cartaz. 1905, 1 vol. in-18 de 288 pages, cartonné.............................. 3 fr.

TRAITÉ DE PHARMACOLOGIE ET DE Matière médicale

Par le Dr HÉRAIL
Professeur à l'École de médecine d'Alger.

1901, 1 vol. in-8 de 896 pages, avec 483 figures.............................. 12 fr.

M. Hérail a adopté les grandes divisions suivantes : 1° *Matières sucrées* ; 2° *Principes amylosiques* ; 3° *Matières grasses* ; 4° *Glucosides* ; 5° *Tannoïdes* ; 6° *Alcaloïdes* ; 7° *Produits anthracéniques* ; 8° *Composés aromatiques* ; 9° *Liquides et sucs organiques* ; 10° *Matières colorantes naturelles* ; 11° *Médicaments mécaniques*.

Pour chaque produit, il expose : 1° l'origine ; 2° les caractères extérieurs et anatomiques, et les réactions microchimiques particulières ; 3° la composition chimique ; 4° les falsifications et les caractères d'identité basés surtout sur l'examen microscopique et la méthode analytique ; 5° les propriétés physiologiques et thérapeutiques, la posologie, les usages et les différents modes d'administration.

Nouveaux Eléments de Matière médicale, par D. Cauvet, professeur à la Faculté de médecine de Lyon. 1887, 2 vol. in-18, avec 701 figures.............. 15 fr.

Aide-mémoire de Pharmacologie et de Matière médicale, par le professeur P. Lefert. 1894, 1 vol. in-18 de 288 pages, cartonné.............................. 3 fr.

Formulaire des Spécialités pharmaceutiques, par le Dr Gardette. Préface par le Dr A. Manquat. 1907, 1 vol. in-18 de 417 pages, cartonné......... 3 fr.

Guide pratique des Falsifications et Altérations des Substances alimentaires, par P. Breteau, pharmacien-major de l'armée. Préface du professeur Cazeneuve. 1907, 1 vol. in-8 de 386 pages, avec 143 figures et 8 planches coloriées.. 7 fr.

www.ingramcontent.com/pod-product-compliance
Ingram Content Group UK Ltd.
Pitfield, Milton Keynes, MK11 3LW, UK
UKHW022317190726